문화, 건강과 질병

제 5 판

문화, 건강과 질병

제 5 판

세실 G. 헬만 지음

최보문 역

전파과학사

CULTURE, HEALTH AND ILLNESS : Fifth edition

차 례

한국 독자를 위한 인사

한국 독자들에게 이 책을 소개할 수 있게 되어 매우 기쁩니다. '문화, 건강과 병'은 1984년 영국에서 첫 출판된 이후 전 세계 40개국에서 번역되어 교과서로 쓰이고 있습니다. 이 책이 한국어로 나오기까지 애써주신 최 보문 교수에게 감사를 표하고자 합니다.

이 책이 출판되었던 1980년대에 의료인류학은 단지 주변적인 학문에 불과하였고, 그 범위도 매우 협소하였습니다. 그러나 의료인류학은 차차 범위가 확대되기 시작하여, 이제는 의료전문직의 여러 분야 즉 정신의학, 일차 의료, 공중 보건, 만성질환 관리, 건강 교육, 모자 보건 등에서 필요로 하고 있습니다. 국제적 차원에서 보면, WHO와 UNESCO는 건강과 질병 및 보건의료에서 문화적 요인이 중요함을 인식하고, 1996년을 '문화와 건강'의 해로 선언하기도 하였습니다. 그 이후 국가적 차원은 물론 국제적 차원에서 의료인류학의 비중은 더욱 증가하고 있습니다. 그 이유 중 하나는 전 세계적으로 인구 이동이 증가하였기 때문일 것입니다. 한 국가 안에서는 물론, 국가 간 이동은 이민, 여행객, 유학생과 난민도 포함됩니다. 세계 곳곳에서는 시골의 인구가 대량으로 도시에 유입되어 과밀한 도시를 만들어내는 도시화가 진행되고 있습니다. 인구이동으로 인하여 사회적 문화적으로 인구 집단이 다양해진다는 것은 또한 건강과 질병에 관한 믿음이 다양해진다는 것을 의미합니다. 하나의 지역에 있다 하여도 사람들은 병의 원인에 대하여, 몸의 구조와 기능에 대하여, 정신질환의 원인에 대하여 각기 다른 믿음을 가질 수 있습니다. 특히 도시 환경에서는 다양한 생활방식, 새로운 유형의 종교, 새로운 유형의 전통적, 대안적 치료법과 자가 치료법이 뒤섞여 있게 됩니다. 이런 변화는 건강에 어떤 방식으로든 영향을 미치게 될 것이고, 의사를 비롯한 현대의 의료전문직업인들은 이에 관해 알고 있어야 할 것입니다.

다섯 번째 개정판인 이 책에는 현대 사회에 시기적절한 새로운 주제들이 포함되었습니다. 세계화 및 이주가 스트레스와 질병에 미치는 영향, 보건의료에서 인터넷의 역할과 기능, 유전학과 생명공학의 문화적 영향, 장기 이식 등의 의료기술의 발달이 신체 이미지에 미치는 영향, 정신질환의 문화적 사회적 차원, AIDS, 말라리아, 결핵, 나병 등의 전염병 확산에서의 문화적 요인 등이 그 주제들입니다.

이 책이 한국의 독자들에게, 의료전문직과 상관없이, 모든 독자들에게 도움이 되기를 희망합니다.

세실 G 헬만

역자서문

정신과 교수로 1/4세기를 살아온 내가 늦은 나이에 불쑥 의료인류학 책을 번역해 내놓게 된 그 과정부터 설명하고자 한다.

정신과 스태프 초기이었던 것으로 기억한다. 새로 입원한 환자에 관해 보고하고, 진단과 치료계획에 관해 논의하는 아침 회의시간이었는데, 한 할머니에 관해 1년차 전공의가 설명하고 있었다. 나이 서른에 홀로되어 '흙일'로 자식 셋을 키워 '한양'에 보내고 시골에 남기를 고집하여 홀로 살던 할머니이었다. 이 분이 어느 날 뜬금없이 이웃집에 가서는 '내 업구렁이를 내 놓으라'고 난리를 쳤다는 것이다. 자식들은 어머니에게 최고의 치료를 받게 하려고 서울에 있는 정신병원으로 모시게 되었다고 했다. 1년차 전공의가 발표한 내용인즉슨, 이 할머니가 '상상의 파충류에 대한 기괴한 믿음'을 가지고 있어서 그 '망상'만 보면 '정신병'으로 추정이 되나, 연세가 많으므로 '비전형적 정신병'으로 보아야 한다는 것이었다. 혹은 '망상'을 보이는 우울증, 그것도 아니면 '망상'을 가진 치매를 감별 진단해야 할 것이라고 했다. 어찌되었든 '업구렁이'에 대한 믿음은 망상으로 단정 지어졌다. 내가 정신과 교수로 지낸 24년의 기간에 걸쳐 (전공의 4년을 제외하고) 키워진 회의의 씨앗은 아마도 이때 심어진 것이 아닌가 생각한다.

할머니의 사연은 이러했다. 일가친척도 재산도 없이 나이 서른부터 아들 삼형제를 홀로 키워내야 했던 할머니에게는 든든한 '빽'이 있었다. 그 '빽'이란, 집안 어딘가에 숨어서 '내 집'을 지켜주는 '업구렁이'에 대한 믿음이었는데, 그것은 아마도 '내 집'에 대한 믿음이었을 것이다. 거칠고 혼돈스러운 세상에서 '내가 있는 공간', '내 집'만은 안전하다는 믿음, 이 안전함을 지켜주는 것은 하느님도 부처님도 아닌 '업구렁이'이라고 할머니는 믿어왔던 것이다. 삶의 고단함에 허물어지고 싶을 때면 부엌 귀퉁이에 모셔놓은 항아리 앞에서 절을 하며 삶에 대한 믿음을 되살렸고 다시 돌밭을 일굴 기운을 얻곤 했다. '업구렁이'가 지켜주는 한, 서울 간 자식들도 건강할 것이고, 기댈 곳 한 곳 없는 할머니의 삶에도 아무 일도 일어나지 않을 것이라고 믿고 있었다. 그러나 큰 아들이 사업 실패와 당뇨병 합병증에 시달리고, 이혼한 막내아들은 자취를 감추어 버리는 등, 할머니의 삶의 기둥이었던 자식들이 하나씩 몰락해 가는 것을 지켜봐야 했다. 산골마저도 개발의 광풍에 휩쓸려 들어가면서 평생 살아온 삶의 터전이 사라져가는 것을 목격해야 했다. 그렇게 자신의 '삶의 공간'이 무너져가는 현장에서 할머니로서는 도저히 이해할 수 없는 현 사태를 어떻게든 이해해 보려 했는데, 그것이 바로 '업구렁이'를 도난당했다는 것이었다.

정신과 영역에서 진단범주를 나누기 위해 보편적으로 사용하는 '진단과 통계열람'은 이론과 해석을 배제하고 드러난 증상만을 관찰하여 철저하게 조작적 관점에서 질병의 기술(記述)적 정의를 내리고자 한다. 특정 행동과 결합된 보편적이지 않은 사고와 정서는 통계적 자료에 의하여 비정상으로 정의될 수 있을 뿐만 아니라, 한 사람의 사회적 기능과 역할 역시 보편성에 근거하여 정의된다. 따라서 이 할머니의 증상은 민간설화에나 나올 '업구렁이'에 대한 믿음과, 불안, 공포, 분노, 원한 등의 정서적 불안정 및 주위사람과의 관계에 장해가 있는 것으로 요약되고, 다양한 정신과 치료의 대상이 되는 것이다.

그날, 환자의 진단명이 잠정적으로 붙여지고, 불안과 과격한 행동을 가라앉힐 효과적인 약에 관해서는 충분히 논의가 되었을 것이다. 그러나 그날도, 그 이후에도 논의되지 않았던 것은, 업구렁이는 과연 망상에 불과한 것일까라는 의문과 더불어, 망상이라는 이름하에 '치료'하여 만일에, 정말로 만일에 업구렁이 믿음을 '제거'할 수 있다면, 그리하여 할머니가 '치료되었음'을 인정받기 위해 자신의 업구렁이를 무화시킴으로서 그동안의 삶이 허구 위에 쌓아온 것이었음을 받아들일 것인지, 그리고 어쩌면 앞으로도 계속 척박하게 살아갈 그 할머니로 하여금 삶을 든든하다고 믿게 할 것은 무엇일지에 관한 것이었나. 합법성을 가진 종교이어야 했을까?

그리고 그날의 논의에서 빠진 것들을 덧붙이자면, 담당 전공의는 구렁이의 실재 여부에 관해 어떤 논리와 방식으로 할머니와 입씨름을 할 것인지, 할머니의 견고한 믿음 앞에서 우리의 젊은 전공의가 방어하고 지켜내야 할 '정신의 과학'이라는 논리는 무엇인지, 전공의가 할머니와 기나긴 논쟁을 하는 동안 선배 정신과 의사들이 지원하고 '빽' 역할을 해야 할 때 우리가 담보한 의료의 이념은 무엇인지에 관해서는 논의되지 않았음을 기억한다.

대학병원에서 이런 장면은 정신과 의국에서만 일어나는 것이라고 생각할 수도 있겠다. 계량화되어 나타나는 혈당이나 혈압은 업구렁이와는 다를 것이기 때문이다. 영상을 통해 뇌의 종괴를 들여다보는 신경외과 의사로서는, 정신과 의사들이 벌이는 논란, 말하자면, 옆집에 쳐들어가 '내 구렁이 내놓으라'고 고함지른 할머니의 행동이 편집증적 분노폭발이냐, 인지장애에 의한 통제 결여로 볼 것이냐고 벌이는 논쟁이 우습게 보일 수도 있을 것이다. 의과학의 출현 이래 의학계의 '무서운 아이'(enfant terrible)로 불려온 정신과학은 뚜렷이 '보여지는' 생물학적 지표가 없다는 이유와, 또한 정신과의 역사적 태생성으로 인하여 '업구렁이'를 숙명처럼 끌어안고 와야 했었다. 정신과학에서 혁명이라고 불리는, 20세기 중반부터 이루어진 진단체계의 탈바꿈은 이 업구렁이를 배제하고 철저하게 실증적 경험주의적 배경을 갖추는 과정이었고, 결국은 구렁이를 '문화와 결부된 증후군'이라는 명칭으로 진단목록의 한 귀퉁이로 밀어 넣는 작업이었다고 해도 과언이 아닐 것이다. 그러나 의학의 다른 분야에는 과연 업구렁이가 없다고 할 수 있을까.

의과학 발달의 역사는 이 업구렁이를 배제하기 위한 과정이라고 단적으로 말할 수 있다. 개인적 가치판단과 정서적 개입을 배척하고 검증 가능한 객관적 '과학'을 구축하는 과정이 바로 과학혁명이었고, 객관성으로 무장한 의료가 사회적 변화에 동승하여 질서유지와 기성 가치관의 수호자로서 권력을 가지게 된 과정이기도 했다. 객관성은 '보여지고', '들을 수 있고', '만져지고', '거리를 둠'으로서 굳건해졌고, 이제 우리는 질병의 실체를 손아귀에 잡았다고 생각한다. 전자현미경의 시야에, 영상화된 필름 위에, 뚜벅거리는 심박동의 소리에 병은 물리적으로 모습을 드러내고, 의사는 환자를 만지지 않고 환자의 말을 듣지 않고도 병을 드러내 보여 줄 수 있게 되었다. 그러나 인간의 삶이 다양하듯 똑같은 균이라 할지라도 증상으로 나타나는 양상과 치료에 대한 반응은 다양할 수 있고, 이런 다양함으로부터 질병의 원형 혹은 대표성을 찾기 위한 의료계의 노력은 다각적으로 진행되어 왔다. 특히 임상 연구에서 치료의 효과를 알아보기 위한 무작위적 이중맹검법은 겨우 20세기 중반에 등장하였으나 이제는 모든 연구에서 필수적 요구사항이 되고 있다. 그러나 가치판단이 완벽하게 배제된 인간 행위는 없다는 점에서 이중맹검법은 비판의 대상이 되고 있다. 연구자의 관심부분에서부터, 대상의 선정, 어떤 약을 대조군으로 할 것인지, 관찰목록을 정하는 것, 기간을 어느 정도로 할 것인지에 이르기까지 연구자의 가치관과 신념이 묻어 들어가기 때문이다. 그리고 연구의 행위와 세팅이 주어진다는 점에서 어떤 방식으로 디자인을 한다 해도 위약효과를 배제하기 어렵다는 구조적 문제점을 안고 있다. 객관성의 지나친 추구는 의사-환자 관계에서 치유의 중추적 역할을 하는 위약효과를 끌어안기 보다는 도리어 배제시켜 버려야 할 '오염' 인자로 무시하는 오류를 범하게 된 것이다.

시험관 속 자료가 아닌 '아픈 인간'을 돌보는 임상 의료는 순간순간 어느 방향으로 진료가 나아갈 것인지를 결정하는 결정행위의 연속적 흐름이다. 의사 자신이 가지고 있는 개인의 역사성과 사회문화적 정체성은 미세단계의 결정행위에 영향을 미치고, 환자의 정체성 또한 각기 다른 방식으로 의사와 관계를 맺는다. 의료행위의 방향을 가리키는 과학 담론 역시 당시의 시대성에 의해 주조된다는 점에서, 계량화된 수치로 증명하려는 객관성이라는 것은 절대적인 것이 아니라 '적당한 수준의 것'이라고 볼 수밖에 없다. 의과학(medical science)이 이러할진대, 하물며 환자를 보고(medical practice) 나라마다 제각기 달리 확립된 의료제도(medical system) 속에서 매순간의 결정을 이어나가야 할 의료행위는 더더욱 가치중립적이기 어렵다.

그래서 의료라는 이름으로 행해지는 모든 곳에는 오늘도 제각기 다른 '업구렁이'가 도사리고 있다. 전자현미경을 들여다보는 연구자의 시선에, 심장박동을 듣는 의사의 귀에, 그리고 데이터를 정리하는 연구자의 손에는, 그것을 행하는 우리 개개인의 역사성과 더불어 '의료인의 문화'라는 전문집단인으로서의 편견과, 현대 과학이라는 거대과학담론의 틀이 '과학은 객관적이다'라는 명제의 믿음을 마치 할머니의 업구렁이처럼 틀어잡고 있는 것이다. 우리가 믿어마지 않는 '몸'에 관한 것이 이러할진대, 하물며 정신을 다룬다는 정신과에서야!

하루의 외래를 마치고 저녁 어스름에 귀가하는 날이면 나는 한동안 불만을 삭이기 어려워 했었다. 소위 정신과라는 곳에서 반나절에 30~40명의 외래환자를 보아야 하고, 보험수가를 따지고, 급여에 해당하는지 아닌지를 살피는 것은 이 땅의 모든 의사가 그리한다 쳐도, 환자와 병이냐 아니냐를 놓고 씨름을 하는 것은 정말 맥 빠지는 일이었다. 가끔 환자 몇 명은 버럭 소리를 지르며, '내가 병이라는데 의사 선생님은 왜 병이 아니라고 해요!' 라고 항의하곤 했다. 물론 그 반대가 상대적으로 많기는 했지만. 연인으로부터 버림받은 청년이 일주일간 잠을 못 잤다고 '수면장애'라고 수면제를 요구했다. 40년을 함께 살아온 아내가 사망한 이후 한 달 동안 식음을 제대로 들지 못한 할아버지가 자식들로 하여금 '우울증' 진단이 붙여져 병원에 오기도 했다. 성격이 소심한 중년의 사업가는 '성격개조'를 위해 프로작을 요구했다. 인터넷에 떠도는 '진단과 통계열람'의 기준이 우리네 삶에서 마땅히 거쳐야 할 과정을 의료의 손에 넘겨주고 있었고, 제각기 다른 이유로 사람들은 이를 열렬히 혹은 마지못해 받아들이는 것 같았다. 떠나간 연인을 그리는 청년의 배반의 상처는 수면제로 치료되고, 40년 고락의 동반자를 상실한 아픔은 항우울제로 위로되는 사회가 되어가는 것 같았다.

외래 환자와 열렬히(?) 씨름을 했던 날이면 더욱 생각이 곰씹어졌다. 혹시 진단과 통계열람이 환자와 의사 그리고 우리 사회 모두의 '업구렁이'는 아닌지, 나는 '나의 업구렁이'를 환자에게 강요하는 것은 아닌지, 저녁 어스름에 느끼는 불만은 내가 행한 진료행위에 어떤 '오염인자'가 있는지를 의심하는 데에서 나온 것이었음을 깨닫게 되었다. 그 오염인자에는 '현대의학의 거대 담론'은 물론 우리나라 의료제도, 정신과의 관행, 내가 일하는 병원의 관행과 나 자신의 개인적 역사가 모두 포함되어 있을 것이 틀림없었다. 그래서 나의 '업구렁이'를 찾아내어 꼼꼼히 들여다볼 인식의 렌즈를 찾고자 옥스퍼드 대학 인류학의 의료인류학과로 떠나게 된 것이다.

옥스퍼드 시 샌마가렛 로드에 있는 그린 컬리지의 한 기숙사 3층 방에서 (그 집을 맨처음 보았을 때 셜록홈즈가 살았었을 것이라고 생각했다) 2005년 10월 어느 날 이 책을 읽기 시작했다. 의료인류학 석사 과정에서 반드시 읽어야 할 도서목록 윗부분에 열거된 책이었기 때문이었다. 매주 화요일마다 제출해야했던 2000자의 에세이(작은 논문이라고 보면 된다. '트리니티 학기'에는 일주일에 두 편씩 내야했었다!)를 쓸 때마다 이 책을 얼마나 자주 열어보았던지. 뒷마당에 사는 다람쥐가 몇 마리이고, 그중 어떤 녀석이 마당을 휘어잡고 있는지, 그리고 새의 종류를 소리만 듣고 최소한 7 가지 이상 구별해낼 수 있게 되었을 즈음, 나는 이 책의 어디를 펼치면 뭐가 나오는지 거의 외울 수 있게 되었다. 제출할 에세이의 주제에 초점을 맞추기 전에 흔히 이 책의 해당 부분을 읽고 방향을 정하곤 했던 것이다. 24년을 정신과 교수로, 정신과 임상의사로서 지내왔던 나로서는 인류학이라는 생소한 학문과 접하면서는 길도 없는 캄캄한 숲속을 무작정 헤쳐 나가는 느낌이었다. 의료인류학이란 분야에서 이미 반세기가 넘는 토대를 가지고 있는 영국과 달리 우리나라에서는 한 두 권의 번역된 책을 제외하고는 의료계에 소개된 적이 없었기 때문이다. 그때 어렴풋이 방향을 가르쳐주었던 것이 이 책이었다. 의료인류학에서 다루는 대부분의 주제를 치우치지 않고 기술하고 있어서 주제의 흐름을 훑어보는 데에 이 책은 매우 유용했고, 그 경험으로부터 책의 번역에까지 이르게 되었다.

저자는 남아프리카의 케이프타운 출신 의사로서 현재는 영국 런던 브루넬 대학의 의료인류학 교수로 재직하고 있다. 다양한 경력을 거쳤는데, 남아프리카에서 의대를 졸업하고 런던에서 사회인류학을 공부했고, 이후 지중해 크루즈의 선의에서부터 미국의 하버드 의대를 비롯하여, 호주, 캐나다 등의 초청교수를 거쳐 런던의 가정의에 이르기까지 풍부한 임상 경험을 가지고 있고, 교과서 이외에도, 임상경험이 녹아들어간 에세이집, 소설, 시 등을 출간하면서 영국 의학 저널, 영국 인류학 학회 등등에서 많은 상을 수상했다. 이 책은 1984년 첫 발간 이후 40개국 언어로 번역되어 전 세계적으로 약 120여개의 의과대학, 사회과학대학에서 의료의 사회문화적 역할을 설명하는 데에 주된 교과서로 쓰이고 있다. 그의 다양한 경험과 배경이 질병과 고통을 보다 넓은 시각으로 조망하는데 밑거름이 되었음을 책 곳곳에서 엿볼 수 있다. 번역을 다 마치고 한국어판 서문을 부탁하려 연락했을 때 닥터 헬만은 안식년을 지내기 위해 다음다음날 남아프리카로 떠난다고 짐을 꾸리는 중이라고 했다. 그러면서 그는 그곳을 '나의 고향'(my hometown)이라고 불렀다. 이 책에 나오는 아프리카 사례들은 그래서 더욱 생생하다. 의료인류학이라는 거창한 이름을 염두에 두지 않고 읽어도, 이 책에서는 의료의 최전선에서 일한 임상 의사로서 인간의 고통을 그려낸 열정적 시선과,

학문을 탐구하는 자로서 학자적 거리를 두고 고통을 분석한 시각, 이 두 가지의 균형 잡힌 시각을 읽는 즐거움이 있다. 이 책을 의료에 관하여 조망하고자 하는 모든 이들에게, 특히 의료의 생의학적 이념에 過몰입해야 생존해 나갈 수 있는 의과대학의 본과생들에게 권하고 싶다. 한 가지 아쉬운 점이 있다면, 저자가 서구를 보는 관점은 통체적 연속성을 가진 단일체로서의 서구인 것 같고, 따라서 서구 대 '흩어져 산재하는' 비서구의 대립 구도 속에서 의료를 조망하고 있다는 점인데, 이런 대립구도는 여성, 아프리카, AIDS 등을 언급할 때 두드러진다. 환경으로는 남아프리카인과 유전적으로는 백인의 이종교배적 정체성을 가진 저자의 인류학자적 갈등의 표현이라고 보아두자.

2007년 10월 가톨릭 대학교 성의교정 연구실에서

서 언

이 책이 초판된 1984년 이후, 건강과 질병 및 의료관리 분야에 대한 범문화적 주제는 기존의 인식 범위를 크게 넘게 되었으며, 그에 대한 수많은 논문과 책과 연구 결과들이 여러 나라 언어로 출판되어 왔다. 새로운 잡지와 웹사이트도 생겨났고, 또한 범문화적 의료에 관한 새로운 교과과정이 의과대학과 간호대학 및 일반 대학에도 설정되어왔다. 2007년에 제5판으로 나온 이 책은 현재 40여개 국가에서 교과서로 사용되고 있으며, 북미의 경우 120여개 대학에서 채택하고 있다.

이렇듯 의료와 문화에 관한 주제가 급성장하면서 모든 것을 하나의 책에 담아낼 수 없을 정도로 광범위해졌다. 그럼에도 불구하고, 이 책에는 최근에 일어난 주요한 변화를 모두 담으려 노력했다. 새 주제가 각 장별로 추가되었고, 중요성이 점차 증가하고 있는 주제들도 새롭게 기술했다. 세계화와 이주, 그것이 전 지구적 건강과 의료관리에 미치는 영향, 인터넷의 발달과 원격의료, 질병에서 유전학의 중요성, 성과 출산 문제, 전 세계적으로 자기 이식이 증가하는 현상, 새로운 주제로서 생명공학, 유전공학, 신 생식기술, 인류를 위협하는 감염질환으로서 AIDS, 말라리아, 급성 중증 호흡기질환(SARS), 다중 약제 저항성 결핵, 특히 질병 발생의 원인과 인간의 고통, 특히 의료서비스의 불평등을 포함한 가난과 박탈의 문제 등을 다루었다. 여기 소개된 많은 사례는 문화적

민음과 관습보다는 사회경제적 요인이 더 의미가 있음을 시사한다.

이 제5 개정판은 맨 처음 이 책을 썼던 1984년과는 매우 다른 세상에 관해 쓴 것이다. 인류 역사상 그 어느 때보다도 급격한 변화를 겪고 있는 현대의 특징은 인구 이동성 증가, 상호연관성의 강화, 그리고 빠른 변화와 다양성일 것이다. UN에 의하면 현재 약 1억7,500만명이 모국을 떠나 살고 있고, 한 국가 안은 물론 국가 사이의 인구 이동은 더욱 증가하고 있다. 이것이 뜻하는 것은, 세계 여러 곳에서 문화적 사회적 인종적 종교적 배경이 다양해지고, 동시에 의료관리 면에서 이들 요인을 이해할 필요가 절박해졌음을 의미한다. 다양성에 관한 이해를 돕기 위해 세계 90여 개국에서 찾아낸 사례가 이 책에 적혀 있다. 각 사례는 연구가 시행된 때와 발표 시기를 기록하여, 몇십 년이 지나도 그 중요성이 감소하지 않는 주제의 역사적 깊이를 보여주도록 했다.

제5 개정판을 쓰면서 자신의 논문과 책을 보내주어 도움을 준 사람들에게 감사를 표하고자 한다. Stephen Bach, Daniel Beck, Gillian Bentley, Maggie Burgess, J. Emilio Carillo, Susan M. Cox, Simon Dein, Maurice Eeisenbruch, Carl Elliott, Gareth Enticott, Jiske Erlings, David Gellner, Robert A. Hahn, Suzette Heald, Elisabeth Hsu, Patricia Hudelson, David Ingram, Judith Justice,

Sharon R. Kaufman, Robert C. Like, Gerald Mars, Alex Mauron, Jerry Menikoff, Susanna Hausmann Muela, Mervat Nasser, Lois Nixon, Melissa Parker, Mirilee Pearl, Joan Muela Ribiero, Hikaru Suzuki, Mark S. Tremblay, Elizabeth Panter-Brick, Irena Papadopoulos, Vikram Patel, Mary C. J. Rudolf, Abdrew Russell, Clive Searle, Bob Simpson, Surinder Singh, Vieda Skultns, Stewart Skyte, Margaret Sleeboom, Johannes Sommerfeld, Sandra Torres, Cassandra White, Sjaak van der Geest.

또한 이 책을 출판하도록 도와준 Hodder Arnold사의 Jane Tod, Sara Purdy, Joanna Koster에게도 심심한 감사를 표한다.

세실 헬만

1 서론 : 의료인류학의 범위

질환을 설명하는 방식과, 병에 걸렸을 때 찾아가는 대상과 치료방식은 사회와 집단에 따라 다르다. 이것이 의료인류학(medical anthropology)의 주제이다. 의료인류학은 인간이라는 유기체가 건강 및 질병 상태에서 겪게 되는 생물학적, 심리적, 사회적 변화가 문화적 신념 및 관습과 어떻게 연관되는지를 연구하는 학문이라고 할 수 있다. 의료인류학은 인간의 고통에 관한 학문이자, 그 고통을 어떤 방식으로 설명할 것이며, 고통에서 벗어나기 위해 어떻게 하는지를 연구한다.

이 분야 전체를 조망하려면, 비교적 새로운 분야인 의료인류학이 파생되어 나온 인류학 자체에 관해 알 필요가 있다. 인류학─그리스어로 '인간에 관한 연구'라는 의미─은 '가장 과학적인 인문학 그리고 가장 인간적인 과학'[1]이라고 불리어왔다. 인류학은 인류를 총체적으로 연구하는 것을 목적으로 한다. 즉 인류의 기원, 발전, 사회─정치 조직, 종교, 언어, 예술, 문화유물을 연구하는 학문이다.

특정 학문분야로서 인류학은 여러 갈래로 나뉘진다. 자연인류학 (physical anthropology)─'인간생물학'이라고도 알려진─은 인류의 진화에 관한 연구이며, 인간 집단이 오늘날과 같이 다양해진 원인을 설명하고자 한다. 자연 인류학은 영장류의 행동 연구, 생태학뿐만 아니라 고고학, 고생물학, 유전학, 혈청학을 활용하여 인류의 선사(先史)를 탐구한다. 물질문화학

(material culture)은 인류의 현재 및 과거의 예술과 문화유물을 다룬다. 물질문화학의 연구 대상에 포함되는 것은 서로 다른 집단의 미술, 악기, 무기, 의류, 도구와 농기구에 관한 연구들과, 환경을 통제하고, 형태화하고, 개발하고, 향상시키기 위하여 인류가 이용하는 여타 기술 모두이다. 사회인류학(social anthropology)과 문화인류학(cultural anthropology)은 각기 주안점에 차이는 있지만, 전자는 오늘날의 인간 사회를, 후자는 그 문화 체계를 비교 연구하는 분야이다.

영국에서는 사회인류학이 주된 연구 방법이며, 삶의 사회적 차원에 중점을 두고 있다. 인간은 사회적 동물로써 집단을 만들어 스스로를 통제하고 유지하며, 집단의 일원으로서 겪는 경험이 세계관을 형성한다. 이런 관점에서 문화는 인간이 사회를 조직하고 합법화시키는 방법 중 하나이며, 사회적, 정치적, 경제적 조직체의 기반이 되고 있다. 미국의 문화인류학에서는 상징, 관념, 의미의 체계에 초점을 두는데, 이러한 체계가 문화를 구성하며, 사회 조직체는 이들 중 하나의 표지에 불과하다고 본다. 실제로 두 가지 핵심적인 논쟁점, 즉 인간이 집단으로 자신을 조직하는 방식과 더불어 세계를 바라보는 또 다른 방식을 고찰하고자 할 때는, 사회인류학과 문화인류학이 지니고 있는 서로 다른 시각이 보완적이며 유익하다. 다시 말해 인간 집단을 연구할 때는 그 집단의 사회

1

및 문화가 가진 특성 모두를 연구해야 할 필요가 있다는 말이다.

Keesing과 Strathern[2]은 *사회*를 정의하기를, '주위의 집단들로부터 비교적 분리되어 있고, 그들만의 독특한 문화에 의해 구분될 수 있는 하나의 집단'이라고 했다. 여러 사회를 구별하여 경계를 긋는다는 것은 때론 모호할 수 있지만, 대체로 각각의 사회는 고유한 영역과 정치적 독자성을 가지고 있다고 볼 수 있다. 어떤 사회를 연구하든 간에 인류학자들은 사회 구성원이 스스로를 여러 집단, 계급제도 및 역할로 사회를 조직해 나가는 방식을 탐구하게 된다. 지배적 이념과 종교, 정치경제 제도, 혹은 친족관계나 거주지와 연관된 사람들 사이의 결속 유형, 노동 분업 등을 통해 그 사회는 모습을 드러낸다. 문화란 그 사회의 토대가 되는 규칙과, 그 사회 조직이 상징화되고 후대에 전해지는 방식이라고 할 수 있을 것이다.

문화의 개념

그렇다면 이 책에서 계속 사용하게 될 단어인 *문화*란 과연 무엇인가? 인류학자들은 문화에 관해 여러 가지 정의를 해왔는데, 아마도 1871년 Tylor[3]가 내린 정의가 가장 유명하다고 할 수 있을 것이다. 즉 '지식, 신념, 예술, 도덕, 법, 관습, 능력, 습성을 포함하는 복합적인 전체'가 문화라는 것이다. Kissing[4]이 내린 정의에서는 문화의 관념적 측면이 강조되고 있다. 그에 의하면 문화에 포괄되는 것은 다음과 같다. '공유되는 관념, 체계, 개념, 규칙 및 의미로서, 그 체계 위에 인간의 삶이 표현하는 모든 것'을 말한다.

위와 같은 정의에서 보면, 특정 사회의 구성원으로서 사회로부터 물려받은 지침의 총체(명시적이고 암시적인 것을 모두 포함한)를 문화라고 할 수 있다. 그리고 이러한 지침들은 세상을 바라보는 방법과, 세상을 정서적으로 경험하는 방식, 초자연적인 힘이나 신들 그리고 자연환경 및 다른 사람과 어떤 방식으로 관계를 맺을 것인가를 말해준다. 또한 문화는 상징, 언어, 예술, 의례를 사용하여 이러한 지침을 다음 세대에게 전해주는 방법도 규정한다. 어떤 점에서 문화는 일종의 '렌즈'로서, 그 렌즈를 통해 자신이 살고 있는 세상을 인식하고 이해하고, 그 안에서 살아가는 법을 배우는 것이라고 볼 수 있을 것이다. 한 사회 안에서 성장한다는 것은 서서히 그 사회의 문화적 '렌즈'를 습득해가는 일종의 *문화화*(enculturation)를 뜻한다. 이러한 공유된 인식이 없다면 인간 집단의 결속과 지속은 불가능할 것이다.

미국의 인류학자 Edward T. Hall[5]은 인간 집단 내에는 현실적으로 세 가지 서로 다른 문화 수준이 존재한다고 했다. 그 범위는 사회적 의례, 전통의상, 전통음식 및 축제와 같이 외부인도 알아 볼 수 있는, 명백하게 드러나는 '3차문화'(tertiary level culture)로부터, 그 문화 집단의 구성원들만이 알 수 있는 보다 깊은 수준에까지 이른다. 기본적으로 3차문화가 '일반적으로 세상에 보이는 공개적인 겉면'이라고 한다면, 그 아래에는 해당 집단의 '문화적 문법'을 구성하는 일련의 암묵적인 전제, 신념, 원칙이 존재한다. 보다 심층적인 수준은, 집단의 구성원들에게는 알려져 있지만 외부인들과는 공유되지 않는, '2차문화'와 '1차문화'가 포함된다. 후자는 가장 심층적인 문화 수준으로, '그 안에서는 모두가 원칙을 알고 있고 그에 따라서 행동하지만, 원칙 자체는 거의 언급되지 않는 수준이다. 1차문화의 경우 그 원칙은 암묵적으로 당연하게 여겨지는 것으로, 하나의 체계로 언급한다는 것은 거의 불가능하며, 통상적으로 구성원들이 뚜렷이 자각하지 못하는 것이다.'

Hall의 견해에 비추어보면, 3차문화는 관찰하기 가장 쉽고 변화시키거나 조작하기 간단한 반면, 보다 깊은 수준들(1차 및 2차문화)이야 말로 깊숙이 감추어져 있고, 가장 견고하고, 변화되기 어려운 부분이다. 반면 이 문화들은 응용사회학자, 특히 타 문화에서 온 사람들을 돕거나 교육하는 이들에게는 중요한 의미를 가지게 된다.

어떤 한 문화의 '렌즈'가 가지고 있는 중요한 측면은, 세상 사람들이 이 렌즈에 의해 고유한 이름을 가지고 있는 각기 서로 다른 *범주*로 나눠진다는 점이다. 예를 들면, 모든 문화는 그 구성원을 남성-여성, 어린이-어른, 젊은이-노인, 친족-타인, 상류계급-하류계급, 비장애인-장애인, 정상인-비정상인, 미친 사람-나쁜 사람, 건강한 사람-병에 걸린 사람과 같이, 서로 다른 사회적 범주로 나누는 경향이 있다. 그리고 사람들을 하나의 사회적 범주에서 또 다른 사회적 범주로 옮기거나 (예를 들면 '병든 사람'으로부터 '건강한 사람'으로), 또는 이미 속해 있는 범주 안에서 (예를 들면, '미친', '장애를 가진' 혹은 '나이가 든'), 때로는 그들의 의지에 반하여, 그 범주에 가두어두는 정교한 방식을 모든 사회는 가지고 있다.

Leach[6] 같은 인류학자들은 모든 사회는 실제적으로 그 안에 하나 이상의 문화를 가지고 있다고 지적해왔다. 예를 들면, 대부분의 사회에는 계급, 카스트, 혹은 신분을 나누는 사회적 층화(social stratification)의 형식이 있으며, 각 층은 언어 사용, 관례, 옷차림, 식습관과 거주 방식 등과 같은 나름의 독특한 문화적 속성으로 특징이 지워진다. 따라서 부자와 가난한 자, 힘있는 자와 힘없는 자, 모두 그들만의 물려받은 문화적 시각을 가지게 될 것이다. 남자와 여자 모두가 한 사회 안에 있으면서도 서로 구별되는 '문화'를 가지고 있고, 서로 다른 규범과 기대에 순응할 것으로 기대된다. 어린이, 성인, 노인 모두 역시 한 문화권 안에서도 다른 행동 규범과 세계관을 가지고 있다. 이러한 사회계층과 더불어, 북미나 서부 유럽 사회와 같이 복합적인 사회 대부분은 종교/인종 면에서 소수민족이나, 관광객, 외국 학생, 새로 온 이민자, 정치적 망명자, 그리고 이주 노동자를 모두 다 포함하고 있으며, 각 집단은 자신들만의 문화를 가지고 있다. 이러한 집단 중 다수는 시간이 지나면서 보다 큰 사회의 문화 특질과 섞여가면서 어느 정도 문화적 변용(acculturation)을 겪지만, 그렇지 않은 집단도 있다. 이들에 더하여 대부분의 서구 사회에서는 다른 종교, 새로운 종파, 새로운 생활 방식을 추종하는 자들이 늘기 시작했고, 각기 자신들 나름대로 독특한 세계관을 가지고 있다.

더 나아가 복합사회에서 *하위문화*(sub-culture)는 다른 전문분야로 세분화되는데, 예를 들어 의료, 간호, 법, 군대 등을 들 수 있다. 이들은 그들만의 개념, 원칙, 사회조직을 가지고 개별적으로 집단을 구성한다. 하위문화는 보다 큰 문화로부터 발생하여 큰 문화의 개념과 가치의 많은 부분을 공유하지만, 그들만의 독특하고 분명하게 구별되는 특징도 가지고 있다. 예를 들어, 의학이나 간호업무에 속하는 학생들은 자신이 택한 직업 '문화'를 몇 년에 걸쳐 서서히 습득해가면서 일종의 문화화 과정을 겪는다. 이러한 과정을 거치면서 그 집단 밖의 사람들과는 매우 다른 자신들만의 삶의 전망을 가지게 되는 것이다. 의료와 관련된 문화는 보다 넓은 사회에 존재하고 있는 사회적 편견을 반영하며(☞ 4장, 6장), 이러한 상황이 건강관리 측면에서 그리고 의사-환자 간, 간호사-환자 간의 소통에도 영향을 미치게 되는 것이다.

이러한 사실이 의미하는 것은 복합사회 대부분은 동질적인 것이 아니고 각기 다른 문화가 조각조각 이어져 있어서, 서로 다른 수많은 세계관이 한 영토 내에 공존하고 있음을 의미한다. 따라서 '문화'는 가변적 개념으로서, 끊임없이 변화와 적응의 과정을 밟는 것이다. 어느 한 개인이건, 가족 단위이건, 아니면 공동체이건 간에 동시에 여러 문화권에 속해 있고, 이러한 *이중문화*는 이주자에게 많고, 더 나아가 이주 제1세대가 가진 전통문화가 자녀나 손 자녀가 가진 다른 형태의 문화와 공존하게 되는 것이다(☞12장).

문화의 맥락

그러므로 문화적 배경은 인간 삶의 많은 부분, 즉 신념, 행동, 인식, 정서, 언어, 종교, 의례, 가족 구조, 식이요법, 의복, 신체 이미지, 공간과 시간의 개념, 병이나 통증, 또는 그밖에 여러 형태의 불행을 어떤 식으로 경험하는지에 중요한 영향을 미치게 된다. 이 주제들은 건강을 관리하는 방식과 밀접한 관계가 있다. 그러나 자신이 태어나거나 그 안에 현재 살고 있는 문화만이 개인에게 영향을 끼치는 것은 아니다. 그 문화는 여러 가지 요인 중 하나로서 건강과 관련된 신념이나 행동에 영향을 미칠 뿐이다. 그 외의 요인에는 다음과 같은 것이 있다.

- 개인적 요인 (나이, 성별, 신체치수, 외모, 성격, 지능, 경험, 신체적·정서적 상태)
- 교육적 요인 (정규 및 비정규 교육으로서 종교, 인종, 혹은 하위문화에 해당하는 직종 별 교육을 모두 포함)
- 사회·경제적 요인 (사회 계급, 경제적 상태, 취업 혹은 실업, 그리고 다른 사람들로부터 지원을 받게 되는 사회적 연결망)
- 환경적 요인 (날씨, 인구밀도, 거주지역의 오염 정도 등과 함께 주거환경, 도로, 다리, 대중교통, 의료시설과 같이 사용 가능한 사회적 생산 기반을 모두 포함)

정도는 다르지만 상황마다 위의 요인은 작용한다. 그러므로 경우에 따라 어떤 상황에서는 보다 더 '문화적으로' 적절하게 행동하는 경우가 있을 것이다. 한편으로 성격과 경제 상태, 교육을 통해 가지게 된 믿음, 또는 그가 살고 있는 환경 특성에 따라 어떤 행동을 할 것인지도 결정된다.

문화 개념이 오용되는 경우

문화의 개념 자체가 간혹 잘못 이해되거나 심지어 오용되는 경우가 있다. 예를 들면, 문화는 한 집단 내에서도 결코 동질이 아니고, 그렇기 때문에 그 문화 특유의 신념이나 행동을 설명할 때 결코 일반화해서는 안 된다는 점을 들 수 있다. 어느 한 집단의 구성원들 사이에서 나타나는 차이가 서로 다른 집단 간의 차이만큼 현저할 수 있다는 사실을 고려한다면, 한 집단에 속했다 하여 그 구성원 모두를 보편적으로 일반화할 수 없다는 것이다. 예를 들어 'X 집단의 구성원은 Y(흡연, 음주 또는 육류섭취와 같은)를 하지 않는다.'와 같은 진술은 몇몇 혹은 대부분의 집단 구성원들에게는 해당될 수 있지만, 반드시 모두에게 해당되지는 않는다. 그러므로 하나의 구성원이 어떻게 생각하고 행동*해야만 하는지*를 좌우하는 특정 문화의 원칙은 현실 생활에서 실제로 행동하는 방식과는 구별되어야 한다. 일반화는 종종 위험할 수 있는데, 왜냐하면 고정관념을 만들어내어 문화적 오해, 편견, 그리고 차별을 유도할 수 있기 때문이다. 일반화를 하지 말아야 하는 또 다른 이유는, 문화는 결코 정지 상태에 있지 않다는 점을 들 수 있다. 문화는 주변에 있는 다른 집단의 영향을 받게 되며, 세상 대부분의 문화는 변화의 과정 속에서 지속적으로 그 변화에 적응해 나가고 있기 때문이다. 지속적으로 변화하는 현상은 제트기 여행과 대중 관광산업뿐만 아니라 경제적 세계화, 라디오, 텔레비전, 인터넷과 같은 국제적 소통 시스템이 발달함에 따라(☞12장, 18장) 더욱 속도가 빨라졌다. 이민 집단의 경우, 떠나온 곳의 그들 문화와 밀접했던 관계가 시간이 지남에 따라 희박해지고 다른 문화권에 동화되어가게 된다. 그러나 어떤 경우에는 원래의 정체성을 유지하기 위해 가능한 한 집에서는 모국어로만 말하고, 전통음식을 먹으며 위성TV를 통하여 모국의 프로그램만 보는 이주자도 있다. 다시 말하자면, 보다 복합적인 사회에서는 문화 집단을 말할 때 일반화시킬 수가 없다는 것을 의미한다. 끊임없이 인구가 유입되고 빠져나가는 현대에 와서는 어느 한 해에 그 집단의 문화적 특성이라고 보았던 것이 그 다음 해에는 아닐 수 있게까지 되었다.

따라서 문화를 이해함에 있어서 중요한 점은, 문화는 언제나 특정 맥락에서 보아야 한다는 것이다. 문화적 맥락을 이루는 것은 역사적 요인, 경제적, 사회적, 정치적 그리고 지리적 요인 등이며, 특정 시대 한 집단의 문화는 다른 수많은 당대의 요인으로부터 영향을 받는다. 그런 까닭에 사회 경제적인 맥락으로부터 '순수하게' 문화적 신념과 행동만 분리해낸다는 것은 거의 불가능한 일이다. 예를 들면, 사람들이 어떤 특정 방식으로 행동하는 것은(특정 음식을 먹는다거나, 비좁은 집에서 산다거나, 아플 때도 의사는 결코 찾아가지 않는다는 행동 특성 등), 그렇게 행동하는 것이 그들의 문화이기 때문이 아니라, 단지 달리 행동하기에는 너무 가난하기 때문일 수도 있다. 일상생활에서 심한 불안에 시달리는 경우, 그들의 문화가 그들을 불안하게 하는 것이 아니라, 차별 또는 박해를 받기 때문일 수도 있다. 그러므로 건강/질병을 이해하고자 할 때 '피해자 비난하기'를 하지 말아야 한다는 것은 중요한 일이다. 즉 그들이 처한 경제적 사회적 상황은 고려하지 않은 채, 어느 한 인구집단이 건강하지 않은 이유를 그들의 문화 때문이라고 보아서는 안 된다는 것을 의미한다.

임상에서 문화의 개념이 잘못 사용되는 경우가 있는데, 이는 환자가 설명하는 증상을 의사가 지나치게 문화적으로 이해하려 할 때 그러하다. 정신질환이나 육체적 질환에 의한 것을 그들의 '문화'에 의한 것으로 오인할 때가 있다.[7] 예를 들면 육체적 질병인 뇌질환(뇌종양이나 뇌염과 같은)을 특정 사회문화적 맥락으로 이해하려는 경우를 말한다. Weiss[8]에 의하면, 인도 등지에서 뇌말라리아가 정신질환으로 오

해받는 경우가 있다고 한다. 다른 심각한 예는, 위험하고 악의적인 반사회적 행동을 문화와 전혀 상관이 없는데도 특정 '문화' 때문이라고 생각하는 경우이다. 10장에서 '문화적 위장'(cultural camouflage)에 대해 논의할 것이다.

사회-경제적 요인 : 건강 불평등

가난은 영양실조, 비좁은 주거 조건, 빈약한 옷, 신체적 정신적 폭력, 심리적 스트레스, 그 외에 약물남용, 음주 등을 유발할 수 있다. 그러므로 경제적 요인은 병의 원인 중 중요한 하나로 꼽을 수 있다. 국가들 사이에서 또 한 국가 내에서도 부와 자원이 불균등하게 분배됨으로써 이런 상황이 초래된다. 한 예로, 1982년 발표된 영국의 블랙 리포트[9,1]는 건강과 수입이 어떻게 서로 밀접하게 연관되는지, 부유한 계층보다 빈곤 계층이 왜 더 많은 병과 높은 사망률에 시달리고 있는지를 보여주고 있다. 최근 영국의 상황은 더 나빠져서 사회계층 간의 기대 수명은 더 큰 차이를 보이고 있다. 영국과 웨일스 지방에서 1972~76년 사이 전문 직업인의 기대 수명은 일용직 노동자와 비교했을 때 남자는 5.5년, 여자는 5.3년 더 길었다. 그러나 1992~96년 사이에는 이 계층 간 격차가 넓어져서 남자는 9.5년, 여자는 6.4년 긴 것으로 나타났다.[10]

다른 서구 여러 곳에서도 계층 간 격차는 소수민족이나 소수문화권에서 뚜렷이 드러나고

---

1) Black report : 1980년 영국 정부가 위탁하여 Sir. Douglas Black의 주도로 이루어진 계급간의 건강 불평등에 관한 조사 보고서이다. 대처 정부는 블랙 리포트가 요구하는 공공예산 수준이 비현실적이라 판단하고 이 보고서를 일축해버렸다. 차기 정권도 건강에서 개인의 책임을 강조하는 캠페인에 치중하면서, 사회적 조건이 개인의 선택과 가능성을 얼마나 제한할 수 있는가는 무시했다. 이는 의료와 정치와 정책이 어떻게 상호 작용하는지를 보여주는 좋은 예이다.

있다. 미국에서도 소수집단의 사람들이 심장병, 당뇨병, 천식, 암, 등[11]의 질환에 훨씬 더 많이 걸리는 것으로 나타났다. 건강 불평등의 원인은 다양하다. 가난과 관련된 요인 모두가 포함되겠지만, 일부는 보건관리제도 자체의 문제점과 제도의 경직성에서 기인되는 것도 있다. Betancourt 등[11]에 의하면, 미국에서 하층민은 의료보험 혜택이 극히 적어서, 라틴계 사람들의 예를 들면, 전 라틴계의 13%만 의료보험을 가지고 있는데, 이는 보험이 없는 전 미국인의 25%에 해당한다고 한다. 수입이 적은 사람들은 건강관리를 하기도 어렵지만, 의료혜택이 무엇이건 간에 병원에 가기 위해 직장을 빠지기도 어렵다. 게다가 '자국인'으로부터 차별, 인종주의, 비난 등을 받는 것[12]과, 이들의 건강 관련 믿음이나 관습, 기대감 등이 고려되지 않는다는 것도 또 다른 요인이 되고 있다.

개발도상국에서도, 지역적 문화 특성과 상관없이, 병은 대개 낮은 수입과 연관되어 있다. 수입은 음식, 물, 의복, 위생시설, 주거 공간 및 의료 혜택의 종류와 연관되기 때문이다.[13] 건강 불평등과 그들이 살고 있는 물리적 환경은 직접적으로 연결되어 있어서, 예를 들면 깨끗한 물의 공급과 적정한 하수 처리 등의 요인과 관련된다. 2005년 UN의 개발도상국을 위한 프로그램에서는 전 세계적으로 12억의 인구가 안전한 물을 마시지 못하고, 24억의 인구는 적정 하수처리가 안 되는 곳에 살고 있으며, 이러한 조건으로 인하여 수질 전염병이 증가하고 있는데, 이미 매년 200만 명의 인구가 죽어가고 있다고 보고했다.[14]

불평등과 건강 관계에 대한 예를 들면, Unterhalter[15]는 1910년부터 1979년 사이에 남아프리카 공화국에 있는 요하네스버그의 다양한 지역사회 안에서 인종별 유아 사망률을 조사하였는데, 이를 통하여 흑인 집단 및 비백인계 인종 집단의 유아 사망률이 백인보다 훨씬 높다는 것을 알아냈다. 그리고 이 현상은 인종격리 체제에 의해 강요되어온 경제적, 사회적

불평등과 밀접하게 관련되어 있음이 명백하게 드러났다. Preston-Whyte[16]는 정치적 제도의 잔재가 오늘날 남아프리카 공화국에서 어떻게 AIDS를 통제하기 더 어렵게 만들었는지 기술한 바가 있다. 인종격리 정책이 원인이 되어, 농촌 지역 남자들은 수년 동안 배우자와 떨어져 도시에서 일해야만 한다. 도시에 간 남자들은 남자들만 있는 숙소에서 살아야 했고, 이런 상황이 다수의 육체적 파트너와 성 관계를 가지는 것이 관행화되는데 일조했던 것이다. 동시에 농촌 지역의 가난한 여자들은 남아있는 가족의 생존에 필요한 돈을 벌기 위해 매춘에 의존해야만 했던 것이다.

사회적 불평등이 건강과 기대수명에 미치는 영향은 풍족한 나라에도 적용된다. 박탈은 *상대적*인 것이며 또한 *절대적*인 것이기도 하다. Marmot[17]은 '지위 증후군'(status syndrome)이라는 것을 설명했는데, 이는 평균 이상의 물질적 안녕을 누리고 있는 사람들에게는, 다른 요인들, 즉 자신은 자율적이며 삶을 통제할 수 있다는 것, 사회적으로 충분히 관련을 맺고 참여할 기회를 누리고 있다는 자각이 건강과 장수에 결정적 요인이 된다는 것을 말한다. 그의 연구에 의하면, 사회적 계급 단계에서 혹은 조직—회사, 사업체 혹은 관료제도 등—에서 더 높은 지위에 있고 성공한 사람일수록 더 건강하고 긴 수명을 누린다고 한다. 사회적 지위 순위가 낮을수록 건강 위험도는 증가한다. 그의 연구에 인용된 한 예로, 아카데미 영화상('오스카 상')을 받은 영화배우는 다른 배우들보다, 그리고 지명은 되었지만 상을 받지 않은 배우들보다 평균 4년을 더 살았다고 했다. 이러한 '건강의 사회적 경사도(傾斜度)'는 부자 나라이건 가난한 나라이건 간에 사회적 계급과 불평등이 존재하는 곳이면 어느 사회에나 다 나타난다. 영국의 예로는 유명한 '화이트홀 연구'[18]가 있다. 1만8,000명의 시청(화이트홀) 공무원을 대상으로 25년간 추적, 세밀 조사를 한 것으로, 관료제의 하위직에 있는 사람들에게서

더 높은 유병율과 사망률, 특히 심장병 빈도를 밝혀낸 것이다. 최상위층의 책임자와 행정사무관은 사무직원 등의 하위직 사람보다 더 건강 상태가 좋고 기대수명이 길었다고 했다. 수입이나 교육 정도가 원인으로 작용하기는 했으나, 직장이나 가정에서 자기의 삶을 스스로 통제하고 있다는 자각이 중요하게 작용한 것이다. Marmot는 이 연구에서 주장하기를, 가장 중요한 요인은 심리적인 것일 수 있는데, 왜냐하면 '불평등을 경험하는 심리적 상태가 몸에 막강한 영향을 미치기' 때문이라고 했다. 스트레스를 겪는 주관적 경험과 상황을 통제하지 못한다는 자각은 몸에 생리적 변화를 일으키는 주요 요인이며, 이는 '건강의 사회적 경사도'를 유도한다. 더 나아가 '직급 상 똑같은 지위에 있는 사람들일지라도 자기 통제감이 다를 경우 발병률도 달라진다'는 것이다. 그 외의 요인으로는 가족, 친구, 직장 동료 등 자신이 처한 사회의 지지적 네트워크 안에서 그 사회의 응집력이 얼마나 강한지가 한 요인으로 작용한다. 국가적 차원에서 볼 때, 가난하건 부자이건 간에 사회적 응집력이 높은 곳에서는 응집력이 적은 곳에 비해 건강이 좋다고 했다.[19]

가난한 나라에서 급격한 경제발전이 이루어지는 동안, 시민의 건강 상태가 개선된다고 하나, 다른 한편에서는 악화되는 사람들도 있다. 예를 들면 1990년대 중반 중국에서는, 사회경제적 지위가 상승하는 집단의 경우, 실제로는 건강한 생활방식이 줄어들었다고 했다.[20] 이들이 새롭게 얻은 풍족함이란, 지방과 소금 및 정제된 설탕이 많이 들어간 가공음식을 더 많이 먹고 더 오래 앉아있는 것을 의미했기 때문이다. 역설적이게도, 낮은 사회경제 계층을 유지해야만 했던 사람들은 건강한 생활방식을 지키고 있었는데, 이는 더 많은 활동을 해야 하고, 과일, 야채, 곡물과 같은 자연음식을 먹어야 했었기 때문이다. 가난한 나라에서 일어나고 있는 '생활방식의 전환' 현상은, '영양과 관련된 비감염성 질환이 개발도상국의 고소득 계

층에서 많이 발생하고, 반대로 선진국에서는 저소득층에서 많이 발생하는지'[21]를 설명하는 일부 예가 되고 있다. 이러한 '새로운' 질병에 포함되는 것은 비만, 당뇨병, 심장병 등이다(☞ 3장).

이 장의 결론을 말하자면, 문화는 결코 진공 속에 두고 생각해서는 안 된다는 것이다. '순수한' 문화란 존재하기 어렵다. 문화란 사람들이 무엇을 믿고, 어떻게 삶을 영위해가며, 그들의 건강과 질병에 영향을 미치는 복합적이고도 다양한 요인들 중의 하나로서만 인식되어야 한다.

의료인류학

*의료인류학*은 사회·문화 인류학의 한 분야이지만, 광범위한 생물학적 현상들, 특히 건강과 질병에 관련된 현상을 다루고 있기 때문에 그 뿌리는 의학은 물론 기타 자연과학 분야에도 깊이 자리 잡고 있다. 그런 까닭에 의료인류학은 하나의 학문 분야로서, 사회과학과 자연과학의 중간에서 이들 양자와 중첩되거나—때로는 불편하게—두 학문 분야 사이에 걸쳐 있으며, 동시에 이 두 분야로부터 통찰력을 끌어온다. Foster와 Anderson[22]의 정의에 따르면, 의료인류학은 다음과 같다 : "인간 행동의 생물학적 측면과 사회·문화적 측면을 모두 고려하는 학문으로서, 특히 생물학적-사회문화적 양 측면이 어떻게 상호작용하면서 인류 역사를 통해 건강과 질병에 영향을 미쳐왔는지를 연구하는 *생물-문화적 분야*(bio-cultural discipline)이다."

인류학자들은 생물↔문화 스펙트럼의 한쪽 끝인 사회·문화적인 측면을 연구해 왔고, 병과 관련된 신념이나 관습이 모든 인간 사회에서 문화의 핵심적 특성이 됨을 지적해왔다. 병과 관련된 신념과 관습은 보다 광범위한 불행 (사고, 개인 간의 갈등, 자연재해, 흉년, 도난이

나 분실 등을 포함한)을 설명하는 믿음체계와 연관되는데, 이때 병이란 다양한 불행 중 단지 한 가지 형태일 뿐이다. 일부 사회에서는 어떤 불행이든 간에 초자연적 힘이나 신의 징벌, 마녀/마법사의 악의에 찬 행위 때문이라고 보기도 한다. 질병과 관련된 가치관이나 관습은 보다 넓은 문화의 한 부분이어서, 그 문화와 따로 분리하여 질병만 연구할 수는 없다. 병, 죽음, 그외 불행을 마주하는 기타 방식을 이해하기 위해서는 그 사람들이 자라면서 그 속에서 습득한 문화 유형을 이해하지 않고서는, 다시 말해서 그들이 세상을 인식하고 해석하는 데에 쓰는 그들만의 '렌즈'를 통해 들여다보지 않고서는 진정으로 이해할 수 없다. 문화 연구와 더불어, 건강과 질병을 다루는 *사회적 조직체*, 즉 의료체제를 조사하는 것 또한 필수적인 일이다. 여기에 포함되는 것으로는 '아픈 것'이라고 인식하는 것은 어떤 상태인지, 병에 걸렸음을 타인에게 어떤 방식으로 알리는지, 아프다고 호소하며 도움을 구할 때 어떤 종류의 사람을 찾아 가는지, 또 그 병이 그 사회에서는 어떤 식으로 다루어지는지 등등이다.

이 '치유자(healer)'[2] 집단은 모든 인간 사회에서 제각기 다른 모습으로 존재한다. 인류학자들은 특히 이 특정 집단의 특징—누가 치유자로 선발되는지, 훈련, 개념, 가치관, 그리고 이들 집단이 만드는 조직체—에 관심을 갖는다. 인류학자들은 이 치유자들이 하나의 집단으로서 큰 사회체제와 어떻게 조화를 이루는지도 연구한다. 즉 사회계급제도 안에서 그들의 지위, 경제적 또는 정치적 힘, 그리고 그들과 다른 사회 구성원들 사이에 이루어지는 노동 분할을 연구한다. 집단에 따라 치유자들이 치료기능 이상의 역할을 담당하는 곳도 있는데, 그 사회의 기존 가치관을 보호하기 위하여 '통합자'의 역할을 하거나(☞9장), 사회적 일탈 행동을 구별해서 표식을 붙이고 처벌하는 사회통

제의 대리 역할을 하기도 한다(☞10장). 이때 초점은 단지 환자 개인에게만 맞추는 것이 아니라, 그 환자의 '병든' 가족, 지역사회, 마을이나 부족 전체에 맞추어진다. 그러므로 특정 사회 안에서 사람들이 질병을 인식하고 반응하는 방식, 그리고 그들이 믿는 건강관리 방식을 연구하고자 할 때는, 그 개인이 살고 있는 사회의 *문화적이고도 사회적인* 특질에 관하여 알아야만 한다. 이것이 의료인류학의 중점 과제 중 하나다.

생물↔문화 스펙트럼 상의 생불학적 끝단 위에서, 의료인류학이 관여하는 분야는 다음과 같다. 즉 의학 및 연관 분야인 미생물학, 생화학, 유전학, 기생충학, 병리학, 영양학, 역학(epidemiology)을 포함하며, 기술(techniques)에 관해서도 연구한다. 비록 기계적 성질의 생물학적 변화라 할지라도 사회, 문화적 요소와 관련되곤 하는데, 예를 들어, 열성유전자에 의해 전해지는 어떤 질환은 동족결혼—즉 한 가족이나 지역 내 친족 집단 안에서만 혼인하는 것—을 선호하는 문화적 특성을 가진 집단에서 더 많이 발생하는 경우가 그 예이다. 이런 문제를 밝혀내기 위해서는 다음과 같은 시각이 필요할 것이다.

- *임상 의학*, 질병의 임상적 발현을 진단한다.
- *병리학*, 질병을 세포적 혹은 생화학적 수준에서 확인한다.
- *유전학*, 질병의 유전적 근원과 열성 유전자와의 연관을 판단하고 예측한다.
- *역학*, 열성 유전자들이 결혼 관습 등에 의해 그 집단 내에 '축적'되는 것 등을 조사한다.
- *사회—문화 인류학*, 그 사회의 결혼 양상을 설명한다.

의료인류학은 인류학적 연구 결과와 더불어 생물과학의 연구 결과도 이용하여, 달리 표현하자면, '생물·문화적 분야'로서, 위에 언급한 것과 같은 임상 문제의 해답을 찾고자 한다.

---

2) 치유(healing)와 치료(treatment)의 차이는 4장에서 자세히 논의한다.

의료인류학과 삶의 주기

의료인류학의 중요 양상의 하나는 삶의 주기, 즉 태어나서 죽음에 이르기까지 모든 단계를 연구한다는 점에 있다. '연령 단계'라는 용어는 문화적으로 정의된 나이 범위에 속하는 사람을 어린이, 노인 등으로 분류하기 위하여 흔히 사용된다.[23] 각각의 연령 단계는 단순히 생물학적 단계를 뜻하는 것은 아니다. 살아가면서 통상적으로 겪는 일은 물론이고, 삶의 시작과 끝을 경험하는 방식 또한 문화적 특성에 따라 달라진다. 게다가, 각 연령 단계는 그 단계에 있는 당사자에게 사회적으로도 심리학적으로 중요하다. 일반적으로, 어느 연령 단계에 속하는 사람들은 어떻게 행동해야 하는지 그리고 각기 다른 단계의 사람들은 서로 어떻게 대해야 하는지는 매우 엄밀하게 규정되어 있다. 즉, '노인답게' 행동하고, 어린이와 노인의 관계는 어떠해야 한다는 식으로 규정이 만들어져 있는 것이다. 어느 사회에서나 남자 여자의 행동 방식을 뚜렷하게 구별하는 것처럼(☞6장), 통상적인 행동 규범은 각 연령 단계마다 크게 다르다.

이 책의 후반부에서는 삶의 주기 양쪽 끝단인 출생과 사망에 관하여 의료인류학적 관점에서 더 자세히 논의할 것이다(☞6장, 9장). 삶의 주기를 나타내는 이정표적 시기, 예를 들어 사춘기, 월경, 임신, 출산, 폐경 그리고 죽음의 과정(dying)이 특히 서구 사회에서는 어떤 식으로 의료화 되어 왔는지, 어떻게 자연적인 것에서 병리적인 상태로 받아들여지게 되었는지에 대해 논의할 것이다.

최근 몇 년 동안 의료인류학은 성장과 발달의 특정 단계 중 두 단계, 즉 유년기와 노년기의 문화적 특징에 지대한 관심을 기울여왔다. 어린이[24]와 노인[25] 모두 그들 고유의 세계관, 자신들만의 문화 혹은 하위문화와 그에 따른 행동 양상을 가지고 있다. 각각은 보다 넓은 범위의 문화에 속해 있는 한편, 따로 구별되는 고유의 특성도 가지고 있다.

아동기

아동기에 관한 정의는 노년과 마찬가지로 확정된 것이거나 국한된 것이 아니고, 그렇다고 생물학적 기준에 근거한 것만도 아니다. 범문화적 혹은 비교문화적 연구에서 알 수 있는 것은, 아동기가 규정되는 방식, 그 시작과 끝, 그리고 어떤 행동이 적절한 것으로 인식되는지에 관하여 의견의 차이가 크다는 것이다. James 등[26]이 지적한 바에 의하면, 유년기에 관한 정의는 항상 정도는 다르지만, '사회적으로 구성된' 것이며, 그 때문에 집단에 따라 정의가 매우 달라지는 경향이 있다. 예를 들면 아이에게 교육을 시작하는 나이, 종교 의례에 참여하는 나이, 가정 밖에서 일하게 되는 나이, 성 관계를 가질 수 있는 나이, 자신의 재산을 관리할 수 있는 나이, (건강, 교육 또는 거주지에 관해) 독립적인 결정을 내릴 수 있는 나이, 독립된 신분증이나 여권을 가질 수 있는 나이, 자신의 행동에 대해 법적으로 책임질 수 있는 나이 등은 사회마다 다르게 설정되어 있다. 어떤 전통 문화권에서는 어린 나이에 결혼하는 것이 당연한 일이고, 부모나 친지에 의해 정해진 약혼 예식이 행해진다. 어린이끼리 중매 결혼시키는 것은 도시에서는 점점 보기 드물게 되었지만, 과거에는 인도, 중국, 일본, 아프리카와 남부 유럽 등에서 흔히 행해졌다.[27] 예를 들면, 나이지리아의 하우사 부족의 경우, 여자아이의 아동기는 10살이면 사실상 끝이 나고 그때부터는 미래의 남편과 약혼하여 '아내로서의 사회적 책임'을 수행하는 것이 당연하게 받아들여진다.[98] 어떤 문화에서는 어린이들이 전쟁—특히 내전이나 폭동—에서 정규 전투병으로 나가 싸우거나, 혹은 매우 적은 임금의 정규 고용인으로 일하는 것이 자연스런 일이다.[29] 아동기는 보호받아야 할 소중한 시기라는 관념—이미지를 그려보건대, 근심걱정이 없는 존재, 어린이다운 독특함, 놀기 좋아함, 어린이다운 옷차림, 어린이의 음식, 어린이에 대한 대우, 어린이를 위한 장난감, 책, 컴퓨터 프로그램, 영화, 비디오, 잡지 등, 그들만의 것을 가진—은 경제적으로 발달한 사회의 특징이며, 이런 사회에서는 아동기를 개념적으로 '구별'함으로써 막대한 이윤을 창출해 내고 있다. 반대로 빈곤사회의 어린이들은 사실상 '성인이 되기 위한 연습생'으로 취급되어 육아, 요리, 사냥, 목축과 생계비 벌기와 같이, 성인에게 부과된 거의 모든 과제를 가능한 한 일찍 수행하는 것이 당연한 것으로 여겨지고 있다.

가정과 학교에서 아동기 문화가 형성되는 과정에서, 어린이들은 단순히 그 과정의 수동적인 수혜자가 아니다. 어린이 나름대로의 지식과 언어를 만들어 내고,[24] 자신의 정체성 발전에도 기여하고 있다. James 등[26]은 이에 관하여 다음과 같이 언급하였다. "어린이는 사회적인 영향 하에 저절로 만들어지는 것이 아니라, 오히려 자신이 만들어 내고 또 어른과의 상호작용을 통해 만들어지는 의미의 세계에 살고 있다." 의료 인류학은 이러한 아동기 문화에서 건강과 질병과 관련된 양상, 특히 아픈 아이가 무엇을 원하고, 아픈 것을 어떻게 인식하는지, 그리고 건강과 질병에 대한 사람들의 믿음과 의학적 치료에 대한 태도(☞5장) 등에 초점을 맞추어 왔다.

아동기에 관한 인류학적 연구는 그 중요성이 국제적 차원에서도 높아지고 있는데, 그 이유는 건강과 밀접하게 관계된 여러 가지 현대 사회 문제 때문이다. 이에 포함되는 것으로는 어린이 노동,[29] 성적·육체적 학대,[30,31] 어린이 성매매의 확산,[29] 전쟁에서 어린이 이용의 증가,[29] 그리고 빈곤 국가에서 증가하고 있는 '거리의 아이들'과 같은 사회적 문제들이다.

유아 및 아동 건강을 충분히 이해할 수 있도록 의료인류학이 기여해 온 몇몇 분야에 관하여는 이 책의 뒤 부분에서 논의될 것이다. 장애와 관련된 문제(☞2장), 남녀 어린이의 할례(☞2장), 영양과 유아 급식에 관한 관습(☞3장), 질병에 대한 인식(☞5장), 임신과 출산(☞6장), 자가 투약과 물질 남용(substance abuse)(☞8장), 가족구조(☞10장), 그리고 예방접종, 가족계획과 1차 진료(☞18장)가 포함된다.

노년기

의료 인류학 중 비교적 새로운 분야인 비교 문화적 노인학은 여러 문화에서 나타나는 노화와 사회적 태도를 연구하며, 전 세계 노인의 수가 급격하게 증가함에 따라 그 중요성 또한 증가하고 있다. UN이 예상하는 바에 의하면, 전 세계적으로 60세 이상의 인구가 2000년 6억6백만 명에서 2050년이면 약 20억 명으로 3배 이상 늘어날 것이라고 한다.[32] 선진국에서는 이들이 20% 이상을 차지하며, 이미 어린이 인구를 넘어서고, 2050년에는 전체의 약 33%를 차지하게 될 것으로 본다. 개발도상국에서는 같은 시기 동안 8%에서 20%로 증가할 것으로 보이며, 대부분의 아프리카, 아시아, 라틴 아메리카에서 증가할 것이라고 내다보고 있다. 전 세계적으로 가장 급격히 증가하는 연령 집단은 '초 고령'의 노인들 (85세 이상)로서, 2000년 6,900만 명에서 2050년 3억7,900만 명이 될 것이라고 한다.[32] 이와 같은 인구의 '회색화'는 사회적으로 주요 변화를 예상하게 한다. 경제적 근대화, 출생률의 하락, 변화하는 성 역할, 인구 이동성의 증가 등으로 인하여 이미 대가족제가 붕괴되었으며, 따라서 이전 그 어느 때보다 더 많은 노인들이 혼자 힘으로 삶을 꾸려가도록 남겨지게 되었음을 의미하는 것이다.

인류학자들이 지적해 온 것은, 어떠한 문화에서건 생물학적 노화가 반드시 사회적 노화 혹은 심리적 노화와 같은 것은 아니라는 것이다. 한 문화에서 노인이라고 규정하는 일정 연대기적 나이가 다른 문화에서는 그렇게 인식되지 않을 수 있다. 마찬가지로, 어떤 집단에서 노인에게는 걸맞지 않다고 규정하는 행동, 예를 들어 성적 관계를 갖는다거나 밝은 색의 옷을 입는 것과 같은 행동이 다른 집단에서는 매우 평범한 것으로 간주될 수도 있다. 또한 자기 인식과 심리적 노화는 종종 육체적 나이와는 관계없을 때가 많다. 육체의 노쇠함에도 불구하고 대부분의 노인들은 Kaufman[25]이 칭한 '늙지 않는 자아'를 가지고 있기 때문이다.

노인에게 부여되는 사회적 지위도 문화에 따라 다양하다. 나이 듦에 따라 생산성이 없어짐을 사회적 지위가 현저하게 하락하는 것으로 보통 생각하는 서구 산업 사회와는 달리, 전통 농경사회에서는 흔히 노인이 더 존경을 받는다. 특히 문자가 발달하지 않은 사회에서 노인은 구전(口傳) 역사와 오래된 전통, 문화적 관습, 신념, 전설, 의례에 관한 전문지식이 보관되어 있는 살아있는 보고(寶庫)이다. 이러한 상황에서, 존경 받던 노인이 갑작스럽게 사망하였을 때는, 보다 문명화되고 발달된 사회에서 도서관이 불타버린 것과도 같은 결과를 가져올 것이다.

일반적으로 젊음, 미모, 생산성, 개인주의, 자율성, 자기통제를 강조하는 현대 서구 산업 사회는 노인들에게 관대하지 않다. Loustaunau와 Sobo[33]가 풍자적으로 표현했듯이, "미국에서 노화는 인기가 없다." 컴퓨터, 국제 전화통신, 인공지능, 정보세계로 진입하는 사회에서 두뇌는 점점 더 문화적으로 중요한 의미를 가지게 된다(☞2장). 특히 사고, 기억, 계산, 그리고 대량의 정보를 흡수하고 보유하는 두뇌의 인식 기능은 그 가치가 높다. 그러한 문화적 편향에 의해 많은 노인들은 평가절하 되기 쉬운데, 더욱이 노인이 기억력 상실이나 인식력 장애를 겪고 있다면 더욱 그러하다. 노인에 대한 편견은 알츠하이머 등 치매증상이 있을 경우 더욱 뚜렷하게 드러난다. 기억과 논리 및 계산 등 진보된 기술을 가진 컴퓨터가 대다수의 인구에게 '제2의 자아'[34]로 평가되는 이 시대에, 노화

의 징후는 비록 정상적으로 나타나는 것일지라도 병리화되고 있는 것이다.

Desjarlais 등[29]이 지적했듯이, 이러한 서구 사회의 태도는 치매를 심각한 공중보건 문제로 간주하지 않는 다른 문화권과는 대조적이다. 어떤 문화에서 치매는 노화의 일부로 당연히 예상되는 것이거나 적어도 이해할만한 것으로 여겨지고 있다. 중국과 같은 비서구 사회 문화권에서는 고령 노인에게서 나타나는 어느 정도의 '어린애 같은 행동'은 인정해야 할 것으로 여기고, 비정상이라거나 의학적 치료가 필요한 것이라고 생각하지 않는다. 중국에서는 노인들이 대개 가족에 의해 매우 잘 보살펴지지만, Desjarlais 등에 의하면, 기대 수명의 연장(이로 인해 정신적, 육체적 장애의 증가가 초래되는)과 자원(노인들을 위한 요양소와 같은)의 결핍으로 인하여 중국의 많은 가족들도 이제는 상당한 정서적, 금전적 곤란을 겪고 있다고 한다. Desjarlais 등은 인도에 관한 다른 연구를 인용하였는데, 이 연구에서도 인도에서는 기대 수명이 짧고 치매 노인들에 대해 서구보다 훨씬 관용적이기 때문에, 그곳에서는 노인 치매가 덜 빈번하고 덜 심각하다는 의견을 제시한 바 있다.

노화에 관한 전형적인 연구의 하나로 Cohen[35]은 인도와 서구의 견해를 비교하였다. 서구에서는 치매를 어느 한 개인이 걸리는 뇌의 중증질환으로 보는 반면, 인도에서는 노망이 개인적 병리현상이 아니라, 도시화, 근대화 및 서구화에 따른 전통적 가족 지지체계가 무너져서 생기는 것이라고 보고 있었다. 인도에서는 이런 관점이 보편적인데, "현대의 인도가 노인을 존중하지 않기 때문에 그들은 노망에 걸리게 된다. 현대 인도는 노망을 양산해내고 있다."고 말하고 있다. 서구와 인도의 관점 차이는, 이 둘이 자아에 관해 각기 다른 개념을 가지고 있기 때문이다. 미국인과 유럽인은 자신을 자율적이고, 완전히 독립된 몸을 가진 고도의 개별적 존재로 경험하는 반면, 인도인들

은 '그들 자신을 근본적으로 남과의 관계를 통하여 연결된 상호의존적인 것으로 경험'하고 있었다. 그러므로 밀접한 가족 유대가 끊어질 경우, 그들의 건강과 안녕에 부정적인 영향을 받게 되는데, 이는 노년에서 더 심각하게 나타나는 것이다.

그러나 비산업화 사회에서 노인을 잘 보살핀다 하여, 이 사실이 지나치게 낭만적으로 해석되는 것은 경계해야 할 일이다. 대개 친인척들이 잘 돌보고 있기는 하지만, 때로는 노인을 유기하거나 학대하기도 한다. 몇몇 사회에서는 치매에 걸린 나이든 여성들이 마녀로 고발될 위험에 처할 수도 있고, 심지어는 처형되기도 하였다.[36.] 16, 17세기에 영국에서 '마녀사냥'의 광란적 행태가 널리 퍼졌을 때와 유사한 상황도 있기 때문이다.

'잘 늙어가기'에 관하여는 사회마다 각기 다르게 정의를 하고 있다.[37] 일부 사회(특히 서구)에서는 '잘 늙는다는 것'을 인지 능력을 유지하고, 경제적으로 독립적이고, 낙천적인 기분을 유지하는 것으로 보고 있으나, 다른 곳에서는 지혜가 쌓이고, 평온함, 인내, 그리고 인간에 대한 심오한 이해에 다다름으로 보고 있다. 정신과 의사로서는 문화적으로 다양한 사회에서 치매를 진단하는 것에 어려움을 느낄 수도 있는데, 언어 문제뿐만 아니라 진단도구와 질문서는 모두 서구 사람에게만 해당되는 것이기 때문이다.[38]

결론적으로, 극적인 '즉효 해결' 방식의 치료를 중요시 여기는 현재 의료 모델에서 전 인구의 노화는 하나의 도전이 되고 있다(☞4장). 앞으로 점점 더 많은 인구가 육체적, 정신적으로 만성 질병을 앓게 될 세상에서, 이러한 도전은 의료 패러다임의 전면적인 변화를 요구하고 있다. 다시 말해, 확실하고 보다 극적인 치료 방식에서 벗어나, 훨씬 장기적이고 전인적 관리로의 전환-'완치(cure)'에서 '보살핌(care)'으로의 전환이 요구될 것이다.

노년기의 '의료화'

인간은 항상 오래 살도록 노력하고 죽음을 물리치기를 원해 왔다. 이를 위해 특별한 음식, 약, 기도, 의례 등 다양한 '젊음을 위한 비약'을 사용해 왔다. 그러나 산업사회에서 일어난 일은 지난 세기 동안 노년이 점차 '의료화'되어 왔다는 것이다. 다시 말해, 노화의 정신적 육체적 변화를 근본적으로 '의료적' 문제로 보기 시작하였고, 따라서 의사들에 의해 관리되어야 할 대상이 되고 있다는 의미이다. 의료계 안에서 노인학(gerontology)은 비교적 신생 학문 분야로서, 역사를 보면 1881년 프랑스의 물리학자인 Jean Martin Charcot이 저술한 노년기 질병에 관한 임상 강의[39]에서 비롯되었다. 이후로 노화는 점차 치료가 되지 않는, 단지 완화시킬 수만 있는 만성 질병으로 인식되기 시작했다.

이러한 변화와 함께 등장한 것이 '항 노화' 산업의 상업적 성장이다. 이들은 호르몬 추출물과 비타민 보강제에서부터 특정 음식과 신체 단련 프로그램에 이르기까지 다양한 제품을 대중에게 제공하고 있다. 의료계 또한 이 항 노화 운동에 동참해 왔다. 의학의 한 분야인 생노인학(biogerontology)은 다양한 형태의 '생명 연장'에 관하여 연구하고 있고, 심지어는 육체적 노화 그 자체를 '완치'할 가능성을 열어놓고 있다.[40] de Grey[41]는 "종양학이 암을 박멸시키는 것을 목표로 하듯이, 생노인학은 노화 자체를 타파하는 것을 목표로 하고 그렇게 해야만 한다."고 말한다. 이 과정의 하나로서 '압축 유병율'[3)]이라는 개념이 있다. 이는 '노화 과정의

---

3) compressed morbidity : 1980년 Dr. James Fries가 주창한 개념이다. 현재 질병부담율의 80%를 이루는 만성퇴행성 질병은 55세 이상부터 사망에 이르는 나이에 집중되고 있다. 만일 이 병의 발병을 사망에 가까운 나이로 미룰 수 있다면, 질병으로 고통받는 기간도 짧아지고, 사회의 질병 부담도 줄어들 것이다. 즉 앓아야 될 병을 가능한 죽음 말기까지 늦추

근저에 있는 분자생물학적 과정에 개입하여 노화에 따르는 모든 병을 일찌감치 차단하는 것'을 의미하는데,[41] 따라서 노인들은 이제 더 오랜 기간 건강하게 지내게 될 수 있을 것이다. 이 분야에서는 여러 종류의 연구가 진행되고 있고,[42] 여기에는 줄기세포 연구,[43] 나노테크놀러지 등이 포함된다. 그러나 대부분의 연구는 돈이 많은 선진 부자 국가에서만 이루어지기 때문에 부자와 빈자 간의 기대 수명의 격차—이 연구로부터 혜택을 받을 수 있는 사람('시간 부자')과 받지 못하는 사람('시간 빈자')[44] 사이에서—는 더욱 커질 가능성이 있다. 또한 Cetina[45]가 지적했듯이, 수명을 늘리고 삶의 질을 높이는 것('삶의 강화'라고 하는)은 도덕성의 발전 가능성을 근본적으로 차단하는 것이고, 과거 계몽주의 시대 과학의 이상이었던 인간 이성의 확장과 인간 사회의 완전성을 향한 추구를 배척하는 것이다. 여러 종교적 관점에서 보아도, 이런 일들이 영적 지혜의 성장과 자각으로 이어지지는 못할 것이라고 보고 있다.

'삶을 강화'시키는 다른 측면으로는, 장기이식 수술과 같은 외과적 방법과 혈액투석 등과 같은 의료적 개입에 관한 것이 있다. Kaufman 등[46]은 미국 의료에서 점차로 증가하는 이러한 경향을 다음과 같이 묘사했다. "몸을 조작하는 데에 이제는 한계가 없어진 것 같다. 의학은 이제 생명 그 자체를 관리하고 그 능력을 극대화하는 것에 집중한다. 나아가 지난 15년 동안 의학은 노화가 더 이상 피할 수 없는 것이 아니라고 부추기고 있다." 1972년부터 65세 이상의 말기 신장질환 환자에게까지 메디케어[4])의 혜택이 주어지게 되자, 노인 투석 환자가 1975년 1만6,000명에서 1995년 7만2,000명으로 급증

한 것을 주목한다. 2001년에는 미국 내 모든 투석 환자의 20%가 75세 이상, 13%가 80세 이상의 환자였다. 또한 70세 이상의 말기 신장질환 환자로서 신장 이식수술을 받은 환자도 급증하였다. 이식수술은 이제 70대 환자들에게는 일상적인 치료법이 되었고, 80대 환자도 수술을 받는다. 이런 경우 이식되는 신장은 이들 환자의 성인 자녀나 친척들이 기증하는 것들이다.

세계 다른 어느 곳에서는, 생노인학의 발전이 매우 부적절하게 보일 것이다. 가난한 나라에서는 '노년'이라는 것은 상대적인 개념일 뿐이고, 기대 수명이 50여세에 불과한 곳도 있다. 이들에게 '생명 연장'이라는 것은 위험 인자들—가난, 영양실조, 악조건의 거주 지역, 오염된 물, AIDS, 말라리아, 결핵 같은 전염병 등—을 피하는 것에 불과한 것이다.

임상 응용 의료인류학

의료인류학 내에서도, 일부 연구자들은 이론적인 측면에 초점을 맞추는 사람들이 있고, 특히 임상진료, 보건교육 프로그램 또는 국제 의료 원조에 관련되어 있는 연구자들의 경우가 그러하고, 또 다른 한편에서는 보건과 예방의학의 응용 측면에 초점을 두는 연구자도 있다.

임상 응용 의료인류학 분야는 지난 몇 년 동안 꾸준히 관심의 대상으로 성장해왔다. 의료인류학자들은 세계 곳곳에서 건강과 건강관리 증진을 목적으로 하는 다양한 연구 프로젝트에 관여하고 있고, 특히 비산업 세계 및 유럽, 북미 도시와 주변지역 등에서 일해 왔다.

그 중 다수는 병원 등의 진료 환경, 혹은 여러 전문분야가 협동하면서 일하는 보건관리 단체의 일원으로서 환자 관리에 밀접하게 관여하는 '임상 인류학자'(clinical anthropologist)[47]가 된다. 이들의 역할은 건강·질병의 문화적 요인

어 압축한다는 의미로서, 요즘 유행하는 '9988124'와 같은 개념이라고 볼 수 있겠다.
4) 메디케어 : 1965년부터 미국정부가 시행한 공공 의료보험으로서, 65세 이상, 장애인, 만성신부전 환자 및 10년 이상 메디케어가 책임진 직장을 다닌 사람에게 적용된다.

의 중요성을 가르치는 교사 역할을 하거나, 각 전문분야에서 독립적인 보건 전문가나 치료자로서의 역할을 한다.

몇몇 학자들은 임상 관리를 넘어 건강에 영향을 미치는 더욱 '거시적' 측면에 초점을 맞추는 것도 포함시키고 있다. *비판 의료인류학*(critical medical anthropology)은 오늘날 여러 사회 사이에, 그리고 한 사회의 내부에 존재하는 정치, 경제적 불평등, 특히 가난과 질병 사이의 밀접한 연관성에 초점을 두고 있다.[48,49] 또 다른 인류학자들은 WHO나 UNICEF 같이, 세계 각지의 비산업사회의 보건 문제에 관여하는 국제원조기관에서 일하고 있다. 여기서 인류학자들은 보건관리 및 교육 계획과 평가를 돕거나, 특정 환자와 그 지역사회를 위한 옹호자로서의 역할을 한다. 지역사회에 따라 보건관리 프로그램에 대한 반응이 다르기 때문에 이를 조사할 뿐만 아니라, 원조기관 자체도 연구하는데, 기관의 조직과 하위문화 자체가 보건관리 프로그램의 성공 여부와 어떻게 연관되는지 관찰하는 것이다.[50] 산업사회뿐만 아니라 그 외 세계 어느 곳에서건, 의료인류학자들은 특히 일차 보건, 가족계획, 모자 보건, 유아 급식, 영양공급, 정신장애, 예방접종, 약물남용과 알코올 중독 관리, AIDS 예방, 말라리아, 결핵과 같은 분야에 특별히 관련하여 일하고 있다.

WHO와 UNESCO가 1996년을 '문화와 보건의 해'로 선언하면서, 문화적 요인이 국제 보건에서 중요한 요인임을 공식적으로 인정한 바 있다. 그 공동선언에서 두 기관의 총재들은 '모든 국가에서 모든 사람에게 혜택이 가도록, 보건과 문화가 상호 지원하는 방식으로 발전하기 위하여 향후 협력 관계를 더욱 진전 시킬 것'[51]을 제안했다.

의료인류학이 일정 지역에서 그 지역의 특정 보건 문제를 다루는데 어떻게 유용할 수 있는지 설명하기 위하여, 설사병을 예로 들어 설명하려 한다. WHO에 따르면,[52] 특히 비산업 사회에서 설사병은 심각한 건강 문제를 일으키고 있다. 그곳에서 설사병은 주로 가난과 이로 인한 영양부족, 열악한 공중위생, 오염된 식수와 감염 취약성 등과 연관된다. 매년 5~700만 명이 설사병으로 사망한다. 이에 대한 장기적 해결책은 보건전문가나 사회과학자들의 손에 있지 않다고 본다. 왜냐하면 해당 국가의 포괄적인 경제, 사회, 정치적 변화와 관련되어 있기 때문이고, 또한 한 국가는 다른 국가들과 여타 세계와의 관계 속에 위치하고 있기 때문이다.

사례 1-1. 파키스탄의 ORT(경구 수액보충법 Oral rehydration therapy)

Mulls[54]의 보고에 의하면, 파키스탄 시골 지역에서는 대부분의 어머니가 ORT를 거부하거나 무시하고 있다. 파키스탄 보건부가 1983년부터 국가적 차원에서 ORT를 사용하도록 권장하고 있고, 수분공급용액(ORS)은 정부 건강용품 공급로를 통해 무료로 공급하고 있으며, 파키스탄 자체 제약회사에서 매년 1,800만 세트가 생산되고 있음에도 불구하고 이러한 상황이 일어나고 있다. 이 연구에 의하면 어머니들은 ORS를 어떻게 사용하는지 모르고 있었으며, 일부 어머니들은 설사병이 너무 흔하여 아예 병으로 간주하지 않고, 이가 나고 키가 크는 것과 마찬가지로 자연스러운 과정으로 여기고 있었다. 또 일부는 설사를 멈추게 하면 몸 안에 갇혔던 '열기'가 뇌로 올라가게 되어 위험해진다고 믿고 있었다. 다른 설명에 의하면, 어떤 풍토병(☞5장)으로 발생하는 영아 설사를 *nazar*(악의를 품고 쳐다봄으로서 발생하는 것, 사악한 눈), *jinns*(사악한 영에 의한 것), 혹은 *sutt*(아기 정수리의 천문) 속으로 꺼져서 젖을 빨지 못하게 되기 때문에 나타나는 것이라며, 이는 전통적 민간요법이나 전통 치유자가 치료해야 할 대상이지, ORT를 써서 치료되는 것은 아니라고 생각하고 있었다. 어머니들 중 일부는 쑥 들어간 '숨구멍'(천문)이 설사에 의한 탈수 때문이라고 생각하지 않고, 꺼진 '숨구멍'을 끌어올리기 위하여 아기 머리에 풀을 발라 끌어올리거나 아기 입천장의 단단한 구개(口蓋)를 손가락으로 밀어올리기도 하였다. 이 어머니들이 보기에 설사는 '뜨거운' 병이라서 (☞3장) '차가운' 형태의 치료, 즉 어머니가 먹는 음식을 바꾸거나, 아기에게 특정 식물이나 음식을 먹임으로서 아픈 아기의 체온을 내릴 수 있다고 믿는다. 이들이 보기에 대부분의 서양 의약은 '뜨거운' 것에 속하므로, 설사를 하는 어린이에게 항생제나 비타민은 부적절한 것이다. 심지어 어떤 이들은 ORS에 들어있는 소금이 설사에 좋지 않다 하여 ORS를 거부하기도 하였다.

그러나 즉각적인 치료라는 점에서는, ORT는 설사에 의한 치명적 탈수를 예방하고, 안전하고 저렴하며, 간단하기도 한 방법이다. 이런 이점에도 불구하고, 심지어 무료로 쉽게 구할 수 있을 때조차도, 세계 많은 곳의 어머니들은 이 간단한 치료법을 사용하기를 주저하고 있다. 인류학 연구의 위 사례가 보여주듯이, 저항의 원인은 설사병의 원인과 위험 그리고 최선의 치료법에 대한 토착민 특유의 믿음에 일부 기인한다는 것이 밝혀진 바 있다.[53]

파키스탄에서는 설사병이 아직도 어린이들의 주요 사망 원인이다. 파키스탄이 1991~1992년에 전국적으로 조사한 연구[55]에서, 어머니들이 아이에게 ORS를 사용하지 않는 주요 원인이 민간 속설 때문이었다는 결과를 고려하면, 비록 오래전에 한 연구이기는 하지만, 이 사례는 중요한 자료이다. 위 연구에서 91%의 어머니는 ORS에 대해 알고 있었고, 그럼에도 불구하고 34%의 어머니만이 ORS를 사용했고, 오직 27.5%만이 ORS를 집에 두고 있었다고 한다.[55]

여러 사례 연구가 보여주듯이, 건강관리 프로그램은 의료적 관점에 근거를 두어야 하지만 또한 그 지역 사회의 참여를 유도할 수 있도록 고안되어야만 한다. 서로 다른 지역사회의 특수한 요구와 그들의 상황, 사회적, 문화적, 경제적 배경, 그리고 그 지역사회에 퍼져 있는 질병에 대한 의견, 그리고 그 병이 어떻게 치료되어야 한다고 믿고 있는지를 고려하여 프로그램은 만들어져야 한다. 지식을 갖추게 한다고 해서 행동이 변화되는 것은 아니라는 것도 중요하게 고려할 점이다.

문화적 역량

최근 '문화적 역량'(cultural competence)이라는 개념이, 특히 북미 지역에서, 의료전문직 사람들에게 매우 보편적으로 받아들여지고 있다.[56] 문화적, 인종적으로 인구가 다양해지고, 이주자와 소수민족과의 의사소통이 중요해지면서, 이들의 의료관리를 질적으로 개선하기 위해서는 이 개념을 알아야 할 필요가 있다.[57] Carillo 등[58]의 말을 인용하면, "미국에는 다양한 문화가 존재하고 있음에도 불구하고, 사회적으로 문화적으로 다양한 집단에 대해 의사들은 적절한 양질의 의료를 행하기 위한 훈련이 되어 있지 않다."

미국의 소수 집단을 위한 보건국에 따르면, "의료인과 의료기관이 문화적 언어적 능력을 갖추어야만 다른 문화, 다른 언어를 가진 환자를 이해하고 효과적으로 치료할 수 있다."[59] 따라서 '문화적 역량'에는 다음과 같은 차원이 포함되어야 한다.

1. 환자와 지역사회가 가지고 있는 문화적 믿음, 관습, 기대 및 배경[56·58·60](예를 들어, 병에 대한 믿음, 건강과 관련된 결정을 내릴 때 가족의 영향, 여자 환자는 여자 의사에게 진찰 받기를 원하는 경우 등)에 대한 감수성을 향상시켜야 한다.

2. 소수 집단에게 양질의 의료를 행하기 위해서는 이를 방해하는 구조적 장애물을 없애야만 건강 관리제도에 쉽게 접근할 수 있을 것이다. (예를 들어, 통역자를 두거나, 종교적 신념과 위배되지 않는 병원 식사를 제공하거나, 대기 시간을 줄이고 그 집단의 문화에 적합한 건강 교육 프로그램을 준비한다). 정기적으로 의사를 방문하는 것이나 전문의를 만나는 것이 소수 집단 환자에게는 어렵다는 점도 장애물 중

하나이다.

3. 조직상의 장애물로는, 소수 집단에서 배출된 의료인, 행정가, 정책 입안자가 적어서 그들 집단에게 문화적으로 적절한 계획을 세우기 어렵다는 문제가 있다. Betancourt 등[11]에 의하면, 소수집단 출신이 정책 결정 수준에 분포하고 있지 않으므로 '정책, 절차 그리고 분배 시스템의 구조가 이들에게 구조적으로 맞지 않게 디자인'되고 있다는 것이다. 1997년 영국에서 의과대학을 졸업한 자 중 단지 11%만이 소수 집단 출신이었다고 한다.

문화적 역량과 관계되는 것에는 고지(告知)에 입각한 동의(informed consent)가 있다. Dein과 Bhui[61]가 지적한 바에 의하면, 환자에게 질병과 관련된 정보를 주고, 그들이 그 정보를 충분히 이해했다는 가정 하에 치료방식에 동의할지 안할지를 결정토록 하는 것은 소수 인종집단의 문화적 가치관에 위배되는 것일 수도 있다고 했다. 집단에 따라 글을 읽지 못할 수도 있고 서류로 된 것보다는 말로 해서 이루어진 약속을 더 존중할 수도 있기 때문이다. 또한 서구의 자율성과 개인성, 즉 집단의 관점이 아니라, 자신만의 관점으로 결정을 내리는 서구식 방식을 따르지 않기 때문일 수도 있다는 것이다.

문화적 역량을 갖추게 되면 의료인 자신에게도 많은 이점을 준다. Genao 등[62]에 의하면 문화적으로 배려하게 되면 의사-환자 관계가 개선될 뿐만 아니라, 환자 만족도도 올라가고 치료과정에도 잘 협조하게 된다고 한다. 길게 보면, 소수집단과 주류 집단과의 건강 격차를 줄이는 길이기도 하다.

그러나 문화적 역량이 임상적 역량의 대치가 될 수 없음은 당연한 일이다. 문화적 역량을 갖추었다고 유능한 의사, 간호사가 되는 것은 아니다. 좀 더 정확히 말하자면, 문화적 역량은 모든 의료인이 보조적으로 갖추어야 할 역량으로서, 어떠한 상황에서 일하건 필요한 것으로 보아야 한다. 다양한 인구 집단을 볼 때도 필요하지만, 의사와 환자의 만남이라는 것은 그 양자가 어떤 문화적 배경을 가지고 있건 간에 어떤 의미에서는 '문화 간 격돌'(☞5장)이기 때문이다.

인구 이동이 전 세계적으로 일어나는 시대에 문화적 역량은 일방통행이 아닌 때가 많다. 의료인의 이주가 증가하고 있는 상황에서(☞12장), 주류 사회에 속한 환자가 외국에서 온 의사와 의사소통을 해야 할 때도 있을 수 있다. 이때 외국의 의사가 쓰는 언어와 문화는 환자의 문화와 매우 다를 수 있다.

사회의 건강 격차를 다루는 데 문화적 역량이 중요하다 함은 아무리 강조해도 모자란다. 왜냐하면, 의료는 결코 고립 상태에서 이루어지는 것이 아니라 더 넓은 사회적, 문화적, 경제적 현실 속에서 이루어지는 것이고, 사회 구석구석에서 의료의 질을 향상시키기 위해서는 권력과 불평등의 관계를 포함하여 사회 전반에 대하여 알아야 하기 때문이다. 앞으로 5장에서 기술하는 문화적 역량에는 의료진의 자기 성찰성에 관한 것이 있다. 즉 의료인 자신이 자기의 문화적 특성에 관해 자각하는 것, 말하자면 인간적인 의료를 행하는 데에 방해가 될 수 있는 의료인 자신의 편견이나 특별한 신념 등을 성찰하는 것을 말한다.[60]

간호 인류학

사실 인류학은 의사의 업무보다는 간호에 (특히 북미와 유럽에서는) 더 집중하여 연구해 왔다. 간호사들은 의사보다 더 일찍 점차 다양해지는 인구집단을 간호하는 데에 문화적 역량이 필요함을 간파했던 것이다. 1980년대부터 간호대학의 주 교과과정에 인류학과 문화적 역량이 도입되었다. 이에 기여한 학자들로는 Leininger,[63-65]

Papadopoulos,[66] Purnell,[67] Andrews와 Boyle,[68] 등이 있다.

Leininger[63]는 *횡문화적 간호*를 "치료, 건강, 환자의 유형 등 전반적인 것에 비교문화적으로 초점을 맞춘 공적인 연구 및 임상 분야이다. 문화적 가치관, 신념, 관습의 다름과 유사함을 존중하며, 그 목적은 다양한 인구집단에게 문화적으로 적절하고 민감하게 반응하는 실력을 갖추고 간호를 하는 것이다."라고 정의했다. 반면 Papadopoulos 등[66]은 다음과 같이 정의했다. '건강과 질병에 대한 문화적 다양성과 유사성, 그리고 이의 토대가 되는 사회조직과 기관의 구조를 조사하고 연구한다. 그 목적은 현재 간호 업무를 이해하고 미래에 문화적으로 공명하는 간호를 개발하는데 기여하는 것이다.'

따라서 횡문화적 간호는 다양한 배경을 가진 환자를 섬세하게 간호할 뿐만 아니라, 불평등을 구성하고 조장하며 의료혜택을 받기 어렵게 만드는 사회적 구조에 초점을 맞추고 있는 것이다. 목표는 환자로 하여금 자신의 건강과 관련된 결정을 스스로 내릴 수 있도록 권한을 부여함에 있다. Papdopoulos 등[66]은 또한 간호사 자신의 업무와 자신에 대한 자기 성찰을 강조했고, 마찬가지로 다른 문화권의 환자를 간호하는 데에 필수적인 그 문화에 대한 지식을 가질 것을 강조했다.

인류학 연구 방법

건강에 관한 믿음과 관습을 포함하여 전 세계의 사회문화 집단을 연구하는데 있어, 인류학자들은 두 가지의 주된 독자적 연구 방법을 사용해왔다. *민족지학적*(ethnographic) 연구방법은 그 집단이 가지고 있는 세계관과 그들이 어떻게 일상생활을 조직하고 있는지를 이해하고자 하는 것으로, 소규모 사회 또는 소규모 인간 집단을 연구하는 방법이다. 그 목적은,

'행위자의 시각'을 가능한 찾아내고자 하는 것이다. 즉 그 사회 구성원의 관점에서 이 세상을 어떻게 보는지 이해하려는 것이다. 이를 위하여 인류학자들은 종종 '참여 관찰법'을 이용하여 현지조사를 한다. 그 집단의 사람들과 일정 기간(보통 최소한 1년 이상) 함께 살며 관찰하는 것을 말하는데, 그들의 시선으로 세상을 보는 방법을 배우면서 동시에 사회과학자로서의 객관적 시각을 유지하는 것이다. 인류학자들의 연구는 '측정보다는 의미와 관계'되어 있지만,[69] 양적 연구도 하는데, 인구 수를 측정하거나, 음식습관이나 수입을 조사하거나, 여러 형태의 세대 내 주민 목록을 만드는 것과 같은 연구가 그 예이다. 민족지학은 두 번째 단계인 *비교* 연구 방법으로 이어진다. 비교 연구 방법은 각 사회와 문화의 핵심적인 특징을 추출하고, 이들을 다른 사회나 문화와 비교하는데, 이를 통해 인간의 보편적 특성 및 인간의 집단을 만들려는 보편적 성질에 관하여 결론을 유도해내는 데에 목적을 두고 있다.

초창기에 인류학은 식민지와 주변 소규모 부족사회를 연구하는데 주로 관심을 두었다. 그러나 복잡한 서구사회를 연구할 때도 동일하게 민족지학적으로 관여한다. 뉴욕이나 런던 근교의 어느 한 지역 또는 로스앤젤레스의 외과 의사 집단 혹은 멜버른의 어느 한 진료소에 등록된 환자들 모두가 현대의 인류학자들에게는 '부족(tribe)'이 될 수 있다. 이때, 사회학이나 심리학에서 사용하는 면접조사와 측정기법 등과 함께 민족지학적이고도 비교학적인 연구방법이 모두 이용된다.

후반부에서 상세히 다루겠지만, 인류학에 유효한 연구 기법의 범위는 꾸준히 확장되어왔다. 장기적으로 이루어지는 '참여 관찰법'과 함께, 자유 해답식의 설문지, 영상촬영과 녹음, 컴퓨터에 의한 분석, 항공사진, 가족사 수집과 가계도 분석, 개인적 이야기의 수집, 일기, 편지, 가족사진, 신문기사, 지도, 인구조사 보고서, 지방의 역사 기록 등 기록되거나 인쇄된

자료를 조사하는 것과 같은 연구 기법 등이 흔히 포함된다.

최근에는 국제 원조 프로그램에서 인류학적 연구를 요구하는 경우가 증가하면서 이에 발맞추기 위해 여러 종류의 '신속한 민족지학적 평가'[70] 기법들이 개발되어왔다. 이러한 기법들은 보통 인류학자들과 보조 연구원들이 하나의 팀을 이루어 단기간에 집중적인 조사를 하는 방식으로서, 수주일 또는 여러 달 동안 지속된다. 그러한 조사 방법은 특정 지역사회의 특수한 문제(선사병의 높은 발병률과 같은)에 흔히 초점을 둔다. 장기 현지조사와 함께 이러한 단기 연구로부터 얻은 자료는 국제 원조 프로그램을 계획하고 평가하는데 매우 유용할 수 있다.

의료 인류학에서 사용될 수 있는 많은 새로운 연구 방법에 관하여는 19장에서 더 자세히 다루어질 것이다. 저자는 의사이자 의료인류학자이다. 그러므로 저자의 주된 시각은 현재 점차 발전해가고 있는 *임상 응용 의료인류학*의 관점이다. 각 장에는 현실 맥락에서 인류학적 시각으로 해석한 사례가 있으며, 특히 전 세계적인 현대의 건강 관련 주제가 기술되어 있다. 종합하면, 이 책의 목적은 질병과 건강, 예방과 건강 교육 그리고 건강관리를 현실적으로 적용함에 있어서 문화적 사회적 요인이 임상적으로 중요함을 제시하려는 것이다.

KEY REFERENCES

5 Hall, E. T. (1984). *The Dance of Life*. Surbiton: Anchor Press, pp. 230–31.

10 Charlesworth, S.J., Gilfillan, P. and Wilkinson, R. (2004) Living inferiority. *Br. Med. Bull.* 69, 49–60.

11 Betancourt, J.R., Green, A.R., Carillo, J.E. and Ananeh-Firempong, O. (2003) Defining cultural competence: a practical framework for addressing racial/ethnic disparities in health and health care. *Publ. Health Rep.* 118, 293–302.

17 Marmot, M. (2004) *Status Syndrome*. London: Bloomsbury, pp. 1–36.

26 James, A., Jenks, C. and Prout, A. (1998). *Theorizing Childhood*. Cambridge: Polity Press, pp. 22–34.

35 Cohen, L. (1998) *No Aging in India*. Berkeley: University of California Press, pp. 15–20, 32–34.

38 Livingston, G. and Sembhi, S. (2003) Mental health of the ageing immigrant population. *Adv. Psychiatr. Treat.* 9, 31–37.

46 Kaufman, S., Shim, J.K. and Russ, A.J. (2004) Revisiting the biomedicalization of aging: Clinical trends and ethical challenges. *Gerontologist* 44(6), 731–738.

47 Johnson, T. M. (1987). Practising medical anthropology: clinical strategies for work in hospital. In: *Applied Anthropology in America* (Eddy, E. and Partridge W., eds), 2nd edn. New York: Columbia University Press, pp. 316–39.

49 Baer, H. A., Singer, M. and Susser, I. (1997). *Medical Anthropology and the World System*, 2nd edn. Westport: Praeger.

53 Weiss, M. G. (1988). Cultural models of diarrhoeal illness: conceptual framework and review. *Soc. Sci. Med.* 27, 5–16.

56 Like, R. C., Steiner, R. P. and Rubel, A.J (1996). Recommended core curriculum guidelines on culturally sensitive and competent health care. *Fam. Med.* 28(4), 291–297.

 See http://www.culturehealthandillness.com for the full list of references for this chapter.

RECOMMENDED READING

Medical anthropology

Anderson, R. (1996) *Magic, Science and Health*. London: Harcourt Brace.

Foster, G. M. and Anderson, B. G. (1978). *Medical Anthropology*. Chichester: Wiley.

Hahn, R. A. (1995). *Sickness and Healing: an Anthropological Perspective*. New Haven: Yale University Press.

Sargent, C. F. and Johnson T.M. (eds) (1996). *Medical Anthropology*. Westport: Praeger.

Kleinman, A. (1981) *Patients and Healers in the Context of Culture*. Berkeley: University of California Press.

Landy, D. (ed.) (1977) *Culture, Disease and Healing*. Basingstoke: Macmillan.

Lupton, D. (1994) *Medicine as Culture*. London: Sage.

Nursing anthropology

Andrews, M. and Boyle, J. (2003) *Transcultural Concepts in Nursing Care*, 4th edn. Philadelphia: Lippincott.

Leininger, M. (2005) *Cultural Care Diversity and Universality: a Worldwide Nursing Theory*. Boston: Jones and Bartlett.

Papadopoulos, L. (ed) (2006) *Transcultural health and social care: developing culturally competent professionals*. London: Elsevier.

Social and cultural anthropology

Keesing, R.M. and Strathern, A.J. (1998). *Cultural Anthropology: A Contemporary Perspective*, 3rd edn. London: Harcourt Brace.

Peacock, J.L. (2001). *The Anthropological Lens*, 2nd edn. Cambridge: Cambridge University Press.

2 해부학과 생리학에 관한 문화적 정의

우리에게 몸이란 단순한 육체적 유기체 이상의 것을 의미한다. 몸은 사회적, 심리적 의미, 구조와 기능에 관한 일련의 신념이 모아지는 중심점이기도 하다. '신체 이미지'(body image)라는 용어는 한 개인이 자신의 몸을 의식적으로든 무의식적으로든 개념화하고 경험하는 방식 모든 것을 설명하는 데 사용되어 왔다. Fisher[1]의 정의에 의하면 신체 이미지는 '몸에 관한 집단적 태도, 감정, 환상'뿐만 아니라, '몸으로 경험하는 것을 어떻게 체계화하고 통합하는지를 배우는 방식'을 포함한다. 우리가 살아가며 보게 되는 자신과 타인의 몸에 나타나는 변화를 어떻게 인식하고 해석할 것인지는 우리가 몸담고 있고 그 속에서 성장하게 되는 문화로부터 배우게 된다. 청년의 몸과 노인의 몸을 구별하는 방식, 병든 몸을 건강한 몸과, 튼튼한 몸을 장애가 있는 몸과 구별하는 방식, 고열 또는 통증을 어떻게 정의할 것인지, 어색함 또는 불안한 감정은 무엇인지, 몸의 어떤 부분을 공적인 것으로 보고 어떤 부분을 사적인 것으로 인식할 것인지, 그리고 몸의 어떤 기능은 사회적으로 용납되고 어떤 것은 도덕적으로 부정한 것인지 판단하는 법을 배우게 되는 것이다.

그렇다면 신체 이미지는 가정, 문화, 사회 안에서 성장하면서 이차적으로 획득하는 어떤 것을 의미할 것이다. 물론 한 집단 안이라 할지라도 개인 마다 차이는 있다.

일반적으로 신체 이미지에 관한 개념은 다음 네 가지 주요 영역으로 나눌 수 있다.

1. 의복과 장식물을 포함하는 가장 바람직한 몸의 모습과 크기에 관한 믿음 체계
2. 몸의 경계를 어디로 볼 것인지에 관한 믿음 체계
3. 몸의 내부 구조에 관한 믿음 체계
4. 몸은 어떻게 기능하는지에 관한 믿음 체계

위 네 가지 영역 모두 사회적, 문화적 배경의 영향을 받을 뿐만 아니라, 개인적 요인에 의해 달라질 수 있고, 따라서 개인의 건강에 중요한 영향을 미칠 수 있다.

몸의 형태, 크기, 의복, 외양

어느 사회에서나 몸은 사회적 현실일 뿐만 아니라 물리적 현실이다. 말하자면, 몸의 형태 및 크기와 꾸미는 장식물은 그 사람의 사회적 위치에 관한 정보, 즉 나이, 성별, 지위, 직업, 혹은 어느 종교단체나 집단에 속하는 구성원인지를 알려주는 정보로서, 이 정보를 통해 남과 *의사소통하는 하나의 방법*이 된다는 것을 뜻한다. 이런 형식의 의사소통에는 몸짓과 자세도

포함되는데, 이는 문화에 따라, 또 한 문화 안에서도 서로 다른 집단마다 다르다. 예를 들면 의사, 성직자, 경찰과 상인의 몸짓 언어는 서로 다르며, 서로 다른 유형의 메시지를 전달하고 있다. 옷은 사회적 지위와 직업을 나타내는 데 특히 중요하다. 밍크코트, 보석과 디자이너 브랜드의 의류들은 흔히 부를 과시하기 위하여 입는 것이고, 몸에 잘 맞지 않는 대량 제작된 옷은 가난한 사람의 옷으로 대조가 된다. 마찬가지로 의사의 하얀 가운이나 풀을 먹여 빳빳하게 만든 간호사의 모자는 (청결과 전염 방지와 같은) 실용적인 측면을 가지고 있을뿐만 아니라, 특별한 권리와 명예를 가지고 있는 존경받고 권력 있는 직업군에 속해 있음을 나타내는 사회적 기능도 가지고 있다(☞9장). 사회적 위치의 변화는 종종 옷의 변화로 나타난다. 그리스 마을에서 미망인이 입는 검은 옷과 솔은 결혼하여 배우자가 있는 여자의 지위에서 홀로 된 여자로의 변화를 공적으로 나타내는 것이다. 이와 비슷하게 대학 졸업생들은, 적어도 잠시 동안일지라도 가운과 졸업 모자를 착용한다. 몸을 장식하는 많은 것 중 특히 옷은 사회 안에서의 지위에 관한 정보를 알려주는 사회적 기능과, 환경으로부터 몸을 보호한다는 좀 더 명백한 기능적인 효과를 둘 다 가지고 있는 것이다.

몸은 옷으로 보호되기는 하지만, 몸의 표면 중 어떤 곳은 간혹 다른 데 비해 더 상처 입기 쉽다고 여겨진다. 예를 들어 오한, 감기, 열에 관한 영국의 민간속설에 대한 필자의 연구[2]에서 보면, 주위의 한기, 습기나 외풍이 침입하기 쉽다고 여겨지는 피부의 특정 부분(정수리, 뒷목, 발)이 이러한 신체 이미지에 포함되어 있었다. 비가 오는데 모자를 쓰지 않고 외출했거나, 머리를 자르고 나가거나, 웅덩이나 찬 바닥에 발을 디뎠다면, '감기에 걸린다'고 한다. 열은 항문, 요도, 목, 콧구멍이나 귓구멍과 같은 피부 표면의 틈새를 통해 균, 벌레 혹은 바이러스가 침입해서 생기는 것이라고 믿었다.

몸의 자세와 움직임 또한 사회적 지위를 나타낸다. 높은 지위에 있는 사람은 꼿꼿한 자세를 유지하는 반면, 낮은 지위의 사람은 그러하지 않다. 또한 전문직에 따라 몸을 통제하는 방식은 각기 미묘하게 다르게 나타난다. 예를 들어 군인의 자세와 움직임은 댄서나 의사의 움직임과는 매우 다르다.

몸의 형태, 치수 그리고 외양을 인위적으로 변화시키는 것은 전 세계적으로 널리 퍼져 있고, 이 또한 사회적 기능을 가진다고 볼 수 있다. 뒤에 언급될 좀 더 극단적인 형태의 신체적 훼손도 적용된다. 이러한 인위적으로 몸을 바꾸는 행위에는 '아름다움'에 관한 문화적 정의와 몸의 이상적 치수와 모양에 관한 개념이 밀접하게 연관된다. Polhemus[3]는 비산업화 집단에서 현재 행해지고 있거나 또는 과거에 있었던 보다 극단적인 형태의 몸 바꾸기 방식 몇 가지를 예로 들었다.

- 페루의 일부 지역에서 유아 두개골을 인위적으로 변형시키는 것
- 미 대륙 발견 이전의 멕시코와 에콰도르에서 이를 갈고 파내는 것
- 뉴기니와 중앙아프리카 곳곳의 가슴과 팔, 다리에 흉터를 만드는 것
- 중국 왕조에서 하는 여자의 전족
- 서아프리카 일부 지역에서 어린 여자 아이들을 인위적으로 살찌우는 것
- 타히티와 일부 인디언들이 몸에 문신을 새기는 것
- 브라질의 아마존, 동아프리카와 멜라네시아에서 입술과 귓불에 커다란 장식물을 삽입하는 것
- 말리의 팀북투 사람들이 코걸이와 귀걸이를 착용하는 것

가장 널리 퍼진 신체 훼손 방식은 남자 할례이다. 일부 지역에서는 거의 5,000년 동안 할례가 보편적으로 행해졌고, 오늘날에도 세계인구

의 6분의 1 정도가 하고 있다[4]. 가장 논란이 되고 있는 것은 다양한 할례 중에서도 여자 할례일 것이다.[5] 여자의 할례는 일반적으로 외부 성기 전부 혹은 일부를 제거하며, 생후 1개월에서 사춘기 사이에 있는 여자아이들에게 행해진다. 통계를 추산해보면, 오늘날 약 8천만 명 정도의 소녀와 여자들이 특히 사하라 남부 아프리카, 아랍 세계, 말레이시아, 인도네시아 그리고 서구에서도 일부 이민 집단들 내에서 할례를 당하고 있다.[6] 이 지역 중 많은 곳에서는, 특히 농촌 지역에서는, 할례를 하지 않은 여자는 낙인이 찍혀 결혼하기 어렵게 될 수도 있다. 1982년 WHO는 건강 관련 전문가들에게 어떠한 상황에서도 여자 할례를 금지할 것을 촉구한 바 있다.

이런 식의 신체 훼손이 건강에 미치는 위험은 명백하다. 여자 할례는 감염, 출혈, 주변 기관의 손상, 흉터 조직 형성의 위험, 장기적으로 볼 때는 배뇨곤란, 월경곤란 및 성 관계와 출산 장애를 초래하고 있다.[6] 그러나 다른 신체 훼손의 경우, 그 집단에게 간접적으로나마 건강상 이득을 가져다주는 것도 있다. 어릴 때의 남자 할례는 여자의 자궁경부암 위험을 줄이는 방법이라고 여겨진 때도 있었는데, 이에 관해서는 지금 논란이 있다.[7] 그럼에도 불구하고 남자 아이의 할례는 포경 상태뿐만 아니라 음경 부분의 감염 예방 효과, 특히 AIDS에 대한 예방 효과가 있었다. 2005년 UNAIDS(UN의 AIDS 연합 프로그램)은 남아프리카의 고텡 지방에 있는 18세~24세 사이의 남자에서 포경수술을 한 사람의 AIDS 감염률이 낮음을 보고한 바 있다.[8] 흥미로운 점은, 남아프리카의 전통 치유자들이 1991년부터 성병을 예방하기 위하여 포경수술을 하라고 권해 왔다는 점이다.[9] 또한 시에라레온의 멘데 부족과 같이 흉터를 만들어 장식하는 관습이 있는 집단의 경우, '의례적 흉터'(ritual scars)가 남는 예방접종을 그런 관습이 없는 다른 집단보다 더 적극적으로 받아들였다고 한다.[10] 흉터를 만들어 장식하는 것

과 문신이나 피어싱(piercing)은 모두 국소 감염, B형 간염, AIDS 감염의 위험을 가지고 있다.

이러한 문화적 영향뿐만 아니라, 의학적 또는 외과적 치료의 결과 또한 신체 이미지에 큰 영향을 끼칠 수 있다. 특히 사지의 일부 절제술, 유방절제술 혹은 성형수술, 탈모와 같은 몸의 변화를 초래하는 방사선 치료, 항암요법이 이에 해당한다. 자궁절제술 후에 일부 여자는 성 정체성의 상실감을 일시적일지라도 경험할 수 있다.

몸을 아름답게 만들기

다양한 형태의 신체 훼손과 변형이 서구 사회에서 사용되고 있는데, 특히 여자들이 문화적으로 정의된 미의 기준에 따르기 위해 행하고 있다. 치아교정, 외과적 성형술, 유방 임플란트, 귀걸이, 피어싱, 보디빌딩, 머리털 이식 등이 광범위하게 사용되고 있고, 의치와 가짜 속눈썹, 가짜 손톱까지도 포함된다고 볼 수 있다. 미국의 경우 2003년 한 해에 1,800만 명의 수술이 행해졌다고 하며, 이는 1997년의 두 배에 해당한다.[11] 특히 여성 생식기 수술은 잡지와 영화에서 흔히 볼 수 있는 '이상적' 이미지에 맞추기 위한 것으로 점차 그 요구도가 증가하고 있다.[12] 이런 수술은 소음순을 축소하는 수술, 대음순의 모양을 바꾸는 것, 질 재건술, '치골 둔덕 만들기', 그리고 문화권에 따라서는 처녀성을 입증해주기 위한 결혼 전 처녀막 재건술, 예전에 받았던 여성 할례의 재건술이 포함된다.

'매력적인' 크기의 몸을 만들고 건강 증진을 위해 하는 갖가지 다이어트도 빼놓을 수 없다. *Weight Watchers* 프로그램[5])에는 전 세계적으

---

5) 1963년 미국에서 설립한 회사로 다이어트 방법과 도구를 판매하고 있다. 전 세계적인 네트워크를 가지고 있고 유명인사들, 사라 요크공, 배우 린 레드 그레이브 등이 참여하면서 유명해졌다.

로 30여개 국가, 약 1,500만 명의 인구가 매주 46,000회의 모임을 가지고 있다.[13] *Slimming World* 6)프로그램은 영국에서만 매주 약 5,500회의 모임이 있는데, 지난 30년 동안 300만 명 이상이 이 모임에 참석했고, 전체 집단의 체중 감소 분량은 약 27억2,200만kg(약 6,000만 파운드)에 달했다.[14]

무월경까지 나타날 수 있는 신경성 식욕부진7)은 여자의 마른 몸매에 가치를 매기고 혜택을 주는 사회에서 볼 수 있는데, 신체 이미지에 대한 불만족이 극단적이고도 병리적으로 나타나는 현상이다.[15] 그러므로 어느 한 시대에 '이상적'이라고 보는 몸의 형태는 더 포괄적인 문화적 가치와 영향의 맥락 속에서 이해되어야 한다.[16] 마른 몸매의 여자 이미지는 미디어나 잡지 및 광고를 통해 아름답고 마른 모델과 배우의 모습을 보여줌으로써 젊은 여자들에게 부정적인 영향을 끼치고 있다. Rintala와 Mutajoki[18]는 의류매장의 진열창에 전시된 여자용 마네킹의 치수, 형태와 비율을 분석한 바가 있다. 이 연구는 마네킹의 모습이 현재의 상황까지 지난 80년 동안 어떻게 야위어 왔는지를 보여주고 있다. 여자가 생리를 시작하기 위해서는 적어도 몸무게의 17%에 해당하는 지방 성분이 필요하고, 또 정기적으로 월경주기를 가지려면 22%의 지방이 필요하다. 따라서 '현대의 마네킹과 같은 몸매를 가진 여자는 아마도 생리를 하지 않을 것'이라고 이 연구자들은 추정한다. 왜냐하면 마네킹 몸매를 가진 여자는 심한 저체중 상태일 것이기 때문이다. 더 나아가 Orbach[19]의 주장에 의하면, 섭식장애는 문화적인 현상으로서 간주해야 할 뿐만 아니라, 서구사회에서 여자에게 가하는 억압에 대항하는 상징적 차원의 '단식투쟁'의 의미도 가

---

6) 1969년 영국에서 설립한 다이어트 회사로서 적절한 음식과 운동을 주로 권장하며, Weight Watcher에 비해 회비가 저렴하다.

7) anorexia nervosa : 섭식장애의 한 형식으로 사실상 '식욕부진'이 아니라, 극단적인 마른 몸매를 가지기 위하여 먹는 것을 거부하는 행위이다.

지고 있다고 했다.

'이상적인' 몸매라는 개념은 체중 과다인 여자의 수가 증가하는 현실과는 큰 괴리가 있다. Ainsworth[20]가 조사한 바에 의하면, 1950년과 1978년 사이에 거의 모든 여자의 체중이 증가한 반면, *플레이보이* 잡지의 전신사진 모델의 평균 체중은 감소하였다. 또한 인기 인형인 '바비'의 몸매 역시 평균적 여자의 몸매보다 훨씬 말랐으며, '실제 사람과 같은 몸매'를 가지려면, 키는 50cm, 허리는 13cm 늘어나야 하고, 가슴은 15cm 줄어야 한다고 했다.

'이상적' 몸매는 여자에게만 해당하는 것은 아니다. 플레이 걸 잡지의 전신사진 모델 역시 지난 수 세기 동안 날씬해져 왔고, 더 근육질로, 더 굵은 팔뚝과 넓은 어깨로 변해왔는데, 이는 보디빌딩 몸매로서 영화배우나, 아이들 장난감인 '지아이 조' 군인 인형에서 볼 수 있는 몸매이다.[20]

서구에서 마른 몸매를 갖기 위해 체중을 줄이는 것과는 대조적인, 서아프리카의 일부 지역에서 볼 수 있는 현상으로서, 부유한 아버지가 딸을 '살찌우는 집'에 보내는 예가 있다. 살찌고 풍만한 몸매와 하얀 피부는 부와 다산을 약속한다고 믿는 그곳 문화에서, 이상적으로 정의된 그 몸매를 만들기 위하여 딸들은 기름진 음식을 먹고 최소한의 운동만 하게 된다.[21] 이와 같은 자발적 비만을, 필자는 *문화적 비만*이라고 칭하고, 3장에서 더 논의할 것이다. 다른 예는 나이지리아의 아낭 지방 사람들의 '살찌우는 집'이다.[22] 태평양 지역의 예로는, 타히티와 나우루 지방에 19세기와 20세기 초까지 있었던 어린 여자아이 살찌우기 풍습이다.[23] 마찬가지로 뉴기니 하이일드의 엔가족 사이에서는 '영양 좋고 살찐 몸매'가 젊은 여자에게 가장 중요한 신체적 자산으로 여겨졌고, '마른 소녀는 결혼생활을 잘 못할 것이라고 여긴다.'[24] 남자의 뚱뚱한 몸도 때로 건강과 부의 표시가 된다. 예를 들어, de Garine[25]은 북부 카메룬의 마사 족 사이에서는 남자를 위한 '살찌기 강습'

이 혼하여, 비만에 대한 사회적 태도가 서구보다 훨씬 더 긍정적이라고 기술한바 있다. 이들과 그 주변 부족들 사이에서는 비만이나 병적 비만이 눈살 찌푸릴 일도 아니고, '죽음으로 가는 직행열차나 불안한 심리상태에 의한 것'으로도 여겨지지 않는다. 오히려 마른 사람들이 허약하고 지친 것으로 간주되어, 마른 것이 흉하고 우습게 보이는 것이다. 어떤 지방에서는 마른 몸은 AIDS의 증상으로 여겨져 더 나쁘게 낙인이 찍힐 수 있다. 그러나 서구에서 비만은 심각한 건강 문제로 간주되고, 또한 심각한 사회적 오명을 수반하게 된다. Ritenbaugh[26]의 주장에 의하면, 비만의 원인을 설명하는 의학적 기술, 즉 과식과 운동부족은 다른 의미로 볼 때, 전통적인 도덕적 차원에서 폭음폭식과 나태함(☞5장) 그리고 자기 통제 부족을 비난하던 관습이 현대적이고도 의학적으로 표현된 것일 뿐이라고 지적하였다.

몸의 모양만이 문화적으로 규정에 맞추기 위해 변형되는 것은 아니다. 특수 의복도 이런 목적으로 사용된다. 여자의 코르셋과 압박성 속옷, 하이힐이나 창이 두꺼운 단화 등이 포함되는데, 이들 모두 건강에 악영향을 초래할 수 있는 것들이다. 화장품과 탈취제는 피부 알레르기나 접촉성 피부염을 일으킬 수 있는 것인데, 특히 탈취제는, 다른 문화권의 경우와는 대조적으로, 체취를 불쾌한 것으로 여기는 서구식 소통 방식이라고 볼 수 있을 것이다.

섭식 장애와 '서구화'

'이상적'인 마른 몸매에 대한 서구사회의 열광은 서구 이외에, 경제적 발전 도상에 있거나, 도시화와 '서구화'가 진행되고 있는 나라의 섭식 장애—특히 신경성 식욕부진과 거식증[8]의

---

8) bulimia nervosa : 섭식장애의 일종으로 신경성 식욕부진과 달리 과식 행동과 구토, 설사 유발제 복용 등의 인공적 감량 행동을 반복하는 것이다. 흔히 정상 체중이다.

빈도에 결정적인 영향을 끼쳤다. 텔레비전, 영화 그리고 잡지 등을 통하여 지나치게 마른 몸매의 여자 모습을 보면서 젊은 여자들은 자신의 신체 이미지에 불만을 가지게 되었다. Nasser[27]가 지적하였듯이, 날씬함은 '아름다움, 건강, 성취, 자기 통제'를 상징하게 되는 것이다. Nasser는 지난 50년 동안 섭식장애가 꾸준히 증가해 왔으며, 이제는 아프리카, 중동, 라틴 아메리카, 동유럽뿐만 아니라, 서유럽과 북미에 거주하는 소수민족과 이주자들 사이에서도 증가하고 있음을 보고하였다. 이 현상은 또한 음식과 생활방식의 변화와 더불어 성 역할의 변화와도 관계된다. 예를 들어 남아프리카에서는 흑인 소녀들 사이에서도 신체 이미지에 대한 불만과 섭식장애가 늘고 있다고 했다. 콰줄루-나탈 지방의 줄루 족 여학생들이 체중 감소를 위하여 하제와 다이어트 약을 복용한다고 시인했으며, '더 이상 우리 엄마같이 보이고 싶지 않고, 서양 여자애를 닮고 싶다'고 했다고 한다.[28] Nasser와 Di Nicola[29]는 이러한 섭식장애는 서양의 신체 이미지를 닮고자 하는 것만은 아니라고 했다. 더 깊은 의미에서 볼 때, 이 현상은 '문화적 혼란'과 '사회적 위기'가 몸으로 표현된 것으로, 말하자면 급격하게 변화하는 세계에서 남과의 관계를 통하여 '자신을 재 정의하고자 하는 추구'로 보아야 한다고 지적했다.

개인적 몸과 사회적 몸

사람마다 상징적인 의미에서 두 개의 몸을 가지고 있다. 즉 출생으로 얻어진 개인적 몸-자아(신체적, 심리적)와, 특정 사회와 문화 집단 안에서 살아가기 위하여 필요한 사회적 몸이 그것이다.[30]

사회적 몸은 신체 이미지를 구성하는 필수 요소 중 하나이다. 왜냐하면 사회적 몸은 개인의 육체적 심리적 경험을 인식하고 해석하는

인식의 틀을 제공하고 있기 때문이다[30]. 또한 사회적 몸을 통하여 개인의 육체는 사회의 통제를 받는다. 즉, '몸의 정치'(body-politic)[9]는 개인이 가지고 있는 몸의 모든 요소—즉 모양, 치수, 옷, 식습관과 자세, 병에 걸렸을 때와 건강할 때의 행동, 생식활동, 여가 활동 등—에 강력한 통제력을 발휘하게 되는 것이다.[31]

Douglas[30]는 육체적 이미지와 사회적 이미지 사이에는 쌍방이 통하는 상호관계가 있다고 지적하였다. 몸의 이미지는 사회 내부의 형태를 규범 짓고 통제할 뿐만 아니라, 사회 자체를 이해하고 사회가 어떻게 조직되었는지를 이해할 수 있는 일련의 '자연 상징물'을 제공하기 때문이다. 예를 들어 정부의 대표는 '머리'로, 공동체의 핵심은 '심장'으로, '좌'와 '우'는 정치 성향을 상징하는 것들을 말한다. Gordon[32]은 육체적 이미지와 사회적 이미지의 밀접한 관계는, 다른 형태의 사회에서는 몸에 관한 이미지가 매우 다르게 만들어진다고 했다. 서구사회는 그 자체를 자율적이고 개인적인 시민들로 이루어졌다고 본다. 그리고 몸 또한 몸을 가진 사람의 생존에 위협을 주지 않고 몸의 일부를 교체하는 교체술에 의해 잘라 내거나 대체될 수 있는 각각의 기관으로 이루어졌다고 생각한다는 것이다. 아래에 기술하듯이, 이러한 서구적 신체 이미지는 일본과 같은 동양사회에서 말하는 신체 이미지와는 매우 다르다.

그러나 실생활에서 사회적 몸의 이미지는 개인의 몸-자아와 동떨어진 것으로 보아서는 안 되며, 또 물리적 현실로부터 유리된 것도 아니다. Csordas[33]는 몸과 문화는 (몸과 마음처럼) 따로 떨어지는 것이 아니라고 했다. 사람들은 대부분 자신의 문화를 체현(體現)하고 있다.

감각, 지각, 감정과 여타 몸의 경험은 모두 문화적으로 만들어진다. 사회 안에서 다른 사람의 몸을 인식하고 상호작용하는 방식도 문화적으로 만들어진다. 몸이 감각하고 지각하는 방식('육체적 인식 방식' somatic modes of attention)[10]은 사람들이 타인의 몸을 의식하고, 관계의 연결망을 만들어내고 유지할 수 있는 수단이다. 그러므로 몸을 인식하는 방식은 '타인의 체현된 존재를 포함하는 주변 환경을 어떻게 인식하고 어떻게 반응하는지'를 말하는 것으로, 이는 문화적으로 정교하게 다듬어진 것이다.' 그러므로 총체적으로 말할 때 몸은 문화이다. 즉 문화의 가장 기본적인 주제가 표현되는 것이 몸이라고 할 수 있다. 사람의 몸에 관한 것을 완전히 이해하려면, 몸이 그 안에서 체현되는 문화 그 자체를 완전히 알아야 한다.

몸의 영역

상징적 피부

개인이 '자아'라고 인식하는 영역은 몸의 경계와 반드시 일치하지 않으며, 개인이 정체성이라고 느끼는 영역 또한 피부라는 몸의 경계를 넘어선다. 자아 및 정체성으로 느끼는 범위는 저자가 상징적 피부'라 칭한 것으로 둘러싸여 있는데, 어떤 것은 가시적이기도 하고 어떤 것은 비가시적이다. 예를 들면, Hall[34]은 중산층 미국인의 몸을 둘러싸고 있는 비가시적인 공간과 거리로 이루어진 네 층의 동심원을 구분하였다.

---

9) 푸코의 '감시와 처벌'에서 언급한 두 가지 권력 중, 개인과 인구 차원에서, 육체(들)에 암묵적으로 행사되는 생권력(biopower)이 작동되는 것을 일컫는다. 즉, 개별적이고도 집단적인 육체가 검사, 측정, 표준화, 건강관리 등의 기술에 의하여 권력의 지배구조에 따라 배치되고 통제받는 것으로써, 의료, 교육, 성 등과 연관하여 설명되고 있다.

10) 현상학적 의미에서 주체성(subjectivity)과 상호주체성(intersubjectivity)에 관한 인식은 체현된 몸의 경험으로부터 나온다. 즉 자신과 타인의 몸을 포함하는 주위 대상에 주의를 기울인다는 것은 대상을 인식하는 방식이고, 그것은 몸의 체현(embodiment)을 통해 이루어지며, 자신의 몸도 그 속에 참여하는 대상이다.

1. *친밀한 거리* (0~45 cm) : 육체적으로 친밀한 관계를 가진 사람들만이 이 거리 안으로 들어올 수 있다.

2. *개인적인 거리* (45~120 cm) : 덜 친밀한 접촉과 관계들을 포함한다. 그러나 이 거리는 여전히 개인적 공간 영역 안에 있다. 이는 '타인과의 사이에서 자신을 유지할 수 있는 작은 보호 영역 혹은 거품으로 감싸인 것과 같은 곳'이다.

3. *사회적 거리* (1.2~3.6 m) : 공적 업무와 일시적인 사회적 상호작용이 일어나는 구역이다.

4. *공적 거리* (3.6~7.5 m 혹은 그 이상) : 사회적으로나 개인적으로나 아무런 상호작용이 일어나지 않는 거리이다.

Hall은 이러한 눈에 보이지 않는 '거품방울'의 크기와 모양은 세계 다른 지역(예를 들면 미국, 영국, 프랑스, 독일과 아랍)뿐만 아니라 미국 내 서로 다른 사회 문화 집단 사이에서도 매우 다양하게 나타난다는 점을 강조한다. 어느 경우에서건, 이방인(예를 들어 의료진이 진찰의 목적으로)이 '보이지 않는 피부'에 의한 영역, 특히 가장 안쪽에 있는 두 동심원으로 들어오는 것은 어떤 문화권의 사람들에게는 무례하게 느껴지거나, 침입 혹은 위협적인 것으로 받아들여질 수 있다.

다른 종류의 '상징적 피부'로서 자아감을 규정하는 데 해당하는 것으로는 옷, 방이나 벽, 자동차, 주택지의 어떤 구역, 도시나 마을의 바깥 경계, 인종 집단이나 사회 계층의 일원으로서의 지위, 혹은 국경(국가의 상징적 '입구'로서 공항, 항구와 국경초소 등)을 포함할 수 있다. 집단이 개인보다 더 중요하다고 생각되는 문화권에서 이러한 피부들은 대개 다른 사람들(가족, 씨족, 인종집단, 마을 혹은 직장의 구성원들), 혹은 때때로 가축, 주거지 혹은 조상대대로의 토지까지 포함한다. 인간의 몸을 훨씬 넘어서는 다양한 상징적인 영역으로 둘러싸인

집단적인 자아감은 세계 많은 지역에서 보편적으로 발견된다. Tamura와 Lau[35]는 일본의 예를 들어 집단이 개인보다 더 중요하게 여겨지는 현상에 주목하였고, 그리하여 집단이 개인의 자아감에 얼마나 밀접하게 관련되어 있는지 ―서구에서 흔히 나타나는 '극히 개인적인 자아'(skin-encapsulate ego)와 어떻게 다른지― 관찰한바 있다. 이는 아래에 기술하는, 죽음의 순간을 규정하는 것과 밀접한 관계가 있다. 다른 비서구 사회에서는 서구에서와 같은 방식으로 자신의 몸을 '소유'하지 않는다. Jadhav[24]는 인도 북부 지역에서 나타나는 'ardhaangāni' (반쪽 몸)라는 개념에 관하여 묘사하였다. 이곳에서는 결혼한 여자의 몸 왼쪽 부분은 남편과 시가에 속한다고 믿어진다. 이 문화권에서 여자는 몸 왼쪽 부분에만 나타나는 통증, 마비 등의 증상으로 결혼생활에서 오는 갈등을 체현하고 있다.

그러나 신체 이미지가 차지하는 영역은 고정되어 있지 않고, 감정 상태, 질병이나 장애, 외과 수술(사지 등의 절제술, 유방 절제술, 유방 확장술, 부속기관 대체술 등)과 의료적 치료 (방사선 치료, 시험관 수정 등)를 비롯하여 임신, 비만과 체중 감소 같은 상태에 의해 변화하기도 한다. 또한 연령에 따라 다르다. 청소년기에 몸을 점차적으로 자각하게 되는 일은 자신이 속해 있는 문화권 혹은 자신이 속한 사회 집단을 특징짓는 상징적 피부를 만들어 나가는 것으로 볼 수 있다. 이들 상징적 피부는 유년기에서 성인으로 지위가 변화되어감에 따라 하나씩 얻어지는 것이다. 새로운 '피부들'은 타인들, 특히 성인들에 의해 자주 부서지기도 한다. 대부분의 청소년들에게 중요한 자아 영역(혹은 상징적 피부)은 또래 집단이며, 그렇기 때문에 또래 집단으로부터 배척받을 경우 매우 깊은 상처가 될 수 있다.

전통 사회에서, 한 개인의 위치는 몸의 표면에 신체적으로 '쓰여지기'도 한다. 문신, 흉터를 만들어 장식하기, 포경 수술, 귀나 입술 등에 피어싱하는 것은 모두 문화적 피부를 영구적으로 가시화하는 것이다. 문신은 사회적 지위뿐

만 아니라, 평생 동안 그 공동체의 일원임을 나타내는 것이기도 하다. 예를 들어 뉴질랜드의 마오리족과 같은 집단에서는 복잡한 전신 문신이 매우 보편적이다. 그들에게 전신 문신은 자신을 보호하는 일종의 영적 갑옷이며, 보다 더 심오한 문화적, 종교적 신념의 표현이다.[37] 인류학자 Claude Levi-Strauss[38]는 문신은 '하나의 그림을 살에 새기는 것일 뿐만 아니라, 그 집단의 전통과 철학 모든 것을 마음에 각인시키는 것'이 목적이라고 말한 바 있다. 이와 반대로 서구사회에서 문신은 자의적인 것인데, 최근 점차 보편화되어가고 있다. 이 현상은 예측할 수 없고 끊임없이 변화하는 현 시대에서 영구적이고 고정된 정체성에 대한 열망이 특히 젊은이들 사이에서 나타나는 것으로 해석된다.

중증질환이나 장애를 초래하는 질병에서는 신체 이미지가 흔히 변화된다. 한 예로서 Kaufman[39]은, 미국의 뇌졸중 환자들은 당연한 것으로 여겼던 몸, 즉 전에는 자연스럽고 정당하다고 여긴 자아감이 뇌졸중의 증상으로 인하여 폭행당한 것과 같이 여지없이 흔들린 것을 기술하였다. 심한 기능장애와 결코 예전 상태로 돌아가지 못한다는 현실에 직면하게 되면, 몸과 자아의 균형은 무너지고 만다. 건강한 자아는 가능한 빨리 회복되어야겠다고 마음먹는 한편, 영원히 장애를 가지게 될 몸과 갈등하게 되는 것이다. 현대의 미국 문화에서 사람들은 "훈련과 끈기를 가지고 병의 과정도 역전시킬 수 있고, 자연의 법칙마저도 실제로 극복할 수 있다"고 간주하기 때문에, 뇌졸중 환자들의 경우 정신적으로 허약하고 패배자라서, 혹은 자기통제가 결여되어 장애를 극복하지 못한다고 자책할 수 있고, 남들도 그렇게 생각할 수 있다는 것이 재활에서 장애 요인으로 작용할 수 있다.

몸의 내부 구조

대부분의 사람들에게 몸의 내부 구조는 신비스럽고 추측할 수 있는 것일 뿐이다. 해부학적 절개와 엑스레이로 뼈나 기관을 보여주는 필름이 없었을 때는, 몸이 어떻게 구성되어 있는지에 관한 믿음은 민간 전래 설화, 책, 잡지 혹은 개인적 경험이나 설명에 근거한 것이었다. '몸의 내부에 관한 이미지'가 중요한 이유는 육체적 질병을 인식하고 표현하는 방식에 영향을 주기 때문이다. 이는 또한 치료에 반응하는 태도에도 영향을 미친다. 예를 들면, 런던에 거주하는 20세 여자는 '속 쓰림'(heartburn)[11]의 증상에 대하여 복합 제산제를 처방한다는 말을 의사로부터 듣게 되었다. 일주일 후 똑같은 증상으로 다른 의사를 찾아간 그 여자는 처방약을 복용하지 않았음을 실토하였다. 왜 첫 번째 의사의 처방을 따르지 않았느냐는 질문에, 그 여자는 "당연히 안 먹었지요. 그 의사는 내 심장을 조사해 보지도 않았는데 어떻게 내가 '심장 쓰림'이 있다고 알 수 있었겠어요?"라고 대답했다고 한다.

사람들이 몸 안에 무엇이 들어있다고 생각하는지 알아보고자 한 연구들이 있다. Boyle[40]은 234명의 환자를 대상으로 한 연구에서, 선다형 질문서를 이용하여 몸의 구조와 기능에 관하여 환자가 가지고 있는 지식을 35명의 의사 표본집단의 답변과 비교하였다. 그 결과 Boyle은 내부 기관 위치에 관한 두 쌍의 답변에서 커다란 차이를 발견했다. 그 연구에서, 환자의 14.9%는 심장의 위치가 흉곽의 대부분을 차지하고, 58.8%는 위장이 허리에서 서혜부에 이르기까지 복부 전체를 차지하고 있다고 보고, 45.5%의 환자는 간이 골반 바로 위 하복부에 놓여있다고 생각했다. 복부의 대수술을 기다리는 81명의 남자와 여자를 대상으로 한 Pearson과 Dudley[41]의 연구에서는, 기관의 위치에 관한 총 729개의 답변 중 정답은 단지 28%에 불과하고, 14%는 애매한 답, 58%는 오답이었다고 했다. 15%의 환자는 위장이 복부 전체를 차지

---

11) 위염이나 위궤양의 증상인 속쓰림을 영어로는 'heartburn', 즉 '심장 쓰림'으로 표현한다.

한다고 표시했고, 14%는 몸의 양 옆구리에 두 개의 간을 그렸고, 18%는 담낭이 소변을 만드는 곳으로 골반 아래 부분에 있다고 답했다. 몸에 관한 이런 인식은 환자들이 증상을 해석하고 표현하는 방식에 명백하게 영향을 미치고 있다. 예를 들면 가슴 어디엔가 느껴지는 모호한 불편함은 의사의 진단과는 상관없이 '심장 문제'로 해석될 수 있다. 위장의 통증을 호소하는 환자는 사실 복부 어딘가가 불편하다는 것을 말하려는 것일지도 모른다.

몸의 내부에 관한 생각은 고정된 것이 아니다. 이는 육체적, 심리적 상태에 따라 다양하고, 나이에 따라서도 달라진다. Tait와 Ascher[42]는 107명의 정신과 입원 환자, 105명의 해군사관학교 입학 준비생, 내과 혹은 외과 병동에 입원해 있는 55명의 군인, 그리고 22명의 뉴욕 거주 6학년 학생들을 대상으로 몸에 관한 인식을 조사한 바 있다. 정신병환자가 그린 그림에서는 몸의 각 부분이 어지럽게 배열되어 있거나, 크기와 형태가 애매하거나 매우 기괴하게 왜곡되어 있었으며, 어린이들의 그림에서는 성기 부분이 빠져 있었고, 반면 근골격계만이 두드러지게 그려져 있었다. 내과 및 외과 병동의 환자들은 폐, 콩팥 또는 근골격계 등 자신의 병과 관련된 부분을 강조하는 경향이 있었다. 한 신경 피부염 환자는 몸의 피부 표면을 그렸는데 반하여, 몸의 내부는 아주 희미하게 늑골로만 묘사하기도 하였다.

사람들은 아플 때 병든 기관을 실체화 하는 경향이 있다. 즉 그 기관이나 부분을 마치 '어떤 그것'으로 생각하여, 자신의 몸과는 이질적인 것으로, 부분적으로만 통제될 수 있는 그 어떤 것으로 대상화시키는 경향이 있다는 것이다.[43] 그럼으로써 불편한 몸의 경험을 부인하거나, 이상적으로 생각되는 신체 이미지, 즉 건강하고 행복하고 독립적이고 몸의 모든 기능이 완벽하게 통제되는 몸으로부터 자신을 분리시킬 수 있게 되는 것이다.[44] 특히 암과 같은 중병일 경우, 환자가 암이라는 병과 병든 부분

모두를 어떤 방식으로든 자신의 몸에서 분리된 것 혹은 이질적인 것으로 여기곤 한다(☞5장). 정신신체장애[12]에 관한 한 연구에서, 환자들은 예기치 못한 설사나 구토 등 당혹스러운 증상이 생기면, 그것은 자신의 몸 중에서 허약하고 믿음직하지 않고 잘 통제되지 않는 어떤 부분 때문에 생겼다고 생각하는데, 병을 표현하는 말, 즉 '과민한 대장', '신경성 위장', '허약한 폐' 등의 표현에서 보는 바와 같이 그 부분에 책임을 돌린다.[44]

신체 이미지는 비기질성 질환, 즉 심인성 증상이 표현되는 것에도 영향을 미친다. Waddell 등[45]은 영국과 미국에서 기질성 원인을 찾을 수 없었던 요통환자 350명을 대상으로 증상의 분포 양상을 조사하였다. 다리가 저리거나 힘이 빠지거나 떨림과 같은 증상은, 일반인이 짐작하는 신경 분포, 즉 무릎, 허벅다리 위쪽, 허리 등에 분포하고 있었고, 신경해부학 분포도와는 맞지 않았다. Walters[46]의 다른 연구에서는 환자들이 가지고 있는 신체 이미지에 따라 히스테리성 통증 또는 심인성 국소 통증이 나타나는 것을 발견하였다. 특히 실제 해부적 신경분포에 부합하지 않는 예로는 '장갑 끼는 부분'이나, '양말 신는 부분'에 오는 히스테리성 통증 혹은 저림, 마비 증상들이 있다.[13]

---

12) psychosomatic disorders : 정신신체 질환은, 환자가 신체적 증상을 호소하고 있으나, 증상으로 인한 생리적 결과나 그 원인을 발견할 수 없을 때 흔히 진단된다. 정신적 갈등이 몸으로 표현되는 것이라고 보았으나, 과거에 정신신체 질환으로 간주되었던 질병이 그 원인과 기전이 밝혀진 예가 많다. 대표적인 것은 류머티스성 관절염으로서, 과거에는 억압된 분노가 원인이라고 보았으나, 현재 이는 자가면역성 질환임이 밝혀졌다.

13) 손의 신경분포는 장갑 끼는 부분과 같이 기능에 따라 나뉘는 것이 아니고 약지 쪽, 중간 부분, 엄지 쪽 등으로 척추신경이 내려오며 분지하는 것에 따라 분포된다.

사례 2.1. 미국 보스턴의 환자가 가지고 있는 몸 내부에 관한 이미지

1978년 Kleinman 등[47]은 환자가 몸에 관하여 가지고 있는 신념이 임상적으로 어떤 의의가 있는지, 또 그들의 행동에 어떤 영향을 끼치고, 의사에게 어떻게 반응하는지 조사하였다. 보스턴의 매사추세츠 종합병원에 입원한 60세 백인 여자는 동맥경화성 심혈관 질환의 합병증으로 폐부종을 앓고 있었다. 회복될 즈음 이 환자는 이상한 행동을 하기 시작했는데, 억지로 토하고 침대에 자주 소변을 보기에, 정신과 의사에게 의뢰되었다. 자세한 상담 후에 정신과 의사는 결론을 내리기를, 적어도 그 환자의 관점에서 보면 그러한 행동은 이해될 만 한 것이라고 하였다. 의사들이 그 환자에게 '폐에 물이 차 있다'고 말했던 적이 있었다는 것이다. 그 환자는 배관공의 아내이자 딸이었고, 그 환자가 가지고 있는 몸의 구조에 대한 개념은 배관과 같은 것으로서, 폐는 '파이프' 등으로 입과 요도에 연결된 것이었던 것이다. 그래서 자주 토하고 소변을 보면 '폐에 들어 있는 물'이 많이 배출되리라 믿고 가능한 스스로 제거하려고 노력했다는 것이다. 그리고 가슴에 찬 물을 제거하기 위하여 소변을 만들어 배출하게 할 것이라며, 의사가 처방했던 이뇨제와 자신이 한 행동을 비교하였다. 의료진이 인간 몸의 실제 '배관'에 관한 그림을 보여주며 설명하자, 그 환자의 이상한 행동은 즉시 사라졌다.

몸의 기능

몸의 구조에 관한 생각이 증상을 이해하는 데 중요하다면, 몸의 기능에 관한 생각은 사람들의 행동에 영향을 미친다는 점에서 중요하다. 기능에 관한 믿음이란 다음과 같이 서로 연관되는 것들이다.

1. 몸 안에서 일어나는 작용
2. 음식이나 환경과 같이 몸 바깥의 요인이 몸 안의 활동에 미치는 영향
3. 대소변이나 생리혈과 같이 몸에서 만들어지는 배설물의 성질과 과정

생리에 관한 일반인의 이론 중 몇 가지를 선택하여 좀 더 면밀하게 검토해보려 한다.

균형과 불균형

몸 안에 있는 두 가지 이상의 요인 혹은 힘이 조화롭게 균형이 잡혀 있는 것이 건강이라는 생각은 많은 민간 이론의 기반을 이루고 있다. 음식이나 환경 또는 초자연적인 요인과 같은 외부의 힘과, 그리고 유전적 허약함이나 정신 상태와 같은 내부적 영향에 따라 균형은 달라진다. 가장 잘 알려진 것은 *체액*(humoral) 이론으로, 그 기원은 고대 중국과 인도에 있으나 이를 정교하게 다듬은 사람은 기원전 460년에 태어난 히포크라테스이다. 히포크라테스 이론에서 신체는 네 가지 액체 혹은 체액이라는 것을 가지고 있다. 즉 혈액, 점액(phlegm), 황담즙(yellow bile), 흑담즙(black bile)이 그것이다. 건강은 이들 네 가지 체액이 최적의 비율을 이룰 때 비롯된다. 건강하지 못함은 이들 중 하나가 지나치게 많거나 결핍되었을 때 나타난다. 음식, 계절 등의 환경이 이런 균형에 영향을 줄 수 있다. 불균형 즉 질병을 치료하는 방식은 과한 것을 제거하거나 (방혈, 하제 사용, 구토 유발 및 굶기 등의 방법으로), 결핍된 것을 보충(특별식, 약 등)하여 체액의 최적 비율을 회복시키는 데에 있다. 히포크라테스 이론은 성격 유형에도 적용되는데, 어느 한 체액이 과다함으로서 정해지는 다음 네 가지 유형이 있다. 즉 낙천적(혈액 과잉), 점액질적(점액 과잉), 담즙질적(황담즙 과잉), 우울증적(흑담즙 과잉) 성격이 그것이다. 히포크라테스 의학은 로마에 살던 그리스 출신의 의사 갈렌(기원 후 130~200)에 의해 복원되고 더욱 다듬어졌다. 갈렌의 성과는 그 후 몇 세기에 걸쳐 로마와 이슬람 세계로 전파되었다. 9세기 경 바

그다드 아바시드 왕조 시대에는 갈렌의 연구업적 중 상당 부분이 아랍어로 번역되었다. Foster[48]의 연구에서는, 무어 족이 이베리아 반도를 점령하고 있는 동안 체액 의학의 대부분이 스페인과 포르투갈 의사들에 의하여 계승되고, 이후 그 후손들에 의해 남아메리카 및 중앙아메리카와 필리핀 열도로 전해진 과정이 기술되어 있다. 그러나 유럽이 라틴 아메리카를 정복하기 훨씬 전에 이미 체액과 냉(冷)과 온(溫)에 관한 토착 믿음이 있었다고 주장하는 인류학자도 있는데,[49] 이에 관해서는 반론도 있다.[50] 어찌되었건 현재 체액 의학은 라틴 아메리카 대부분의 지역에서 건강과 질병에 관련된 민간 신앙의 기반이 되고 있으며, 이슬람 세계에서도 지배적이고, 인도에서는 아유베다 전통 의학의 중요 요소이다.

라틴 아메리카의 민간의학에서 체액이론은 때로 질병에 관한 냉온 이론이라고 불리기도 하는데, 그곳에서는 오로지 냉과 온이 몸에 미치는 영향에 따라 건강을 지킬 수 있거나 잃어버릴 수도 있다고 간주한다.[48] Logan[50]이 지적했듯이, 여기서 냉온은 실제 온도를 뜻하는 것이 아니라, 음식이나 약용식물, 약품과 같은 대부분의 물질에 내재하고 있는 상징적인 힘을 말하는 것이다. 덧붙여 정신 상태, 질병, 자연적, 초자연적인 힘과 같은 모든 것은 온 혹은 냉이라는 두 범주에 의해 이원적으로 분류된다. 건강을 지키기 위해서는 냉과 온이라는 두 대립되는 힘 사이에 균형을 잡아, 특히 어느 한쪽에 오랜 기간 노출되지 않도록 함으로써 몸의 내부 온도 균형이 유지되어야 한다. 병이 났을 때는, 그 병을 유발했다고 추정되는 것과 반대되는 성질의 것과 접하거나 섭취함으로써 내부의 온도 평형을 되찾아야 건강이 회복된다고 한다. '온'이라고 간주되는 질병은 태양이나 불에 과도하게 쬐였거나 혹은 온의 성질을 가진 음식이나 음료를 과식해서 생긴 것으로서, 냉한 음식이나 약을 먹음으로써 또는 차가운 물을 해면에 적셔 닦아내는 것과 같은 냉요법

으로 치료한다. 이런 믿음은 여성 건강에 위험한 결과를 초래할 수도 있다. 예를 들면, 라틴 아메리카의 일부 지역에서는 출산 직후의 여자와 생리 중인 여자들은 특정 과일이나 야채를 먹어서는 안 되는데, 그 이유는 이들 야채는 냉으로 분류되며, 따라서 뜨거운 생리혈을 응고시킬 가능성이 있기 때문이다. 이미 비타민 섭취가 결핍된 여자들에게 그런 음식을 먹지 못하게 하는 것은 음식섭취로 비타민을 보충할 기회를 차단하는 것이기 때문이다. 미국의 한 연구[51]에서, 푸에르토리코의 산후 여자들은 산후 배설물이 냉한 음식에 의해 응고되어 재흡수되면 신경과민이나 정신이상을 초래하게 될 것이라고 믿고 있었다고 한다. 그 예방책으로 이 여자들은 초콜릿, 마늘, 계피 같은 온 성분이 들어있는 토닉워터를 마신다고 한다.

Greenwood[52]가 기술했듯이, 체액 의학은 모로코에서 아직까지도 다원적 의료제도의 한 부분을 차지하는데, 여기에서는 체액 중 두 가지 요소 즉 혈액과 점액만 중요시되고 있다. 라틴 아메리카에서처럼, 모로코에서도 몸의 내부 작용과, 음식 및 환경 등의 외부 영향이 상호작용하여 건강 혹은 질병을 가져온다고 설명한다. 대부분의 음식은 온한 반면, 대부분의 질병은 냉하다고 여겨지기 때문에 음식이 주 치료법으로 사용된다. 혈액 과잉은 온한 질병의 한 특성이고, 점액 과잉은 냉한 질병의 특성으로 여겨진다. 온한 질병에 걸리면, 열이 혈액 속으로 들어가 머리로 올라간 뒤에 얼굴이 붉어지고 열이 나는 등 증상이 나타난다고 간주된다. 치료법은 몸의 표면을 차갑게 하고, 찬 음식을 먹이고, 약간의 혈액을 뽑아내기 위해 목에 부황을 사용한 흡각법을 행하고, 뜨거워진 혈액은 거머리를 사용하여 뽑아낸다.

고대 인도의 아유베다 의료에도 건강을 균형과 동일시하는 매우 복잡한 생리적 개념이 존재한다. Obeyesekere[53]가 묘사한 바에 의하면, 우주에는 다섯 개의 *bhūtas* 또는 기본요소들이 존재한다. 즉 정기(精氣), 바람, 물, 흙, 불이

그것이다. 이들은 모든 생명을 구성하는 기본 요소이며, 세 가지 *dōsas* 혹은 체액(바람, 담즙, 점액)을 이루며, 일곱 가지 *dhātus* 또는 몸의 성분을 구성한다. 다섯 요소가 들어있는 음식은 몸속에서 불에 의해 '요리'되어 찌꺼기와 정련된 부분으로 전환되는데, 정련된 것은 몸의 일곱 가지 기본 구성 요소(음식 즙, 혈액, 살, 지방, 뼈, 골수, 정액)가 되는 것이다. 이 다섯 원소는 또한 몸속의 세 가지 체액을 만든다. 바람 원소는 바람 혹은 위장의 가스가 되고, 불 원소는 담즙으로, 물 원소는 점액이 된다. 몸이 조화롭게 활동하려면 위의 세 체액 간에 최적의 평형상태가 되어야 하며, 질병은 한 가지 이상의 체액이 상대적으로 과하거나 부족해서 생긴다고 간주한다. 라틴 아메리카에서와 같이 체액 과잉을 줄여주기 위하여 '차갑게 하기'와 '열을 유발하는' 음식이 사용된다. 뜨거운 음식은 담즙 과잉을 생기게 하고, 그렇기 때문에 그 병은 차가운 음식이나 약으로 치료해야 한다. 아유베다는 기질(氣質)과 질병의 관계에 대한 이론도 다루고 있다. 예를 들면, 담즙 과잉의 기질을 가진 환자는 담즙 과잉에 의한 질병이 생기기 쉽다. 따라서 담즙의 양을 늘릴 수 있는 '열을 만들어내는' 음식은 피해야 한다.

아유베다처럼, 전통 중국 의학도 건강을 조화로운 평형상태로 보는데, 우주의 두 가지 대조적 원리 사이의 균형을 말한다. 즉 음(陰)은 어둡고, 습하고, 물기가 많고, 여성적인 것이고, 양(陽)은 뜨겁고, 건조하고, 불이 많고, 남성적인 것이다. 몸의 기관은 음에 해당하는 심장, 폐, 비장, 신장, 간, 그리고 양에 해당하는 장, 위, 쓸개 같은 것으로 되어 있다. 질병은 대개 하나의 기관 안에 어느 한 가지 원리가 과하여 나타나는 불균형 때문이라고 믿어졌다. 이런 과잉 상태는 침술이나 뜸으로 없앨 수 있다고 한다.[54]

체액 개념은 이제 유럽에서 대부분 사라졌으나, 몸속의 한 원소를 다른 원소로 중화시켜 건강을 회복한다는 개념은 여전히 지속되고 있

다. 영국의 민간 개념은 감기와 오한이 한기나 습기가 몸 안에 침투해서 생기는 것이라고 믿는데, 이에 대한 민간요법은 냉기를 열로 중화시키는 것이다. 열을 내기 위하여 따뜻한 음료, 따뜻한 음식, 따뜻한 침구에서의 휴식이 권장된다. "감기 걸렸을 때는 먹고, 열이 날 때에는 굶어라."는 경구는 이런 민간요법을 요약한 말이다. 감기와 오한을 방지하기 위해 차가운 간유와 맥아 엑기스 등 몸에 열을 내게 해주는 다양한 강장제 상품이 이용된다.[10]

체액 의학은 현대 과학적 의학에서도 물론 사라졌다. 그럼에도 불구하고 몸속의 특정 물질들, 즉 호르몬, 효소, 전해질, 비타민, 기타 미량의 요소들, 혈구세포 등의 결핍이나 과잉으로 나타나는 질병과, 이를 치료하기 위해 결핍된 것을 채워주거나 과잉을 줄이는 예를 현대 생리학에서 많이 볼 수 있다. 혈액 내 한 가지 호르몬이 증가하면 다른 호르몬이 감소한다고 하는, 내분비학의 역 피드백 고리(the negative feedback loop) 개념은 질병을 균형/불균형, 그리고 결핍/과잉으로 보았던 민간 의학의 개념을 내포하고 있는 것이다.

상징적 해부도

전통 중국 의학, 티벳 의학, 아유베다와 같은 전통적 치료제도에서 의사들은 균형 개념뿐만 아니라 그때 당시 나름대로 몸의 구조와 기능에 관한 모델을 가지고 있었다. 몸에 관한 전통적 모델은 넓은 의미의 우주론의 일부로서, 사람의 몸을 우주의 커다란 힘과 연결시키고 있다. 이 모델에서 다루어지는 것은 불가사의한 힘(서구적 표현으로는 '에너지'라고 해석하는)이 잘 흐르는지, 어디선가 막히는지, 어딘가에 몰려 있는지 혹은 균형이 깨져 있는지에 관한 것이다. 몸의 전통적 도해는 서양 해부학 교과서에 그려져 있는 해부학 도해와는 상관이 없다. 예를 들면, 중국 전통 침술에서 몸에는 일련의 자오선 또는 생명의 힘인 기(氣)가 흐

르는 보이지 않는 통로가 종횡으로 교차한다고 본다. 기의 흐름이 막히거나 균형이 깨지면 육체적, 정신적 질병이 나타날 수 있다. 치료법은 기의 흐름을 원활하게 하고 음·양의 조화로운 균형을 회복시키기 위해 기의 통로 위 309개의 지점 중 몇 곳에 침을 놓는 것이다.[54] 힌두교와 불교의 탄트라 전통에서는 몸의 중심축을 따라 흐르는 에너지가 chakras(혹은 바퀴)에 집중된다고 본다. 힌두교적 관점에서는, 몸은 생명의 힘인 prana가 흐르는 장소로, 수많은 통로(nadis)가 몸을 가로지르고 있다. 항문에서 정수리를 축으로 하는 이 통로 중 한 가운데 있는 것이 sushumna이다. 이를 따라 일곱 개의 chakras가 몸의 중요한 지점에 위치하고 있다.[43] 티벳 불교는 대여섯 개의 charkas 만 다룬다.[55] 두 전통 모두 치료라는 것은—특정 의례, 요가, 약초, 침술 혹은 뜸을 이용하여—몸의 경계를 너머 특히 chakras 와 관련된 생명 에너지의 흐름을 회복시키고 강화시키거나 다시 균형을 회복시키는 것을 목표로 한다.

과학적 의학의 관점에서 볼 때 이러한 몸의 도해는 육체적 실재와는 상관이 없는 상징적인 것이다. 즉 신비적인 은유로 보아야 한다. 그러나 이런 도해는 고대 치료법을 사용하는 의사들에게는 몸의 기능을 보여주는 현실적 모델이었고, 이 모델은 수 천년동안 이어 내려온 종교적 전통에 그 뿌리를 두고 있다.

몸에 관한 배관[配管] 모델

산업사회에서 몸의 구조와 기능에 관한 현대적 개념의 많은 부분은 과학과 기술에서 차용해온 것 같다. 가정의 하수처리 시스템, 전기, 기계, 내부 연소 엔진 등에 사람들이 익숙해짐에 따라 몸의 구조와 작동되는 방식을 설명하는 데 이들이 이용된다. 이 모델에서 몸은 파이프나 통으로 입구가 이어져 있는 일련의 빈 공간이나 방으로 이해된다. 빈 공간들은 서로 연결되어 있고, 소장, 대장, 기관(氣管), 혈관과

같은 파이프에 의해 각각의 입구가 이어진다. 이 모델의 핵심은 다양한 요소들—혈액, 공기, 음식, 배설물, 소변, 생리혈 등—이 각각의 입구를 통해 공간과 공간 사이를, 그리고 몸 밖과 안 사이를 잘 흐름으로써 건강이 유지된다는 믿음이다. 그러므로 질병이란 몸 안에 있는 파이프나 통이 막혀 생기는 것이라고 이해된다.

이러한 모델이 임상과 어떻게 관련되는지는 Kleinman 등[47]의 연구에 인용된 사례 2-1에서 잘 나타나고 있다. 또 하나의 예는 영국에 널리 퍼져 있는 변비에 의한 위험, 즉 '대장이 막힘으로써' 생긴다는 민간 믿음이 있다. 대변이 고여 있으면 그 불순물과 독소가 혈류를 통해 퍼져, 온몸을 오염시킨다고 여겨졌으며, 이런 믿음은 나이 많은 세대가 보편적으로 가지고 있다. 또한 변비로 인해 안색이 나빠지고 전반적인 건강에 영향을 미친다고 생각한다. 건강한 안색을 가지기 위해 '확실하게 청소'해 준다는 하제가 아직도 널리 사용되고 있다. '확실한 청소'라는 개념은 생리혈과 산후혈에도 해당하며, 이는 뒤에 더 자세하게 기술될 것이다.

배관 모델은 주로 호흡기계통, 순환기, 혈관계, 위장관계와 비뇨생식기 계통을 설명하는 것이고, 몸의 모든 생리기능과 구조를 설명해주는 것은 아니다. 이 모델은 논리적인 것이 아니고 오히려 몸의 기능을 설명하기 위해 사용하는 일련의 은유라고 보는 것이 타당하다. 증상이 나타나는 곳이 어느 한 곳이라 해도 (예를 들어 가슴과 같은 부위), 종종 서로 다른 생리적 계통과 관련된 치료법을 한꺼번에 쓰는 경우도 있다는 것을 보면 더욱 그러하다. 콧물과 기침 증상을 가진 어떤 남자는 자가치료법을 다음과 같이 설명했다. "콧물을 치료하려면 소금물로 양치질을 하고, 기침을 줄이기 위해서는 소금물을 조금 마신다."고 했다.[17]

배관 모델은 감정 상태를 표현하는 데도 사용되는데, 특히 '스트레스'와 '압박감'에 관한 일반인이 표현하는 언어는(☞11장) 증기기관

시대로부터 차용된 이미지를 나타낸다. 즉 '김 샜다', '폭발하기 직전이다'라는 표현이 그 예이 다.

기계로서의 몸

서구 사회에서는 보편적으로 몸을 엔진 혹은 건전지로 작동되는 기계로 개념화 한다. 한편 으로 의사들이 설명하기 위해 쓰는 말이 더욱 기계적 은유를 강화하는 것 같다. "심장이 펌 프질을 잘 못하고 있습니다.", 혹은 "신경줄이 팽팽하게 당겨진 것 같군요.", "재충전이 필요 합니다." 등의 설명이 그 예이다. 몸에 흐르는 전류나 전파를 측정하는 심전도나 뇌파검사, 산부인과에서 태아의 상태를 알아보기 위해 하 는 초음파검사(☞6장) 등은 환자와 의사 모두 에게 기계 은유를 강화시킬 수 있다. 몸을 기 계로 보는 생각에는, 몸이 작동되기 위해서는 에너지가 필요하고, 이 에너지는 연료나 건전 지로부터 재충전을 받는다는 생각을 동반한다. '연료'에 포함되는 것은 음식, 차나 커피 같은 음료, 그리고 비타민제, 강장제, 기타 상업적 유사 의약품 등이다. 술, 담배나 향정신성 약제 등은 그것 없이는 살아갈 수 없다고 생각하는 사람들에게는 필수 연료가 될 것이다.

기계 모델에는, 몸의 부분은 자동차 부품과 같은 것으로써 고장나거나 작동되지 않을 때는 교체해야 한다는 생각이 들어 있다. '낡은 것을 새 것으로 바꾼다'라는 치료 원칙에 따라, 신 체 부분 교체술, 장기이식술, 인공기관 삽입술, 그리고 심박동기와 보청기 같은 기계가 널리 사용되어 오면서, 몸이란 수리 가능한 기계라 는 신체 이미지가 점차 강화되고 있다.[57] 이는 사람들로 하여금 의학적 치료에 비현실적인 큰 기대를 하게 만들기도 한다.

몸을 기계로 보는 이미지와 연계되는 것으로 정신을 컴퓨터로 보는 이미지가 있다. 급격히 증가하는 컴퓨터 사용은 자신을 보는 방식에 변화를 일으키고 있다. Turkle[58]이 '컴퓨터 문

화'라고 부른 문화, 다시 말해서 인간의 정신을 정보처리기와 정보의 저장소로 보는 새로운 은 유를 가진 문화에서 살고 있다. 이 모델에서는 사고, 아이디어, 창조성, 기억, 성격은 모두 뇌 와 두개골이라는 하드웨어 안에 숨겨진 소프트 웨어 또는 프로그램으로 간주된다. 그러므로 정신병이나 일탈 행동은 단순히 배선을 바꾸거 나 재 프로그램하면 치료되는 배선 결함이나 잘못된 프로그램으로 인식된다. 동시에 컴퓨터 는 두개골 밖의 제 2의 두뇌 즉 기억, 논리, 계 산 능력에서 진일보된 외부 기관으로 보고, Turkle은 이를 '제2의 자아'라고 칭했다. 현대 와 같은 정보시대에 컴퓨터를 잃어버리거나 혹 은 그 안에 있던 전자 메모리를 잃어버린다는 것은 어떤 사람들에게는 뇌손상이나 뇌졸중만 큼이나 큰 타격이 될 수도 있을 것이다.

공간과 시간 속의 몸

공간 속에 있는 몸

앞에서 개략적으로 기술한 상징적 피부 개념 이 의미하는 것은, 공간 개념에 의해 몸의 경 계는 새로 만들어질 수 있고 바뀔 수 있다는 것이다. 상징적 피부는 자연적인 피부의 경계 를 훨씬 넘어 육체적인 몸의 경계를 멀리 확장 시킨다. 상징적 피부는, 몸을 범위를 확장뿐만 아니라, 그 몸 안에 담겨있는 자아감 또한 먼 거리까지 확장시킨다. McLuhan[59]은 몸의 특정 감각(듣기, 보기 등)이 미디어(라디오, 텔레비 전)에 의해 사실상 지구 곳곳으로 확장될 수 있다고 주장한다. 미디어의 도움으로 지구의 반대쪽에서 일어나고 있는 사건들을 실시간으 로 '듣고' '볼' 수 있는 것이다. 인터넷의 놀라 운 성장 역시 이러한 과정을 가속화시키고 있 고, 이는 13장에서 더 논의될 것이다.

몸에 관한 문화적 개념들은 몸의 내부 공간

을 많이 다루고 있다. 몸의 내부 기관과 기관
계의 배열, 또는 *ardha-angāni*(반쪽 몸)와 같
이, 피부 경계 안으로 사회적 범주가 침투해
들어오는 것도 포함된다. 최근 의학 기술의 성
장(☞4장)으로 몸의 공간적 현실은 변화되고
있다. 엑스레이 검사, 단층촬영, 자기공명영상
촬영 등은 의료진과 환자 모두에게 몸이 '투명
하게' 보이도록 만들고 있다. 상징적인 면에서
볼 때, 피부에 의해 확실하게 경계가 그어진
몸으로 보던 사람들의 인식이 서서히 해체되어
감을 의미한다.[60] 마찬가지로 생명 유지기구, 생
명 감시기구, 새로운 생식기술의 발전 등은 모
두 몸의 범위를 더 멀리 확장시키는 데 기여하
고 있다. 예를 들어, 혈액투석기관은 몸 밖에
존재하는 또 하나의 신장이 되는 것이다.[60]

시간 속에 있는 몸

몸은 공간뿐만 아니라 시간 속에 존재한다.
탄생에서 죽음까지의 여정을 통해 몸이 발달하
고 변화하는 과정 또한 문화적으로 해석된다.
발달 시기[61]에 관한 서구의 의학적 모델은 명확
하게 규정된 일련의 이정표로 구분된 단선적
(單線的) 시간의 이미지에 바탕을 두고 있다.
'제 때'에 그 발달 지점에 도달하지 못하는 것
은 비정상적이라고 간주되어, 발달 부진이나
지체에 해당된다. 이 발달표는 어떤 점에서는
아이들의 삶에 영향을 미치고 있는데, 언제 예
방접종을 받을 것이지, 언제 취학할 것인지 등
이 그 표에 의해 결정된다. 더 커서는 언제 투
표를 할 것인지, 운전 면허증은 언제쯤 받을 수
있는지, 유산상속이나 성관계의 시작은 언
제쯤 가능할지를 결정한다. 또한 언제가 '늙은'
때인지, 언제쯤 은퇴를 해야만 할 것이지도 결
정한다[61].

Hall[62]은 서구에서 시간에 관한 가장 보편적
인 두 가지 개념을 다음과 같이 기술하였다.

1. *단선적 시간*(monochronic time): 시계 시

간을 말하며 여기서 시간은 과거로부터
미래를 향해 펼쳐져 있는 일직선 위에, 연
/월/일의 절편으로 나누어진 것이라고 이
해된다. 모든 현상에는 분명한 시작과 끝
이 있으며, 그 사이에서 사람은 단지 '한
번에 한 가지'를 할 수 있을 뿐이라고 가
정한다. 단선적 시간은 사회 조직이 사람
들에게 강요하는 시간의 형태이며, 산업
사회가 원활하게 작동하기 위해서는 필수
적이다. 이 시간은 특히 조직체와 관료체
제에서 강력하게 작용하고, 그 속에서 시
간은 거의 만질 수 있는 실체와 같다. 즉
시간은 사용되고, 낭비되고, 투자되고, 구
매되거나 비축될 수 있는 것이다. 돈이 시
간으로 환산될 수 있는 것처럼 시간이 돈
으로 환산될 수 있다. 이 시간 유형은 몸
이 거치는 과정 자체에 대한 완전한 지배
력을 의미한다.

2. *다중 시간*(polychronic time)은 이와 반대
로, 달력과 시계로 확정된 일정보다는 개
인적 관계와 상호작용이 더 우선시되는
훨씬 더 인간적인 시간이다. 시간은 선으
로서가 아니라 관계나 사건이 수렴되는
어떤 하나의 점으로 경험된다. 이 시간은
시계 시간에 의해 지배받지 않는다. 그 대
신 그 개인의 존재의 핵심이 되는 사람들,
인간관계, 가족을 향하여 초점이 맞추어져
있다. Hall의 관점에서 보면, 미국에서는
단선적 시간이 더 공적이고 남성적 시간
인 반면, 다중시간(多重時間)은 더 사적이
고 여성적 시간, 즉 가정, 여가, 가족생활
을 위한 시간이다[62]. 다중시간은 덜 산업화
된 나라에 더 많고, 그런 곳에서 종종 공
적 모임이 이루어지는 시간은 시계가 정
한 시간이 아니라 '시간이 적당할 때'이다.
서구인의 입장에서는 이런 방식에 좌절감
을 느끼기도 할 것이다.

시간의 두 유형은 인간의 몸에 영향을 미치

는 현대 사회의 두 가지 문화적 유형을 함축하고 있다. 예로서, 출퇴근 시간의 극심한 교통체증이 운전자에게 주는 매우 해로운 생리적 영향을 들 수 있다. 시계 시간이 심장병에 미치는 영향에 관하여는 11장에서 논의할 것이다. 다른 예로, 피임약은 28일로 엄격하게 고정된 생리주기를 여자에게 강요하는 것이고, 때로는 정서적, 육체적 후유증을 일으킬 수도 있는 것이다. 단선적 시간은 서구 사회의 특성으로 볼 수 있고, 병원, 개인의원, 의료 관료조직을 포함한 거의 모든 의료기관을 지배하고 있다. 병원 방문시간 또는 예약제도 같이 의료적 시간은 고정된 일정표에 따라 움직이면서 이 형식을 일부 환자들은 비인간적이고 비인격적인 것으로 받아들일 수 있다. 환자와 가족들은 의료진이 인간적 접촉을 피하기 위하여 그리고 환자의 병에 감정적으로 관여하지 않기 위하여 이런 방식이 사용되는 것이라고 생각할 수도 있다.

다른 형태의 문화적 시간

모든 사회에는 여러 가지 형태의 문화적 시간이 존재하고,[61] 이들은 인간 행동과 건강에 영향을 미치고 있다. 여기에 해당하는 것으로는 다음과 같은 것이 있다.

1. *달력 시간* - 해(年)를 자연에 따라 구분하여(음력 혹은 양력), 이를 다시 일, 주, 월로 구분하는 것. 여기에는 봄, 여름, 추수기 축제, 겨울 축제, '일하는 시간', '휴가 시간', 더 나아가 추분, 하지와 같은 것이 포함된다. 달력 상 각기 다른 시간은 여러 집단의 사람들에게 정신적, 육체적으로 부정적인 효과를 일으킬 수 있다. 시험 기간에 쫓기는 학생, 연말정산이 코앞에 있는 회계원, 데드라인을 맞추기 위해 고심하는 회사원, 매년 제한된 기간 안에 연구논문을 만들어 내거나 연구기금을 따야

한다는 압박에 시달리고 있는 연구자들이 그 예이다.

2. *국가의 시간* - 나라마다 특별한 시간 주기가 있어서 공휴일, 추석과 같은 특별한 기념일, 미국의 경우 추수감사절, 프랑스의 경우 바스티유의 날,[14] 혹은 영국의 현충일[15] 같은 시간이다. 이런 날에 과식, 과음하거나 위험한 행동을 하기도 한다.

3. *종교적 시간* - 안식일과 노동일을 구분하는 일주일의 주기와 관련된다. 또한 단식일, 축제 등이 포함되는데, 성 요일, 크리스마스, 부활절, 회교의 라마단,[16] 유대교의 속죄의 날,[17] 유월절,[18] 힌두교의 빛의 축제[19] 등을 말한다. 묵상, 명상, 기도, 종교적 의례와 같은 영적 시간 혹은 '시간을 느끼지 않는 시간'도 있다. 강렬한 정서적 체험도 하게 되며, 심리적으로 큰 변화를 겪게 되고, 이를 위하여 문화권에 따라서는 강한 환각제가 사용되기도 하고(☞8장), 군중을 매개로 전염병이 전파되기도 했다.

4. *행정적 시간* - 노동의 시간과 양을 정하고, 휴가 기간, 연례보고의 시간을 규정하며, 세금, 기금 기한, 공적 모임 등을 정하는 시간이다. 발달표와 마찬가지로 언제 일을 시작하는 나이가 될 것이지 언제 은퇴할 것이지를 구분한다.

---

14) 1789년 7월 14일 바스티유 감옥을 습격한 날로서 이것이 도화선이 되어 프랑스혁명이 일어나게 되었다. 매년 7월 14일 상젤리제 거리에서 군사 퍼레이드와 함께 전국에서 축제를 연다.
15) 11월 11일에 가까운 일요일에 열리는 영국 현충일로 두 세계 대전에 전사한 군인을 기린다.
16) 회교력(曆) 9월 동안 해 돋을 때부터 해 질 때까지 단식을 한다.
17) 유대력 Tishri 상 10일간 금식하며 지은 죄를 속죄하는 기간을 말한다.
18) 유월절(逾越節) 유대력 1월 14일에 행하는 유대 사람의 축제. 보통 3월이나 4월에 해당한다.
19) 부의 여신을 기리는 힌두교 축제로 집과 사원에 등불을 켜둔다.

5. *사회적 관계의 시간* - 사회적 인간관계 망에서 한 개인에게 특별한 시간이다. 즉 생일, 결혼 등의 기념일에는 선물이나 카드를 주고받으며, 그 관계를 축하하거나 강화시킨다. 예를 들어 사별가족들이 기념일에 사랑하던 대상의 죽음을 재 경험하는 '기념일 반응'은 때로 우울증과 불안을 동반한다.

6. *상징적 재탄생의 시간* - 삶의 주기에서 주요 전환점이나 위기를 겪은 후에 시간이 변화함을 느끼기도 한다. 즉 다시 태어나게 되었음을 느끼게 하는 종교적 귀의, 혹은 사고나 폭행, 강간 등의 큰 위기, 심장 발작, 뇌졸중 혹은 장기이식수술 등의 중증 질병을 앓은 후에, 아니면 출산이나 사별 등의 삶의 전환기적 사건 후에 경험하는 시간을 말한다. 어느 경우에서건 그 개인은 '제2의 인생'(그리고 제2의 정체성도 함께)이 시작되는 것으로 느끼며, 시간은 '그 전의 시간'과 '그 후의 시간'으로 나뉘어 진다.

이러한 다양한 문화적 시간은 단선적 시간과 함께 사회로부터 개인에게 부여되는 것이며, 그 개인의 행동과 인식에 영향을 미칠 뿐만 아니라, 정신적 육체적 건강에도 영향을 미치게 된다.

'불구'를 가진 몸

어느 사회에서나 볼 수 있는 핵심적 문화 범주 중 하나는 '(일)할 수 있는'(able, 기능하는 자, 비장애인) 몸과 '(일)할 수 없는'(disabled, 기능하지 않는 자, 장애인) 몸을 구분하는 것이다. 이런 구분은 사회적, 문화적 집단마다 그 정의가 매우 다양하고, 이를 나타내는 특정 표식에 붙여진 의미 또한 다양하다는 것을 인류학자들은 지적해 왔다.

1980년 WHO가 제정한 불구, 장애, 장해에 관한 국제 분류[63]를 비롯하여, 국제적으로 불구(不具 disabilities)의 분류를 표준화하기 위한 시도가 있었다.[20] 그러나 인류학적인 시각에서 볼 때 가장 큰 관심을 끄는 점은, 사람들이 어떤 방식으로 이 같은 문화적 범주를 해석하고 그에 반응하는지에 관한 사회적 특성에 대한 것이었다. 이러한 현상은, 세계적으로 심한 불구를 가진 사람들이 1980년대에 5억 명에 이른다고 추산된 이래 점점 그 중요성이 커지고 있다[64]. 이후 그 숫자는 크게 증가해왔는데, 일부는 전쟁과 내전 때문에 그리고 캄보디아, 모잠비크, 아프가니스탄 등지에서 지뢰에 희생된 수많은 사람들 때문이었다.

'불구' 대 '장애'

사회학자 Michael Oliver[65]는 이 주제에 관하여 급진적으로 비판하면서 불구와 장애를 유용하게 구분하였다. 불구는 팔다리의 일부 혹은 전부가 없거나, 팔다리 및 다른 곳에 결함이 있는 것을 말하며, 반면 장애(impairment)는 몸에 결함을 가진 사람들에게 사회가 부과하는 사회적이고도 다양한 불이익을 일컫는다. Oliver는 불구의 의학적 모델을 비판하였는데, 의학적 모델은 불구를 가진 개인과 그의 육체적 조건에만 초점을 맞출 뿐, 불구가 발생한 사회는 무시한다는 것이다. Oliver의 모델에서는 불구라는 개념이 어떻게 사회적으로 구성되

---

20) 이 세 가지를 구분하려는 노력에도 불구하고 일상에서 세 용어는 서로 호환적으로 사용되고 있다. 불구는 행위 무능력을 의미하는 것으로, 그 폄하된 의미 때문에 사용이 권장되지 않는다. 1990년에 제정된 미국 장애인법에서는 불구의 범위 안에 현재 손상을 가진 사람뿐 아니라 손상의 이력을 가지고 있거나 손상되었다고 인식됨으로 인해 완전한 사회 참여로부터 배제되는 사람을 포함하고 있기 때문이다. 장애(impairment)는 '손상, 활동 제한 및 참여 제약을 포괄하는 용어'로 사용된다. 장해를 뜻하는 handicap 또한 영어에서 경멸적 의미로 쓰이기 때문에 사용이 중지되었다.

었으며, 이렇게 만들어진 장애라는 범주의 수 많은 사람들이 의존적으로 되고, 주변으로 내 몰리고 경제적으로 비생산적이 되는지에 역점 을 두었다. 육체적 정상성에 대하여 사회가 매 우 협소한 정의를 함에 따라 그 사회는 기준에 맞지 않는 사람들은 무시하고 주변화시키도록 유도한다는 것이다. 따라서 그 사회는 대다수 의 인구와 비교해서 육체적으로 다르게 생긴 사람을 위한 시설(휠체어를 위한 램프 같은)은 제공하지 않게 된다는 것이다. 이 같은 급진적 모델은 개인 병리학에서 사회 병리학으로 그 초점이 이동되고 있음을 의미한다. 불구는 어 느 한 개인의 문제가 아닌 사회의 문제로 인식 되기 시작하였음을 뜻한다. 어떤 점에서는 이 런 시각은 10장에서 기술될 정신과적 질환의 '사회적으로 낙인찍기'(socially labelling) 모델 과 유사하다고 할 수 있다. 더 나아가, 불구는 대부분 '사회적으로 만들어'졌기 때문에 육체적 으로 결함이 있는 사람 모두를 반드시 '(일)할 수 없는 사람'으로 간주할 필요는 없다는 결론 에 이른다. 불구의 상태는 그 개인에게만 국한 된 것이 아니라 오히려 사회가 부여하는 의미 에 의해 그리고 종종 사회가 강요하는 의존상 태에 의해 결정된다.

불구와 낙인

육체적으로 다른 모양, 크기, 기능을 가진 사 람들이 사회 안에서 편견과 차별에 시달리고 치욕을 참아내지 않으면 안 되는 상태에 관하 여 인류학자들은 기술해왔다. 불구가 있는 몸이 반드시 병든 몸은 아니지만, 장애인은 사회적으 로 여러 가지 불이익—특히 결혼 상대자를 찾 을 때—을 당하고 있다.[66,67] 특히 시각장애에 대한 오해와 편견은 매우 흔하다.[68] Sentumbwe[69]는 우 간다에서는 눈먼 소녀들이 결혼하기 어렵다고 지적했다. 눈먼 소녀들은 성관계를 가질 수는 있지만, 한 가정을 꾸려나가기 위해서는 시력과 완전한 육체 기능을 필요로 하기 때문에 장래

의 아내로는 받아들여지지 않을 것이라고 간주 된다. 그래서 많은 남자들이 이들을 단지 성적 대상으로만 보고 시각장애 상황을 이기적으로 이용하려 한다. 그럼에도 불구하고 Sentumbwe 는 우간다의 많은 눈먼 여자들이 결혼을 하고, 자녀들을 양육하며 직업을 가지고 공동체의 경 제와 사회생활에 공헌한다는 점을 강조하였다. 향후 공공 교육이 이루어짐에 따라, '맹인은 사 회적으로 육체적으로 장해가 있는 사람이 아니 라, 단지 시각장애만 가지고 있는 사람으로 인 식될 날이 올 것'이라고 기대한다. Devlieger[70] 또한 콩고 민주공화국의 일부 지방 여자들 중 일상생활을 하기 어려운 팔다리의 심각한 장애 를 가진 사람의 결혼이 얼마나 어려운지 기술 하였다. 세네갈 다카르에서도 불구를 가진 청년 이 겪는 어려움에 관하여 인류학자들은 기술하 였는데, 그곳에서 불구의 딸을 둔 부모는 '정상 인' 보다 적은 결혼 지참금을 받고, 장애인 아 들을 둔 부모는 훨씬 많은 지참금(그만한 액수 를 모으기 위해서는 몇 년이 걸릴 수 있는 만 큼의)을 내어야 한다고 했다.

장애의 정도와 낙인이 경제적 측면에 미치는 영향은 여러 요인에 따라 다르다. 불구의 형태, 개인과 가족이 사회에서 차지하는 사회경제적 위치, 재활 또는 치료 방법을 얼마만큼 이용할 수 있는지, 그리고 그 사회의 기술 수준과 사 회조직이 포함된다. 컴퓨터, 정보기술, 텔레커 뮤니케이션 그리고 인터넷 시대에는, 정규직이 나 사회생활을 하는데 있어 어떤 불구는 더 이 상 장애물이 아닐 수 있다. 낙인은 다른 방법 으로 피하거나 줄일 수 있다. Ingstad[71]는 보스 와나에서 육체적으로 불구인 자녀를 둔 부모들 이 어떻게 *mopakwane*라는 치욕적인 꼬리표를 피할 수 있는지 묘사하였다. 아이가 매우 어릴 때는 부모들은 성관계를 가지면 안 된다는 금 기가 있는데, 이를 깨뜨릴 경우 다음 아이에게 불구가 온다고 믿어진다. 그 부모들은 아이의 장애가 '그냥 나타난 것'(위반에 의한 특별한 원인이 없이), 또는 그 아이는 *mpho ya* *modimo*, 즉 '신의 선물'이라고 주장하면서 모면하려 한다고 했다. 이런 식으로 아이의 이름을 지음으로서 어떤 면에서는 장래 그 아이를 오명으로부터 실제로 보호할 수 있다고 한다.

불구의 긍정적인 측면

그러나 육체적 불구에 붙여지는 오명이 보편적인 것은 아니라는 점은 강조되어야 한다. 특정 불구는 좀 더 긍정적으로 보는 문화권도 많다. 그리고 장애인이 공동체 생활에서 정상인의 역할을 다 수행하기도 한다. 예를 들면, Levinson과 Gaccione[72]는 특정 유형의 육체적 불구를 가진 사람들이 높이 평가되고 특별한 능력을 가지고 있다고 믿는 문화를 열거한 바 있다. 1000년이 넘는 한국의 문화적 전통에서 농촌의 맹인 남자들은 *봉사*, 즉 점술가로 일하고, 집과 묘지 터를 고르고, 기우제를 지내고, 저주를 내리기도 하는 특별한 예언자들이었다. 봉사들은 특별한 시력인 '마음의 눈'을 가지고 있다고 믿어졌다. 나이지리아의 티브 사람들도 맹인에게는 특별한 형태의 시력이 발달된다고 믿어졌고 따라서 존중을 받았다. Reynolds-Whyte와 Ingstad[67]는 시력을 잃은 사람들이 학식 있는 종교인, 변설가 또는 가수, 예를 들면 인도의 눈먼 가수들인 *Surdasi* 같은 사람이 될 가능성이 더 많다는 점에 주목한다. 그들의 연구에서, 가난한 아프리카와 아시아 일부 국가에서 불구를 가진다는 것이 실제로는 경제적 이익과 연관될 수 있음이 기술되어 있다. 이런 상황에서 구걸하는 사람들은 '종종 가족을 먹여 살리기 위해 불구를 이용한다'고 한다.

불구의 원인에 대한 견해

육체적 불구의 원인에 대한 일반인의 견해는 다양하다. 개인적 행동에서 기인하기도 하고, 자연적, 사회적 또는 초자연적 세계에서 그 원인을 찾기도 한다(☞5장). 이중 보편적인 것은 초자연적 원인이고, 특히 장애인들 사이에서 그러하다. 에티오피아 농촌 지역에서 104명의 맹인을 대상으로 한 연구[68]에서는, 그들 중 45%가 열병을 원인으로 꼽았다. 반면 15%는 사고 때문이라고 보았고, 33%는 '저주'나 신의 처벌과 같은 초자연적인 힘 때문이라고 답했다. 같은 연구에서 그 공동체의 일반인들 대부분은, 시각장애는 교육받기 어렵고 또 맹인에게 교육 기회가 주어져서는 안 된다고 생각했다. 비산업시회에서는 불구의 *원인*에 깊은 관심을 가진다. 육체적으로 비정상적인 것은 그 사람이 사회적인 면이나 초자연적인 면에서 모종의 비정상적 문제가 있기 때문이라고 보기도 한다. 예를 들면 콩고의 지방 사람들이 이해하기로는 불구는 '중요한 어떤 것이 증상으로 나타난 것일 뿐'이라고 생각한다는 것을 Devliege[70]는 묘사하였다. (사회적 또는 가족 간의 갈등으로 인한) 마술로 생겼다거나 금기를 깨뜨린 결과 (임신 중 성관계를 금지하는 것과 같은), 혹은 죽은 조상에게 예를 다하지 못한 결과일 수도 있다. 예를 들면, 번족(蕃足)[21]을 가진 사람은 '조상의 영혼을 가지고' 태어났다고 여겨진다. 왜냐하면 그 조상이 제대로 묻히지 않았거나 관이 너무 작아서 다리가 구부러져 있음을 의미한다고 한다. 다른 원인을 발견할 수 없을 때는 단순히 신의 행위라고도 본다.

민족지학적 증거가 일반적으로 보여주는 것은, 규모가 작은 사회에서 불구를 가진 사람은 서구 산업사회에 비해 보다 더 정상적으로 받아들여지고 잘 보살펴진다는 점이다. 단, 이런 상황을 너무 낭만적으로 해석하는 것은 주의해야 할 점이다. 그러나 제 3세계 공동체에서도 장애인을 대하는 태도는 일률적이지 않다. 불구의 형태에 따라 각기 다르게 불리고 다른 취

---

21) club foot : 내번족(內飜足)이라고도 한다. 대부분 선천성으로 발바닥이 안쪽을 향한 위치에서 구부러져 태어난다.

급을 받는다. Devlieger[70]에 따르면, 콩고의 송예 사람들은 육체적으로 다른 또는 '비정상'인 아이들은 세 범주로 나눈다고 한다. 즉 '나쁜 불구'(*malwa*)는 백화증,[22] 난장이, 수두증[23]을 포함하고, '결함을 가진' 불구(*bilema*)는 소아마비나 출생 시 손상으로 인한 기형과 선천성 기형을 가진 아이들을 일컫는다. 반면 '의례를 위한' 불구(*mishinga*)는 쌍둥이, 손이나 발부터 출산이 시작된 아이, 탯줄을 목에 감고 나온 아이들을 말한다. 의례를 위한 불구 어린이들은 특별한 관심을 받을 뿐더러 높은 사회적 지위가 주어지고, 또한 특별한 치유력을 가지고 있다고 믿어진다. 반대로 '나쁜' 불구를 가진 어린이들은 온전한 인간이 아니라고 여겨져 주변적이고 열등한 존재로 취급된다. 나쁜 불구를 가진 아이들은 초자연적인 것과 관계된다고 하는데, 왜냐하면 이들은 마술로부터 오기 때문이고, 그렇기 때문에 그 아이들은 '마술사들의 암흑세계'와 방금 접촉했던 것이라고 믿어진다. 기본적인 보살핌이 주어지기는 하지만, 이 아이들은 '이 세상에 잠시만 머물고 곧 자신들의 세계로 돌아가기 때문에' 얼마 안가 죽을 것이라고 예상하는 것이다. 아마도 가장 일반적인 집단은 '결함이 있는 아이(*mwana wa kilema*)'일 것이다. 이 아이들은 일그러진 몸을 가지는데, 그 원인은 가족이나 공동체 안에서 왜곡된 관계가 있어서 태어난 것이라고 한다. 이 아이들을 치료하려고 시도하지는 않지만, 나쁘게 취급하는 것도 아니다. 대신에 '불구를 가진 사람은 비정상적이거나 주변적이거나 이상한 사람이 아니라, 중간 상태(liminal)에 있는 사람으로 간주된다'(☞9장, '중간상태의' 정체성에 관한 논의). 더 나아가 그들은 지혜를 가지고 있다고 여겨지고, 때로는 세상을 바라보는 독특한 시각을 가진 믿을만한 사람으로 평가되기도 한다.

끝으로 언급할 것은, 초자연적 원인은 선천적 조건을 설명하는 것이 대부분이고, '개인적 특성이 이미 확립된'[67] 생애 후반에 얻어진 것에는 흔히 해당되지 않는다. 생애 후반에 불구가 되는 것은, 그 개인에게 매우 극적인 심리적, 사회적 영향을 끼치게 될 것이다. 이 주제에 관한 대표적인 저작 두 가지는 네덜란드 언론인인 Renate Rubinstein[73]과 신경과 의사이자 작가인 Oliver Sacks[74]의 논문이다. Rubinstein은 자신이 다발성 경화증[24]에 걸렸을 때 느낀 무력감, 전과 달리 의사와 테크놀로지에 의지하게 되던 마음, 그리고 사회적 차원에서는 '더 이상 인간이 아닌 것 같이' 느껴지던 경험을 묘사했다. Sacks는 또한 다리를 심하게 다쳤을 때, 신체 이미지 및 자아감이 여러 번에 걸쳐 크게 변화하였던 것과, 환자로서의 경험을 담당 의사와 간호사가 이해하기 얼마나 어려운 것이었는지 호소력 있게 생생하게 사실적으로 이야기하고 있다.

전반적으로 불구를 가진 몸을 범주로 나누는 것은 확고부동한 것이 아니고, 매우 복합적이고 가변적이다. 그리고 불구의 정의는 사회적, 문화적, 경제적, 역사적 배경에 따라 달라진다. 산업사회에서는 불이익들을 가진 불구라는 정의를 보다 중립적인 의미를 가진 명칭인 육체적 장애로 바꾸려는 시도가 일치하여 이루어지고 있다.

20세기의 '새로운 몸'

지난 수 세기에 걸쳐 서구에서는 새로운 방식으로 인간의 몸이 개념화되어 왔는데, 이 변

---

22) 멜라닌을 만드는 유전자 이상으로 피부와 털에 색소가 생기지 않아 하얗게 나타나는 질병이다.

23) 뇌와 척수의 공간을 채우는 척수액의 과다생성으로 뇌실질이 줄어들고, 정신지체, 간질 등이 뒤따른다.

24) 뇌와 척수 등 중추신경계를 다발성으로 침범하는 염증성 질환으로 일종의 자가면역 질환이다. 중추신경의 파괴로 오랜 기간에 걸쳐 서서히 퇴화현상을 보이는데, 운동마비, 언어장애, 의식장애, 감각이상, 배뇨·배변 장애 등의 증상도 나타난다. 악화와 완화를 반복하다가 결국에는 심한 장애에 이르게 된다.

화는 의료의 진단 기술의 발전에 크게 영향을 받은 것이다. 이들의 영향으로 '현대의 몸'은 의사는 물론 일반 대중에게도 전과 다른 새로운 방식으로 인식되고 있다. 새로운 개념화 방식 중 여섯 가지를 기술한다.

합성된 몸

신체 부분 교체 수술이 성공하면서 병들거나 손상된 기관 혹은 몸의 일부분을 인공장기로 바꾸거나 다인의 장기를 이식함으로써 교체하는 것이 가능해졌다. 금속, 플라스틱, 나일론 또는 고무로 만들어진 인공 부분은 고관절, 슬관절, 혈관, 성대, 팔다리, 치아, 심장 판막, 각막, 식도 등을 포함한다. 이식 가능한 장기로는 심장, 신장, 각막, 연골, 뼈, 체모, 간, 폐, 췌장, 그리고 부갑상선이 있다. 수천 명의 환자들 특히 연로한 사람들이 부분적으로 인공 장기를 가지거나 타인의 장기가 합성된 몸을 가지고 있다. 의학적, 심리적으로 명백한 장점이 있음에도 불구하고, 이러한 부품들은 자아가 어떤 것이고 자아가 아닌 것은 어떤 부분인지, 우리가 몸에 관하여 가지고 있는 인식을 은연중에 바꾸고 있는 것이다.[57] 또한 장기 기증자들과 수령자들 사이에, 살아있든 이미 사망했던 간에, 그리고 인공장기의 경우 그 수령자들과 제조자 혹은 수술자들 사이에는 '새로운 친족'이라는 유대관계가 만들어지고 있는 것이다. 어떤 의미에서 현대의 몸은 그 경계선이 와해되어 가고 있는 중이라고 볼 수 있다. 노년이 되어갈수록 현대의 몸은 타인의 장기나 제품화된 인공장기를 전에는 전혀 알지 못했던 새로운 방식으로 흡수하고 있는 것이다. 이와 연관된 새로운 상황에 대해 아래에 기술한다.

사이보그

사이보그는 인간과 기계가 진보된 방식으로 결합된 것이다. 현대 의학기술은 기계를 몸에 붙여 생명을 유지하거나 더 잘 기능할 수 있게 만들었다. (신부전증 환자를 위한) 투석기계, (심-폐 기계와 '금속 폐'과 같은) 생명유지 기계, 미숙아를 위한 인큐베이터, 인공심장, 그리고 보청기와 심박동기 등이 이에 포함된다. 부분적으로 기계가 들어있는 몸—생체공학적 몸(bionic body)이라고 불리기도 하는[75]—을 만들어 냄으로써, 의학기술은 현대 신체 이미지에 심대한 영향을 끼쳤고, 이는 대중문화에 반영되고 있다.[60] 예를 들어 2004년 *New Scientist*에서는 발전하고 있는 생체공학직 몸의 부품 종류에 관해 보고하면서, '어떤 인공장기는 원래의 것보다 더 잘 작동될 것이다(된다)'[75]라고 했다. 인공심장 전체를 포함하여 새롭게 나타날 부품들로는, 성 장애를 개선하기 위한 인공 음경, 청각 개선을 위한 인공 와우, 파킨슨씨병에서 운동 능력과 기억력을 치료하기 위한 뇌 삽입 전극, 마비된 팔다리를 움직이게 하는 근육 내 전기자극기, 팔다리를 잃은 사람들의 신경조직에 직접 연결하여 뇌의 신호에 의하여 작동되는 생체공학 인공 팔다리, 수혈 시 감염 방지를 위한 인공혈액, 아이를 위한 인공 대퇴골로서 아이가 성장함에 따라 같이 늘어나는 인공 뼈 등이 있다. 이들 모두는 노화한 몸이나 손상된 몸을 고치고 재생시키는 것에 초점을 맞추고 있지만, 향후 특히 생체공학, 나노테크놀로지, 정보과학은 건강한 몸을 더욱 '강화'시켜 새로운 계통의 '포스트 휴먼'[77](posthumans)을 만들어 내는데 목적을 두고 있다. 즉 육체적으로, 심리적으로, 지적으로 더욱 향상된 힘을 가진 신인간의 창조에 그 목표가 집중되고 있는 것이다.[78] 더 나아가, 미국을 비롯한 몇몇 곳에서는 심장수술과 비뇨기계 수술에서 집도자의 팔과 수술도구에 로봇을 연결하여 컴퓨터화한 '다빈치 수술 로봇 시스템'이 사용되는데, 외과 의사는 방 다른 쪽에 있는 계기판 앞에 앉아서 이 시스템을 작동시키고 수술은 기계가 하게 한다. 외과적 수술과 의료에 쓰이는 이 모든 발명품과 연구물은 기계로서의 몸이라는 개념을 강화시키는 것이다.

'사이보그화'(cyborgization)는 인간을 기계로 바꾸는 것 혹은 기계의 일부가 되게 만드는 것뿐만 아니라 기계 자체를 부분적으로 '인간'화시키고 있다. '제2의 자아'[58]가 된 컴퓨터 혹은 보청기, 인공 팔다리, 심박동기 등의 기계는 몸의 새로운 '부품'으로 여겨지고 있다. 이는 현재 점진적으로 나타나고 있는 기계와 몸의 경계가 불분명해지는 현상이다.

가상의 몸

미디어, 인터넷 등을 통한 소통이 증가함에 따라 '몸'은 사이버 공간 안에서 추상적이고도 비물질적인 형태로, 즉 '가상의 몸'으로도 존재할 수 있게 되었다. 대표적인 예는, 미국 국립의학 도서관이 1989년에 시작한 *Visible Human Project*(VHP)이다. 이는 온라인 도서관으로 정상 남녀의 해부학 이미지를 디지털화한 것으로, 수많은 자기공명 영상 촬영 및 단층 촬영 자료와 두 구의 시신에서 만들어낸 해부학 자료에 근거한 것이다.[79] Csordas[80]는 이를 *컴퓨터 해부용 시신*이라고 부른 바 있다. 대부분이 3차원 영상인 이 세밀한 자료는 현재 48개국 2,000개 기관에 사용권이 주어졌고, 전 세계 수천 명의 사람들이 교육, 진단 및 연구 목적으로 사용하고 있다.[79] VHP와 인간게놈프로젝트(HGP)는 인간의 몸을, 뼈와 살로 된 것이 아니라, *정보*로 보는─인터넷을 통해 누구에게나 이용 가능한─재 개념화 하는 것이라고 볼 수 있다. Sandelowski[77]의 말을 인용하면 "이들 프로젝트 안에 있는 몸은 컴퓨터 스크린 위에서 생명을 가지는 데이터이다." 따라서 어떤 점에서 보면 실제 해부 절개를 불필요하게 만들기도 하는데, 'VHP와 HGP는 실제의 몸을 절개해 들여다보지 않고도 가상의 몸 내부를 몇 번이고 되풀이해서 탐색할 수 있기 때문이다.' 이 프로젝트들은 Sandelowski가 '포스트휴먼의 몸'이라고 명명한 것의 예이다. 즉, '명확하게 정의되는 자아가 없이 탈체화(脫體化)된, 정보로만 된 구조물'인 것이다.[77]

'가상의 몸'은 텔레비전, 미디어, 컴퓨터, 인터넷 등으로 만들어진 새로운 몸의 감각을 지칭하기도 한다. 특히 몸의 경계가 사이버 공간으로 확장된 경우를 말하고 있다. 앞서 지적했듯이, McLuhan[59]은 텔레비전과 라디오를 통하여 인간의 중추신경계 기능, 특히 보는 것과 듣는 것이 전 세계로까지 확대된다고 하였다. 컴퓨터 사용이 증대하면서 컴퓨터는 두개골 밖에 존재하는 뇌가 되어가고 있어서, 뇌의 기능인 기억, 논리, 계산 등의 역할을 대신하고 있다. McLuhan은 현대에 인간은 '두개골 밖에 뇌를, 피부 바깥까지 신경을 가지고 있는 유기체'[59]가 되어 가고 있다고 하였다. 사람에 따라 컴퓨터 하드 드라이브에 있는 메모리를 잃는다는 것은 뇌 외상이나 뇌졸중 후에 기억 상실이 오는 것과 같다고 한다. 또한 인터넷에 연결된 컴퓨터 터미널은 새로운 형태의 감각기관─다른 사람들, 저 멀리 있는 세상과 연결해 주는 수단으로서 새로운 감각 정보를 흡수하는─이 되고 있다.

컴퓨터로 인하여 인간의 뇌 기능은 우리 몸 밖에서 수행되고 있다. Kurzweil[78]은 컴퓨터와 정보기술의 발전이 가속화되면서 '비생물학적 지능은 매년 두 배 이상 증가하는 반면, 인간의 생물학적 지능은 기본적으로 변하지 않고 있다'고 하였다. 우리가 뇌로 생각하는 대신 점점 더 컴퓨터로 생각한다면, 2030년 대 쯤에는 비생물학적 지능이 인간의 지능을 추월하게 될 것이고, 2040년 대 쯤에는 인간보다 '수십억배 이상 우월하게 될 것이다'라고 추정하였다. 그러나 이 새롭고 값비싼 기술이 전 세계 인구 모두에게 혹은 부자나 가난한 자나 모두에게 똑같이 허용될 것 같지는 않다. 텔레비전 의료 등에 관하여는 13장에서 자세히 기술할 것이다.

뇌

뇌 기능에 대한 연구는 지난 수 세기 동안

의학 연구와 임상의 초점이 되어 왔다. 신경생리학과 뇌파검사 등의 진단기술의 진보가 이어졌다. 상징적인 의미에서 볼 때 이는 현대 신체 이미지의 변화로 이어진다. 개인성과 자아가 위치하는 진정한 자리는 몸체가 아니라 뇌라는 이미지이다. 이는 머리와 두뇌를 인간의 해부학적 구조의 가장 중요한 부분으로 강조했던 19세기 골상학[25]과 같은 예전의 문화적 모델이 반영된 것이다. 이와 같은 변화는 죽음의 의학적 정의가 변화해 온 것에서도 알 수 있다. 1960년대 후반 이후로 죽음의 정의는 점차 '뇌사'가 되어 왔다. 즉 심장박동이나 호흡 같은 육체 기능의 정지보다는, 대뇌 기능이 끝난 것으로 정의되어 온 것이다.[81] 죽음의 정의를 인지기능의 정지, 생각하는 능력의 끝으로 보는 것은, 어떤 점에서는 데카르트가 3세기 전에 말한, "나는 생각한다, 고로 나는 존재한다."를 상기시키고 있다. 생각할 수 없다면 존재하지 않는 것이다.

서구 많은 국가는 뇌파에 근거하여 혼수상태 환자에게 법적 사망 선고를 하므로, 심장은 여전히 뛰고 있고, 생명유지 기계에 의지하여 여전히 숨을 쉬고 있음에도 불구하고 이들의 장기는 다른 사람들에게 이식되기 위해 '거두어 들이게 되는' 것이다. 뇌에 관심이 증가한다는 사실은 뇌 연구에 막대한 연구기금이 주어지는 것에서도 알 수 있으며, 또한 미국 의회가 1990년대를 '뇌의 세기'[83]라고 선언한 것과, 미국을 비롯한 여러 국가에서 '뇌 은행'(연구를 위하여 뇌와 신경조직을 모아 놓은 것)이 확장되는 것으로도 짐작할 수 있다. 예를 들면 재향군인회 워즈워드 병원, 캘리포니아 대학, 로스앤젤레스에 있는 국립 신경학 연구소 표본은행 등에는 2,000개 이상의 뇌가 저장되어 있

고, 매년 150개 이상이 추가된다. 러시아의 모스크바 뇌 연구소는 레닌을 비롯한 유명 인사들의 뇌 박편 조각 30,000 개 이상을 보유하고 있다.[85]

한편 Nudeshima[86]이 지적한 바에 의하면, 뇌사의 정의와 뇌사자의 장기를 사용하는 서구의 방식에 대하여 일본에서는 문화적으로 상당한 저항감이 있다고 한다. 장기이식을 필요로 하는 많은 일본인들이 이식받을 장기를 얻기 위해 해외로 나가는 이유가 바로 이 때문이다. 일본에서 1997년 장기이식에 관한 법률[87]이 제정되고, 죽음의 정의를 뇌사에 기준하였으며, 일본 전역에 2,300만개의 장기기증 카드가 배포되었으나, 다음해 1년 동안 단 한 건의 장기이식수술도 이루어지지 않았었다.[88] 그 다음 해인 1999년에도 소수의 이식수술이 있었을 뿐이다.[89] Nudeshima[86]는 그 이유가 '일본의 전통적 개념에서 인간은 개인이 아니라 공동체에 기반을 두고 있기' 때문이라고 하였다. 어느 개인의 뇌가 죽었다는 것이 그 개인의 실제 죽음과 반드시 동일한 것은 아니다. 죽음은 단독적인 사건이라기보다는 오랜 기간에 걸친 일련의 과정으로 간주된다(☞9장). 그리고 그 가족과 공동체가 때로는 몇 년에 걸쳐 치르는 일련의 의례 후에 종결되는 것으로 인정된다. 또한 상호관계와 사회적 유대를 중요시하는 사회에서는 익명의 기증자로부터 장기를 받는다는 것이 저항감을 불러일으킬 수 있다. 영혼이 몸 어느 구석에나 다 존재한다고 믿는 신도(神道)와 불교 신앙의 관점에서 보면, 뇌의 죽음을 개인의 죽음으로 정의하기 어려울 것이다.[90]

의료적 몸

현대 의학의 핵심인 환원주의(還元主義 reductionism)는 진단기술의 진보와 함께 더욱 견고해졌으며(☞5장), 이에 따라 더욱 미세한 영역의 몸 일부에 초점이 맞추어지게 되었다. 의학적 진단은 일상적으로 생화학적 수준에서,

---

25) 두개골의 모양에 의하여 성격과 특성, 범죄성까지도 알 수 있다는 이론으로 1800년 경 나타나 19세기를 휩쓸었다. 거짓과학으로 판명이 되었고 인종주의를 비롯한 차별주의를 뒷받침하는데 이용되어 비판을 받았으나, 뇌를 정신의 저장소로 보는 현대 정신의학의 발전에 영향을 끼쳤다.

세포 수준에서, 더 나아가 분자 수준에서 질병을 다룬다. 이는 지난 한 두 세기에 걸쳐 의학 교과서에 실린 도해의 변화를 살펴보면 이 경향이 반영되어 있음을 알 수 있다. 교과서에 실린 도해는 가시적 해부학에서 미시 해부학으로 변화해 왔는데, 말하자면 몸 전체를 그려낸 것에서부터 개별 장기의 묘사로, 마지막으로는 세포 혹은 세포 안에 있는 분자구조를 묘사하는 것으로 변화한 것이다. 논의의 여지는 있지만, 현대의학이 지금 가장 관심을 가지고 있는 '몸'이란 바로 세포 자체를 의미한다. 예를 들면, AIDS에 관한 의학적 논의에서는 특히 면역체계와 관련된 세포 수준에 초점이 맞추어지고 있다. 1895년 이래 엑스레이의 발달, 또 최근의 초음파, 단층촬영, 자기공명영상촬영 등의 발달은 인간의 몸을 더욱 '투명하게' 만들었다.[91] 병원에서, 진료실에서 그리고 산전 관리 클리닉에서 환자들은 자신의 몸 내부 구조를 기계를 통해 들여다보게 된다. 미디어, 잡지 혹은 인터넷을 통해 또는 의사와의 상담 중에도 사람들은 몸에 관한 의학의 환원주의적 관점을 은연중에 학습하게 되고, 이는 몸을 인식하는 방식에 영향을 미치게 된다.

의료 기술의 발전은 Kaufman과 Morgan[92]이 칭한 '중간적 존재'를 생산해 내고 있다. 이는 생명이 끝나가는 상태에서 '죽은 것도 산 것도 아닌' 상태에 있는 사람을 칭하는 것으로서, 중증의 혼수상태나 '시체와 마찬가지인 뇌사자'들이 생명유지기계에 의해 오랜 기간 생명의 기본 기능을 유지하게 되는 상태이다. 이에 관한 논의는 14장에서 다루게 된다. 의료기술은 생명의 시작에서도 '새로운 형태의 생명의 경계선'[92]이라고 부르는 또 다른 중간적 존재를 만들어낸다. 줄기세포, DNA 표본, 태아 조직, 냉동 배아, 난자와 정자 등이 포함된다. 그러나 이런 의료기술의 발전이 부유한 국가나 가난한 국가의 부자 엘리트에게만 혜택이 돌아간다는 것은 주목해야 할 사실이다.

몸 밖에 있는 자궁

새로운 생식(生殖)기술과 시험관 수정(IVF) 또는 대리모 제도(☞6장) 등의 불임치료법이 발전함에 따라 여자의 몸과 생식기능에 관한 시각은 변화해 왔다.[93] 예를 들면 배란, 수정, 임신은 어느 한 여자의 몸 안에서 일어나는 것이었는데, 이제는 이 과정 중 어느 것이나 한 여자의 몸 밖에서 혹은 다른 여자의 몸속에서 일어나는 것이 가능해 진 것이다. 임신, 출산 그리고 아기의 성장이 이제는 세 명의 서로 다른 여자와 연관될 수 있다. 즉 유전적 어머니, 임신·출산한 어머니, 그리고 키워준 어머니의 세 어머니로서,[94] 난자를 제공하고, 임신기간 동안 태아를 배고 있으며, 아기가 태어난 후 돌보는 세 사람의 다른 어머니가 있게 되었다. 생식기술의 발전은 불임 여자에게 환영할 만하지만, 신체 일부 교체 수술과 마찬가지로 신체 이미지와 몸의 영역에 관한 생각에 영향을 주고 있다. 한 여자의 자녀가 다른 여자의 자궁에서 자랄 수 있다면, 몸의 개념은 물론, 자아/자아가 아닌 것에 관한 전통적 개념이 급진적으로 달라질 것이기 때문이다. 더구나 난자 기증자에게 있어서 난자 그 자체는 자기 몸의 밖에 있는 것으로 간주될 수 있는데, 왜냐하면 그 난자는 곧 다른 여자의 몸에 녹아 들어가게 될 것이기 때문이다.[95]

이식장기와 몸의 일부가 거래된다.

1954년 최초로 신장이식수술의 성공, 1967년 최초로 심장이식수술 성공 이후, 이식수술은 세계적으로 크게 증가하였다. 매년 6만5,000건 이상의 이식수술이 이루어지는데, 이 중 4만 5,000건이 신장이식수술이다.[96] 나머지 2만여 건은 폐, 간, 췌장 등의 수술이다. 그러나 현재 이식수술을 필요로 하지만 기증자를 찾을 수 없는 사람과 비교하면 이식 가능한 장기는 훨씬 모자라고, 대기자 중 많은 사람은 이식수술을 받기 전에 죽게 될 것이다. 최근에 이식할 장기—사망자로부터 나온 것이건 살아 있는 사람에게서 추출한 것이건 간에—는 매우 귀한 상품이 되어버렸고, 따라서 시장 법칙, 즉 공급과 수요의 법칙에 따라 유통되고 있다. 장기는 판매와 물물교환을 위한 거래 품목이 되어 가고 있는 것이다.[96] 그러나 인간의 장기는 결코 의미 없는 물체나 단순한 '그것'이 되지는 못할 것이다. 심장, 뇌와 같은 장기는 일상의 언어와 맞물려 있는 강력한 은유의 대상이다.[97] 예를 들어 심장은 근육으로 이루어진 펌프가 아니라, 사랑, 감정, 인격, 용기, 의식력 등의 보편적 상징물이다. 사람들은 심장을 개인성의 정수로 보고, 따라서 일상용어에서도 '따뜻한 심장을 가진', '쇠로 된 심장을 가진' 혹은 '심장이 깨졌다'는 말을 사용한다. 이러한 상징성은 오늘날까지도 심장이식수술을 받은 사람에게 작용하는데, '심장까지 병든' 사람이 누군가로부터 '심장을 받고' 예전과 같이 '마음이 따뜻'해지는 것으로 인식되는 예가 그것을 말하고 있다.[97]

이식수술은 사람들 사이에 새로운 형태의 '친족' 혹은 연결 관계를 만들어내고 있다. 이식수술은 몸은 부분적으로는 죽지 않을 수 있다는 생각을 만들었는데, 비록 기증자의 몸은 죽었어도 그 사람 몸의 일부분은 다른 사람의 몸속에서 계속 살게 되기 때문이다. 어떤 가족들에게는 이런 생각이 위로가 될 수도 있지만, 다른 가족에게는 더 오랜 기간 애도하게 되거나 감정적 정리가 길어질 수 있을 것이다.

다른 의료적 과정도 다 마찬가지이지만, 이식수술 역시 수술이 행해지는 상황에 따라 결정된다. 서구에는 이식 장기를 '부품'으로 보는 인식 모델이 보편적인 반면, 다른 곳에서는 다르게 받아들여질 수 있다. 스리랑카의 신체 이식 개념에 관하여 연구한 Simpson[98]에 의하면, 시나할 지방에서는 상좌부 불교(Therevāda)의 영향으로 눈과 혈액 등의 장기 기증이 권장된다고 한다. 불교가 욕심을 버리고 무상으로 자선을 베풀거나 기증하는 것을 강조하고 있고,

이는 니르바나, 즉 각성의 가장 높은 단계에 도달하는 수단이라고 한다. 즉, 필요로 하는 사람에게 자기 몸의 일부를 주는 헌신의 행위(dāna upa paramitā 라고 알려져 있다)이기도 하고, 기증자가 물질세계에 집착하지 않음을 드러내는 것이기도 하다. 독실한 한 불교신자는 다음과 같이 말했다고 한다. "뇌출혈 등으로 깨끗하게 순식간에 죽을 수 있기를 희망합니다. 그래야 내 몸 모든 부분이 최대한으로 이용될 수 있을 테니까요."

미국 인디아나폴리스에서 연구한 Sharp[99,100]의 연구에 따르면, 의사, 기증자, 수령자, 기증자의 가족 들 사이에는 매우 상이하고, 때로는 전혀 상반되는 견해를 이식에 관하여 가지고 있기도 한다. 외과 의사들에게 이식 장기는 인격이 없는 '물체'에 불과하여, 단지 '근육, 펌프, 여과기, 혹은 살 조각'으로 받아들여진다. 이식될 장기는 몸을 원활히 작동시키기 위한 단순한 부속품일 뿐이다. 의사들은 수령자와 기증자 가족 간에 접촉하지 말 것을 권하고 있고, 기증자에 관해서도 최소한의 정보만을 알려줄 뿐이다. 일부에서는 이식 장기를 점차 상품으로 보는 경향까지 있다. 1984년 미국국립장기이식에 관한 법령에 의하여 몸의 부분이 상품화되는 것은 금지되었지만, 많은 외과 의사들은 이식 장기를 구하기 어려운 귀한 물건으로, 가능한 비싼 가격으로 사고 팔 수 있는 물건으로 여기고 있다.

그러나 장기 수령자에게 이식 장기는 의미 없는 '물건'이 아니다. 특히 생명유지에 필수적인 심장, 폐, 간의 경우에는 더욱 그러하다. Sharp[99]는 장기이식수술이 수령자에게 심리적, 사회적으로 영향을 끼친다고 지적하였다. 어떤 경우에는, 남의 몸 일부가 자기 몸속에 있다는 것이 '자아감을 산산조각 내게 할 수도 있다'는 것이다. 이식을 받은 많은 사람들은 수술 후에 자신의 정체성을 재구성하려 노력한다. 때로는 기증자에 대하여 개인적이고 이상화된 환상을 만들어내어 이 환상의 이미지를 자신의 새로운

자아 이미지에 통합시키기도 한다. 특히 아이들의 경우, 이식된 장기 안에 기증자의 속성(특히 부정적인 속성)이 '세포 기억'과 같은 식으로 숨겨져 있을지도 모른다고 두려워할 수 있다. 장기를 이식받는다는 것은 또한 예전의 인생에 새로운 일대기가 이식되어 시작된다는 것을 의미한다. 이식을 받음으로써 다시 태어나는 것일 뿐만 아니라, 어떤 면으로 볼 때 이식 장기 자체의 역사와 일대기를 가지고 오기 때문이다.[99] 수령자는 의문을 가질 수 있다. 이 장기는 어디에서 왔지? 어떤 역사를 가지고 있는 것일까? 기증자는 누구일까? 어떤 사람이었을까? 어떻게 죽었을까? 이 의문에 대해 대부분의 수령자는 알 수가 없다. Sharp[99,100]의 연구에 의하면 수령자들 대부분은 '생명의 선물'을 받았음에 행운을 얻었다고 느끼고 어떻게든 기증자의 가족에게 은혜를 갚으려고 하지만, 기증자에 대한 익명 보장과 의료진의 태도로 인하여 갈등을 겪는다고 한다. 간접적으로나마 은혜를 '갚기 위하여' 수술 후에 수령자들은 그들 자신보다 혜택을 받지 못하는 사람들을 위하여 자원봉사를 한다고 한다.

장기 기증자의 가족은 이식수술에 대하여 매우 다른 태도를 가진다. 가족들은 자신들이 소유권을 가지고 있다고 생각하거나 혹은 수령자를 친척과 같이 느끼면서 개인적으로 접촉하고 싶어 한다. 그들이 사랑하던 사람의 심장이 수령자의 몸 안에서 박동하고, 폐가 그 몸 안에서 숨을 쉬고 있기 때문이다. Sharp[100]에 의하면 가족들은 '수령자가 이식된 장기를 어떻게 사용하는지 관리할 권리가 있다고 느낀다'는 것이다. 그러나 수령자와 마찬가지로 기증자 가족들에게도 개인적 접촉은 병원이 권장하지 않고 있다.

장기이식은 다음과 같은 윤리적 질문을 던지고 있다. '생명'의 끝을 무엇으로 볼 것인지, '죽음'의 순간을 어떻게 규정할 것인지, 문화권에 따라 매우 새로운 질문을 야기한다. 죽음은 몸 전체의 죽음인가, 심장, 폐, 감각, 통증, 운동 능력의 정지로 볼 것인가? 아니면 그저 뇌의 죽음으로 볼 것인가? 앞서 말한 일본의 예와 같이, 모든 문화권에서 '뇌사'가 죽음으로 인정되는 것은 아니다. 선진국에서조차도, Lock[101]의 지적에 의하면, 전 사망의 단 1%만이 뇌사에 의해 죽음이 판정되고 있다고 한다. 게다가 뇌사를 판정하기 위해서는 매우 발달된 장비를 필요로 하는데, 이것이 어디에서나 가능한 것은 아니다. 그러나 진단할 수 있는 장비가 있다 하여도 기증자는 의학적으로 애매한 상태에 있다. 가족들에게는 그들이 사랑하던 사람이 '뇌사한 시체와 같은 상태', '살아있는 시체', 혹은 '곧 부검할 대상'에 속한다는 사실을 받아들이기 어렵다. 마치 살아 있는 것처럼 보이고, 생시와 같은 피부 색깔을 가지고 있고, 맥박이 뛰고 손톱이 자라고, 숨을 쉬고 있는 대상 앞에서는 더욱 그러할 것이다. 더 나아가 다음과 같은 질문을 던질 수 있다. 이제 누가 이 '부검 대상'의 몸과 부분들을 소유하고 있는가? 누가 이식될 장기를 떼어도 좋다고 동의서에 사인할 것인가?

Lock[101]는, 서구 의료와 진단기술은 '새로운 죽음', 더 정확히 말하면 죽음의 순간을 정의하는 데 전혀 새로운 방식을 발명해냈다고 보고 있다. 의사는 혼수상태에 빠진 환자의 몸에게 '두 번째 죽음'의 정확한 시간을 정할 수 있는 권력, 즉 생명유지 기계를 언제 끌 것인지 정할 권력을 주게 되었음을 의미한다. 또한 부검에 처한 사람의 장기를 언제 적출할 것인지도 결정할 권리를 준 것이다. 그럼에도 불구하고 일부 의사들은 이 상황을 불편하게 받아들이고 있다. Lock이 면담한 '중환자실의 의사들은 환자의 몸이 되돌리기 어렵게 손상되어 있고, 그 상태는 조만간 완전한 생물학적 사망에 이를 것이 확실하다고 알고 있음에도 불구하고, 어느 누구도 뇌사의 진단이 생물학적 생명의 끝을 의미한다고 믿지 않고 있었다'고 한다.

몸의 부분의 상품화

장기이식에서 현대에 주요 문제가 되고 있는 것은 인간의 장기가 상품화되어, 합법적으로든 불법적으로든 국제적인 차원에서 거래되고 있다는 것이다.[90,101] 이식 장기의 공급은 수백만 달러가 오고가는 기업이 되어 국제적으로 가지를 치고 있다. 수천 명의 사람들이 세계 곳곳에 있는 뇌사자들 중에서 대상을 선택하고, 장기 적출, 이송, 저장, 조달과 판매에 종사하고 있다.

최근의 이러한 국제 판매망을 조사한 Scheper-Hughes[102]는 '장기 거래는 광범위하게 퍼져 있고, 수지타산이 맞으나, 대부분의 국가에서는 명백하게 불법이며 의료기관의 윤리에 반하는 것이다. 곳에 따라 이런 장기 거래는 의료계 상위층과 범죄 하위층을 연결해 주기도 한다. 그런 거래에는 많은 사람이 연결되어 있는데, 경찰, 영안실 직원, 병리학자, 공무원, 구급차 운전수, 응급실 직원, 안구은행과 혈액은행 관리자, 그리고 이식수술 스케줄 관리자가 포함된다.' 신장이식의 예를 들면, 엄청난 숫자의 이식용 신장이 가난한 나라에서 부자 나라로 흘러들어오고 있으며, 이런 '생물학적 해적 행위'(bio-piracy)가 세계적 불평등의 단적인 예로서 부자가 가난한 자를 착취하는 현실 중 단지 하나의 예에 지나지 않음을 Scheper-Hughes는 역설했다. 가난한 나라의 기증자들은 그들이 '덤'으로 가진 것은 오직 '하나 더' 있는 신장이기 때문에 가난에 쫓겨 어쩔 수 없이 신장을 팔고 있다. 인도 일부 지방에서는 딸의 결혼 지참금을 장만하기 위하여 신장을 팔거나, 생필품을 사기 위해 그러기도 한다. 브라질에서도 가난한 사람들은 기꺼이 신장이나 눈을 팔려고 하는데, '두 개를 가지고 있기 때문에' 그런다고 했다. 가난한 나라 여러 곳에는 장기 판매를 위한 암시장이 존재하고 있고, 그곳에서는 중동, 유럽, 북미에서 온 부자 이방인에게 장기를 팔고 있다. 어떤 경우에는 기증자나 그

가족의 동의 없이 장기가 적출되기도 한다. 이로 인하여 권력기관이나 외국인이 '장기 도둑질'을 한다는 루머가 여러 나라에서 유행하고 있다.

곳에 따라 정부가 몸의 부분 공급을 '국영화'하여 통제하기도 한다. 브라질에서는 1997년 장기 공급 부족을 해결하고 장기 거래를 줄이기 위하여 연방 법안을 통과시켰는데, 이는 '모든 브라질 성인은 공식적으로 사후 장기기증을 하지 않겠다고 선언하지 않는 한' '잠정적인 장기 기증자'가 되도록 한 것이다. Scheper-Hughes에 의하면, 이 법률은 가난한 브라질인 일부에 공포를 야기했고, 이들은 '새 법률은 그들의 몸에 가해지는 또 다른 관료적 폭행에 불과하다'고 보고 있으며, 이식 장기를 구하려는 질 나쁜 의사에게 걸렸을 때는, 의사가 그들의 생명을 구하려 하지 않을 것이라고 생각하기 때문이라는 것이다.[102]

이식될 장기가 어디에서 왔건, 장기 수령자들은 새 장기를 매우 다른 방식으로 인식하고 있는데, 아래 스웨덴 사례는 그것을 잘 나타나 있다.

사례 2.2. 스웨덴에서 이식 장기에 대한 인식

2001년 Sanner[103]는 스웨덴에서 장기 기증에 대한 사람들의 인식을 조사하였다. 이식받은 장기이건 아니면 기증할 장기이건 간에 장기이식에 관한 찬반 두 가지 의견이 있음을 알게 되었다. 첫째, 몸은 객관적인 '기계와 같은' 것이며, 진정한 '자아'를 의미하는 것은 아니라는 견해가 있다. 이들은 기증된 기관을 그저 '부품'으로 보고 있다. 둘째, 몸과 '자아'는 밀접하게 연결되어 있어서 새 장기는 기증자의 특성, 즉 성격이나 행동 특성을 그대로 옮겨올 것이라는 견해이다. 이 두 가지 견해 사이에는 장기 기증에 관한 각기 다른 7가지 견해가 있다고 하였다.

1. 기꺼이 기증하고 수령한다. 이는 기계 모델과 관련된다. 이들은 자아감이 자기 몸 안의 장기와 연

관된다고 믿지 않는다('내가 남으로부터 신장을 받았다 해도 내가 나인 것과는 무관하다').

2. 기꺼이 받겠지만, 기증은 하지 않는다. 기계 모델을 가지나 죽음에 대한 불안이 크고, 어떤 일이 있어도 살아남으려고 한다. 그러므로 장기이식술은 받겠지만, 자신이 기증함으로써 위험에 빠질 생각은 없다.

3. 받지도 주지도 않는다. 이들은 장기가 교환되는 것은 '비자연적', '자연에 위배되는 것', '자연이 정한 경계를 침범하는 것'이라고 생각한다. 또한 동물의 장기를 이식하는 것도 반대한다. ('동물 장기가 내게 맞지 않는다는 것을 내 몸은 알게 될 겁니다. 그건 자연을 위반하는 것입니다.')

4. 받지도 주지도 않는다 : '영향을 끼칠 것이다.' 이들은 이식된 장기 안에 기증자의 특성이 남아 있어 수령자의 성격과 정체성을 바꿀 것이라고 믿는다. 이들은 받는 것도 주는 것도 강력히 반대하는데, "모르는 사람의 일부가 되거나 내 몸 안에 남의 일부를 둘 수 없다."고 말한다. ("모든 것이 심장 안에 있습니다. 받는 것도 주는 것도 싫어요.") ("내가 돼지의 심장을 받으면 돼지같이 보일 겁니다.")

5. 받지도 주지도 않는다 : '환생하는 몸.' 이들은 환생에 관하여 매우 구체적인 생각을 가지고 있고, 주요 장기가 없어진 불완전한 몸으로는 부활할 수 없다고 믿고 있다.

6. 주고받는 감정이 혼란스러우나, 가족에게는 기꺼이 주겠다. 4번과 마찬가지로 모르는 사람으로부터 장기를 받아서 그 영향을 받게 될 것을 불안해한다.("범죄자로부터 받으면 어떡하지요?") 그러나 친척으로부터 받는 것에는 동의한다. 가까운 가족에게는 기꺼이 기증한다.

7. 받는 것은 혼란스러우나 주는 것은 기꺼이 할 수 있다. 타인에게 기꺼이 기증하나, 장기이식을 받음으로써 자신의 신체 이미지에 변화가 올 것을 불안해한다. ("이식된 후에 남들이 나를 알아볼까요? 인공 장기가 나를 '사이보그'로 만드는 것은 아닐까요?")

임신한 몸

모든 문화권은 임신기간 중에는 산모와 태아가 *취약할 것*이라는 믿음을 가지고 있다. 이 취약성에 관한 생각은 출산 후까지도 연장되어, 초기 산욕기와 수유기간도 포함한다. 임신 생리에 관한 문화적 개념은 아이가 태어난 후에 임신이라는 사건을 재해석하기도 하는데, 기형이나 병약함 또는 지체가 있는 아기는 임신 전에 있었던 바람직하지 못한 사건의 결과라고 이해하는 것이다. 대부분의 문화권에서 산모의 행동 즉 음식, 육체적 활동, 정신 상태, 도덕적 행동, 술, 약물 혹은 담배를 피우는 것은 생식에 직접적인 영향을 주고, 아직 태어나지 않은 아이에게 해를 입히는 원인이 된다고 간주한다. 인류학자들은 임부를 둘러싼 모든 금기와 제약이 단지 산모와 태아를 보호하기 위한 것만은 아니라고 주장한다. 임부는 사회적으로 취약하고 혼란스런 상태에 있고 또한 아내와 어머니라는 두 사회적 역할 사이의 과도기에 있다(제9장 참조). 이러한 경계선적 상황에서 임부는 자신에게도 그리고 타인에게도 위험하고 모호한 '비정상적' 상태에 있는 것으로 인식되는 것이다. 임신을 둘러싼 의례와 금기는 임부가 과도기에 처해 있음을 알리는 기능은 물론, 산모와 태아를 보호하는 데도 도움이 된다.

임신에 관한 민간 속설

1970년대에 Snow 등[51,105,106]은 미국 미시간의 공립 산전 관리 클리닉에서 임신생리에 관한 일반인들의 견해를 조사하였다. 일반인의 견해는 의사들의 것과 현저하게 차이를 보이고 있었다. 31명의 임부를 대상으로 한 연구에서, 이들 중 77%는 임부가 강한 감정이나, 혹은 잘못된 행동에 대한 신의 처벌, '자연의 힘' 또는 타인의 의도적 악의에 의해 태아에게 영구적 기형이 오거나 사산아가 태어날 수 있다고 믿고 있었다. 멕시코 계 미국 여자들은 임신 중에 지나치게 많이 자거나 쉬면 태아가 '자궁에 달라붙게' 되어 출산이 어려워져 아기에게 해가 간다고 믿고 있었다. 또한 임부가 월식을 보면 아기에게 해가 간다고 했다. 임부가 보호구를 착용하지 않은 채 월식 때 외출을 하면, 아기가 죽어서 태어나거나 언청이가 되거나 몸의 일부가 없이 태어난다고 믿었다. 월식 때 허리에 실로 맨 열쇠를 차고 나가면 충분한 보호가 된다고 한다. 또한 산모가 지나치게 강한 감정(두려움, 증오, 질투, 분노, 슬픔, 연민)을 가지면 태아에게 위험하다고 한다. 고양이나 물고기 같이 임부를 깜짝 놀라게 하는 무엇인가를 보이면 아기가 그것과 닮은 모습으로 태어날지도 모른다고 생각했다. 임신 중 물고기에 놀란 어떤 여자는 '입천장에 두개의 구멍을 가지고 있고 물고기처럼 수영할 수 있는' 아이를 낳았다고 했다. 산모의 잘못된 행동으로도 태아는 해를 입을 수 있다고 한다. 임신기간 동안 다리를 저는 사람이나 지체장애인을 놀리면 신이 아기에게 유사한 장애를 주어 괴롭힌다고 믿었다. 끝으로 언급할 것은, 타인이 악의를 가지면 태아에게 해가 오거나 사산된다는 믿음도 있다. 지역에 따라 다르기는 하지만 유사한 민간 속설은 전 세계 곳곳에서 발견할 수 있다.

산모가 먹는 음식이 태아에게 영향을 미칠 것이라는 믿음도 미시간 연구에서 조사되었다.[51] 40명의 여자 중 90%가 임부는 어떤 방식으로든 먹는 음식을 바꾸어야만 한다고 생각했다. 반면 38%는 음식에 대한 갈망이 충족되지 않으면 아기에게 영구적인 '홈이 남게' 될 수 있다고 믿었다. 만약 닭고기를 간절히 먹고 싶어 했는데 먹지 못했다면 '닭처럼 생긴' 아기가 태어날 수 있다고 믿는 여자도 있었다. 또 다른 견해는 특정 음식이 태아에 미치는 영향과 관련되어 있는 것이다. 예를 들면 산모가 체리

나 딸기를 임신 중에 너무 많이 먹는다면, 태어난 아기에게 붉은 반점이 있을 것이라고 말했다. 또는 산모가 초콜릿을 먹으면 (심지어 초콜릿 위에 앉는 경우에도) 아기는 '초콜릿 흔적'을 가질 것이라고 했다. Snow는 이러한 음식 섭취에 관한 믿음 중 어떤 것은 임신에 위험을 초래할 수도 있는데, 임부가 바람직하지 않은 식습관을 가지면서 이를 변명하는 데에 쓰일 수 있기 때문이다. 일부 라틴 아메리카 여자들 사이에 있는 속설은, 내부의 '균형'을 유지하기 위해 영양 성분과는 상관없이 '뜨거운' 또는 '찬' 음식을 임신 중 섭취하는 것이다. 이와 비슷한 믿음은 인도 대륙의 여자들에게서도 찾아 볼 수 있다. Homans[104]는 영국 태생의 아시아계 여자의 예를 인용하였는데, 그 여자가 말하기를 "어머니가 말씀하기를 '뜨거운' 것은 지니고 다니지 말고, 가열기 앞에 앉지 말고, 코카콜라를 마시지 말라고 하셨다. 몸에 너무 많은 열이 들어오면 유산이 될 수도 있다고 말씀하셨다."고 했다.

임신 중의 자궁 상태에 대한 믿음 또한 임부의 건강에 영향을 미칠 수 있다. 미시간 연구[105]에서는, 자궁은 태아를 지키기 위하여 임신기간 중에는 '꽉 닫혀 있는' 공간이라고 널리 믿었다고 한다. 한 여자는 임부는 임신기간 동안에는 성병에 걸리지 않는다고 믿고 있어서 성병 예방에 주의를 기울일 필요가 없다고 믿었다. '왜냐하면 자궁이 닫혀있어서 균이 침투할 수 없기 때문이다.' 임신의 생리기능과 위험에 관한 견해는 사회적, 심리적 그리고 생리학적 측면들을 가지고 있다. 그 같은 견해는 임부를 특정 범주로 분리해 놓는다. 임부는 보호적인 금기와 관습으로 둘러싸여 있으며, 이 관습은 새로 태어날 아기의 기형이나 병을 소급하여 설명하도록 해준다. 두 가지 측면 모두 임부와 태아에게 보호는 물론 해도 끼칠 수 있는 것이다.

피에 관한 속설

몸의 생리에 관한 문화적 개념이 임상 의료와 어떻게 연관되는지 알아보기 위해, 피의 성질과 기능에 관한 몇 가지 믿음을 기술하려 한다. 몸 안을 돌고 있는 본질적 액체로서, 또 상해, 질병, 생리 또는 출산 시에 몸 밖으로 흘러나오는 것으로 경험되는, 피에 관한 속설은 병에 관한 생각의 근거가 된다. 피에 관한 일반적 분류는 양, 농도, 온도, 질에 관한 것으로서, 양이 많거나 적을 때, 농도가 옅을 때 (빈혈을 일으키는 '얇은 피'), 온도가 높을 때('뜨거운 병'은 모로코에서 '피 속에 열'이 있어 생긴다고 믿어진다) 병이 생기고, 질은 변비로 인한 '불순물'에 관한 것, 또는 남자를 약화시키는 '생리혈'의 오염에 관한 속설에서 알 수 있다. 피에 관한 민간 속설은 생리적 기능보다 더 많은 의미를 함의하고 있다. 즉 피는 사회적, 육체적, 심리적인 많은 것들을 표방하는 강력한 이미지이다. Turner[107]가 '하나의 상징이 여러 의견을 가진 것'이라고 칭한 것에 해당하고, 동시에 여러 가지 요소를 동시에 표의함을 의미한다. 범문화적으로 피와 관련된 의미를 나누어 보면 ; 감정 상태를 나타내는 지표(얼굴이 상기되거나 창백함) ; 성격 유형(다혈적인, 냉혈적인) ; 친족관계('피는 물보다 진하다') ; 사회적 관계('우리 사이에 나쁜 피가 흐른다') ; 육체적 손상(출혈, 멍) ; 성(생리) ; 위험(생리혈과 산후 혈) ; 음식(나쁜 것을 먹으면 '얇은 피'가 된다)과 같은 것이 있다.

따라서 의사는 피에 관한 민간 속설 뒤에 감춰져 있는 상징을 인식해야 한다. 이 속설은 환자들이 병원에서 피검사나 헌혈을 할 때 영향을 주기 때문이다. 특히 AIDS를 비롯하여 B형 및 C형 간염이 전 세계적으로 퍼지고 있는 상황에서는 더욱 중요하다.

사례 2.3. 영국 남 웨일스 지방에 있는 피에 관한 믿음

Skultans[109]는 1970년 남부 웨일스 지방의 탄광촌에서 여자들이 월경을 어떻게 인식하는지 조사하였는데, 생리혈에 관한 두 가지 종류의 믿음을 찾아낼 수 있었다. 첫째는, 생리혈은 '나쁜 피'이며, 월경은 몸에서 나쁜 것이나 과다한 것을 제거하는 과정이라는 것이다. 가능한 많은 양의 피를 흘리는 것이 중요하다고 보는데, 이는 '몸이 스스로 고치는' 방법이기 때문이라고 했다. 그곳의 여자들은 '생리를 하지 않거나 생리혈의 분량이 많지 않으면 '몸이 붓고 배에 가스가 찬 것 같고 활동이 느려지고 활기가 없어진다'고 느꼈다. 한 여자는 심한 생리 후에 '매우 기분이 좋았고', 대부분은 매달 있는 '확실한 청소'가 가치 있는 것이라고 주장했다 한다. Skultans의 보고에 의하면, 이 집단은 비교적 편안하고 안정된 결혼생활을 하고 있는 사람으로서, 월경이란 정기적으로 나쁜 것을 없애주므로 '몸의 건강함을 유지하는데 필수적이라' 여겼다. 또한 월경 주기 동안은 몸이 취약해지는 시기로 보았고, 특히 피의 흐름을 막는 어떤 일이 일어날 경우를 두려워하였다. 이런 생각을 가지고 있으므로 폐경에 대해서는 당연히 비관적인 태도를 주는 반면, 동시에 비정상적으로 심한 출혈은 걱정하지 않는다. 둘째로, 월경이 건강에 해가 된다고 믿는 집단이 있었는데, 이들은 '생명의 피를 잃는 것'을 두려워하였다. 그 집단의 여자들은 월경이 가능한 빨리 멈추기를 바랐으며, 폐경과 그 동반 증상에 대해 훨씬 긍정적으로 생각하고 있었다. Skultans의 견해에 의하면, 생리기간을 '귀찮은 것'으로 보는 견해는 안정되어 있지 않고 불안한 부부관계와 관련되는 것 같다고 하였다.

사례 2.4. 남아프리카 줄루 지방에 있는 월경에 관한 믿음

Ngubane[110]은 남아프리카 공화국의 줄루족 사이의 생리혈에 대한 믿음을 기술하였다. 월경을 하는 여자들은 전염성 오염물질을 가지고 있어서 주위 사람은 물론 자연 세계에도 위험한 존재로 여긴다. 남자가 생리 중인 여자와 성관계를 하면 생리혈로 인해 정력이 약화될 수 있다. 생리 중인 여성은 환자 옆에 가거나 환자가 먹는 약 근처에도 가면 안 된다. 농작물 사이나 가축 떼 사이를 지나가면 작물이 망하거나 가축이 병들기도 한다. 다른 아프리카 사회에서 여자들은 매달 있는 자신의 위험으로부터 공동체를 보호하기 위하여, 따로 떨어진 '월경 오두막'에 갇혀 있기도 한다. 생리혈의 '불결함'과 오염시키는 힘에 대한 유사한 믿음이 세계 여러 지역의 문화와 종교 집단 내, 특히 남자들 사이에서 발견되고 있다.

사례 2.5. 미국, 미시간 주에 있는 월경에 관한 믿음

Snow와 Johnson[51,106]은 미시간 주에 있는 한 공공 진료소에서 저소득층 여자들이 월경에 대해 가지고 있는 속설을 조사하였다. 그들 중 다수는 월경이 병을 일으키는 독을 몸에서 제거하는 방법이라고 보았다. 자궁은 '더럽혀진 피'로 천천히 채워지는 동안 꽉 닫혀 있고, 생리하는 동안에는 피가 흘러나가도록 열리는 빈 방과 같은 기관으로 보았다. 그 결과 이 여자들은 '자궁이 열려있는' 생리 직전, 도중, 또는 직후에만 임신할 수 있다고 생각했다. 자궁이 열려있는 동안에는 찬 공기나 물, 균이나 마녀의 주술 같은 외부의 힘들이 일으키는 병에 특히 취약하다고 믿었다. 한 여자는 생리기간 동안에는 장례식에 가지 말아야 하는데, 그 이유는 사람이 죽으면서 생긴 균이 열린 자궁으로 들어와 병을 생기게 하기 때문이라 했다. 이 여자들이 강조해서 말하는 두려움은 월경, 산후 출혈 혹은 낙태 후 출혈의 흐름이 끊어지거나 막히는 것이다. 특히 이들은 '찬' 음식을 먹으면 '뜨거운' 피가 뭉치게 되어 흐름이 막히지 않을까 우려했다. 흐름이 막히면 몸속으로 '되돌아가서' 뇌졸중, 암, 불임, '급성 결핵'을 불러일으킬 수 있다고 했다. '찬' 음식에는 신선한 과일, 특히 오렌지류, 토마토 그리고 녹색 채소들이 있다. 연구자들은 월경, 낙태 후 또는 산후 상태에 질 출혈이 있는 동안 찬 음식을 피하는 것은, 이미 비타민 부족에 시달리고 있는 저소득층 여자들이 음식으로부터 모자란 비타민을 섭취할 수 있는 기회를 박탈하는 것이라고 지적한다. 생리혈이 나오지 않는 것에 대한 두려움은 생리 변화를 일으키는 피임법을 쓰지 않는 원인이 될 수도 있다.

사례 2.6. 미국 남부에 있는 '너무 많은 피'

1976년 Snow[111]는 미국 남부의 저소득층 흑인 및 백인 환자들 사이에서 '너무 많은 피'(high blood)라고 불리는 민간인의 믿음을 기술하였다. 이 믿음의 핵심은, 피의 양은 먹거나 마시는 양에 따라 많아지거나 적어지고, 따라서 '많은 피'나 '적은 피'(low blood)를 초래한다고 믿는 것이다. '적은 피'는 레몬주스, 식초나 식초절임 종류, 올리브, 양배추 절임과 사리염(瀉利鹽)과 같이 시거나 톡 쏘는 음식을 먹어서 생기는 것이고, 그 결과 허약해진다고 믿었다. 특히 임신한 여자에게 잘 생긴다고 여겼다. 이 때는 사탕무, 포도 주스, 붉은 포도주, 간, 고기 같은 붉은 음식이나 음료를 먹어 치료해야 한다고 생각했다. '많은 피'는 반대로 붉은 고기 같은 기름진 음식을 너무 많이 먹어서 생긴 것이라고 한다. 가정 요법으로는 레몬주스, 식초, 신 오렌지, 사리염, 절임 종류나 올리브와 소금물을 마시게 했다. 이러한 믿음이 임상적으로 의미가 있다고 보는 이유는, 이런 종류의 음식(예를 들면 매우 짠 음식)이 건강에 영향을 미칠 뿐만 아니라, '많은 피'의 증상을 고혈압으로 오인하는 사람들은 의사의 지시를 따르지 않을 수 있기 때문이다. 고혈압을 '많은 피'로 오인하는 환자는 음식에 소금을 많이 넣게 되고, 단백질 부족 상태에도 불구하고 붉은 고기를 안 먹으려 할 수 있다.

사례 2.7. 케이프베르데 섬의 '잠자는 피'

Like와 Ellison[112]은 미국에서 신경학 병동에 입원한 케이프베르데 열도 출신의 48세 여자의 사례를 기술하였다. 그 여자는 오른쪽 팔에 마비, 무감각, 통증과 경련 증상을 가지고 있었다. 2년 전에 양 손목의 콜스씨 골절[26]을 경험했고 그 후 점차 신경 증상이 나타났다고 했다. 환자가 호소하는 증상의 신체적 원인은 찾을 수 없었다. 그러나 곧 밝혀진 바에 의하면, 그 환자는 케이프베르데의 향토병인 '잠자는 피'(sangue dormido)를 앓고 있다고 스스로 믿고 있음을 알게 되었다. 즉, 정상적으로 '살아있는 피'는 다칠 때 피부 속으로 새어 나가 멍을 만들고, 이 멍이 '잠자는 피'를 만든다고 한다. '잠자는 피'는 살과 뼈 사이로 새어나가 깊숙한 곳에 고이게 되고, 이를 없애지 않으면 고인 피는 점점 늘어나고 부풀어 올라 아픈 부위에 피가 돌지 않게 된다는 것이다. 그렇게 되면 '살아있는 피'까지도 막히게 되고, 따라서 통증, 떨림, 마비, 경련, 뇌졸중, 시력 상실, 심장마비, 감염, 유산과 정신병 같은 갖가지 병을 일으킬 수 있다고 한다. 그 환자는 자신의 신경학적 장애가 '잠자는 피'로 인하여 피의 흐름이 막혀 생긴 것이라고 설명하는 것이었다. 결국 두 차례에 걸쳐 오른쪽 손목에서 12ml의 피를 빼내고 냉찜질을 받은 후에야 떨림, 마비, 통증의 증상이 사라졌다.

사례 2.8. 피, 재생하지 않는 물

Foster와 Anderson[113]이 지적한 바에 의하면, 세계 여러 지역에서 보편적으로 발견되는 피에 관한 믿음은, 피는 재생되지 않는 액체로서, 다치거나 병을 앓아 피가 줄었을 때는 대체할 것이 없어, 그 사람은 영구적으로 약해진다는 믿음이라고 했다. 라틴 아메리카 지역 사람들은 소중한 피를 빼내는 것을 가장 꺼리는데, 그곳 혈액은행이 헌혈받기 어려운 이유가 아마도 바로 이것일 것이다.

사례 2.9. 시에라레온, 멘데 지방의 '더러운 피', '잃어버린 피'

Bledsoe와 Goubaud[114]는 시에라레온 멘데 지방 사람들이 생각하는 피는, 잃어버리면 대체가 거의 불가능한 매우 중요한 액체라고 기술하였다. 기력을 빠지게 하는 병, 다치거나, 작은 균이나 벌레로 인한 감염은 모두 피를 '더럽게' 하거나 빠져나가게 한다고 말한다. 또한 피는 병원에서 혈액채취나 헌혈을 하면 '잃어버리는' 것이다. 그러므로 '멘데인들은 의료인이 피를 빼려 하는 것을 매우 두려워한다.' 이들은 음식(특히 야자 기름과 시금치, 감자 잎과 같은 녹색 채소)과 약(특히 붉은 색의)을 사용해서 피를 대신하거나 새로 만들어 정화하려고 한다. 붉은 색의 모든 약은 그 내용물에 상관없이 일단 색깔이 불그레하거나 갈색 또는 오렌지색이면 바람직하다고 여겼다. 예를 들어 환타, 기네스 또는 붉은 색 과일 주스도 아플 때 마시는 음료이다. 야자기름은 더럽거나 부적절한 피를 고치는 것으로 가장 선호되는 치료 방법이기 때문에, 유아들에게는 2살이 될 때까지 부드러운 쌀(몸을 성장시키는 것)과 야자기름(피를 만드는 것)으로 된 음식만 준다고 한다.

KEY REFERENCES

3 Polhemus, T. (1978). Body alteration and adornment: a pictorial essay. In: *Social Aspects of the Human Body* (Polhemus T., ed.). London: Penguin, pp. 154–73.

20 Ainsworth,C. (2004) Vital statistics. *New Scientist* 184(2471), 40–31.

27 Nasser, M. (2003) Eating disorders across cultures. *Psychiatry* 11(11),12–14.

30 Douglas, M. (1973). *Natural Symbols*. London: Penguin, pp. 93–112.

48 Foster, G.M. (1994). *Hippocrates' Latin American Legacy: Humoral Medicine in the New World.* Reading: Gordon and Breach.

53 Obeyesekere, G. (1977). The theory and practice of Ayurvedic medicine. *Cult. Med. Psychiatry* 1, 155–81.

58 Turkle, S. (1984). *The Second Self: Computers and the Human Spirit.* St Albans: Granada, pp. 281–318.

65 Oliver, M. (1990). *The Politics of Disablement.* London: Macmillan, pp. 78–94.

77 Sandelowski, M. (2002) Visible human, vanishing bodies, and virtual nursing: Complications of life, presence, place, and identity. *Adv. Nurs. Sci.* 24 (3), 58–70

88 Hadfield, P. (1998). No spare parts: cultural qualms are undermining Japan's transplant efforts. *New Scientist*, 31 October, p. 13.

92 Kaufman, S.R. and Morgan, L.M. (2005) The anthropology of the beginnings and ends of life. *Annu. Rev. Anthropol.* 34, 317–314.

103 Sanner, M.A. (2001) Exchanging body parts or becoming a new person? People's attitudes toward receiving and donating organs. *Soc. Sci. Med.* 52,

---

26) 넘어지며 땅을 손으로 짚을 때 흔히 발생하는 손목뼈의 골절.

See http://www.culturehealthandillness.com for the full list of references for this chapter.

RECOMMENDED READING

de Garine, I. and Pollock, N.J. (eds). (1995) *Social Aspects of Obesity*. Reading: Gordon and Breach.

Helman, C. (1992) *The Body of Frankenstein's Monster: Essays in Myth and Medicine*. New York: W. W. Norton.

Ingstad, B. and Reynolds-Whyte, S. (eds) (1995) *Disability and Culture*. Berkeley: University of California Press.

Nasser, M., Katzman, M.A. and Gordon, R.A. (eds) (2001) *Eating Disorders and Cultures in Transition*. Hove: Brunner-Routledge.

Sacks, O. (1991). *A Leg to Stand On*. Picador.

RECOMMENDED WEBSITES

TransWeb.Org (website dealing with organ transplantation): http://www.transweb.org

3 음식과 영양

음식은 단순한 영양 공급원 이상의 의미를 가지고 있다. 인간 사회에서 음식은 다양한 역할을 하고 일상에서 사회적, 종교적, 경제적 측면과 깊이 얽혀 있다. 사회 구성원에게 음식은 사람들 사이, 사람과 신성(神性)과의 관계, 그리고 사람과 자연환경 간의 관계를 드러내고 그 관계를 새롭게 만들어가는 일련의 상징적 의미를 가진다. 그러므로 음식은 한 사회가 조직되는 하나의 방식이자 세계관을 구성하는 중요한 요인 중 하나이다.

인류학자 Claude Levi-Strauss[1]는 언어를 가지지 않은 인간사회가 존재하지 않는 것처럼, 어떤 방식으로든 요리를 해서 가공 저장하여 음식을 조달하지 않는 인간 집단은 없다고 했다. 사실 가공하지 않은 날 음식에서부터 조리된 음식으로 계속 변화해온 음식의 역사는 모든 인간사회에서 뚜렷이 나타나는 특징 중 하나이며, 이는 '자연'과 대조되는 '문화'의 핵심적 요소이다.

더 나아가 인류학자들은 문화 집단에 따라 음식과 관련된 믿음체계와 관습이 어떠한 방식으로 뚜렷하게 차이를 드러내는지 지적해 왔다. 예를 들면, 세계적으로 어떤 것이 음식으로 간주되고 또는 그렇지 않은가는 매우 다양하다. 어느 집단에서는 먹어도 되는 음식이 다른 집단에게는 엄중하게 금지되기도 한다. 음식의 재배, 수확, 준비, 공급, 섭취되는 방식은 문화마다 크게 다르다. 누가 통상적으로 음식을 준비하고, 누가 누구에게 공급하는지, 어떤 사람들끼리 혹은 집단끼리 함께 음식을 먹는지, 언제 어디서 음식을 먹는지, 한 끼의 식사에 나오는 요리의 순서, 음식을 먹는 방법 등은 문화에 따라 일련의 암묵적인 규칙에 의하여 결정된다. 음식의 모든 소비단계는 문화에 의해 정밀하게 형식지어지고 이것이 그 사회의 생활방식으로 인정되는 것이다.

세계 대부분의 지역에서 실제로 음식 준비는 대개 여자들의 일이다. 그러나 여자들은 또한 음식의 생산(동물의 젖을 짜고, 가금류와 가축을 돌보고, 다양한 종류의 곡물을 파종하고 재배하고 수확하는)에 밀접하게 관련되어 있다. 제3세계 많은 농촌 지역에서 여자들은(서아프리카, 캐리비언 지역과 라틴 아메리카 일부 지역의 유명한 '시장의 여자들'[27])과 같이) 음식 판매에서도 주도적인 역할을 담당한다.

---

27) 위 지역 대부분에서 여자들은 남자에게 종속되어 있고, 일부다처제와 재산의 일종으로 취급되는 것을 감내해야 한다. 그러나 시장에서의 상황은 전혀 달라진다. 여자들은 시장에서 상품의 품질과 가격을 결정하고 거칠게 행동하고 자기주장을 하며, 시장 안에서 강력한 권력구조를 형성하고 있다고 한다. 'Asante market women'이라는 영화에서도 그 양상이 표현되어 있다.

음식의 문화적 분류

일상생활에서, 특히 사회적 관계에서 음식이 담당하는 중심적 역할 때문에 영양 면에서 충분하지 않더라도 음식에 관한 믿음과 관습은 바뀌기가 매우 어렵다. 영양학자를 포함한 의료진들은 다른 문화권에서 일하면서 이러한 사실을 발견하게 될 것이다. 그곳의 믿음과 관습을 변화시키려 하기 전에, 각 문화권의 음식권과 분류하는 방식을 우선 이해하는 것이 중요하다. 일반적으로, 음식 분류 체계 상 다섯 가지의 유형을 구별해낼 수 있다. 실제로 이 다섯 유형은 서로 겹치기도 하고, 이 중 몇 가지는 한 사회 안에 동시에 존재할 수도 있다.

1. 음식과 음식이 아닌 것
2. 신성한 음식과 부정한 음식
3. 병행(竝行) 음식 분류법
4. 약으로 사용되는 음식과 음식으로 사용되는 약
5. 독이 되는 음식
6. 사회적 음식(관계, 지위, 직업, 성별 또는 집단 정체성을 표시하는 음식)

이러한 분류체계 유형은 사람들이 먹을 수 있는 음식 종류를 엄중하게 제한할 수도 있고, 이로 인한 음식 습관은 영양적 기준보다는 문화적 기준에 따라 만들어질 수 있다는 점에서 임상에서 고려해야할 중요한 요소이다.

음식과 음식이 아닌 것

각 문화는 어떤 것이 먹을 수 있는 것이고 아닌지를 규정하지만, 때로는 영양 가치가 확실한 것들이 분류에서 빠지기도 한다. 예를 들면 영국에서는 뱀, 다람쥐, 수달, 개, 고양이, 쥐 등 모두가 식용에 적합하기는 하지만 음식으로 분류하지 않는다. 프랑스에서는 달팽이와 개구리 다리가 음식이지만, 영국에서는 그렇지 않다. 극동지방 일부에서는 개와 고양이가 식용으로 널리 이용되지만, 서구에서는 그렇지 않다. 그러나 문화적 배경과는 상관없이, 세계 어느 인간 집단도 인간의 살을 음식으로 규정하지는 않는다.

역사적 사실과 연관되어 특정 물질이 음식이 아닌 것으로 정의된 경우도 있다. Jelliffe[3]의 지적에 의하면, 비장은 영국에서는 거의 음식으로 간주되지 않는데, 이는 고대 갈렌의 체액 이론에서 비장이 우울성 체액의 핵심 부분이라고 했기 때문이라고 한다. 그러나 어떤 것이 식용이고 아닌지 규정하는 것은 조건에 따라, 즉 가뭄, 경제적 궁핍, 외국으로의 여행과 같은 조건 하에서는 융통성을 띄는 경향이 있다. 이와 더불어, 음식으로 규정되는 물질에는 스펙트럼이 있어서, 영양 가치가 있는 것으로 간주되는 것에서부터, 한 끼 식사로 먹는 것, 간식으로 먹는 것 등으로 다양하다. 간식 제조업자들은 사탕, 초콜릿, 케이크와 같은 제품을 정식 식사 사이에 '에너지가 떨어지는 시간'을 채워주는 영양가 있는 음식으로 선전하려 애쓴다. 이런 규정이 어디에서 기원했든 간에, 일단 음식이 아닌 것으로 분류해 놓으면 유용한 영양물을 먹지 못하게 되는데, 이런 현상은 보편적으로 일어나는 현상인 것 같다. Foster와 Anderson[4]이 표현했듯이 '극도로 빈곤한 상황이라 할지라도 영양가 있고 이용가능한 모든 물질이 다 음식으로 사용되고 있지는 않다.'

신성한 음식과 부정한 음식

'신성한' 음식이라는 용어는 종교적 믿음에 의해 그 정당성이 인정된 음식을 지칭하는데 사용된다. 반면에 종교에 의해 엄중하게 금지된 음식은 '부정'하다고 지칭될 수 있다. 후자의 경우는 음식 섭취가 금지될 뿐만 아니라 신체적으로 접촉해서도 안 되는 엄격한 금기가 된다. 부정한 음식은 정결하지 않고 건강에 해가 되는 것으로 간주되기도 한다. 성스러움과 부정함의 이분법은 음식에만 적용되는 것은 아니다. 왜냐하면 음식은 옷, 행동, 말씨, 기도, 목욕 의식 등 몸을 정화하는 여러 의식과 같은 제례적 행동들을 포함하는 넓은 범위의 기본적 도덕 체제의 일부이기 때문이다. 사제 계급과 그 중에서도 예배를 집전하는 이들은 정결함과 신성함을 유지하게 해주는 엄격한 규칙을 지켜야 한다. 어떤 행사나 단식 중에는 특정 음식 혹은 먹는 행위 모든 것이 부정한 것으로 간주된다. 유대력 상 *Tishri* 헤브루 달 10번째 날인 *속죄의* 날은 25시간 단식을 하고, 음력 9번째 달에 있는 이슬람교의 라마단 단식기간 동안에는 모든 '성인'(15세 이상 남자, 12세 이상 여자)은 와병 중이거나, 생리 혹은 임신/ 수유 중이 아니면 새벽과 일몰 사이에 음식과 음료를 끊는 것이 그 예이다. 정기적인 금식은 힌두교의 특징이기도 하다. Hunt[5]에 의하면 힌두교 신자들은 일주일에 2~3일은 '단식'을 하는데, 이때는 우유, 과일, 견과류, 그리고 카사바나 감자 같은 전분 함유 뿌리 식물 등 '정결한' 음식만 먹는다. 특정 음식을 금하는 엄격한 금기는 대부분의 종교에서 특징적이다.

- *힌두교* - 전통적인 힌두교 신자들은 동물, 특히 소를 죽이거나 먹어서는 안 된다. 우유와 유제품은 먹을 수 있는데, 이는 그 동물을 죽이는 것과 무관하기 때문이다. 생선과 새의 알은 가끔 먹는다.
- *이슬람교* - 돼지를 먹어서는 안 된다. 유일하게 허용되는 육류는 갈라진 발굽을 가진 되새김질하는 동물의 것이고, 이때 반드시 *halal*이라고 하는 종교적 방식으로 도살되어야만 한다. 생선은 지느러미와 비늘을 가진 것만 먹을 수 있기 때문에 갑각류, 상어와 뱀장어는 금지된다.
- *유대교* - 이슬람교와 마찬가지로, 돼지와 관련된 모든 생산물은 금지된다. 지느러미

나 비늘이 없는 생선, 맹금류와 썩은 고기를 먹는 조류도 금지된다. 갈라진 발굽을 가진 되새김질 동물만, 그리고 의식에 의해 도살된 동물만이 *kosher*(정결한 음식)로 인정되어 먹을 수 있다. 육류와 유제품은 한 식사 시간에 함께 먹어서는 안 된다.

- *시크교* - 소고기는 엄격하게 금지되며 돼지고기가 허용되기는 하지만 거의 먹지 않는다. 육류는 *jhatka*라는 특별한 종교의식을 통해 도살되어야만 한다.
- *라스타파라교*[28] - 유대교 규정과 유사한 제한을 지키는 교도도 있지만,[6] 대다수는 채식주의자들이다. 다른 많은 종교 집단들과 같이 술은 엄격히 금지되어 있다.

음식 금기에 관한 세속의 예로는 현재 영국과 미국에서 일어나고 있는 '자연식품' 운동에서 찾아볼 수 있다. 여기에서 신성함과 부정함의 이분법과 같은 것은 '자연식품'과 '정크 푸드'의 이분법이고, 자연적인 것과 인공적인 것, 과거의 순수함과 현재의 오염 사이의 이분법으로 나타난다. 정크 푸드는 특히 첨가물, 색소, 방부제 등의 오염물질에 의하여 더럽고 위험하다는 생각과 연결되어 있다. 이 운동 이념에서 음식 첨가물들은 근대성이 가져온 해악, 그리고 도시적이고 산업적 생활방식에서 오는 해악이라고 여기고 있다. 마찬가지로, 현대의 채식

---

28) 라스타파라교 : 에티오피아 황제이었던 헤일 셀라시가 자신을 신의 환생이라고 주장하면서 만든 종교이다. 1930년대 자메이카 노동자 계급을 시작으로 하여 전 세계적으로 확산되었는데, 유태교와 기독교의 교리 일부를 차용하고, 아프리카인의 사회적 정치적 야망을 실현할 것을 약속하며, 카나비스 사용을 장려한다. 특히 자메이카 레게 가수 밥 말리로 인해 더욱 유명해졌고 레게는 이들이 확산되는데 주요 역할을 하고 있다. 2000년에는 세계적으로 신자 수가 100만 명을 넘어섰고, 자메이카인의 10%가 신자였다. 1996년 UN으로부터 국제 라스타파라 운동 본부에 자문위원회의 자격이 주어졌다.

주의 운동은, Twigg[7]가 '몸을 구원하기 위한 세속적 방법'으로 해석했듯이, 육류를 위험하고 부정한 것으로 간주한다. 채식주의자들은 채식은 순수함, 가벼움, 완전함, 영적인 것이고, 반면 육류와 피는 공격적, 저급한 성적 본능, '동물적 본성', 그리고 부조화의 세계로 연결된다.

아래에 기술될 것으로서, 이런 식의 음식 금기는 여러 가지 음식을 부정한 것으로 분류하여 금지시키기 때문에 필요한 영양소를 얻지 못하게 되는 경우가 많다. 또한 종교적인 금기로 인하여 이떤 의약품은 거부되곤 한다. 예를 들면 소고기나 돼지고기를 사용하여 제조한 인슐린은 힌두교와 이슬람교 교인들이 받아들이지 않는다고 한다.

병행 음식 분류법

모든 음식을 '뜨거운 것'과 '찬 것'의 두 범주로 나누는 것은 이슬람 세계, 인도 대륙, 라틴 아메리카와 중국 여러 문화 집단의 특징이다. 이들 문화권에서 이러한 이원적 분류체계는 음식 이상의 것을 함의하고 있다. 의약품, 질병, 정신적 육체적 상태, 자연적 초자연적 힘, 모두가 '뜨거운 것' 또는 '찬 것'의 범주로 나뉘진다. 이 구분에 근거하여 건강을 두 범주 사이의 균형으로 간주하는 생리학 이론은 2장에서 자세하게 기술한 바 있다.

건강과 질병에 관해 이런 시각이 있다함은 생리학의 체액이론이 특히 라틴 아메리카와 북아프리카에 남아있음을 의미하는 것이다. 중국과 인도에서도 뜨거운 것/찬 것의 이분법이 발견되지만, 중국은 음양 이론, 인도는 아유베다 체계에서 비롯했기 때문에 이 둘은 서로 다른 계통에서 온 것으로 판단된다. 뜨겁다/차다는 생각은 실제 온도를 의미하는 것이 아니고 음식이 가지고 있는 상징적 가치와 연관되어 있다. 건강은 뜨거운 것과 찬 것 사이의 균형이라고 정의하고 있기 때문에, 건강하지 못할 때는 그 균형을 회복시키기 위해 뜨거운 음식/찬

음식 혹은 약을 먹으면 치료된다고 믿는다. 예를 들면, 미국에 사는 라틴 아메리카 사람들 중 일부에서는 관절염과 같은 '찬' 질병은 '뜨거운' 음식이나 약으로 치료될 수 있다고 믿는다. 반면 모로코에서는 일사병과 같은 '뜨거운' 병은 '찬' 음식으로 치료한다. 이 같은 병행 음식 분류법은 대개 논리적으로 일관된 원칙에 근거하지 않고, 어떤 문화나 지역에서 '뜨거운 것'으로 분류된 것이 다른 곳에서는 다르게 간주될 수도 있다.

그 지방의 역사적 문화저 요인뿐만 아니라 개인의 성격에 따라서도 음식을 두 범주로 분류한다. 예를 들면 Greenwood[8]는 모로코에서 수행한 연구에서, 조사 대상자 모두 각 범주의 특성으로 보는 맛, 생리적 효과, 치료적 가치에 대해서는 의견이 일치했지만, 어느 음식이 '뜨거운 것'인지 또는 '찬 것'인지에 관한 의견은 서로 매우 다름을 발견했다. 어떤 경우에는 개인적 경험에 의해 분류되었다. 예를 들면, 어떤 남자가 염소 고기는 신 맛이 나고, 소화불량과 관절의 뻣뻣함(차가운 상태로 분류된다)을 일으키고, 또한 염소는 겨울에 추운 밖에서 지내지 못한다고 했다. 그런데 소는 밖에서 겨울을 날 수 있다. 따라서 염소고기는 찬 것이며, 소고기는 뜨거운 것으로 분류했다고 한다.

병행음식 분류법은 서늘한, 따뜻한 또는 미지근한 것과 같은 중간 범주를 포함하기 때문에 뜨거운 것과 찬 것이 명확하게 나뉘진다기보다는 연속성의 스펙트럼을 가지게 된다. 1970년대에 Harwood[9]는 뉴욕의 소규모 푸에르토리코 이주자들 사이에서 이런 식의 분류법이 잔존하고 있음을 기술하였다. 병은 뜨거운 것과 찬 것으로 분류되는 반면, 음식과 약은 뜨거운 것, 서늘한 것, 찬 것으로 구분되었다. 찬 병은 관절염, 감기, 생리, 관절통 등인 반면, 변비, 설사, 발진, 대소변을 보고도 뒤가 무지근한 증상, 위궤양 등은 모두 뜨거운 병이었다. 뜨거운 약으로는 아스피린, 피마자유, 페니실린, 간유, 철분, 비타민 등이 있고, 찬 약으로는

중조 소다, 만나당(糖), 특정 가지과 식물, 하제로 쓰이는 고토(苦土) 등이었다.

이러한 세 가지 음식 범주는 표 3.1에 있다. 그러나 이들 분류법은 모든 푸에르토리코 사람들—뉴욕에 살건 아니건 간에—이 전형적으로 다 가지고 있는 것은 아니다. Harwood는 이 분류법이 상대 온도와는 상관이 없다고 지적을 했는데, 예를 들면, 얼음같이 차가운 맥주가 '뜨거운 것'으로 분류되는 이유는 모든 술 종류는 뜨거운 것으로 간주되기 때문이라고 한다.

찬 병의 원인은 냉 음식을 너무 먹어 생기는 수가 많다고 보는데, 이로 인해 '위장에 오한이 들게'(frialdad del estomago) 된다고 한다. 감기에 걸린 사람에게 의사가 과일 주스를 마시라고 하면 거부하는데, 그 이유는 과일 주스가 찬 것으로 분류되기 때문이다.

이 집단에서 임부는 철분제는 물론 비타민제와 같은 뜨거운 음식과 약을 먹지 않는데, 이는 피부발진 등의 뜨거운 병에 걸린 아이가 태어나지 않도록 하기 위함이다. 출산 후와 생리 중에 찬 음식을 피하는 이유는, 찬 음식이 피를 응고시켜 흐름을 막고 고인 피가 몸속으로 되돌아가 노이로제나 정신병을 일으키기 때문이라고 했다.

**표 3.1 미국 뉴욕에 있는 푸에르토리코인의
온-냉 분류법**

뜨거운 것 (caliente)	서늘한 것 (fresco)	찬 것 (frio)
술 종류	보리죽	아보카도
칠레고추	(병) 우유	바나나
초콜릿	닭	코코넛
커피	과일	리마콩
옥수수 가루	꿀	사탕수수
건조 우유	건포도	흰 콩
마늘	절인 대구	
강낭콩	물냉이	
양파		
완두콩		
담배		

출처 : Harwood(1971)[9]

1980년 런던에 거주하는 중국인 집단을 연구한 Tann과 Wheeler[10]는 아기에게 젖을 먹이는 어머니는 아기 건강 상태에 따라 다른 음식을 먹어야 한다고 믿고 있다고 기술했다. 아기가 찬 병을 앓고 있으면, 어머니는 모유를 차게 바뀌도록 해서 아기 건강을 악화시킬 수 있는 찬 음식은 먹지 않아야 했다. 이로 인해 어떤 경우에는 수유 중인 어머니의 건강에 필요한 영양가 있는 음식에 제한을 둘 수 있었다.

1970년대에 Hunt[5]는 영국에 거주하는 힌두교도와 이슬람교도를 포함하는 일부 아시아 이민자들(인도, 파키스탄, 방글라데시 출신)이 가지고 있는 온-냉 분류체계를 기술하였다. 음식을 온-냉으로 구분하는 인도의 분류법은 표 3.2에서 볼 수 있다. 푸에르토리코의 예와 같이, 병은 몸속의 뜨거운 힘과 찬 힘 사이에 균형을 회복시킴으로서 치료할 수 있다. 예를 들면 열이 나는 병은 쌀, 이집트콩, 버터밀크와 같은 찬 음식을 먹어 치료한다. 최근의 연구로서, 영국에 사는 방글라데시 사람들에 관한 Chowdhury 등[11]에 의한 연구는, 이들이 동시에 두 가지의 다른 병행 분류방식을 사용하고 있음을 보고했다. 즉 '허약한 음식'과 '강한 음식'의 분류와 더불어, '소화되는 음식'과 '소화되지 않는 음식'의 분류가 동시에 사용되는 것이다. 3장 뒷부분에서 이에 관하여 자세하게 기술될 것이다.

병행 분류법에 주목을 해야 할 이유는, 이 방식의 치료법이 건강을 해치는 경우가 있기 때문이다.

약이 되는 음식, 음식이 되는 약

모로코, 인도, 푸에르토리코의 예에서 살펴보았듯이, 병행분류법은 다른 분류법과 공존하면서 서로 겹쳐진다. 사회에 따라서는 특정 음식을 먹는 것이 특정 질병이나 심리 상태를 위한 '약'으로 간주될 수도 있다. 그 예는 앞 장에서

표 3.2. 영국에 거주하는 일부 아시아인의 온-냉 음식 분류법

뜨거운 것	찬 것
밀	쌀
감자	질경이
물소 젖	우유
물고기	버터밀크
닭	그림그램
호스그램	완두
땅콩	콩과 식물
가금류의 뒷다리	양파
호리병박 열매	파란 도마토
당근	호박
무	시금치
호로파(콩과 식물)	익은 망고
마늘	구아바
바나나	레몬
파란 망고	
포포나무 열매	
데이츠 열매	

출처 : Hunt(1976)[5]

언급되었는데, '감기일 때는 먹고, 열이 날 때는 굶어라' 와 같이 바이러스나 박테리아 감염에 대한 것, 감기나 오한을 방지하기 위해 특정 음식이나 비타민을 사용하는 것 등이었다. 임신, 수유, 월경 등의 특별한 생리적 상태 때는 특정 음식을 금하거나 또는 생리적 과정을 원활히 하기 위해 처방되기도 한다. 미시건의 공공진료소를 다니는 40명의 여자들을 대상으로 한 1978년의 연구[12]에서 11명은 산모의 음식 욕구가 충족되지 않으면 태아에 그 '흔적이 남을' 수 있다고 믿었다. 평소와 다른 음식을 먹어야 하는 시기는, 12명은 산후 기간으로, 4명은 수유 중이라고 생각했다. 이 표본 집단 여자 중 12명은 임신기간 동안 전분, 진흙, 먼지 등을 먹었다고 말했다. 흙은 '내장을 통과하면서 수세미' 역할을 하기 때문에 흙을 먹는 것이 몸에 좋다고 생각했다. 한 여자는 수유 중에 붉은 산딸기 차를 마시고, 신 음식과 양배추를 피하면 모유가 늘어난다고 말했다. 이러한 예들이 보여주는 것은, 생리적 과정을 '치료'하거나 증진시키는데 적합한 음식과 음료에 대한 문화적 처방은 환자의 건강에 나쁜 결과를 초래할 수 있다는 사실이다.

2장에 기술한 미국의 민간 질병인 '많은 피'는 음식을 의약품으로 간주하여 레몬주스, 식초, 신 오렌지, 초절임, 올리브나 양배추 식초절임을 먹어서 치료한다. 반면, '적은 피'의 치료는 사탕무, 포도주스, 붉은 포도주, 간이나 붉은 고기를 많이 먹는 것이다. 고혈압 진단을 '많은 피'로 혼동할 경우, 몸에 필요한 단백질은 적게 먹고, 소금이 많은 음식을 먹게 될 수 있으므로 고혈압 환자에게는 위험할 수 있다.

Ekin과 Ross[13]는 북부 나이지리아의 하우사인들 사이에서 식물이 약과 음식으로 사용되는 사례를 연구하였다. 그들은 많은 종류의 식물을 민간 의약품 및 음식으로 사용한다. 예를 들면, 캐슈너트를 씹어 먹으면 내장의 기생충, 설사, 소화불량이 치료된다면서, 스프에 넣기도 하고 야채요리에 양념으로도 사용한다. 이들의 영양적, 약리적 요인을 분석해본 결과 의약품으로 사용하는 식물 중 많은 것들이 실제로 영양 가치가 있고, 반대로 음식으로만 이용하는 식물에도 의약적 효과가 있다고 결론지었다. 따라서 사용되는 식물 모두를 분석해야만 식물 전반의 영양 가치를 알 수 있을 것이다. 또한 Etkin과 Ross는 열량과 단백질 이용도를 높이기 위하여 경작하는 식물의 종류를 줄이려는 농업발전 프로그램을 비판했는데, 농작물의 다양성이 줄어들 경우, 농민들이 사용할 수 있는 영양소 또한 감소될 뿐만 아니라, 약과 음식으로 사용할 식물도 줄게 될 것이라고 주장했다.

최근에 '영양 의약품', 즉 질병을 예방한다고 간주되는 영양 보조제에 관심이 늘고 있다. 식이요법과 병행할 때, 이런 '기능식품'은 더 많은 이득을 가져다준다고 한다. 콜레스테롤을 줄이기 위해 올리브 오일이나 등 푸른 생선을 먹는 것, 항산화제 효과를 보기 위하여 녹차를 마시는 것, 장암, 용종, 치질, 변비 예방을 위해 이파리 야채를 먹는 것 등이 포함되고, 다양한

'건강식', '자연식', '유기농 음식' 등이 대부분의 산업사회에서 잘 팔리고 있다.

의사가 처방했든 자가 처방한 것이든 간에 약은 환자의 생존을 위해 필수적인, 일종의 음식으로 인식되는 경우도 있다. 심장약이나 고혈압약, 인슐린 치료제, 갑상선 등의 호르몬 대체요법을 하고 있는 사람들에게, 약은 식사시간에 정기적으로 먹어야 하는 일종의 식사의 일부로 상징될 수 있다. 비타민과 강장제, 술, 담배 그리고 정신과 약들도 규칙적으로 복용하면서 한 끼 식사와 같은 의미로 인식될 수 있다(☞8장).

어떤 경우에는 특정 음식을 먹는다는 것이 약이 아니라 병에 대한 '예방접종'으로 받아들여지기도 한다. Enticott[14,15]는 영국의 시골 마을 일부에서는 파스퇴르 살균법으로 처리한 우유는 '인공적인 것'이고 '건강하지 않은 우유'라고 간주하여 마시지 않음을 발견했다. 반면 박테리아와 불순물이 다 그대로 있는 그 지방의 생우유를 마시면, 그곳 지방의 환경, 즉 '위대한 자연'의 순수하고, 이롭고, 감싸주는 '생명의 힘'과 규칙적으로 접촉하는 것이므로 면역력을 키우게 된다고 믿고 있었다. 이 현상을, 도시적인 것으로부터 그들이 사는 시골 생활방식의 가치관을 유지하기 위한 것으로 볼 수도 있다.

독이 되는 음식

음식 공급이 넘쳐나는 부유한 나라에서 안전성에 대한 우려가 증가하면서, 몇 년마다 한번씩 나타나는 새로운 현상인 '음식 공포'가 있다. 음식 공포가 전 국민을 휩쓰는 상황에서 어떤 음식들은 잠정적으로―일시적이나마― '독'으로 간주된다. 즉 건강을 해치고 병을 유발하며 따라서 피해야 하는 대상이 된다. 영국에서 최근의 '음식 공포'는 화학첨가물에 집중되었는데, Sudan 1[29]과 같은 색소, 항생제, 다

이옥신, 생선에 들어있는 납, 과일과 야채에 묻은 농약의 유기화학물, 유아 식기에 들어간 프탈레이트,[30] 통조림에 들어간 비스페놀 A,[31] 튀김류와 구운 음식에 들어가는 아크릴아마이드(암 유발물질이다), 다양한 음식에서 발견되는 호르몬 잔여물질과 에스트로겐 효과를 나타내는 물질들이 있다. 또 다른 '음식공포'로는 세균오염, 소의 스펀지형 뇌병('광우병'), 대장균 혹은 살모넬라균에 의한 식중독, 캄필로균[32]에 의한 닭고기 오염, 유전자형질 변형 식품과 곡물(일명 GM식품)에 의해 해를 입을 가능성 등이 있다.[14] 일명 '정크 푸드' 혹은 '패스트푸드'로 알려진 가공식품은 소금, 설탕, 지방의 함유량이 높아 건강을 위협한다. 이들 음식에 대한 공포는 과학적 근거에 기반을 둔 것이기는 하지만, 대중의 반응은 때로 매우 상징

등에 광범위하게 쓰인다. 2005년 영국의 주요 뉴스는 이 물질이 카레, 칠리뿐만 아니라, 우스터소스에도 들어있다는 것과, 동물실험에서 간암, 방광암을 유발하는 강력한 발암제라는 것이었다. 현재 영국으로 수입금지된다.

30) 딱딱한 플라스틱을 부드럽게 하는데 쓰이는 것으로 가장 많이 쓰이는 것은 di-2-ethyl hexyl phthalate (DEHP)이고, PVC를 만드는데 이용된다. 여성 호르몬 유사 성질이 있어서, 임부가 많이 노출될 경우, 남아의 여성화 현상, 즉 작은 페니스, 항문과 음경 사이의 길이가 짧아지고, 청소년의 경우 제2형 당뇨와 같은 인슐린 저항성을 유발하며, 간, 신장, 폐에 손상을 준다고 조사되었다. 계속 연구 중이고 반론도 만만치 않다.

31) 합성 에스트로겐 생산 도중 발견된 화학명 4,4'-dihydroxy-2,2-diphenylpropane으로서 플라스틱 연화제와 PVC에 사용되고, 그 외 방수식품 용기, 깨지지 않는 우유병, CD, 선글라스, 심지어 통조림 내부 코팅과 치과용 코팅에도 사용된다. 비스페놀A는 에스트로겐 수용체를 자극하여 생체에서 에스트로겐과 같은 역할을 한다. 남자의 정자 수 감소, 불임 정자 증가, 유방암 증가, 지방세포를 자극하여 비만 유발 등의 해가 있다.

32) 전염성 장염을 가장 많이 일으키는 그람 음성 박테리아이다. 가축, 조류 등에 무해하게 숨어 있다가 음식, 물, 접촉 등을 통해 전염된다. 대부분 10일 이내에 치료되나 때로는 길레인 바레 증후군을 일으켜 치명적일수도 있다.

---

29) 화학명 1-phenylazo-2-naphthol. 음식물의 황색, 주황색 색소로, 그외 왁스, 휘발유, 용매제, 광택제

적이기도 하다. 예를 들면, Enticott[15]는 영국의 시골 지방에서는, 포장된 가공식품이나 대량 생산된 '인공적인' 음식보다 '자연적', '전통적', '유기농', 혹은 '향토적'이라고 보는 것을 사람들이 선호하는데, 그 이유는 이 음식들이 도덕적 순수함인 '자연' 상태를 상징하기 때문이다. 비록 이런 '자연적' 음식이 때론 건강에 해를 끼칠 수 있기는 하지만, 이런 음식은 산업화되기 전의 순수함과 지방색을 상징하는 것이다.

사회적 음식

사회적 음식이라 함은 타인과 어울려 먹는 음식을 말하며, 함께 하는 모든 사람들에게 상징적 가치와 영양적 가치를 지니는 음식이다. 가족 식사나 종교적 행사에서 먹는 음식들이 대개 사회적 음식이다. 모든 사회에서 음식은 사람 사이의 *관계*를 형성하고 표현하는 한 방법이다. 그 관계는 개인 간의 관계일 수도 있고, 사회적, 종교적, 인종적 집단 안에서 구성원들 사이의 관계일 수도 있으며, 혹은 이 모든 것들과 초자연적인 것과의 관계까지도 포함한다. 이런 방식으로 사용되는 음식은 9장에서 기술할 의례의 상징적 요소를 가지고 있다. 특히 의식화 된 분위기에서 단체식사를 할 때는, 참석자들 간의 관계와, 이들과 외부세계와의 관계를 연상케 해주는 수많은 부수물이 수반되어 있다. 이때 식사라는 것은, 여러 사람에게 동시에 영양을 공급해주는 순수하게 실제적 역할을 수행하는 것과 더불어 의례적인 측면을 가지고 있게 된다. 모든 의례행사가 그렇듯이, 식사 또한 규범에 의해 엄격하게 통제된다. 말하자면, 누가 음식을 준비하고 공급하는지, 누구와 함께 음식을 먹는지, 누가 식사 후 정리를 담당하는지를 결정하는 것 등이다. 또한 식사 시간과 장소, 나오는 요리의 순서, 사용되는 식사 도구와 그릇, 음식을 먹는 정확한 방법 즉 테이블 매너 등이 정해져 있다. 음식 자체는 문화에 의해 양상이 정해지는데, 다시 말해

음식마다 적절한 크기, 모양, 농도, 색깔, 냄새와 맛이 정해지는 것이다. 그러므로 공식행사의 식사 때 공급되는 음식의 종류는, 함께 나누는 사람들 간의 관계와 가치를 반영하는 복합적인 언어라고 볼 수 있다. 식사마다 이러한 가치와 관계가 재확인되고 재창조된다.

서로 다른 종류의 식사는 참석자들에게 각기 다른 메시지를 전달한다. Farb와 Armelagos[13]는 북아메리카에서 식사 없이 칵테일만 마시는 것은 단순히 안면이 있는 사이이거나 사회적 지위기 낮은 사람들을 위한 것이며, 식사에 앞서 주류가 제공될 경우는 가까운 친구와 중요한 손님을 위한 것이고, 찬 음식으로 점심을 먹는 것은 '친밀함에 근접'하기는 했으나 아직 그렇게 친해지지는 않은 것을 의미한다. 뜨거운 음식과 찬 음식이 번갈아가며 계속 나오는 완전한 식사에 초대하는 것은 사회적 친밀함을 상징한다. 뷔페나 '밖에서 요리하는' 바비큐는 모닝커피에 초대하는 것보다는 우정을 더 넓게 확장하는 것이지만, 앉아서 먹는 식사에 초대하는 것보다는 덜하다.

사회적 지위

사회적 신분을 상징하고자 할 때 종종 식사가 이용된다. 구하기 어려운 값비싼 요리를 대접하는 방법이 있는데, Jelliffe[3]는 이를 '명예 음식'이라고 칭했다. Jelliffe에 의하면, 이렇게 사용되는 음식은 대부분 단백질(흔히 동물성)이고 구하기 어렵거나 준비하기 어려운 것(희귀하거나 값비싼 또는 수입한 것) 그리고 역사적으로 사회의 지배집단과 연관된 것(사슴고기는 중세시대에 유럽 상류층의 음식이었다)들이다. '명예 음식'으로 간주될 수 있는 것 중에는 북유럽의 사슴고기와 야생조류, 미국의 티본스테이크, 서구 유럽 대부분의 상어 알, 아랍 베두인들의 낙타 등 고기, 뉴기니의 돼지를 들 수 있다. 또한 대량의 음식이 과시적으로 낭비되는 거대한 연회를 베푸는 것으로도 신분을 과시할 수 있다. 인류학 문헌으로부터 찾아낸

것 중 잘 알려진 예는, 북서부 미국과 캐나다 인디언들의 '겨울축제' 등이 있다. 여기에서 여러 가족 집단은 경쟁적으로 다른 가족들보다 더 거대하고 성대한 연회를 열고, 많은 양의 음식을 낭비한다. 이 연회의 목적은 경쟁 가족들과 비교할 수 없을 정도로 성대한 연회를 베풀어서 상대방에게 수모를 겪게 하는 것이라고 했다.

'겨울축제'와 같은 과소비적 특성 없이, 음식을 과시하며 나누는 것이 명성을 얻기 위해서 사용되는 곳도 있다. 파푸아 뉴기니에서 멀리 떨어져 있는 트로브리안드 열도에서는, 예를 들면 한 철 동안 풍작을 한 농부는 농사를 짓는데 뛰어난 기술과 솜씨를 가진 것으로 간주될 뿐만 아니라, 특별한 초자연적 혜택을 받았다고 여겨진다. 따라서 그 농부는 자신의 성공을 과시할 자격을 인정받는데, 추수, 장례/추모식과 같은 부족의 의례에서 자신이 경작한 다량의 음식을 과시함으로써 신분이 올라갈 수도 있고, 경의를 표하고자 하는 친지나 친구들에게 그 음식을 나누어 줄 수 있다. Belshaw[17]의 관찰에 의하면, 대개 탐욕스런 연회로 되지는 않는다고 하는데, 왜냐하면 나누어지는 음식은 받은 사람들 집에서 요리하고 먹는 것이기 때문이라고 했다.

인도의 힌두 카스트 제도 체제에서는, 카스트를 나타내는 것이 어떤 종류의 음식을 마련하고 소비하는가에도 달려 있었다. 가장 큰 특권은 날 음식을 가지는 것인데, 가장 높은 지위인 사제 브라만과 바로 아래 상급 카스트에게 주어진다. 수분이 제거된 버터의 한 종류인 *ghee*를 넣지 않고 조리한 음식은 그 가치가 떨어진다. 조리된 음식으로서 급이 낮은 것으로는 절임, 값싼 카레, 보리 빵, 그리고 *ghee*가 들어 있지 않은 모든 음식이다. 카스트 제도에서는 높은 계급이 낮은 계급에게 보수로서 음식을 줄 수 있지만, 낮은 계급의 사람이 높은 계급을 위해 음식을 준비하거나 주는 것은 용인되지 않는다. 이 같은 사회에서는 음식은

화폐의 한 종류로서, 그리고 사회적 지위의 지표로서 기능을 가지고 있다.

세계 많은 지역에서, 빵이나 흰쌀 같은 연한 색의 음식물은 어두운 색의 음식물보다 더 높은 가치를 가지고 있다. 유럽에서 거친 갈색 빵을 먹는 사람은 농부들이었던 반면, 귀족들은 흰 빵이나 보드라운 빵을 먹었다. 이와 같은 패턴은 다른 곳에도 있다. Trowell과 Burkitt[18]의 조사에 의하면, 제3세계에서 서구화가 진행됨에 따라 하얀 빵과 쌀 그리고 정제된 음식물의 지위가 향상되었다고 한다. 저 섬유질의 하얀 밀가루와 하얀 쌀을 생산하기 위해 곡물은 점점 더 많이 정제되는데, 이로 인하여 식이섬유소 섭취는 감소했다. 이런 변화와 연관된 서구 질병 몇몇에 관하여 아래에 기술할 것이다.

집단 정체성

음식은 신분을 나타낼 뿐만 아니라, 그 집단이 지역적, 가족적, 인종적 또는 종교적 기준 등 무엇에 근거하고 있는지를 표시하는 집단 정체성의 상징물로도 사용된다. 나라마다 그 나라를 대표하는 음식이 있고, 한 나라 안에서도 어떤 지방인지를 알려주는 지방 요리가 있다. 잘 알려져 있는 '향토요리' 중에는 실제로는 외국에서 수입된 것이 많다. Goody[19]에 의하면 파스타는 14세기 이후부터 이탈리아의 전통요리가 되었는데, 이는 아마도 중국에서 기원한 것으로서 독일을 통하여 유럽으로 수입된 것이라고 한다. 지역적으로 생산되고 먹는 음식은 그 공동체의 연속성과 일체감을 나타내는 것이고, 이 음식 관습은 그 공동체의 일원이 이주할 때 다른 나라로 옮겨진다. 이주민들은 새로운 나라에서 자신에게 익숙한 맛, 냄새, 요리방식으로 만든 전통 음식을 일상적으로 먹거나, 혹은 특별한 행사 때 먹기도 한다. Jerome[20]은 미국 남부 농촌지역에서 북부 대도시로 이주해온 미국 흑인들 사이에서 나타난 음식 변화를 연구하였다. 전통적인 남부 방식

은 두 번의 식사인데, 다양한 종류의 고기튀김, 쌀, 굵게 간 옥수수, 비스킷, 고기즙 요리, 단 고구마튀김, 커피, 우유로 구성된 아침식사, 그리고 여러 가지 육류로 맛을 낸 끓인 야채나 말린 채소를 늦은 오후에 먹는 '오래 끓인 저녁만찬'으로 되어 있다. 주 요리에는 옥수수빵, 감자, 단 음료나 우유 그리고 가끔은 디저트와 과일이 곁들여진다. 그러나 도시로 이주해 오면서 북부의 도시 환경과 작업 일정의 영향으로 식사 방식은 달라졌다. 오래 끓인 저녁만찬은 이제는 오후 4~6시에 먹는 '저녁밥'(supper)이라고 이름 붙여졌다. 반면 풍성한 아침식사는 이주 후 약 18개월 동안 지켜졌는데, 이때 점심은 아침식사에서 남은 음식들로 만들어 먹게 되었다. 결국은 세 번의 식사를 하는 방식이 정착된다. 달걀, 따끈한 비스킷, 가벼운 빵과 커피로 이루어진 아침식사, 샌드위치, 스프, 과자, 싱싱한 과일과 과일음료로 된 점심식사, 그리고 '오래 끓이거나' 요리된 음식으로 이루어진 저녁식사가 된 것이다. 전통적인 풍성한 아침식사는 주말이나 일이 없는 날, 그리고 휴가 때를 위한 것이 되었다.

어떤 경우에는, 특히 당뇨병이 있을 경우에는 전통적 식습관은 의사/영양학자의 충고와 갈등을 일으키기도 한다. 그 예가 영국의 방글라데시인의 사례에서 기술되어 있고,[21] 그 외 미국에 이민 온 베트남인,[22] 뉴질랜드의 통가 이민자의 사례[23]에서도 볼 수 있다.

Jerome[20]의 연구가 보여주듯이, 식사의 내부 구성과 내용은 한 사회 또는 한 문화 집단 안에서 놀랄 만큼 획일적일 때가 있다. 이와 유사한 연구로 1974년 영국 노동자 계급의 식사에 관해 조사한 Douglas와 Nicod[24]의 보고가 있다. 군것질과 달리, 식사라는 것은 특정 음식물이 일정 방식으로 합쳐져 적절한 순서에 따라 차려지는 매우 조직화된 행사라는 것이다. 순서 없이 차려지는 아침식사는 대개 식사로 간주되지 않았다. 식사에서는 짜고 단 음식, 수분이 있거나 마른 음식 그리고 뜨겁고 찬 음식

이 세심하게 결합되어 나온다. 매우 뜨거운 음식은 찬 음료를 동반해야만 한다. 즉 뜨거운 음료와 함께 먹는 디저트는 케이크나 비스킷같이 차고 마르고 단단해야 한다. Douglas와 Nicod는 식사에서 되풀이되는 이러한 기본 규칙을 해독해 내어, 영양가를 개선하기 위해서는 중산층 영양학자가 자신의 전문 의견을 강요해서는 안 되고, 이러한 식사 구조를 우선적으로 고려하는 것이 중요하다고 지적했다.

연회와 축제

식사는 집단의 동일성과 일체감을 규정하고 재창조하는 핵심적인 기능을 가졌기 때문에, 연회와 축제는 그 집단의 생활에서 중요한 행사를 특징짓는 한 부분이다. 즉 결혼식, 세례, 할례, 철야행사, 성인식의 연회와 종교적 축제 및 예배가 포함된다.

종교적 행사에서 먹는 음식은 영양가의 중요성보다는 상징적 의미를 가지고 있는 경우가 많다. 예를 들면 성찬식의 성병(聖餠)과 성체 또는 유대교 유월절의 무교병(無酵餠)과 같은 음식을 먹는 것은 사람과 사람 사이의 관계뿐만 아니라 사람과 신과의 관계를 확인하고 재확립하기 위한 것이다. 집단의 역사와 경험들을 기리는 좀 더 세속적인 집단 축제 때도 특별한 음식을 먹는데, 미국 추수감사절의 칠면조 요리가 그 예이다. Farb와 Armelagos[25]에 의하면, 원래는 호박과 같은 야채가 사용되었는데, 이들은 할로윈이나 추수감사절을 장식하기 위해 점점 상징적인 의미를 가지게 되어 영양의 중요성은 감소하게 되었다고 했다. 매년 가을이면 매사추세츠 주에서만 거의 300만 개의 호박이 팔리는데, 이 중 90%는 먹는 데 쓰이지 않고, 대신에 '호박 등(燈)'으로 조각되거나 현관, 창가, 식탁을 장식하는데 사용된다. 스페인 동부에 있는 부뇰 마을에서는 매년 8월 연례 축제인 *La Tomatina*가 되면, 술 마시고 흥청대는 사람들이 약 12만 5,000개의 토마토를 서로 마구 던진다고 하는데, 이 축제는 1945년

부터 시작된 인기 있는 전통 축제 중 하나이다.[26]

영양가치보다는 의례적 중요성을 가진 사회적 음식으로 다른 예를 든다면, 영국의 웨딩 케이크가 있다. Charsley[27]가 지적한 바에 의하면, 웨딩 케이크는 통상적으로 3층으로 만들고, 각 층은 흰 당의(糖衣)로 매끈하게 씌우고, 주위에 정교한 장식물(금이나 은으로 만든 말굽, 신발, 꽃 등)로 장식하는데, 이는 긴 하얀 드레스를 입고 베일을 쓴 신부를 상징하는 것이라고 한다. 더 나아가 신랑 신부가 함께 이 '흰 눈과 같은 처녀' 케이크를 자르는 것은 그 한 쌍이 이제 한 몸이 될 것이라는 것을 상징하는 성적 중요성을 가지고 있다고 했다.

사회적 음식이 보여주는 많은 사례는 음식이 인간 사회에서 가지는 복합적인 역할을 보여주는 것이다. 즉 사회적 관계를 만들고 유지하는 것, 사회적 신분, 직업과 성 역할을 표시하는 것, 인생의 중요 전환점, 기념일, 축제를 특징 짓는 것, 종교적, 인종적 또는 지역적 일체감을 거듭 강조하는 것 등의 역할이다. 이러한 다양한 사회적 역할 때문에 음식에 관한 믿음과 관습은 건강에 위험할지라도 버리기가 쉽지 않다.

문화와 영양실조

위에 기술한 음식을 분류하는 여섯 가지 체계는 음식이 영양을 섭취하기 위해서 뿐만 아니라 문화적 이유로 먹게 됨을 설명한 것이다. 이러한 문화적 영향은 임상적 관점에서 두 가지 방식으로 영향을 미칠 수 있다.

1. 매우 필요한 영양소들이 음식이 아닌 것, 부정 탄 음식, '독이 있는 음식', 이질적인 것 또는 하급 음식으로 규정되거나, 온-냉 이분법에서 틀린 쪽에 놓임으로써, 일상적 식사에서 배제될 수 있다.
2. 실제로 건강을 해치는 음식이 먹을 수 있는 음식, 신성하고 '약이 되는' 음식, 또는 사회적, 종교적, 인종적 일체감을 상징하는 것으로 규정됨으로써, 장려될 가능성이 있다.

이러한 두 가지 영향이 함께 작용할 때는 영양실조—영양부족 혹은 영양초과—의 위험이 증가할 가능성이 더 많아진다. 그 외, 몸의 구조와 기능에 관한 믿음, 몸의 가장 바람직한 크기와 모양에 관한 믿음, 건강과 질병에서 음식이 차지하는 역할에 대한 믿음 등과 같은 문화적 요소 또한 영양공급에 간접적으로 영향을 미칠 수 있다. 또한 가족 안에서 음식을 먹고 나누는 방식도 영양실조에 기여한다. 한 예로서, 여자보다 남자들에게 더 많은 음식을 나누어 주는 것 따위이다.

사회적 박탈이 하는 역할

문화적 특성이 영양실조를 유발할 수는 있지만, 이것만으로 전 세계적으로 나타나는 영양실조를 설명할 수는 없다. 영양실조를 철저히 이해하기 위해서는 보다 넓은 사회, 정치, 경제 그리고 환경적 배경이 고려되어야만 한다. 특히 개발도상국에 만연하는 영양실조의 원인은 먹을 수 있는 음식이 부족한 것도 한 요인이지만, 또 한편 먹을 것이 있다 하여도 음식의 형태로 얻기 위한 방법의 결여가 원인일 때도 있다. 결핍을 일으키는 요인은 대개 다음에서 기인한다.

- 한 사회 안에서 혹은 여러 사회들 간에 불균등한 자원 분배로 인한 빈곤
- 홍수, 해일, 폭풍, 가뭄 등의 자연재해
- 전쟁, 특히 내전 그리고 기타 형태의 폭력적 사회 격변
- 메뚜기 등의 곤충 또는 해충 등으로 발생하는 흉년

또 다른 중요한 요인으로 Keesing과 Strathern[28]은 식품 생산/소비와 관련되는 국제적 정치경제 요인을 들었다. 제3세계 많은 지역에서는, 식민지 지배세력에 의하여 자국민이 먹을 주식(主食)보다는 수출을 위한 담배, 사탕수수, 커피, 목화 등을 경작하도록 부추기거나 강요되어 왔다는 사실은 매우 주목해야 할 점이다. 개발도상국의 많은 지역에서는 수출을 해서 외화를 벌어들일 수 있는 '환금작물'을 생산하는 데 점점 더 많은 토지가 이용되고 있다. 예를 들면, 1970년대 필리핀에서는 환금작물용 경작지가 전 경작지의 약 55%를 차지하였고, 모리셔스의 경우 80%, 세네갈은 50%를 차지하였다. 따라서 이들 개발도상국의 국가 경제는 환금작물과 관련된 세계 시장 변동에 좌우되고, 그들 자신의 생계는 수입식품에 점점 더 의존하게 된다. 더 나아가 산업국가가 만드는 기업 광고는 탄산음료, 통조림, 이유식과 같은 영양가치는 낮고, 값은 더 비싼 가공음식을 사용하도록 부추긴다. 석탄, 구리, 주석, 금, 석유 등의 천연자원만 집중적으로 생산케 하거나, 관광산업에 지나치게 치우치는 것 또한 환금작물의 경우와 같은 효과를 가져 올 것이다. 즉 세계시장에 대한 의존도가 증가하고 음식 생산에 필요한 토지와 인력이 줄어들게 되는 것이다.

최근에는 *세계화* 현상이 전 세계 음식에 미치는 영향[29,30]에 관심이 모아지고 있다. 세계화는 서구식 음식생산-판매-소비 방식이 세계 많은 지역, 특히 빈곤국가로 확산되는 수단이 되고 있다. 세계화의 결과 중 하나는 소수의 서구 기업에 점점 더 권력이 집중된다는 것이다. 이는 음식에 관한 통제력이 생산자—농부나 농업 종사자들—로부터 분배자 (다국적 기업이나 '농업관련 사업자')로 이동함을 의미한다.[29] 전반적으로 볼 때, 수세기 동안 지켜졌던 전통음식이 급격한 변화를 맞이하여, 영양가 낮은 패스트푸드로 바뀌고('burgerization'),[29] 그 결과인 '영양의 전환'[30] 현상의 하나로서 고지방, 고염류, 고열량 다이어트로 전환하고 있음을 의미

한다.

따라서 영양실조의 원인은 그 사람 개인에게 있는 것이 아니고, 가족, 공동체의 통제 하에 있지도 않다. 그러므로 문화적 요인뿐만 아니라, 개인적 요소인 특이체질이나 무지함도 영양상태에 영향을 미치는 복잡하게 얽힌 광범위한 원인들 중의 하나이다.

사례 3.1 말리의 어린이 영양실조

Dettwyler[31]는 말리 바마코 인근 지역 어린이의 영양불량의 원인은, '상호작용하는 여러 요인이 복잡하게 얽혀 있는 연결망'이라고 설명하였다. 136명의 어린이를 대상으로 한 이 연구는 그 공동체에서 나타나는 식습관의 차이를 상대적 빈곤만으로는 설명할 수 없다는 것을 보여준다. 말리를 대상으로 한 다른 연구도 '가계소득이 늘었다고 하여 음식의 양이 증가하거나 영양이 나아지지 않는다고 주장하였다. 그러므로 심각한 영양불량은 '다양한 생물학적, 사회적, 문화적 요인이 서로 얽혀' 저소득과 더불어 어린이의 성장부진을 초래하고 있다고 보아야 한다. Dettwyler는 이를 '사회-문화적 영양불량'이라고 칭하였고, 그 요인들은 다음과 같다.

- 어머니가 될 수 있는 나이, 경험, 능력, 소아 임신에 대한 태도의 차이
- 아이가 있는 여자에게 주어지는 지원 구조와 최저임금 영향으로 인한 광범위한 가족의 붕괴
- 말라리아, 홍역 등의 병
- 결혼 문제, 가족 갈등, 일부다처 사회 내 여자의 위치와 갈등
- 가정의 재원이 할당되는 방법이 어떻게 결정되는지
- 어머니가 다음 아이를 임신하는 즉시 젖을 떼거나, 아이가 먹고 싶을 때까지 계속 수유하는 전통적 수유 관습

Dettwyler가 지적한 바에 의하면, 어떤 상황 하에서는 가뭄, 흉년 또는 전쟁 같은 어떤 한 가지 요인에 기인할 수도 있지만, "제3세계의 영양불량 대다수는 하나의 근본적 원인만 가지고 있는 것이 아니다."고 한다. '가난한 모든 사람이 동일한 조건에 있지는 않기' 때문에 지나치게 단순한 해결책은 위험

하다고 경고한다. 그러나 말리의 유아 영양불량의 '원하망'에서 빈곤은 핵심적인 역할을 한다. 어린이를 위한 음식에 쓸 돈이 적다는 것 외에도 환경오염(하수와 쓰레기 처리의 절대적인 부족 때문에) 그리고 불충분한 기초 보건시설 등, 모든 것이 유아 설사병 등의 질병발생에 원인을 제공하게 되는 것이다. 더구나 결핍 상황에서 병들고 영양실조에다가 스트레스가 많은 부모들은 양육에 필요한 것을 조달하고 아이들에게 충분한 영양을 공급하기가 어렵다.

영양실조에서 문화가 어떤 역할을 하는지 더 심도 깊게 논의하기 위하여 다음 세 가지 논점이 사례와 함께 기술될 것이다.

영국의 이주자와 소수 인종에서 나타나는 영양 문제

대부분의 이주 집단은 음식과 관련된 전통 관습과 함께 그들 고유의 음식문화를 가지고 온다. 이러한 문화는 모국과의 문화적 연속성을 확인시켜줄 뿐만 아니라, 일상생활에서 종교적, 사회적, 상징적 역할을 한다. 음식습관은 옷, 행동, 가족 구조와 함께 문화변용의 중요한 지표 중 하나이다. 또한 음식관습은 이주자들이 그들 고유의 문화를 포기하려 할 때 가장 끝까지 남아있는 문화적 특성이라고 할 수 있다. 음식 습관에 덧붙여, 그들 자신이 통제할 수 없는 다른 요인이 건강과 영양에 영향을 줄 수 있는데, 여기에 속하는 것으로는, 이주국가로부터 차별과 배척, 실업, 물리적 폭력, 과밀한 거주 조건, 저소득, 부족한 여가시간, 긴 노동시간, 사회적 고립, 문화 변화 자체에서 오는 스트레스(☞12장) 등이 있다.

Stroud[33]는 영국의 남아시아(인도, 파키스탄, 방글라데시)와 서인도 출신의 이주자들이 가지고 있는 가장 보편적인 영양문제를 조사했다. 아시아 이주자들의 골다공증과 구루병, 아시아와 서인도 인들에서 나타나는 빈혈, 그리고 서인도인과 카리브인에게서 많이 볼 수 있는 비만이 이러한 문제에 속한다. 오늘날까지도 이런 문제는 지속되고 있고, 특히 아시아인의 구루병이 그러하다.[34] 이 연구의 대다수는 영국에서 태어나서 자란 이주 2세대보다는 이주 1세대를 대상으로 했다는 점에 주의를 기울여야 한다.

이주자는 물론, 이주국가 출신의 국민 대다수도, 끊임없이 변화하는 음식문화 속에 살고 있으며, 많은 사람들은 새로운 종류의 음식에 적응해가고 있고, 새로운 조리방법을 쓰게 된다. 그러므로 이민자들은 고유 음식에 대하여 고정관념을 가져서는 안 될 것이다.

구루병

영국 내 아시아인이 많이 가지고 있는 구루병에 대하여 상당히 많은 연구가 되어 있는데, 구루병은 백인보다 아시아인에게 훨씬 많이 발생한다. 이 문제가 처음 기술된 것은 1960년대이고, 오늘날까지도 꽤 많이 존재하는 것으로 알려져 있다.[34] 구루병은 특히 9개월부터 3살 사이, 그리고 8~14세 어린이와 임신/수유 중인 아시아 여자들에게 흔히 나타난다고 한다.[35,36] 그 원인으로 지목되는 것에는 다음과 같은 것이 있다.

- 아시아인들의 채식 위주 식생활에서 오는 비타민 D 결핍
- 아시아 음식(차파티 빵과 곡물 등) 속에 있는 파이테이트(phytate)[33]는 칼슘과 결

---

33) inositol hexakisphosphate라고도 하며, 식물, 특히 밀기울, 곡물류, 견과류 껍질에 많고 이 속에서 섬유질과 결합되어 있다. 요리하지 않은 날 채소와 곡류의 파이테이트는 소화되지 않고, 칼슘, 마그네슘, 아연, 철분 등과 결합하여 배출됨으로써, 이들 물질의 결핍을 초래할 수 있다. 그러나 요리를 하여 곡물 내 섬유질로부터 분리되어 나온 파이테이트는 도리어 항산화제로 작용하여 항암 효과가 있다.

합, 흡수를 방해한다.[37]

• 피부 색소(피부 색소는 자외선을 흡수하여 결과적으로 비타민 D 생산이 감소된다)
• 유전적 요인
• 도심지 빈곤한 거주 공간, 여자의 활동을 집안으로만 제한하는 것, 여자에게 피부를 많이 가리는 옷을 입게 하여 자외선 노출량이 적어지는 것.[34,38]

음식으로 섭취되는 비타민 D 부족이 구루병의 유일한 원인은 아니지만, 여전히 구루병의 주요 원인 중 하나이다. Hunt[5]의 조사에 의하면 아시아인들의 식사에는 일일 비타민 D 1.5μg이 포함되고, 영국의 다른 인구는 일일 평균 2.9μg의 비타민 D를 섭취한다고 한다. 비타민 D의 대부분은 식사 때 마가린과 생선으로부터 섭취하는 것인데, 이는 아시아인들이 잘 먹지 않는 음식이다. 힌두교도 인도인은 종교적인 이유로 생선을 먹지 않고, 일부 이슬람교도들은 마가린이 돼지기름을 함유한다고 믿어 먹지 않는다. 비타민 D 부족은 특히 사춘기 때 급성장하는 성장기 여자아이에게 필요하고 또한 임부에게도 중요하다. 두 경우 모두 집밖으로 나오지 못하게 하는 관습과 몸을 가리는 옷이 일부 원인으로 작용할 것이다. 유아 구루병의 경우, 비타민이 풍부한 유아식이나 비타민 D 드롭스를 주지 않고, 젖을 뗀 후 곧바로 우유를 먹이는 아시아인들의 관습이 일부 원인이 된다고 한다. Stroud[33]에 의하면, 모유와 보통 우유에는 1리터당 20~40 IU의 비타민 D가 포함되어 있는데, 유아에게 권장되는 일일 양은 400 IU(10μg)이다. 따라서 모유 혹은 유아전용 우유가 아닌 보통 우유만 먹일 경우 유아는 일일 권장량보다 훨씬 적은 양을 섭취하게 된다.

비타민 D 보충제는 유아와 아시아 임부 모두에게 권장되고 있다. 1981년 Lancet지[39] 편집자의 말에 따르면, 영국에서 일하는 모든 의사는 "모든 아시아 임부는 잠정적으로 골다공증을 가진 것으로 간주해야 하며, 임신 및 수유 전 기간을 통하여 충분한 양의 비타민 D(400 IU/일)을 섭취하도록 해야 한다."고 했다. 그러나 일부 산부인과 의사들은 비타민 보충제의 장점을 믿지 않고 있기는 하다.[40] 최근에 Pettifor[37]는 영국에서 아시아인들의 구루병을 예방하기 위한 가장 좋은 방법은 비타민 D 섭취를 올리거나, 혹은 식사에서 파이테이트 함량을 줄이는 것이라고 주장한 바 있다. 또한 Iqbal 등[34]은 가족 중에 구루병이 발견될 경우 나머지 가족에게도 비타민 D 결핍증이 있을 수 있으므로 진 가족을 검사해보아야 한다고 주장한다.

그러나 Mares 등[41]은 위의 주장을 비판했는데, 즉 최근 영국 내 남아시아인 사이에서 '아시아 식'이 구루병을 유발할 수 있다고 주장하는 것은 이들 고유 음식의 역할을 지나치게 강조한 것이라는 것이다. 남아시아인—주로 힌두교도, 대개 이슬람교도나 시크교도는 포함되지 않는다—은 영국 내 전 아시아인의 1/4에 불과하며, 정도에 차이는 있으나 대부분 채식주의자이다. 또한 아시아인들은 사실 많은 양의 유제품을 먹고 있다. 그리고 채식주의 식사가 심장질환과 다른 여러 질환을 예방하는 데에 효과적이라는 긍정적인 측면 또한 강조되어야만 한다고 주장하였다.

식생활과 관련된 구루병은 라스타파리교에 속하는 일부 서인도인 어린이에서도 자주 발견된다. 1982년 Ward 등[42]은 임상적으로 뚜렷한 구루병을 가진 11~20 개월 사이의 유아 네 명의 사례를 보고하였다. 그 부모들은 모두 엄격한 라스타파리교인이었고 생선도 먹지 않는 채식주의 식사를 했다. 아기들은 생후 1년 이내에는 모유를 먹었고, 젖을 뗀 후에는 곧바로 I-tal로 알려진 기본 채식주의 식사를 해야 했다고 한다. 유아기 동안 어느 누구도 비타민 보충제를 복용하지 않았고 예방접종의 전 과정을 끝내지도 않았다고 한다. 다른 아시아인들과 마찬가지로 이들은 저소득층에 속했고, 낙후된 도시 중심부에 살고 있었기 때문에 밖에서 놀 기회가 적고 태양광선을 쬐는 것에도 한계가 있었다고 한다.

전 지구적 차원에서 본 시각

전 지구적인 차원에서 조사한 최근의 연구 결과는 다음과 같다. 곡물이 주식(정제되지 않은 곡물이 주가 되며, 이때 파이테이트 함량은 매우 높다)이고 유제품이 극히 적은 음식을 먹는 아시아와 아프리카 등의 개발도상국에서, 1살 이후의 어린이에게 구루병이 발생하는 중요한 원인은, 비타민 D 결핍이 아니라 음식 속의 칼슘이 부족하기 때문이라는 것이다. Pettifor[37]에 의하면 '한 때 비타민 D 결핍 때문에 생긴다고 간주했던 식생활 관련 구루병은, 일련의 연관된 원인들이 심각도에 따라 일으키는 병으로 보아야 한다. 한 극단에는 비타민 D 결핍에 의한 전형적인 구루병이 있고, 다른 한 극단에는 음식에 의한 칼슘 결핍이 있다.'

이 양 극단 사이에 비타민 D 결핍, 칼슘 부족 그리고 다량의 파이테이트 함량의 원인들이 놓여 있고, 이들 요인들이 특정한 방식으로 결합하여 나타나는 것이 구루병의 가장 흔한 원인이 된다.

빈혈

Stroud[33]는 아시아 및 서인도계 유아와 어린이에게 철 결핍성 빈혈 또한 많이 발생함을 보고했다. 오랜 기간 모유 수유를 하는 관습과 젖을 뗀 후 곧바로 보통 우유를 먹이는 것이 일부 원인이 된다. 모유와 보통 우유 모두 철분이 부족한데, 모유는 0.3mg/L, 우유는 1.0mg/L의 철분을 함유하고 있을 뿐이다. 1975년 Hunt[5]의 보고에 의하면, 성인 아시아인의 식사에는 동물성 식품으로부터 쉽게 흡수되는 철분이 결여되어 있다. 차파티 용 밀가루에 철분이 덧붙여지기는 하지만, 식사의 일부로만 먹게 되므로 흡수되는 양은 단지 3%에 불과하다. 십이지장충 감염으로 체내 단백질 손실을 유발

하여 빈혈이 되는 경우는 매우 드물게 나타난다. 엽산이나 비타민 B_{12} 결핍에 의한 거대 적아구 세포성 빈혈[34] 또한 영국 내 아시아인, 특히 힌두교도에게 흔하다. 아시아인의 요리 관습에 의하면 엽산 대부분이 파괴되는데, 예를 들면 콩을 1시간 여 끓이거나 잘게 썬 음식물을 오랜 시간 천천히 익히면 이들 영양소는 거의 다 파괴된다. 차를 만들 때 찻잎에 우유를 넣고 5분 동안 물로 끓이는 습관은, 비타민 B_{12}의 다른 공급원이 부족한 힌두교도들에게 특히 중요한 영양소 상당량을 파괴시키는 셈이다. 그러나 이주자들의 전통음식은 새로운 환경에서 서서히 바뀌고 있고, 따라서 요리법도 달라지고 있다.

영양 과다

끝으로 언급할 것은 영국 내 이주자의 영양 과다 문제로, 이는 이주민이나 소수 인종집단에게만 국한된 것도 아니고, 어느 한 나라에만 문제되는 것도 아니다. 1971년 Taitz[43]는 영국 셰필드에서 만삭으로 태어난 정상 신생아 261명을 조사하고, 6주 후에 재조사하였다. 그 결과 전체 신생아의 21%만이 모유 수유를 하고 있었고, 우유를 먹는 신생아 대다수 (남아 40.4%, 여아 37.3%)가 과체중으로서, 표준체중 기준표인 탄너 지표[35] 상 90 이상에 해당되었다. Taitz는 이를 다음과 같이 기술했다. 아기 비만은 의사, 보건소, 건강 상담자, 할머니에 의해 부추겨진 것이며, 또한 일반인의 고정관념이 '통통한 아기'는 동그란 뺨과 팔다리, 톡 튀어나온 배, 그리고 '미쉘린 바퀴' 선전 속의

---

34) 비타민 B_{12}와 엽산의 결핍으로 나타나는 빈혈로, 적혈구가 성숙되지 못하여 제 기능을 하지 못하는 커다란 세포(赤芽求 세포)가 많아져 빈혈 증상을 일으킨다.

35) 성장 표준지표로 키와 몸무게를 계산하여 각 나이의 백분위 수로 나타낸 것으로, 정상 인구에서 흩어져 나타나는 변이도를 표시한 것이다. 그러므로 이를 기준으로 정상/비정상을 구분하지는 않는다.

모양과 같아야 한다고 생각하기 때문이다. 덧붙여, "현대의 어머니들은 아기가 우는 것을 견디지 못하고 즉각적으로 먹을 것을 주고 있어서, 이 또한 하나의 원인이다."라고 했다. 유아 비만은 성장한 후에 어린이 비만, 성인 비만으로 이어지기 때문에, 현대의 비만은 유아 비만에서 시작된 경우가 많다는 것이 사실이다.

전 세계적인 유행병 - 비만

오늘날 비만은 전 세계적으로 사망률과 질병률의 주요 원인의 하나가 되고 있다. WHO[44]의 보고에 의하면, 전 세계적으로 과체중인 사람은 10억 이상이고, 이중 약 3억 명은 임상적 비만으로서, 비만은 '전 세계적인 유행병'이 되고 있다. WHO가 정의하는 '과체중'은 신체 용적 지수(BMI:body mass index)로 정의하는데, 체중(킬로그램)을 신장(미터)의 제곱으로 나눈 지수(kg/m^2)로써 $25kg/m^2$ 이상은 과체중, $30kg/m^2$ 이상은 비만이다.[44]

비만의 특성 중 하나는 다른 많은 질병이 발생할 가능성을 높인다는 데 있다. 제2형 당뇨병(인슐린 비의존성 당뇨병), 암(특히 유방암, 대장암, 전립선암, 자궁내막암), 심장병, 담낭 문제, 뇌졸중, 호흡기성 질환, 불임, 폐쇄성 무호흡증, 골관절염 등이 그것이다.[44] 심리적 문제로는 우울증과 자존심의 저하를 들 수 있다.[45] 2002년 WHO의 통계를 인용하면, 당뇨병 환자의 58%, 허혈성 심장병의 21%, 암의 종류에 따라 약 8~42%의 환자가 신체용적 지수 21 이상이었다고 한다.[44] 전염병과 같이 퍼져나가는 비만은 부유한 산업국가의 문제만은 아니고, 가난한 나라에서도 생기고 있다(표3.3 참조). 가난한 나라에서 비만과 관련된 공중보건 문제 및 그 경제적 파급효과는 엄청나다고 할 수 있다. WHO는 가난한 나라에서만 약 1억

1,500만 명이 비만과 관련된 질병을 앓고 있고, 이들의 보건관리에 총 보건관리 자금의 2~6%을 소비한다고 했다.[44] 가장 중요한 점은 비만이 당뇨병, 특히 제2형 당뇨병을 치료하는 데 소요되는 전 지구적 부담비의 58%를 차지한다는 데에 있고, 이는 건강과 관련된 여러 가지 문제를 야기하고 있다. 향후 25년 사이에 당뇨병 환자는 2배 이상 증가할 것이라고 WHO는 내다보고 있어서, 2030년이면 약 3억6,600만 명으로 증가할 것이며, 개발도상국에서는 150% 이상 증가하게 되어 대부분의 환자가 이들 나라로부터 생길 것이라고 한다.[46]

비만 문제의 주요 현안은 소아 비만의 급증[44-46]에 있다. 현재 5세 이하 어린이에서만 약 2,200만 명이 과체중이다.[44] 영국의 한 코호트 조사[36])에 의하면, 1996년부터 1998년 사이에 리드의 학생집단에서 11세 학생의 30%가 과체중(백분위 85 이상), 17%가 비만(백분위 95 이상)이었는데, 이는 3년 사이에 의의 있게 증가한 것이었다고 한다.[47] 미국에서 한 조사에서는 15세 어린이의 14~15%가 비만이었고, 소아비만은 아프리카계 미국인에서 특히 많았으며, 뒤이어 라틴 아메리카인과 인디언 사람들에서 많았다고 한다.[48] 이렇게 높은 비만율은 다른 육체적, 정신적 질병의 위험성도 높이고 있어서,[45,49] 비만 어린이가 성장하면 비만 성인이 될 것이고, 따라서 성인의 질병률이 올라가게 되는 것이다. 이를 예방하기 위하여, WHO는 어린이의 신체활동을 늘릴 수 있는 생활방식을 권장하고 있다. 즉 TV 시청 시간을 줄이고, 상업품 간식과 음료를 줄이며, 과일과 야채를 많이 먹게 하는 것이다.[44,46]

---

36) 특정한 기간 동안 공통적 요인 혹은 경험을 공유하고 있는 사람들의 집단을 장기간에 걸쳐 추적, 조사하는 연구방법으로, 임상 시험과 같이 질병이 대상이 아니라, 질병의 발생과 연관되는 요인을 찾기 위한 것이다.

표 3.3 국가별 비만 성인(15세 이상)의 백분율

나라	남자	여자
인도	0.3	0.5
중국	2.4	3.4
스위스	7.9	7.5
브라질	8.9	13.1
바누아투	12.2	19.6
미국	25.8	19.6
마샬 군도	38.5	52.7
사모아	48.4	67.9

출처 : WHO(2005)[44]

그러면, 전 세계적으로 비만이 증가하게 된 원인은 무엇인가? 주로 거론되는 원인은 첫째, 근래 수세기에 걸쳐 일어난 식생활의 변화('영양의 전환'), 둘째, 현대 생활의 특징인 앉아서 일하는 시간이 늘어난 것으로서, 특히 서구화, 도시화, 경제발전의 와중에 처해있는 곳에서 급증하는 서구식 생활방식이다.[44,45] 이러한 변화는 유아 음식에도 영향을 끼쳐 상품화된 이유식이 증가하였다. 그러나 유전적 요인 또한 무시할 수는 없다. Tremblay 등[50]은 캐나다에 있는 소수인종 집단을 백인과 비교하여 비만과 과체중의 빈도 차이를 알아보고자 대규모 조사를 했다. 그 결과 캐나다 인디언과 이누이트 족에서 비만이 많았고, 반면 동아시아인, 동남아시아인, 아랍인 및 흑인(흑인 여자의 경우 백인과 비교할 때 큰 차이가 없었다)은 백인보다 비만이 적었다. 인디언 등의 토착 소수 인종집단과 백인 사이의 비만율 차이는 다른 변수 즉 나이, 수입, 교육 정도, 육체활동의 정도, 출생지 등의 차이에 의한 영향을 배제하고도 크게 달리 나타났다. 그 이유로 추정되는 것은, 유전적 소인 이외에, 집단에 따라 각기 다른 성질의 사회적 압력을 받고, 이상적 몸매와 식습관 및 육체활동에 대하여 각기 다른 문화적 기준을 가지고 있기 때문일 것이라고 추정된다. 캐나다 이주자에서 나타나는 비만/과체중율의 차이는 이주생활 기간과 관련이 있었는데, 이주온 지 오래된 집단(11년 이상)에서 이

주온 지 얼마 안 된 집단(10년 이하)보다 높게 나타났다. 모든 소수인종 이주 집단에서 나타나는 이러한 '건강한 이주자' 효과는 도착한 지 1세기가 지나면 사라지는 것으로 보이며, 이는 새로운 음식과 생활방식에 젖어들게 되기 때문일 것이다. 그러나 일반적으로 이주자들이 백인보다 비만이 적은 현상은 계속 유지되고 있다. 여기에서 주목해야 할 점은, 아시아 인종집단에서 나타난 낮은 BMI는 잘못 해석된 것일 수도 있다는 의견이다. 왜냐하면 그 자체만으로 체지방의 분포나 건강에 미치는 영향을 알 수 없기 때문이다. BMI치를 조정하여 계산한 후에는, 아시아인이 백인에 비하여 체지방이 높은 것으로 밝혀졌고, 따라서 아시아인의 경우 BMI 25 이상을 과체중으로 보는 것은 부적절하며 그 기준을 낮추어야 한다는 주장이 있다.

역설적인 점은, 전 세계적으로 비만이 급증하는 이 시기에 그 어느 때보다도 마른 몸매에 사회적 가치를 두고 있다는 점이다. 현실과 기대 사이의 괴리가 또 다른 유행병, 즉 다이어트 열풍을 초래하고 있다.

'문화적 비만'

비만이 건강에 위험하다는 것은 많은 역학조사에 의해 밝혀지긴 했지만, 대규모 인구집단에서 나타난 결과를 어느 한 개인에게 적용할 때는 조심해야 한다. 왜냐하면 정상적이라고 생각하는 몸의 크기와 모양은 공동체마다 차이가 있고, 비만이라고 하는 것에 오명을 붙이는 방식 또한 모두 다 다르기 때문이다. 게다가 모든 비만이 다 나쁜 식습관, 부적절한 생활방식, 혹은 유전의 탓도 아니다. 또한 모든 비만이 다 오명을 가지는 것도 아니고, 자기 통제를 못했다거나, 도덕성이 떨어져(7대 죄악 중 탐욕과 나태의 근대 판) 생긴 것으로 보고 있지도 않다. 2장에서 보았듯이 세계 도처에는 큰 몸집, 특히 여자의 큰 몸을 좋아하는 사회

가 있고, 이들은 큰 몸이 섹시하고 건강하며 부를 불러온다고 믿기 때문에 그러한 몸매를 갖추기 위해서는 무슨 짓이든 하려고 한다. 필자는 이를 '문화적 비만'이라고 칭하였다. 이것이 비만율이 세계적으로 지역에 따라 큰 차이를 나타내는 이유의 하나일 것이다(표 3.3). Pollock[51]은 자발적 비만의 예를 기술하였는데, 서아프리카, 중앙아프리카, 태평양지역, 그리고 타히티와 나우루의 젊은이들 사이에서 19세기까지 지속되었던 살찌는 의식(*ha'apori*)과, 현내 일본 스모 선수의 임청나게 거대한 몸집을 묘사하였다. 긴 역사를 가진 이러한 문화적 비만을 보면, 비만의 원인을 현대화의 결과로만 보는 것은 무리가 있다.[51] 또한 지구 북반구에서 이상적이라고 보는 몸매가 지구 남반구에서는 왜 환영받지 못하는지, 아래 감비아의 사례에서 보이듯이, 건강을 위하여 음식을 줄이고 운동하고 체중을 빼라고 하는 의학적 충고가 왜 달갑지 않게 받아들여지는지를 문화적 비만이라는 개념으로 설명할 수 있다.

사례 3.2 감비아 도시에서 보이는 비만

2000년 Prentice[52]는 감비아에서 도시화로 인한 인구 변동이 평균 체중에 미치는 효과에 대하여 기술하였다. 시골지방에서는 비만이 거의 없었고, 도리어 어린이 영양실조가 큰 문제이다. 반면, 신도시에서는 비만과 관련된 질병, 특히 제2형 당뇨병이 흔해지기 시작하여, 중년의 도시 여자 30%가 임상적으로 비만에 해당했다. 이러한 두 가지 전혀 다른 건강 문제, 즉 비만과 영양실조라는 상반되는 문제가 국가 경제의 부담이 되기 시작한 것이다. 다른 아프리카 국가에서도 이는 마찬가지이다. 이곳의 급증하는 비만의 이유로는 유전에서부터 사회경제 이론까지 다양하게 열거된다. 특히 Prentice가 언급한 것은, 도시로 유입한 노동자가 풍족해지면서 식습관이 변화하고(Prentice는 이를 '코카콜라 식민화'cocacolonization라고 불렀다) 활동량도 변화했다. 지방이 다량 함유된 음식과 패스트푸드, 싸구려 식물유지를 먹게 되었다. 그리고 밭으로 가기 위해

10km 이상 걷지 않고 물동이를 이고 집으로 걸어오지 않게도 되고, 8시간을 쉬지 않고 내리 일하지 않아도 되었다. 이제 시간이 많은 노동자들은 TV를 본다. 힘든 육체노동에서 벗어나는 것을 성공의 상징으로 여기고, 운동은 '과거의 고맙지 않은 가난'을 의미하는 것일 뿐이다. 게다가 서아프리카 다른 지역도 다 마찬가지이지만, '살찐 것은 아름답다'라고 하여, 부와 건강의 상징(특히 AIDS를 가지지 않았다는 것을 증명하는)이 된다. 이러한 이유로 그곳에서 체중을 줄이라고 권하는 것은 극히 어려운 일이다.

위 사례와 같이 영양사나 식생활관리자가 식습관을 바꾸거나, 생활방식과 신체 이미지를 바꾸라고 권할 때, 숫자에만 초점을 맞추는 것('질병' 해결 방식의 접근 방법)은 효과를 보지 못할 것이다. 즉 음식에 함유된 지방과 설탕의 비율, 정확한 식사 시간, 체중과 허리둘레 등은 숫자에 불과하다. 이들 숫자는 음식, 식사시간 그리고 몸 자체가 가지는 의미를 나타낼 수 없기 때문이다. 아래 영국 방글라데시인 사례가 그 예이다.

사례 3.3 영국 런던의 방글라데시인이 가지고 있는 음식과 당뇨병에 관한 믿음

Greenhalgh 등[11,12]은 1998년과 2000년, 두 차례에 걸쳐, 런던 지역 40명의 방글라데시 이주자들이 가지고 있는 음식에 관한 믿음과 당뇨병에 대한 생각을 조사했다. 어떤 생각은 의학적 모델과 중첩되는 것이 있었지만, 어떤 것은 매우 다름을 알게 되었다. 당뇨병을 관리하는 데 음식섭취가 중요함을 알고 있었으며, 당뇨병의 원인 중 하나는 설탕을 지나치게 많이 먹는 것이라고 생각하고 있었다. 또한 유전, '균', 스트레스 등이 원인이라고 알고 있었다. 그러나 음식에 관해서는 '에너지'와 '소화되는 정도'에 따라 두 상징적 범주로 나누어 이해하고 있었다. 강한 음식은 에너지를 공급하고, 흰 설탕, 양고기, 소고기, 물소 젖 버터, 고형 지방과 향신료가 이에 속한다. 그런 음식은 건강을 유지하거나 병에서 회복

하는데 중요하며 축제 때 사용된다. 강한 음식은 노인이나 기력이 쇠한 사람(당뇨병 환자 포함)에게 위험하고, 이들에게는 약한 음식 (끓인 쌀이나 곡물들 같은)이 더 적합하다고 믿는다. 날 음식과 구운 음식은 소화시키기 어렵다고 여기고, 땅속에서 자라는 모든 야채도 그렇기 때문에 노인, 유아 또는 환자에게 적합하지 않다. 그러므로 당뇨병 환자에게 영양사가 충고할 때, 음식을 튀기지 말고 오븐에 굽거나 불에 구워먹어야 한다고 하는 것은 이들이 가지고 있는 믿음과 상반되는 것을 권하는 셈이다. 또한 상온에서 액체 상태인, 정제하지 않은 검은 당밀은 당뇨환자가 먹어도 안전하고, 하얀색에 가까운 설탕, 버터, 물소 젖 버터 등은 먹지 않아야 한다고 생각한다. 당뇨병이 어떻게 시작되고 또 어떻게 관리해야 할 것인지는 몸에 들어가는 음식과, 나오는 것, 즉 정액, 땀, 소변과 생리혈 등 사이에 만들어지는 균형에 달려 있다고 믿는다. 나오는 것이 많을 때 병과 허약함이 생기며, 당뇨병도 그런 불균형의 하나이다. 방글라데시 공동체에서 공동체 전체의 연회, 축제, 사교행사들은 보편적이기 때문에(그리고 대개 단 것과 기름진 음식을 먹는다), 먹어야 한다는 사회적 의무와 음식 조심을 해야 한다는 조건 사이에서 환자뿐만 아니라 가족 모두가 타협을 해야 하는 것이다. 운동과 체중 감소의 필요성은 이들에게 큰 의미가 없었다. 일반적으로 더 큰 몸매(그러나 비만은 아닌)가 건강함의 지표로 간주되고, 마른 것은 덜 건강한 것으로 인식된다.

영아 급식 관습 : 범문화적 비교

아기를 돌보고 먹이는 것은 모든 인간 집단에서 중요 관심사이다. 그러나 아기를 먹이는 방법, 즉 모유 수유와 인공급식을 사용하는 비율이 다르고, 이유 연령과 방법에서도 큰 차이가 있다. 생리적 정서적 타당성에 근거한 '모유가 최고'라는 의학적 권고에도 불구하고 21세기 세계 대부분의 나라에서 모유 수유는 감소해 왔다. 이 현상은 산업도시와, 특히 근대화 및 도시화가 진행되고 있는 비서구 사회에도

해당된다. 농촌지역에서 도시로의 이주는 모유 수유의 감소로 이어진다. 1984년 42개 개발도상국의 자료에 기초한 *세계 생식력 조사*[53]에 의하면, 농촌지역 여자는 도시 여자에 비해 평균 2~6개월 더 오래 젖을 먹였다고 한다. Farb와 Armelagos[54]는 '세계 많은 지역의 어머니들은 종종 모유 수유를 천박한 농촌의 관습이라고 여겨 젖병을 쓸 수 있으면 바로 모유 수유를 중단할 것이다'라고 언급하였다. 이와 같은 모유 수유 감소는 오늘날 가장 심각한 영양학적 위기라고 일컬어진다.[28] 이를 설명하는 원인으로는 도시화, 대가족제의 붕괴, 여자의 취업 증가 등이 있다.[55] 일부 비산업 사회에서, 특히 아프리카에서 주목되는 다른 요인으로는, 서구의 유아식품 제조업자들이 젖병 수유를 조장하기 위해 대규모로 벌이는 광고 캠페인이 있다. 유아식품 광고는 비판의 대상이 되어 왔는데, 모유의 장점인 영양과 면역성 증강 효과를 아기에게 줄 기회를 박탈하고 영양실조와 설사병의 위험을 높이게 한다는 것이다. 젖병 수유는 특별히 끓인 물과 소독된 병 등 준비 시설이 필요한데, 이 시설이 없는 곳에서는 아기의 감염 위험이 높아진다.

한편 산업사회에서는 이와 정반대 현상이 나타나고 있다. 지난 몇 년 동안 사회경제적으로 상류에 속한 여자들 사이에서 모유 수유가 점차 증가하고 있는 것이다. UNICEF(UN 국제아동기구)에 따르면,[56] 1995년부터 2000년 사이 영국에서 모유 수유를 하는 아기는 3% 증가하였는데, 이 중 북아일랜드에서 가장 많이 늘었고(8%), 다음으로는 스코틀랜드(8%), 잉글랜드와 웨일스는 2%만 증가했다고 한다. 2000년 당시 북아일랜드의 모유 수유율은 가장 낮아 단지 54%였던 반면, 스코틀랜드는 63%, 잉글랜드와 웨일스는 71%였다.[57] 영국에서 출생 직후 모유 수유의 전체 비율은 69%였고, 이 비율은 6개월 때에는 22%로 떨어졌다. 이러한 지역적 차이 외에도 계급에 따른 차이도 있다. 중류층, 교육받은 30세 이상의 어머니들이 모

유 수유를 선호했다고 한다. 생후 6개월 때는, 낮은 계층에서는 13%만 모유수유를 한 반면, 보다 풍족한 계급은 31%가 모유 수유 중이었다.[58]

이와 전혀 다른 양상이 가난한 개발도상국에서 나타난다. 특히 아프리카 사하라 남부 지역, 여자 HIV 감염자가 많은 곳에서는 이제 모유 수유를 하지 말도록 권하고 있다. 개발도상국에서 발생하는 수직 감염의 절반 정도는 모유 수유를 통해 일어나기 때문이다.[57] 이 새로운 권장 사항은 모유 수유에 관해 혼동을 일으키고 있어서 지역에 따라 그 비율은 크게 달라졌다. 2005년 UNICEF[59]가 이 상황을 조사했는데, 1990년대 개발도상국에서는 그 비율이 생후 4개월 동안 48%에서 52%로 상승하였고, 한편 1~2살까지 모유를 먹이는 비율도 약간은 상승하였다. 동아시아와 태평양 지역에서는 57%로 가장 높이 증가하였고, 가장 낮은 곳은 CIS[37]로서 17% 상승하였다. 라틴 아메리카와 카리브해 국가에서 증가율은 낮았지만, 모유 수유율은 늘어나고 있다.

모유 수유를 해야 하는지, 얼마나 오래 해야 하는지, 모유 수유를 못하게 되었을 때 이를 어떻게 설명할지, 그리고 언제 어떠한 방식으로 이유할지는 그 사회의 사회적, 문화적, 개인적, 경제적 요인의 영향을 받는다. 여타 인간 활동과 마찬가지로 모유 수유는 문화적 진공 상태에서 일어나는 것이 아니기 때문이다. 이를 설명하는 예가 아래 이집트의 사례이다.

사례 3.4 이집트, 카이로의 가난한 시골지역에서 나타나는 모유 수유와 이유에 관한 믿음

Harrison 등[60]은 카이로의 엘다크루아 지방 20명

---

37) 구 소련공화국에 속했던 11개의 국가(현재 10개국)로 이루어진 일종의 지역적 정치적 국제연방기구이다.

의 어머니를 대상으로, 모유 수유에 관한 믿음을 조사하였다. 이들은 아기가 2살이 지나도록 모유를 먹이려고 작정하고 있으나, 수유하는 능력은 절로 생기는 것은 아니라고 생각한다. 젖을 잘 먹인다는 것은 인내, 시간, 책임감, 행운, 건강한 정신 상태, 식생활과 행동에서 특별한 점이 있어야 한다고 믿는다. 또 왜 누구는 젖을 먹일 수 있고 누구는 해서는 안 되는지 여러 가지 이유가 있다고 하였다. 충분하게 먹일 수 있는 것은 '신의 선물'로서, 오직 '운이 좋은 엄마만 모유를 수유할 수 있다'고 믿는다. 어머니의 감정 상태가 매우 중요하다고 보는 여자도 있었다. 왜냐하면 불행은 어머니의 몸과 모유를 '뜨겁게' 변화시키므로, 이런 '슬픔의 젖' 또는 '탄식의 젖'은 아기에게 설사를 일으키기 때문이라는 것이다. 따라서 스트레스를 겪고 있는 어머니들은 젖을 짜서 많은 양을 내버린다. 반대로 어떤 어머니들은 아기가 아프면 모유 수유를 늘리기도 한다. 아기 자신도 모유의 양에 영향을 미친다고 하는데, 젖이 충분히 나오게 하는 아기는 '축복 받았다'고 여긴다. 자기 아기와 같은 나이의 다른 집 아기에게 젖을 주는 것은 이집트에서 보편적이다. 그렇게 하면 그 여자와 아기들 사이에 유사-친족관계가 형성된다고 믿으므로, 한 여자로부터 젖을 먹은 아기들 사이에는 평생 결혼이 금지되고 있어서, 젖을 먹는 행위는 매우 상징적인 중요성을 가지고 있다. 또한 이유하는 시기에 관해서도 다양한 믿음이 있다. 그 시기는 대부분 이가 모두 나왔을 때, 걷기 시작할 때, 어른 음식을 먹을 수 있을 때 등의 발달 지표에 근거하여 결정된다. 어떤 사람들은 어머니의 병, 임신, 취업, 먹는 피임약을 사용할 때는 젖을 먹이지 말아야 한다고 말했다. 계절적이고 종교적인 요인도 이유시기에 영향을 준다. 일부 어머니들은 겨울보다 여름을 선호했고, 또 다른 일부는 라마단 금식 규정 때문에 젖을 떼기도 한다. 반면, 이슬람 달력 첫 달인 *Muharam*은 이유에 부적당한 시기라고 생각하여, 그때는 이유하지 않는다고 한다.

이슬람 사회의 '젖 친족'

이집트 사례가 보여주듯이, 다른 여자의 아기에게 젖을 먹임으로서 생기는 '젖 친족'이라

는 것이 있다. 이 관습은 이슬람 사회뿐만 아니라 다른 곳에서도 발견되는데, Khatib-Chahidi[61]는 이슬람 율법에 의한 세 가지 친족이 있음을 기술하였다. 즉 혈연에 의한 것, 결혼에 의한 것, 젖에 의한 것(아랍의 *al-rida'a*, Farsi[38]의 *shiri*)이 그 세 가지로서, 젖만 먹이는 어머니('젖엄마', 유모)도 이러한 상징적 친족이 되는 것이다. 이란의 시아족 사이에 있는 복잡한 규범은 이들이 성장하여 어른이 되어도 지켜야 하는 것이라고 한다. 친족에 해당하는 사람들은 젖엄마뿐만 아니라, 젖엄마의 남편, 형제, 아이, 부모들이다. 젖만 주는 어머니 자신이 전에 젖 아기였다면, 결혼 금지 대상은 젖엄마의 '젖 친족'들까지 포함한다. 그러므로 유모를 선택할 때는 많은 요인을 고려하게 되어, 품성이 좋아야 하고, 매력적이고 헌신적이어야 한단다. 그러나 Khatib-Chahidi에 의하면, 수십 년 전에 이란에 들어온 우유와 이유식은 젖 친족관계로 생기는 이러한 전통적 관례를, 특히 유모를 둘 정도로 풍족한 사회계층에서 무너뜨려왔다고 하였다.

영국의 모유 수유

아래 다섯 개의 사례는 영국 내 서로 다른 공동체의 수유 관습과 아기 건강에 미치는 영향에 관한 것이다. 먹이는 방식은 문화적 요인 등 많은 요소가 작용하여 결정된다.[60] 여기에 작용하는 요인으로는, 건강하고 활발한 아기에 관한 문화적 고정관념, 산후에 어머니가 지켜야 할 생활방식 및 공공장소에서의 모유 수유가 어떻게 인식되는지 등의 사회문화적 요인, 모유 수유의 피임 효과로 인한 영향, 아기 수

38) 일명 페르시아어, 원래는 Fārsi이다. 이란, 아프가니스탄, 타지키스탄, 우즈베키스탄, 바레인, 쿠웨이트 및 러시아 남부에서 쓰이는 언어로 고대 페르시아에서 유래된 것이다. 영국이 인도를 점령하기 전에는 인도 대륙의 제 2언어였다. 현재 약 13억 명 이상이 이 언어를 쓰고 있고, UNESCO에도 등재되어 있다.

유 동안의 금기 등이 있다(☞6장). 다양한 피임방법이 있고, 모유 수유를 선택적으로 할 수 있다면, 경제적 여유와 더불어 문화적 믿음과 유행이 그 선택에 결정적 요인이 될 것이다.

Ball[62]이 기술한 다른 요인으로는 아기가 밤새 깨지 않고 잘 수 있는지와 관계된 것이 있다. 생리학적 이유로 젖병 수유를 하는 아이들은 밤새 깨지 않고 잘 잔다고 한다. 잘 자는 것이 바람직하고 '정상적인 것'이라고 생각하는 어머니들은 모유 수유를 중단하고 우유를 먹이곤 한다. 그러나 Ball의 주장에 의하면 자주 모유를 먹이고 아기와 한 침대에서 자면서 신체 접촉을 가지는 것이 사실은 더 생리학적으로 적절한 것이라고 했다. 왜냐하면 인간은 '태생적으로 자주 젖을 빨아야' 하기 때문이고, '밤낮으로 밀접한 모자 간 접촉을 하도록 생리학적으로 적응해왔기' 때문이라고 했다. 모유 수유를 장려하기 위해서는, 모자가 한 침대에서 잘 수 있는 안전한 방식이 개발되어야 하고, 이럴 경우 아기를 먹이기 위해 한밤중에 일어날 필요가 없을 것이다. 또한 수유 간격도 반으로 줄게 되어 모유 생산량도 많아지고, 따라서 모유 불충분으로 중단하는 일은 적어질 것이라고 했다.

사례 3.5 영국 런던에서 모유 수유와 젖병 수유

1977년 Jones와 Belsey[63]는 런던 람베스에서 12주된 유아를 둔 265명의 어머니를 조사했다. 그 중 62%는 모유 수유를 시도했었다고 한다(더블린의 경우 16%, 뉴캐슬 39%, 글로스터셔의 52%). 집단에 따라 모유 수유 비율에 차이가 있었는데, 영국계 58%, 아프리카계 86%, 서인도계 84%, 아시아계 77%, 유럽 본토 출신 59%, 아일랜드계 64%였다. 어머니의 인종 배경이 가장 큰 영향력을 가진 것이었는데, 왜냐하면 대다수의 집단에서 모유 수유는 기본 규범이었기 때문이다. 모유 수유를 하지 않은 이유로는 다음과 같은 것이 있었다. '젖 먹인다는 생각 자

체가 싫어서'가 54%였고, 44%는 젖병 수유가 프라이버시를 덜 침범하기 때문에 편리하다고 생각했다. 젖병 수유하는 어머니는 13%만이 아기를 위해 가장 나은 방법이라고 생각하고, 모유 수유하는 어머니는 85%가 모유가 가장 건강한 것이라고 생각한 것과 비교하면 매우 대조적이라 할 수 있다. 인종적 요인 외에 사회적 요인도 수유 방법을 선택함에 있어서 중요하다. 친구가 모유 수유를 하고 있으면 그 어머니는 아기가 생후 6주 지난 후까지 계속해서 모유 수유할 가능성이 커진다. 아프리카와 서인도제도 출신의 어머니들은 성공적으로 모유 수유하고 있는 친구들이 많았고, 이러한 친구 영향은 사회경제 계급의 상층에 속한 여자의 경우에도 마찬가지였다. 산전 산후에 관한 의학적 권고는 거의 영향을 미치지 않았다고 한다.

사례 3.6 영국, 글라스고의 유아 급식 관행

1978년 Goel 등[64]은 글라스고에서 여러 공동체 출신 172개 가족이 가지고 있는 유아 수유 관행을 조사하였다. 대상이 된 어린이는 아시아인 206명, 아프리카인 99명, 중국인 99명, 스코틀랜드 102명이었다. 영국에 도착한 뒤 대부분의 이주자 어머니들은 젖먹이기를 원치 않았다고 한다. 영국 밖에서 태어난 아이들이 영국 안에서 태어난 아이들보다 더 모유 수유를 받았다. 영국 국외에서 출생한 아시아인의 83.7%, 아프리카 79.2%, 중국의 80.9% 아기들이 모유 수유를 받았던 것이다. 스코틀랜드의 아기 99%는 젖병 수유만 했다. 이주 온 어머니들이 모유 수유를 하지 않은 가장 일반적인 요인은 거북함, 불편함 그리고 모유가 충분치 않다는 것이었다. 모유 수유된 아시아계 아기의 3분의 2는 적어도 생후 6개월간은 젖을 먹었고, 단 5%의 아프리카 아기만이 1년 이상 젖을 먹었다고 한다. 반면, 중국 어머니들은 흔히 1~3년 동안 젖을 먹이고, 아기가 1살이 지나도록 고형 음식은 주지 않았다. 영국에서 태어난 아시아계 아기들은 6개월이 지나면 대개 고형 음식을 주는 반면, 영국 국외에서 출생한 아이는 1년이 되어야 준다. 아프리카와 스코틀랜드의 아기는 6개월에 고형 음식을 먹었다. 연구자들은 모든 아시아 어린이에게

비타민 D 보충제가 주어져야 한다고 권한다. 조사 대상 아시아계 어린이의 12.5%가 구루병을 가지고 있음이 발견되었기 때문이다.

사례 3.7 영국 런던의 중국인 아기 급식 방법

1988년 Tann과 Wheeler[65]는 런던에 있는 1~24개월 사이의 중국계 아기 20명을 대상으로 6개월에 걸친 수유 방식과 성장률을 조사하였다. 모든 가족은 홍콩 농촌지역인 '신 구역' 출신이었다. 한 명을 제외하고는 모든 아기들이 젖병 수유를 받았고, 1~6개월 사이에 부드러운 통조림 음식과 러스크 비스킷을 먹었다. 6개월에서 10개월 사이에는 묽은 육수에 쌀을 넣어 끓인 전통 중국 이유식인 *congee*를 주기 시작했다. 쌀을 부드럽게 끓인 죽을 10개월 정도 때부터 먹이기 시작했고, 이어서 모든 종류의 중국 음식이 점진적으로 주어졌다. 홍콩에서는 60%의 어머니들이 대부분 모유를 주고 있었지만. 이 연구 대상에 속한 어머니들은 '불편함'을 이유로 모유 수유를 하지 않았다고 한다. 대부분의 사람들은 산모가 먹는 음식 종류에 따라 모유의 질이 결정된다고 믿고 있었다. 홍콩에서 중국인 어머니들은 영양가가 높은(즉 고기류의) 음식을 먹어야 하는 분만 후 30일 동안은 집안에만 있어야 한다. 런던에서는 직장이나 가사를 스스로 해야 했기 때문에 그처럼 호사스러운 산후조리 기간을 가질 여유는 없었다. 따라서 어머니들은 아기를 위해 좋은 모유를 만들 만큼 충분한 영양공급을 받지 못했다고 생각한다. 분만 후 병원에서 나오는 육류는 영양가가 충분치 않다고 생각했다. 왜냐하면 특별한 향신료, 약초, 술 등을 첨가해서 전통방법으로 요리하지 않은 것은 영양가가 없다고 생각하기 때문이다. 그럼에도 불구하고 연구자들이 발견한 것은 연구 대상이었던 아기들이 모두 좋은 영양 상태였다는 것이다.

사례 3.8 영국과 파키스탄에 거주하는 파키스탄 출신 어머니의 유아 급식 관습

2002년 Sarwar[66]는 두 집단의 파키스탄 어머니들

의 유아 급식 관습을 비교하였는데, 한 집단은 영국 노팅엄에 살고 있고, 다른 한 집단은 파키스탄의 미안차누에 사는 어머니들이었다. 유사한 사회문화적 배경에도 불구하고 이 두 집단 사이에는 큰 차이가 있었다. 파키스탄에서는 73%의 어머니가 오랫동안 모유수유를 했던 반면, 영국에 사는 어머니들은 24%에 불과하였고 기간도 짧았다. 그 이유로는 영국에서는 젖병 수유가 훨씬 용이하고 친구들로부터 압력도 받는데다가, 수유가 활동을 제한하고 일도 많아진다고 생각했기 때문이다. 두 집단 모두 이유 시기는 3~4개월 사이로 쌀, 곡물, 달걀 등으로 이유식을 주었으나, 파키스탄에서는 과일, 야채, 집에서 먹는 것들을 점진적으로 먹이면서 이유식으로 넘어갔다. 반면 영국에서는 과일, 야채, 고기 및 상품 이유식으로 넘어갔다. 이 연구가 지적하는 것은, 이주 및 사회경제적 여건의 변화가 모유 수유를 할 것인지 아닌지, 그리고 얼마동안 할 것인지를 결정하는데 작용한다는 것이다.

사례 3.9 영국 북아일랜드의 모유수유에 관한 인식

2003년 Stewart-Knox 등[57]은 북아일랜드에서는 왜 모유 수유를 하지 않는지 그 이유를 조사했는데, 북아일랜드가 영국 내에서 가장 낮은 모유 수유율을 보이고, 유럽 여타 지역에 비해서도 낮았기 때문에 이 연구는 매우 중요한 정보를 함축하고 있다. 그 이유로는 모유 수유가 ; (1) 어머니를 집에 묶어놓게 되고 결국은 자유를 구속하게 될 것이다. (2) 가족과 친구 앞에서도 젖먹이는 것은 부끄러운 일이다. (3) 직장에 돌아가게 되면 모유 수유가 거의 불가능하다. (4) 젖을 먹이려면 직장에서 장기간 무급휴가를 받아야 하고, 결과적으로 남에게 의존하게 된다. (5) 가족과 남편으로부터 실제적, 정서적 지지를 받지 못했다. (6) 모유 수유가 힘들고 일상 일을 하는 데에 어려움이 따른다. (7) 공공건물에 모유 수유를 할만한 공간이 없다. (8) 모유 수유를 장려하는 자료들이 비현실적인 것만 나열하고 있고, 어머니들로 하여금 죄책감과 압력을 느끼도록 한다. (9) 위 모든 것들이 합쳐져 모유 수유하는 어머니가 고립된 느낌을 가지

게 한다. 저자들은 이러한 양상이 그 사회 안에서 여성의 역할 변화와 관련된다고 보았다. 일하는 어머니가 증가하고, 자유와 독립을 더 중히 여기는 문화적 변화를 의미하는 것이다.

영양학적 전환기 : 세계화, 식습관의 변화, 그리고 질병

영양학자들 사이에서 그 중요성이 점차 커지고 있는 분야는 *세계화*와 연관된 것으로서, 사회적, 경제적 변화가 영양과 건강에 어떤 효과를 일으키는지 연구해 왔다. 특히 도시화, 산업화, 서구화가 일어나고 있는 세계 곳곳에서 소득이 증가하고 도시화가 진행됨에 따라, '영양의 전환'[29,30]이라 부르는 또 다른 변화 단계로 진입하고 있다. 농촌과 비교했을 때, 도시의 식생활은, 특히 개발도상국에서 소비가 증가하고 있는 식품은, 정제한 곡물, 지방과 동물성 제품, 정제된 설탕, 가공식품이고, 외식 또한 더 많이 하는 것이 특징이다.[30] 1962년부터 1994년 사이의 자료를 분석한 Drewnowski와 Popkin[30]에 의하면, 값싼 식물성 기름, 지방, 설탕의 소비가 특히 저소득 국가에서 증가했다고 한다. 영양의 전환 첫 번째 단계 중 하나는, 기름용 종자와 식물성 기름의 생산과 수입이 고기와 우유의 수입보다 더 증가하는 단계이다. 1991년부터 1997년 사이에, 전 세계적으로 식물성 지방과 기름의 생산량은 6천만 톤에서 7,100만 톤으로 증가하였다. 그 결과 식물성 기름은 이제는 주 에너지 원으로서 육류나 동물성 지방보다 더 많이 소비되고 있다. 예전에는 고지방 음식이 부유한 나라의 특권이었으나, 이제는 더 이상 그렇지 않다. 아시아 전역에서 부자나라이건 가난한 나라이건 간에, 음식 종류가 다양해졌음에도 불구하고 탄수화물로부터 얻는 에너지는 감소하고 지방으로부터 얻는 에너지

는 증가하고 있는 것이다. 예를 들어 일본에서는, 1946~87년 사이에 음식의 지방 함유량이 전 에너지의 9%에서 25%로 거의 3배 증가하였다. 이와 같은 영양의 전환 현상이 전 세계적인 비만 증가, 특히 어린이 비만으로 이어지고 있다.[44] 이제 세계 여러 지역, 즉 라틴아메리카, 카리브해 연안 국가, 미국 등지에서 '가난한 사람들은 부자보다 비만이 될 가능성이 더 커졌다.' 이제 에너지의 30%가 지방으로 된 음식이 세계적 기준이 될 것이고, 미래에 건강에 중대한 영향을 미칠 것이라고 Drewnowski 와 Popkin은 예측한다.[30]

Lang[29]은 세계 경제가 가난한 국가의 영양상태에 미치는 영향을 비판하였다. 인류가 농업을 시작한 이래 세계의 서로 다른 지역들 사이에는 식습관, 요리법, 생산물이 계속 교환되어 왔다. 그러나 현대에 이르러 세계화를 따라 일어나는 교환은 이전과 전혀 다른 양상이라고 Lang은 지적한다. 변화가 일어나는 속도와 규모가 이제까지 알지 못했던 방식으로 이루어지고 있고, 또한 생산과 분배가 전 지구적인 차원에서 통제되는, 매우 체계적인 방식이 진행되고 있는 것이다. 그리고 인류 역사상 처음으로 그 통제권은 극소수의 손에 쥐어지게 되었다. 세계 음식 시장이 성장하면서 통제권은 음식 생산자의 손에서 다국적 회사의 손으로 넘어가고, 이들이 음식물의 제조공정, 분배, 판매권을 조정한다. 토지와 가축의 규모를 늘리려는 농부가 경쟁해야 할 대상은 그 지역의 다른 농부뿐만 아니라 이제는 전 세계의 농부가 된 것이다. 세계화는 또한 새로운 유형의 음식을 범세계적으로 퍼뜨리게 하였는데, 예를 들면 유전조작 식품이나 상업화된 가공식품이 서구로부터 퍼져나간 것이다. 미국식의 패스트푸드 체인점은 세계 어디에서나 볼 수 있다. 맥도날드를 예로 들면, 5대륙 119개 나라에 3만개 이상의 지점이 있다고 한다.[67] 패스트푸드점의 확산을 Lang은 '햄버거화'(burgerization)[29]라고 칭했다. 이런 현상은 그 지방의 특색 있는 음식과 식생활 전통이 있던 자리를 차지하고, 따라서 건강에 중대한 영향을 주게 될 것이다.

요리법의 세계화

식생활의 세계적 서구화는 일방통행이 아니다. 대부분의 북반구 산업국가들은 남부 가난한 국가들로부터 음식 습관을 수입하고 있다. 미국의 멕시코 음식, 영국의 남아시아 카레, 프랑스의 북아프리카 쿠스쿠스[39]는 모두 수입된 것들이다. 이러한 '민족' 요리의 세계화는 서구의 식생활에 중요한 변화로서 환영받았고, 소수민족 공동체에게 고용 기회를 늘리는 효과도 가져왔다. 다양한 음식은 가게와 슈퍼마켓뿐만 아니라 여러 종류의 식당이 증가한 것에서도 알 수 있다. 미국의 '중국음식점 뉴스'라는 잡지에서는 2005년 전 미국에 4만889개의 중국 음식점이 있고, 여기에 고용된 인원만 100만 명, 년 수입은 총 155억 달러가 된다고 보도하였다.[68] 영국에는 약 7,600개의 중국음식점이 있고, 이탈리아 음식점은 5,932개(파스타 시장만 년 5억7,100만 파운드에 달한다), 태국 음식점 600개, 그리스 혹은 키프로스 음식점은 550여 개가 된다.[69] 영국에서 가장 인기 있는 민족 음식점은 '카레 집'으로, 인도, 파키스탄, 방글라데시로부터 도입된 것이다. 카레는 1773년 처음으로 영국에 소개되었고, 첫 인도 음식점이었던 '힌두스탄 커피 하우스'는 1809년에 런던에서 문을 열었다.[69] 2000년에는 영국 브리튼에만 8,500개의 카레식당이 있어서 7만 명의 인원을 고용하고 있었고, 연간 약 20억 파운드의 매상과 약 1억7,500만 명분의 식사를 팔고 있었다.[70] 2000년 런던의 '타임스'가 추정한 바에 의하면, 대부분 방글라데시인이 운영하는 인도 음식점 중 런던에 있는 음식점 수가, 델리와 봄베이에 있는 음식점을 합한 것보다 훨씬 더

---

39) 밀을 쪄서 고기·야채 등과 함께 향이 강한 스튜를 곁들인 북아프리카 요리

많고, 인도 음식점에서 일하는 직원의 수는 탄광, 조선소, 철강회사에 고용된 인원을 합한 것보다 더 많다고 보도하였다.[70]

민족음식의 세계화는 요리법과 음식재료가 전 세계적으로 이동하는, 복합적인 거래망과 정보의 흐름을 만들어내고 있다. Bestor[71]는 일본음식인 초밥이 어떻게 세계적인 음식이 되었으며, 퓨전 음식들, 말하자면 와사비로 버무린 으깬 감자, 생선회용 참치로 만든 스테이크, 초밥용 저린 생강과 같은 것이 미국의 고급 음식점에 보편적으로 나타나게 된 현상을 기술하였다. 동시에 미국을 포함한 전 세계로부터 냉동 등푸른 참치가 일본으로 들어가, 도쿄의 거대한 주키지 생선시장에서 거래되면서 엄청난 돈이 왕래하는 것을 묘사하였다. 때로 일본으로 참치를 수출하게 되면서 미국은 모자라는 분량을 스페인으로부터 수입하기도 하고, 어떤 때는 일본의 주키지 생선시장을 통해 팔려나간 최상등급의 참치를 다시 사오기도 한다.

음식재료의 국제적 거래는 수 세기동안 있어왔던 것으로 전혀 새로운 사실이 아니다. 진정 새로운 것은 그 속도와 복잡성과 엄청난 물량인 것이다. 이런 거래는 기술의 발전이 없으면 불가능한 것으로, 재료를 저장하고, 정제하고, 포장하고, 안전하게 전 세계에 조달하는 기술을 필요로 한다. 18세기 후반 및 19세기부터 병조림과 통조림을 만드는 기술이 기업 수준으로 발전하고,[19] 곧 냉동기술의 발전으로 이어져 현재는 냉동 컨테이너로 운반하고 있다. Goody[19]는 19세기와 20세기에 발명된 유통수단 특히 도로, 기차, 선박, 항공기술의 발전은 모두 포장된 재료를 대량으로 유통시키고, 나아가 판매와 소비로까지 이어지게 하는 데 기여했다고 지적한다.

'서구화에 의한 질병': 식생활의 변화와 질병

1973년 Burkitt[72]는 20세기에 서구에서 급증한 질병을 조사하면서, 이 질병들이 비서구 전통사회에서도 증가하고 있음을 발견하였다. 과거에는 아주 드물게 나타나거나 거의 알려지지 않았던 이 질병들은 서구문화의 영향으로 새로운 관습과 생활양식이 도입되면서 증가한 것이다. 이러한 '새로운' 질병으로는 충수돌기염, 대장의 암과 종양, 궤양성 대장염, 정맥류, 심부 혈관 혈전, 폐색전증, 치질, 관상동맥질환, 담석증, 식도열공허니아,[40] 비만, 당뇨병 등이 있다.

Burkitt는, 비만은 '서구에서 가장 일반적인 형태의 영양불량'이라고 보았으며, 이는 다른 '서구의 질병'과 연관되어 나타난다. Burkitt에 따르면 영국 인구의 40% 이상이 과체중이며, 비만은 미국에서 만큼이나 심각하다고 평가하였다. 질병이 급증한 이유는 지난 세기 동안 일어난 식생활 변화에서 찾을 수 있다. 1860년부터 1960년 사이에 지방의 소비는 50% 증가한 반면, 설탕 소비는 200% 증가하였고, 지난 100년에 걸쳐 음식에 함유된 섬유질은 현저하게 감소하였다. 1860년에는 밀가루에 포함된 섬유질이 0.2~0.5%이고, 매일 빵으로 먹는 섬유질은 1.1~2.8g이었다. 현대에 이르면 빵의 소비가 1/2로 줄고 밀가루의 섬유질이 0.1~0.01%로 감소하면서 빵을 통한 일일 섬유질 섭취는 1860년 이전 수준의 10%에 불과해졌다. 더불어 섬유질이 많은 귀리죽은 구식으로 간주되어 섬유질 함량이 낮은 포장 시리얼로 바뀌게 된다. 서구화가 진행 중인 비서구 사회에서는 전통음식의 대부분이, 다량의 설탕, 흰 빵, 육류

---

40) 비만과 관련된 질병으로, 식도가 횡격막을 지나는 틈으로 위장이 흉곽 안으로 말려 올라가는 것을 말한다.

소비의 증가로 대체되고 있다. 섬유질 결핍이 '서구의 질병'을 일으키는 단 하나의 원인은 아니겠지만, 중요한 원인 중 하나일 것이라고 Burkitt는 지적했다. Burkitt의 연구는 기술 발전과 음식 문화의 변화가 특정 질병의 발병율과 연관될 수 있음을 보여주는 것이었다.

그러나 서구적 질병으로부터 예방효과가 있다고 하는 섬유질의 종류와 관계는 아직 불명확하다. 미국의 최근 연구[73]에 의하면, 여자에게 나타나는 대장 및 직장암과 선암의 위험을 섬유질을 많이 먹음으로써 줄일 수 있는지는 의심스럽다 하였는데, 따라서 섬유질이 특정 질병과 연관이 되는지, 그 정확한 역할에 관해서는 더 연구가 필요할 것이다.

식생활과 암

식생활 양상은 영양이나 '서구적 질병'과 관계될 뿐만 아니라, 특정 유형의 암과 관계된다. 여러 연구는 모든 암의 1/3 이상이 식생활 및 영양과 관련이 있다고 한다.[74] Lowenfels와 Anderson[75]은 이러한 가설을 뒷받침하는 증거를 조사하는 과정에서 식습관의 차이가 암 발병율의 차이와 확실하게 관련되어 있음을 발견하였다. 특히 대장암과 위암의 경우가 주목된다. 음식 자체 외에, 총 섭취 열량, 영양 과다나 결핍, 암 유발물질 포함 여부, 알코올 소비 같은 변인들이 암의 위험도와 연관된다. 앞에서도 보았듯이, 식습관은 문화적 관습에 의해 영향을 받는다. Newberne[76]도 식습관이 여러 종류의 암(지방 섭취와 관련된 위암, 대장암, 식도암, 유방암 등)과 연결된다는 것을 증거를 들어 주장한 바 있다. 지난 40년간 미국의 식습관은 점진적으로 변화해 왔는데, 그 시기는 일부 집단에서 암이 증가한 시기와 맞아 떨어진다. Kolonel 등[77]은 한층 더 연구를 진전시켜, 네 종류 인구 집단의 위암 발병율을 비교하였

다. 일본 본토의 일본인, 하와이의 일본인, 하와이의 백색 인종, 미국 내 일반 백인 네 집단이다. 가장 높은 발병율은 일본 내 일본인에서 나타났으며, 뒤이어 하와이 일본인이었고, 백인 집단들에서는 그 비율이 낮았다. 어린 시절부터 전통 일본음식, 즉 쌀과 절인 채소, 말린 생선이나 소금에 절인 생선을 먹는 것은 암 발병율과 확실히 연관성이 있었다. 위암은, 일본음식 속에 많이 들어있는 질산염, 아질산염, 이차 아민 등으로부터 형성된 니트로사민에 의해 생기는 것일지 모른다고 한다.[78] 다른 연구에서, 인도와 아시아의 일부 지역에서 조사된 것으로는, 구강(입술, 혀, 인후, 구강바닥, 침샘 등 포함)의 암이 담배와 빈랑나무 열매를 섞어 씹는 버릇과 관련된다고 보고한 것이 있다.[79] 인도에서 pan(빈랑나무열매와 잎, 담배, 라임, 향료를 섞어 만든 것)이라고 불리는 씹는 담배와, 아프가니스탄과 구소련 중앙아시아 일부지역에서 nass(빈랑나무씨, 담배잎, 라임을 기름으로 처리해서 만든 것)라고 알려진 혼합물은 모두 구강암을 유발할 가능성이 크다고 한다.[79] 지방, 특히 포화지방과 고칼로리 음식은 대장, 유방 등의 암을 증가시킨다고 보고되었다.[77] 특정 오염물질, 특히 땅콩의 곰팡이, 곡물류에서 발견되는 아플라톡신은 아시아와 아프리카 일부에서 간암의 높은 발병율과 연관된다. 신선한 과일과 채소를 많이 섭취하는 것은 구강, 식도, 위, 폐암 발병을 줄이는 것으로 나타난 반면, 저지방 고섬유질 음식은 유방암과 대장암의 보호 인자이다.[74] 중국 상하이의 최근 연구는 특정 채소와 마늘 그리고 과일(특히 오렌지와 귤종류)이 풍부한 음식은 후두암의 예방효과가 있지만, 소금에 절인 육류나 생선은 후두암의 위험을 증가시킨다는 것을 발견했다. 그러나 음식의 특정 요인을 특정 암의 원인으로 보는 시각에는 여전히 문제점이 있다.[80] 최근 조사에서 종양학자들[81]은 다음과 같은 점에 일치된 의견을 보였다. '비록 음식이 암 발생에서 매우 중요한 요인이기는 하지만, 특정 영양 요소가

암 유발인자라고 분류하기에는 아직 충분한 연구결과가 모아지지 않았다.' 그럼에도 불구하고 일부 영양소와 음식 종류가 암의 위험을 증가시키거나 감소시킨다는 증거는 확보되어 있다. 대체로 종양학자들은 다음과 같은 결론을 내렸다.

'영양 요소와 특정 암과의 인과관계가 명백하게 밝혀지지는 않았지만, 과일과 야채를 많이 먹을 경우 암 예방효과는 분명하고, 덜 명백하기는 하지만, 에너지 과다와 과식이 위험도를 높인다는 것은 주목해야 할 사실이다.'[82]

최근 세계 암 연구 기금과 미국암연구소에 의하여 이 주제에 관한 포괄적인 고찰이 이루어졌는데,[81] 전 세계적으로 30~40%의 암이, 즉 매년 3~400만 건의 암이 건강한 식습관으로 예방될 수 있다고 결론지었다. 이 같은 결론은 특히 구강, 인후, 위, 대장, 직장, 간, 유방암에 관한 여러 연구를 종합한 것으로서, 이들이 권장하는 사항은 다음과 같다.

1. 기본적으로, 음식은 양적으로 적절하고 종류가 다양해야 하며, 주로 채소, 과일, 콩류를 포함하는 식물성 음식과 최소한으로 가공된 곡물 탄수화물을 주식으로 하는 것이 좋다.
2. 다량의 과일과 채소를 권장하며, 전체 에너지의 7% 이상을 차지하는 것이 좋다.
3. 총 지방과 기름의 양은 전체 에너지의 15~20% 이상 넘지 않는 것이 좋다. 따라서 기름진 음식(특히 동물에서 얻어지는)은 먹지 않는 것이 좋다.
4. 붉은 고기를 먹을 때는 전체 에너지의 10% 이내인 것이 좋다.
5. 소금은 성인의 경우 하루 6g 미만이어야 하며, 소금보다는 허브나 향신료가 음식의 맛을 내는데 사용되는 것이 좋다.
6. 식물로부터 얻는 다량의 탄수화물 혹은 단백질 함유 음식은 전체 에너지의 45~60%를 공급해야 하며, 이는 곡물, 콩류, 근채류, 뿌리식물, 이파리 야채를 포함한다.
7. 정제된 설탕 섭취는 제한하고 전체 에너지의 10% 미만을 공급하도록 한다.
8. 상하기 쉬운 음식은, 즉시 먹지 않을 때는 냉동 혹은 냉장 보관하고, 곰팡이의 오염을 최소화 시킬 수 있는 방법으로 저장한다.
9. 육류와 생선은 상대적으로 낮은 온도에서 조리하고, 태우거나 불에 굽지 말아야 하며, 절이거나 훈제된 고기는 피하는 것이 좋다.
10. 적절한 양의 균형 잡힌 식사를 한다면 비타민제 같은 영양보조제는 암 위험을 줄이는 데 '아마도 불필요하거나 도움이 되지 않을 수도' 있다.

위에 덧붙여, 적절한 육체운동이 필요하고, 과체중은 피하며, 알코올과 흡연은 과감하게 줄일 것을 권장하였다.

종합정리

이 장에서 제시된 사례가 보여주는 것은, 음식에 관한 믿음과 관습이 질병과 연관된다는 것이다. 식습관을 바꾸거나 개선하려고 할 때는 음식이 사회, 문화, 집단 내에서 가지는 문화적 역할과 의미를 먼저 고려해야만 한다.

KEY REFERENCES

1 Levi-Strauss, C. (1970). *The Raw and the Cooked*. London: Jonathan Cape, pp. 142, 164.

8 Greenwood, B. (1981). Cold or spirits? Choice and ambiguity in Morocco's pluralistic medical system. *Soc. Sci. Med.* 15B, 219–35.

11 Chowdhury, A.M., Helman, C. and Greenhalgh, T. (2000) Food beliefs and practices among British Bangladeshis with diabetes: implications for health education. *Anthropol. Med.* 7(2), 209–226.

15 Enticott, G. (2003) Lay immunology, local foods and rural identity: defending unpasteurised milk in England. *Sociologia Ruralis* 43(3), 257–270.

21 Greenhalgh, T., Helman, C. and Chowdhury, A. M. (1998). Health beliefs and folk models of diabetes in British Bangladeshis: a qualitative study. *Br. Med. J.* 316, 978–83.

28 Keesing, R. M. and Strathern, A.J. (1998) *Cultural Anthropology*, 3rd edn. London: Harcourt Brace College Publishers, pp. 440–4.

29 Lang, T. (1999). Diet, health and globalization: five key questions. *Proc. Nutr. Soc.* 58, 335–43.

30 Drewnowski, A. and Popkin, B. M. (1997). The nutrition transition: new trends in the global diet. *Nutr. Rev.* 55, 31–43.

44 World Health Organization (2005) Obesity and overweight. *WHO Global Strategy on Diet, Physical Activity* and Health: http://www.who.int/dietphysicalactivity/publications/facts/obesity/en (Accessed on 14 July 2005)

49 Speiser, P.W., Rudolf, M.C.J, Anhalt, H. *et al.* (2005) Consensus statement: Childhood obesity. *J.Clin. Endocrinol. Metab.* 90, 1871–87.

51 Pollock, N.J. (1995) Cultural elaborations of obesity – fattening practices in Pacific societies. *Asian Pacific J. Clin. Nutr.* 4, 357–60.

60 Harrison, G. G., Zaghoul, S. S., Galal, O. M. and Gabr, A. (1993). Breastfeeding and weaning in a poor urban neighbourhood in Cairo, Egypt: maternal beliefs and perceptions. *Soc. Sci. Med.* 36, 1–10.

See http://www.culturehealthandillness.com for the full list of references for this chapter.

RECOMMENDED READING

Counihan, C. and van Esterik, P. (eds) (1997) *Food and Culture: a Reader*. London: Routledge.

Dettwyler, K. A. (1992). The biocultural approach in nutritional anthropology: case studies of malnutrition in Mali. *Med. Anthropol.* 15, 17–39.

Farb, P. and Armelagos, G. (1980). *Consuming Passions: the Anthropology of Eating*. Boston: Houghton Muffin.

Lang, T. (1999). Diet, health and globalization: five key questions. *Proc. Nutr. Soc.* 58, 335–43.

Maher, V. (ed.) (1992) *The Anthropology of Breast-Feeding*. Oxford: Berg.

World Cancer Research Fund/American Institute for Cancer Research (1997) *Food, Nutrition and the Prevention of Cancer: A Global Perspective*. London: WCRF/AICR.

World Health Organization (2003) *Diet, Nutrition and the Prevention of Chronic Disease*. (Technical Report Series 916). World Health Organization.

RECOMMENDED WEBSITES

Food and Culture: http://lilt.ilstu.edu/rtdirks/GENERAL.html

Food Standards Agency (UK): http://www.food.gov.uk

Nutritional anthropology: http://lilt.ilstu.edu/rtdirks/NUTRANTH.html

UNICEF Statistics: Breastfeeding and Complementary Feeding: http://www.childinfo.org/eddb/brfeed

돌봄과 완치 : 보건의료관리[41]의 각 영역

육체적으로나 정서적으로 고통을 겪는 사람들이 스스로 해결하거나 혹은 남으로부터 도움을 끌어내는 다양한 방식이 어느 사회에나 있기 마련이다. 휴식을 취한다든가 가정요법을 해볼 수도 있고, 친구, 친척, 이웃에게 의견을 구하기도 하며, 지방 무속이나 민속치료사 혹은 '현자'를 찾아가거나, 의사에게 상담할 수도 있다. 다양한 방법 중 모두를 다 하거나 혹은 한두 가지만 선택할 수도 있고, 사용 순서도 다를 수 있다. 어느 사회나 고유한 방식으로 질병을 설명/진단/치료하는 데 종사하는 사람들은 있어왔고, 또한 다양한 치료 양식이 공존하기도 하지만, 각기 전혀 다른 전제를 바탕으로 하는 경우가 많다. 때로는 중국의 서구 의술이나 서구의 중국 침술처럼 아예 다른 문화권 안으로 녹아 들어가기도 한다. 사회가 크고 복잡해질수록 치료방법의 선택 범위는 더욱 넓어질 것이다. 따라서 서구 비서구를 막론하고, 현대 도시사회는 *의료의 다원화* 양상을 띠게 된다.

---

41) 우리 말에서 '보건'과 '의료'는 중첩되는 개념으로 흔히 호환적으로 사용하고 있다. 그러나 엄밀하게 말하자면, 의료는 보다 치료 중심적인 것이고, 보건은 그 대상이 개인보다는 인구집단이며, 치료는 물론 예방, 재활, 관리 등을 포함하는 포괄적인 개념이다. 이 책에서는 'health care'를 그 중점 대상이 누구이고 그 목적이 무엇이냐에 따라 '의료', '보건의료', '건강관리' 등으로 번역하였다.

보건 의료의 다원화: 사회문화적 관점

인류학자들이 지적해온대로 한 사회의 *보건의료체제*는 그 사회의 다른 측면, 특히 사회적 종교적 정치적 경제적 구성과 따로 떼어 연구할 수는 없다. 보건의료체제는 여러 조직들과 밀접하게 얽혀 있고, 가치관과 사회적 전제 등을 공유하고 있기 때문이다. Landy[1]에 의하면 보건의료 체제는 서로 연관되는 두 가지 측면을 가지고 있다. 첫째는 기본 개념, 이론, 규범이 되는 관습과 공유하는 인식 등에 관한 *문화적 측면*과, 둘째는 (환자와 의사처럼) 규정된 역할을 체계화하고, (병원이나 의원 같은) 특정 환경에서 이러한 역할 간의 관계를 정하는 규칙 등에 관한 *사회적 측면*이다. 서구에서는 과학적 의료가 가장 상위에 놓여 있듯이, 대부분의 사회에서도 보건의료의 어떤 것은 다른 것보다 상위에 놓이고, 이 위계의 사회적 문화적 측면은 법에 의해 뒷받침되고 있다. 서구에서는 공식 보건의료에 의사, 간호사가 있고, 그 외에 동종요법, 약초요법, 영적치료 등 *하위 보건의료문화*라고 부를 수 있는 작은 규모의 대안 의료가 있다. 저마다 질병을 설명하고 치료하는 방법을 갖고 있으며, 각 집단에 속한 치료자들은 전문단체를 형성하여 가입조건, 행동 수칙, 환자를 대하는 방법 등을 내부적으로 규

정한다. 이러한 하위 의료문화는 고유한 것일
수도 있고 외부로부터 들어온 것일 수도 있다.
문화적으로 익숙한 방법으로 병을 치료하고자
하는 이주자들은 전통 민속 치유자를 함께 데
려 온다. 영국의 예로서 인도 대륙으로부터 온
이슬람 *hakims*나 힌두 *vaids*가 있다. 어느 사
회에서든 다원화된 의료 현상을 연구하는 데는
개별 환자들이 이용하는 여러 유형의 의료 체
제의 사회적, 문화적 측면을 모두 살펴보는 것
이 중요하다.

이 장에서는 복합 산업사회의 다원화된 보건
의료 체제를 고찰하여

1. 선택 가능한 치료 방식의 범주와,

2. 그 중 특정한 것을 선택하는 이유와 그
과정을 설명하고자 한다. 영국의 다원화 된 보
건의료와 이것이 의료 전달에서 의미하는 바에
대해서도 알아보겠다.

보건 의료의 세 영역

Kleinman[2]은 어떤 복합사회든지 서로 중첩되
고 연관되는 세 영역의 보건의료가 있다고 했
다. 즉 *대중* 영역, *민속* 영역, *전문* 영역이 그
것이다. 각각의 영역은 질병을 설명하고 치료
하는 방식, 치료자와 환자에 대한 정의, 이들이
치료를 위해 마주할 때 어떻게 상호작용하는지
에 관하여 각기 고유한 방식을 가지고 있다.

대중 영역

이 영역은 일반인, 비전문가들의 영역을 말
하는 것으로서, 병에 걸렸음을 처음 인식하고,
이를 병이라고 정의하여 보건의료 활동을 시작
하는 영역이다. 민속치유자나 의사에게 오기
전에, 혹은 비용을 지불해야 하는 곳에 오기
전에 사람들이 흔히 사용하는 방법을 말한다.
여기에는

○ 자가치료와 자가투약
○ 친척, 친구, 이웃, 동료로부터 얻는 조언이
나 치료
○ 교회, 신념을 중심으로 모인 집단, 자조 모
임 등에서의 치료 및 상호 간호 활동
○ 특정 장애를 겪었거나 육체적 상태를 치료
했던 일반 경험자와 상의

이 영역의 가장 주된 보건의료 단위는 *가족*
이다. 대부분 가족 안에서 질병이 발견되고 치
료되며, 가정은 1차적 보건의료 활동의 현장이
다. Chrisman[3]이 말한 바와 같이, 가족 안에서
주된 보건의료 공급자는 어머니, 할머니 같은
여성들로서 그들은 흔한 질병을 진단하고 가까
이에 있는 방법으로 치료한다. 서구 비서구 모
두 통틀어 약 70~90%의 보건 활동이 이 영역
에서 이루어지는 것으로 추정되었다.[4] 대부분의
사회에서 여자는 수 세대에 걸쳐 어머니로부터
딸에게 전승되어온 전통요법이나 전통적 간호
방식을 지키는 역할을 해왔다. 예를 들어 브라
질 아마존 지역에서는 그 지방의 약초에 대한
지식과 사용법을 아는 사람은 전적으로 여자라
고 했다.[5]

아픈 사람들은 자가투약에서부터 친지와 상
담하는 것에 이르기까지, 소위 '치료수단의 단
계'를 거치게 된다. 자가치료는 질병의 과학적
지식과는 무관하게 일반인의 믿음체계에 바탕
을 두고 있다. 특효약, 전통 민속치료제, 혹은
'떠도는 소문'을 따르기도 하고, 식단이나 행동
을 바꾼다든지 하는 다양한 내용이 포함된다.
민간에서는 음식도 치료제에 포함된다고 본다
(☞3장). 예를 들어, 미국 남부지역에서 '많은
피'의 원인은 피가 너무 많아서 생기는 것이라
고 간주되어 피를 줄이기 위한 특정 음식을 먹
게 한다. 라틴아메리카와 아시아 일부에서는
질병을 일으키는 '온'과 '냉' 기운을 중화시켜
두 기운이 평형을 회복하게 하는 음식을 먹는
다. 비타민제 복용도 이와 같은 의미를 가진다.
이 밖에도 특별 기도나 제식, 고해, 금식 등을

하기도 하고, 오한이 나거나 감기에 걸리면 따뜻한 침대의 발판에 부적이나 호부(護符)를 놓아두는 등 특별한 행동을 취하기도 한다.

대중 영역에는 통상적으로 '건강관리'에 관한 일련의 믿음이 있게 마련이다. 본인은 물론 타인에게 질병을 일으키지 않도록 하는 '올바른' 행동이 어떤 것인지에 관하여 각 문화권마다 통용되는 건강 지침이 있다. 건강하게 먹고, 마시고, 잠자고, 옷 입고, 일하고, 기도하는 방법 등 삶을 건강하게 영위하는 방식에 관한 것이다. 또한 '건강한' 몸의 기능에 대한 것, 심지어 하루에 몇 번 대변을 누어야 하는지, 어느 시간에 대변을 누는 것이 건강한 것인지도 포함한다.[6] 어떤 사회에서는 예기치 못한 질병을 불러오는 불운을 물리치고 행운과 건강을 가져오는 주문, 부적, 종교적 메달 같은 것이 건강을 지켜준다고 생각한다.

대중 영역에서 대부분의 보건의료 활동은 혈연, 친구, 이웃이나 직장, 종교 단체 등에서 이미 알고 있던 사람들 사이에서 이루어지는 것이다. 건강과 질병에 관해서 환자와 치료자 사이에 유사한 견해를 공유하고 있기 때문에 양자 사이에 오해가 생기는 경우는 비교적 드물다.[3] 이러한 관계는 *비공식적*이며 비용 지불도 없고 치료 기간도 다양하며, 환자 자신의 사회적 네트워크, 특히 가족 안에서 이루어진다. 치료는 정해진 행동이나 장소, 규칙도 없이 이루어지는 것이고, 후에 오늘의 환자가 내일의 치료자로 역할이 바뀔 수도 있다. 그러나 이들 중 어떤 사람은 건강 상담자로서의 역할을 더 많이 하는 경우가 있다. 이들은 대개 아래와 같은 사람들이다.

1. 특정 질병이나 특정 형태의 치료법에 오랜 경험이 있는 사람
2. 자녀를 여럿 기른 여자처럼 인생의 시기별로 겪게 되는 특정 일에 대하여 경험이 풍부한 사람
3. 준 의료인(간호사, 약사, 물리치료사, 병원 접수계 직원 등)으로서 건강 문제에 관해 비공식적으로 조언을 줄 수 있는 사람
4. 의사의 남편이나 아내로서 전문 훈련을 받지는 않았으나 배우자의 경험을 공유하는 사람
5. 미용사, 판매원, 은행원 등 대중과 자주 접하면서 때로는 고해신부나 정신치료사 같은 역할을 하는 사람
6. 자조(自助) 집단을 조직한 사람
7. 치료를 행하는 컬트(cults) 모임이나 교회의 사제나 임원

이들은 모두 건강문제에 관해 조언과 도움을 줄 수 있는 사람들이다. 이들에게 치료사로서의 신뢰감을 주는 힘은 교육이나 사회적 지위, 초자연적 힘보다는 그들 자신의 경험으로부터 나오는 것이다. 예를 들어 임신을 여러 번 한 여성의 경우, 처음 임신한 젊은 여성에게 임신 기간 중 어떤 증상이 생기며, 또 이를 어떻게 다뤄야 하는지에 대해 간단한 조언을 해줄 수 있다. 특정 약물을 오래 복용한 사람은 자기와 유사한 증상을 가진 친구에게 그 약을 '빌려' 줄 수도 있다.

질병을 앓았던 사람의 경험은 자조집단에서 공유되면서 특정 병이나 경험에 관한 지식의 보고(寶庫)로서 그 집단은 물론 사회 전반의 이익을 위해 사용될 수도 있다. 그 밖에 자조집단에서는 생활양식이나 대처 전략에 관한 조언을 구할 수도 있으며, 또 비만이나 알코올 중독 등의 낙인이 찍혀 소외된 개인에게는 피난처 역할도 한다. 산업사회에서 자조집단은 대중 영역의 보건의료에서 점차 중요한 비중을 차지하게 되었다. 다양한 자조집단은 1936년 미국에서 시작한 단주모임(Alcoholic Anonymous, AA)에 그 뿌리를 두고 있다.[7] 현재에는 약 50만개의 자조집단이 있으며, 미국 전 인구의 18%가 그 중 어느 하나엔가 참여하고 있다고 한다.[7] 독일에서는 2~8%가, 스칸디나비아에서는 참여 비율이 낮아 0.2~0.7%라고 한다. 국

제적 수준으로 활동하는 것 중 가장 규모가 크고 오랜 역사를 가진 자조집단은 AA 로서 150개 국가, 10만개의 집단에 200만 명 이상이 참여하고 있다.[8]

컬트, 교회 등의 종교집단에서도 질병이나 고통의 경험을 공유하기도 한다. 예를 들어, McGuire[9]는 미국에서 주로 교외에 살고 있는 중산층에 퍼져 있는 치유모임에 관하여 설명했는데, 크리스천사이언스, 기독교연합학교, 그 외에 기타 기독교 그룹(천주교 카리스마 파, 개신교 오순절 교회 피), 인간 잠재능력 회복 운동 그룹(사이언톨로지, EST,[42] 등), 동양의 명상과 요가 모임(선불교, 티베트불교, 자이나교, 힌두교에 기반을 둔 그룹들), 그리고 초자연 치료 혹은 심령 치료를 행하는 여러 유형의 심령강신술 교파와 '치료 집단' 등이 있다. 이들 중 상당수가 '뉴 에이지' 운동[10]에 기반을 두고 있는데, 이는 인격의 성장, 자기 관리, 전인적 차원의 건강 유지에 역점을 두고 있다. 비서구권 사회에서도 많은 경우 자조모임은 종교적인 바탕을 갖고 있다. 예를 들어 아프리카에는 '신내림' 컬트가 특히 여자에게 흔하다. '신내림'을 받고 특별한 신령으로 인하여 신병을 앓고 난 여자는 Turner[11]가 칭한 '고통의 공동체'의 일원이 되고, 이들은 악령이 깃들어 고통받는 사람들을 제식(祭式)을 통해 진단하고 치료한다. Lewis[12]는 북 나이지리아 하우사족의 신내림 종파인 bori 컬트는 본질적으로 여자의 사회적 불이익에 항거하는 운동이라고 보았다. 이 컬트의 회원이 되는 것은 치유능력과 신망을 얻을 뿐만 아니라, 그 신령을 달래기 위해 많은 공물을 아낌없이 바치는 남자들로부터 특별히 주목을 받게 된다.

보건의료의 다른 두 영역도 마찬가지이지만 이 대중 영역은 때로 정신건강, 육체적 건강에 나쁜 영향을 끼칠 수도 있다. 가족은 도와주기도 하지만 악화시키기도 한다. Kleinman[13]에 의

하면, 대만에서는 가족 중 한 사람이 아프면, 의사와 같은 외부인에게 알리기보다는 환자와 병 자체뿐만 아니라 병이 생기게 된 사회적 문제까지도 가정 밖으로 알려지지 않게 차단한다고 했다.

환자는 대중 영역과 다른 두 영역 사이를 자유롭게 오가며 치료받으려 하고, 대부분은 한꺼번에 세 영역을 모두 이용하기도 하는데, 어느 한 영역에서 고통을 덜지 못했을 때는 더욱 그러하다.

민속 영역

비산업화 사회에서 특히 큰 비중을 차지하는 이 영역은 *종교적*이거나 *세속적인*, 혹은 이 두 성격을 다 가지는, 치료를 전문으로 하는 특정 사람들로 구성된다. 이 치료자들은 공식 의료 시스템에 속하지 않고 대중 영역과 전문 영역 사이 중간 단계에 위치한다. 민속치료자의 유형은 접골사, 조산사, 발치사(拔齒師), 약초의(醫) 등, 종교적 색채가 없이 단순히 기술적으로 숙련된 사람에서부터, 심령치료사나 천리안을 가진 사람, 무당에 이르기까지 매우 다양하다. 이들은 치료방식이나 견해가 서로 상당히 달라 이질적인 집단을 형성하지만, 때로는 가입조건과 행동수칙을 따르고 정보를 공유하는 단체를 결성하기도 한다.

대부분의 사회에서는 종교적 치료자와 세속적 치료자가 섞여 있다. 예를 들어 Snow[14]는 1970년대 미국에서 저소득층 아프리카계 미국인 사이에 인기 있는 민속치료자들을 연구하였는데, 여기에는 '약초의', 강신술사, '마술사', 부두교의 *houngans*나 *mambos*, 치유 성직자, 신앙요법가, 이웃의 예언자, '산파', 신비한 약초나 근채류 특효약을 파는 행상인 등까지 포함되어 있었다. 사원이나 교회에서 나온 심령술사 혹은 '양초 가게'[43]에서 활동하는 심령술사

---

42) Erhard Seminars Training 심신 통일 훈련, 집단 감수성 훈련의 하나

43) 5,000년이 넘는 양초의 역사는 정확하지는 않으나, 고대 이집트 때 심지가 있는 양초가 만들어졌고, 종

가 특히 흔한데, 이들은 마법이나 천벌로 생겼다고 여기는 병을 치료한다. 세속적인 질병은 자가 투약으로 치료하거나 이웃의 산파, 약초의가 다루기도 하지만, 실제로는 이들은 종교적 방법과 중복되기도 한다. 남아프리카의 줄루족의 경우도 종교적 치료자와 세속적 치료자 간에 겹치는 부분이 많아, *isangomas*라고 불리는 여자 치료자가 신성한 점을 치고 *inyangas*라는 남자 치료자는 아프리카 토착 약초로 치료를 행하는데, 이들 모두는 진단을 내리기 전에 환자의 상태를 상세하게 살펴볼 뿐만 아니라 사회적 배경에 대한 정보도 함께 듣게 된다.[15]

세속적인 치료자의 예로는, Underwoods[16]가 기술한 것으로서, 예멘 아랍 공화국 래이마 지역에서 건강전문가라고 불리는 *sahi*를 들 수 있다. 이 치료자들은 예멘에서 최근 출현하기 시작했는데, 그 치료법은 서양의학에서 사용하는 여러 가지 약을 주사하는 것이다. 전문적으로 훈련받은 적이 없고(의료인들과의 짧은 교제가 보통 그들의 경험 전부이거나, 어떤 경우는 한 달 동안 병원 청소원으로 일한 것이 전부일 정도로) 진단과 상담의 기술도 없다고 한다. 그러나 래이마 지역 주민들에게 주사는 서양의학의 정수라고 간주되어 *sahi*는 서양 의학을 사용하는 사람으로 여겨진다. 제3세계 국가에서는 *sahi* 처럼(흔히 '주사 의사', '주사 놓는 사람'으로 알려져 있다) 훈련받지 않고 주사해 주는 사람이 늘어나면서 주사 맞는 것 자체가 더욱 유행하고 있다고 한다.[17,18] 이러한 추세는 Kimani[19]가 연구한 케냐의 예에서도 볼 수 있는데, 훈련 받지 않은 비전문 치료자들이 치료와 주사를 시술하고 있고, '거리와 버스터미널의 의사소년'이라 부리는 아이들은 암시장에서 구입한 항생제를 길에서 팔고 있다.

대개의 민속치료자들은 지역사회의 문화적 가치와 세계관, 질병의 원인과 의미, 치료에 대한 믿음을 함께 공유하고 있다. 병이나 다른 불운을 마법, '흉안'(evil eye) 등의 사회적 원인으로 해석하거나, 신, 영혼, 조상유령, 운명과 같은 초자연적 힘에 의해 생겼다고 믿는 사회에서는 종교적인 민속치료자가 특히 성행한다. 그들의 치료방식은 통상적으로 전인적인 것이어서, 환자의 육체적 정서적 증상뿐만 아니라, 환자의 대인관계, 그리고 자연환경, 초자연적 힘과의 관계까지 포함하여 환자의 삶의 모든 국면을 함께 다루고 있다. 비서구권 사회의 많은 곳에서는 삶의 모든 부분이 건강을 결정한다고 보며, 건강이란 사람과 사회적/자연적/초자연적 환경 사이의 *균형*이라고 생각한다. 부도덕한 행위나 가족 간 불화, 종교 관습을 따르지 않는 행위 등 어느 하나라도 문제가 생기면 육체적 증상이나 정서적 불안이 생기고, 그럴 경우 민속치료자들의 돌봄이 필요해지게 되는 것이다. 이들 치료자가 환자를 볼 때는, 병나기 전의 일과 환자 주변의 일에 대하여 묻는다. 작은 사회에서는 환자 가족이 처한 문제가 소문으로 다 알려져 있으므로 환자 상태를 진단하는 데 이용되기도 한다. 환자의 최근 근황이나 사회적 배경에 대한 정보뿐만 아니라 치료자는 *신점*을 치기도 한다. 점의 형태는 세계적으로 매우 다양하여 카드, 뼈, 짚, 조가비, 성냥개비, 특별한 돌, 찻잎 등이 사용되고, 치료자는 그 배치를 자세히 살펴 그 속에 담긴 의미를 찾아간다. 특정 동물이나 새의 내장이나 간을 살펴보기도 하고, 꿈이나 환시를 해석하기도 하며, 무아지경에 돌입하여 신령이나 초자연적 존재에게 직접 질문을 하기도 한다. 점은 초자연적 기법을 이용해 병의 초자연적 원인을 알아내기 위한 것이다. 줄루족의 경우 환자는 집에 있고 친척들이 *isangoma*를 찾아와 상담하고, *isangoma*는 무아지경에서 신령들에게 병의 원인과 치료법을 듣고 진단을 내린다고 한다.[15]

교적 의례에서 특별한 상징으로 사용되어 왔다. 양초 가게는 아직도 종교적, 심령술적 의미의 상징성을 띠고 있다.

무당

또 다른 형태의 점쟁이로는 여러 문화권에 존재하는 다양한 유형의 무당이 있다. 무당은 물질세계와 영혼세계를 이어주는 영적 치료자이다. Lewis[21]는 '무당은 남녀를 막론하고 신령을 다루는 데 통달하여 자기 의지대로 신령이 몸에 들어오게 하는 사람'이라고 하였다. 강신술(降神術) 집회에서 이런 치료자는 신령을 자기 몸에 받아들여 그 신령으로 하여금 병을 진단하고 치료하게 한다. 무당은 신령을 자유자재로 부릴 수 있기 때문에 악령에 신들린 사람들의 병을 치료할 수 있다는 것이다. 어떤 경우에는 환각제(☞8장)의 힘을 빌어야만 무아지경에 돌입할 수 있다. 이 밖에도 환자의 가족, 친지가 참석한 가운데 점을 치기도 한다. 이처럼 공공장소에서 점을 치면서 마술로 일으킨 불화를 밖으로 표출시키고 제식을 통해 해결하려는 것이다. 이들은 또한 죄책감, 부끄러움, 분노 등과 같은 개인적 감정에 대해서도 해석해 주고, 기도, 회개, 인간관계에서의 해결책 등을 제시해 치료한다고 한다.

신점은 서구에서도 점차 증가하고 있는데, 영매, 천리안을 가진 자, 소통자(물질세계와 비물질세계를 이어주는 자), '신(新) 무당', 그리고 카리스마 치유집단 등이 이에 속한다. 아래 시베리아의 사례는 도시에서 인기를 얻고 있는 무당의 예이다.

사례 4.1 러시아 연방. 시베리아. 울란우데 도시의 무당

Humphrey[22]는 사회주의 몰락과 함께 시베리아의 부랴트 공화국에 있는 울란우데 도시에 나타나기 시작한 무당에 대하여 조사하였다. 소비에트연방 붕괴 이후 쇠락한 콘크리트 빌딩과 거대한 아파트 지대의 익명성 속에서 대부분의 도시 사람들은 친척들과 헤어져 이방인들과 섞여 살아야만 했다. 1960년대에 시골에서 도시로 이주 온 부랴트 사람들은, 정부가 무신론을 장려하고 불교와 전통신앙을 억압하면서, 전통문화와 자신의 뿌리로부터 단절해야 했다. 다른 선택권이 없이 도시에 살게 되면서, 이들의 정체성과 공동체 소속감은 붕괴되기 시작하였다. 부랴트의 무당들은 대부분 도시 출신이었고, 고객들 대부분은 교육받은 사람들이었다고 한다. 무당들은 질병과 불운이 대초원과 도시 밖 저 멀리 황야에서 찾아온 선조의 영혼 때문에 생긴 것이라고 해석했다. 무당들은 족보에 대하여 묻곤 하는데, 해코지를 하는 귀신이 누구인지 가려내어 액막이를 하거나 달래기 위한 것이라고 한다. 무당들은 이를 위하여 선조와 고향에 대하여 더 자세히 알아볼 것을 명령한다. 때로는 고객에게 고향, 특히 그 귀신이 현재 거주하고 있는 황야의 어떤 산이나 나무로 돌아가기를 권하고, 거기에서 귀신을 달래기 위한 특별한 의식(alban)을 거행하는 것이다. 그러므로 '무당은 사람들이 아직도 시골과 연결되어 있다고 주장함으로써 도시를 새롭게 정의하고, 사람들은 도시를 새로운 눈으로 보게 된다. 도시는 이제는 저 먼 곳에서 유래한 친숙하고 품위 있는 사람들로 이루어진 장소로 다시 태어나는 것이다.' 도시에 홀로 소외되어 있다고 느끼는 사람들에게, 이런 방식은, 이제는 반쯤 잊혀진, 시골에 있는 성스러운 장소와 가족의 역사를 지니고 있음을 일깨우고, 사람들이 사회주의 후기(後期) 도시에 적응하도록 해준다. 동시에 그들 스스로 보다 넓은 여건을 발견하게 하여 적응을 도와주는 것이다. 더 나아가, 무당은 선조가 있음을 일깨울 뿐만 아니라, 편협한 종교의식에서 벗어나 절충주의적 종교심을 가지게 하는데, 예를 들면 대천사 가브리엘교, 일본의 사무라이 정신, 우주 자동운행설 등을 받아들이게 한다. 따라서 부랴트의 도시 무당은 정신치료자이며, 상담가일뿐만 아니라, 사람들을 근본 뿌리 의식과 황야에 연결시켜줌으로서, 낯선 익명의 도시에서 황량한 삶을 살아가는 사람들을 위로해주는 것이다. Humphrey의 지적에 의하면, 무당이 인식하는 '도시 속의 악마와 불운은 외부로부터 오는 영적 유입을 암시하고 있다.'

민속 치료의 장단점

민속 치료는 현대 과학적 의료보다 유리한 점을 가지고 있다. 그중 하나는 진단과 치료

과정에 가족이 참여한다는 점이다. Martin[23]의 연구에 의하면, 아메리카 원주민들은 환자의 병을 치료할 때 환자 자신뿐만 아니라 그 가족도 치유의식에 참여해야 할 의무가 있다. 서구 의술처럼 환자에게 치료의 초점이 맞추어지지만, 또한 가족과 주변 사람들의 병에 대한 반응도 중요시하고 있다. 치유자도 혼자가 아니라 보조자들과 함께 치료를 하는데, 이들은 의식에 함께 참여하여 환자와 가족들에게 설명하고 질문에 답하는 역할을 한다. 현대적 관점에서 보자면, 아메리카 원주민 사회에서는 치유자와 보조자 그리고 환자의 가족이 하나의 팀을 이뤄, 특히 심리적 문제를 다루는 데 효과적인 1차 보건활동을 펼치는 셈이다. Fabrega와 Silver[24]도 멕시코 지나칸탄에 있는 또 다른 형태의 민속 치료자인 *h'ilol*이 서구식 의사보다 더 유리한 점을 기술한 바 있다. 특히 세계관을 공유하고 친밀함과 온정을 느낄 수 있으며 비공식적인데다가, 일상의 언어로 상담이 이루어지며, 가족이나 지역 사회의 다른 구성원들도 치료에 참여한다는 장점이 있다. 또한 *h'ilol*은 그 지역 사회에서 중요한 역할을 하고 있어서, 신을 위해 봉사할 뿐만 아니라, 환자와 그 사회를 위해 일한다고 여긴다. 환자의 사회적 관계에 영향을 미치기도 해서, 환자의 과거 행적이 현재의 질병에 미친 영향을 지적하여 환자의 미래의 품행을 좌우할 수도 있다. 끝으로 열거할 장점은, 치료 행위가 집이나 사당 등 환자가 익숙한 장소에서 행해진다는 점이다. *h'ilol* 같은 민속 치료자는 자신이 속한 공동체의 문화적 가치를 구체화하고 강화하기 때문에, 사회계급이나 경제적 지위, 성별, 교육, 때로는 문화적 배경까지도 전혀 다른 곳에서 온, 서양식 의사보다 유리한 면이 있다. 특히 이들은 다른 형태의 불운을 다룰 때처럼 (☞5장) 질병의 사회적 심리적 윤리적 특성을 보다 잘 해석하고 치료할 수 있다. 서구에서는 육체적 문제는 육체를 치료하는 의사에게, 심리적 문제는 정신과 의사에게, 사회적 문제는 사회사업가에게, 영적 문제는 사목에게 가는 데, 이와 달리 이곳에서는 모든 차원의 질병을 동시에 다루며, 때론 모든 문제가 하나의 원인으로 생긴다고 해석하기도 한다.

오늘날 많은 국가에서 민속치료는 다른 방식의 의료와 병행하여 이루어지는데, 때로는 전혀 다른 전제를 바탕으로 하는 것이 동시에 사용되는 경우가 많다. Finkler[25]는 멕시코의 예를 들어 의사와 강신술사를 비교하였다. 멕시코인들은 이 두 제도를 동시에, 그러나 각기 다른 목적으로 이용하고 있다고 한다. 다른 여러 문화권에서도 마찬가지이지만, 대개 의사는 환자에게 이미 일어난 사실을 말해주는 반면, 심령술사는 *원인*을 설명한다. 의사는 대부분 물리적 병상(病狀)과 병원균 및 습관적 행동에 집중하는 반면, 이들 치료자는 질병을 보다 광범위한 차원에서, 그리고 삶의 사회적 심리적 영적 측면에 관하여 문화적으로 익숙한 용어로 설명해 준다. 사실 의사는 처음 방문한 환자에게 민속치료자보다 두 배 이상 (20여분 정도) 더 시간을 들여 진찰을 하는데도 불구하고 의사는 환자의 삶에 집중하지 못하는 것이다. 반면에 두 접근법에 유사점도 있다. 환자에 대해 이원론적 시각을 갖는다는 점이 그중 하나로, 의사는 마음과 몸을, 민속치료자는 영혼과 몸을 생각한다. 질병을 진단하기 위해 의사는 기술의 힘을 빌려, 민속치료자는 신령을 불러 들여, 환자의 몸 내부를 들여다보고자 한다는 유사점이 있다. 그러나 치료 장소는 매우 달라, *espiritualismo*의 경우 가족과 지역 주민 등이 참석한 가운데 사원에서 이루어지며, 의사-환자의 경우는 별도의 공간에서 때로 간호사나 의학도 등 낯선 사람들이 있는 가운데 벌어진다. 또한 의사와 달리, 심령치료자들은 구체적인 진단을 내리기보다는 신령이 그 고통에 대해 모든 것을 알고 있다고 납득시키는 식이다. 많은 환자들이 심령술사의 이런 설명에 만족스러워 하는데, 이는 환자 자신이 병에 대해 예상하고 느끼는 바에 어느 정도 부합하기 때문일 것이다. 의사는 환자의 질병을 제한된 시간 안에 신체 부위별로 나누어 국한시켜 보는 반면, 민속치료자는 자기편인 전지전능한 신의 눈으로 보면서 '환자의 병이 시간과 공간을 초월하듯이 시공간의 차원을 넘어 힘을 발휘한다'고 보는 것이다.

민속의료는 단점과 위험성을 다 가지고 있다. 민속치료자는 심각한 질병이나 정신질환, 예를 들면 급성정신병, 간질, 뇌종양 등을 '신이 들렸다'고 무시하거나 잘못 진단하여 악화시키는 수가 많다. 이들은 흔히 귀신 쫓기 액막이, 강한 약초즙, 특별식, 극단적 형태의 기도나 금식 등을 사용하므로 환자에게 신체적 심리적으로 해를 끼치기 쉽다. 포경수술이나, 흉터 만들기, 침술 등을 소독되지 않은 주사와 도구로 하기도 하여 감염을 일으키기 쉽고, 더 심각하게는 HIV나 B형 간염을 퍼뜨리기도 한다. 민속치료자가 출혈성 질환을 가진 사람에게 할례의식을 하여 심각한 출혈과 패혈증에 빠지게 한 경우도 있다. 민속치료자 중 특히 산파는 소독하지 않은 기구로 탯줄을 자르고, 초유는 버리라고 하고, 신생아 배꼽에 동물의 똥을 바르기도 하여 신생아 파상풍을 일으킨다 (☞6장). 어떤 민속치료자는 환자가 심약한 상태에서 쉽게 믿는 경향을 이용하여 돈을 착취하거나, 정서적 성적 착취를 일삼기도 한다고 한다. 이런 사실들이 말해주는 것은, 민속치료를 현실적으로 해석해야지 낭만적으로 보아서는 안 된다는 사실이다. 이들이 서양의 생의학에 비교하여 장점이 많은 것은 사실이나 장점 외에 위험도 있음은 잊지 말아야 할 것이다.

민속치유자의 훈련

일반적으로 민속 치료자들은 서구 의과대학에 상응할만한 공식적 교육은 거의 받지 않는다. 보통 연장자로부터 도제(徒弟)를 통해 습득하거나, 경험을 통해, 혹은 선천적 후천적으로 치료능력을 내려 받기도 한다. 민속치료자가 되는 길은 다음과 같이 여러 가지이다.

1. 유전적 성질 - 몇 세대에 거쳐 내려오기도 하는 '치료자 가족'의 능력을 갖고 태어나는 경우
2. 가족 내의 위치, 예를 들어 아일랜드의 경우 '일곱 번째 아들의 일곱 번째 아들'
3. 출생 시 어떤 표지나 조짐, 예를 들어 모반, '엄마 배 안에서 울음소리가 들린 경우', 얼굴에 양막을 뒤집어쓰고 태어나는 경우(스코틀랜드의 경우 '대망막'大網膜이라 함)
4. 게시 - 병이나 꿈, 혹은 무아지경 상태에서 '치료의 재능이 있음'이 발견되기도 한다. Lewis[21]가 지적한 대로, 극단적인 경우에 '억제할 수 없는 신내림, 즉, 병적 흥분이나 황홀경처럼 정신적으로 충격이 큰 경험으로부터' 자신의 천직을 알게 되기도 한다.
5. 다른 치료자로부터 도제 수업 - 세계 어느 곳에서나 흔한 방법으로 도제기간은 수년간 계속되기도 한다.
6. 예멘의 sahi, 케냐의 덤불 의사,[44] '주사 의사'처럼 스스로 특정한 기술을 습득하는 경우

실제로 민속치료에 들어서게 되는 길은 여러 갈래의 길을 모두 거쳐야 되는 경우가 많다. 예를 들어 '치료자 가족' 안에서 어떤 표지나 조짐을 가지고 태어난 사람일지라도 연장자 밑에서 그 '재능'을 단련시킬 수 있도록 오랫동안 도제 훈련을 받아야 하기도 한다. 몇몇 경우에는 치료자가 정규 간호사 자격을 따기도 한다. 남아프리카에서는 간호사 중 약 1%가 민속치료자로 일한다고 한다.[26]

대부분의 민속치료자들은 개별적으로 활동하

---

44) 케냐를 비롯한 동부 아프리카 등지에서, 넓은 땅에 산재해 살아가는 인구에게 의료 서비스를 제공하기 위해 의료장비를 탑재한 비행기를 국가에서 혹은 국제원조기구에서 운영한다. 이들 중 일부는 원주민을 훈련하여 의료보조인으로 활용하고 있다.

지만 비공식적으로 네트워크나 협회가 있어서 기술과 정보를 교환하고 서로의 행동을 감시 조정하기도 한다. 이러한 네트워크의 하나인 줄루족 점술가 *isangomas* 집단은 정기적으로 모임을 갖고 아이디어, 경험, 기술을 공유한다고 Ngubane[15]은 보고했다. 학생, 스승, 신참 점술가들이 만날 기회를 가지므로 멀리 떨어진 사람끼리도 정보교환이 된다고 한다. 점술가는 3~5년 동안 남부 아프리카 전역에 있는 약 400명의 동료들과 접촉하는 것으로 알려져 있다. 이들은 아래에 기술하는 바와 같이 전문협회를 구성하여, 자격증을 주고 통제하려는 움직임을 보이고 있다. 다른 지역의 예로는, 미국 저소득 흑인 계층의 일부 치료자들은 강신술교회의 성직자이기도 한데, 이 교회는 치료자협회로서 기능하기도 한다. McGuire[9]가 기술한 도시 근교 치료집단은 거의 모든 참여자들이 수시로 치료자도 되고 환자도 되기도 한다고 한다. 따라서 이 집단은 민속치료와 대중치료의 경계를 넘나들며 치료자들 간에 정보와 경험을 교환하는 장이 되고 있다.

그러나 이들 또한 낭만적 해석의 대상이 되는 것은 금물이다. 다른 모든 보건서비스 제공자처럼 민속치료자 중에도 능력이 없고 무지하며, 오만하거나 탐욕스런 부류도 있고, 질병을 지나치게 단순하게 보는 이도 있을 것이다. 더욱이 모든 민속치료자가 자신이 활동하는 지역사회 출신인 것은 아니며, 그 사회의 내부에 대해 반드시 잘 알고 있는 것도 아니다. 그들이 사용하는 기술 중 일부는 환자에게 매우 위험할 수도 있다. 예를 들어 '주사 의사'가 소독하지 않은 주사기로 피부 농양을 유발하거나, B형 간염, 에이즈를 퍼뜨릴 수 있다. 따라서 민속치료자를 이상화 혹은 비판만 하지 말고 균형 있는 시각으로 바라보는 것이 중요하다. Lucas와 Barrett[28]이 말한 '목가적인 시각'—즉 민속치료 방식을 자연과 평화롭게 조화를 이루며 사는, '자연스럽고' 전인론적인 것으로 보는 것—은 위험할 수 있다. 다른 한편으로는, 이들

이 미개하고 퇴행적이고 무능력하며 미개발된 것으로 보는 '야만적' 시각도 정확하지 않다. 민속치료는 이 양 시각의 중간쯤 어딘가에 존재할 것이다.

민속 치유자의 '전문화'

민속 영역과 전문 영역이 서로를 대하는 태도는 보통 상호간 불신과 의심이다. 의사들은 민속치료자를 대개 환자의 건강에 위험을 가져오는 엉터리, 협잡꾼, 마법사 혹은 주술사 정도로 간주하고 있다. 그러나 민속치료자들의 단점에도 불구하고, 점차(종종 마지못해서이기는 하지만) 환자의 심리적 문제를 다룰 때는 분명한 *장점*이 있음이 인식되어가고 있다. 많은 개발도상국에서 전통 민속치료자들이, 때로는 그들의 의지와는 상관없이, 의료제도의 허용범위 안으로 흡수되어가고 있다고 한다. 대부분은 각국 정부 주도하에 혹은 WHO의 주도하에 이 작업이 이루어지고 있으며, 때로는 치료자 자신들이 직접 나서기도 한다. 널리 알려진 대로, 1978년 WHO는 '2000년까지는 모든 사람에게 건강을'이라는 알마아타 선언문을 발표하였다. 주요 내용은 일차 보건의료를 전 세계적으로 제공하자는 것으로, 지불할만한 범위의 비용으로 예방, 치료 및 사회복귀까지 이루어져야 한다는 것을 골자로 한다.[29] 그러나 자원 부족과 인구 증가, 의료인력의 부족 때문에 이 과제는 거의 불가능해 보이고, 더군다나 AIDS와 같은 새로운 전염병은 상황을 더욱 어렵게 만들고 있다. 결과적으로 현재로서는 전통의료를 재조명하여, 의료제도의 적이 아닌 잠재적 협력자로 재정의하고자 하기에 이르렀다. 1978년에 WHO는 전통 의료의 발전을 촉진, 개발하여 현대 과학적 의료 내부의 적절한 위치에 두어 통합시키는 것을 권장하였는데, 다양한 보건의료체제 종사자들이 서로 존중하고 협력하도록 하고자 함이다.[30] WHO가 편입하고자 하는 인력에는 약초의, 아유베다 시술자, *우나니*[45] 혹

---

45) 그리스를 뜻하는 말로 우나니 의학, 혹은 우나니

은 요가 수행자, 침술사와 같은 중국 전통 치료자 등이 포함된다. 그리고 이미 전 세계 출산의 3분의 2를 도맡고 있는 전통 조산사의 선정과 훈련에도 특별한 관심을 쏟고 있다.[31,32]

Last[33]는 이 두 선언문에 의해, 이제는 '토착치료자의 전문화 가능성이 확고하게 논의의 대상이 되었다'고 설명한다. 그는 특히 아프리카에서 이러한 치료자 협회 수가 급증하였음에 주목한다. 일부는(줄루족 isangomas처럼) 주로 비공식 네트워크의 역할을 하기도 하고, 또 다른 일부는 압력 집단으로, 또는 치료 목적의 교회나 컬트로 활동한다. 짐바브웨의 전국 전통치료자 협회의 경우, 회원을 교육하고 평가하고 인가하며 징계하는 독점적인 권한을 갖는 전문가 집단으로서 정부의 인정을 받았다. 남아프리카 정부는 2004년 전통의료 종사자에 관한 법률에 따라 전문협의회를 만들어, 전 인구의 70%에게 상담을 해주는 20만 명의 전통치료자에게 면허를 주고 관리하고 있으며, 이 협회의 주목적은 '효율성, 안전성, 그리고 질적으로 인정받는 전통 의료관리 서비스를 확보하기 위한 것'이라고 한다.[34]

민속치료자들이 '전문직업군'을 형성하는 목적은, 때로는 의료제도 안에서의 불공정한 경쟁에서 살아남고자 하는 것일 수도 있다. 전문인 연합을 만듦으로써 그들 자신과 고객의 이익을 증진하고, 기준을 높여 명성과 권력을 얻게 될뿐더러, 공식적인 지원을 받아 자신들만이 제공할 수 있는 보건 영역을 구축하고자 하는 것이다.

그러나 이러한 행보가 종종 문제가 되기도 한다. 한 가지 점은, 많은 개발도상국에서 교육받은 사람이 증가하고, 도시화에 따라 공동체가 붕괴해가면서 전통치료자의 실제 숫자는 감소하고 있다. 또한 Last[33]가 지적한대로, 전통치

료자 자체도 편차가 심하며, 그들의 지식과 치료법은 지역적 상황에 뿌리를 두기 때문에 효과적으로 표준화하기가 어렵다. 정통성에 대해서도 그들 특유의 견해를 가지고 있어서, 멀리서 온 정부 관료가 아니라 그들 지역사회의 전통과 자신의 권능으로부터 정통성을 이어받는 것이라고 생각한다. 고객 입장에서도 '치료의 적법성보다는 시술자를 신뢰할 수 있는지와 윤리성이 더 중요하다.'

이 전통 치료자의 전문화 과정은 서구사회의 대체 및 보완 의료 시술자들이 겪는 변화와 대체적으로 유사하다. 동유럽에서는 러시아의 민속치료자인 feldshers가 18세기부터 이러한 전문화의 긴 과정을 거쳤고, 가장 최근에는 의사의 보조자로 지위가 변화해 나가면서 농촌 지역의 1차 진료에 참여하고 있다.[35] 대조적으로 이에 상응하는 다른 동유럽 국가의 민속치료자들, 예를 들어 폴란드의 cyruliks 같은 경우는 거의 사라져버렸다.[35]

Velimirovic[36]은 WHO가 주도하는 전통의료 발의(發意)는 비록 의도는 좋으나 잘못 해석되고 있다고 분석하였다. 즉, 1978년 이후 전통치료를 공식 의료영역에 통합시키고자 한 것은 "개발도상국의 엄청난 건강 문제를 해결하는 데 전혀 기여한 바가 없고, '또한 '2000년까지 모든 이에게 건강을'이라는 WHO의 기치 달성에도 효과가 없었다."고 비판했다. 그 이유는, WHO가 전통의료가 무엇인지 분명하고 일관된 정의를 해놓지 않았기 때문이기도 하다. 말라리아, 콜레라, 황열병[46] 등의 치료 실패 등, 여러 가지 실패와 불충분한 점이 있는데도 이를 무시하고, 미리 기대효과를 무비판적으로 가정해 놓았던 것도 실패 원인 중의 하나로 꼽힌다. 많은 경우 전통치료자들의 질병관과 치료법이 오히려 건강에 큰 해를 끼쳐서 그 자체가 문제가 되기도 한다. 게다가 많은 개발도상국

의사를 일컫는다. 기원전 900년경 갈렌의 체액이론을 바탕으로 페르시아에서 발생한 것으로, 현재 인도 아유베다 의학과 동등하게 사용되고 있고, 우나니 의사는 인도 정부에 의하여 승인을 받는다.

---

46) 흑토병(黑吐病)이라고도 한다. 황열 바이러스 환자로부터 혹은 병원체를 가진 원숭이나 주머니쥐의 피를 빨아먹는 모기가 매개하여 전염된다.

에서 '보건 입안자들이 생각하는 것만큼 전통 의료가 사람들에게 인기가 있는 것은 아니다.' 선택 상황에서 많은 사람들이 비전문가보다는, 설령 돈이 많이 들고 먼 거리를 찾아가야 한다 할지라도 서양의사를 선호하기도 한다.

이러한 시각에도 불구하고, 전통치료자와 공식 의료 시스템이 협력하여 이루어낸 성공적인 사례, 특히 에이즈 예방,[37] 전통 조산원,[32] 가족계획,[38] 경구 수분보충요법의 개선,[39] 정신병 치료,[40] 약물 중독의 치료와 사회복귀[41]와 같은 성공적인 사례도 있음은 *분명히* 해야 할 것이다.

중국과 인도의 전통 의료

인도나 중국과 같은 나라에서는 강력한 토착 치료 시스템이 서구 의료만큼 정통성과 대중성을 누리고 있고, 지금은 정부의 지원을 받아 서양의학과 대등한 보건 서비스를 제공하고 있다. 이미 어느 정도는 '*전문화*' 되어 있다고 볼 수 있을 것이다. 중국에서는 정부 정책상의 몇 가지 변화에도 불구하고, 중국의 전통 의료의료인 침술이나 뜸질, 약초치료 등이 여전히 보완적 보건제도로 기능하여 서구식 병원과 공존하고 있다. 인도에서는 힌두 아유베다(힌두) 91곳, 이슬람 우나니 10곳의 공인 의료학교가 있고, 아유베다 의술은 인구의 상당수가 이용하고 있다. 1970년 인도의료중앙협회 법령은 아유베다협회를 따로 설립하여 자격을 갖춘 의료인을 등록, 관리하고 신참 의사들의 훈련을 관장한다.[42] 3년제 아유베다 내과 및 외과 학사 자격을 부여하고 3년 대학원 과정이 뒤따른다.[42] 그러나 1980년대 말까지 아유베다 종사자 중 단 12%만이 공인된 교육기관을 통해 학위를 획득했고, 54%는 비공인 학교 출신이며, 33%는 자격증명이 전혀 없었다.[42] 1830년 인도에 들어온 동종요법계[43](同種療法界)에도 유사한 변화가 진행되어 지금은 동종요법협회가 관장하고 있다. 이곳에서는 104개의 학교에 학부 과정을 개설하여 20만 명의 동종요법 시술자의 질을 감독하고 있다. 대학원 학위는 캘커타의

전국 동종요법 연구소에서 수여하며, 인도 전역에 걸쳐 정부지원을 받는 130~150개 동종요법 병원과 1,500개 시약소(施藥所)가 있다. 주에 따라 아유베다보다 훨씬 많은 동종요법소가 있고, 특히 서 벵갈주에 특히 많이 퍼져 있으며, 우타르프라데시, 비하르, 타밀나두, 케랄라 등지에도 많다. 시골보다 도시에 더 많다고 한다.[43]

1995년 Srinavasan[44]은 인도 여러 지역에서 아유베다가 서양의술에 밀려 대중성을 잃어가고 있다고 지적하였다. 인도 전역을 대상으로 한 설문조사에서 도시지역 80%의 가구가 서구의 대중요법[47] 의료를 이용하는 반면, 단 4%만이 아유베다 요법을 이용하고, 농촌지역에서는 75%가 대중요법을, 8%가 아유베다를 이용하는 것으로 나타났으며, 이 현상은 사회계층 대부분에 적용되는 것이었다. 반면 스리랑카에서는 정부가 정책적으로 강력하게 전통 의술을 권장하여 현재 1만3,000명의 아유베다 의사(인구 1,400명당 1명)가 있는데, 이에 비해 인도는 38만 명(인구 2,200명당 1명)에 불과하다고 한다.[44]

대체의료와 보완의료

서구권 국가에는 특수한 형태의 것으로서 대체의술과 보완의술(complementary & alternative medicine, CAM)이 민속 영역 및 전문 영역에 걸쳐 중첩되어 존재하고 있다. 여기에 속하는 치료자로는 침술가, 동종요법사, 지압사, 접골사, 약초의, 자연요법사, 심령술사, 최면술사, 안마치료사, 명상 전문가 등이 있다. 이 중 가장 인기 있는 분야는 침술로서 세계적으로 약 78개 국가에서 사용되고 있다.[45]

유럽의 비관습적 의료[48]

유럽에서 CAM 분야의 인기는 급격히 증가

---

47) 전인치료가 아닌, 오직 증상에만 초점을 맞춘 치료라는 점에서 서구의료의 특징이다.

48) 서구 과학적 의학을 관습적 의료라 칭하여, 비서

하고 있다. 예를 들어, 1981년 네덜란드 인구의 약 6.4%가 대체의료 시술자를 찾은 경험이 있으며, 1990년에는 이 숫자가 15.7%로 증가하였고, 일반 개업의의 47%는 보완의료법을 같이 사용하고 있다고 한다.[46] 독일에서는 수천 명의 *Heilpraktikers* ('자연요법'으로서 '자연적 치유'와 물 치료법을 사용한다)가 침술, 약초법, 지압요법 등을 사용한다.[47] 1939년 이후 자연요법사는 점차 공식적으로 인정받고 있으며, Wirsing[48]에 의하면 1996년 이미 독일 내에 7,000명이 있었다. 또한 동종요법을 진료에 사용하는 의사가 2,000명, Rudolf Steiner[48]의 교의를 바탕으로 한 '인지학(人智學, anthroposophic medicine)'[49]을 사용하는 의사가 1,000명가량 있는 것으로 추산되었다. 또한 독일에 있는 77%의 통증클리닉은 침술을 사용한다고 했다.[46] WHO에 의하면 독일인의 90%는 '자연치료법'을 평생 언젠가 한번은 사용한 적이 있다고 하며, 1995년부터 2000년 사이에 자연요법에 관한 훈련을 받은 의사는 두 배 이상 늘어나 현재 1만800명에 달한다고 추산한다.[45]

어떤 종류의 대체의료를 선호하는지는 나라에 따라 상당한 차이가 있다. Fisher와 Ward[46]에 의하면, 인지학은 모든 독일어권에서 인기가 있고, 벨기에의 경우 약 50%의 인구가 동종요법(아마도 유럽에서 가장 많이 사용하는 국가일 것이다)을 사용하며, 반사요법(reflexology)[50]

구의 전통의료와 구분하고, 대체의료 및 보완의료를 총칭한다

49) 1920년대에 형성된 보완의료의 일종으로, 치유력이 몸에 내재되어 있다는 전제하에, 병은 균형이 깨져서 생긴 것으로 믿는다. 동종요법, 마사지, 예술치료 등을 사용하며, 관습적 의료의 연장선 상에 있다고 주장한다. 그러나 효과성과 안전성이 입증되지 않았고 때로 암치료에서 극단적인 약초요법을 쓰는 등 비판이 되고 있다.

50) 발, 손, 귀 등의 신경을 자극하여 몸의 다른 부위에 자극을 가한다는 원리를 가지고 있다. 주로 발에 몸의 모든 장기에 해당하는 상응부위가 있다고 본다. 치료적 개념보다는 몸의 치유력을 증강시킨다는 보완적 목적이고, 그 효과성은 입증되지 않았다.

은 특히 덴마크에서 많이 쓰인다(CAM 사용자의 31%). 핀란드에서는 마사지가, 네덜란드에서는 영적치료가, 프랑스에서는 동종요법이 1982년 전 인구의 16%에서, 1992년에는 36%에 달하는 인구가 사용하고 있다고 한다.

WHO[45]에 의하면 일본의 의사 중 60~70%는 *kampo*(일본의 전통 약초요법)를 처방하고, 오스트레일리아 인구 46%는 여러 가지 형태의 CAM을, 말레이시아에서는 말레이, 중국, 인도의 전통요법이 매우 흔하게 쓰인다. 이러한 양상이 전반적으로 보여주는 것은 선진국이나 산업사회에서도 인구의 대다수가 다른 형태의 의료를 서양 생의학 대신 혹은 생의학과 함께 사용하고 있음을 나타내는 것이다.

미국의 비관습적 의료

Eisenbert 등[49]이 조사한 바에 따르면, 1990년 미국에서는 인구 3명당 1명꼴로 비관습적 의료를 이용하고 있는 것으로 나타났다. 적용하는 가장 흔한 증상은 요통(36%), 두통(27%), 만성통증(26%), 그리고 암종양(24%) 순이었다. 이들이 흔히 사용하는 치료법은 이완요법, 지압요법, 안마였다. 대개(89%) 의사의 추천 없이 이들 치료자들을 찾았고, 72%는 의사에게 전혀 언급하지 않는 것으로 나타났다. 전반적으로, 미국인들은 1990년 비관습적 치료자들을 약 4억2,500만 회 방문한 것으로 추산되었는데, 이는 1차 진료 의사를 방문한 총 횟수(3억3,800만)를 넘는 것이다. 게다가 미국의 모든 병원진료에 소비된 비용은 128억 달러인 반면, 이러한 치료를 위해서는 130억 달러의 '현금'이 지불되었다. 비관습적 의료를 이용하는 사람들은 대개 25살에서 49살 사이로 인구통계학적으로 다양한 집단에 속해 있는 것으로 나타났다. WHO에 의하면,[50] 2000년에만 약 1억5,800만 명의 미국인이 170억 달러의 돈을 비관습적 의료에 사용하였다. 침술이 특히 인기가 있어 면허가 있는 침술가가 1만2,000명 있었고, 38개 주에서는 침술이 합법적이다.[45] 또한 샌프란시스코

에 있는 HIV/AIDS 환자의 75%는 비관습적 의료를 사용하는 것으로 나타났는데, 이러한 현상은 영국 런던과 남아프리카에서도 동일하다.[50] HIV/AIDS와 관련하여 매우 이단적인 형태의 치료에 대하여는 16장에서 기술될 것이다.

Kaptchuk와 Eisenberg[51,52]는 미국에서 1800년대부터 현재까지 꾸준히 증가하고 있는 대체의료에 관하여 조사하였다. 전국적 통계를 인용하였는데, 지난 12개월 동안 15개의 대체의료 방식 중 어느 하나라도 사용했다고 응답한 사람은 1990년부터 1997년 사이의 7년 동안 34%에서 42%로 증가하였다. 따라서 의료다원화 현상은 미국에서는 이제 기정사실이며, 의료전문인은 더 이상 이를 억압해서는 안 된다고 저자들은 주장하였다. 이제 미국에서는 새로운 문화적, 종교적, 인종적 다양성에 대한 인지도가 높아져, 관습적인 생의학과 대체의료 사이에 상호교환이 일어나고 있고, 또한 환자의 소비자로서의 선택권이 강화되고 있다. 1991년 미국 국립건강연구소 안에 대체의료국(OAM Office of Alternative Medicine)이 설립되었고, 미국 75개 의과대학에서는 대체의료 과정을 제공하고 있다.[53] Kaptchuk과 Eisenberg[50,51]은 미국에서의 대체의료를 다음과 같이 분류했다.

- *전문화된 혹은 독특한 의료제도* - 독자적인 이론, 실기, 조직, 그리고 훈련방식을 가지고 있다. 여기에는 지압, 침술, 동종요법, 자연요법, 안마 등이 포함되고, 또한 서양 의사가 이 제도를 사용하는 것도 포함된다.
- *대체식이요법과 생활방식의 실천(대중건강 개혁이라고도 불린다)* - '건강식' 운동, 즉 다량의 비타민 사용, 식물성 영양 보조제, 장수식(長壽食), 유기농식품, 극단적 채식주의 등이 포함된다.
- *뉴 에이지 치유* - 별개의 신념과 실천방식이 어우러진 것이다. 동양 종교와 이교로

부터 파생된 것이 많고, 비교적(秘敎的) 에너지를 모아서 그 힘 사이에 균형을 얻으려 한다. 영혼 혹은 영매자에 의지하거나, 오리엔탈 방식의 치유, 예를 들면 영기(靈氣) 혹은 기, 치유력을 가진 크리스털이나 자석을 이용한다.
- *심리적 개입* - 마음치유 혹은 '몸-마음 의료'라고도 하며, 관습적 정신치료에서부터 시각화 훈련, 명상, 자기 긍정, 최면술까지 다양하다. 기본 전제는 '안녕을 회복하고 건강을 유지하는데 가장 주된 에너지는 마음에 있으며', 따라서 부정적인 정서는 육체적 질병을 일으키거나 악화시킨다는 것이다.
- *비규범적인 과학 치료* - 과학적 성과에 의해 입증되지 않은 치료방식을 지칭하며, 말기 암 환자 같은 사람이 마지막으로 의지하는 것이다. 병과 영양 불균형 상태를 진단하는 데에는 홍채진단법, '안티네오플라스톤',[51] '머리카락 분석' 등이 사용되고, 동맥경화증을 치료하기 위해 중금속 제거요법[52]을 쓴다고 한다.
- *향토 의료* - 미국 내 특정 집단에 뿌리를 두고 있는 민간요법이다. 푸에르토리코인의 영적 치료, 멕시코계 미국인의 *curanderismo*, 하이티계 미국인의 *vodoo*, 인디언들의 여

---

51) anti-neoplaston : Stanislaw Burzynski가 개발한 것으로 인체의 대사과정 중 생성되는 페닐아세틸글루타민 성분이다. 1980년대부터 치료 불가능한 말기 암환자에게 팔기 시작했고, 그 가격도 1년에 1억원 이상이 소요된다. 미국 국립암연구소, 일본 국립암연구소 및 몇몇 제약회사가 그 효능을 연구하였으나, 효과가 없고, 도리어 몇몇 암은 더 악화시킨다고 결론지었다.

52) 여러 가지 물질을 사용하여 인체에 쌓인 중금속을 체외로 배출하여 체력을 강화하고 질병을 치료한다는 대체의학이다. 동맥경화증의 경우, calcium disodium versante(일명 EDTA)로 동맥을 탄탄하게 한다고 하나, 혈중 칼슘 농도 저하, 출혈, 필수 미네랄 감소 등의 부작용이 있고, 아직 효능이 입증되지 않았다.

러 가지 치유 방식이 있다. 그 외 토착 미국 민간요법, 크리스천 사이언스, 오순절 교회, 카리스마 교회에서 행하는 영적, 종교적 치유가 이에 속한다.

전문 영역

현대 서양의 과학적 의료처럼 조직화되고 법적으로 인가받은 치료 직업군으로서 *대증요법(對症療法)* 혹은 *생의학(biomedicine)*으로 불린다. 여러 분야의 전문 의사와, 간호사, 조산사, 물리치료사 등 준 의료인도 포함된다. 어느 사회에나 고유한 민족 의학[54]이 있고, 생의학은 서구, 산업사회의 민족의학이라고 볼 수 있을 것이다. 그 사회에서 생겨났을 뿐만 아니라, 꾸준히 재구성되면서 그 사회의 기본 전제를, 말하자면 세계관, 사회조직의 위계질서, 성 역할, 병과 고통을 대하는 태도 등을 드러내는 것이기 때문이다.

지난 세기 동안 서구 생의학은 전 세계로 퍼져나가, 이제는 치유를 관장하는 가장 지배적인 방식으로서 대부분의 국가에서 전문 영역을 차지하고 있다. 그러나 어떤 국가에서는 그 나라의 전통의학이 전문화되어 생의학과 경쟁을 하기도 하는데, 대표적인 예가 의과대학을 운영하는 인도의 아유베다와 우나니 의학이다.

그러나 대부분의 국가에서 과학적 생의학이 차지하는 특권에도 불구하고, 전 세계적으로 이 서양식 과학의료가 담당하고 있는 부분은 아주 작다는 점은 중요한 사실이다. 전문 의료인력의 부족으로 대부분의 보건활동은 대중 영역과 민속 영역에서 이루어지고 있다. WHO의 2005년 *세계보건통계*[55]에 따르면, 의사(간호사와 조산사도 포함)의 가용 수는 전 세계적으로 큰 편차를 보이고 있다. 표 4.1은 1997년~2003년 자료에 근거한 것으로, 의료 인력은 나라에 따라 차이를 보이는데, 우간다의 경우 인구 1만 명 당 의사 0.1명, 인도는 5.9명, 중국 16.4명, 영국 21.3명, 미국 27.9명인 반면, 러시아연

방은 42.5명에 달했다. 세계를 6개 지역으로 나누어 보았을 때(표 4.2), 각 지역의 가용 의사, 간호사 수와 병원 침상 수의 분포는 큰 차이를 보이고 있다.[56]

표 4.1 국가별 인구 10,000명당 의사, 간호사, 조산사 수

국가	의사	간호사, 조산사
말라위	0.1	2.6
나이지리아	0.3	2.7
우간다	0.5	0.9
아프가니스탄	1.9	2.2
인도	5.9	7.9
자메이카	8.5	16.5
필리핀	11.6	61.4
중국	16.4	9.6
멕시코	17.1	10.8
일본	20.1	86.3
영국	21.3	54.0
이집트	22.2	26.5
미국	27.9	97.2
우크라이나	30.1	82.8
그리스	33.5	73.0
러시아연방	42.5	85.1

출처 : WHO (2005)[55]

표 4.2 세계의 지역 별 인구 10,000 명당 의사, 간호사, 조산사, 병원 침상 수

지역	의사	간호사, 조산사	병원 침상
아프리카	1.8	8.8	?*
동남아시아	5.0	7.4	17.0
동 지중해	10.1	13.7	13.0
서태평양	15.8	19.7	34.0
아메리카	21.8	40.8	26.0
유럽	33.1	72.0	67.0

출처 : WHO(2005)[56] * 아프리카의 병원 침상 수는 이 리포트에 포함되어 있지 않았다.

그러나 이 수치는 직접 환자 치료에 관여하는 의사의 수를 과다 계산한 것으로 볼 수 있는데, 왜냐하면 이들 중 많은 수가 임상 치료보다는 연구나 경영 쪽에 종사하기 때문이다. 더구나 의사들의 분포도 일정하지 않다. 의사들은 대개 시설이 좋고 상업적으로 유리한 도시에 모여들게 되고, 따라서 지방주민들의 보건은 대중 영역과 민속 영역에 남겨지게 된다. 이들 국가에서 사설 분야에서 일하는 의사의 비율이 점차 증가하고, 따라서 저렴한 국가보건 서비스를 제공할 수 있는 의사는 줄어들고 있다. 모잠비크의 경우 1994년 전체 의사의 52%가 수도인 마푸토에 있었고, 나머지 의사들은 수도 근처 대도시에 있었다.[57] 짐바브웨의 경우, 66%의 의사가 사설 개인 진료 분야에서 일하고 있으며, 남아프리카는 59%, 파푸아뉴기니는 25%이다. 말라위와 탄자니아에서도 정부 시책 변화에 따라 개인 의원이 매우 증가하였고, 그 결과 Bennett[58]의 지적에 의하면, 우간다에서는 개인 의원의 증가가 '질 좋은 치료는 의학적 근거와 상관없이 주사나 약을 주는 것'이라는 인식이 생겼다고 한다.

서구권에서는 대개 과학적 의료인만이 법으로 보장되는 치료자의 신분을 갖는다. 의사는 다른 치료자들에 비해 비교적 높은 사회적 지위, 고소득, 보다 분명하게 규정된 권리와 의무를 누리고 있다. 의사는 환자를 검사하고 진찰하며, 강력한 때로는 위험하기도 한 치료나 약을 처방하고, 정신병이나 전염병으로 진단된 일부 환자를 병원에 가둘 수 있는 권한을 갖는다. 병원에서는 환자의 식단, 행동, 취침 패턴은 물론 약물을 엄격하게 통제하고 조직검사, X-레이, 채혈 등 검사를 실시할 수 있다. 의사는 또한 환자를 와병 중, 치유불능, 꾀병, 건강염려증, 또는 완전한 회복 등으로 구별짓는데, 이는 때로 환자 본인의 시각과 상충하기도 한다. 이렇게 붙여지는 꼬리표는 환자의 사회적 역할과 의료보험, 연금 지불 등의 경제적 국면에 중요한 영향을 미치고 있다.

의료 제도

앞서 언급한대로 한 사회의 지배적 보건제도는 그 사회의 다른 측면과 떼어서 연구할 수 없다. 의료제도(전문 영역)는 사회 문화적 진공상태에 존재하는 것이 아니기 때문이다. 오히려, 이 의료제도는 그 사회의 구조와 가치관의 표현이기도 하며, 어느 정도는 축소판이라고도 할 수 있다. 그러므로 자본주의, 복지국가, 사회주의, 공산주의 등 각기 다른 사회 유형은 그 지배적인 이데올로기에 따라 각기 다른 의료제도와 건강/질병관을 가진다. 어떤 사회는 무료(혹은 상대적으로 저렴한) 보건서비스를 시민의 기본권으로, 혹은 빈민층이나 노년층만의 기본권으로 생각하는 반면, 다른 사회에서는 의료는 비용을 감당할 수 있는 사람만이 살 수 있는 상품으로 인식되기도 한다. 후자의 경우, 그 비용을 감당할 수 없는 사회 빈곤계층은 소외될 수밖에 없다. 사회 유형이 어떠하든 간에 의료제도는 그 사회의 기본 가치와 이데올로기를 반영하는 것은 물론, 역으로 그 사회를 유지하는 데 기여하게 된다.

서구 의료제도의 비판점 중 하나는, 전문 보건영역의 내부 조직에 사회의 기본적 불평등 요소 특히 성별, 사회 계층, 인종적 배경의 불균형이 그대로 반영되어 있다는 점이다. 의료제도 안에서 의사들의 대다수는 남자(그리고 보통 백인)이며, 여자 의사나 간호사보다 명망과 세력이 있고 보수가 좋은 자리를 차지하고 있다. 의료분야의 인력구조 또한 전체 사회 계층의 위계질서와 유사하게 배치된다. 의료는 그 사회의 편견을 재생산하고, 어떤 행위가 옳은지 그른지에 관한 문화적 전제를 확인하는 역할을 할 수 있다. 예를 들어, 영국의 정신과 의사들이 카리브 출신 아프리카계 환자들을 진단할 때, 증거 자료상으로는 그렇지 않음에도 불구하고 '미쳤다'고 분류하는 데는 인종적 편견이 주요하게 작용한다고 한다(☞10장).[60] 구소련에서는 정신과 의사가 정치적 반대파를 감정할 때 이와 유사하게 일정한 편견이 작용했

다.[61]

또 다른 비판으로 Illich[62]는, 현대 서구의학은 개인의 건강관리 자율성을 축소시키고, 의료 전문인에 대한 의존도를 확대시키며, 약물과 수술 등에 따른 부작용으로 건강을 해치는 등, 첨단 과학 현대의술이 오히려 건강에 점차 위험하게 변하고 있다고 말했다. 더욱이 의료제도는 약품이나 의료기기 제조업자들과 공생관계에 있기 때문에 항상 환자의 이익에 부합하는 것만은 아니다.

Illich의 주장처럼 많은 비평가들이 지적하는 것은, 현대의술이 미생물을 통제하듯 인간의 행동을 제어하고, 특히 이상행동뿐만 아니라 인생 주기의 여러 정상적 단계들마저 의료의 대상으로 삼으려 한다는 점이다. Stacey[63]를 비롯한 여러 연구자들은 이러한 현상이 여자, 특히 임신/분만하는 여자에게서 명백하게 드러난다고 했다(☞6장). 뿐만 아니라 서양의 많은 질병이 빈곤, 실업, 경제위기, 오염, 학대 등 다른 요인으로 인해 발생할 수 있다는 사실은 종종 무시되는데, 이것은 의료제도가 점점 *개인* 환자(심지어 개별 장기)와 그 환자의 생활방식에서 위험 요소를 찾는 데만 초점을 맞추고 있기 때문이다.[64]

따라서 의료제도를 이해하려면 그 제도가 속한 사회의 기본 가치, 이데올로기, 정치 조직, 경제 체제 등을 포함하는 전체 정황을 살펴보아야 한다. 이런 의미에서 보건의료의 전문 영역도 다른 두 영역과 마찬가지로 언제나 어느 정도 '문화적 산물'이라고 할 수 있다.

의료 제도의 비교

서양의료도 문화에 의해 좌우된다는 사실은, 유사한 경제개발 단계에 있는 다른 서구권 국가들과 비교해 보면 잘 알 수 있다. 각 나라의 보건의료는, 민간 혹은 공공성 어느 것에 역점을 두고 있는지, 의료 자원의 분배, 의료보험의 구조 등에서 차이가 있다. 그러나 그 뿌리는 모두가 과학의료에 있기 때문에 서로 간에 의

료 자료나 기술 교환이 이루어지고 있어 기술의 차이는 크지 않을 것이다.

서양의료는 보편적인 것이라고 주장하고 있지만, 여러 연구 결과에 따르면 서구권 국가들의 의료제도 간에도 진단유형과 치료법에 상당한 차이가 있는 것으로 나타났다. 예를 들어 1984년에 유럽 5개국(영국, 독일, 이탈리아, 프랑스, 스페인)의 처방 패턴을 비교한 연구[65]에서 밝혀진 편차는 단순히 그 나라 국민건강 상태에 기본적인 차이가 있다고 설명할 수 없는 것이었다. 이 연구는 각국에서 20개 주요 진단 범주와 20개 처방약 유형을 조사한 것이다. 영국에서 가장 주된 처방 약품군은 신경안정제, 수면제, 진정제였는데(전체 처방약의 8.6%), 프랑스는 6.8%, 독일은 6.0%, 이탈리아 3.1%, 스페인은 2.0%이었다. 영국에서 가장 흔한 진단명은 신경증이고(총 진단 중 5.1%), 프랑스 4.1%, 이탈리아 3.2%, 스페인 1.7%였다. 이러한 차이는 국가 간 실제 질병률의 차이뿐만 아니라 명명법, 진단 기준, 특정 유형의 행동과 치료법을 대하는 *문화적* 태도가 두드러지게 다름을 나타내는 것이다. 이 책의 후반부에 기술할 또 다른 연구에서는, 영국과 미국, 영국과 프랑스의 정신과 의사들이 정신분열증을 진단하고 치료할 때 사용하는 기준에 차이가 있음을 보여준다(☞10장). 제왕절개 수술을 비롯해 여러 외과수술 비율도 영국, 캐나다, 미국 간에 차이가 있었으며(☞15장), 온천이나 수(水)치료법을 프랑스(*la thermalisme*)와 독일(the *kur*)에서는 의학적으로 사용하는 반면 영국이나 미국에서는 사용하지 않는 것으로 나타났다.[66]

질병의 인식, 진단, 명명, 치료에 있어 국가 간의 차이를 보다 자세히 들여다보면, 여기에는 문화적 가치가 바탕이 되고 있음을 알 수 있다. 예를 들어 Payer[67]는 미국, 프랑스, 독일, 영국의 의료제도를 조사했는데, 진단 범주 중에는 프랑스의 *crise de foie, spasmophilia*, 독일의 *Herzinsuffizienz, Kreislaufkollaps*, 영국의

동상(凍傷), '변통(便痛)'처럼 국가 간에 확실하게 대응되는 항목이 없는 경우가 있다. 이러한 차이를 이해하기 위해 Payer는 각국 의료계의 믿음과 관습을 그 나라의 핵심적 문화 가치관과 관련지어 설명했다. 예를 들어, 미국에서는 관상동맥 우회수술이나 다른 외과수술의 비율이 높은데, 이는 인간의 몸을 수리 가능한, 그리고 정기적으로 수리하고 정비해야 하는 '기계'로 보는 미국적 시각과 관계가 있다고 보았다. 미국 의사들이 질병을 대하는 태도는 미국의 개척정신을 이어받은 듯, 공격적이고 '할 수 있다' 접근 방식이라고 설명했다. '미국인들은 어떤 일을 '해내고 말아야 함'을 원할 뿐만 아니라 '신속하게' 해내고자 하고, 그럴 수 없을 경우에 좌절한다.' 결과적으로 미국의 의사들은 다른 세 국가에 비해 환자에게 더 많은 검사와 수술을 시행한다. Payer에 의하면 약물치료 대신 보다 적극적인 방법인 수술을 선호하고, 약물을 사용할 경우 유럽의 의사들보다 더 많은 양을 사용하는 경향이 있다. 예를 들어, 정신과에서 일부 약의 처방 양은 다른 나라에 비해 10배까지 높다. 여기에는 다양한 이유가 있어서 지불방식의 차이 등도 거론되지만, 의사들이 진단하고 치료하는 방식을 결정하는 데는 그 사회의 기본적인 *문화적* 가치가 매우 중요한 역할을 함을 알 수 있다.

의료 전문직

의료제도 안에서 의료행위를 사람들은 따로 집단을 이루어 그들만의 가치, 개념, 질병에 대한 이론, 행동 규칙을 갖게 되고, 담당하는 역할도 위계에 따라 조직된다. 따라서 의료집단은 문화적인 측면과 사회적 측면을 모두 가지게 된다. Foster와 Anderson[68]은 전문직업을 정의하기를, '쉽게 획득하기 어려운 특화된 지식(내용)을 바탕으로 구성되는 직업으로서, 자격을 갖춘 행위자가 고객의 필요에 부합하도록 봉사하는 것'이라고 했다. 또한 *단체 조직*을 이루어 전문지식 분야를 *관리, 감독*하고, 공동의

이익을 증진하며, 지식 독점을 유지하고 (새로운 의사에게 면허를 주는 등), 입회 자격을 부여하며, 외부인의 침입이나 경쟁으로부터 보호하고, 구성원들의 자질과 윤리를 감시하는 역할을 한다. 이들은 지식이나 권한의 계층 구조로 조직되는데, 예를 들면 영국의 경우 교수, 고문의사(consultant), 시니어 및 주니어 선임의사, (레지던트), 일반의, 인턴 순이다. 그 아래로 준 의료인으로서 간호사, 조산사, 물리치료사, 작업치료사, 의료사회사업가 등이 있다. 각 준 의료인 집단은 그들만의 지식체계와 고객, 단체 조직을 가지고 자신들의 전문분야를 관리하지만, 의사보다는 자율성과 권한이 약하다.

의사직은 세부 전문직으로 나뉘고, 각 세부분야는 전체 의료계의 구조를 그대로 반영한다. 전문과는 질병에 대해 제각기 고유한 시각과 지식을 가지며, 각 과 안에서도 전문가에서 초심자까지 계급이 존재한다. 전문의 집단 안에서도 지위가 다른데, 급성 혹은 만성인 병을 다루는가, 몸의 어느 부분을 다루도록 전문화되었는가가 지위를 결정한다. 대체로 급성 질병을 다루는 외과 의사, 내과 의사들은 만성질병, 예를 들면 내분비내과 의사, 노인병 전문의, 정신과 의사, 류머티스 전문의보다는 지위가 높다고 한다. 말하자면, '완치'를 할 수 있는 의사는, 단지 '돌봄'만 하는 의사보다 높은 지위를 누린다고 말할 수 있다. 외과 의사들 사이에서도 몸의 어느 부위를 수술하는 의사인지에 따라 지위가 다르다. 뇌와 심장에 부여하는 상징적 중요성 때문에 신경외과 의사와 심장외과 의사는 항문외과 의사나 부인과의사보다 지위가 높다고 인정받는다.

Pfifferling[69]은 미국에서 의사 직업의 기본 전제와 인식을 아래와 같이 정리했다.

1. *의사 중심* - 환자가 아닌 의사가 환자의 상태와 성질 범위를 정의한다. 소통보다는 지적 기술과 진단을 우위에 둔다. 의사의

진료소처럼 의료활동이 이루어지는 장소는 흔히 의사의 편의에 따라 환자의 집에서 멀리 떨어진 곳에 위치한다.

2. *전문의 지향* -일반의보다는 전문의에게 높은 명망과 보상이 주어진다.

3. *자격 지향* - 자격 증명이 높아질수록 의료 계층상 위치는 상승하며, 더 훌륭한 임상 기술과 지식을 갖고 있는 것으로 간주된다.

4. *기억력 기반* - 의학적 사실, 사례, 약물, 새로운 발견 등을 잘 기억하는 경우, 승진 등의 보상과 동료의 존경이 따른다.

5. *단독 사례 중심* - 의료적 결정은 이전의 사례들이 축적된 기록을 바탕으로 하여, 환자 개개인의 질병에 내린다.

6. *과정 지향* - 의사의 임상기술은 환자의 생물학적 과정을 수치로 나타낸 계측치로 평가한다.

이 밖에도, 임상적 평가보다는 진단기술을 강조하는 추세가 늘어나고, 기업이 병원을 인수하여 보건의료 서비스에 영향력을 행사하고 있는 점을 들 수 있다. 이러한 상황은 영국 등 다른 서구권 국가의 의사에게도 적용되기 시작하고 있다.

전문영역에 포함되는 의료인에는 지역 공동체에 기반을 둔 일반의나 가족주치의도 있다. 이 일반의들과 민속 영역 치료자들 사이에는 몇 가지 유사점이 있는데, 비록 전혀 다른 전제를 가지고 있긴 하지만, 그 지역 상황이나 질병과 관련된 사회, 가족, 심리적 측면을 잘 알고 있다는 점에서 공통적이라 할 수 있다.

병원

대부분의 국가에서 과학적 의료의 가장 주요한 제도적 구조는 *병원*이다. 대중 영역이나 민속 영역과 달리, 전문 영역에 들어온 환자는 가족, 친구, 지역사회로부터 소외되곤 한다. 병원에 오면 표준화되고 의례화된 탈개인화 과정을 거쳐(☞9장) 낯선 사람들로 꽉 찬 병실에서 번호를 부여받고 하나의 '사례'로 전환된다. 가정환경, 종교, 사회적 관계, 윤리적 상태, 혹은 환자가 그 병에 대해 생각하는 의미와는 상관없이 병원에서는 질병의 물리적 증상만이 강조된다. 병원에서는 환자를 세분하는데, *나이*(성인, 소아, 노인), *성별*(남자, 여자), *병세*(내과적, 외과적 기타), 관련 *장기 및 전문과*(이비인후과, 안과, 피부과), *심각성*(중환자실, 일반 병동, 응급실) 등을 바탕으로 분류하여 각각 다른 병실에 배정한다. 흔히 같은 성별, 같은 연령대, 같은 질병의 환자들이 한 병실을 쓰게 된다. 모든 환자는 정체성과 개별성을 나타내는 모든 표지를 벗어야 하고, 파자마, 잠옷, 실내복 등의 모양을 한 똑같은 환자복으로 갈아입게 된다. 자신의 몸에 대한 지배력을 상실함은 물론 개인적 공간, 사생활, 행동, 식단, 시간의 사용 등에 대한 지배력도 상실하게 된다. 가족과 이웃의 정신적 지지로부터 떨어져, 병원의 낯선 직원의 보살핌을 받아야만 한다. 병원에서 일어나는 의료전문가들과 환자와의 관계는 거리감, 공식성, 간략한 대화, 전문용어의 사용 등을 특징으로 한다.

Goffman[70] 등의 인류학자들은 병원을 각기 고유한 문화를 가진 하나의 '작은 사회'로 보았다. 노골적이든 함축적이든 간에 행동규칙, 전통, 의식, 계급, 언어까지도 따로 갖추고 있다는 것이다. 병실 환자들은 일시적으로 '고통의 공동체'를 형성하여 연민을 나누고, 병동의 가십꺼리, 서로의 병세에 관한 대화 등을 나누며 유대를 형성한다. 그러나 이 공동체는 그들이 원래 속한 사회와는 비슷하지도 않고 또 대신할 수도 없으며, 자조모임에서처럼 자신의 경험으로 다른 이를 치료할 수도 없다.

병원도, 다른 것과 마찬가지로 진공상태에 존재하지 않고, 문화, 사회, 경제적 요소의 영향 하에 있다. 병원의 구성 요소—의사, 간호사, 병동, 클리닉, 흰 가운, 실험실, 첨단 기기 등—가 비록 보편적인 것처럼 보이지만, 나라마다 다르게 구성되며, '병원 문화'는 세계적으로 차이가 있다.[71] 예를 들어 북아메리카나 북유럽의 병원은 지역사회로부터 세계 다른 지역보다 더 사회적으로 동떨어진 느낌을 준다. 소아과나 산부인과 같은 경우를 제외하고는, 환자 가족이나 이웃은 환자와 같은 병실에 머무를 수 없으며, 음식을 먹이고 씻기고 옷 입히고 간호를 돕는 것도 허용되지 않는다. 엄격하게 정해진 시간에 간호사나 의사의 주의 깊은 감독 하에서만 환자를 방문할 수 있다. 이와는 대조적으로 남부 유럽, 아시아, 아프리카에서는 병원과 지역사회가 보다 융합되어 있다. 흔히 가족들은 환자의 침상 곁에 오랜 시간 머물면서 씻기고 먹이고 환자의 일상적인 요구사항에 맞춰 시중을 든다. 미국이나 북유럽에서 병원 의료진은 일시적인 준 가족으로서 (간호사=어머니, 의사=아버지, 환자=자식) 돌봄은 전적으로 간호사가 수행하고 있다(☞6장).[72]

국가, 문화, 지역사회에 따라 병원의 역할에 대한 생각은 다양하다. 질병을 치료하고 고통을 경감시켜 주는 장소로서 뿐만 아니라 다음과 같이 보는 시각도 있다:

1. *보호처* - (중세시대에 그랬던 것처럼) 정신적 육체적 질병이나 고령 때문에 외부에서 생활해나갈 수 없는 이들에게 보호시설의 역할을 하는 곳
2. *공장* - '환자'라는 원자재료로부터 '치료된 자'를 생산하는 산업기구
3. *사업체* - (특히 민간 분야, 기업 분야에서) 보건 서비스를 제공함으로써 이익을 극대화하려는 곳
4. *사원* - (아유베다 같은) 특정 종교론이나 치료 전통을 위한 장소, 또는 질병과 죽음을 극복하려는 과학의 힘이 행사되는 곳
5. *대학* - 의사와 간호사를 훈련시킬 뿐만 아니라, 환자에게도 교훈적인 가르침을 주는 곳으로, 과거의 생활태도가 어떻게 현재의 아픈 증상을 유발했는지, 병이 다시 발생하지 않도록 무엇을 할 수 있는지 등 논리적으로 교육하는 곳
6. *감옥* - 미친 사람, 반체제인사, 극히 비정상적인 사람들을 그들의 의지와 상관없이 감금하여 그들로부터 사회를 보호하고자 하는 곳
7. *도시* - 병원은 대도시의 축소판으로서, 각 병실은 '도시근교'로 볼 수 있고, 타의에 의해 그곳 시민이 된 환자들이 끊임없이 오고 가는 가운데, 고유의 행정, 관료, 근로자, 경비인력, 예배당, 상점을 갖고 있는 곳

지역적으로 차이가 있고 또 받아들여지는 관점이 다양하지만, 결국 병원은 생의학이 행사되는 기관이다. Konner[73]가 이름 붙인 대로 '과학의 전당'인 것이다. 그러나 대규모 직원과 관료, 발전된 진단/치료기술을 가진 병원은, 운영하는 데 엄청난 자금이 들어간다는 점이 심각한 문제가 되고 있다. 미국의 경우 1990년 인구 1명당 병원에 소비한 금액이 1,000달러에 달하여, 보건 관련 비용이 가장 많이 소요되는 영역이다. 또 병원 자금의 약 4분의 1은 행정 관련 비용으로 쓰인다.[74] 1960년 미국 환자 3.17명당 1명의 행정가가 있었던 데 반하여, 1990년에는 1.43명의 행정가가 환자 1명을 담당하게 되었다. 비용 증가와 함께, 대규모 최첨단 병원은 대도시에 주로 위치한다는 사실[75]로 인하여, 특히 개발도상국에서는 병원의 역할을 재조명하기에 이르렀다. 최근의 추세는 소규모 지역 병원을 개발하여 지역의 1차 의료 공급자와 연계해 지역사회에 봉사하도록 하고 있다(☞18장). 즉 특수 기술과 최첨단 기법을 보유한 적은 수의 대형 병원은 보다 심각한 질병을 맡게 하려는 것이다. 이러한 변화에도 불구하고 많은 국가에서 대부분의 의료 자원이 여전히 대도시 병원에 몰려있고 또 이 병원들이 의료기술의 주된 거점이 되고 있다.

그러나 세계적으로 지역에 따라 병원 침상 수는 큰 차이가 있어서, 2005년 *세계보건통계*[55]가 제시하듯이, 아프리카와 같은 경우에는 통계를 낼 수도 없는 상황이다. 가난한 나라에서는 통계상 문제점을 가지고 있는데, 그 이유는 적정 침상 수보다 더 많이 침상을 늘려야 하고, 넘쳐나는 환자를 때로는 복도나, 의자, 매트리스, 심지어는 맨바닥에까지 수용해야 하는 상황도 있기 때문이다.

의료기술의 발달

의료기술은 인간의 감각기관, 운동근육, 지각 능력의 연장으로 간주된다. McCluhan[76]이 방송매체를 인간의 중추신경 시스템과 그 기능(청취, 시청)의 '연장'으로 보았듯이, 의료기술도 상당 부분 인간의 육체능력을 보다 효율적으로 기능하는 방법을 제공한다.

어느 시대에나 치료자들은 항상 특정 도구들—칼, 부목, 외과용 메스, 탐침, 압설기, 또는 제식(祭式) 치료에 쓰는 마법적인 도구 등—을 사용해왔다. 그러나 서양 현대 의료에서 진단과 치료의 실질적이고도 상징적인 역할을 하는 이 기술은 특히 중요한 역할을 차지한다. 비용도 증가하고 장비는 더욱 복잡해지고 있지만, '기술 발전의 필요성'은 해가 갈수록 더욱 커지고 있다.

복잡한 설계와 기능을 가지고 있는 의료기술은 단순히 특정 목적을 위해 사용되는 물리적인 사물이 아니다. 의료기술은 그 기술을 창출해낸 특정 시대, 특정 지역의 사회적, 경제적, 역사적 가치를 말해주는 문화적 산물이기도 하다. 그 기술을 전문적으로 사용하는 사람들이나 그 기술에 의존하게 되는 환자 모두에게 여러 가지 의미를 가지고 있는 것이다. 즉, 의료기술이란 인간의 몸과 기능, 그리고 질병을 지배하고 통제하려는 현대 의료의 욕망을 표현하는 것이다.

Foucault[77]는 유럽의 의학사에서 18세기 말의 '의료적 시선'이 환자 개인의 몸 안에서 일어나는 변화에 초점을 맞추게 된 과정을 기술하였다. 의사의 관심은 환자의 주관적 증상과 육안으로 볼 수 있는 것으로부터 점차 멀어지고, 그 대신에 '육안으로 보이는 표면 아래에 있는 것들을 인식하게 되면서, 몸 안에 비밀스럽게 숨겨져 있는 질병을 그려내기 시작했다.' 이 변화는 몇 십 년이 지나 새로운 진단도구의 발명으로 이어진다. Tenner[78]는 진단도구의 발전—1816년 래네크의 단순한 청진기에서부터 1895년 뢴트겐의 X-레이의 발견, 1918년 헤릭의 심전도 발명까지—이 인간의 몸 안에서 일어나는 질병 과정을 국소화시켜온 과정을 설명한 바 있다. 이제는 병소를 그 어느 때보다 정밀하게 꼭 집어낼 수 있게 되어, 환자와 의사 모두에게 크게 이로운 것도 사실이고, 의료적 시각을 한층 세밀하게 만든 것 또한 사실이다. 즉 전형적인 현대적 시각인 질병 환원주의(還元主義), 몸과 마음의 이원화, 몸의 물체화 등에 기여하게 된 것이다.

의료기술은 다른 차원에서도 몸에 관한 인식을 혁명적으로 변화시켰다. 시간적 공간적 차원에서 몸의 인식에 큰 영향을 미쳤는데, 예를 들어 진단기술과 생명유지기술은 몸의 경계를 불분명하게 만든다. 개인 몸의 경계선이라 여겼던 피부는 더 이상 경계로 인식되지 않는다. X-레이, 자기공명 영상촬영 검사, 초음파 검사, 컴퓨터단층촬영 검사, 그리고 내시경의 발전은 모두 신체를 '투명하게' 만드는 데 기여하고 있다. 몸의 내부, 어떤 의미에서는 몸의 외부도, 훨씬 잘 보이게 된 것이다. 이제는 피부라는 장벽을 자르지 않고서도 몸의 내부 구조를 검사할 수 있다. 더욱이 새로운 복제기술(☞6장)과 더불어 생명유지 장치, 투석기계, 모니터링 장비, 인큐베이터 등이 많이 사용됨에 따라 자아와 비자아 사이의 경계도 느슨해지고 있다. 이 기계들은 육체에 부착되어 결과적으로는 몸 바깥에 위치하는 장기가 되거나 몸을 피부 경계 너머 외부로까지 연장시키는 셈이 된다. 그리하여 일시적으로든 영구적으로든 일종의 *사*

이보그를 만드는 데 기여하는 것이다. 일반적으로 이러한 과정은 몸을 기계로 생각하는 현대적 시각과 관련이 있고, 부품을 교체하여 다시 건강해 질 수 있음을 암시한다.[79] 이렇게 기계에 의존함으로써 나타나는 결과를, 특히 몸의 본래 경계가 무너지는 결과에 대해, Kirmayer[80]는 혈액투석환자의 예를 들어 설득력 있게 설명하고 있다. 환자는 자신의 피가 몸 밖으로 빠져나가 플라스틱 튜브를 거쳐 기계 속으로 흘러가는 것을 지켜봐야 한다. 나갔던 피가 다시 자기 몸의 사적 공간으로 돌아오기 위해서는 혈액투석기계라는 전기적인 물건 안에서 불가사의한 방식으로 '변형'되어야만 한다. 몸 안에 있던 것이 몸 밖으로 나오게 되었으니 어떤 의미에서 몸의 안이 밖으로 뒤집어진 셈이다. 혈액 순환처럼 극히 개인적인 것이자 은밀하게 감추어져 있던 생리적 과정이 이제는 완전히 공적인 장소로 나오게 된 것이다. 자아와 비자아 간의 경계가 이제는 더 이상 명확하지 않은 것이다.

Davis-Floyd[81] 역시 이런 과정의 부정적인 영향을 산과(産科)의 예를 들어 말한다. 미국의 산과병원이 점차로 완벽한 아기를 대량생산하는 최첨단 공장처럼 변해가고 있다는 것이다. 첨단기술이 과도하게 사용됨으로써 임산부는 자신의 몸을 결함이 있는 기계처럼 인식하기 쉽고, 따라서 몸은 자기 자신이 관리해야 하는 것이 아니라 의료기술진이 통제하고 감독해야 하는 것으로 느끼게 된다. 이는 또한 산모에게 정신적인 영향을 미치기도 한다. Browner[82]는 이러한 추세에도 불구하고 미국의 여자들은 임신과 출산에 있어 기술의 가치에 대해 여전히 양면 가치적인 애매한 태도를 갖고 있다고 말했다(☞6장).

시간과 관련된 주제를 든다면, 어떤 기술은 탄생과 죽음 사이의 시간—사회적 생물학적 시간 모두—을 늘릴 수 있다(☞9장). 예를 들어, 태아진단을 위한 초음파검사가 개발되면서, 태아의 사회적 정체성은 태아가 실제로 태어나기

이미 몇 달 전부터 부모와 의사에게 알려진다. 따라서 사회적 출생이 생물학적 출생을 앞서며, 이는 낙태에 대한 논쟁에 영향을 끼쳤다. 반대로, 죽어가는 사람을 보살피는 데 있어서는 생명유지 장치가 생물학적 죽음(점차 뇌사로 정의되고 있는)과 사회적 죽음(인간성의 최종 소멸) 사이의 시간이 늘어난다. 혼수상태에서도 육체는 몇 달이고 몇 년이고 생명유지장치를 끌 때까지 유지되는 것이다. Konner[83]는 환자가 매우 연로한 경우 생명의 질을 희생해야만 생명의 양적 시간을 늘릴 수 있다는 윤리적 딜레마에 빠질 수 있다고 주장했다.

그러므로 현대의 의료기술은 사회적 경제적으로 중요한 비용을 감당할 때만 사용할 수 있게 되었다. 또한 그 기술을 구입하고 작동시키고 유지하고 수리하는 비용이 증가하고 있다. 노동집약적으로 특수하게 훈련된 기술자, 유지 인력, 수리공, 감독자를 필요로 하며, 많은 전력과 신뢰성 높은 예비 부품도 지속적으로 공급해줘야 한다. 이러한 기계는 더욱 복잡해지고 발달하기 때문에 고장 가능성 또한 비례하여 늘어난다.[78] 병원에서 의료인이 이런 복잡한 기계를 사용하기 위해서는 기계를 유지하고 보수할 수 있는 고액 봉급의 전문가와 공학자 등 외부 인력에 더욱 의존할 수밖에 없다. 기계가 임상진료에 쓰이게 되면서 이에 맞춰 사람들의 행동이나 서로 적응하는 방식을 조절해야 할 필요가 발생했다. 예를 들어, Barley[84]는 미국 매사추세츠의 병원 두 곳에서 컴퓨터단층촬영기를 도입하면서 방사선과 의사, 의료기사, 환자 사이에 생긴 갈등에 관해 기술했다. 기술적 문제가 생기거나 기계가 파손될 경우, 병원의 일상이 유지되기 위해서는, 수많은 의례절차와 왜 고장이 생겼는지 설명할 수 있는 방식, 심지어는 미신적인 설명까지 포함하여 사회적 심리적 행동의 변화가 뒤따라야 한다는 것이다.

보다 빈곤한 개발도상국에서는 이처럼 비싼 기술을 구입하는 것이 공공 건강정책에 큰 영향을 미칠 수 있다. 예방을 위한 장기적인 정

책이나 건강 증진을 위해 힘쓰기 보다는, 최첨단기술로 건강문제를 해결하는 쪽으로 가뜩이나 부족한 자원을 쓰려고 한다. 혹은 지역사회를 기반으로 '적절한' 소규모 기술을 사용하는 지역병원 시스템(☞18장) 보다는, 비싼 대도시 병원에서 행해지는 심각하고 어려운 치료를 부각하기도 한다. 기계를 보수하고 유지할 비용을 감당할 수 없는 국가에서는 기계를 만들어낸 대형 외국회사에 의존해야만 하는 상황에 처하게 된다.

진단기술은 또한 새로운 '흰지' 층을 만들어 내고 있다. 심전도기록지의 한 조각, X-레이 판, 혹은 혈액검사 분석 등은 모두 기술이 만들어낸 것이고, 때로 이런 기록물이 환자보다 더 관심의 초점이 되기도 한다. 일부 의료 전문가들에게는 이러한 '환자 기록'이 환자 본인만큼(때로는 환자보다 더) 흥미의 대상이 된다. 기록물은 시간에 맞추어 해석하고 통제하고 계량하고 확인하기가 환자를 대하기보다 쉽고, 환자의 비협조적인 태도 때문에 고생할 필요도 없다. 또한 문화적 종교적 신념처럼 질병을 애매하고 예측 불가능하게 만드는 것도 없어서 의사들이 선호하는 것인지도 모른다. 그러나 다른 측면에서 보면, 특히 의료 과실에 대한 소송 때문에 의료기술을 더욱 과도하게 사용하지 않을 수 없는 상황도 고려해야 할 것이다.

오늘날 대학병원에서는 이러한 '종이 환자'에 관하여 발표하고 토론하는 것이 의과대학생을 가르치는 주된 방법이 되고 있다. 대토론회, 사례발표회, 강의 등에서 환자를 찍은 슬라이드, 비디오 필름, 사진이나 컴퓨터그래픽이 직접 환자를 진찰하고 질문하는 것보다 더 많이 쓰이고 있는 것이다.[85]

진단기술의 발전이 가져온 또 다른 역설적인 효과는, 기술 자체가 진단과 치료를 더 어렵게 하고 또한 환자와의 소통을 막는다는 점이다.[86] Feinstin[87]이 주목한 대로, 이는 의사의 진단법이 변화한 데에 기인하고 있다. 과거의 의사들은 환자가 설명하는 증상(병력)과, 의사가 진찰하고 검사한 결과를 토대로 진단을 내렸다. 완벽한 진단을 하기 위해 환자의 생활양식, 가족, 사회적 배경에 대해 수집한 정보를 고려하여 추론해야 했다. 그러나 현대 의료에서는 의사가 보고 듣고 만지고 느끼는 주관적이고도 임상적인 정보를 통하여 진단이 이루어지는 것이 아니라, 기계가 검사한 소위 객관적인 '준 임상' 정보를 통하여 진단이 이루어진다. 환자의 몸이 비정상적인 상태인지를 세포, 생화학, 분자 수준에까지, 심지어 환자가 증상을 진히 느끼지 않을 때에도 기계는 이를 감지해낸다. 이 상황은 질병(disease)에 대한 의료적인 정의와, 환자가 주관적으로 정의하는 병(illness) 사이의 간격을 벌려 놓았고, 또한 서로 상충될 가능성을 높이게 되었다. 질병과 병에 대하여는 5장에서 자세히 논의될 것이다. 뿐만 아니라 주로 준 임상적 질병을 찾아내도록 훈련받은 의사는 실제 생명체인 환자에서 나타나는 복잡하고 변화무쌍한 임상 정보는 잘 다루지 못할 수도 있다.[86] 이렇게 복잡한 문제가 발생하는 것은, 기술적으로 똑같은 것으로 나타난 준 임상 질병이라도 (에이즈, 암, 고혈압 등의 예와 같이) 서로 다른 임상적 형태(허약함, 통증, 팽창감, 두통, 식욕부진 등)로 나타날 수 있기 때문이다. 또한 다른 준 임상 질병일지라도 (열공 탈장과 관상동맥 질병) 매우 유사한 임상 증상(흉골 뒤쪽의 통증)을 보이기도 한다. 이러한 이유로 정확한 진단을 위해서는 임상 정보뿐만 아니라 준 임상 자료 모두를 해석할 수 있는 지식이 필요하며, 준 임상 자료만 강조할 경우 진단이 잘못 내려질 수 있다.

따라서 의료 신기술은 실제 임상에 긍정적으로도 부정적으로도 영향을 미치고 있다. 어떤 면에서는 환자와 의료인 사이를 소원하게 만들었다고도 볼 수 있을 것이다. 1983년에 *Journal of the American Medical Association*의 사설[88]은 다음과 같은 질문을 던진 바 있다. "기계가 의사로 되어왔는가?" 많은 이들이 동의했듯이 실제로 이러한 현상이 특히 서구에서 점진적으로 일어나고 있으며, 이는 환자들에게 심리적인 영향을 끼치고 있다. 환자가 기계중심주의에서 받는 메시지는 '의료시스템은 비인격적이고 기술 중심적이다' 라는 것이다. 또한 기술발전으로 의료혜택은 개선되었을지라도 '기계가 곧 의사', 그리고 '기계가 더 나은 조언을 해줄 수 있다'라는 미묘한 메시지도 강화되고 있다. 전문과 의사는 고급기술자와 사업가로 변해가고 있고, '의사는 기계 뒤로 숨어들어가 기계의 일부가 되어가고 있다.'[88]

이제 현대 의학에서 기계는 모든 의사-환자 관계의 본질적인 요소가 되었다. 의사-환자 관계는 다음과 같이 그릴 수 있을 것이다.

$$
\begin{array}{c}
\text{의사} \\
\diagup \quad \diagdown \\
\text{환자} - \text{기계}
\end{array}
$$

기계가 진단을 위한 것이든, 치료 혹은 의사소통을 위한 것이든 기계는 이제 서양의료의 상징이 되어 버렸다. 이 현상은 의사-환자 관계에 두 가지 악영향을 끼치고 있다. 의사와 기계 사이의 경계가 불분명해지고, 환자와 기계 사이의 경계 또한 불분명해진다는 점이다. 환자-기계 관계에서는 환자의 몸은 기계적 용어로 묘사되어 단지 '말랑말랑한 기계'의 하나로 여겨지고 기계 자체가 '환자'로 간주되기도 한다. 이제 환자는 침상 옆에 선 의사가 기계만 들여다보고 있기 때문에 의사의 관심을 끌기 위해 기계와 경쟁을 해야 할 판이다. 많은 기계가 병원에서 사용되고 있지만 가장 많이 쓰이는 것은 역시 컴퓨터이고, 이는 13장에서 자세히 논의될 것이다.

이러한 단점에도 불구하고, Koenig[89]이 말한 현대 의료의 '기술 발전의 절박함'은 특히 서구 사회에서 여전하다. 어떤 면에서는 기술발전이 현대 의료의 위기에 기여했다고도 볼 수 있을 것이다.

서양의료의 '위기'

서양의학이 세계적으로 지배적이지만, 생의학은 적어도 서구권에서는 위기에 봉착했다고 많은 사람들은 생각한다. 질병을 예방하고 치료하며 고통을 경감시키고 수명을 연장시키는 등 많은 성공을 거두었음에도 불구하고, 서양의학은 비판을 받고 있다. 최근 들어 대중의 불만이 늘어난다는 사실은 의사에 대한 불평이나 소송, 의료직에 반대하는 언론 캠페인이 증가하고 비의학적인 대체의료가 점차 인기를 얻어가고 있는 상황으로도 알 수 있다.

역설적이게도, 그 이유 중 일부는 의학의 성공적인 결과 때문이기도 하다. 지난 세기 동안 의학은 천연두, 디프테리아, 소아마비, 파상풍, 홍역, 기타 세균성 감염증 등 치명적인 전염병을 특히 서구에서 거의 박멸해 왔다. 유아 및 산모 사망률은 감소하고 수명은 증가하였다. 결과적으로 많은 수의 사람들이 더 오래 살게 되면서 그만큼 더 만성 질병에 시달리게 되었는데, Tenner[78]는 이러한 상황을 '만성병의 복수'라고 이름을 붙였다. 당뇨병, 고혈압, 관절염, 파킨슨씨병과, 암처럼 주로 인생 후반기에 나타나는 질병이 여기에 포함된다. 대개의 경우 이러한 질병에는 '속효' 치료가 불가능하고, 대신에 장기적인 간호 모델이 필요하다. 따라서 건강관리에 있어서 보다 협동관계적인 접근 방법이 필요하며, 이는 현재의 매우 권위주의적인 '질병' 시각과는 아주 다른 것이다. 당뇨병 같은 만성질병의 경우 환자들은 의료 전문가와 함께 공동 치료자가 되어 매일 자신의 상태를 관찰하고 스스로 치료를 해야 한다.[91] 이를 위해서는 환자 교육을 늘려야 하며,[92] 환자의 요구, 건강에 대한 신념, 그들의 일상생활에 대한 깊이 있는 이해가 더욱 필요하게 되었다.

동시에 의료비용이 증가하고 있는데, 병원, 기술, 약물, 의료행정, 직원임금, 교육, 소송, 의료사고 보험 등 소요되는 비용이 급증한 것도 주요 원인이다. 2002년 미국에서 보건 분야에 들어간 돈은 전년에 비해 9.3% 증가하였고, 이는 1조6,000억 달러에 달한다.[93] 이렇게 증가하는 비용은 이미 불평등하게 분포되어 있는 보건자원 상태를 더욱 악화시켜, 사람들은 의료혜택을 최대한으로 받을 수 있는 자와 그 비용을 감당할 수 없는 자로 나눠지게 되었다.[90] 또한 심장병 예방을 위하여 오랜 시간 건강 캠페인을 하기보다는, 더 값비싸고 첨단기법이 동원된 심장이식과 같은 완치 중심의 의료에 역점을 둠으로써 전반적인 의료비용은 계속 상승하고 있다.

생의학이 병을 만들어내는 작용을 가지고 있다는 것은 이미 언론을 통해 많이 알려져 있다. 탈리도마이드 수면제의 후유증을 비롯해 여러 가지 약물 부작용이 보고되어 왔고, 정신과 약에 대한 의존도 증가하고 있다. 병원에서는 보다 복잡한 수술과 진단 절차로 인하여 합병증과 부작용의 위험이 증가하고 있다.[78] 미국 전체 입원환자의 6%를 감염시킨 항생물질 내성균 감염도 그 예의 하나이다.[78] 1980년대 뉴욕의 3만개 병원 기록을 상세히 조사한 바에 의하면,[94,95] 3.7%의 환자가 부작용을 가졌다고 한다. 대부분 약물 합병증(19%), 상처 감염(14%), 기술 합병증(13%)이었다. 부작용 중 70.5%는 6개월 미만의 장애를 일으켰고 2.6%는 영구 장애, 13.6%는 사망에 이르렀다고 한다. 이 연구는 또한 1984년 뉴욕의 여러 병원에서 퇴원한 267만1,863명의 환자 중 9만8,609명에게는 부작용이 나타났고, 이중 2만7,179명은 과실로 인한 것이라고 보고하였다.

만성 치료저항성 질병

치료적 측면에서는, 치료가 어려워진 전염병이 늘어나고 있다. 여기에는 바이러스성 질병, 즉 HIV/AIDS, B형 및 C형 간염, 스펀지형 신경뇌 병변(광우병)과 인플루엔자가 있고, 기생충에 의한 질병으로는 약제 내성 말라리아가, 박테리아에 의한 것으로는 과거 항생제의 과다복용에 따른 다약(多藥) 내성 결핵과 기타 약물 내성 박테리아가 있다. 비행기 여행, 단체관

광 등을 통해 감염병원체나 병원체를 옮기는 매개충이 급속하게 확산될 수 있는 것도 이러한 상황을 더욱 악화시키고 있다.

현재 HIV/AIDS나 말라리아 등의 질병은 백신이나 항균제로 치료하는 것보다는 행동 패턴을 바꾸는 것이 더 성공적으로 통제하는 방법이다(☞16장, 17장). 대개의 산업도시 지역에는 점차로 다양한 환자 층이 증가하기 때문에 더욱 적절한 방법이다. 관광객, 이민자, 외국학생, 국외추방근로자, 이민자나 망명자 등은 서로 다른 컬트나 종교, 생활양식을 따르기 때문에 각 그룹은 건강과 질병, 그 치료법에 대한 저마다 다른 시각을 가지고 있다. 따라서 사회적 문화적으로 혼합된 사회에서는 융통성 없는 단순한 건강교육이나 생의학적 방식은 더 이상 인정받지 못하고 있다. 이러한 이유로 의학은 응용의학일 뿐만 아니라 응용사회과학으로 점차 변모하고 있는 것이다.

의료 역할의 변화

서구 의료제도 안에서 의사들은 의사로서의 역할과 대중으로부터의 요구도에서 커다란 변화 과정을 겪고 있다. 즉 다양한 역할을 수행하도록 요구받고 있는 것이다. 치료자의 역할뿐만 아니라 매니저, 교육자, 컴퓨터 전문가, 관료, 정부 고용인, 과학기술자, 작가, 금융전문가, 사업가, 판사, 윤리전문가, 또한 환자의 대변자 역할도 하기를 요구받는다. 많은 의사들이 임상적 자율성이 축소되고 있다고 느끼는데, 정부관료, 보험회사, 병원, 의과대학, 건강관련 단체 등으로부터 다양한 압력을 받게 되었기 때문이다.[96] 종교 조직의 쇠퇴와 함께 역사에 유래가 없는 성공을 이룩해온 의학은 의사들이 과중한 기대를 받도록 만들었다. 때로 그들은 영적 지도를 훈련받지 않았음에도 불구하고, '과학의 사원'에서 세속의 '사제' 역할을 해줄 것으로 기대 받는다.[73] 다른 중대한 문제로는 정보의 과다가 있다. Haines[97]에 따르면 현재 전 세계적으로 2만개의 의학저널이 있고,

매년 총 200만 건의 논문이 발표되고 있다. (이를 차곡차곡 쌓으면 그 높이는 500미터에 이른다). 일반의가 자기 분야의 정보를 따라잡기 위해서는 매일 19건의 논문을 소화해야 하는 것으로 추정된다.

이러한 모든 현실과 더불어 현대의 의료제도에는 중대한 변화가 오고 있는데, 의료가 어떻게 인식되고 있는지, 의료다원화 시대에 의료의 역할은 무엇인지와 연관하여, 변화는 이미 시작되었다고 본다. 생의학에 관한 비판이 지적한 것처럼, 의료가 *정말* 위기에 처해 있다면 앞으로는 진료에 있어서 전혀 다른 패러다임이 필요할 것이다.

치료 네트워크

어느 사회에서든 병이 들었을 때 자가치료가 불가능하면 대중 영역, 민속 영역, 전문 영역에서 어느 곳을 택할 것인지 결정하게 된다. 이 선택은 그 선택이 이루어지는 상황의 영향을 받게 되는데, 여기에는 실제로 이용할 수 있는가, 비용 문제, 그리고 자신의 병을 어떤 방식으로 해석하는지 그 '해석 모델'(Explanatory Model, EM), 즉 원인, 증상, 생리적 변화, 자연적 경과 및 치료에 대한 나름대로의 해석 방식이 포함된다(☞5장). 이러한 상황에 따라 환자와 가족은 자신의 상태에 적합하다고 생각하는 곳으로 갈 것이다. 감기 같은 병은 친척이 치료할 수 있고, '신내림' 같은 초자연적인 병은 종교적인 민속치료자가, 자연적인 병은, 특히 병세가 매우 심하다면, 의사에게 맡길 것이다. 예를 들어 자신의 도덕적 잘못에 대해 벌을 내린 것이라고 믿는다면, Snow[14]가 말한 대로 '페니실린이 아니라 기도와 회개로 그 죄를 치료한다. 의사는 신체적 증상을, 신부나 신앙요법가는 그 원인을 담당하는 것이다.

이와 같이, 아픈 사람들은 흔히 *여러 다른*

유형의 치료자와 치료법을 한꺼번에 혹은 순차적으로 이용한다. 예를 들어 Scott[98]이 조사한 플로리다 마이애미에 거주하는 사우스캐롤라이나 출신 아프리카계 미국인 여자의 경우가 이에 해당한다. 이 여자는 자신이 '뭔가에 씌었다'(마법에 걸렸다)고 생각해 올리브오일과 테레빈유를 묻힌 각설탕으로 자가치료를 했다. 증상(복부의 통증)이 줄지 않자, 두 명의 '약초의'를 찾아가 마법의 가루약과 양초, 그리고 기도를 받았으며 '신녀'에게서는 안마와 기도를, 그리고 두 군데 지역 병원에 가서는 '배 속에 무엇이 있는지'를 알아보기 위해 X-레이와 위장검사를 받았다. 어떤 시점에서는 세 명의 민속치료자의 권고 내용을 동시에 따르기도 했다. Scott이 지적한 대로 이 여자가 의사를 찾은 것은 치료가 목적이기 보다는, 각 단계에서 '그 민속치료법이 효과가 있는지 확인하기' 위해서 간 것으로 보인다. 각 치료자는 환자의 문제를 '소화성 궤양' '마법' 등 자신들만의 언어로 재 정의한다. 다양한 형태의 치료법을 동시에 이용하는 현상은 대부분의 복합사회에서 매우 흔한 일이며, 특히 병이 위중한 경우에 더욱 뚜렷하게 나타난다. 예를 들어 암을 진단받은 많은 환자들이 생의학적 치료와 *병행하여* 행동과 식단을 바꾸고 비타민 섭취를 늘리며, 기도에 더 의존하고, 자조집단에도 참여하며, 대체의료 혹은 전통의료 치료자들을 찾기도 한다.[99]

환자는 보건의료제도의 세 영역을 연결하는 치료 네트워크의 중심에 있다. 상담과 치료는 이 네트워크의 연결고리를 따라 진행되어, 가족, 친구, 이웃, 친구의 친구 등을 통한 상담에서부터 시작하여, 종교적 혹은 세속적인 민속치료자에게, 그리고 의사에게로 이동한다. 상담을 받고 난 후에도 어느 한 곳의 상담 내용을 네트워크 내 다른 영역의 사람들이 평가한다. Stimson[100]이 언급한 대로, '과거의 치료 성과나 다른 환자들의 경험, 그리고 환자 자신이 의사에게 무엇을 기대했었는지에 비추어' 의사의 치료 결과가 평가된다. 이런 식으로 환자들은 여러 유형의 치료자(대중, 민속, 전문 영역) 중에서 선택을 할 뿐만 아니라 진단과 상담의 내용에 있어서도 그들 스스로 납득이 가는 것과 그렇지 않은 것을 선별한다. 납득이 되지 않을 경우, 진단과 상담에 순응하지 않거나 치료 네트워크의 다른 영역으로 이동하기도 한다.

영국의 다원적 보건의료 관리

다른 복합 산업사회와 마찬가지로 영국에서도 육체적 정신적 고통을 줄이고 예방하기 위한 다양한 치료법이 존재하며, 대중 의료, 민속 치료, 건강관리 전문 영역이 분명하게 구분된다. 이 장에서는 대중 영역과 민속 영역에 대해 집중적으로 기술하겠다. 전문 영역에 관해서는 이미 Stacey[101]나 Levitt[102]과 같은 의료사회학자들이 상세히 연구한 바 있다. 영국의 세 의료 영역을 개관(槪觀)함으로써 질병과 같은 재난을 다루는 데 쓰이는 다양한 방법에 대해 설명할 것이다.

대중 영역

아래 인용할 Elliott-Binns[103,104]의 두 연구는 영국의 민간치료 네트워크를 다룬 소수의 연구에 속한다. 다른 연구들은 대개 자가 치료에 관한 것들이다. 예를 들어 1972년 Dunnell과 Cartwright[105]가 실시한 대규모 조사에서는, 자가 처방에 따른 치료가 의사 처방 약보다 두 배나 많은 것으로 나타났다. 발열, 두통, 소화불량, 인후염 등의 경우에 자가 치료가 가장 빈번했다. 흔하게 나타난 이와 같은 증상 외에도, 91%의 성인이 조사 전 2주 동안 한두 가지 증상이 있었다고 응답했으나, 그 중 16%만이 의사와 상담을 한 것으로 나타났다. 통상적으로 의사는 좀 더 심각한 상태를 다룬다고 여

기고, 자가치료를 한다고 했다. 자가처방으로 특정약을 이용하게 되는 근거로는 배우자(7%), 부모나 조부모(18%), 다른 친척(5%), 친구(13%), 그리고 의사(10%)로부터 얻은 정보라고 한다. 57%는 여러 증상에 대해 지역 약사와 상담하는 것이 유용하다고 생각했다. 런던의 약국에 대한 Sharpe[106]의 연구에서도 확인되었는데, 10일 동안 피부질환, 호흡기감염, 치아문제, 구토 및 설사 등에 대해 72건의 상담 요청이 들어왔다. Jeffery 등[107]이 조사한 중산층 주택단지에 대한 연구에서도 인터뷰에 응한 사람들의 3분의 2가 의사가 처방한 것에 추가하여 다소간 자가처방 치료를 한다고 응답했다. 하제나 아스피린이 가장 흔한 약이다. 아스피린과 진통제는 두통과 류머티즘뿐만 아니라 관절염이나 빈혈, 기관지염, 요통, 월경 장애, 폐경기 증상, 신경과민과 신경염, 인플루엔자와 불면증, 감기나 점막염증 등에 모두 사용되었다.

영국에서는 특효약과 의사가 처방한 약 모두 흔히 사 모으거나 교환되곤 한다. 아팠던 적이 있는 사람들은 Hindmarch[108]가 이름 붙인 것처럼, 때로 '담장너머의 의사' 역할을 하며 자신의 먹었던 약을 비슷한 증상을 가진 친구, 친척 혹은 이웃에게 주곤 한다. Warburton[109]은 그의 연구에서, 레딩 지역의 젊은 성인 중 68%가 친구나 친척으로부터 정신과 약을 받은 적이 있다고 말했다. 리즈 지역에 대한 Hindmarch의 연구에서도 연구 대상 지역에 살고 있는 사람들이 *1인당* 평균 25.9알의 처방약을 모아둔 것으로 나타났다. 처방약의 복용 여부를 결정하는 것은, 대중문화에서 건강이 어떻게 인식되는지, 또 비전문인으로서 약이 '치료제로서 합당하다고 생각하는지'에 달려 있고, 이런 평가는 Stimson[100]이 말한 것처럼, 의사 처방을 따르지 않는 데에 영향을 끼친다. 그는 30%가 의사 처방을 따르지 않는다고 보았다.

1985년 Eliiot-Binn[104]의 2차 연구결과는 사람

간의 관계를 통하지 않은 정보(책, 잡지, 미디어 등) 이용이 늘어남을 보여주고 있다. 요즘은 인터넷이 생활을 차지하기 시작하여, 건강/질병을 어떻게 이해하고 관리할 것인지에 영향을 미치고 있다. 이는 13장에서 더 논의될 것이다.

영국의 대중 의료가 실제로 효과가 있는지에 대한 연구는 그리 많지 않다. Blaxter와 Paterson[110]이 스코틀랜드 애버딘의 중산층 어머니를 조사한 연구에서는, 귀에서 진물이 나는 것과 같이 흔한 아이들의 병은 일상생활에 지장을 주지 않으면 보통 그냥 모르고 지나치는 경향이 있었다. 그러나 Pattison 등[111]의 또 다른 연구에서는 상이한 결과가 나왔는데, 어머니들은 첫 아이인 경우에도 아기의 병을 잘 알아차릴 수 있고 그래서 의료적인 도움을 구하는 것으로 밝혀졌다.

대중 영역의 중요한 요소로는, 2차 세계대전 이후 영국에서 번창하고 있는 다양한 *자조집단*을 들 수 있다. 여기에서는 교육에 의한 것이 아닌, 구성원의 경험, 특히 구체적인 재난의 경험이 중요하다. 집단에 속한 사람들의 총 숫자는 정확히 알려져 있지는 않지만 수천 명은 넘는 것으로 추산된다. 의료잡지인 *Pulse*는 영국이나 에이레에 넓은 의미로 '자조집단'이라고 부를 수 있는 단체가 335개가 있다고 하였으며, 이 밖에도 자조집단 정보를 담은 리스트가 있다. 모임에 참여하는 이유에 따라 이 자조집단은 다음과 같이 분류할 수 있다:

1. *육체적 문제* (편두통 신용조합, 후두제거술 환자 클럽, 전국요통협회, 퀄랑-바레 증후군[53] 모임)
2. *정서적 문제* (전국 공포장애협회, 영국 정

신분열증협회)
3. *육체적, 정서적, 혹은 중독 문제를 가진 환자의 주변인을 위한 모임* (예방주사 피해자 부모 모임, 알콜중독자 가족 모임 [Al-Anon], 노인 수발자 전국자문위원회)
4. *가족 문제* (가족복지협회, Parentline Plus)
5. *중독 문제* (단주모임, 도박자모임, 섹스 중독자 모임)
6. *사회 문제*:
   a. *성적 소수자* (동성애자 재단, Lesbian Line, Gay Switchboards)
   b. *한 부모 가정* (부성이 필요한 가족 모임, Gingerbread, 한부모가족네트워크)
   c. *인생의 전환* (은퇴준비 협회, 전국 미망인 협회)
   d. *사회적 고립* (Meet-a-Mum Association, Carers UK)
7. *여성 집단* (여성건강재단, 강간피해자 센터, 어머니연합)
8. *소수민족 집단* (에티오피아 건강 네트워크, 키프로스 자문협회, 아시아장애인연합, 아프리카 카리브 맹인기구)

대부분의 자조집단은 Levy[115]가 말한 대로 다음의 목적 또는 활동 내용 중 몇 가지를 가지고 있다.

- 정보제공과 의뢰
- 상담과 조언
- 공공교육 및 전문교육
- 정치 사회 활동
- 연구나 봉사를 위한 자금 모금
- 전문가의 지도 아래 치료 서비스 제공
- 소집단 별 상호 협력 활동

많은 자조집단은 '고통의 공동체'로서, 어떤 종류의 재난을 공통적으로 경험했던 것이 구성원의 자격이 된다. 예를 들어 전국 공포증환자 협회는 웹사이트에서 선언하기를, "불안장애를

---

53) 급성 진행성 염증질환으로서, 급성 감염에 의해 유발되어 말초 신경의 탈수초(demyelination)에 의한 마비 증상이 다리에서 시작하여 상부로 진행된다. 초기에 치료하면 회복되지만, 그렇지 않을 경우 마비 후유증이 남거나 사망에 이른다.

경험했던 사람은 다른 고통받는 사람을 가장 잘 도와줄 수 있는데, 왜냐하면 이 질병이 삶에 얼마만한 영향을 끼치는지 누구보다도 더 잘 알기 때문이다."[116]라고 했다. Levy[115]가 조사한 71개 자조집단 중 41개 집단은 특정 고통을 겪는 사람들만을 위한 것이었고, 8개 집단은 주로 그 친인척들로 구성되어 있었다. 어떤 모임은 전문 영역과 겹치기도 하는데 건선[54]협회에는 4,000여명의 회원 중에 환자, 친인척, 의사, 간호사, 화장품 및 약품회사가 모두 포함되어 있었다.[117] 또 어떤 모임은 정통 의료에 적대적이기도 해서 반(反)관료주의 반(反)전문가적인 입장을 취하기도 한다.

Robinson과 Henry[118]는 대중 영역에서 이러한 자조집단이 늘어나는 이유로서, 기존의 의료 서비스, 사회적 서비스가 사람들의 요구를 만족시키지 못하고 있다는 인식, 회원들 상호 협력의 중요성을 재인식하고, 지역사회에 공통적인 문제를 널리 알려주는 언론의 역할 등을 꼽았다. 또 다른 이유로는 비인격화되고 산업화된 사회에서 공동체(특히 대가족과 같이 보살펴주는 공동체)에 대한 향수 때문이기도 하고, 건강 때문에 낙인이 찍히거나 사회의 주변부로 밀려난 사람들의 대처 방법으로, 그리고 질병이라는 재난을 좀 더 인격화된 방법으로 설명하고 해결하는 방법으로써 자조집단이라는 공동체가 이용되기도 한다.[119]

민속 영역

다른 서구사회와 마찬가지로 영국에서도 이 영역은 비교적 규모가 작고 그 정의 또한 애매하다. 농촌지방에도 그 지방의 신앙요법가나

집시 점쟁이, 천리안을 가진 사람, 심령상담자, 약초의, '현명한 여인' 등이 존재하지만, 민속 영역을 특징짓는 진단/치료의 형태는 대개 도시지역의 대체/보완 의학에서 더 쉽게 발견된다. 대체의료 시술자에게 상담을 받는 연간 총 건수는 꾸준히 증가하고 있다.[120] 1985년 조사에 따르면, 연간 1,170만~1,540만 건의 상담이 이루어졌고, 영국 전체 인구의 2.5%에 해당하는 150만 명이 민속치료를 받았다. 전체의 72%는 일반개업의와 상담했다고 했다.[120] 대체의료 시술자를 찾는 사람 중 33%는 의사의 치료도 동시에 함께 받은 것으로 나타났다. 대체/보완 의료 시술자들이 심리적, 사회적, 윤리적, 신체적 특징을 포괄하는 전인론적 관점에서 환자를 보고 건강에서 균형을 강조하는 점은 비서구권 사회와 마찬가지이다. 예를 들어 전국 약초의 협회의 팸플릿[121]에는 다음과 같은 설명이 적혀있다. "약초로 병을 치료하는 우리는, 질병이란 정신적/정서적 균형이 깨진 것으로 보며, 인간의 몸 안에 치유 능력이 있음을 인식하여 그 균형을 회복시키는 것을 치료의 초점으로 삼는다.'" 이와 유사하게, *지역건강기금*[122] 또한 건강이란 단순히 고통이나 불편이 없는 상태가 아니라, 개인과 친구, 가족, 그리고 그들이 살고 일하는 환경 사이의 역동적인 관계를 의미한다고 하였다.

약초치료, 신앙요법, 산파 이 세 가지가 아마도 영국에서는 가장 뿌리 깊은 민속의료라고 할 수 있을 것이다. 약초치료에 대한 가장 오래된 기록은 1260년까지 거슬러 올라가며, 지난 400년간 여러 가지 다양한 '초본서'가 발간되었다. 1636년 John Parkinson이 편찬한 초본서에는 의료용으로 사용된 3,800개 식물에 관한 상세한 기록이 담겨있다.[123] 또 다른 전통의료 형태인 산파술은 특히 1902년의 산파에 관한 법령이 정한 규정에 따라 전문 영역으로 흡수되었다. 침술이나 동종요법, 접골요법 등 다른 형태의 민속의료는 외국에서 수입되기도 했다.

---

54) 염증성 각화증(炎症性角化症)의 일종으로, 전신의 피부에 붉은 병변과 은백색의 돌비늘같이 보이는 각층이 두껍게 겹쳐 쌓이는 자가면역 질환이다. 주로 팔다리, 몸체·얼굴·머리에 생기고, 만성질환이므로 사회생활의 제약을 많이 받고 심리적 문제를 일으키기 쉽다.

민속 영역은 종교 치료자와 세속 치료자 모두를 포함한다. 전자의 예로 전국 신앙요법가연방(NFSH)이 있는데, 이곳에서는 영적 치료를 '환자의 참석 여부와 상관없이 안수와 기도 혹은 명상을 통해 몸과 마음과 영혼의 병을 치료하는 모든 형태'라고 정의한다.[124] 1965년 이후 국립의료기구 산하 1,500개 이상의 병원 동의 하에, 전국 신앙요법가연방의 회원들은 입원환자가 서비스를 요청할 경우 병원 치료하는 것에 동참할 수 있게 되었다. 이 밖에도 영국에는 많은 강신술 교회와 치료 집단이 있어서 기도나 안수를 통해 영적 치료를 한다. 여기에는 크리스천 사이언스 교회와 몇몇 카리브계 오순절교회가 포함된다. 기독교 신앙요법은 기독치유협회, 건강과 치유에 관한 교회 교무총회, 성라파엘 조합 등에서 권장하고 있다고 한다.[125] 현재 수천 명의 신앙요법가가 영국에서 활동하고 있다. 신앙요법가 집단 중 가장 큰 것은 NFSH로서 1954년 설립, 6,000여 명의 회원이 영국 국내외에서 활동하고 있다.[126] 강신술사 전국연합은 368개의 자매 교회를 가지고 있고, 그 회원은 16,000 명에 이른다.[127]

정확한 숫자는 알려져 있지 않지만 *마술 숭배*나 선의의 마술 혹은 마녀 집회 등의 마법을 통한 치료 방식도 있다. *Doctor*지에 기고한 글에서 de Jonge[128]는 영국에 총 91,000명의 회원을 가진 7,000개의 '마녀집회'가 있다고 주장했다.

대체의료의 하나로서 동종요법은 영국에서 특별한 위상을 지니고 있다. 동종요법의 원리는 1796년 독일의 Samuel Hahnemann에 의해 처음 발표되었고, 영국 최초의 동종요법 병원이 1849년 런던에 설립되었다. 영국왕실과의 관계도 오래된 것이어서, 1937년 Sir John Weir가 조지 4세의 동종요법 주치의로 임명되었고, 그 이후로 왕실과의 관계는 지속되고 있다. 1948년에는 동종요법 병원이 국립의료기구에 통합되었다. 현재 런던, 리버풀, 브리스틀, 턴 브리지 웰스에 국립 동종요법 병원들이 있으며, 글라스고에도 두 곳이 있다.[46,129] 1971년에는 약 383개의 동종요법 침상이, 그리고 동종요법 외래환자 병동에는 5만1,037명의 간병인이 근무하는 것으로 추정된다.[130] 이 병원들은 의사 자격을 가지고 있는 사람으로서 동종요법 대학원 과정을 수료한 사람들로 구성되어 있다. 뿐만 아니라 1996년 현재, 동종요법가 자격만 가지고 있는 동종요법가협회 두 종류와 21개 훈련 학교가 있다.[129] 정통의학과는 전혀 다른 전제에 바탕을 두고 있기는 하지만, 동종요법은 영국에서 다른 대체의료에 비해 상당한 적법성을 인정받고 있다. 다른 대체/보완 의료처럼 이 동종 요법도 민속 영역과 전문 영역 모두에 걸쳐 있다고 할 수 있을 것이다.

민속 영역과 전문 영역은 상호 쌍방향으로 영향을 주고받는다고 볼 수 있다. 정통의학의 의사들 상당수가 한두 가지 이상의 대체의료를 사용하고 있는 것이 그 예이다. 대체의료를 사용하는 의사들은 단체 조직을 만들기도 하는데, 영국 동종요법 의학협회, 영국 의학침술 협회, 영국 의학 및 치의학 최면협회 등이 그것이다.[131] 마찬가지로 대체의료 시술자들도 정통의사들의 교육, 조직, 기술, 자격, 자기규정 방식 등을 보고 그 영향을 받아 점차 전문화되어 가고 있다. 즉 교육 구성과 공인된 등록기준을 만들어 회원을 관리하는 전문조직을 형성하고 있는 것이다. 영국의 다른 직업군과 마찬가지로 이들 중 일부는 동료관계를 바탕으로 조직된다. 영국 침술학교, 전국 약초연구소, 동종요법협회, 접골사총회 등이 그것이다.[132] 1979년에 영국침술사협회는 2년제 침술 훈련과정을 개설하여 자격을 부여하고 1년 과정을 추가해 학사학위를 수여했다. 그들의 인명록에는 영국 내 학생 100명, 의사 자격을 가진 자 33명, 비 의사 420명이 등록되어 있다.[133] 이들 대체/보완 의학은 지난 세기 동안 치료자 본인들뿐만 아니라 영국 정부와 유럽연합, 의료 분야 전문인, 그리고 소비자들로부터 전문화에 대한 거센 압력에 처해 있다.[131,134] 이에 대한 반응으로 치료자들은 스스로 통제 원칙을 만들어 전문 집단을 만들고, 정부로부터 법령에 근거한 합법적 지위를 얻기 위해 애쓰고 있다.[135]

민속치료 스펙트럼의 한 극단에는 보다 개인적인 형태의 민속치료인, 천리안을 가진 사람, 점성가, 심령치료자, 초인적 청력을 가진 사람, 손금 보는 사람, 켈트족 영매, 타로카드 점술가(Tarot reader), 집시 점쟁이, 아일랜드 예언자 등이 있으며, 이들이 내는 광고는 대중 매체, 잡지, 전단, 그리고 *Prediction, Horoscope, Old Moorc's Almanack* 등의 잡지에 실리고 있다. "건강 문제에 도움이 필요하십니까? 조언이 필요한 개인 문제나 가족 문제가 있습니까? 그렇다면 두 가지 모두를 제가 도와드릴 수 있습니다. 나는 7번째 아들의 7번째 아들로 태어났습니다." 등의 선전으로 아마추어 상담가나 심리치료사 역할을 하려 한다. 이들은 동전, 주사위, 찻잎, 수정구, 타로카드 등으로 *점*을 쳐서 초자연적 우주의 힘을 해석하고 불행, 질병, 기타 재난의 원인을 밝혀낸다. 환자 입장에서 보면, 자신이 통제할 수 없는 것으로부터 불운이 오기 때문에 자기 탓이 아니라고 돌릴 수 있어 좋다. 이러한 치료자들 일부 또한 전문화의 과정을 거치고 있다. 예를 들어 영국점성술심령학회는 1976년에 설립된 이래, 비법, 심령 및 뉴에이지 교습법을 교육하고 다양한 '해석 및 예언 기술'을 제공해 오고 있다.[137] 점성술, 손금읽기, 숫자보기, 기 읽기, 필적학, 최면 영매술, 역점, 타로카드, 천리안, 초인적 감각, 투시력, 심령아트 등이 있다. 이 단체는 전국상담가등록협회를 설립하여 가입 조건을 정의하고, 윤리 및 행동 수칙을 만들고 있으며, 점술가 자격증을 발급한다. 소책자의 설명에 따르면 이 단체의 "상담자들은 다양한 분야에 능통하여 고객의 요구에 맞추기 위해 여러 분야를 넘나들 수 있어야 한다."고 했다.[137]

영국에 있는 소수민족과 이주자들은 자신들의 전통치료자들을 계속 찾을 것이다. 인도 대륙에서 온 무슬림 *hakims*나 힌두의 *vaids* (어

느 통계에 따르면 영국에 약 300명이 있는 것으로 추산됨),[138] 중국 전통의사, 아프리카의 *marabouts, obeah men,* 그리고 서인도제도의 심령술사 등이 여기에 포함된다. 남아시아, 카리브계, 아프리카 공동체들의 공통 뉴스 매체인 *Eastern Eye, Caribbean Times, The Voice* 등에는 신앙요법가, 상담가들의 광고를 싣고 있고, 이들은 개인적 문제에서부터, 관계에 대한 상담, 건강과 경제적 어려움에 대한 상담, 마법과 불운에 대한 상담을 한다. 이들은 자신들의 힘이 수 세대를 거쳐 물려받은 '치유력'으로부터 온다고 선전하고 있다.

'치료자'의 의미를 넓게 해석했을 때, 비교적 신생 그룹이라 할 만한 치료자들로는, 외모를 개선시켜주어 심리적 상태가 좋아지도록 시술하는 사람들이 있다. '미용치료사'들로 구성된 '미용 클리닉'이 영국 전 지역에서 성업하고 있다. 이런 곳은 '진찰실'이라 스스로 이름붙이고, 흰색 가운, 진열된 약병, 복잡한 기계, 벽에 걸려있는 '인상 깊은' 학위증 등으로 그 분위기를 준의료시설과 유사하게 만들어 놓았다. 이 역시 사회 전반에서 광범위하게 일어나고 있는 '의료화' 현상의 하나로 보이며, 외모를 포함한 인간 몸의 모든 것이 점차 의료의 영역에 들어오는 추세의 하나로 볼 수 있을 것이다.

보완의료 시술자들의 전문기관

영국에는 각기 다른 전문 조직이 있어 자신들의 '보완요법', '대체요법', '전인치료' 등을 선전하고 있다. 가장 큰 조직은 전인치료자 연방으로서, 미용치료, 전기분해, 아로마요법, 반사요법 등이 포함되며, 약 2만명의 회원을 가지고 있다. 학술잡지까지 만들었는데〈International Therapist〉[139]가 그것이다.

최근 생의학적 의료에 대한 비판과 비례하여 보완/대체의료가 인기를 얻으면서 이들 사이를 연결하는 조직도 출현하고 있다. 이들 중 많은 조직은 의료계가 이들에게 던지는 의심스러운 시선에 대한 반작용으로, 연구 활동에 역점을

두려고 한다. 예를 들어 대체의료연구협회는 1983년에 설립되면서 그 목적을 '보완 및 대체의료에 관한 정보를 많이 보급하기 위하여, 대체의학의 근거를 발전시키고 확장하는 데' 두었다고 한다.[140] 대체의료연구소는 '대체의료에 관한 대중의 인지도를 높이기 위하여' 1982년 설립되었다. 이 연구소는 '다양한 대체의료 분야와 기술을 통제하고, 규제하고, 연구하여, 자격을 갖춘 시술자를 보호하고 대중의 안전을 보장하는 것을 목표'로 한다고 했다. 대체의료기관은 80개의 관련 전문조직을 갖고 있으며 훈련 받은 시술자의 인명록을 작성했다.[141] 영국전인의료협회는 1983년 설립되어, 그 목표를 '의료인, 의과대학생, 준 의료인에게 전인치료의 원칙과 기술을 교육하는 것'에 두었다고 한다.[142] 여기서는 의료인과 일반인이 참여하는 〈Journal of Holistic Health Care〉 라는 잡지를 발행하고 있다. 그 역할을 '대중의 안녕을 위하여 대체의료를 과학으로 통합하도록 교육하는 것'이라고 한다.[143]

영국 내 비정통 치료자들의 총 숫자와 총 상담 건수에 대한 정확한 통계자료는 없다. 1980년대 초 여론조사기관인 Threshold Foundation[144]이 개별적으로 의뢰하여 대규모 연구를 수행한 바 있는데, 이에 따르면 1980~1981년 영국에서 대체의료 분야에 전업으로 혹은 파트타임으로 일하는 시술자가 7,800명, 심령치료자와 종교적 치료자는 약 2만명 있는 것으로 추산되었다. 또한 2,075명의 의사가 한 가지·이상의 대체치료법을 시술하는 것으로 나타났다. 대체의료 시술자에는 758명의 침술가, 540명의 지압사, 303명의 약초의, 360명의 동종요법의, 630명의 최면술사, 800명의 접골사였다. 대체의료 시술자들은 정통 의사들에 비해 환자를 대하는 시간이 평균 8배 이상 긴 것으로 나타났다(침술이나 동종요법 초진에는 2시간이나 소요된다). 이들 중 많은 수가 두 가지 이상의 치료법을 시술한다. 1984년 411명의 시술자를 대상으로 한 연구에서는 51%의 치료자가 두 가지

를, 25%가 세 가지를 사용하는 것으로 나타났다.

1989년에 대체의료연구소[145]는 영국 내에 약 1만5,000명의 대체의료 전문 시술자가 있는 것으로 조사하였다. 여기서 전문 '시술자'란 '대체의료 시술이 전업이며, 자체 윤리규범과 이를 집행하는 징계위원회를 갖춘 전문 조직의 일원으로서, 개인보험 및 책임보험에 가입한' 자로 정의하였다. 이에 근거한 통계에 심령치료사 7,000명, 접골사 1,500명, 침술가 1,500명, 안마사 1,000명, 최면술사 500명, 영양사 350명, 지압사 350명, 반사요법시술자 300명, 아로마치료사 250명 등이 포함되었다.

더 최근의 조사로, 1995년 Fulder[129]에 의하면 영국에 약 5만 명의 보완의료 치료자가 있으며 이는 일반의의 1.6배에 해당한다. 접골사 3,039명, 침술사 3,000명, 동종요법가 1,200명, 지압사 900명, 자연요법가 750명, 약초의 600명, 219명의 전자치료사 등이 있다. Walker 와 Budd[135]는 영국에서 가장 빠른 속도로 성장하고 있는 부분은 아로마 치료사로서 1991년 2,500명에서 2000년 6,000명으로 늘어났다고 했다.

정통의료인이 아닌 이들에게 자격을 갖추게 하기 위한 훈련학교와 전문협회는 계속 번성 중이다. 예를 들어 1996년경에는 (의사가 아닌) 동종요법가들을 위해 두 군데 전문 협회와 21곳의 훈련학교가 있었고, 반사요법시술자들에게는 13개 전문 조직과 100개가 넘는 학교가 있었다.[131]

1993년에 영국의사협회는 영국 내 대체의료에 관한 상세 보고서[146]를 발행했는데, 이 보고서의 결론은 신중하고도 긍정적이었다. '현재 비관습적 치료 분야에서 다양한 방식이 시작되고 있음은 주지의 사실이며, 좋은 치료법은 일반인들이 사용할 수 있게 되기를 기대한다.' 그러나 이 보고서는 사람들이 이 치료법을 이용하기 전에 다음과 같은 사항을 확인해 볼 것을 권장하고 있다:

1. 치료자가 전문 조직에 등록되어 있는가
2. 이 단체가 공식 회원 등록제, 시술 원칙, 효과적인 징계 절차, 공식 인가를 받았는지, 고발 제도를 가지고 있는가
3. 치료자가 소유하고 있는 자격의 종류는 무엇이며 어디에서 인가받았는가
4. 얼마나 오래 시술을 해 왔는가
5. 치료자가 의료과실에 대한 보험에 가입해 있는가

2000년 접골사에 관한 법령과 2001년 지압사에 관한 법령에 의해 이 두 분야는 처음으로 준의료 전문직의 공식 지위를 획득하였다.[135] 1852년과 1868년에 약사가, 1878년에 치과의사가, 1902년에 조산사가 이러한 과정을 거친 바 있다. 1993년 영국 의회는 접골사협회를 만들어 이들을 관리하고, 자격 등록을 하게 하는데, 지압사협회는 같은 방식으로 1994년에 세워졌다.[135]

그러나 직·간접적으로 정부와 정통 의료계의 통제를 받게 되는 전문직화의 과정을 모든 대체의료 시술자들이 원하는 것은 아니다. 대체의료인들은 많은 수가 의료적 모델에 이념적으로 반대하는 입장을 취하고 있고, 의료적 모델의 한계와 위험성을 지적하고 있다. 따라서 이들은 자신들이 보완적인 입장이 아니라 진정한 대안이라고 주장하기까지 한다. 그럼에도 불구하고 영국에서는 접골을 위시하여 지압요법, 동종요법, 약초법, 침술 등이 점차 전문화 과정을 거치고 있으며, 다른 개발도상국에서도 전통 민속치료자 사이에 유사한 변화가 일어나고 있다.[27,131,134]

대체의료 및 보완의료 시술자들과의 상담

전체를 조망하는 입장에서 보면, 대체/보완의료 시술자들과의 상담은 정통의료 일반의와의 시간에 쫓기는 상담과 차이가 있음을 알게 된다. 이들과의 상담은 어찌 보면 예전에 특히 시골에 있었던 '옛날 방식'의 진찰과 유사한데,

열거하자면

- 오랫동안 상담하며, 환자로 하여금 자신의 '질병' 뿐만 아니라, 이로 인한 변화와 불편함('병')을 탐색하도록 한다.
- 접촉하면서 이루어지는 진찰이 더 많이 포함되며, 때로는 마사지와 직접 치료하는 것도 포함된다.
- 더 '전인적'이어서, 개인이 겪는 고통을 사회적, 심리적, 영적 차원에서 고려한다.
- '종교적' 혹은 신비주의적 차원을 고려하며, 육체적인 것에만 초점을 맞추지 않는다.
- 육체를 침범하는 치료는 통상적으로 하지 않는다. (단, 사람들이 주사에 익숙해지면서 침술 또한 친숙한 치료방법으로 용인되고 있다.)
- 진료비는 환자 스스로 지불하는 것이 보통인데, 영국에서는 대부분의 CAM이 국가 보험에 해당하지 않기 때문이다. 자기 돈으로 지불함으로서 치료과정과 의사를 선택하는데 통제권이 있다고 느낄 수 있다.

전문 분야

광범위한 의료 및 준의료 전문직이 질병에 대한 고유한 견해, 치료 형태, 경쟁력 특화 분야, 내부 계급, 기술적 용어, 전문 단체 등을 가지고 있다. 보건경제국[147]은 1980년 영국 NHS 안에 있는 모든 의료 전문직 수를 추산한 결과, 일반의 2만3,674명, 병원 의사 3만1,421명, 병원 간호사 30만 1,081명, 병원 조산사 1만7,375명, 지역의료 간호사 3만2,990명, 지역의료 조산사 2,949명이었다. 1981년에는 지역 간호사에 방문 보건사 9,244명도 포함시켰다.[148] 2005년 전체 간호사 수는 67만2,897명(조산사로 일하는 3만3,000명 포함)[149]으로 증가하여, 영국의료제도에 고용된 총 의료인원의 50%를 넘어서게 되었다.[150] 이들 중 남자 간호사는 10.7%이다.[149] 그 외 많은 수의 발치료사, 물리

치료사, 작업치료사, 약사, 의료기사 등도 포함된다. 이 직업군은 명확하게 정의된 전문치료를 제공하지만, 한편 비공식적으로 대중 영역으로부터 조언을 요구받기도 한다.

전문 영역의 규모가 방대함에도 불구하고, 사람들이 가진 증상의 75%는 전문 영역이 아닌 대중 혹은 민속 영역에서 치료를 받는 것으로 추산되었고, 따라서 전문 영역은 의료에서 '빙산의 일각'만을 담당하는 것으로 나타났다.

영국에서 전문 의료분야에는 영국 NHS와 민간의료, 두 형태가 서로 보완적인 역할로서 존재하고 있으며, 이 두 분야 간에 중복되는 인력도 있다.

국립의료제도(NHS)

1948년 이후 NHS는 일반의와 병원, 두 수준에서 제한 없는 무료 보건 서비스를 제공하고 있다. 이 두 형태의 의료는 그 계보와 질병에 대한 시각에서 모두 다르다. 일반의는 약제사라 불리던 전문 소매상에서부터 비롯되었다. 이 소매상들은 1617년부터 내과 의사가 처방한 약만 판매할 수 있도록 인가되었으며, 1703년경에는 환자를 진료할 수 있는 자격까지 주어졌다. 바로 이들이 빈민층 및 중산층을 위한 일반의가 된 것이다. 원래 내과 의사는 외과 의사나 약제사보다 더 높은 지위를 가지고 있었고, 수세기 동안 유일한 '진짜' 의사로 여겨졌었다. 1700년 무렵 병원이 성장하면서 내과 의사와 외과 의사의 지위도 모두 함께 격상되었다. 일반의와 병원의사 간의 지위 격차와 분리는 어느 정도 지금까지도 여전하고, 이는 자원의 분배에서도 나타난다. 예를 들어 1972년 잉글랜드와 웨일즈에서 병원에 입원하여 실제 치료를 받은 환자는 2.3%에 불과하였으나, 여기에 투입된 NHS의 비용은 전 예산의 절반 이상이었다. 1997년부터 1998년 사이에 NHS 전체 예산의 52%가 병원에 쓰였던 것에 비하여, 지역의료에 쓰인 것은 10%, 그리고 8%는 일반의에게 사용되었다.[155] NHS는 지금도 영국에

서 가장 큰 고용주의 하나로서 약 100만 명의 의료인을 고용하고 있으며, 2004년에는 130만 명으로서, 이 중 11만7,036명이 의사였다.[150]

병원 분야

병원의 조직적 문화적 측면, 특히 전문화에 대해서는 이미 많은 연구가 이루어져 있다. Levitt[153]에 따르면, 1974년 NHS 내 병원서비스에는 공인된 임상전문과가 42개로 나타났고, 이후로 계속 늘어났다. 또한 안과, 이비인후과, 심장, 산과 등 어느 한 과목만 다루는 전문병원들이 있다. 영국민의 99%는 병원에서 태어나며[154] 죽음도 대부분 병원에서 맞이한다. 출생과 사망 사이에서, 사람들은 병원을 일반의나 민속치료자들이 다룰 수 없는 보다 심각한 질병과 관련된 곳이라고 간주한다. 다른 서구 사회에서와 마찬가지로 병원 안에서 환자는 해결되어야 할 하나의 사례나 문제로 간주되고, 의료진은 최대한 빠른 시간 안에 효과를 극대화할 수 있는 치료방식에 역점을 두고 있다. 병원 의료진에게는 환자의 사회적, 가족적, 종교적 및 경제적 측면은 중요시되지 않는다. 사회복지가를 통해 이러한 정보를 수집하려는 시도만 있을 따름이다. 정신과를 제외하고 병원의 주안점은 육체적 질환을 찾아내어 치료하는 것이다. 전체적으로 봤을 때 대개 병원 서비스는 출산과 사망 외에는 급성, 중증, 생명을 위협하는 질병을 다루고 있다.

일반의(general practitioner)의 업무

미국과 달리 영국의 일반의 제도는 병원의료와 분리되어 있다. 예를 들면 1976년 잉글랜드, 스코틀랜드, 웨일즈에 배치된 병원 침상 48만2,782개 중 단 1만3,665개(2.8%)만이 '일반의가 사용할 수 있는 침상'이었고, 이 중 5,406개는 산과용이었다.[156] 1978년 잉글랜드와 웨일즈에서 일반의가 운영하고, 평균 침상 수가 20~40개인 병원은 불과 350개였다.[157] 일반의도 병원 병실을 방문하여 병원의료진과 환자 치료에 대

113

해 의논할 수 있기는 하지만 의료의 책임은 대부분 병원 측에 있다.

Levitt[158]에 의하면, 1976년 일반의 한 명당 평균 2,347명의 환자 리스트를 가지고 있었고, 이는 현재 1,700명으로 줄었다.[159] 2004년 영국 전체 일반의는 4만1,574명으로서, 1997년에 비하여 14.6% 증가한 셈이다.[159] 일반의는 전원이 전업으로 일하고 있지 않으며, 전업 일반의 수는 3만3,915명이었다. 여자 일반의는 1997년 전체 일반의의 30.3%에서 2004년 36.7%로 증가하였다.[159]

일반의에 의한 의료는 가정과 지역사회를 기반으로 하기 때문에 사회적 심리적 가족적 요소가 진단을 내리는 데 필수 관련 사항이 된다. Harris[160]가 말한 대로 '모든 진단에는 사회적 요소가 있으며', 따라서 '일반의료에서는 사회적 환경을 보다 분명하게 알 수 있기 때문에 환자의 병이 사회적 환경과 어떻게 관련되어 있는지 판단하기가 비교적 쉽다.' 병원 의사들과는 달리 영국의 일반의는 지역사회에 친숙한 인물이다. 같은 지역에 거주하여 지역사회의 여러 활동에 참여하기도 하며, 진찰 시에도 평상복을 입고 일상 언어를 사용한다. 아픈 이들을 보살필 뿐만 아니라 사람들 삶의 변화 단계에도 관여한다. 임신 및 출산 후 진료, 유아 건강진단, 예방 접종, 피임 상담, 자궁 암 검사, 결혼생활 및 학교생활 상담, 유가족 상담 등이 그것이다. 병원의사들과는 달리 가정에 왕진을 가고, 한 가정의 여러 세대를 돌본다. 그리고 이들이 다루는 질병은 비교적 사소한 것들이다. 1971년 환자 2,500명의 질병률에 대한 연구에서 사소한 질병이 1,365건, 만성질병이 588건이었고, 288건만이 위험한 질병이었다.[162]

Levitt[162]에 따르면, NHS 하에서 전문의료를 찾는 사람 중 90%는 처음에는 일반의를 만난다고 한다. 아직까지 일반의가 의료 서비스의 첫 관문임에는 변함이 없지만, 환자들은 점점 일반의를 거치지 않고 병원 응급실을 통하거나, NHS 직통전화를 통하여 병원에 직접 오고 있다.

NHS의 일반의들은 점차로 '일차 보건의료팀'[164]의 일원으로 일하게 되는데, 여기에는 일반의가 직접 고용한 접수원, 상주 간호사, 상담자, 그리고 NHS에 고용된 방문보건사, 지역순방간호사, 지역 정신장애자를 위한 간호사, 지역 조산사, 사회복지사 등이 포함된다. 이 일차 보건의료팀과 함께 일반의는 민속 영역의 특성을 공유한다. 말하자면 삶의 정상적 단계에 따르는 사회적, 심리적, 윤리적 차원을 중요시 여기는 '병'(illness)에 역점을 두고 있는 것이다. 2000년 이후로 이 일차 보건의료팀은 더 확대된 *일차 보건의료 트러스트*(PCT)로 통합되었고, 그 지방 인구집단(5만 명~25만 명 단위)을 위한 의료 및 사회복지 서비스를 기획, 전담하고 있다.[165]

간호업무

간호사와 조산사는 NHS 안에서 가장 큰 규모의 전문가 집단을 형성하고 있다. 위에서 언급한 대로 1990년에 NHS 총 인력의 50%를 차지했다.[150] 의사의 대부분이 남자인데 반하여 간호서비스의 대부분은 여자에 의해 이루어지고 있다. 현재 NHS 병원 간호원의 약 10%는 남자이지만(정신병원에서는 이 수치가 더 높다) 일반 지역사회에서는 남자 간호사가 더 드물다.[166] 2005년 영국에 등록되어 있는 간호사 총 67만2,897 명 중 10.7%는 남자이고, 지난 세기 동안 남자 간호사 수는 증가하지 않았다.[149] 조산사 대부분 또한 여자이고, 2003년 전체 조산사 수 3만3,000 명 중 남자는 102 명에 불과하다.[167] 대부분의 간호사는 병원에서 일하고 나머지는 지역사회에 종사한다. 병원에서는 환자와 보내는 시간이 의료 계층구조상 어느 누구보다 많지만 의사들보다 수입과 신망은 낮다.

다른 의료직처럼 간호사들도 그들 내부에 위계구조를 만든다. 영국 병원에서 많이 볼 수 있는 계층 구조는 간호부장부터 중간관리자급 간호사, 임상 전문 간호사, 병실 담당 간호사/관리자, 사무국 간호사, 준간호사, 간호보조원/의료보조원까지 내려간다. 많은 병원 간호사들은 안과, 정형외과, 응급실, 심장 및 중환자실 등 기본자격 이외의 전문분야를 추가로 가지고 있다. 전문 간호사, 즉 임상전문 간호사들은 병원과 지역사회의 다리 역할을 한다. 예를 들어 말기환자 고통완화시설에서 일하는 간호사, 결장 절개술 혹은 위장 절개술 등의 수술 후 절개구를 가진 환자를 돌보는 간호사, 실금 환자 간호 상담 등이 있다. 추가 자격을 가진 간호사로는 지역사회 순방간호사, 지역 조산사, 순회보건사, 학교 간호사, 지역 정신장애자를 대상으로 하는 간호사 등이 있다. 미국과는 달리, 특수 의료행위를 위한 개업 간호사는 영국에서는 아직 인식이 미흡하다. 그럼에도 불구하고 간호사들은 여러 가지 다양한 상황에서 일하고 있으며, 어떤 경우에는 예전에 의사들이 처리하던 업무까지 수행하고 있다. 간호직의 특징에 대해서는 6장에서 보다 상세히 기술될 것이다.

민간 의료 관리

이 형태의 의료는 NHS보다 먼저 생긴 것이고 현재 NHS와 공존하고 있다. 1970년대 말부터 1990년대 초 사이에 급격히 증가하였는데, 정부의 장려에 기인한 바 크다. 1971년 영국에서 210만 명이 민간보험을 사용했던 데 반하여, 1990년대에는 3배에 달하는 670만 명(영국 국민의 12%에 해당)이 민간보험을 이용했다.[168] 1999년에는 전 인구의 11%로 변화폭이 거의 없는 상황이다.[169] 초기에 급격히 증가한 이유는, NHS의 예산감축에 따라 병상 수가 줄고, 수술과 외래환자 예약 대기시간이 늘어났기 때문이었다(1990년 NHS 병원 입원환자 대기자 명단에는 71만300명이 올라가 있었고, 이는 영국 전체 인구의 1%에 해당했다).[170] 그러나 가난한 사람들에게 민간의료는 불가능한 사치일 뿐이다. 1987년 잉글랜드의 전문직업인

27%가 민간의료를 이용했던 데 반하여, 일용노동자는 겨우 1%만이 이용했을 뿐이다.[168]

민간의료와 공공의료 간에 상당 부분 인력이 겹쳐지지만, 어떤 의사들은 민간의료에서만 일하기도 한다. 몇몇 민간병원과 진료소가 있으며, 대규모 민간 의료기구도 여럿 있다. 또한 동종요법 등을 제외하고 대부분의 대체치료 혹은 민속치료 기관은 민간 부문에 속한다. 민간의료가 치료시간이나 치료법의 선택 등에서 환자에게 보다 큰 선택권을 준다고 보는 환자도 있다. 민간의료에서는 진료시간도 길고, 진단, 병인, 예후, 병세의 치료 등을 설명하는 데 보다 많은 시간을 할애할뿐더러, 진찰과 수술대기 시간도 짧으며, 환자가 의사와 병원을 선택할 수 있다. 몸이 아플 때 진료시간과 의사 선택권을 가지는 것은 민간의료비용을 감당할 수 있는 사람들이나, 혹은 민간의료보험을 제공하는 큰 조직체에서 일하는 사람에게만 한정되어 있다.

NHS와 민간의료는 서로 확연히 구분되는 것은 아니어서, 두 분야 사이를 환자들은 오가고 있고, 의사 역시 두 분야 모두에서 일할 수 있다.

영국의 의료 관리제도

영국의 보건의료제도를 조망하기 위해, 의료 상담을 받을 수 있는 출처를 표 4.2에 열거하였다.

여기서 '치료자'라 함은 육체적 불편, 심리적 고민, 혹은 둘 모두로 고통받는 이들에게 공식적 비공식적으로 상담과 치료를 제공하거나, 건강과 행복을 유지하는 방법에 대해 조언해주는 사람들을 가리킨다. 따라서 이 목록은 영국에서 일어나는 보건활동의—대중, 민속, 전문—세 영역 모두에 걸쳐 있다.

표 4.3 영국의 치료자들 : 전문 영역, 민속 영역, 대중 영역

병원 의사(NHS)	중국침술사, 약초의
일반의(NHS)	서인도 치유를 위한 교회
민간 의사(병원 혹은 일반의)	아프리카 회교 수도사, 마술사
간호사(병원, 일반의 진료소, 학교, 지역사회)	치유를 위한 교회, 컬트
조산사	기독교 치유 조합
방문보건사	영성 교회 및 치료자들
사회복지사	교회 상담 서비스
물리치료사	병원 등의 원목 목회자
작업치료사	보호관찰사
약사	시민 상담소
영양사	대체 및 보완의료 치료자들
안경사	침술사
치과의사	동종요법가
병원 의료기사	접골사
보조 간호원	지압사
병원접수계	전자치료사
지역 내 공인된 건강 클리닉	약초의
임상 심리사 및 정신분석가	영성치유
상담가(결혼, 아동, 임신, 피임 등)	최면술사
대체 정신치료사(게스탈트, 생체에너지 등)	자연요법사
집단치료사	마사지사
전화 상담가	점술사
자조그룹	점성가
요가 및 명상 집단	타로카드
미용 치료사	투시자
미디어 치료사(신문, 잡지, TV, 라디오 상담가)	천리안
NHS 직통전화 상담	초인적 청력자
소수민족 치료자들	영매
무슬림 hakims	초능력 상담가
힌두 vaids	손금보는 사람
	점쟁이
	일반인 조언자들

사례 4.1 영국 노스햄프턴에 있는 일반인 의료상담의 출처

Elliott-Binns[103]는 영국 노스햄프턴에서 일반의에게 진료를 받은 1,000명의 환자를 조사하였다. 이 환자들에게 던진 질문은, 의사에게 오기 전에 증상에 대해 상담이나 치료를 받은 적이 있는지 여부였다. 환자가 그 상담결과를 받아들였는지에 대해서와 상담의 출처, 유형, 합당하다고 생각하는지에 대해 조사하였다. 이 연구에 따르면 환자의 96%가 일반의를 찾아오기 전에 어떤 종류든 상담과 치료를 받았다고 한다. 평균 2.3번, 자가치료를 제외하면 1.8번 상담했다고 한다. 즉, 2,285번의 상담 중 1,764건은 외부로부터, 521건은 자가치료였다. 35명의 환자가 다섯 개 이상의 출처로부터 조언을 구했으며, 여드름 증상이 있는 한 소년은 11개의 출처를 이용했다고 말했다. 외부 상담의 출처는 다음과 같다. 친구 499건, 배우자 466건, 친척 387건, 잡지나 책 162건, 약사 108건, 비공식적 조언을 준 간호사 102건, 전문적 조언을 준 간호사 52건. 친척이나 친구 항목 중에서는 아내의 조언을 가장 좋게 평가하였고, 어머니나 시어머니/장모의 조언이 가장 효과 없다고 평가되었다. 남자 친척들은 보통 실제적인 충고를 해주기보다는 '의사에게 가봐라'는 식으로 말하며, 남자끼리는 거의 조언을 주고받지 않았다. 여성잡지, 가정 의학백과, 신문이나 텔레비전 등 사람이 아닌 출처로부터 얻는 조언이 가장 합당하지 않았다고 평가되었다. 11%는 약사가 가장 합당한 조언을 해준 것으로 나타났다. 가정 요법에 관한 것은 총 상담의 15%에 해당하며, 특히 친구나 친척, 부모에게 얻은 조언을 바탕으로 했다.

전체적으로, 가장 좋은 조언은 호흡기 질환에 대한 것이었고, 가장 나쁜 경우는 정신 질환에 대한 것이었다. 한 마을 가게 주인이 기침을 계속했다고 한다. 그녀는 남편, 병원 수간호사로 일한 적 있던 사람, 의사 진료소의 접수계 직원, 다섯 명의 가게 손님으로부터 조언을 구했는데, 이들 중 세 명이 특효약이라며 제각기 '골든 시럽'을, 한 명은 끓인 양파 오트밀 죽을, 나머지 한 명은 가슴에 뜨거운 벽돌을 대고 있으라고 권했다 한다. 중년의 한 홀아비는 요통을 호소하며 의사를 찾았는데 그전에 아무에게도 상담을 하지 않았고 '친구도 없을 뿐더러 연고가 있어도 발라줄 사람이 없기 때문'이었다. Elliott-Binns는 15년 후 노스햄프턴에서 동일한 일반의 환자 500명을 대상으로 같은 연구를 다시 수행했다. 놀랍게도 자가치료를 비롯하여 문외한으로부터의 상담 양상이 대체로 변하지 않은 것으로 나타났다. 55.4%의 환자가 의사에게 오기 전 자가치료를 했는데, 1970년에도 그 비율은 52.0%였다. 유일하게 변화된 것은, 건강에 관한 조언을 구할 때 가정의학백과나 텔레비전 같은, 사람이 아닌 출처를 많이 사용했다는 것과, 전통적 가정요법이 (여전히 11.2%를 차지했다) 감소하였다는 점이다. 더욱이, 약사로부터 조언을 구한 경우는 1970년 10.8%에서 1985년에는 16.4%로 증가했다. 전반적으로 이 연구는 영국에서 자가치료가 여전히 의료의 주된 출처라는 사실을 말해주고 있다.

KEY REFERENCES

2 Kleinman, A. (1980). *Patients and Healers in the Context of Culture*. Berkeley: University of California Press, pp. 49–70.

21 Lewis, I. M. (1971). *Ecstatic Religion*. London: Penguin, pp. 49–57.

30 World Health Organization (1978). *The Promotion and Development of Traditional Medicine*. WHO Tech. Rep. Ser. No. 622. WHO.

43 Frank, R. and Ecks, S. (2004) Towards an ethnography of Indian Homeopathy. *Anthropology and Medicine* 11(3), 307–26.

46 Fisher, P. and Ward, A. (1994) Complementary medicine in Europe. *Br. Med. J.* 309, 107–111.

51 Kaptchuk, T.J. & Eisenberg, D.M. (2001) Varieties of healing. 1: Medical pluralism in the United States. *Ann. Intern. Med.* 135, 189–95.

52 Kaptchuk, T.J. and Eisenberg, D.M. (2001) Varieties of healing. 2: A taxonomy of unconventional healing practices. *Ann. Intern. Med.* 135, 196–204.

73 Konner, M. (1993). *The Trouble with Medicine*. London: BBC Books, pp. 22–47.

81 Davis-Floyd, R.E. (1992). *Birth as an American Rite of Passage*. Berkeley: University of California Press.

86 Helman, C.G. (1985). Disease and pseudo-disease: a case history of pseudoangina. In: *Physicians of Western Medicine* (Hahn, R. A. and Gaines, A.D.

119 British Medical Association (1993). *Complementary Medicine: New Approaches to Good Practice*. London: British Medical Association, pp. 28–30.

150 Department of Health (2004) *Staff in the NHS 2004*. London: Department of Health. http://www.dh.gov.uk/assetRoot/04/10/67/08/0410 6708.pdf (Accessed on 11 August 2005).

See http://www.culturehealthandillness.com for the full list of references for this chapter.

RECOMMENDED READING

Sectors of health care

Kleinman, A. (1980). *Patients and Healers in the Context of Culture*, Chapters 2 and 3. Berkely: University of California Press.

Folk and popular sectors

Eisenberg, D. *et al.* (1993). Unconventional medicine in the United States. *N. Engl. J. Med.*, 328, 246–52.

Ernst, E. (1996) *Complementary Medicine*. Oxford: Butterworth Heinemann.

Finkler, K. (1994). Sacred healing and biomedicine compared. *Med. Anthrop. Q. (New Ser.)*, 8, 178–97.

Fulder, S. (1996) *Handbook of Complementary Medicine*, 3rd edn. Oxford: Oxford University Press.

McGuire, M. B. (1988). *Ritual Healing in Suburban America*. Piscataway: Rutgers University Press.

O'Connor, B. B. (1995). *Healing Traditions*. Philadelphia: University of Pennsylvania Press.

World Health Organization (2002) *WHO Traditional Medicine Strategy 2002–2005*. WHO.

RECOMMENDED WEBSITES

National Center for Alternative and Complementary Medicine (National Institutes of Health): http://nccam.nih.gov

Self Help UK (online database of over 1000 self-help groups and support groups in the UK): http://www.self-help.org.uk

Self-Help Group Sourcebook Online (USA): http://mentalhelp.net/selfhelp

World Health Statistics 2005 (World Health Organization): http://www3.who.int/statistics

5 의사 환자 상호 작용

동일한 사회, 문화적 배경을 가지고 있다 하더라도 의사와 환자가 병을 보는 시각은 매우 다르다. 양자의 병을 해석하는 시각은 각기 다른 전제에 근거하고 있고, 병이 있음을 입증하는 데도 서로 다른 방식을 사용하며, 치료 효과를 판정하는 방식 또한 다르다. 서로 다른 시각은 각기 약점과 강점을 가지고 있다. 문제는 이렇게 서로 다른 의사와 환자가 임상에서 마주할 때 어떻게 의사소통을 할 것인가에 있다. 이를 설명하기 위해 병에 관한 의학적 관점과 일반인의 관점 — 즉 '질병'(disease)과 '병'(illness)의 차이에 관하여 상세하게 기술될 것이다.

'질병'-의사의 관점

앞 장에서 기술했듯이, 현대 과학적 의학에 근거하여 진료를 하는 의사는 별도의 집단을 형성하여, 고유한 가치관, 질병 이론, 행동 규칙 및 계층 간 역할 등의 질서를 가지고 있다. 치유라는 큰 범주에서 볼 때, 의사직군은 고유한 세계관을 가진 '하위 문화'의 하나로 볼 수 있을 것이다. 의과대학에서 학생들은 일종의 *문화*변용 과정을 겪으면서 특유의 질병관을 확립하게 되고, 이는 일생동안 지속될 것이다. 또한 사회적으로 높은 지위, 높은 소득을 올릴

수 있는 능력, 사회적으로 합법화된 치료자로서의 역할도 습득하게 되고, 이에 따라 특정 권리와 의무도 가지게 될 것이다. 의료적 시각의 기본 전제 중 일부는:

1. 인도주의적 정신
2. 과학적 합리성
3. 객관적이고 계량 가능한 측정법의 중요성
4. 물리화학적 자료의 중요성
5. 몸과 마음의 이원론
6. 질병을 하나의 실재(實在)로 보는 시각
7. 환원주의
8. 가족이나 공동체보다 환자 개인에 역점

고대로부터 의료의 핵심은 인도주의였다. 즉 의료의 주된 관심은 가능한 모든 방법으로 병을 치료하고, 인간의 안녕을 향상시키고, 고통과 아픔을 완화시키는 것이었다. 이 목적에 종사하는 의료는 *과학적 합리성*에 기반을 두고 있어서, 모든 가설은 경험적이고 통제된 조건 아래 *객관적*으로 관찰되고 분석되어 측정되어야 하며, 이것을 거친 후에야 병은 '실재'가 된다. 즉 병의 현상이 관찰되고 계량화되면, 의학적 '사실', 즉 원인과 결과를 찾아내야 하는 사실이 되는 것이다. 모든 '사실'은 원인이 있고, 의사의 임무는 그 사실(병)로 귀결되는 원인들이 어떻게 영향을 주는지 그 논리적 사슬을 찾아내는 것이다. 예를 들면, 철 결핍성 빈혈은

혈액 손실에 의해 일어날 수 있는데, 이는 출혈성 위암에 의해, 그리고 위암은 음식 속에 있는 암 유발물질에 의해 일어날 수도 있다는 식이다. 특정 원인이 되는 요인을 집어낼 수 없을 때는 '특발성'(idiopathic)이라고 분류하는데, 이는 원인은 있을 것이지만 아직 찾아내지 못한 것을 의미한다. 객관적으로 관찰되거나 측정할 수 없는 것, 예를 들어 병의 원인에 관한 환자 개인의 신념과 같은 것은 환자의 혈압이나 백혈구 수치보다 덜 '현실적'이다. 왜냐하면 혈압과 백혈구 수치는 여러 관찰자들에 의해 측정되고 의견의 일치를 볼 수 있기 때문에 진단과 치료의 근거가 될 의학적 '사실'의 하나가 될 수 있지만, 개인의 신념은 그렇지 않다고 본다.

'사실'이라는 것은, 관찰자들이 합의된 지침에 의해 측정하여 이들 사이에 합의가 이루어짐으로써 만들어진다. 어떤 현상을 연구할 것인지, 어떤 방법으로 증명하고 측정해야 할 것인지를 결정하는 이런 지침은 *개념적 모델*이라고 부르는 가정에 근거를 두고 있다. Eisenberg[1]가 지적하듯이, 개념적 모델은 현상 세계의 무질서에 의미를 부여하는 진실성을 구성하는 것이며, 일단 정해지면 그 준거체계에서 벗어나는 현상들을 제외시킴으로써, 그 개념 모델에 의해 증명될 수 있는 것들만 나오게 된다. 현대의학의 모델은, 측정 가능성이 애매한 사회적 정서적 요소들보다는, 물리화학적 정보를 발견하고 양을 측정하는 방향으로만 나아가고 있다. Kleinman 등[2]이 말했듯이, 현대 서구 의사가 임상 현실을 바라보는 시각은 "사회문화적 문제보다는 생물학적인 것이 더 기본적이고 '실질적'이며 임상적으로 중요하고 흥미롭다고 가정한다."

생리학적인 사실을 강조하는 이러한 태도는 의사가 환자의 증상을 볼 때, 증상의 기초가 되는 육체적 과정을 가장 먼저 생각하게 됨을 의미한다. 예를 들어 환자가 가슴 통증을 호소하면, 의사는 통증의 육체적 원인을 판별하기

위하여 몇 가지 검사와 테스트를 하는 방식으로 진료를 시작하게 될 것이다. 만약 철저한 검사 후에도 아무런 육체적 원인을 발견할 수 없었다면, 그 증상은 '심인성'(心因性) 또는 '정신신체질환'이라고 이름 붙여질 것이고, 이런 식의 진단은 대개 신체적 원인을 배제함으로써 내려진다. 따라서 주관적 증상은 객관적인 변화에 의해 설명될 수 있을 때만 더 '현실적인' 것이 된다. Goods[3]는 이를 다음과 같이 설명하고 있다. "증상은 생리학적 상태일 때만 의미를 가질 수 있으며, 이때 생리학적 상태 그 자체가 증상을 지칭하는 것이 된다. 신체적 병소는 불편함과 행동변화로 나타나는데, 이는 환자가 고통스러움을 표현함으로써 의사소통이 된다. 의사의 중요한 직무는 환자가 호소하는 것을 '해독'하여 그 증상에 해당하는 생물학적 지칭(指稱)을 찾아내고 하나의 질병으로 진단해내는 것이다." 이러한 신체적 또는 생물학적 지칭은 의사의 진찰과 진단을 통하여 발견된다.

Feinstein[4]은 최근 몇 년 동안 의사들이 질병 관련 정보를 모으는 방법이 변화되어 왔음을 지적하였다. 전통적인 방법은 환자의 증상과 변화과정(병력)을 듣고 나서 객관적인 신체 징후를 살피는 것(진찰)이었다. 그러나 현대의학은 임상적 사실을 모으고 측정하는 것을 점점 더 진단 기술에 의존하게 되었다. *주관적 형태의 진단*(환자의 자각 증상, 신체적 징후에 관하여 의사가 주관적으로 해석하는 것)으로부터 *객관적 형태의 진단*으로 전환됨을 의미한다. 증상의 근거가 되는 병리적 과정은 이제 혈액검사, 엑스레이, 단층촬영 등 전문화된 실험실과 클리닉에서 행해지는 검사에 의해 확인된다(☞4장). 그 결과 건강과 질병은 숫자로 정의되기 시작했다. 몸무게, 키, 둘레, 혈액 내 세포 수, 혈색소 수준, 전해질 혹은 호르몬 수치, 혈압, 맥박, 호흡수, 심장의 크기 또는 시력과 같은 것으로 건강은 정의되고 있다. 각 측정마다 정상이며 '건강하다고' 간주되는 범위, 즉 '정상

값'이 존재한다. 이 범위 이상 또는 미만은 '비정상'이며, '질병'이 있음을 나타내는 것이다. 질병은 정상 값으로부터 벗어난 것이고, 이는 신체 장기의 구조나 기능에 비정상이 동반되는 것으로 간주한다. 예를 들어 혈액 내 갑상선 호르몬이 정상 값보다 낮으면 갑상선 기능부전이며, 높으면 갑상선 항진증이다. 항진과 부전 사이에 있을 때만 갑상선은 정상적으로 기능한다고 본다.

질병

그러므로 건강이 나쁘다는 의학적 정의는 객관적으로 보이는 몸의 생리학적 변화에 근거를 두고 있으며, 이는 정상 수치에 비추어 측정 가능하다고 간주된다. 말하자면, 질병은 독립된 각각의 '본질'로 여겨져서, 제각기 고유한 증상과 징후로 된 '특성'을 지니고 있다고 본다. 각 질병은 고유한 원인, 임상 양태(증상과 징후), 검사 결과, 예후, 딱 맞는 치료법 등으로 이루어진다. 예를 들어 결핵은 특정 박테리아에 의해 생기고, 특유의 증상에 의해 알아낼 수 있으며, 진찰 시에는 특정 징후를 보이며, 흉부 엑스레이와 객담검사 상에 특징적인 소견을 보이고, 치료 여부에 따라 각기 특징적인 자연경과를 밟는다고 알려져 있다. Fabrega와 Silver[5]가 지적한 바에 의하면, 의학적 시각은 질병을 다음과 같이 정의한다. "병의 형태, 병이 진행되는 과정 등, 그 내용이 만인에게 공통적으로 반복되어 나타나는 특성을 가지고 있다."고 가정한다는 것이다. 즉 결핵은 어떤 문화, 어떤 사회에서 발생하든지 간에 동일한 질병이고, 언제나 동일한 원인, 임상 양태, 치료법을 가질 것이다. 그러나 이러한 시각은 병의 사회적, 문화적, 심리적 차원과, 그 병이 나타나는 전체 정황은 무시하는 것으로, 환자와 주위 사람들이 그 병에 관하여 생각하는 *의미*는 고려되지 않는다. 의학은 병의 신체적 특질에 초점을 맞추기 때문에 환자의 성격, 종교적 신념, 문화, 사회경제적 지위 같은 요소들은 진단과 치료에

관련이 없다고 여겨진다는 것이다. Engel[6]은 이런 접근법은 결국은 '심신이원론'을 확인하는 것에 불과하다고 주장했다. 즉, '환자를 한 인간으로서' 보지 않고, 일련의 비정상적 생리학적 숫자로 환원시키는 것에 불과하다는 것이다. 이러한 심신이원론의 개념은 인간을 신체(과학의 대상)와 '정신' 또는 '영혼'(철학과 종교의 대상)으로 나눈 17세기 데카르트까지 거슬러 올라간다. 보다 최근에는 '정신'에 관한 연구가 (종교 사제보다는) 정신과 의사와 행동 과학자에게 넘겨진 것 같다. 반면 점점 더 살아있는 기계로 여겨지는 '신체'는 의료 과학과 진단기술에게 양도되었다. 그러므로 근본적 심신이원론은 현대 의학에 여전히 남아있다.

환원주의

또 하나 지적해야 할 점은 현대 의학은 *환원주의적*이어서, 공중보건과 가정의학 등을 제외하고는, 의학의 초점은 환자 개인에게만 맞추어진다. 때로 초점은 더 좁아져 몸 안에 있는 특정 기관, 더 나아가 특정 부위 세포 덩어리에 맞추어진다. 미세한 수준에서 일어나는 변화와 병소의 위치를 정확하게 지적할 수 있는 진단 장치와 기술의 발달이 이에 기여하고 있다. 최근에는 인간 게놈(☞14장)과 유전질환 유전자에 초점이 맞추어진다. 앞 장에서 말했듯이, 진단기계에서 나오는 결과물은 새로운 '환자'로서 다가온다. 의료 상담, 사례 발표회, 병원 대회진 등에서 이러한 '종이 환자'가 주 대상이 됨에 따라 의학적 환원주의는 더 한층 심화되고 있다. 더구나 이제는 인간 몸의 작은 부분으로 세분화된 전문과목으로 분야가 나뉘어져 있다. 이들 전문의사의 목표는, 더 좁은 부분에 대해 더 많이 아는 것이다. 그 결과 더 넓은 부분은 더 조금 알게 되는 결과를 낳을 수도 있을 것이다. 현대의학에서 이처럼 극도로 전문화된 의사들은 일반의보다 높은 지위와 소득을 가지는 경향이 있다. 이와 더불어, '병을 완치하는' 전문의사들은 단순히 '병을 관리

하는' 의사들보다 더 높은 지위를 갖는다. 몸의 작은 부분을 짧은 시간 내에 확실한 결과를 보이도록 치료하는 것은, 단시일 내 치료가 안 되는 환자를 보는 의사보다 훨씬 더 높은 지위를 갖는다. 그러므로 외과 의사들은 일반적으로 노인학, 정신과, 재활의학과, 호스피스, 만성병, 예방의학의 의사보다 높은 지위를 가지는 것이다. 같은 외과계라 할지라도 그 사회에서 몸의 각 부분이 가지는 상징적 가치에 따라 특권의 순서가 정해진다. 뇌와 심장을 다루는 의사는 소위 항문 혹은 부인과 장기를 다루는 의사보다 지위가 높다고 여겨지는 것이다.

의학적 모델의 범위

그러므로 의학적 모델이 모두 동질적이고 일관된 것으로 간주되어서는 안 된다. 의사와 환자 간의 상호작용을 이해하려면 항상 다음과 같은 질문을 해야 할 것이다. 즉 '어떤 의사?' 혹은 '어떤 유형의 의사?'가 그 질문이다. 4장에서 기술하였듯이, '서양' 또는 '과학적인' 의학은 실제로는 존재하지 않는다고 말할 수 있다. 비록 국제적으로 통용되고 있지만, 세계 여러 지역에서 서양의학이 현실에서 실행되는 방식에는 극심한 변이가 있어서, 여러 서구 국가 간, 심지어는 한 국가 안에서도 차이가 있다. 게다가 의학적 모델은 배경에 따라 항상 문화에 의해 변용된다. 심지어는 같은 사회 안에서도 외과의, 정신과의, 역학자, 일반의, 공중보건의 등, 의학 분야에 따라 관점의 차이가 나타난다.[7] 한 환자를 보는 시각이 각 전문분야에 따라 다르고, 서로 다른 부분에만 초점을 맞춤으로서 전문가들 사이에 '문화적 충돌'이 나타날 때도 있다. 이러한 형태의 충돌은 의사와 간호사 사이에서도 찾아볼 수 있다.

현대의학의 훈련을 받은 의사가 진단할 때도, 그 의사는 대개 여러 개의 서로 다른 모델과 관점을 사용하며, 각 관점은 각기 다른 문제를 특별한 방식으로 해석한다. Goods[3]가 주목하듯이, '의사와 의학 분야에 따라 다른 방식으로 병을 해석할 수 있는데, 이에 해당하는 것으로 예를 들면, 생화학, 면역학, 바이러스, 유전, 환경, 정신역동(psychodynamic), 가족상호관계 등, 질병을 해석하는 각기 고유한 관점으로 병을 해석할 수 있고, '때로 이들 사이에 질병관은 매우 다를 때가 있다. Eisenberg[1]의 지적에 의하면, 정신과 의사들은 정신병을 설명하기 위해 때로는 모순되는 여러 가지 모델을 사용한다는 것이다. 그 모델들은 다음과 같다.

1. *기질적 모델* - 뇌의 신체적, 생화학적 변화에 역점을 둔다.
2. *정신역동적 모델* - 발달과정과 경험에 초점을 둔다.
3. *행동 모델* - 예를 들어 정신병이 환경에 의해 발생한다는 식이다.
4. *사회 모델* - 질병으로 인한 역할 수행 장애 등이 초점이다.

어떤 전공을 선택하든 간에 의사들 자신도 '민속' 세계의 일부라는 점이 지적되어야 할 것이다. 개인으로서 그리고 한 가정, 공동체, 종교 또는 사회 계급의 일원으로서, 전래되어온 민간 전승 등의 문화를 의사 자신 또한 가지고 있으며, 이는 의료활동에 커다란 영향을 미칠 수 있다. 의사가 자신의 문화적 가치, 가정, 경험을 환자에게 강요하게 되면, 그 현상은, 정신분석학 용어를 이용하여 말한다면, *문화적 역전이[55]*의 한 예가 될 것이다.

의학 모델은 새로운 발견을 하게 되면서 근본 개념도 시간이 지남에 따라 변화하는 경향이 있다. 고혈압, 암 혹은 관상동맥성 심장병과 같은 독립적 실체를 가진 질병도 새로운 이론과 새로운 진단 및 치료기법이 발명되면서 지

---

55) 정신분석 상황에서 의사와 환자 사이에 일어나는 감정 전이 현상의 하나로서, 의사가 환자에게 가지는 감정 전이를 역전이라 한다.

속적으로 다시 조사되고 개정된다. 어떤 한 사람이 동일한 질병으로 여러 전문분야에서 진찰을 받는다면, 의사들은 전공분야에 따라 각기 다른 설명 모델을 사용함으로써, 다른 진단을 내릴 가능성을 배제할 수 없다는 점에 주목해야 한다.

도덕 체계로서의 의학

끝으로 다룰 문제는, 서구에서 종교가 쇠퇴하면서 현대의 도덕적 문제들이 종교적 용어보다 의학적 용어로 표현되고 있다는 점이다. 의학은 과학적 개념과 행위 체계 그 이상의 의미를 가지고 있었다. 의학은 또한 *상징적 체계*로서, 사회의 근간이 되는 가치, 믿음, 도덕 문제 중 일부를 반영해 왔다. 점점 더 세속화 되어가는 시대에 죄 또는 부도덕에 대한 종교적 관념은 건강과 질병에 대한 개념으로 대체되고 있다. 오늘날 의학적 은유들은 '병든 사회', '범죄라는 유행병', '중병이 든 경제', '테러리즘이라는 전염병'이라는 표현의 예가 시사하듯이, 의학은 일상적 대화의 일부가 되었다. 몇 세대 전에는 종교가 '죄 많은 인생'에 대항하여 큰 소리를 내었던 반면, 이제는 의학이 '건강치 못한 생활방식'을 비난하고 있다. 그러나 그 처벌은 저승이 아니라 이승에서 일어나고 있다. 고대의 7대 죄악 중 '탐식'과 '나태'는 '과식'과 '운동부족'으로 재 개념화된다. 많은 도덕적 어법이 이제는 의학용어로 표현되기 때문에, 특정 행동, 즉 알코올 중독, 불법행위, 무단결석, 약물남용, 범죄행위 등을 정의하는 것은 악한 행동이나 죄가 아니라, 의학이나 정신과의 영역으로 옮겨지고 있는 것이다.

이와 관련되어 대부분의 산업사회에서 나타나는 하나의 현상은 보험산업의 성장이다. 보험산업은 건강치 못한 생활방식을 가진 (예를 들면 담배를 피우거나 과음하는) 고객에게는 불리하게 하는 반면, 예상치 못했던 병, 사고 또는 기타 불행—과거에는 그리고 세계 다른

지역에서는 종교가 다루었던 사건들—에 대해서는 보상을 한다. 논쟁의 여지가 있긴 하지만, 종교 조직이 약한 사회에서는, 보험이 불행에 대처하고 그 후유증을 줄이는 세속적인 방법을 제공하고 있다고 볼 수 있을 것이다. 그러나 두 방법들(보험과 의학) 모두 종교보다는 도덕적 책임에 중요성을 두고 있지 않다. 의학의 사회적 역할이 강화되었음에도 불구하고, 그 주요 초점은 여전히 병, 사고나 불행의 원인보다는 그 결과에 맞추어져 있는 것이다.

환자의 관점, '병'

Cassell[8]은 '병'(illness)이라는 단어를 '환자가 의사에게 갈 때 느끼는 것'이고, '질병'(disease)은 '의사의 진료실에서 나올 때 그 환자가 가지게 되는 것'이라고 표현했다. Cassell은 "그렇다면 질병은 몸의 장기가 가지고 있는 그 무엇이고, 병은 한 개인이 가지고 있는 그 무엇이다."라고 결론짓는다. 병은 건강하지 않음에 대한 주관적인 반응을 의미하는 용어로서, 특히 그 상태의 원인과 의의를 해석하는 방식, 건강치 않다는 것이 그 개인의 행동에 어떤 영향을 미치는지, 주변과의 관계에는 어떤 변화가 오는지, 그리고 그 상태를 치료하기 위해 어떤 방법을 택하는지 등 모두를 포괄적으로 나타내는 말이다. 여기에는 건강치 않음을 경험하는 것뿐만 아니라 그러한 경험에 부여하는 *의미*도 포함된다. 예를 들면, 갑자기 병에 걸린 사람들은 '왜 이런 일이 *나*에게 일어났을까' 또는 '내가 이런 병에 걸릴 만한 무슨 잘못을 했을까?' 또는 심지어 어떤 사회에서는 '누군가가 나를 병에 *걸리게 했을까?*' 라는 질문을 던질 수 있다. 증상에 부여하는 의미와 감정 반응은 환경과 성격에 따라 달라지며, 또한 문화적, 사회적, 경제적 배경의 영향을 받는다. 달리 말하자면, 동일한 '질병'이나 증상일지라도 다른 배경

과 환경을 가진 두 사람은 다르게 해석하고, 치료를 구하는 방식도 다를 것이다.

병을 보는 환자의 시각은 불행을 설명하는데 사용되는 보다 넓은 개념의 한 부분이다. 이 속에서 병은 불운의 한 모습일 뿐이다. 예를 들면 모든 불운은 하나의 원인으로 생긴다고 여기는 사회가 많다. 열병, 흉작, 도둑맞거나 지붕이 무너져 내리는 것 등, 모두가 마법이나 도덕적 죄에 대한 신의 처벌 탓으로 돌려질 수 있다. 죄악의 경우, 수치심이나 죄의식 등을 가질 수 있고, 그럴 때 기도나 참회와 같은 형식의 치료법을 찾는다. 그러므로 '병'은 그 문화 안에서 다른 여러 가지 불운과 연관되는 심리적, 도덕적, 사회적 영역에 속하는 것이다. '병'은 '질병'에 비하면 더 확장된 개념이며, 사람들이 건강하지 않음을 해석하고 대처하는 방식을 이해하려고 할 때 고려되어야 할 개념이다.

병에 걸리는 것, '건강'의 정의

'건강'과 '병'을 구성하는 것은 무엇인지, 그에 관한 정의는 개인, 가족, 문화 집단, 사회 계급에 따라 다양하다. 대부분 *건강*은 단지 불편한 증상이 없는 것 그 이상의 것을 의미한다. 예를 들면 1946년 WHO[9]는, 건강이란 '신체적, 정신적 그리고 사회적으로 완전하게 안녕한 상태이며, 단순히 질병이나 쇠약함이 없는 상태를 뜻하지 않는다'라고 정의하였다. '건강'은 전인적인 개념으로 신체적 건강, 심리적 건강, 사회적 건강, 그리고 영적 건강을 다 포괄한다는 것이다. 이 중 어느 하나에 장해가 올 경우, 예를 들어 배우자와의 불화, 가까운 친척과의 갈등, 악몽, 혹은 마법에 걸린 것 같은 느낌도, 특히 일상생활에 지장을 줄 경우에는 '병'이라고 할 수 있다는 것이다. 비산업사회 여러 곳에서는 건강이란, 사람과 사람 사이, 사람과 자연 사이, 사람과 초자연적 세계 사이의 균형 잡힌 *관계*로 이해된다. 이러한 관계들 중 어느 하나라도 흐트러질 경우 신체적 감정적인 증상으로 나타난다고 믿는다. 서구사회의 건강

에 관한 정의는 이보다는 덜 포괄적인데, 이는 서구의학의 생의학적 시각에 의하여 몸 안에서 일어나는 신체적 비정상성에만 초점을 맞추기 때문이다. 그러나 이 역시 신체적, 심리적, 행동적 측면을 포함하고 있다. '균형'에 관한 생각은 현대의 담론(談論)에서도 그 흔적을 찾아볼 수 있어서, '균형잡힌 사람', '정신적으로 균형이 깨진 사람', '균형잡힌 식사' 등의 어구(語句)에서 그 흔적이 나타난다.

건강에 관한 정의는 사회계급에 따라 다르다. Fox[10]는 1960년대의 '리전빌' 연구를 인용하였다. 리전빌은 뉴욕 북부의 한 마을인데, 그곳에서 사회계급에 따라 요통을 어떻게 다루는지 조사한 결과, 사회경제 계급 중 가장 상층에 속한 사람들은 의사에게 허리 통증을 호소하는 반면, 낮은 계급의 사람들은 요통은 '불가피한 것이고, 큰 피해를 주는 것이 아니기 때문에 의사에게 진찰받을만한 것이 아니다'고 생각했다. 이와 유사한 연구로서, 1981년 스코틀랜드 애버딘에서 연구한 Blaxter와 Paterson[11]에 따르면, 노동계급의 어머니들은 자녀가 병적 증상을 가지고 있지만 계속해서 평소와 같이 걸어 다니고 잘 논다면 아프다고 정의하지 않았다. 건강에 관한 이러한 *기능적 정의가* 가난한 사람들 사이에서 보편적인 것은, 아프더라도 계속 일을 해야만 하는 경제적 필요성에 근거하고 있고, 또한 의학적 치료효과를 별로 기대하지 않기 때문일 것이다. 일반인이 생각하는 건강의 정의는 의료인이 생각하는 건강과는 명백히 차이가 나고, 앞으로 이에 관해 논의할 것이다.

개인적 차원에서 자신이 '아프다'고 정의하는 과정은 스스로 그렇다고 인식하는 것, 남이 그렇다고 인식해 주는 것, 혹은 그 둘 모두에 기반하고 있을 수 있다. 자신이 아프다고 정의하는 것은 다음과 같은 몇 가지 주관적인 경험에 의한다.

• 몸무게의 감소, 피부색의 변화나 탈모와

같은 신체 외모에 일어난 변화를 인식함

- 소변보는 횟수, 생리 과다 불규칙한 심장 박동 같은 정상적인 신체 기능에 나타나는 변화
- 소변, 가래, 대변에 섞여 나오는 피와 같은 평상시와 다른 배설물
- 마비, 동작이 자유롭지 않음, 떨림과 같은 팔다리 기능의 변화
- 청각 상실, 시각 상실, 후각 상실, 감각의 마비나 미각 상실과 같은 다섯 가지 주요 감각의 변화
- 통증, 두통, 복통, 열이나 오한 같은 불편한 신체적 증상
- 불안, 우울, 악몽 또는 죄책감 등과 같이 평소와 다른 극단적인 정서상태
- 결혼이나 직장에서의 불화와 같은 타인들과 연관된 행동에서의 변화
- 영적 경험으로서 환시, 백일몽, 신의 처벌이라고 느끼는 것, 마법에 걸렸다거나 악령에 씌었다고 느끼는 것을 포함한다.

대부분의 사람들은 경미하지만 이러한 변화 한두 가지를 경험하고 있고, 이는 많은 연구를 통해 뒷받침되고 있다. 1972년 Dunnell과 Cartwright[12]의 연구에서, 대상 중 91%는 지난 2주 동안 하나 이상의 비정상적 증상을 경험하였다고 했는데, 이중 단지 16%만이 의사에게 상담했다고 한다. 그러므로 한두 가지 이상의 증상을 가지고 있다 하여 자신을 '아프다'고 분류하지 않는다는 것이다. 예를 들면 중산층 미국인을 대상으로 한 Apple[13]의 연구에서는, 증상이 일상 활동을 방해하고, 최근에 시작되었으며, 일반인이 진단하기에는 모호한 것일 때만 병이라고 생각했다.

남이 병에 걸렸다고 말해주는 경우가 있는데, 즉 주관적 경험을 가지고 있지 않더라도, '오늘 창백해 보이니 아픈 게 분명하다' 또는 '요새 행동이 아주 이상하더라'와 같이, 남이 아프다고 정의해 줄 수도 있다. 특정 행동을

병으로 정의하는 것 또한 문화에 따라 다르다. Guttmacher와 Elinson[14]은 뉴욕에서 여러 인종 집단에게 사회적 일탈 행동, 즉 의복도착증, 동성애, 폭력행동 중 어떤 것을 병이라고 보는지 알아보았다. 아일랜드인, 이탈리아인, 유태인, 흑인들에 비하여 푸에르토리코인 집단은 일탈 행동을 병으로 보지 않는 경향이 있었다. 그러나 대부분의 경우 그 사람 자신이 안녕치 못하다고 느끼고, 주변 사람 또한 그렇게 생각할 때 '병에 걸렸다'고 정의된다. 그런 점에서 병에 걸린다는 것은 환자뿐만 아니라 주위의 다른 사람들도 연관되는 *사회적* 과정으로 볼 수 있다. 사회적으로 용납되는 '환자 역할'을 하면서 환자의 권리와 이득을 얻기 위해서는 주변 사람으로부터의 용인이 필요하다. 아프다고 인정받은 사람들은 그들이 속한 사회적 집단의 의무를 일시적으로 피할 수 있다. 동시에 집단은 아픈 동료를 보살펴야 하는 의무가 있다고 느낀다. 그렇게 때문에, Fox[10]가 지적했듯이, '환자 역할'은 '성인으로서의 책임에서 벗어날 수 있는 준합법성을 부여해주고 간호 받을 자격'을 제공한다. 환자 역할은 의료인에 의해 확인되었을 때 가장 효력이 크다. 간호는 증상이 논의되고 평가되고, 병에 걸렸는지 그렇지 않은지, 그리고 만약 병에 걸렸다면 어떻게 치료되어야 하는지 결정하는 가족이 대개 담당한다.

그러므로 '병에 걸린다'는 과정은 신체적 감정적 변화인 주관적 경험과, 남들이 변화를 확인해주는 객관성까지 모두 포함해야 한다. 병이 확인되기 위해서는, 모든 관련된 사람들 사이에 건강과 병에 관하여 일종의 *합의*가 있어야 한다. 또한 아픈 사람을 보살피고 지원하기 위해서는 병적 변화에 관심이 주어질 수 있는 규격화된 방식도 있어야 한다. Lewis[15]가 말했듯이, "사회마다 아픈 사람은 어떻게 행동해야 하는지에 관한 관습이 존재하고, 병이 있음을 드러내는 방식에는 자발적 반응과 비자발적 반응이 상호작용하고 있다. 환자는 자신의 병을

어떻게 드러낼지, 무엇을 드러낼지 어느 정도 통제를 받게 되는 것이다."

병을 드러내고 남들이 그 병에 반응하는 방식은 대부분 사회문화적 요인에 의해 결정된다. 모든 문화권에는 '고통을 표현하는 언어'가 있어서, 주관적 경험과 이것이 사회적으로 용인되는 과정 사이를 연결해주고 있다. 문화적 요인은 *어떤 증상이 병적인 것인지*를 결정하고, 환자와 주변 사람 모두가 인정할 수 있도록 모호한 감정적, 신체적 변화에 어떤 *형태*를 *부여해준다.* 이렇게 유형화된 증상과 징후는 '병의 실체'(illness entity)라고 명명되고, 이는 드디어 '병들게 되는' 첫 번째 단계가 되는 것이다.

해석 모델

Kleinman[16]은 병이 유형화되고 해석되어 치료되는 과정으로서, *해석 모델*(Explanatory Model, EM)이라고 명명한 유용한 방법을 제시했다. 이 이론에는 어느 정도 한계가 있기는 하나, 임상에서는 매우 유용한 것으로 평가되고 있다. EM은 '질환(sickness)과 그 치료에 관한 견해로서, 모든 임상 과정에 관련된 사람들이 사용하는 설명 방식'이라고 정의된다. 환자와 의사 모두 EM을 가지고 있고, 이 모델들은 '치료 방식과 치료할 의사를 선택하도록 하고, 질환의 경험에 개인적, 사회적 의미를 부여해주는 것이다.' EM은 다음 다섯 가지 측면에 관하여 해석하도록 한다.

1. 병의 원인에 대한 해석
2. 증상의 양상과 시작되는 시기에 대한 해석
3. 병의 병태생리적인 것에 관한 해석
4. 병의 자연적 과정과 심각성의 정도에 대한 해석
5. 적절한 치료방법에 대한 해석

이 모델들은 병에 따라 제각기 달리 사용되며, 사회에서 통용되는 질병관과는 다를 수 있다. Kleinman에 따르면, 일반인의 EM은 '개인마다 특이하고, 변하기 쉽고, 그 사람의 성격과 문화적 요인에 의해 영향을 받는 경향이 있다. 부분적으로 의식할 수도 있고 그렇지 않을 수도 있지만, 특징적으로 모호하고, 다중적인 의미를 가지고 있으며, 자주 변하고, 관념과 경험 사이의 구분이 명확치 않다.' Kleinman은 이러한 일반인의 EM을 의사들의 EM과 대조하였다. 의사들의 EM도 특정 병을 설명하기 위한 것이지만, 대부분 '과학적 논리에 바탕을 둔 단일 원인론'에 근거하고 있다. 그러므로 의사들의 EM은 병의 특정 상태를 설명하고, 관리하고 치료하는 데 사용한다. 어떤 병에 관하여 의사와 상담한다는 것은 그 병에 관한 일반인의 EM과 의학적 EM 사이에 합의를 한다는 것을 뜻한다.[17]

일반인의 병에 관한 견해를 알기 위해, 자신이 병에 걸렸다고 생각할 때 스스로에게 던지는 질문을 조사하는 방법도 있다.[17] 질문에 대한 답을 찾아내기 위해 자신의 병을 어떻게 이야기 하는지, 즉 자기 서사(self-narrative)를 어떻게 엮어내는지 조사하는 것이다. 스스로에게 던지는 질문으로는 다음과 같은 것이 있을 것이다.

1. 무슨 일이 일어났는가? 이 질문은 증상과 징후를 일목요연하게 정리하여 명칭과 정체성을 부여하는 것이다.
2. 왜 일어났을까? 이는 병의 원인과 이유에 대하여 설명하고자 하는 것이다.
3. 왜 나에게 이 일이 생겼을까? 이 질문은 자신의 병을 자신이 한 행동, 먹은 음식, 체질, 성격, 유전 등과 관련하여 병을 설명하려는 것이다.
4. 왜 지금 이때에? 이 질문은 병이 생긴 시기와 발생했던 과정, 급성인지 서서히 생긴 것인지와 관련하여 해석한다.

5. 아무 대응도 하지 않는다면 이 병은 어찌 될 것인가? 이 질문은 병이 진행되어갈 과정, 결과, 예후, 위험성 등을 고려한다.

6. 아무런 조치도 취하지 않는다면 다른 사람들에게 어떤 영향을 미치게 될 것인가? 여기에는 수입이나 일자리 상실, 가족 관계에서 초래되는 긴장이 포함된다.

7. 내가 해야 할 일은 무엇인가? 또는 누구에게 도움을 청할 것인가? 이 질문은 자가 치료, 친구나 가족과의 상담 또는 의사에게 진찰을 받으러 가는 것을 포함하는 것으로, 병을 치료하는 전략을 의미한다.

예를 들면, '열감기'를 앓고 있는 사람은 이러한 질문들에 대해 다음과 같이 답할지도 모른다. '나는 감기에 걸렸다. 그건 내가 뜨거운 물로 목욕을 한 직후 기운이 없을 때 비 오는 추운 밖으로 외출했기 때문이다. 이 감기를 그냥 둔다면, 가슴으로 내려가서 더 많이 아프게 될 수도 있다. 그렇게 되면 오랫동안 집에만 있어야 할지도 모르고 수입을 잃을 수도 있다. 의사에게 보이고 약을 받아오는 것이 낫겠다.' 이러한 질문을 하거나 이 질문에 답하기 전에, 환자들은 자신의 증상과 징후, 말하자면 근육통, 오한 또는 콧물 같은 증상을 일목요연하게 묶어 '감기'라고 인식하기 전에, 우선은 이 증상들이 병적이라고 간주해야 한다. 비록 특정 감기의 EM은 개인적으로 특이한 점을 가지고 있을 수는 있지만, 대체로 볼 때, '감기'가 무엇이고 어떻게 감기임을 알 수 있는지에 관해서 상식적으로 공유하는 믿음이 있다. 그러므로 한 문화나 공동체에 속한 사람들이 증상의 특정 형태와 원인, 심각성, 그리고 치료방식을 모두가 인정할 때, 특정 정체성을 가진 '실재하는 병' 또는 *민속 병*(folk illness)으로 인식되는 것이다. 이런 병은 의학적인 '질병'보다 더 느슨하게 정의되고, 사회문화적 상황에 크게 영향을 받는다.

해석 모델의 맥락

EM은 고립되어 존재하지 않는다. 삶이라는 인간 고유의 상황을 벗어날 수도 없고, 변하지 않거나 구체적인 것도 아니다. EM은 단지 자신에게 일어난 일을 나름대로 해석하고 대처하는 방식인 것이다. 또한 개인의 EM은 정황 속에서 이해해야 하는데, 주위 상황이 EM의 해석방식에 영향을 미치기 때문이다.

EM은 정황에 따라 만들어지므로 동일한 질병일지라도 언제, 누구에 의해, 누구에게 해석되었는지에 따라 달라질 수 있다. 아픈 사람이 자신의 병을 설명하는 방식, 가족에게 설명하는 방식, 의사에게 설명하는 방식은 다 다를 수 있다. 말하자면 입장에 따라 병을 보는 관점이 서로 다르다는 의미이다. 사회 경제적 조직, 그 사회의 지배적 이념, 종교, 시기에 따라 EM은 변화할 수 있다. 예를 들면, 아픈 사람이 자신의 병이 얼마나 중하고 자신의 삶에 얼마마한 영향을 끼치는지 가늠하는 것은, 발병 과정에 대한 설명뿐만 아니라, 직장을 빠질만한 여유가 있는지, 개인 건강보험의 혜택을 받을 수 있는지, 일할 수 없게 될 때 국가가 무료 의료보험과 장애 급여를 제공하는지에 좌우된다. 다리 골절상을 입었을 때, 일용노동자인지, 농장에서 일하는 사람인지, 아니면 컴퓨터 작업을 하는 사람인지에 따라 그 경제적 여파가 다를 것이고, 따라서 이들의 EM, 즉 해석 방식은 매우 큰 차이를 보일 것이다. 사회 경제적인 상황은 환자가 지불 가능한 치료방식을 결정하고, 그 치료를 어느 영역에서 할 것인지에 영향을 미칠 수 있다. 마지막으로 성별, 연령, 삶의 어느 주기에 와있는지 등도 EM에 영향을 준다. 어린이, 노인, 첫 아이를 둔 여자, 가족을 부양하는 사람 등등 각자는 다른 EM을 가진다.

일반인의 EM과 의료인의 EM이 임상에서 상호작용하는 방식은 물리적 상황, 즉 병원의 병동이나 혹은 개인 진료소 등의 영향을 받고,[18] 의사, 환자 양측의 사회 계급, 성별, 연령에 의해 영향을 받는다. 의사들은 *권위*의 힘으로 환자가 가지고 있는 EM을 생의학적 질병 모델에 맞추게 하려 하기 쉽다.

민속병

앞서 말한 관점에서 볼 때, 민속병은 하나의 집단이 공통적으로 가지고 있는 EM으로 이해된다. Rubel[19]은 민속병을 다음과 같이 정의하였다. 즉, '특정 집단에 속한 사람들이 병이라고 주장하고, 또한 원인, 진단, 예방책과 치료 방법까지 그들의 문화로 설명해낼 수 있는 증후군'이라고 하였다. 인류학자들은 세계 곳곳에서 수집된 수십 가지 민속병에 관해 기술한바 있다. 각각은 고유한 증상과 징후, 행동 변화로 구성되어 있다. 몇 가지 예로는 라틴 아메리카 전역에서 발견되는 *susto*, 말레이지아의 *amok*, 북동 아메리카의 *windigo*, 이란의 *narahatiye qalb*(심장 스트레스), 인도 펀잡 지방의 *dil ghirda hai*(가라앉는 심장), 중국의 *koro*, 아프리카 일부 지역의 *지친 뇌(brain fag)*, 트리니다드의 *tabanka*, 라틴 아메리카 대부분 지역의 *nervio*, 스리랑카의 *vapid unmad*, 프랑스의 *crise de foi*, 미국의 *많은 피(high blood)* 등이다. 이러한 민속병은 특정 문화에 속한 사람들에 의해 인식되고 문화적으로 고유한 방법으로 치료하는, 그 문화 특유의 병이라는 점에서 '문화와 결부된 증후군'(culture-bound syndrome)이다(☞10장). Rubel이 말했듯이 '증상이 어느 특정 인구와 일관되게 연관되고, 그 인구에 속한 사람들이 유사한 방식으로 증상에 대처할 때', 이를 문화와 결부된 민속병이라고 부를 수 있다.

민속병은 단순히 증상과 징후가 특별한 방식으로 모아진 것만은 아니다. 민속병은 그 병을 앓고 있는 사람들에게는 일련의 *상징적 의미*—도덕적, 사회적 또는 심리적—를 가지고 있다. 어떤 경우에는 자신의 고통을 자연 환경 변화나 초자연적 힘과 연결시킨다. 또 어떤 때에는 그 사람이 가족, 친구, 이웃 등과 사회적 갈등에 처해 있음을 문화적으로 정해진 방식의 증상을 통해 표현하는 것이기도 하다.

다음 두 사례는 인류학자가 기술한 민속병의 예이다.

사례 5.1 이란 마라게이의 '심장 스트레스'

Good[20]는 이란 마라게이 지역의 민속병인 *narahatiye qalb* 또는 '심장 스트레스'의 예를 기술하였다. 이 병은 일반적으로 심장의 떨림, 펄떡거림, 심한 두근거림 같은 신체적 증상과, 심장에 관한 걱정 ('내 심장이 편치 않다')이나 불행의 감정으로 나타나는 복합적인 민속병이다. 이 병은 '심장박동의 이상에 따라 나타나는 신체 증상과, 걱정, 슬픔, 노여움 등의 정서적 증상이 모두 연결되어 나타나는 증상 복합체'이다. 비정상적인 심장박동은 불쾌함과 사회적 스트레스와 연관된다. 이란 여자에서 더 자주 발생하고, 증상은 이들 여자의 삶에 스며있는 긴장과 갈등을 표현하는 것이기도 하다. '심장 스트레스'는 흔히 가족 내 싸움이나 갈등, 가까운 친척의 사망, 임신, 출산, 불임과 피임약의 사용 (생식력과 수유에 위협이 된다고 간주된다)에 뒤이어 시작된다. 이는 근본적으로는 자가 진단된 민속병으로서, 신체적, 심리적, 사회적 측면의 다양한 문제 모두를 동시에 표현하는 방식이기도 하다. '심장 스트레스'라는 이름은 마라게이 사람들이 살고 있는 구조적 배경에 뿌리박고 있는 상징, 상황, 동기, 감정과 스트레스의 총체적인 양상을 드러내는 하나의 이미지이다. 그러나 기본적인 양상은 심장과 관련된 신체 증상이라는 형식으로 나타난다.

사례 5.2 영국 베드포드 시 펀잡 사람들의 '가라앉는 심장'

Krause[21]는 영국 베드포드에 살고 있는 힌두교와 시크교 펀잡인들에게서 발견할 수 있는 유사한 증후군을 기술하였다. *Dil ghirda hai* ('가라앉는 심장')는 감각, 정서, 사회적 특정 경험을 복합적인 하나의 병으로 연결시키는 것으로서, 그 공동체에 특별한 의미를 지니는 것이다. '가라앉는 심장' 즉 가슴에서 느끼는 특별한 감각은 한 사람에게 반복적으로 일어날 수 있으며, 결국은 심장 '허약', 심장마비, 심지어는 사망에 이를 수도 있다고 한다. 원인으로 믿고 있는 것은, 몸을 '뜨겁게' 만드는 음식, 기후, 극단적인 감정(노여움 같은)에서 오는 지나친 열, 그리고 수치심, 자존심, 자만, 운명에 대한 걱정 같은 자기중심적인 감정들, 그리고 굶주림, 피로, 노쇠, 가난과 같이 사람을 '쇠약하게' 만들어 자신의 도덕적 의무를 수행할 수 없게 되는 슬픔과 고민에 빠지게 하는 것들이다. '가라앉는 심장'은 그렇기 때문에 특히 '사회적 실패에 대한 끔찍한 공포'와 관련되어 있고, 그 사회의 가치관, 즉 사회적 의무를 중요시하고, 감정을 통제할 수 있어야 하고, 이타적이어야 하며, 쓸데없는 걱정을 하지 않고, 자아도취에 빠져서는 안 되고, 남자의 경우 여자의 성을 통제할 수 있어야 한다는 문화적 가치관들과 관련된다. 이들 중 어느 하나라도 해내지 못하면, 예를 들면 딸들의 무례하고 난잡한 행동을 막지 못했을 경우, 그 공동체 내에서 *izzat* (명예와 존경)를 상실하게 되고, 따라서 가라앉는 심장에 걸린다는 것이다. 그러므로 다른 민속병처럼 이 증후군도 육체적, 감정적, 사회적 경험이 병이라는 하나의 이미지 속에 녹아 있는 것이다.

신체화(somatization)

민속병의 한 가지 특징은 바로 신체 증상으로 나타난다는 것이다(☞10장). Kleinman[22]은 이를 '불쾌한 감정을 신체적 증상으로 대체하여 병으로 나타내는 것'이라고 정의하였다. 즉 우울감과 같은 불쾌한 감정적 상태나 사회적으로 스트레스를 겪는 것이 신체 증상의 형태로 표현된다. 예를 들면 대만에서는 우울증이 흔히 신체 증상으로 나타난다고 Kleinman[22]이 보고한 바 있다. 대만에서는 정신질환이 아주 나쁘게 낙인찍히게 되며, 정신치료를 받는다는 것도 마찬가지이다. 따라서 가족 문제나 경제적 스트레스는 대개 신체 증상으로 표현된다. 이런 증상이 꼭 일정한 양태로 나타나는 것은 아니지만, 서양 의사보다는 중국의 민간치료자

들이 더 잘 간파하는데, 이는 개인적인 문제나 갈등을 표현하는 그들만의 방식에 더 익숙하기 때문이다.

민속병은 '학습'될 수 있는데, 어린이가 성장하면서 신체적, 감정적 증상이나 스트레스를 그 문화권에서 양식화된 방식으로 표현하는 법을 배우기 때문이다. 어린이들은 병을 앓고 있는 친척이나 친구를 보고 배워서, 자신이나 남에게 그런 증상이 나타났을 때 판별할 수 있게 된다. Frankenberg[23]는 텔레비전, 광고, 신문, 소설 등의 보다 보편적인 사회문화적 영향과 그 사회의 지배적 이념과 구조에 의하여 병을 앓는 방식이 형성되는 것에 주목하였다.

그러므로 어느 문화권에서든 의료인으로서 일하려면, 민속병이 어떻게 발생하고, 어떻게 병에 걸리고 표현되는지, 그리고 이 민속병이 환자의 행동에 어떤 영향을 끼치고, 병을 진단하는 데에도 어떤 영향을 주는지 숙지하고 있어야 한다.

질병 은유(metaphors of illness)

민속병은 산업사회에서도 아직 많은 수가 존속하고 있고, 이들 대부분은 의학적 모델에 의해 크게 영향을 받지 않고 여전히 전통 민속에 뿌리를 두고 있다. 이와 더불어 암, 심장병, AIDS 같은 심각하고 생명을 위협하는 질병은 특별하게 강력한 유형의 민속병이 되어왔다. 이런 병은 대중의 상상 속에서, 병과 고통 등의 도덕적 성질에 관한 전통적인 믿음과 이어지고 있다. 특히 치료가 안 되고 원인이 알려지지 않은 병은 사람들이 가지고 있는 보편적 불안을 상징하게 되는데, 즉 사회질서의 붕괴, 외적의 침입, 신의 처벌에 대한 공포와 같은 것들이다. 많은 사람들에게 그런 병은 질병 그 이상의 것을 의미하여, 일상에서 겪는 수많은 공포의 은유(隱喩)가 되는 것이다. 특히 AIDS 발생 초기에 심하게 나타났던 은유에 관하여는 16장에서 기술할 것이다.

암의 은유

Susan Sontag[21]이 기술한 바에 의하면, 원인을 알 수 없고 치료법도 거의 없는 심각한 질병은 역사적으로 볼 때, '자연적이지 않고' 도덕적으로 사회적으로 잘못된 것의 은유로 쓰여 왔다고 한다. 중세시대에 흑사병과 같은 역병은 사회적 혼란과 종교적 도덕적 질서의 붕괴를 은유하는 것이었다. 지난 두 세기 동안에는 매독, 결핵, 암 등이 현대판 사악함의 은유로 사용되어 왔다. 특히 20세기에 암은 제지할 수 없는 혼돈의 사악함으로 표현되어, 미디어, 문학, 대중 담론에서 현대의 특징으로 묘사되곤 했다. 암은 '원시적이고', '본태적이고', '스스로 에너지가 충만한' 세포로 이루어져, 제지할 수도 없고 몸과 사회의 자연질서를 파괴시키는 것으로 나타난다. Sontag에 따르면, 암에 관한 이러한 도덕적 인식으로 인하여, 많은 암 환자들은 "악귀에 사로잡힌 것과 같이 느껴, 두려움에 떠는 암환자들은 심령치료사를 찾아가 악귀 퇴치 굿을 하고 싶어 한다."고 했다. 언론에서도 범죄나, 테러, 약물중독, 파업, 이민, 심지어 정치적 분쟁도 모두 사회를 점진적으로 파괴시켜 나가는 악의 힘인 '암'으로 비유하곤 한다. Lupton[23] 또한 '침략', '전쟁'과 같은 용어들이 암의 치료 과정에서도 쓰이고 있다는 것에 주목을 했다. 1971년 미국의 닉슨 대통령이 선포한 '암과의 전쟁'이라는 용어가 대표적인 예이다.

Kirmayer[26]가 말했듯이, 은유는 의미를 창조한다. 은유를 사용한다는 것은 '하나의 발견이나 발명의 과정을 말하는 것이다.' 어떤 의미에서 은유는 *새로운* 방식으로 우리가 살고 있는 세상을 바라보는 것이다. 암과 같은 중병에 걸린 경우, 흔히 쓰이는 암에 관한 은유는 환자들로 하여금 자신의 상태를 인식하는 법, 그리고 다른 사람들이 그 환자를 대하는 태도에 중요한 영향을 미치는 일련의 상징적 연상을 일으키는 것이다. 예를 들면, Peters-Golden[27]은 유방암에 붙여진 낙인이 어떻게 다른 사람들로 하여금 환자를 피하게 하고 사회적 지지를 철회하게 할 수 있는지 서술했다. 100명의 유방암 환자들을 대상으로 한 연구에서, 대상의 72%가 유방암 진단을 알게 된 후 다른 사람들이 자신을 다르게 취급했다고 말했다. 52%는 자신을 회피하거나 두려워한다는 것을 알게 되었고, 14%는 동정을 받고 있다고 느꼈으며, 3%만이 사람들이 전 보다 더 친절하게 대한다고 생각했다. 그 이유 중 하나는 암이라는 병은 어떤 식으로든 '전염성이 있을 것이다'라는 공포에서 비롯된 것으로 볼 수 있다. Herzlich와 Pierret[28]는 프랑스의 병에 관한 견해를 연구하면서 이와 관련된 증거를 더 찾아냈다. 예를 들면, 유방암을 가진 여자들이 의사에게 묻는 것은, 자기 병이 전염성이 있는지, 딸과 함께 식기를 사용하면 혹시 해를 끼치게 되는지 등이었다고 한다.

Gordon[29]의 연구에서는, 이탈리아의 많은 여자들이 유방암을 전염병, '흑사병'으로 표현하고, 외부에서 침입해 들어온 악의적 힘으로 묘사하고 있다는 것을 발견했다. 한 여자는 '유방암은 공기 중에 있다가 몸에 뿌리를 내리고 나서는 그 사람 전부를 먹어치운다.' 또 다른 여자는 '유방암이란 내 안에 있는 어떤 것을 혼란시키기 위해 밖에서 침입해 들어온 것이다.' 혹은 유방암은 여자의 몸에 침입한 뒤 먹어치우는 '동물', '야수' 또는 '괴물'이라고 보고 있었다. 암을 몸 밖에서 들어온 것으로 보는 생각은 흑사병이나 악령에 사로잡히는 것을 묘사한 고대의 이미지에서 파생된 것으로, 결국 암 환자와 접촉하는 사람들에게 매우 위험하고 전염된다는 생각을 강화하는 셈이 될 것이다.

Hunt[30]의 연구는 멕시코 남부에서 암에 걸린 여자들이 암은 전횡적인 것이라는 생각을 부인하려고 애쓰는 모습을 기술한 것이다. '삶에 질서가 있다'는 생각을 되찾기 위하여 여자들은 자신에게 일어났었던 사건들을 암의 원인으로 생각하려 애쓰고 있었다. 감정적 충격, 과도한 걱정, 부도덕한 성적 행동, 배우자의 부정, 자식을 낳지 못한 것, 얻어맞은 것, 환경오염 등이 원인이라는 것이다. 그러므로 '병은 그저 생기는 것이 아니라, 이유가 있어서 생기는 것'이라는 것이다. 이와 같은 해석은 암이 도덕적 요소를 가지고 있으며, 책임 있는 행동을 하면 병을 막을 수 있다는 것을 암시하게 되는 것이다.

그러나 암에 관한 은유는 고정된 것이 아니고 시간이 지남에 따라 변화한다. 암의 종류에 따라 각기 다른 은유가 사용되고, 몸의 어느 부위에 암이 생겼는지에 따라, 암의 진행 속도에 따라, 암을 앓는 기간에 따라 은유는 달라질 것이다.

질병 은유 간 비교

Weiss[32]는 이스라엘에서 암, AIDS, 심장병에 사용되는 은유를 비교 조사하였다. 암에 관한 은유는 흐름이 막히거나, 변형, 몸 안팎의 경계가 무너지는 것으로 은유되고 있었다. 암은 몸 안에서 환자를 '먹어 치우는' 외계의 '것'으로 나타나, '아메바', '문어와 같은 것', '거미', '벌레' 또는 '기생충'으로 묘사되었다. 말하자면 '암은 몸을 먹어 치운다, 닥치는 대로 먹는다, 이빨이 있는 벌어진 입을 가지고 있어서 모든 것을 다 물어뜯어버린다' 등으로 말하고 있었다고 한다. 암은 이질적인 것이지만, 한편으로는 그 사람의 몸에서 자라난다고 생각했다. 반대로 AIDS(☞16장)는 자기 몸에서 분리된 '것'이 아니라 자신의 일부분이다. 즉, '전염된 것은 몸 전체이지 따로 구별할 수 있는 몸의 한 부분이 아니다'는 것이다. 암과 달리, AIDS는 철저하게 밖에서 들어온 것으로서 ('AIDS는 밖에서부터 공격해 오지만, 암은 안으로부터 공격한다') 외부의 오염과 결부하여 이해하고 있었다. 이렇게 암과 AIDS의 은유는 모두가 '문화의 차원을 넘어서는 실체로서의 질병'이라는 개념을 제시한다. 즉 '외부'에 속하지만 신체와 자아와 사회의 '내부'로 결합되어 이제 이를 파괴하고 있는 것이라는 의미를 가지는 것

이다. 대조적으로 심장병에 관한 은유들은 덜 극적이다. 심장병은 덜 상징적이나, 보다 더 익숙한 기계적 용어로 묘사된다. 심장병은 본질적으로 '배관에 문제가 생긴 것'으로 보았고 심장발작은 갑작스레 작동을 멈춘 '펌프'로 본다.

이러한 은유는 단순한 언어 현상이 아니다. 어떤 점에서 이러한 은유는 그 말을 사용하는 사람들의 경험이 *체현된* 것이거나 내면화된 것이기 때문이다. 이는 그 개인이 사건을 몸 안팎으로 그리고 몸의 차원을 넘어서는 방식으로 경험하고, 그 경험에 의미를 부여함을 뜻한다. 은유는 병이나 통증, 걱정 등으로 인하여 유약해졌을 때 힘을 발휘한다. 그러한 은유는 Becker[33]가 지적했듯이, 인간사의 일상적인 흐름에 갑작스레 일어난 고통스러운 사건을 나타내고자 할 때 특징적으로 나타난다. 따라서 중증의 병으로 인하여 취약해진 상태에서 듣게 되는 은유의 말들은 때로 그 사람과 주위 사람들에게 신체적, 정신적으로 위해(危害) 효과(nocebo effect ☞ 8장)를 가져올 수 있고, 상처를 입힐 수 있을 것이다.[34]

따라서 암이나 에이즈와 같은 심각한 의학적 질병도 때로는 민속병과 같은 방식으로 인식될 수 있어서, 그러한 질병을 찾아내어 의학적으로 진단하고 치료하는 데에 장애가 될 수 있다.

병의 원인에 대한 민간 이론들

앞에서 보았듯이, 병에 대한 잘못된 민간이론은 불행의 원인에 관한 보다 일반적인 개념의 일부가 되고 있다. 일반인이 가지고 있는 이론은 몸의 구조와 기능 그리고 기능장애가 일어나는 방식에 관한 믿음에 근거하고 있다. 과학적으로는 맞지 않는 전제에 근거하기는 하지만, 이러한 민간 모델은 병을 앓고 있는 사람들이 무슨 일이, 왜 일어나고 있는지를 '이해하도록' 돕는 내적 논리와 일관성을 가지고 있다. 대부분의 문화권에서 그 이론들은 전래되

는 민속 복합체의 일부이나, 점차로 언론, 인터넷 그리고 의학적 모델 등에서 차용해 온 개념의 영향을 받게 된다.

일반적으로 민간 이론은 병의 원인을 다음 중 어느 하나에 귀속시킨다.

1. 개인의 내부
2. 자연 세계
3. 사회 세계
4. 초자연 세계

그림 5.1 병의 원인이 위치하는 장소

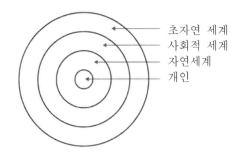

이는 그림 5.1에 제시되어 있다. 대부분 두 가지 이상의 원인이 결합되어 있거나 혹은 여러 세계 사이의 상호작용으로 병이 생긴다고 본다.

비산업사회에서는 병의 원인을 사회적, 초자연적인 것으로 보는 반면, 서구사회에서는 환자 중심이자 자연발생적으로 보는 경향이 있다. 물론 이는 일반화한 시각이고 그 구분도 언제나 명확한 것은 아니다. Chrisman[35]은 미국 내 환자들이 흔히 갖고 있는 민간 이론을 여덟 가지로 분류했다.

1. 쇠약
2. 퇴화
3. 침입
4. 불균형
5. 스트레스
6. 물리적 원인
7. 환경적 자극
8. 유전성

서구의 원인이론은 대부분 환자 중심적이다.[36] 실제로 원인으로 거론되는 것들은 서로 중첩되는데, 일반인들은 다중 원인에 의해 병이 생긴다고 믿고 있기 때문이다. 예를 들어, 직장에서의 '스트레스'가 어떤 방식으로든 삶에 '불균형'을 초래하고, 이것이 '허약함'을 일으키고 저항력을 떨어뜨려, 결과적으로 바이러스 등이 '침입'하기 쉬운 상태를 만든다는 것이다.

일반인들이 생각하는 '스트레스'는 11장에서, 유전성에 관해서는 14장에 기술될 것이다. 일반인들이 생각하는 원인론에 대한 것을 아래에 더 자세하게 논의하고자 한다.

개인

병의 원인이 개인의 몸 안에 있다고 보는 민간이론은 주로 몸 안에서 일어나는 기능장애에 관한 것이고, 흔히 음식이나 행동변화와 연관시키고 있다. 병이 생긴 *책임*은 주로 환자 개인에게 있다고 본다.[36] 이런 믿음은 특히 서구에서 정부 주도의 건강 캠페인에 의해 부추겨지고, 개인이 음식관리를 비롯하여 의복, 위생, 생활방식, 인간관계, 성 행동, 흡연과 음주 습관, 육체적 운동을 관리하지 않으면 병에 걸리게 된다고 보는 지역에서 보편적이다. 그러므로 병은 관리소홀의 증거이며, 환자는 병을 일으킨 것에 대하여 죄책감을 느껴야 한다. 이는 특히 비만, 알코올 중독, 성관계로 전염되는 질병과 같이, 오명을 가지게 되는 질병에서 뚜렷하고, AIDS에도 적용된다. 일반적인 상태도 옳지 않은 행동 탓에 생긴다고 믿는다. 영국에서 감기나 오한은 '열이 있는데도 외출하고' '뜨거운 물에 목욕한 뒤에 바람이 들어오는 데 앉아 있거나' '차가운 바닥을 맨 발로 걷는' 것과 같은 '비정상적인 행동을 하기' 때문에 걸릴 수 있다고 한다. 잘못된 식습관도 병을 유발할 수 있다. 예를 들면 2장에서 말한바와 같이, 미국 남부에서 흔히 통용되는 '적은 피'와 저혈압은 레몬, 식초, 피클, 올리브, 양배추 절임 같이 시거나 톡 쏘는 음식을 너무 많이 먹어 생긴다고 하고, '많은 피'는 붉은 살코기 같이 기름진 음식을 너무 먹어 생긴다고 보고 있다. 다른 연구[38]에서는, 면접 조사에 응한 여자의 4분의 1이 병에 걸리지 않기 위해 생리기간 동안은 평상시와 다른 음식을 먹어야 한다고 믿고 있었다. 예를 들면, 단 음식은 생리의 흐름을 '더 길게'하고, 어떤 음식은 그 흐름을 멈추게 하여 월경통, 불임, 뇌졸중, '급성 결핵'을 초래한다고 했다. 이와 유사한 음식 금기가 임부에게도 적용된다. 부주의해서 생기는 부상, 미수에 그친 자살 시도 같이 명백히 자신이 초래한 부상도 이에 포함된다. 끝으로, 기분, 느낌과 감정 상태 또한 병의 원인이 되므로, 개인이 지켜야 할 것은 걱정이나 슬픔, 좌절감 등을 가지지 말고[28] 행복과 만족감을 가지도록 노력하는 것이다. 한 프랑스 여자는 "나는 내가 행복하기 때문에 더 이상 아프지 않을 것이라고 생각한다."[28]고 말했다.

병이 자신의 행동으로 인해 생긴다고 하는 것에는 여러 가지 요인이 작용하고 있다. Pill과 Stott[39]는 영국 웨일즈, 카디프의 노동계급 어머니 41명을 대상으로 한 연구에서, 건강이 자신의 행동에 의해 결정된다고 믿는 정도는 교육이나 주택 소유 같은 사회, 경제적 변수와 상관관계가 있음을 알게 되었다. 경제적 통제력을 가지고 있는 사람들은 통제력이 없다고 생각하는 사람들보다 개인의 책임을 더 수용하고 있었다. 반면 통제력이 없는 사람들은, 병은 스스로 통제할 수 없고 자신이 책임을 느낄 수 없는 외부의 세력 때문에 생긴다고 생각했다.

다른 원인 요소로 들 수 있는 것은, 몸 안에 있지만 환자의 의식적 통제 밖에 있다고 생각하는 것이 있다. 여기에는 심리적, 육체적, 유전적 취약성의 개념이 포함된다. 성격 요인으로는 '성격유형'이 있는데, 대표적인 것이 과도하게 근심하고 쉽게 걱정하는 유형이다. Pill과

Stott[39]의 연구에서는 다음과 같은 말이 인용되었다. "글쎄요, 신경쇠약 같은 건 당신이 스스로 불러온 것이고, 그건 당신 책임이고…그것 자체로 당신이 어떤 사람인지 알 것 같은데요…" 취약함은 저항성과 허약함에 관한 민간 개념에 근거하고 있다. 연구 대상의 일부는 자신이 다른 사람보다 병에 저항성이 강하다고 믿고 있었다("어떤 사람들은 남보다 저항력이 강하다고 생각합니다. 이유는 잘 모르겠지만 혈액형과 관계가 있는 것 아닐까요?").[39] 저항력은 잘 먹고, 옷차림이나 강장제 등으로 강화된다고 믿고 있으나, 종종 타고나거나 체질적인 것도 있다고 생각했다("어떤 사람들은 감기 같은 것에 걸리지 않는 체질을 가지고 태어난 것 같습니다."). 마찬가지로 '허약함' 또한 타고나거나 후천적으로 얻어질 수 있다. 영국에서는 '허약함'이 '가족 내력'이라고 생각하는 경향이 있다("우리 가족 모두가 가슴부분이 허약합니다."). 그러나 환경으로부터 극심한 냉기를 쐬었던 사람들은 냉기가 들어온 부위에 영구적으로 허약함을 가지게 될 수도 있다고 한다. 유사하게 Chrisman[35]의 분류에서 말하는 *쇠약함*(너무 많이 써서 낡아빠진 것)은 만성질병이나 몸 특정 부위에 약한 부분이 생기는 원인이 된다는 것이 보편적인 민간 개념이었다. 특정 병이나 허약한 체질 등을 물려주는 *유전적 성향*(☞14장)과, 노화과정에서 일어나는 몸의 구조와 기능의 *퇴화*가 원인으로 거론된다. 또한 균이나 미생물이 외부로부터 *침입*하여 생기거나, 암과 같이 내부에서 자라나 퍼져나가는 것도 있다. '개인적'인 요인으로는 비타민 부족이나 혈액 부족 등의 *불균형*이 있다. '냉-온' 분류가 통용되는 곳에서는 불균형은 잘못된 식생활에서 기인한다고 믿는다. *기계적 원인*은 몸의 장기에 일어나는 기능장애, 골절이나 부상과 같은 물리적 손상과 내부 순환이 막히는 것 등을 포함한다.

그러므로 병에 관한 개인 중심의 민간 견해는 사람들이 자신의 건강에 대한 책임을 인정

하는지 또는 자신이 통제할 수 없는 것으로 보는지를 알아내는 데에 중요하다.

자연세계

이 세계는 병의 원인이 된다고 간주되는 생물과 무생물의 자연 세계 모든 것을 포함한다. 기후, 말하자면 지나친 한기, 열, 바람, 비, 눈 그리고 습기와 같은 기후 상태는 공통적으로 원인으로 꼽는다. 영국의 예를 들면, 외부의 냉기가 피부 안으로 들어오게 놔두면 감기와 오한이 생긴다고 한다. 등에 추운 바람을 쐬면 '콩팥에 한기가 들고', 차가운 비를 머리에 맞으면 '머리 감기'가 생긴다고 믿어졌다. 모로코에서는 외부의 지나친 열이 열사병과 같이 몸에 들어오면 혈관을 팽창시켜 머리가 멍하고 고동치는 증상이 생기고, '피가 머리로 올라왔다'고 말한다. 찬 공기, 찬 바람, 찬 물에 젖는 것이 '감기'(berd) 또는 '오한'(bruda)의 원인이다. 사이클론, 태풍, 심한 폭풍 같은 자연 재해도 병을 일으킨다고 보았다.

점성술이 성행하는 사회에서는 달, 태양, 천체가 건강에 영향을 미친다고 가정하므로, 자연세계에 포함된다. 그리고 점성술의 출생 기호도 건강/병의 유전적 경향의 하나로 간주될 수 있다. '자연적인' 원인에는 동물이나 새가 입힌 부상도 포함하고, 서구에서는 균에 의한 감염도 포함한다. 영국에서 전염되는 '열병'은 보통 '곤충 같이 생긴' '균', '충', '바이러스'라고 불리는 실체가 몸속으로 침투해서 생기는 것으로 여겨진다. 어떤 경우에는 암도 외부의 살아 있는 실체가 몸에 침입한 뒤 자라서 내부로부터 몸을 '먹어치우는' 것으로 인식된다. 원충이나 촌충 같은 기생충 또한 이 분류의 일부이다. Chrisman의 분류에서 알레르기원, 꽃가루, 독극물, 식품 첨가물, 연기, 매연 등의 공해는 *환경적 자극물*로서 미국에서는 병의 일반적인 원인으로 여겨진다. Herzlich와 Pierret[28]은 프랑스에서 '공기, 날씨, 계절' 모두 병을 일으키는 것으로 보고 있고, 환경오염에 대한 현대적 개념은 과거에 병의 원인으로 보았던 미아스마(miasma)[56]나 '더러운 공기' 이론과 부합된다.

사회 세계

병을 타인의 탓으로 돌리는 것은 사람 사이의 갈등이 빈번한 소규모 사회의 공통된 특징이다. 일부 비산업화된 사회에서 일반적인 형태는 마술, 마법, '악의 눈'이다. 이 세 가지 모두 병과 불행은 의식적이든 아니든 저주에 의해 생긴 것이라는 믿음을 나타낸다. 아프리카와 카리브해 지역에서 특히 여자가 신비한 힘에 사로잡혀 남을 해친다는 보편적인 속설이 있다. Landy[41]가 지적하는 것은, 이러한 힘은 대개 내재된 것이어서 유전적으로 전해진다는 것이다. 마녀는 외모나 행동부터 다른 사람들과 '다르고', 추악하거나 장애가 있어서 사회적으로 소외되었거나 일탈자로서 그 문화권의 공포스럽고 부정적인 측면이 투사되어 있다. 그러나 이들의 악의적인 힘은 무의식적으로 행사되는 수도 있고, 모든 '마녀들이' 눈에 띄게 비정상적이지 않을 수도 있다.

인류학자들의 주장에 의하면, 마녀를 비난하는 것은 사회적 변화, 불확실함, 사회 갈등의 시대에 보편적으로 일어난 일이었다. 한 사회 안에서 경쟁적 파벌들은, 마녀를 통해 상대방에게 불행을 초래했다고 서로를 비난할 수도 있다. 이러한 상황 하에서 마녀는 마술 의례를 통해 악령을 몰아내 주어야 할 필요가 있었다. 마녀 주술에 관한 믿음은 중세 유럽에서는 보편적이어서, 잉글랜드에서는 병이 마녀의 *악행* 때문으로 간주되었고, 수천 명의 여자들이 16세기~17세기에 마녀로 처형받았다. 이러한 믿

---

56) 중세시대부터 1800년대까지 지속된 병인론 중 하나로, 콜레라, 흑사병의 원인으로 지목되었다. 유독 성분을 가진 입자인 miasmata와 나쁜 냄새를 가진 공기로서, 런던 콜레라 발생시에는 테임즈 강 둑 아래에 쌓인 미아스마가 원인이라고 지목했었다. 나이팅게일 역시 미아스마 이론을 지지하여 병원을 청결하고 신선한 공기를 가진 것으로 개혁하였다. 위생관념과 프랑스 상하수도 개조에 일조했다.

음은 대부분 사라졌으나, 사람 사이 갈등이 병을 일으킨다는 견해는 아직도 언어 속에 그 잔재를 남기고 있다. 현대 정신과학의 병인론에서 말하는 '정신분열을 일으키는 엄마'라는 용어도 그 흔적의 하나이다.

Landy[45]의 정의에 의하면, *마법*은 '마술 지식과 제의(祭儀)를 통하여 자연적, 초자연적 사건을 조작하거나 바꾸는 힘'이라 하며, 이는 마녀의 주술과는 다르다고 한다. 마법은 비서구사회 일부에서는 매우 흔하다. 마법사는 의식적으로 힘을 행사하며, 특정한 주문, 마시는 약이나 의례를 행해서 병을 생기게 한다. 1976년의 한 연구[42]는 저소득 층 아프리카계 미국인들 사이에서 병을 일으키는 마법으로 알려진 '부두교' 또는 '후두교', '혼돈 일으키기', '마술기구', '주술' 등에 관해 기술했다. 마법은 친구, 가족, 이웃 사이에서 질투 때문에 흔히 행해진다. Snow의 연구에 포함되었던 사람들은 '괜찮은 옷을 입으면 어떤 사람들은 원한을 가진다'고 했고, 다른 사람은 자기 딸이 '얼굴이 예쁘고 자상한 남편과 좋은 집을 가지고 있다 하여 시누이가 마법을 걸어 살해했다'고 말했다. 남편이 떠나는 것을 막기 위해 주문을 사용하는 아내처럼, 때로는 다른 사람의 행동을 통제하기 위해 사용된다. 마법으로 생긴 병은 위장관의 병, 식욕감퇴, 체중감소 등과 같은 일반적인 상태가 흔하다. 마법에 대한 믿음은 가난, 불안정, 위험, 걱정, 무력감 등으로 특징지워지는 삶을 사는 집단에서 흔히 발생한다.

병의 원인으로서 '악의 눈'은 유럽, 중동 그리고 북아프리카 전역에 걸쳐 보고되고 있다. 이탈리아에서는 *mal occhia*, 스페인 문화에서는 *mal de ojo*, 아랍 문화에서는 *ayn*, 히브리어로는 *ayin ha-ra*, 그리고 이란에서는 *cašm-e šur*라고 부른다. 이는 또한 '가늘게 뜬 눈', '나쁜 눈', '상처를 입히는 눈', 또는 단순히 '눈초리'라고 알려져 있다. Spooner[43]는 이슬람교, 유대교, 기독교, 조로아스터교에 상관없이, 중동의 모든 공동체에서 공통적으로 발견된다고 보고했다.

Spooner는 악의 눈의 주요 특징으로서 "질투에 찬 시선에 대한 공포와 관련되어 있고, 주목받지 않도록 미리 꼼꼼히 계산된 방법으로 그 시선을 피하거나 혹은 선의의 마법으로 그 피해를 줄일 수 있다. 질투는 시선을 통해 사람을 죽일 수 있다."고 했다. 악의 눈을 가진 사람은 자신도 모르게 남을 해치게 되고, 자신이 그런 능력을 가지고 있는지 깨닫지도 못하고, 또 그 힘을 통제하지도 못한다. 예멘에 관한 연구에서 Underwood와 Underwood[44]는 그러한 사람은 '대개 이방인이거나, 그 지역 사람이라 할지라도 사회 활동, 외모, 태도나 행동이 평범하지 않거나 특이한 사람'으로서, 특히 말보다는 '응시하는' 사람이라고 지적했다. 그러므로 외국에서 온 관광객이나 보건 종사자가 이런 믿음을 가진 사회에 왔을 경우, 아이를 응시하고 예쁘다고 칭찬이라도 했다면 선의와 상관없이 그 아이를 병나게 할 것이라고 간주될 수 있을 것이다.

사회적 원인에는 '다른 사람에 의한 것'도 포함되어, 독이나 전쟁으로 인한 부상과 같은 것이 있다. 비산업사회 많은 곳에서 '다른 사람으로 인한 병'이라는 것은 대개 마녀의 주술, 마법이나 악의 눈과 같은 마술적 방법일 때가 많다. 서구사회에서는 스트레스에 관한 민간 견해(☞11장)가 병의 원인을 '다른 사람'에게 두는 것과 상응한다. 예를 들면 "가족과 다투고 나면 대개 편두통이 생긴다."거나, "직장 상사가 스트레스를 줄 때마다 병에 걸린다."고 흔히 말한다. 감염도 다른 사람 탓으로 돌려질 수 있다. 즉 "그 사람이 나에게 감기를 옮겼다."거나, "그의 병균에 감염되었다."거나, 성관계로 전염되는 질병의 경우가 그러하다. 미국에서는 지나친 법적 소송이 마녀 고발과 유사하다고 볼 수 있는데, 왜냐하면 고통이나 불운에 대한 책임을 자신으로부터 떼어내어 다른 사람의 악이나 부주의함을 탓하는 것이기 때문이다.

그러나 자신의 병이 다른 사람 때문에 생겼

다고 탓하는 것은, 대개 소규모 전(前) 산업사회에서 흔하고, 도시보다는 농촌 지역에서 더 많이 나타난다.

초자연 세계

이 세계에서는 병을 신, 유령이나 조상의 망령 같은 초자연적인 실체가 직접적으로 활동한 탓이라고 본다. Snow[42]의 연구에서 인용된 바로는, 저소득층 아프리카계 미국인들은, 교회에 정기적으로 가지 않거나, 기도를 하지 않거나, 매일의 축복을 신에게 감사드리지 않는 과실에 대해 신이 주는 '경고'로 병이 생긴다고 본다. 병은 whuppin, 즉 죄를 짓는 행동에 대한 신의 처벌이다. 이런 생각 때문에 가정요법도 의사 치료도 도움이 되지 않는다고 간주한다. 죄를 인정하고, 죄를 지은 것에 대해 슬퍼하고 행동을 개선하겠다고 약속하는 것이 치료라고 생각한다. 이를 Snow는 다음과 같이 묘사하였다. "페니실린이 아니라 기도와 참회가 죄를 치료한다." 병을 신의 비난으로 해석하는 유사한 접근 방식은 중산층 교외 미국인들 사이에서도 찾아 볼 수 있다.

변덕스럽고 악의에 찬 유령 때문에 병이 생긴다고 보는 사회도 있다. Lewis[45]에 의해 일부 아프리카 공동체에서 조사된 것이 있다. 즉 그곳에서는 '질병을 가지고 있는 유령'이 예상치 못하게 사람을 공격해서 다양한 증상을 일으킨다고 한다. 유령의 침입은 개인의 행동과는 관련이 없고, 그렇기 때문에 그 개인은 책임이 없는 것으로 다른 사람들로부터 동정을 받는다. 질병 유령들은 어떤 증상을 일으키는가에 따라 정체가 드러나고, 치료는 유령을 몸에서 몰아내는 것이다. 유령에 홀리는 것(jinns 혹은 ginn)은 이슬람 세계에서도 보편적이다. Underwood와 Underwood[44]의 묘사에서, 유령은 '초자연적이라기보다는 반(反) 인간이며' 도처에 존재하고 변덕스러워서 제멋대로 병을 일으킨다. Lewis[45]에 의해 묘사된 다른 형태의 '신들림'은 조상을 노엽게 했을 때 그 조상의 망령이 공격해서 병

에 걸린다고 했다. 희생자가 부도덕하고 신성 모독적이거나 반사회적인 행동을 범했을 때 일어난다. 진단은 강신술을 통해 이루어지며, 이때 도덕적 죄에 대한 처벌로 병이 생겼음을 확인하고, 그 집단의 도덕적 가치를 재확인하게 되는 것이다. 병에 관한 초자연적인 설명은 산업사회에서는 흔하지 않지만, 반면, 그에 상응하는 것으로서 불운, 운명, 점성 운, 신의 섭리로 인하여 병이 생겼다고 보는 설명 방식이 있다. 그러나 서구의 종교 공동체들 사이에도 도덕적 과오, 성령으로 충만한 방식으로 행동하지 않은 것을 병의 원인으로 보고 있다. 미국의 크리스천 사이언스 신자 한 사람은 McGuire[46]에게 다음과 같이 말했다고 한다. "의학적으로는 아무도 치료하지 못한다. 그런 식으로는 절대 치료할 수 없을 것이다. 왜냐하면 누군가 아프다면 그 병은 그 사람 생각의 결과라고 우리는 이해하기 때문이다. 그리고 (의사들은) 생각을 바로 잡지 못하기 때문에 치료할 수 없다."는 것이다.

여태까지 살펴본 바와 같이, 일반인이 생각하는 병의 원인은 의학적 설명과 마찬가지로 다중원인론으로서, 여러 가지 원인이 한꺼번에 동시에 작용한다는 것이다. 이는 개인적, 자연적, 사회적 그리고 초자연적 원인들이 상호 배타적이지 않고 함께 연관되어 있음을 의미하고 있다. 예를 들면, 부주의하거나 부도덕한 행동은 자연적인 병을 일으키고, 신의 노여움을 사거나 신들리거나 혹은 허세부리는 생활방식은 마법이나 악의 눈을 유인하게 된다는 식이다. Whitaker[47]는 이탈리아의 에밀리아-로마냐 지방에서 사람들은 병의 원인으로 전통적인 모델과 현대 과학적 이론을 뒤섞어 생각하는 것을 발견했다. 즉 몸은 균의 침입에 취약한데, 특히 '균형'이 깨졌을 때 그러하며, 그 균형은 '뜨거운 것'과 '차가운 것' 사이의 상징적 균형을 의미한다는 것이다.

어떤 한 특정 병을 두고 볼 때, 병의 원인을 설명하는 일반인의 EM은 매우 다양하다. 영국

애버딘의 노동계급 여자를 연구한 Blaxter[48]는 증상을 설명하는 방식에서 차이가 남을 발견하였다. 면접 조사에 응한 30명의 노동계급 여자 중 8명은 기관지염을 환경적 요소에, 2명은 행동에, 4명은 유전적 요소에, 3명은 '취약성'에, 10명은 다른 증상에 따른 부차적인 것으로, 3명은 임신이나 출산의 결과로 생긴다고 말했다. 이 연구 결과는 원인을 설명하는 방식이 각기 다른 분리된 것으로 보이지만, 사실은 다중 원인에 의해 병이 생긴다고 보는 것이며, 다중 원인에는 여러 가지 유형이 포함되어 있다.

병인(病因)의 분류

Foster와 Anderson[49]은 비 서구사회에서 일반인이 보는 병의 원인을 분류하는 데 유용한 대안을 제시했다. 즉 개별적 체계와 자연적 체계가 그것이다. 전자의 경우에 병은 신과 같은 초자연적 존재, 인간이 아닌 존재(유령, 조상의 망령, 변덕스러운 정령들)나 인간(마녀나 마법사)과 같은 특정 행위자가 고의적으로 적극 개입하여 생기는 것이다. '병원균'에 관한 현대적 개념도 이 범주에 포함된다. 자연적 체계에서는 병은 개인과 무관한 체계적 용어로 설명된다. 병은 추위, 바람, 습기 같은 자연 상태 때문에 생기거나, 개인이 가지고 있는 혹은 사회적 환경 안에 있는 불균형 때문일 수 있다. 라틴 아메리카의 체액이론이나 '냉-온'체계, 인도의 아유베다 의학, 중국 전통의학의 음양이론은 이러한 '불균형' 범주에 속한다.

Young[50]은 병과 관련된 믿음 체계를 외재화 및 내재화 된 것으로 분류했다. 외재화 믿음체계는 병든 사람의 몸 밖에서, 특히 사회에 있는 병인에 초점을 맞춘다. 그렇기 때문에 병의 원인을 밝혀내기 위해서는 그 사람이 아프기 이전의 상황과 그 사람 인생의 사회적 사건을 면밀하게 검토한다. 예를 들면, 두 사람 사이에 원한이 있어서 마녀나 마법을 통해 병을 일으키도록 했던 과정을 추적하는 것이다. 세계 여러 지역에서 통용되는 병인에 관한 민간 이론은 대부분 외재화로 분류되는 유형이라고 할 수 있다.

내재화하는 믿음 체계들은 원인에 대한 설명에는 덜 집중하고, 반면 개인의 몸 안에서 일어나는 사건에 더 초점을 맞추기 때문에 왜 병에 걸리고 어떻게 병이 발생하는지 그 생리적, 병리적 과정이 관심의 대상이 된다. 현대의 과학적 의학 모델의 시각이 이에 해당한다. 개인의 몸 안에 일어나는 생리적 사건을 세밀하게 인지할 수 있다는 강점이 있으나, 한편은 증상이 시작되기 앞서 일어난 사회적, 심리적 사건은 간과하게 되는 약점이 있다.

병과 불운에 관한 자기 서사(敍事)

병에 관한 설명 중 하나는, 어떻게 병에 걸렸고 왜 병이 생겼는지에 관한 이야기, 즉 일종의 서사의 형태를 가진 외재화 설명이 있다.[51] 어느 이야기이건, 모든 이야기는 언어적, 비언어적으로 특별한 고통을 표현하는 언어로 표현된다. 언어적 이야기에는 자신의 탄생부터 그 후에 이어지는 사건들을 포함하여, 흔히 '나는 친가 쪽으로부터 허약한 가슴을 물려받았다'와 같은 이야기가 들어있다. Brody[52]가 지적했듯이, 그러한 '아팠던 이야기'를 들려주는 것은 병이라는 경험에 의미를 부여하는 것이자, 병의 경험을 그 개인의 삶의 역사라는 맥락에서 해석하는 것을 뜻한다. 이는 또한 병을 개인이 살고 있는 문화/사회의 보다 일반적인 주제와 연결시키는 것이다. 따라서 자기 서사는 자신의 경험, 특히 고통스러운 경험을 '이해하고', 그 경험에 스스로 의미를 부여하는 기본적인 방법이다.

개인적 고통에 관한 서사는 반드시 개인적인 것만은 아니다. 그러한 서술은 그곳의 문화가 만들어내는 언어, 관용어법, 은유, 심상, 신화와 전설을 품고 있다.[51] 그 점에서 서사는 어떤 점에서는 *문화와 결부된 것이다.* 즉, 어떤 문화권에 있는 사람이 자신의 고통을 이야기 하는 방식은, 다른 문화권에서 이야기하는 방식과 매우 다를 수 있다. 따라서 Becker[53]가 말했듯이, '문화적 기록들'이다. 서사는 일상의 흐름이 예상치 않게 붕괴될 때 시작된다. 붕괴 이전의 상태는 '정상성'이라는 개념에 의해 정의되고, 정상성은 문화에 의해 정의된다. 병과 불운에 관한 서사는 대개 매우 개인적인 이야기들이지만 고유한 문화적 방식으로 표현되는 것이다.

서사는 다른 사람들의 도움으로 창작이 되는데, 대개는 가족이나 치유의례나 자조집단의 도움을 받는다. 어떤 방식의 치유자이든 치유자는 환자들이 이야기를 구성하는데 중요한 역할을 하고 있다. 불운을 말하고 드러내어 구체화하도록 하는 것은 의술적 치료 형태일뿐만 아니라 미신에서 정신분석(☞10장)에 이르기까지 대부분 상징적 치료이며, 종교 관습이다. 치료자는 환자가 가지고 있는 혼돈스런 느낌과 증상에 일관된 질서를 부여하고, 개인이 느끼는 고통을 시공간의 보다 일반적인 전후 맥락에 위치시키며, 원인-결과에 관한 문화적, 종교적, 과학적 해석을 하게 해주는 것이다. 서사의 형식은 흔히 치료자와 환자 간의 합의 하에 결정된다. 이렇게 합의하에 합동으로 이루어진 창작물은 치료자로부터 환자에게 주어지는 일종의 '선물'로서 집으로 가져가게 되는 것이다. 상징적 관점에서 볼 때, 환자에게 일어난 일이 무엇이고, 그 이유가 무엇인지 설명을 듣는 것이 환자에게는 약초나 처방 등의 물리적 치료보다 더 중요할 수 있다.

서양의학은 독특한 서사 구조를 환자에게 부과하고 있다. 서양의학의 서사 구조는, 단선적 시간(☞2장)이라는 보편적인 서구 개념과 부합하는 2차원적 형식을 취하고 있어서, 환자 개인의 역사를 시작과 끝이 있는 단선적 사건으로 구성하는 것이다. '통증이 언제 시작되었는가?', '그 다음에는 무슨 일이 있었는가?', '그 다음에는 어디로 옮겨 갔는가', '그래서 그 다음에는 어디로 옮겨 갔는가', '그래서 그 다음에는

음 무슨 일을 했는가?', '약을 먹은 후에 어떠했는가?' 식의 질문은 모두가 환자로 하여금 자기 경험을 단선적으로 서술하기를 요구하는 것이다. 이런 식으로 명확하게 대답하지 못하는 환자는 빈번히 '자기 병력도 제대로 말하지 못하는 자'로 취급될 수 있다. 환자의 경험을 설명하는 서양 의학적 서사는 '사례'라는 용어로 표준화되어, 이제는 모든 의학 저널에 실리고 있다.

서양의학에서는, 정신분석에서처럼 환자가 주로 말을 하고 의사는 정확히 알기 위해 가끔 질문을 던질 뿐이다. 그러나 전통 치료 체계에서는 주로 반대 상황이 일어난다. 환자는 치유자에게 적은 양의 정보을 제공하고—예를 들면 출생 일시, 꿈의 내용 등—치료자가 주로 말을 한다. 이럴 때 능력 있는 치유자라면 재빨리 진단을 '알아내어야' 하고, 때로는 점을 치기도 한다. 이 방식의 진단은 환자에게 질문을 하거나 길게 이야기하라고 할 필요가 없다. 이런 문화권 출신의 환자가 생각하는 좋은 의사란, 질문을 많이 하지 않는 의사일 수 있다. 왜냐하면 의사는 그들 사회의 치유자처럼 이미 진단에 관해 '다 알고 있어야'만 하기 때문이다.

비언어적 서사

고통에 관한 서사는 많은 경우 비언어적이다. 고통은 특정 행동 양상으로 나타날 수 있다, 예를 들어 은둔, 침묵, 자신을 방치하는 것, 옷차림새의 변화, 단식, 약물남용, 폭력행동 등이 나타날 수 있다. 이런 행위적 서사는 말하는 방식보다는 무언극 같이 나타나기도 한다. 때로는 의사에게 너무 자주 온다든가, 의사와의 약속을 계속 잊는다든가, 혹은 처방약을 잃어버린다든가, 약 분량을 잘못 먹는다든가, 하는 행동도 나타나는데, 시간이 한참 지나서야 그 의미가 파악될 때도 있다. 어떤 사회에서는 이런 서사가 매우 일정한 방식으로 그곳 문화와 결부된 형태로 나타나기도 하여(☞10장), 외부인으로서는 이해하기 어렵지만 그 사회 안

에서는 서로 이해하는 경우가 있다. 문화권에 따라서, 우울증이 슬픔이라는 정서상태로 인식되기 보다는 신체증상으로 나타나는 곳이 있어 신체의 장애로 진단되기도 한다. 의사의 임무 중 하나는 이러한 증상 뒤에 감추어진 개인적, 문화적 의미를 찾아내어, 병의 서사에 들어있는 몸의 언어를 해석하는 것이다.

그러므로 어떤 형식으로 드러나든, 즉 언어적이든 비언어적이든, 병의 이야기를 이해하는 것은 인간 고통의 본질과 병의 다양한 차원을 이해하는 데 필수적이다.

다음은 미국과 영국의 민속병 사례에 관한 것이다.

사례 5.3 미국 시애틀의 '높은 긴장상태'

미국 시애틀에 있는 재향군인협회 의료센터에서 Blumhagen[54]은 고혈압 환자에 관하여 조사하였다. 환자들은 고혈압이라는 병에 관하여 다양한 민간 EM를 가지고 있었다. 대다수의 환자는 자신의 상태가 일상생활의 스트레스와 긴장에서 생긴 것으로 이해하여, 병을 고혈압(hypertension)이 아닌 '높은 긴장상태'(hyper-tension)로 알고 있었다. 49%는 과로, 실업, '생활의 스트레스와 긴장'과 같이 외부로부터 오는 만성적 스트레스, 그리고 직업 때문에 생기는 스트레스를 원인으로 꼽았다. 14%는 만성 내부적 원인, 즉 심리적, 대인관계, 가족 문제와 같은 스트레스를 원인으로 보았다. 56%는 걱정, 흥분이나 노여움 같은 급성 스트레스를 원인으로 들었다. 이곳에서 '과도한 긴장' 상태는 초조함, 두려움, 걱정, 근심, 노여움, 마음의 동요, 긴장, 과잉행동, 과로, 흥분과 같은 주관적 증상을 의미하고 있었다. 즉 '과도하게 긴장하도록' 만드는 스트레스가 병을 유발한다는 것이다. 이 환자들은 '높은 긴장상태'가 고혈압과 같은 것이라고는 생각하지 않았는데, 왜냐하면 환자들은 심리사회적 원인을 강조하였기 때문이다. 소수의 환자들은 '높은 긴장상태'를 유전이나 신체적 원인, 즉 짜고 기름진 음식을 먹거나, 물을 너무 많이 마시면 생긴다고 보고 있었다. 전반적으로 볼 때, 72%의 환자들은 '높은 긴장상태'가 '과거의 사회적, 환경적 스트레스가 몸에 쌓여 있다가, 현재 스트레스가 많은 상황에서 악화된 것이다'라고 생각했고, 따라서 긴장의 원인이 되는 가족, 사회, 직장의 의무로부터 벗어나면 좋을 것 같다고 생각하였다. 심지어 고혈압이라고 할 만한 증거가 없는 사람조차도 자신들을 '지나치게 긴장한 자'라고 취급하고 있었다.

사례 5.4 영국 런던의 '감기', '오한' 그리고 '열병'

필자의 연구[55,56]는 런던 한 교외 지역에서 '감기', '오한', '열병'에 대한 보편적인 믿음을 조사한 것이다. '감기'와 '오한'은 자연환경(특히 춥거나 습한 지역에서)이 피부의 경계를 뚫고 몸속으로 침투하여 발생한다. 일반적으로 습기나 비 (차고/습한 환경들)는 '콧물' 또는 '머리감기' 같이 몸속의 춥고/습한 상태의 원인이 되고, 반면, 찬바람이나 틈새바람 (차고/건조한 환경)은 오한과 근육통과 같은 춥고/건조한 상태의 원인이다. 일단 몸속에 들어오면, 차가운 힘들은 '머리 감기'에서 '가슴 감기'로 내려가듯이 이곳저곳으로 옮겨 다닐 수 있다. '오한'은 주로 허리 아래에서 생기고 ('담낭 오한', '콩팥 오한', '위장 오한' 등), 감기는 허리 위에 생긴다('머리 감기', '축농증 감기', '가슴 감기' 등). 이런 병은 자연을 상대하면서 위험스런 행동이나 부주의한 행동을 해서 생긴다. 예를 들면, '차가운 바닥을 맨발로 걷거나', '몸 상태가 좋지 않을 때 머리를 감거나', 또는 '뜨거운 목욕 후에 틈새 바람이 들어오는 곳에 앉아 있거나' 하는 행동을 말한다. 뜨거운 것과 차가운 것 사이의 온도에 접촉하는 것, 즉 뜨거운 목욕 후에 외출하는 것, 여름과 겨울 사이, 즉 가을에는 뜨거운 온도가 차가운 온도에게 양보를 하는 것이므로 특히 감기를 유발하기 쉽다. 감기와 오한은 기본적으로 개인의 행동에 의해 생기기 때문에 동정을 받기 어렵다. 흔히 따뜻한 침대에서 쉬거나, 따뜻한 음식을 먹고 ('감기는 먹이고, 열병은 굶겨라') 따뜻한 음료를 마시면서 스스로 자가 치료해야 하는 것으로 생각한다.

반면, '열병'은 눈에 보이지 않는 '균', '벌레', '바이러스' 등이 몸의 개구부(입, 코, 귀, 항문, 요도 등)를 통해 침투해 들어와 체온을 올리고 증상을 일으킨다. 원인 인자는 도덕성과 관계없는, 보이지 않는 사악한 실체로서, 사람 몸 안에 있기도 하고, 사람들 사이에도 있고, 공기를 통해 사람 사이를 옮겨 다니는 것으로 인식되고 있었다. '배속에 있는 벌레'와 같은 것은 아주 작지만, 거의 곤충과 비슷한 것으로 생각되고 있었다. 병균은 각기 다른 증상을 나타내는 고유한 '성격'이 있으며, 시간이 지남에 따라 드러난다고 한다("의사 선생님, 아시다시피 마른기침과 눈물이 나오게 하는 그런 균이 제게 들어왔습니다"). 감기와 달리, 열병 환자들은 자기 잘못이 없고 따라서 주위로부터 간호를 받을 수 있다고 본다. 원인 균은 액체 감기약과 같은 것으로 씻겨 내보내고, 단식을 해서 균을 굶기고, 항생제를 먹어서 죽여버려야 한다고 믿는다. 이러한 감기/오한/열병에 관한 민간 믿음은 성인과 어린이가 감기에 걸렸을 때 어떤 행동을 하는지, 어떤 자가 치료를 하는지 그리고 의학 치료에 관해 어떻게 인식하는지에 모두 영향을 미칠 수 있다.

1970년대 이후로, 노인 세대는 아직도 과거와 같이 인식하고 있으나, 젊은이들 사이에서는 인식방식이 많이 달라졌다. '감기는 먹고, 열병은 굶겨라'는 식의 두 가지 상반된 모델, 즉 감기는 자연에 의한 것이고 개인에게 책임이 있는 반면, 열병은 사회적 관계에 의한 것이고 책임이 없다는 식의 이분법이 하나로 합쳐졌음을 발견하게 된다. 자연은 현대 산업사회에서 긍정적이고 힘을 보강해주는 것으로 바뀌었고, 반면 사회는 병을 주는 위험한 것으로 인식되고 있다. 따라서 감기의 원인은 다른 사람으로부터 날아온 균이며, 다른 병도 이런 식으로 해석되고 있다. 따라서 환자는 병에 걸린 것에 대하여 죄책감을 느낄 필요가 없고, 도리어 외부의 영향으로 병에 걸린 희생자로 인식된다. 이런 식의 사고방식은 병뿐만 아니라 다른 종류의 불운에 대하여서도 부모, 교사, 배우자 등 다른 사람을 탓하게 되기에 이른다. 이런 의미에서 감기와 오한은 단순한 병이 아니라, 모든 인간관계에 따라오는 위험에 대한 불안을 표현하고 있다는 점에서 *사회적 개념*으로 볼 수 있을 것이다. 특히 도시의 아파트, 지하철, 버스와 같은 과밀한 곳에서는 더욱 그러하다.

더 나아가, 병과 불운을 일으키는 남으로부터의 감염이 내포하고 있는 은유는 자신이 통제할 수 없는 현대 사회의 다른 것들을 표현하는 데 사용되고 있다. 이를 저자는 '병균 사조(思潮)'라고 칭했다.[57] 미디어에서 시민 난동, 범죄, 인플레, 테러, 이혼 등이 '전염병의 수준에 도달했다'고 표현하고, 마치 사람이 통제할 수 없는 균에 의해 일어난 것과 같이 묘사한다. 근대에 강조되어온 개인주의와 자율성에도 불구하고, 불운을 보는 이러한 수동적 태도는 사회 전체는 물론 개인에게서도 찾아 볼 수 있다.[58]

어린이들이 병을 이해하는 방식

어느 공동체 내에서든, 연령, 성별, 교육, 인종, 종교와 사회적 지위에 따라 병을 이해하는 방식이 상이하다. 최근 연구는 *어린이*들이 질병과 의학적 치료를 이해하고 경험하는 방식에 초점을 맞추고 있다.

어린이들은 병의 원인과 치료방법에 대하여 자신들만의 방식으로 이해하고 있다고 주장하는 연구가 많다. 어른과 마찬가지로 아이들도 왜, 어떤 식으로 그리고 하필 그때에 자신이 병에 걸렸는지 생각을 한다. 아이들의 EM은 주로 개인적 경험과 가족의 영향, 학교와 언론으로부터 얻은 견해가 혼합된 것이고, 대부분 어른의 견해를 그대로 답습하지만, 때로는 매우 다르기도 하다.

1990~1993년 유럽에서는 7~12세 어린이들을 대상으로 유럽연합의 지원 하에 대규모로 다국적 연구가 이루어졌었다. COMAC(Childhood and Medicines Project)[59,60]으로 알려진 이 연구는, 유럽 9개국 어린이들의 병과 의료 경험을 조사한 것이다. 연구 방법은 그림 면접조사를 주로 하였는데, 마지막으로 아팠던 경험을 그림으로 그리게 하고, 그 그림의 내용과 의미에 관하여 면담을 하는 방식으로 진행되었다. 연구 결과는 국가에 따라 흥미로운 차이점들을 보여주었지만, 또한 여러 국가들 사이에 유사

점도 많았다.

어린이들이 묘사한 가장 공통적인 증상은 열, 두통, 어지러움, 발진과 관련된 것이었다. 아이들이 그린 그림을 보면, 병이라는 드라마 속에서 친밀한 사람과 물건에 둘러싸인 주요 인물로 자신을 묘사하였다. Trakas[61]는 어린이들의 그림은 소외감, 외로움, 지루함, 걱정, 또는 슬픔의 느낌을 전해준다고 지적했다. 혼자 침대에 누워, '완전히 홀로 있고, 그 상태를 바꿔줄 무언가를 그저 기다리고만 있는' 자신을 보여준다.[61] 그러나 어른과는 달리 아이들의 병 경험은 모두 나쁜 것만은 아니었다고 한다. 대부분 병의 부정적 느낌(아프고 열나고)을 그린 것이었지만, 한편으로는 긍정적인 경험(TV와 비디오를 마음껏 보는 것, 사탕과 장난감을 얻는 것, 문병객, 관심을 많이 받는 것 등)도 묘사했다. 문병객들은 대개 환영받았지만, 문병객이 너무 많이 오면 아이들은 자신의 병이 심각해서 그런 것이라고 불안해했다. 어린이들은 어머니가 핵심 역할을 하는 주요 간호자임을 강조했다. 예를 들면, Botsis와 Trakas[62]의 연구에서, 그리스 아테네의 어머니들은 '따뜻한 차를 주고, 주스를 마시고 싶냐 물어보며, 손에 체온계를 쥐고 있고, 꽃을 가지고 오는' 모습으로 그려졌다. 반대로 아버지들은 거의 그려지지 않았고, 스페인의 연구에서도 비슷한 경향이 나타났다. 그러나 의사는 남자든 여자든 상관없이 많은 그림에서 중요한 인물로 나오고 있었다.

어른과 마찬가지로, 아이들도 왜 자신이 아픈지 가설을 세운다고 한다. 병은 갑작스럽고 예상치 못한 것, 아무 이유 없이 '단지 일어나는' 것으로 간주된다. 복잡한 다중 원인으로 나타나는 병에 대해 설명하는 어린이의 말을 들으면, 이들이 주위 어른들 세계로부터 얼마나 많은 문화적 개념(균 이론과 같은)을 이미 흡수하고 있는지를 보여주는 것이다. 아이들의 병인에 대한 견해에는 '균', 접촉으로 감염되는 것, 추운 날씨, 음식, 생활방식이나 특정한 행동에 의한 것 등이 포함되어 있었다. 아테네의 한 소녀는 자기 엄마를 미워하는 어떤 아주머니가 준 상한 치즈 파이 때문에 복통을 앓았다고 생각하기도 했다. 그러나 어른과 달리 아이들은 병의 원인을 초자연적 혹은 종교적인 것과 연결하지는 않았다.[63]

기후와 날씨는 흔히 병의 원인으로 여겨진다. 스페인 어린이 100명을 대상으로 한 연구에서 Aramburuzabala 등[64]은 추운 날씨를 병의 원인으로 생각하는 아이들이 많음을 알게 되었다. 특히 '신발을 신지 않고 걸어 다닌 것'과 같이 '무언가 잘못을 한' 후에 병에 걸린다고 말한 아이들이 많았다. 접촉감염의 개념도 보편적으로 가지고 있었고, '균'과 '바이러스' 그리고 '균이 들어왔다'와 같은 표현도 자유롭게 사용했다. '어떤 사람이 기침을 했는데, 그 사람이 나에게 균을 옮겨주었어요', '숨쉴 때 코와 입으로 균이 몸속으로 들어온대요', '균은 몸 안으로 들어와 나를 감기 걸리게 하고 아프게 하는 작은 동물 같은 거예요.'

핀란드 중심부에 있는 지방자치주 지배스킬래에서 면담한 7~10세 사이의 어린이들도, 병은 눈에 보이지 않는 '박테리아', '바이러스', '벌레' 등, 이들이 바꿔가며 부르는 어떤 실체와 접촉해서 생긴 것이라고 보고 있었다.[63] 이는 아이들이 얼마만큼 어른의 병균 모델을 차용했는지를 보여주는 것이다. 한 아이는 박테리아란 '너무 작아서 사람 눈으로 보지 못하는 아주 작은 것들'이라고 묘사했다. 유럽 다른 곳의 어린이들처럼, 그들도 자신의 행동 ('추운데 너무 오랫동안 밖에서 놀았다')과 기후 조건들 (추위, 습기, 비, 눈)을 병과 연관시켰다. 병에 걸리면 정상적인 사회적 관계에는 방해가 되지만, 부모들과 더 가까워지고 더 많은 관심을 받는다고 했다.

네덜란드의 암스테르담과 그로닝겐에서 Gerrits 등[65]도 학생 어린이와 부모 사이에 견해가 일치하고 있음을 발견하였다. 병이 난 것인지, 의사를 불러야 하는지 결정할 때 체온과

열 증상이 중요함을 아이와 부모 모두 강조하고 있었다. 그러나 어느 정도의 체온이 위험한지에 관해서는 (섭씨 38.5°와 41°화씨101.3°와 105.8°) 서로 간에 차이를 보였다.

Vaskilampi 등[63]이 전반적인 측면에서 지적하는 것은, 어린이들의 건강에 대한 시각은 전인적이고, 다중의 차원을 가지고 있고, 그 안에 신체적, 심리적, 사회적 요소를 모두 융합한 것이었다고 한다. 이러한 이유로 어린이들은 병을 기능적인 측면에서 이해하는 경향이 있었다. 즉 무언가 할 수 없는 상태가 병이라고 보는 것이다.

COMAC 연구에서, 약에 대한 아이들의 태도는 일반적으로 긍정적이기는 하지만 또한 매우 다양했다. 한 스페인 어린이는 다음과 같이 말했다. '약이 발달하고 있대요. 그래서 박테리아 같은 균을 죽인대요. 박테리아가 사람 몸에 들어오면 몸을 해치는데, 약은 그 박테리아를 죽이는 것이래요.' 연구자들의 견해로는 스페인의 많은 가정에서 약물치료가 남용되고 있음을 반영한다고 해석하였다.[64] 유럽 다른 지역에서, 특히 네덜란드[65]에서, 어떤 아이들은 부모들보다 더 약물치료에 대해 의심을 가지고 있었다. 어떤 어린이들은 약을 먹기 보다는 잘 쉬는 것이 병을 잘 낫게 한다고 생각했으며, 반면 다른 어린이는 부작용을 두려워했다. "많은 약들이 옳지 않아요, 어떤 약은 낫게도 하지만, 또 어떤 약은 더 아프게 해요."

COMAC 연구를 리뷰한 후에, Van der Geest[66]는 유럽의 연구 대다수에 공통적으로 나타나는 네 가지 주제를 골라냈다.

1. 아이들이 병을 경험하는 방식은 처방된 약을 묘사하는 것으로 짐작할 수 있다. 만약 병의 경험이 긍정적인 것이었다면(즉 충분한 보살핌을 받고 응석이 다 받아졌다면) 아이들은 (약의) 달콤한 맛을 기억하지만, 만약 지겹고 외로웠다면 쓴 맛으로 기억한다.

2. 자기 병에 관해 많은 이야기를 하면서도 아이들은 약을 먹었다는 사실은 많이 언급하지 않았다. 치료의 다른 면들, 예를 들면 아이들에게는 휴식이나 관심이 더 중요했다 아이들은 일반적으로 병을 *사회적*으로, 말하자면 특별한 보살핌과 관심을 누리는 시간으로 이해하고 있었다. 그러므로 어른과 달리, 아이들은 어른에게 의지하는 것을 좋아했는데, 보통 때보다 더 많은 보살핌을 받게 해주기 때문이었다.

3. 아이들에게 약은 어른들이 아이에게 행사하는 권력으로 인식되고 있었다. 어른의 감독이 있을 때를 제외하고는 아이들에게는 금지된 물건으로서, 약은 아이와 어른 사이의 경계를 대변하는, 어른임을 나타내고 권한을 상징하는 것으로 인식되었다.

4. 체온계는 의례적 상징물로서 건강과 병 사이의 경계를 표시하는 데 중요한 역할을 했다.

최근의 다른 연구에서는 어른과 아이들이 시간을 인식하는 방식이 매우 다름을 보여주고 있다. 이는 어른과 아이가 상이한 시간의 틀에서 삶을 경험하기 때문이라고 한다. James 등[67]은 어른이 아이에게 어른들의 시간 틀을 강요하고 있어서, 가정에서는 식사시간과 잠자는 시간을 강요하는 가족 일과에 따라 아이의 시간 리듬이 정해지고 있다고 지적했다. 그 외에도 매년 돌아오는 생일, 중요한 가족 행사, 휴가철, 국가적 그리고 종교적 축제들이 있다. 수많은 다른 시간 리듬이 아이의 생각과는 무관하게 부과되고 있다. 아동기 예방접종, 학교 일정 등은 단선적 시계 시간에 의해 철저하게 통제되고 있다(☞2장)[68]. 미래와 과거에 대한 어린이들의 개념 또한 어른의 개념과 큰 차이가 있다. 금연, 금주 또는 안전한 성교에 관한 건강 증진 캠페인이 아이들에게 효과가 없는 이유 중의 하나는, '오랜 시간 후'(이러한 '나쁜 행동'의 결과가 나타날 때 쯤)에 대한 아이들의 개념이 너무 애매하여 현실감을 느끼지 못하기 때문이다. 아이나 청소년들에게 담배를 피우면, 혹은 술을 마시면 '30년이나 40년 후에' 폐암이나 간암에 걸리게 될 것이라고 말하는 것은 전혀 의미가 없다는 말이다. 왜냐하면 아이들은 '30년이나 40년' 동안 살아보지 않았고, 그 병에 걸리면 어떠할지 전혀 알지 못하기 때문이다.

그러므로 시간에 대한 인식의 차이는 병에 관한 인식의 차이로 나타난다. 부모와 의사는 시간을 분리하여 병의 위험과 심각성을 측정한다. 만일 병세가 좋아지지 않으면 의사를 불러야 할 때라는 식이다. 즉 '아스피린을 복용하고 30분 안에 나아지는지 보자.' 반면 아이들이 병을 보는 시각은 근본적으로 시간의 제한이 없는 경험이다. 다시 말해, 시간의 길고 짧음에 상관없이, 아이들에게 중요한 것은 병 그 자체이자 병과 결부된 극적 사건이다.[67] 아이들에게 병은 즉각적인 사건이자 즉각적으로 해결되어야 할 사건이다. 어떤 점에서 아이들의 병 경험은 Hall의 모델[68]에서 분류하는 '다중 시간'(☞2장)과 유사한데, 다중 시간은 직선적으로 흘러가는 것이 아니라, 관련된 여러 가지 사건이 어느 한 지점으로 모아지는 특별한 순간을 의미하는 것이다.

끝으로 언급해야 할 연구는, 어린이들은 그들만의 특유한 기준에 근거하고 의사를 인식하고 있다는 점이다. 예를 들면, 영국의 한 연구[69]는, 정장을 차려 입은 소아과 의사들은 능력이 있지만 친근하지 않고, 반면에 일상 복장을 한 소아과 의사는 친근하지만 능력은 없다고 본다는 것이다.

그러므로 이상과 같은 연구결과가 시사하는 것은, 아이들이 병에 관해 생각하는 방식을 알아야 할 필요가 있다는 것이고, 때로 그 견해가 '예상치 못하게 놀랍도록 특이한' 것일지라도 존중해주어야 한다는 것이다.[61] 아이들이 생각하는 방식은 비과학적일 때가 많지만, 매우 뚜렷한 내적 논리를 가지고 있다. 많은 연구가 보여주는 것은, 아이들은 비정상적 증상들을 구별해내고 의사들이 하는 말의 대부분을 이해

할 수 있다는 사실이다. 아주 어린 아이일지라도 자신이 앓고 있는 병을 수동적으로만 보고 있지 않다. 따라서 아이들이 이해할 수 있도록 그들 고유의 표현 방식으로 설명해주는 것은 중요하다. Trakas[61]의 결론은 다음과 같다. '아이들이 의료인과 의사소통할 수 있게 되면, 나중에 그 자신도 아이들과 소통할 수 있는 어른으로 성장하게 될 것이다.'

의사-환자 상담

병과 질병에 대한 이러한 믿음을 배경으로 할 때, 의사와 환자 사이의 상호작용은 다음과 같은 세 가지 측면에서 조명해 볼 수 있다.

1. 아플 때 왜 의사에게 상담하기로(혹은 상담하지 않기로) 결정하는가?
2. 상담 동안 무슨 일이 일어나는가?
3. 상담 후에는 무슨 일이 일어나는가?

의사에게 상담을 할 것인가, 말 것인가?

아픈 사람들 중 일부는 의사와 상담하지만 다른 이들은 그렇게 하지 않는 이유에 대해 연구된 것이 있다. 그 이유는 단순히 병원 치료 비용을 감당할 수 없거나, 혹은 이용할 만한 병원 시설이 없을 때가 많지만, 비용을 감당할 수 있을 때조차도 병의 심각성과 의료상담을 결심하는 과정 사이는 거의 상관관계가 없는 경우가 많다. 또한 한 집단에 병적 증상이 많이 나타나도 소수의 사람만이 의사의 관심 대상이 되는 경우도 있다. Zola[70]는 '의사에게 찾아 가는 경로'에 영향을 미치는 요인을 다음과 같이 정리했다.

1. 이용할 수 있는 의료시설이 있는지
2. 환자가 비용을 감당할 수 있는지

3. 대중영역, 민간영역에서 받았던 치료가 실
   패했는지 혹은 성공했는지
4. 환자가 그 문제를 인식하는 방식
5. 환자 주변 사람들이 그 문제를 인식하는
   방식

분명한 점은, 세계 일부 지역에서는 의사와의 상담 여부를 결정하는 핵심이 되는 요인이 시설부족과 비용이라는 사실이다. 그러나 여기에서는 마지막 두 항목과 관계되는 것만 논의하겠다.

Zola[70]는 비정상이라는 정의는 그 사회에서 흔히 나타나는 것인지, 그리고 그 사회의 중요 가치와 부합되는 것인지에 따라 결정된다고 보았다. 아주 흔한 증상은 정상이라고 정의되고 (좋거나 바람직하지 않더라도), 따라서 숙명론적으로 받아들여지기도 한다. Zola는 피곤함은 심각한 병의 증상일수도 있지만, 흔히 정상적인 것으로 간주된다고 했다. 앞에 언급한 '리전빌' 연구에서도 사회경제적 하층 집단의 경우 허리통증은 정상적인 삶의 일부로 받아들여진다. 두 번째 요소는, 병에 관한 사회적 관점과 환자의 증상이 부합하여야 한다는 것이다. 그래야만 환자는 동정과 관심을 얻고 치료 혜택이 주어지기 때문이다. 동일한 증상일지라도 집단에 따라 다르게 해석될 수 있게 되는 것이다. 어느 경우이건, 병에 관한 정의는 그 사회의 건강에 관한 개념에 좌우된다.

Zola[71]는 또한 환자가 의사와의 상담을 결정하는데 건강에 관한 개념이 어떤 영향을 미치는지를 조사했다. Zola는 보스턴에 있는 두 곳의 병원에서 외래 진료소에 다니는 세 인종 집단—아일랜드계 미국인, 이탈리아계 미국인 그리고 앵글로-색슨 신교도 미국인—출신의 환자 200명을 면담 조사했다. 목적은 환자들이 의사와 상담하기로 결정한 이유가 무엇인지, 그리고 자신의 고통을 의사에게 어떤 식으로 전달하는지 알고자 함이었다. 그 결과 자신이 고통스럽다는 것을 남에게 알리는 데는, 첫째, 고통

을 '제한하는 것'과, 둘째, 고통을 '퍼뜨리는 것'의 상반되는 방식이 있다는 것을 알게 되었다. 첫 번째 경우는 아일랜드계 환자의 특징이었고 두 번째는 이탈리아계 환자에게서 전형적으로 나타났다. 아일랜드계 환자들은 특정한 기능 장애 (예를 들어, 시력저하)에만 초점을 맞추고, 삶의 다른 부분에 끼치는 영향은 언급하지 않고 모든 불평을 그 기능에만 한정하려 했다. 반면, 이탈리아계 환자들은 훨씬 더 많은 증상을 호소하고, 몸뿐만 아니라 외모, 체력, 감정 상태 등 모든 것에 총체적인 기능장애가 왔다고 호소했다. 이탈리아 사람의 견해로는 증상 하나(시력저하)가 있으면 삶의 모든 부분, 즉 생활 방식, 사회적 관계, 직업 등에 장애가 온다는 것이다.

이를 근거로 해서, Zola[71]는 의료적 도움을 청하기로 결정하게 하는 사회문화적 동기 다섯 가지를 구별하였다.

1. 대인 관계에서의 위기
2. 사적인 관계에 장애가 있음을 인식했을 때
3. '승인을 얻는 것', 즉 환자가 의사에게 가야 할 지 말 지를 다른 한 사람이 결정하는 책임을 떠맡는 것을 의미한다.
4. 일과 몸의 기능에 장애가 있음을 인식할 때
5. 시간제한을 정해 놓는 것. 예를 들어 '만일 3일 안에 낫지 않으면 조처를 취해야겠다.'

처음 두 방식은 증상에 초점을 맞추는 것으로서, 환자들이 일상생활에서 '뭔가가 잘못되고' 있다는 인식으로 나타난다. 이는 이탈리아계 사람들 사이에서 보편적이었다. 세 번째 방식은 아일랜드계 사이에서 보편적인데, 병의 사회적 차원을 보여주는 것이다. "나는 그냥 내버려두는 편인데, 아내는 그렇지 않아서, 휴가 첫날 당장 의사에게 가자고 하더라. 그래서 그렇게 했다." 네 번째인 건강의 기능적 정의는 아일랜드계와 앵글로-색슨 집단 사이에서

흔하다(cf. Blaxter와 Paterson의 연구 참조).[11] 다섯 번째 방식은 모든 집단에서 공통적으로 나타났으며, 앞서 기술한 어른들이 시간을 인식하는 방식과 부합된다.

이 연구가 보여주는 것은 의사와 상담할 것을 결정하는 행위는 사회문화적 요인과 관련되어 있어서, 건강에 관한 일반적 정의와 같은 것에 좌우되며, 병의 심각성과는 큰 상관이 없다는 사실이다. 어떤 공동체 안에서 설명하기 어려운 역학적 차이가 발견될 경우, 이러한 사회문화적 요인의 차이에 의한 것일 수 있으며, "이는 의학적 통계에 포함되게 만드는 선택성과 관심이 각기 다르기 때문이지, 특정 문제나 질병의 유행과 발생 범위 자체에 실제적 차이가 있음을 의미하는 것은 아니다."라고 Zola는 결론을 지었다.(☞15장)

Apple[13]은 일상 활동에 방해가 되는 증상, 최근에 시작된 증상을 중심으로만 병을 정의할 경우, 뒤따라오는 위험에 관해 언급한 바 있다. 심장 질환, 고혈압, 암, HIV 감염과 같이 만성적으로 서서히 진행되는 병은 일상생활을 계속 유지할 수 있는 한 비정상으로 정의되지 않기 때문이다. 병원을 찾는 것이 지체되는 또 다른 이유에 관한 매사추세츠 종합병원의 연구가 있다. Hackett 등[72]은 563명의 환자를 대상으로 암의 첫 증상이 나타난 이후 병원에 오기까지 그 사이에 일어난 일을 조사했다. 단지 33.7%만이 '조기에 알아챈 사람'으로 첫 4주 안에 병원 상담을 했다. 반면 3분의 2는 한 달 이상 기다렸고, 8%는 일상생활이 어려워질 때까지 진료를 피하다가 '가족과 주변의 압력에 못 이겨 의학적 도움을 받았다'고 한다. 이때 감정적 요인이 중요 역할을 했다고 한다. 암에 대해 많이 걱정하는 사람들이 그렇지 않은 사람보다 더 오래 지체하는 경향이 있었는데, 그 이유는 치명적인 진단 결과를 듣는 것을 회피하기 위해서일 것으로 추정된다. 병명 또한 지체된 이유 중 하나이다. 노골적으로 '암'이라고 진단명을 알려줄 경우, 치료 과정은 조금 빨라진다.

일반적으로, 사회경제적으로 상위층의 환자는 하위층 환자보다 더 빨리 병원에 오는 것은 사실이다. 비슷한 연구에서 Olin과 Hackett[73]은 급성심근경색을 가진 32명의 환자를 연구했다. 대부분의 환자는 관상동맥의 증상에 관해 잘 알고 있음에도 불구하고, 가슴 부위의 통증이 다른 사소한 것, 즉 소화불량, 폐렴이나 위궤양 등의 덜 심각한 병 때문이라고 간주해 버리는 경향이 있었다. 병명을 들은 후에 보이는 즉각적인 반응은 부인하는 것으로서, '통증과 연상되는 무서운 결과로 인한 정서적 위기'를 부인하고자 하는 것이었다. 대부분의 환자는 점차로 활동을 못하게 되거나 친지들이 설득한 후에야 의학적 도움을 청하게 되었다고 한다.

의료 도움을 이용하는 것은, 또한 무엇을 원인으로 보느냐에 따라 달라지는데, 그 원인을 개인적인 것으로 볼 수도 있고, 또는 자연적, 사회적, 초자연적 세계에서 시작되었다고 믿을 수도 있다. 어떤 사회에서는 증상이 초자연적인 것에서 기인된 것이라면, 현대의학은 증상을 다루는 데는 더 낫지만, 그 원인을 제거하지는 못한다고 여긴다. 마이애미에서 실시된 다섯 인종 집단들을 대상으로 한 연구[74]에서, 그곳 환자들은 증상을 단지 완화하기 위해 의사에게 갔지만, 민속치료자에게 가서는 문화적으로 친숙한 용어로 그 원인을 설명받고 초자연적인 방식으로 완치해주기를 기대했다고 한다.

위의 사례들이 보여주는 것은, 의료 도움을 청하러 오게 되기까지는 다양한 비생물학적 요인들이 영향을 미친다는 사실이다. 이 요인들은 의사와 환자의 만남에서 그 병이 어떻게 제시될 것인지에도 영향을 미치고 있다.

병을 제시하기

서로 다른 사회문화 집단이 남에게 고통을 알리는 데는, 일상회화와는 다른 유형의 '고통의 언어'를 사용한다는 사실을 앞서 기술한 바 있다. 구어로, 몸짓으로, 혹은 육체적으로 심리적으로 표현되는 그 언어를 이해하지 못하는 의사는 잘못된 진단과 치료를 하게 될 것이다. 1966년 Zola의 연구[71]에서 이탈리아계 미국인들은 훨씬 더 많은 종류의 증상을 호소하고, 더 말이 많고, 사회생활에 막대한 지장이 있음을 강조하는 경향이 있었다. 반면 아일랜드계 미국인들은 증상을 무시하려는 경향이 있었다. 의사들이 이탈리아계 미국인들의 증상에서 기질적 원인을 발견하지 못할 경우, 노이로제라거나 심인성이라고 진단하는 경향이 컸던 반면, 아일랜드계 미국인들에게는 '신경성'이라고 말하지 않고, 그저 '검사에서 발견된 것이 없다'와 같은 식의 중립적인 말을 하는 경향이 있었다. 뉴욕의 아일랜드계 미국인, 이탈리아계 미국인 그리고 유태계 미국인 환자들의 통증 반응에 관한 연구에서 Zborowski[75]가 발견한 것도 이와 유사하다. 고통의 언어가 감정적일수록 환자는 '신경성'이라거나 '지나치게 감정적'이라고 의료진에게 낙인찍힐 가능성이 크다.

병을 제시하는 방식은, 특히 만성질환을 앓고 있는 환자들의 경우, 미디어와 의사들로부터 학습될 수 있다. 환자들은 의사들이 쓰는 전형적인 의학용어로 나타내는 것을 배운다. 필자의 연구[76]에서, '심장 스트레스'를 심근경색으로 오진한 의사의 말을 들은 한 남자는 심인성으로 가슴 통증이 생기게 되었고, 이 남자가 심장전문의를 만나는 횟수가 늘어날수록 그의 증상은 진짜 '심근경색'과 닮아갔다. 이렇게 기질적 원인이 없는 상황에서 '증상을 선택하는 것'은, Mechanic[77]이 '의대생 병'이라고 부른 것에서도 볼 수 있다. '의대생 병'은 건강염려증의 한 형태로서, 약 70%의 의과대학생이 경험한다고 한다. 의대생들은 다양한 질병에 관해 배우면서 흔히 자신이 그 병을 앓고 있다고 상상하고, 심지어는 전형적인 증상이 나타나기도 한다. 의과대학에서의 과도한 스트레스가 일시적인 증상을 일으키기도 하고, '과거에는 정상이라고 여긴 애매했던 증상을 새롭게 배운 질병 지식으로 다시 해석하게 된 때문'이다. 의

대생들의 지식과 상황이 증상 만들기와 표현에 영향을 주는 것인데, 이 역시 의료직 특유의 고통의 언어라고 볼 수 있을 것이다. 이 방식은 일반인도 점차 의료지식을 가지게 됨에 따라 보편화되는 경향이 있다.

의사-환자 상담의 문제점

의학적 상담은, Kleinman[16]이 말했듯이, 일반인의 EM과 전문가의 EM 사이의 합의이고, 다른 한편에서 보면 사회적 상징적 권력의 차이가 뚜렷한 두 집단 사이에 일어나는 거래이다. 두 집단 사이의 권력 차이는 사회 계급, 인종, 나이, 성별에 기반을 두고 있으며, 어떠한 만남에서건 중요한 영향을 미친다.

만남은 의례적이고 상징적인 요소에 의해 특징 지워지지만, 드러나는 기능을 열거한다면 다음과 같이 정리할 수 있다.

1. 환자가 언어적 비언어적으로 병을 제시하여 말한다.
2. 두서없이 말해진 증상과 징후를 의학의 병리적 실체로 바꾸어 해석한다. 즉 '병'에서 '질병'으로 바뀌는 단계에 해당한다.
3. 의사와 환자, 양자가 수용할 수 있는 치료법이 제시된다.

상담이 성공적으로 되기 위해서는 원인, 진단명, 병의 생리학적 단계, 예후, 최선의 치료법에 관하여 쌍방의 합의가 있어야만 한다. 환자의 상태에 관해 양자가 합의하기 위한 이러한 절차를 Stimson과 Webb[78]은 '협상'이라고 칭했다. 이 협상의 과정에서 진단과 치료 처방을 두고 한쪽은 다른 쪽에게 영향을 주려고 노력하게 된다. 예를 들면 환자들은 진단의 심각함이나 치료법의 강도를 줄여보려고 노력할 수 있다. 특히 환자들은 일반인이 이해할 수 있을 정도의 진단과 치료를 받기 원한다. 즉 전통의술에 깊이 뿌리 내리고 있는 영국의 '강장제'나

비타민을 요구하는 것이 그 예이다. 상담은 또한 사회적인 과정이고, 여기에서 환자는 아픈 역할을 사회적으로 인정받고, 그에 따르는 모든 권리와 의무를 얻게 되는 것이다. 그러나 의사와 환자 사이에 합의가 도출된다 할지라도, 그것이 진단이 정확하거나 치료가 효과적임을 뜻하는 것은 아니다.

합의에 이르지 못하게 하는 문제 중에 계속적으로 나타나는 것을 따로 구별해 놓았다. 이들 중 일부는 앞서 기술된 것이고, 그 외의 것들로는 다음과 같은 것들이 있다.

'환자'에 관한 정의의 차이

서양 의학은 점점 환자 *개인* (또는 개개 장기) 에게 초점을 맞춘다.[36] 그러나 병적인 것은 개인이 아니라 가족, 공동체 또는 일반 사회일 때도 있다. 가족적, 사회적 그리고 경제적 문제들을 간과하고 개인과 증상에만 초점을 맞출 경우 합의에 이르는 것이 어려워진다.

환자들의 '고통의 언어'를 오해하는 것

이는 Zola,[71] Apple,[13] Mechanic,[77] Zborowski[75]의 연구들에서 분명하게 나타난다. 이 현상은 의사와 환자가 연령이나 성별이 다를 때도 일어날 수 있지만, 문화적, 종교적, 사회경제적 배경이 다를 경우 더 가능성이 높다. 공통적인 예는 신체화 증상(☞7장, 10장)을 신체 질환이나 건강 염려증으로 오진하거나, 정신적 '성찰력'이 없는 것으로 보는 것이다.

해석 모델의 불일치

의학적 모델과 민간 모델은 특정 병이라는 사건, 특히 그 원인, 진단, 치료를 해석하는 방식에 있어 큰 차이가 나는 경우가 많다. 이 둘은 몸의 구조와 기능에 관하여 상이한 견해에 기반하고 있다. 예를 들면 비산업 세계인 농촌 지역에서 일하는 의사들은, 그곳 사람들이 병을 초자연적 원인으로 설명하거나, 대인관계 문제로 해석하거나, 혹은 도덕적, 사회적 '균형'으로 건강을 정의하는 것을 이해하기 어려워 할 것이다. 현대의학은 한정된 시각으로 병을 보고 있어서 수량화가 가능한 신체적 정보를 강조하는 반면, 그곳 사람들이 강조하는 심리적, 도덕적, 사회적 차원을 간과하게 된다. 그러므로 죄의식, 수치, 양심의 가책 또는 공포와 같은 환자의 정서적 상태를 고려하지 않는 경우가 많은 것이다.

'병'이 없는 '질병'

진단기술에 의존하는(☞4장) 현대의학에서는 질병이 발견되지 않는 병이 점차 보편화되어가고 있다. 몸의 병리상태는 생화학적 또는 세포 수준에서 진단되지만, 환자는 아프다고 느끼지 않을 수 있다. 그 예로는 정기 건강진단에서 흔히 발견되는 고혈압, 고지혈증, 자궁경부암 1기, 혹은 HIV 감염 등이 있다. 아무런 증상을 보이지 않는 사람들은 건강진단을 하지 않거나, 진단해서 발견이 되어도 치료를 거부할 수 있다. 처방된 약을 의사 지시대로 먹지 않는 경우도 이에 해당된다. 예를 들면, 일주일 치 항생제를 처방받은 사람이 다 나았다고 생각하고는 2~3일 후에 약을 끊는 것이다.

'질병'이 없는 '병'

이 경우에 개인은 '뭔가가 잘못 되어가고 있다'고 느끼지만, 그러한 자각에도 불구하고, 진찰과 검사 후에 '아무데도 잘못된 데가 없다'는 말을 듣는다. 그러나 그 사람들은 계속해서 아프거나 불행하다고 느낄 수 있다. 이들 중 많은 수는 '지나치게 걱정이 많은 사람'(worried well)[57]이라고 부를 수 있을 것이다. 신체적으

---

57) 질병이 없음에도 불구하고, 미리 질병에 걸릴 것을 염려하는 사람을 일컫는 일반 용어이고, 정신의학이나 심리학적 공식 용어는 아니다. 말하자면 '건강한 병자'(healthy sick), '걱정없는 근심'(carefree worried)과 같이 모순된 어법으로서, 보건의료관리상 문제가 되는 이유는 이들이 질병을 확인하고자 검사를 되풀이함에 따라 불필요한 의료비용이 상승

로 원인을 찾아낼 수 없는 육체적 정서적 불편함도 포함되며, 이들 증상 대부분은 일상생활의 긴장과 스트레스에서 비롯된다. '정신신체장애'라고 불리는 이러한 상태에는 과민성 대장염, 경직성 사경(斜頸),[58] 과호흡증후군 혹은 다코스타 증후군,[59] 건강염려증('의대생 병'이 하나의 예이다), 그리고 다양한 민속병 등이 있다. 이때 그 병은 환자와 그의 가족생활에 중요한 작용을 하게된다. 따라서 신체적으로 아무런 이상이 없다는 말은 병을 치료하는 데에 도움이 되지 않는 경우가 많다.

사례 5.5 영국 런던, 질병이 없는 병

Balint[79]는 어린 시절 소아마비로 부분적인 장애가 있는 35세 숙련 노동자인 U씨의 사례를 기술하였다. 그는 장애에도 불구하고 '신체적 결함을 보상하기 위해 과도하게 열심히 일해' 왔었다. 어느 날 U씨는 일터에서 심한 전기충격을 받고 기절하게 된다. 병원에서는 아무런 장기 손상을 발견하지 못했고, U씨는 퇴원하였다. 그러나 이후 온 몸의 통증이 점점 심해지면서 그는 가족 주치의에게 상담을 했는데, 그때 "전기충격으로 내 몸에 무슨 일인가가 일어났다."고 말했다 한다. 철저한 검사에도 불구하고 아무런 이상 소견이 발견되지 않았지만, U씨는 여전히 증상을 호소하였다. "사람들은 내가 뭔가를 상상하고 있다고 여기는 것 같다. (그렇지만) 나는 이게 어떤 병인지 안다." U씨 입장에서 보면 통증은 명백하게 존재하고 있었기에 이 모든 통증이 왜 일어나는지 알고자 했다. 여러 병원에서 수차례 행한 검사에서 모두 이상 소견이 없다고 나왔음에도 불구하고 그는 계속 아프다고 느꼈다. Balint의 견해에 따르면, U씨는 의사에게 '병을 제안하고' 있으나, 그의 제안을 의사는 거부

하게 된다는 점에 있다.

58) 목 주위의 근육경직으로 목이 기울어진 것을 말하며, 신경학적 이상이 있는 경우와 없는 경우로 나뉜다.

59) 미국 시민전쟁에서 처음 기술된 불안장애의 일종으로, 주 증상은 심장과 관련된 것이다. 움직이면 숨이 차고, 두근거림, 어지러움, 가슴통증 등이 나타나고, 심할 경우 기절하게 된다. 과호흡증후군과 연관된다.

했던 것이다. 의사는 환자가 느끼는 통증, 걱정, 공포, 동정심을 받고자 하는 것에는 관심이 없고, 그 증상을 일으키는 신체적 이상을 제거하는 데만 초점을 맞추고 있기 때문이다.

용어의 문제

의학적 상담은 대개 일상 언어와 의학 전문용어의 혼합으로 이루어진다. 그러나 의학 언어는 지난 세기에 걸쳐 점점 더 기술적이고 난해해져서 점점 더 일반대중이 이해할 수 없는 것으로 변화되어왔다.[80] 어느 한 쪽에서만 의학 용어를 사용하는 경우에 흔히 오해가 생길 위험이 있지만, 동일한 용어를 쓰더라도 의사와 환자에게 전혀 다른 의미로 받아들여질 수 있다. 1970년 Boyle[81]은 흔히 쓰이는 의학용어로서, 위장, 속 쓰림, 두근거림, 배에 가스가 차는 것, 또는 폐 등과 같은 용어가 의사와 환자 사이에서 매우 다른 방식으로 해석되고 있음을 조사했다. 두 집단 사이의 이러한 이견은 의학적으로 중요한 의미를 가지고 있다. 의료 상담에서 흔히 '위장에 통증이 있습니까? (조사 대상의 58.8% 환자가 복강 전체를 위장으로 해석하고 있는 상황에서)와 질문을 하게 되기 때문이다. 이와 유사한 조사를 한 Pearson과 Dudley[82]의 연구에서도 담낭, 위장, 간 등의 용어가 잘못 이해되고 있음을 보여주었다. 담낭 제거수술을 기다리고 있는 환자가 만약 담낭이 소변을 담는 것이라고 생각한다면 그 환자는 극도로 불안해할 것이라고 위 연구들은 지적한다. '높은 긴장 상태'의 의미에 관한 민간의 믿음을 연구한 Blumhagen[54]의 연구 또한 그러한 믿음이 고혈압의 의학적 정의와는 다르다고 했다. 앞서 인용된 '균'과 '바이러스'에 관한 민간 이론에 대한 연구에서도 미생물학에서 말하는 실제와는 전혀 다른 것이어서, 일반인들은 둘 다 항생제가 효과 있다고 생각하여, '바이러스 감염'이라고 진단되어도 항생제를 요구하곤 했다 그러므로 의사와 환자가 동일한 용어를 사용한다 해도 서로 이해할 수 있다고 볼 수는

없다. 왜냐하면 용어 자체와 그 의미에 대해 전혀 다른 개념을 가지고 있을 수 있기 때문이다.

환자들이 특수한 민속용어를 사용할 경우 의사들은 혼란을 느끼게 된다. 즉 '나는 마법에 홀렸다' 또는 '망령이 나를 아프게 만들었다' 같은 호소는, 의사가 민간이론을 잘 알고 있지 않는 한 이해하기 어려울 것이다. 동일한 상황이 sustos, '심장스트레스' 또는 '지친 뇌'와 같은 민속질환을 보는 의사에게도 해당된다.

정서적 상태를 알아내기 위한 상담에도 용어의 문제점이 있다. Leff[83]는 런던의 연구에서 불쾌감에 관하여 의사와 환자가 가지고 있는 개념을 비교해 보았다. 정신과 의사는 불안, 우울, 짜증스러움을 서로 명확하게 구별하여 각기 다른 정서상태로 보는 한편, 환자는 그 세 가지 정서상태가 겹쳐지는 것으로 보고 있었다. 환자에게는 두근거리고 진땀이 흐르고 몸이 떨리는 신체적 증상 모두가 '우울증'의 증상이자 '불안'의 증상이기도 했던 것이다. 이러한 일반인의 개념은 환자가 다음과 같은 질문을 들었을 때, 즉 '우울하다고 느끼십니까?', '불안하십니까?' 하고 물을 경우, 답하는 양상에 영향을 미칠 것이다. 다시 말하자면 환자들이 병을 개념화하고 명명하는 방식을 알지 못하면 진료 시에 증상을 잘못 해석하게 될 것이다.

치료의 문제점

치료방법이 환자에게 수용되려면 환자들의 EM으로 이해 가능한 것이어야 한다. 치료의 형태와 목적에 관하여 합의를 하는 것은 진단에 관한 합의만큼이나 중요하다. 만약 치료가 불쾌한 감각과 부작용을 동반하여 일시적으로 또 다른 '병'을 경험하게 만드는 경우에는 특히 더 중요하다. 외과적 수술, 주사, 방사선 치료, 항암요법 등이 모두 이에 해당한다. 의사의 처방이 병과 같은 불쾌함을 일으키거나, 혹은 질병 자체가 고혈압처럼 전혀 불편함이 느껴지지 않는 경우에는, 환자는 처방된 약을 복용하지

않을 수도 있다. 친척이나 친구들이 약을 먹고 부작용을 경험한 적이 있었을 때도 약을 복용하지 않는다고 한다. 또 다른 문제는, 사람마다 병을 나름대로 해석하고는 자가처방한 약과 의사가 처방한 약을 함께 복용하는 경우이다. *의사의 처방을 따르지 않는 현상은 영국에서는 30% 이상이라고 추정된다.*[84] Waters 등[85]이 1976년에 일반의가 진료한 1,611명의 환자를 대상으로 조사한 바에 따르면, 의사의 처방전 중 7%는 약사에게 보여주지도 않았다고 한다. 특정 민간 믿음 때문에 처방된 약을 잘못 사용하는 일은 Harwood[86]가 뉴욕의 푸에르토리코인들 사이에서 조사한 것에 묘사되어 있다(☞3장). 그들은 모든 병, 음식, 약을 세 종류로 분류하였다. 즉 뜨거운 것, 찬 것, 그리고 서늘한 것이 그것이다. 페니실린은 '뜨거운 것'으로 분류되어 '차가운 병'인 류머티스성 심장병을 예방하는 데에 적합하다고 생각한다. 그러나 만약 '뜨거운' 상태인 설사나 변비를 가지고 있다면 페니실린 치료는 중단되어야 한다. 임신 중에 '뜨거운' 음식이나 약을 먹으면, 태아에게 발진이나 빨간색 피부와 같은 '뜨거운' 병을 일으킨다 하여 금기 대상이었다. 철분 보조제나 비타민도 '뜨겁기' 때문에 임부들에게는 금기였다.

치료가 성공적이었는지 여부를 의사와 환자가 다르게 평가하는 경우가 많다. 뚜렷이 보이던 신체적 증상이 없어졌다 하여 병이 나은 것은 아니라고 볼 때도 있고, 그 반대 상황도 가능하다. 예를 들면, Cay 등[87]은 위궤양으로 수술한 환자들이 그 결과를 어떻게 평가하는지 조사하여, 이를 외과 의사의 평가와 비교해보았다. 의사가 성공적이라고 보는 평가기준은 위산분비 감소, 설사증상이 없고, 재발되지 않고, 위문절제나 신경절제 등의 수술이 완벽하게 된 것이다. 반면 환자가 보는 성공의 기준은 삶의 질이었다. 즉 가정생활, 사회생활, 직장, 성생활, 잠자는 습관에 미치는 영향과 같은 것이었던 것이다. 따라서 외과 의사의 관점에

서 성공적인 수술이 환자에게는 실패로 여겨질 수 있는 데, 특히 삶의 질이 떨어지면 그러하다. 즉 '결과가 좋으냐 나쁘냐 하는 것은 신체적인 것이 아니라 심리적, 사회적으로 결정된다.' 반대로 외과 의사들이 실패로 간주하는 수술은, 예를 들면 잔여증상으로 설사가 계속되는 경우에도 환자는 성공으로 볼 수 있다. 왜냐하면, 수시로 찾아오던 고통이 없어졌으므로 설사와 같은 증상은 그 대가로 지불해도 될 만한 사소한' 것으로 간주한다는 것이다. 이때 환자는 건강에 대한 정의 중 하나인 기능적 정의에 의해 수술의 성공 여부를 판단한 것이다.

맥락의 역할

의사-환자 만남에서 매우 중요한 것으로서 끝으로 언급해야 할 것은, 맥락 자체가 어떤 원인적 역할을 한다는 것이다. 의사-환자 관계에는 핵심적인 역할을 하는 두 가지 맥락이 존재한다.

1. *내적 맥락* : 의사, 환자 모두 이전의 경험, 기대, 문화적 가설, 해석 모델, 편견(사회적, 성별, 종교적 또는 인종적 기준에 의거한 것)을 가지고 만나게 된다.
2. *외적 맥락* : 의사-환자의 만남이 이루어지는 실제 장소 (병원, 진료소, 의사의 사무실 같은) 및 보다 일반적인 사회적 상황을 의미하며, 사회 계급, 성별, 인종 등을 비롯하여 지배적인 사상, 종교, 경제 등도 포함된다. 의사-환자 만남에서 이러한 복합적인 요인이 작용하여, 권력이 누구에게 있을 것인지를 정의하게 되는 것이다. 특히 의사-환자 사이의 권력 불평등은 경제적, 사회적 역할에서 매우 중요하다.

여러 상황이 합쳐져 의사와 환자 사이의 의사소통에 영향을 미치게 된다. 왜냐하면 무엇을 상담할 것인지, 어떤 방식으로 말할 것인지, 그리고 그것이 어떤 식으로 듣고 해석될 지를 결정하게 되기 때문이다.

의사-환자의 관계: 개선을 위한 전략들

이 장에서는 병을 보는 의학적 시각과 민간인의 시각 사이의 차이점을 다루고, 진료 시에 이러한 차이로 인하여 야기될 수 있는 문제를 기술했다. 이런 문제를 다루기 위한 전략 여섯 가지를 여기에 제시한다.

1. 병을 이해한다.
2. 의사소통을 개선한다.
3. 자신이 한 말의 의미와 반응을 성찰한다.
4. 질병뿐만 아니라, 병 또한 치료한다.
5. 다양성을 존중한다.
6. 상황에 의한 영향을 고려한다.

'병'을 이해한다

의사는 질병을 찾아내야 함은 물론이지만, 또한 환자와 가족이 병의 원인, 중요성, 예후에 관해 어떻게 생각하고 있는지 알아내려 노력해야 하고, 병이 환자의 삶에 구체적으로 어떤 영향을 미칠 것인지도 생각해 보아야 한다. 병으로 인해 환자에게 나타나는 정서적 반응, 죄의식, 두려움, 수치, 증오, 불확실함에 대한 불안 등을 이해하는 것은 의사-환자 만남에서도 중요하지만 또한 생리학적 자료로서도 중요하다. 환자가 가지고 있는 병에 관한 EM은 앞서 언급한 해석 모델의 일곱 가지 질문을 이용하여 알아낼 수 있다. 병을 설명하는 방식을 보다 일반적인 상황에서 이해하려면, 환자의 문화적, 종교적, 사회적 배경, 경제적 지위뿐만 아니라, 병에 관련된 이전의 경험, 희망과 두려움, 그리고 가능하다면 불운 자체를 어떻게 보는가에 관한 정보도 아는 것이 좋다.

의사소통 개선하기

의사는 환자가 사용하는 특별한 고통의 언어와, 특히 문화적으로 고유한 민속병을 말할 때 쓰이는 표현방식을 알고 있어야 한다. 용어의 문제점, 특히 의학용어를 잘못 알고 있을 가능성을 인식하고 있어야 한다. 의사의 진단과 치료는 환자가 가지고 있는 민간개념 차원에서 이해할 수 있게 말해 주어야 하고, 환자 자신의 경험과 해석을 인정하고 존중해야만 한다. Mechanic[77]이 말했듯이 '의사가 의학적으로 풀이해주는 것이 효력을 나타내려면, 그 해석이 환자의 견지에서 믿을만한 것인지, 그리고 환자가 나타내는 반응을 의사가 어느 정도 예견할 수 있는지에 달려있다.' 그러나 앞에서도 말했듯이, 원활한 의사소통이 핵심적이기는 하나 그 자체가 좋은 치료를 보장하는 것은 아니다.

의사의 자기 성찰을 강화한다

의사 자신의 개인적, 사회적 배경이 자신의 역할에 미칠 수 있는 영향에 대해 항상 성찰해야만 한다. 특히 의사 자신의 문화, 경제적 지위, 성별, 종교, 교육, 경험, 편견 그리고 직업적 권력의 모든 요인이 환자와의 의사소통을 원활히 하거나 차단할 수 있다. 즉 *문화적 역전이*의 가능성을 인식하고 있어야 하며, 가능하면 이를 감소시키도록 노력해야 한다. 의사는 자신이 의과대학에서 특유의 질병관을 가지도록 훈련된 표준화된 성과물이라는 것과, 의사가 인식하는 방식은 전문적인 것이기도 하지만, 또한 개인적인 것이고 문화적인 것이기도 하다는 사실을 잊어서는 안 된다.[89] 이러한 이유로 의사 자신의 내적 동기와 믿음을 성찰하지 않고서는 다른 사람의 것을 진정으로 이해할 수 없다는 점을 강조하고자 한다.

병과 질병 모두 치료하기

의료는 신체적 비정상성이나 기능 장애만을 다루어서는 안 된다. 병에 내포되어 있는 다른 차원—정서적, 사회적, 행동적, 종교적—도 환자와 주위 사람들이 이해할 수 있는 방식으로 충분히 설명하고 안심시켜 줄 수 있어야 한다. 경우에 따라서는 다른 치유자들과 공동으로 협력하여 치료하기도 하는데, 예를 들면 정신요법가, 상담자, 종교인, 대안요법가, 사회 복지가, 자조집단, 지역공동체 조직, 주택상담 혹은 고용 상담가, 심지어 어떤 상황에서는 그 문화권에서 인정받고 있는 민속치료자들과 함께 협동할 수도 있다. 즉 병의 다양한 차원이 신체적 질병과 함께 치료될 수 있어야 한다는 의미이다.

다양성을 존중한다

의사들은 서양의학적 질병 모델이 유일하게 정당한 것이 아니라는 점을 인정해야 한다. 인간의 고통을 해석하고 줄이는 수많은 상이한 방법이 세계적으로 존재하고 있음을 알아야 한다. 더 나아가, 이들 중 어떤 것은 생의학적 모델과 비교했을 때 확실한 장점을 가지고 있는 것도 있다. 서로 다른 국가, 공동체, 개인에게서 발견되는 건강에 대한 다양한 믿음과 관습은 존중할만한 것임을 인식해야 한다는 의미이다. 또한 세계적인 의료다원주의 상황에서 서양의학을 그 중 하나로 보아야 함을 의미하는 것이기도 하다.

맥락의 영향을 고려한다

의사-환자 간의 상호작용을 이해하기 위해서는 위에 서술된 내적, 외적 맥락이 하는 역할에 대해 항상 인식하고 있어야 한다. 병의 원인, 발현, 예후에 기여하는 것으로서, 사회적 요인(가난, 차별대우, 인종주의, 실업, 주거과

밀, 성 차별의 역할과 같은)과 경제적 요인(오염, 인구과잉, 보건시설의 부족과 오염된 물 공급과 같은) 등의 환경적 외적 요인을 이해하는 것이 특히 중요하다. 맥락에 대한 고려는 또한 의사로 하여금 누가 정말로 아픈 사람인지, 그 진단과 치료의 초점을 아픈 개인에게만 맞추어야 할 것인지, 혹은 가족, 공동체 또는 그들이 살고 있는 일반 사회에 두어야 하는지를 결정하는데 도움이 될 것이다.

KEY REFERENCES

3 Good, B. J. and Good, M. D. (1981). The meaning of symptoms: a cultural hermeneutic model for clinical practice. In: *The Relevance of Social Science for Medicine* (Eisenberg, L. and Kleinman, A.eds). Dordrech: Reidel, pp. 165–96.

8 Cassell, F.J. (1976). *The Healer's Art: A New Approach to the Doctor–Patient Relationship*. Philadelphia: Lippincott, pp. 47–83.

16 Kleinman, A. (1980). *Patients and Healers in the Context of Culture*. Berkeley: University of California Press, pp. 104–18.

19 Rubel, A.J. (1977). The epidemiology of a folk illness: *Susto* in Hispanic America. In: *Culture, Disease and Healing: Studies in Medical Anthropology* (D. Landy, ed.). London: Macmillan, pp. 119–28.

21 Krause, I. B. (1989). Sinking heart: a Punjabi communication of distress. *Soc. Sci. Med.*, 29, 563–75.

24 Sontag, S. (2001). *Illness as Metaphor and AIDS and its Metaphors*. London: Picador.

32 Weiss, M. (1997). Signifying the pandemics: metaphors of AIDS, cancer, and heart disease. *Med. Anthropol. Q. (New Series)* 11, 456–76.

43 Spooner, B. (1970). The evil eye in the Middle East. In: *Witchcraft Confessions and Accusations* (Douglas, M. ed.). London: Tavistock, pp. 311–19.

46 McGuire, M.B. (1988). *Ritual Healing in Suburban America*. Piscataway: Rutgers University Press, p. 83.

67 James, A., Jenks, C. and Prout, A. (1998). *Theorizing Childhood*. Cambridge: Polity Press, pp. 77–9.

88 Hall, E. T. (1977). *Beyond Culture*. Grantham: Anchor Books, pp. 85–103.

 See http://www.culturehealthandillness.com for the full list of references for this chapter.

RECOMMENDED READING

Disease versus illness
Kleinman, A. (1980). *Patients and Healers in the Context of Culture*. Berkeley: University of California Press.

Lock, M. and Gordon, D. (eds) (1988) *Biomedicine Examined*. Dordrecht: Kluwer.

Lay health beliefs
Currer, C. and Stacey, M. (eds) (1986). *Concepts of Health, Illness and Disease*. Oxford: Berg Publishers.

Snow, L. F. (1993). *Walkin' over Medicine*. Boulder: Westview Press.

Narratives of illness
Becker, G. (1997). *Disrupted Lives*. Berkeley: University of California Press.

Brody, Howard (2003) *Stories of Sickness*, 2nd edn. Oxford: Oxford University Press.

Kleinman, A. (1988). *The Illness Narratives*. New York: Basic Books.

6

젠더(gender)와 생식

모든 인간 사회의 인구집단은 '남성'과 '여성'이라고 부르는 두 범주로 나뉜다. 각각의 범주는 문화에 의해 규정된 일련의 가정(假定)에 근거를 두고 있는데, 그 범주는 각기 다른 속성, 신념 그리고 행동에 관한 것이다.

인간을 이처럼 두 성별로 나누는 이분법은 보편적인 것이지만, 자세히 검토해보면, 남성/여성의 행동이 어떻게 정의되는지에 관해서는 다양한 변수가 존재하는 매우 복잡한 현상임을 알 수 있다. 이 장에서는 서로 연관되어 있으나, 분리된 두개의 주제를 검토할 것이다. 즉, 성별에 대한 인류학적 연구와 건강 및 건강관리와의 관계, 그리고 범문화적 관점에서 본 임신과 출산이 그 두 주제이다.

젠더[60]

자연 대 양육 논쟁

지난 세기 동안 있었던 사회적 사상의 기본 논제 중 하나는, 자연이냐 양육이냐의 논쟁이

었는데, 인류학에서는 '자연'과 '문화' 사이의 논쟁이었다. 정리하면, 인간의 행동과 지능 및 성격 등의 마음과, 집단 사이의 차이(인종, 종교, 사회계층, 성별 등에 따른)가 자연에 의한 것이냐 아니면 양육의 결과이냐가 논쟁의 요점이다. '자연'이라는 것은 생물학에 뿌리를 두고 있는 것으로서, 고정되고 보편적이며 변하지 않는 것으로 개념화되는 반면, '양육'이란 사회적, 문화적 환경의 영향에 의한 것으로서, 변화될 가능성이 많고 지역적 배경에 따라 달라지는 것으로 인식된다. 이러한 개념적 구분은 온갖 종류의 정치적, 사회적 의미를 내포하고 있다. 철저한 자연 개념을 주장하게 되면, 생물학적 이유로 한 집단의 사람들 (또는 다른 성별)이 다른 집단에 비해 열등하다고 볼 수 있고, 그러한 우열 관계는 어떠한 환경적 변화가 오더라도 결코 바뀔 수 없다는 것을 의미한다. 이러한 접근 방식은 지난 세기동안 세계 여러 지역에서 많은 집단의 사람들을 박해하고, 식민화하거나 착취하는 것을 정당화시키는 데 주로 이용되어왔다.

오늘날 이런 식의 논의는 적어도 학문 집단 내에서는 거의 사라졌고, 대부분의 인류학자들은 극단적인 생물학적 결정론과 극단적인 환경 결정론, 두 가지 모두를 거부한다. 대신에 인간

---

[60] Encyclopaedia Britannica에서는 남자됨 혹은 여자됨으로서의 자신을 인식하는 것으로, 생물학적 성과는 구별된다고 하였다. 1950년대 페미니즘 이론에서는 젠더의 역할과 정체성을 나누어 정의하여 사회적으로 여성에게 강요되는 역할과 자아의식의 중추로서의 정체성을 구별하였다. 1970년대를 거쳐 1980

년대부터는 성에 따라 사회문화적으로 적응하면서 구성되는 경향을 일컫게 되었다. 여기에서는 이런 구별 없이 보편적 의미의 성으로 쓰이고 있다.

의 행동을 설명할 때 인류학자들은 문화, 환경, 사회구조 그리고 인간의 심리생물학적 특성 사이에 복합적인 상호작용이 있음을 연구하고자 한다.[1]

그러나 자연/양육 논쟁의 잔재는 현재까지도 진행 중인 젠더에 관한 논쟁에서 여전히 찾아볼 수 있다. 여기서 젠더는 마치 자연 혹은 양육(문화) 둘 중의 하나에 의한 결과인 것처럼 묘사되고 있다. 페미니스트 인류학자들[2]은, 서양 사상에서 여자와 여성성은 남자보다 덜 '문화적'이어서, 통제되고 창조적이며 질서 잡힌 남성 세계의 '문화'와 비교할 때, 통제되지 않고, 위험하고, 불결하기까지 한 '자연'과 동일시되어왔음을 지적한다. 이런 방식으로 자연을 문화로부터 개념적으로 분리하고, 그 양자가 대립하고 있음을 암시하는 것은 그 자체가 인위적이고, 이는 인간 행동을 서구 문화에 한정된 시각으로 바라보는, 대표적인 잘못된 이분법이라고 이들은 주장한다. 더 나아가 가치가 각기 다르게 부여된 두 개의 범주로 나누어 구분하는 이런 방식과 그 정도는 세계의 다른 곳에서는 찾아보기 어렵다고 한다.

또한 이런 이분법에는 사회적 의미가 내포되어 있는데, 서양 사상에서 문화는 자연에 비해 우월하고 더 인간다운 것으로 간주하기 때문이다. 19세기에 이러한 사고 양식에 의해 남자가 우월하다고 정당화하였고, 이는 다시 말하면 여성성이란 정복하고 탈바꿈시켜 남자들의 문화에 의해 생산적으로 만들어져야 할 대상으로 보았었다.

그러나 성 정체성을 이해하고자 할 때에는, 생물학적인 것과 환경적인 것 모두가 한 개인의 젠더를 정의하는데 영향을 미친다고 보는 것이 온당하다. 남자와 여자는 상이한 신체 구조와 생리학적 주기를 가지고 있다. 여자는 월경을 하고 임신, 출산, 수유를 하는 반면, 남자는 그렇지 못하다. 양자 사이에는 감성적 차이, 행동 면에서도 차이가 있다. 그러나 그러한 생리학적, 심리적 그리고 사회적 현상들은 이미

*문화적 의미*가 부여된 것들이고, 부여된 의미는 다시 행동에 영향을 미치고, 그리고 사회적, 정치적, 경제적 제도에 또다시 영향을 미치게 되어, 이것이 바로 현대 인류학자들의 주요 관심사이다.

젠더의 구성 요소

젠더는 다음의 다양한 구성 요소들이 복합적으로 결합하여 나타나는 결과로 이해할 수 있다.

1. 유전적 젠더. 유전자형[61]과 두 개의 성염색체 X, Y에 의한 것. (XX = 여자, XY = 남자)
2. 육체적 젠더. 표현형,[62] 특히 외모와 이차성징(외부 생식기, 유방, 목소리, 지방의 분포 등)에 기초한 것.
3. 심리적 젠더. 개인이 어떻게 자신을 인식하는지, 어떻게 행동하는지에 기초한 것.
4. 사회적 젠더. 남자와 여자에 대한 보다 넓은 의미의 문화적 범주로서, 어떻게 생겨야 하고, 생각하고, 느끼고, 옷차림새가 어떠하고, 어떻게 행동해야 하고, 세계관은 어떠해야 하는지 그 사회가 규정하는 남자다움, 여자다움에 기초한 것.

그러나 인간의 세포가 분열할 때 애매모호한 영역과 변형이 존재한다. 유전적인 단계에서 인간의 염색체가 분열하고 결합할 때 성염색체의 변칙적 배합이 있을 수 있다. 터너 증후군(XO),[63] 클라인펠터 증후군(XXY),[64] Y다중

---

61) 유전 인자에 의해서 생물 내부적으로 결정되는 숨겨진 형질을 뜻한다. 과학 일반에서는, 특정 표현형을 나타내는 일련의 유전자 집합, 혹은 어떤 개체가 가지고 있는 전체 유전자의 집합을 가리키기도 하며 이는 게놈과 유사한 의미이다.
62) 유전자형에 의하여 형성된 개체나 어떤 특성이 드러난 것을 말한다.
63) 정상 염색체 46개 중 상염색체 44개는 정상이나,

체(YYY)[65] 또는 반(半)음양(XX/XY)[66] 등이 그 예이다. 태아 발달단계에서는 성선(性腺)의 발달장애로 인하여 성호르몬과 외모가 유전적인 성과 일치하지 않을 수 있다. 남자, 여자 모두에게 나타날 수 있는 위반음양(僞伴陰陽)이 한 예이다. 이는 어느 한쪽 성의 유전자형과 생식선을 가지지만, 외부 생식기는 다른 쪽 성의 것으로 나타나는 경우이다.[3] 남자 성정체성 장애자[67]의 경우, 유전자형, 표현형 모두 남자일지라도, 본인들은 본질적으로 여성으로 행동하고, 옷을 입고 스스로를 여성으로 인식한다.

젠더 정체성의 다양한 측면에서 '사회적 젠더'는 가장 가변적이고 사회문화적 환경에 의해 매우 크게 영향을 받는 것이다. 여자/남자의 두 범주를 연구하는 인류학자들은 세계 많은 곳에서 범주의 범위와 내용에 매우 많은 변수가 있음을 발견했다. 즉 한 집단 내에서 '남자'(또는 '여자')에게 적합하다고 생각되는 행동이 다른 집단에서는 더 '여자다운' 것으로 (또는 '남자다운' 것으로) 간주될 수 있다는 것이다.

젠더 문화

비교적 최근까지, 남자 인류학자들이 하는 대부분의 현지조사에서는 그 사회의 '여자들의 세계'에 대해서는 거의 관심을 기울이지 않았었다.[4] 남성과 여성의 세계가 뚜렷하게 구분되어 있는 사회에서 남자 인류학자들은 여자들 세계의 내부 비밀, 말하자면 성, 임신, 출산과 월경에 관련된 여자들의 믿음과 관습에 관한 비밀에는 사실상 접근하지 못했었다. 그러나 최근에는 많은 여자 인류학자들에 의해 민족지학적 연구가 이루어져 이런 불균형은 해소되고 있다. 새로운 연구 경향의 한 가지 특징은 '양육' 혹은 사회문화적 영향력이 젠더를 정의하는 데 역할을 한다는 것이다.

사회적 영역을 '남성'과 '여성'의 범주로 구분하는 것은, 소년과 소녀는 매우 다른 방식으로 사회화되는 것을 의미한다. 그들은 각기 다른 삶의 기대를 가지도록 교육되고, 감성적으로 되거나 혹은 지적으로 발달하도록 특정 방식으로 교육된다. 일상생활에서도 서로 다른 옷차림새와 행동 규범을 따르게 된다. 어릴 때부터 남성 혹은 여성답게 인식하고 사고하고 느끼고 행동하는 법을 지시하는 명백하고도 암시적인 일련의 지침을 사회는 지정하고 있는 것이다.

한 사회 안에 존재하는 두 종류의 이런 지침을 그 사회의 *젠더 문화*라고 부를 수 있다. 세계 여러 곳에서 젠더 문화는 매우 상이하여, 그런 사회의 남자와 여자는 '하나의 깃발 아래 두 국가'가 같이 살고 있다고 묘사된다.

한 예로, 뉴기니의 대부분에서는 남녀가 마을의 서로 다른 지역에 따로 떨어진 집에서 살고 있을 정도로 남자, 여자의 세계가 양극화되어 있다. 그리고 Keesing[5]의 표현에 따르면 '위험하고 긴장되는 분위기에서 아주 가끔만 성관계를 가진다.' 동성애가 일반적인 곳에서는 양성의 양극화는 더욱 심하다고 한다.

다른 예로, Goddard[6]는 이탈리아 나폴리에서 성적 행동을 문화적 가치와 연관시키는, 서로 다른 남성과 여성의 세계에 관하여 기술하였다. 그곳에서는 다른 지중해 사회와 마찬가지로, 양 성에는 매우 상이한 규범과 이중적인

성염색체가 X 하나만 있어서 나타나는 이상으로, 외형상 여자이나 이차 성징이 발달되지 않고, 여러 신체 기형을 동반한다.

64) 세포분열시 성염색체가 분리되지 않아 X염색체가 하나 더 있다. 외형은 남자이나 대부분 불임이고 작은 고환과 여성형 유방 및 다양한 신체 기형이 있을 수 있다.

65) Y 염색체가 하나 더 있는 것으로, 큰 키와 학습장애 등이 특징이다. 한때 Y 염색체가 많을수록 범죄성이 증가한다고 하였으나, 이는 학습장애와 연관이 되는 것이지, Y 염색체와 직접 연관되는 것이 아님이 밝혀졌다.

66) 남성기관과 여성기관이 한 몸에 있는 것이고, 생식기능과 외모에 따라 여러 수준으로 분류된다.

67) 흔히 '성도착자'라고 불리나, 이는 정확한 용어가 아니다.

도덕의 잣대가 작용한다. 예를 들면, 건강하고 '정상적인' 남자라면 수많은 혼전, 혼외정사를 경험하는 것이 남성성의 증거가 되지만, 여자에게는 모두가 금기이다. 남자들은 자신과 가족의 명예를 적극적으로 보호해야 하지만, 여자의 명예라는 것은 자신의 순결과 정숙을 지키는 데에 있다. 만일 그 남자의 여자가 어떤 식으로든 더럽혀진다면 남자의 명예는 손상을 입고 수치로 바뀐다. 그러나 지중해의 다른 사회에서는 여자를 대하는 남자들의 태도가 양가(兩價)적이다. 즉 여자들은 '위태롭게 나약하다고 보거나, 아니면 손쉽게 접근해서 유혹할 수 있다고 본다.' Dunk[7]는 1989년 캐나다 몬트리올에 사는 농촌 출신 그리스인들 사이에서 유사한 양상을 기술했다. 남자들의 역할은 자존심과 명예심(*philotimo*)을 통해 가족의 명예를 보호하는 것이고, 반면에 여자들은 조심스럽게 절제된 행동을 해서 성적 정숙함이나 수치(*dropi*)로부터 보호되어야 한다는 그리스 농촌의 견해가, 지역적으로 멀리 떨어져 있음에도 불구하고 몬트리올에 있는 그리스인들도 가지고 있었다. 여자들은 자신의 *dropi*를 보호하기 위해서 사적으로든 공적으로든 상당한 자제를 해야만 한다. 가족의 명예가 가지는 사회적 가치는 매우 중요한 것이고, 서로가 끊임없이 유심히 관찰한다. Shepherd[8]는 1982년 케냐 몸바사의 이슬람 스와힐리인들 사이에서 나타나는 이와 유사한 규범에 관해 기술하였다. 남자들이 생각하기에, 여자들은 '기회만 주어진다면 성에 열광하고 무책임해질 것이다.' 남자는 여자가 의존적인 것을 당연하게 여기지만, 동시에 여자의 생리혈이 가지는 오염시키는 힘을 두려워한다. 남자는 여자와 아이를 부양하고, 그렇기 때문에 이들을 통제할 수 있다. 결혼하지 않은 딸의 처녀성은 효과적으로 통제할 수 있지만, 아내의 정숙함은 통제하기 어렵다고 본다. 그 공동체에서는 결혼해서 초야를 치르는 것이 '어린 소녀가 성인 여성으로 될 수 있는 유일한 통로'이다.

위에 인용된 사례가 보여주는, 인간 사회를 두 가지 젠더문화로 분리시키는 것은 어떤 특정 사회의 상징적 시스템의 한 중요한 부분이다. 이러한 이분법적 구조는 여자에 대한 양가적 감정으로 나타나고 있다. 어느 때는 양육하는 어머니나 치유자(☞4장)로 보다가, 다른 때는 악의에 찬 '마녀'(☞5장)나 생리혈로 남자를 파괴시키는 위험한 존재(☞2장)로 상반된 감정을 갖는다는 것이다.

젠더문화의 다양성

그러나 젠더 역할은 고정된 것이 아니라 변화하게 되는 데, 특히 도시화와 산업화의 영향으로 더욱 빠르게 변화하고 있다. 산업사회에서는, Embers와 Embers[9]가 주목했듯이, 기계가 인간의 힘을 대체하고 여자가 자녀 양육을 다른 사람에게 맡길 수 있게 되었을 때, 노동의 성별 구분은 사라지기 시작한다.

범문화적으로 볼 때 노동의 성별 구분[4,9]에는 변하지 않는 일정 부분이 존재하지만, 한편으로 광범위한 차이도 있음을 보여주고 있다. 즉 한 사회에서 한 젠더에게 전형적으로 여겨지는 행동이 다른 사회에서는 그렇게 간주되지 않을 수 있다. 예를 들면, 몇몇 사회에는 여자는 가정 안에서만 역할이 주어지고 활동도 가정 안으로 제한되어 있어서 밖에서 일하는 것이 결코 허락되지 않는다(이슬람 사회의 *purdah* 제도처럼[9]). 반면에 다른 사회에서는 일반 경제제도 안에서 여자들이 더 중요한 역할을 한다. 일부 산업사회에서는 여자들이 생활비를 벌어들이는 중요 위치에 있다. 미국에서는 50% 이상의 결혼한 여자들이 가정 밖에서 일한다.[9] 반면에 여러 농업사회에서 여자들은 가정 내에서의 역할과 함께 가축을 돌보고, 곡물을 심고, 가꾸고, 수확하고 판매하는 것, 또한 시장에 내갈 의류와 도자기, 다양한 수제품 생산에 관련하고 있기도 하다.

일부 인류학자들은 여자의 가정 내 종속생활

은 보편적인 현상이고, 모든 인간사회에 공통되는 현상이라고 주장하기도 한다.[10] 그러나 다른 인류학자들은 이 관점을 비판하면서, 상황에 따라 서로 다르게 평가되어야 한다는 점을 지적한다. 무엇보다도, 모든 사회에서 남자들은 생명을 창조하고 출산하고 모유로 양육하는 여자들의 생물학적 힘을 질투한다는 것이다.[4] 특히 거의 대부분의 사회에서는 의례와 종교를 통하여 이 힘을 더욱 강화시키고 있다. 이에 더하여, 많은 전통사회에서 여자는, 특히 자녀가 있는 나이 든 결혼한 여자는 개인적, 상징적, 경제적으로 큰 힘을 행사하고, 상당한 자율성을 가지고 있으며, 때로는 그 사회에서 권력의 핵심적 중개인이 되기도 한다. Kessing[4]이 지적하듯이, '배후에서 행사되는 여자들의 권력은, 어떤 면에서는 중앙 무대에서 단지 '공허하게 허세를 부리는 겉치레뿐인' 남자들의 권력보다 더 실질적인 것이다.'

이 장의 후반부에서는 건강과 젠더문화의 다양한 관계에 대하여 논의할 것이다. 생리학적 차이에 의한 영향을 배제하고 젠더문화만 평가해본다면, 젠더문화가 어떻게 건강에 보호적 역할 혹은 해로운 역할을 하는지 이해할 수 있을 것이다. 즉 특정 젠더문화의 신념과 행동이 병의 원인, 발현 및 인식에 기여하고 있음을 기술하고자 한다.

젠더문화와 성적 행동

젠더문화는 성별에 따른 성적 행동에 관한 규범을 규정하지만, 이 역시 범문화적으로 다양하다. 민족지학적 연구들은 사회마다 허용하는 이성애의 수준이 다름을 보고하였다.

이와 관련된 예로, Embers와 Embers[9]가 인용한 것에 의하면, 혼외정사는 많은 사회에서 일어나고 있음을 보여준다. 전 세계적으로 모든 사회의 69% 정도에서 남자들은 혼외정사를 가진다고 하며, 57%의 사회에서는 여자도 그러하다. 중요한 점은, 54%의 사회에선 남자에게 혼외정사가 허용되나, 여자의 경우 단지

11%의 사회에서만 허용되고 있다는 점이다.

성행동 양상은 질병 감염에서 중요한 변수가 된다. 상대를 가리지 않는 성행동과 혼외정사가 보편적인 사회에서는 성관계로 옮겨지는 질병(임질, 매독, 성기 헤르페스, AIDS 등)과 B형 간염뿐만 아니라 때로는 자궁암(☞15장)도 확산되기 쉽다. 혼외 성관계에 대한 이중 잣대로 인하여 매춘이 보편화될 때 성병은 확산된다. 최근 AIDS가 확산되면서 건강교육 지도자들은 이성애자, 동성애자 모두 난잡한 성관계를 제한하도록 강조하고 있다. 어떤 사회에서는 여자의 처녀성을 보존하기 위하여 사춘기 이성애자들 사이에서 항문성교가 흔한데,[11] 이역시 성병 확산에 기여해 왔다.

젠더문화 안에서도 사람들의 성행동이 문화와 일치하는 것은 아니다. 동성애 경우와 같이, 통상적 젠더문화의 규범을 넘어서는 일부 성행동을 그 사회가 관용하는지 여부는 수많은 변수가 작용한다. 일부 사회에서 동성애는 완전히 금지되는가 하면, 다른 사회에서는 특정 시대, 혹은 특정 개인에게 인정되거나 제한되어 왔다. 예를 들면, 뉴기니의 에토로인들 사이에서는, 이성애 행동이 1년에 260일 동안 금지되었다고 한다. 반면 동성애는 '항상 허용되고, 또한 동성애는 농사 수확을 풍요롭게 하고 소년들을 강하게 만든다'고 본다고 한다.[9] Shepherd[8]는 케냐 몸바사의 스와힐리인의 남녀 동성애에 관해 기술했다. 이곳에서는 동성애와 복장도착증[68] 등으로 성의 경계가 느슨하다고 한다. 동성애도 보편적으로 받아들여지고 있고, 특히 소년들 사이에서는 매우 흔하다고 한다. 이 소년들은 대부분 나중에 이성애 관계를 가지고 결국은 결혼하게 된다고 한다. Shephard의 견해에 의하면, 이러한 동성애 행동이 남자와 여자 사이의 확고한 관념적 구별을 흐리지는 않는데, 그 이유는 그들이 생각하기에는 '생물학적 성이 성별

---

68) 다른 성의 옷을 입는데서 쾌락을 느끼는 것으로 동성애일 수도 있고 아닐 수도 있다.

결정 요인으로서 성행동보다 훨씬 더 중요'하기 때문이라는 것이다. Shephard는 이를 현대 영국과 미국의 상황과 비교하여 보았다. 두 나라에선 성 행동이 성별을 정의하는 데 더 중요하고, 젠더 규칙을 지키지 않는 남자의 행동은 종종 '여자같은' 또는 계집애같이 유약한 것으로 자주 묘사되고 있다.

Caplan[12]은 임신과 다산을 바람직하게 보는 곳에서는 성과 다산이 개념적으로 서로 분리되지 않으며, 성별을 결정하는데 가장 중요한 것은 생물학적 성이라고 주장했다. 아이를 많이 가지려 하지 않는 곳에서는 (현대 서구 도시사회와 같이), 그리고 피임방법을 이용하기 쉬운 곳에서는, 성은 점차 다산에서 멀어져 임신과 무관한 동성애 같은 성 행위가 더 관용적으로 받아들여진다. 따라서 현대사회에서는 성별이 사회적 행동 및 성행동에 의해 더 많이 결정되고 있는 것이다. 동성애에 더 관용적인 사회는 자원에 비해 인구가 너무 많은 곳이고, 따라서 이성애에 의해 인구를 늘려야 할 필요성을 크게 느끼지 않는 곳이라고 Caplan은 주장했다.

건강관리와 젠더문화

이 책의 앞부분에서 기술했듯이, 대부분의 문화에서 가장 기본적인 건강관리는 가족 안에서 하고 있다. 대중 영역에서 건강관리의 주된 공급자는 어머니나 할머니 등 여자이다. 대중 영역에서 여자들은 흔히 치유자 컬트와 같은 모임을 만드는데 이들은 자조집단으로서, 그 예의 하나는 Devisch와 Gailly[13]이 기술한 벨기에의 터키 이주자들이 가지고 있는 Dertlesmek ('슬픔을 공유하기') 집단이 있다. 혹은 Lewis[14]가 기술한 것으로서 자조집단과 외부인이 결합하여 만든 아프리카의 신들린 집단 zar가 있다. 그 외 미국 교외 중산층에서 치유의례를 행하는 교회 종파도 해당된다.[15] 민속영역에서도 여자들은 늘 중심적인 역할을 수행해왔다. 마을의 '현명한 여자', 영매, 영적 치유자, 그리고 비산업세계의 다양한 민속치유자에서부터 전통 산파에 이르기까지 매우 다양하다.

현대의학의 전문 영역 안에서는 의료종사자 중 대부분의 간호사와 산파는 여자이지만, 그러나 높은 보수와 지위를 가진 의사는 대부분 남자들이다. 4장에서 본 바와 같이, 의료 직종은 그 사회의 지배적 이념과 경제제도를 그대로 반영한다고 볼 수 있고, 사회계층 구별과 노동분업도 포함된다. 그러므로 의학은 대부분의 서구 국가에서 최근까지도 지배적으로 남자의 직업이었다. 예를 들면, 영국에서 1901년에는 의사로 등록된 전체 3만 6,000명 중 212명만이 여자였다.[16] 1970년대 이후 많은 여자들이 의대에 들어오게 되었다. 영국에서 1985년까지 NHS에 등록한 전체 의사 중 여자는 약 23%이다.[17] 영국 NHS 내 전 직원의 75%가 여자인데, 이들 대부분은 간호사, 보조 인력, 식당 종사자, 청소원 같은 낮은 직급에 종사한다. 행정 직원과 의사 대부분은 아직도 남자들이 차지하고 있다. 예를 들어, 1981년 병원 전문의의 89%와 병원 일반의사의 75%는 남자였다.[18] 그러나 일반개업의인 가정의(GP)에서는 상황이 다르다. 잉글랜드와 웨일즈의 통계를 보면 1983년에는 GP의 82.6%가 남자이고, 17.4%만이 여자였으나, 1990년에 이르면 여자 GP가 전체의 31.5%에 해당하여 거의 2배가량 증가하였음을 보여준다.[19]

미국의 경우, 의사는 아직도 대부분이 남자이다. 2002년 전체 의사 수 81만 3,770명 중 76%가 남자이고, 24%가 여자이다.[20]

간호직

간호직은 주로 여자가 담당한다. 미국의 경우 2000년 전체 간호사 수 269만 4,540명 중 5.5%에 해당하는 14만 6,902명만이 남자였다.[21] 그러나 남자 간호사 수는 꾸준히 증가하고 있어서, 전체 간호사 수의 증가율보다 빠르게 늘어나고 있다.

세계 여러 지역에서 인구 대비 간호인력 비율에는 큰 편차가 있다. 1997년~2003년의 자료에 근거한 2005년 WHO의 보고[22]에 의하면, 간호사와 조산사의 수는 지역에 따라 큰 차이가 있고, 의사 1인 당 간호사, 조산사의 비율도 매우 다르다(표 6.1). 이 자료에 의하면 세계 많은 국가, 특히 가난한 곳에서는 인구의 건강 관리에서 간호사들이 아직도 중요한 역할을 수행하고 있음을 알 수 있다.

표 6.1 국가별, 인구 당 및 의사 1인당 간호사와 조산사 수

국가	간호사와 조산사의 수 (인구 10,000 명당)	간호사와 조산사의 비율 (의사 1 인 당)
말라위	2.2	22.6
탄자니아	3.7	16.2
인도	7.9	1.3
중국	9.6	0.6
자메이카	16.5	1.9
영국	54.0	2.5
필리핀	61.4	5.3
일본	86.3	4.3
미국	97.2	3.5

WHO (2002)[22]

영국에서 간호직(조산사 포함)은 NHS 내 보건직업인 중 가장 규모가 큰 단일 집단이며, 1999년에는 전체 종사자의 50% 이상을 차지했다.[23] 영국 간호직의 90% 이상이 여자라는 사실에도 불구하고 상급 간호관리직에는 남자가 불균형적으로 많다(30~40%).[25] 영국의 남자 간호사는 지난 세기동안 거의 증가하지 않고, 1995년 9.01%였는데, 2005년에도 10.7%에 그치고 있다.[24] 조산사는 거의 모두가 여자여서 2003년 전체 조산사 수 3만3,000명 중 남자는 102명일 뿐이다.[26]

서구사회의 제반 기관과 마찬가지로, 간호사는 성별 구별에 의해 위계질서가 만들어진 병원에서 대부분 일하고 있다. Gamarnikow[27]는 의사와 간호사의 관계는 플로렌스 나이팅게일이 간호규범을 만들었던 빅토리아 시대 가족

안의 성별 구별을 아직도 그대로 반영하고 있다고 비판했다. 병원 구조 안에서는 아직도 의사＝아버지, 간호사＝어머니, 환자＝자녀라는 등식이 존재함을 의미한다. 보건의료분야의 권력관계에서 간호사의 영역은 따로 분리되어 있지만, 여전히 남자 의사의 영역에 종속되어 있다. 이 같은 시각은 영국 병원에서 여전히 사용되고 있는 가족이라는 비유적 묘사를 보면 더욱 뚜렷하다. 즉 이 구조에서는 간호직이 아주 최근까지도 '간호인',[69] '자매'나 '부인'(matron) 등으로 지칭되었었다.

또한 간호사의 직무는 아기를 가진 어머니의 책임과 같이 아직도 환자의 몸(특히 몸의 표면)과 배설물을 긴밀하게 다루어야 한다. van Dongen과 Elema[28]는 네덜란드의 간호사에 관한 연구에서, "간호사가 만지고 돌보는 방식은 인간에 대한 사랑과 동정이라는 돌봄의 근본이념과 가치에 근거한 것이며, 우리 사회의 인간관계의 가치와 관련된다."고 언급했다. 이와 대조적으로, 의사는 환자와 함께 하는 시간이 상대적으로 적고, 배설물을 거의 접하지 않으며, 환자 몸 안의 생물학적 신비와 작용에 관하여 전문지식을 가지고 있다. 의료직에서 노동의 성별 구별이 지금도 지속되고 있기 때문에, 오늘날의 주요 사회 변화에도 불구하고 의료직의 두 가지 변칙적 유형, 즉 '남자 간호사'와 '여자 의사'는 병원 안에서 모호한 느낌을 주었으나 이제는 점차 보편화되어가고 있다.

간호문화의 변화

Stacey[16]는 영국의 간호직이 종교집단에서부터 발생한 것이며, 18세기 및 19세기에 병원이 설립되면서 주로 집안일을 하기 위한 목적과 또한 아픈 환자를 지켜보기 위한 목적으로 간호 인력이 투입되었음을 기술하였다. 19세기부터 간호 자체가 점차 하나의 독립된 직업으로 부상하게 되었으나, 간호직은 여전히 의사직에 예속되어 있다. 1916년 간호대학이 설립되고,

---

69) 간호사인 nurse에는 보모, 유모라는 의미도 있다.

1918년 간호사 등록제가 실시되었으며, 1943년에는 간호법령에 의해 간호인의 역할이 확립되었다. 이후 간호직 훈련은 점차 전문화되어와, 현재 유럽과 미국에서는 전공과 세부전공으로 나누어진 대학원 과정도 있다. 간호는 현재 독립적인 보건직으로 확립되어 있다.

사례 6.1 미국 의학 및 간호학 관련 저널에 있는 광고

Krantzler[29]는 미국 내 의학저널 및 간호학 저널에 나오는 광고를 분석하였다. 최근 몇 년 동안 광고에 나오는 의사 가운과 청진기 등의 전통적 의료의 상징은 점차 줄어들고 있다고 지적한다. 행동하는 과학으로서의 상징인 이러한 표현방식은 이제는 간호학 저널에서 더 많이 보이고, 이전에 의사를 상징했던 상징물에 간호사들이 더 자주 등장하고 있다는 것이다. 이러한 간호학 저널의 광고는 간호사들이 의사의 상징과 행동을 모방하고 있음을 보여주는 것이다. Krantzler는 이러한 현상이 의미하는 것은, 간호사들이 '의사가 받는 존경을 원하고 있을 뿐만 아니라, 전문직으로서 의사의 지위를 원하고 있음'을 나타내는 것이라고 보았다. 이러한 간호 광고 속에서 남자 의사들은 그다지 중요한 위치에 놓이지 않고, '간호사 혼자서 등장하거나, 아니면 다른 간호사들과 환자가 함께 등장하는' 경향이 있다. 미국의 경우, 이렇게 '제3자를 통하지 않는, 고객과의 직접적 1:1 관계가 전문직의 중요한 상징'이라는 점을 Krantzler는 지적하였다.

Littlewood[30]는 간호교육은 생의학적 틀 안에서 이루어지고 있지만, 간호사들은 '질병'과 함께 '병'이 가지고 있는 문제를 이해하고 다루는 데 의사보다 훨씬 나은 위치에 있다고 했다(☞ 5장). Littlewood는 만성질환, 장애, 임신 및 노인 건강문제를 평가하고 관리하는 데는 간호직이 핵심적인 역할을 한다는 것에 주목한다. 이들에게 의학적 모델 중 하나인 '속효 치료'는 도움이 되지 않고 때로는 부적절하기까지 하

다. 우리 사회에서 '불명예스러운 사회적 정체성을 가지고 있는' 주변인에 속하는 만성병 환자와 장애인에게 삶의 질을 확보해주고 고통의 의미를 이해하는데 간호직은 크게 기여할 수 있다. 그렇기 때문에 Littlewood는 간호직이야말로 '의사의 목적과 환자의 목적이 합의에 도달하도록 하는 데' 최선의 위치에 있는 의료직으로 보았다.

Sandelowski[31]의 지적에 의하면, 최근 새로운 기술혁명의 하나인 '원격간호'(☞13장)는 간호사의 전통적 역할에 하나의 도전으로 다가오고 있다고 했다. 간호업무는 언제나 일종의 '몸에 관한 일'이었다. 즉 만지고, 안고, 옷 입히고, 닦아주고, 먹여주는 일뿐만 아니라 개인적, 정서적 지지를 해왔다는 것이다. 돌봄의 이러한 특징적 방식이 의사 업무와 간호직을 구별해주는 특성이었다. 그리고 이것이야말로 간호전문직의 자긍심이자, '자존심, 행동의 주체자로서의 인식이자 다른 의료인과 구별할 수 있는 자아의식의 근거'였다. 그러나 최근 간호사들은 점차 기술에 의존하고 있어서, 전화 간호 상담, 전화로 측정하기, 비디오모니터 등을 사용하고 있을 뿐만 아니라, 전통적인 '몸에 관한 일'을 보조 인력에게 맡기고 있다. 이런 경향이 간호사의 지위와 수입을 올려줄 지는 몰라도, 이는 간호직의 전통적 '돌봄의 본질', 즉 더욱 친밀하게 참여하여 아픈 환자의 몸을 간호하는 업무를 훼손한다는 것을 부인할 수 없을 것이다.

의료화

최근 몇 년 동안 *의료화*(medicalization)라는 개념이 Illich[32] 등의 현대의학 비평가들과 의료 사회학자들에 의해 제시되었다. 의료화는 Gabe와 Calnan[33]의 정의에 의하면, '근대 의료의 지배력이 확장되면서 과거에는 의료적 문제가 아니었던 것들이 의료의 통제 하에 들어오게 된

159

과정'이다. 여기에는 매우 다양한 현상이 포섭되어 왔다. 노년기, 불행, 외로움, 사회적 고립을 비롯하여 여성의 정상적인 생애주기 단계들(월경/생리, 임신, 출산, 폐경 등), 그리고 가난이나 실업과 같은 일반적인 사회문제까지도 포함된다.

의료화는 여러 가지 방식으로 설명될 수 있다. 의료 사회학자들의 주장에 의하면 현대의학은 점차 사회를 통제하는 앞잡이로 이용되고 있다고 주장한다.[34] 즉 사람들은 점점 더 의료직에 의존하게 될 뿐만 아니라, 의료와 연결되는 의약산업과 다른 기타 산업에 의존하게 되었다는 것이다.[35] 또한 의료화에 의해 사회적 규범에 순응하지 않는 자들을 '악한 자'나 '나쁜 자'로 규정하지 않고, 대신에 '아픈 자' 혹은 '정신병자'로 규정함으로써 상궤(常軌)를 벗어난 행동을 통제하고 있다고 본다. 중요한 점은, 종교적 세계관이 쇠퇴하면서 의학이 그 도덕적 이념을 대체해오고 있다는 것이며, 이는 삶의 일상적 부분과 불행까지도 의학으로 설명하게 되었음을 의미한다. 이는 의학 자체가 의도한 것은 결코 아니었을 것이다. 근래에는 건강하지 못한 생활방식이 병을 불러온다는 의료적 개념이, 악한 행동으로 신의 처벌을 받게 된다는 이전의 종교적 개념을 대체하고 있다. 과학과 기술이 기대 수명을 연장하고 삶의 질을 향상시키는데 극적인 성공을 보임에 따라 이러한 견해는 더욱 강화되고 있다. 의료화는 또한 몸을 '기계'로 보면서 사회적, 문화적 배경을 배제시키는 결과를 가져왔다(☞2장). 의료화가 강화된 배경에는 자연/양육 논쟁도 한 몫을 하고 있다. 여자의 생리학적 본질을 통제되지 않고, 예측할 수 없고, 위험스럽게 오염시키는 것으로 본다면, 의료 기술은 이런 통제할 수 없는 여자를 길들여서(특히 페미니즘의 시대에) 더욱 '문화적'으로 만드는 셈이 되기 때문이다.

의료 사회학자와 인류학자들이 의료화의 예로 인용한 사례를 기술하면서, 이 장에서는 다음과 같은 점에 초점을 맞추고자 한다.

1. 여자의 삶의 스트레스와 향정신성 약 처방과의 관계
2. 여성 생리학적 생애주기(생리, 폐경, 출산)의 문제

여자와 향정신성 약물 처방

향정신성 약물은 산업사회에서 개인적이고도 사회적인 문제의 해결책으로 널리 사용되어왔다(☞9장). 몇몇 서구 국가에서 조사한 연구에 의하면, 향정신성 약물의 처방 횟수는 남자보다 여자에서 두 배 가량 많다.[35] 이런 약을 왜 의사들이 여자에게 더 많이 처방하는지 그 이유는 복합적이다. 여자의 삶의 스트레스와 역할 갈등에 대한 해결책으로 약을 제시하는 약품광고도 여기에 포함된다. 대조적으로 남자에게는 약보다는 술과 담배가 화학적 위로물이 되고 있다.

사례 6.2 영국의 향정신성 의약품 광고

Stimson[36]은 영국 의학저널 속의 향정신성 약품 관련 광고를 연구하여, 그 광고에 등장하는 여자의 이미지가 남자보다 15대 1의 비율로 더 많다는 것을 발견하였다. 광고에서 여자의 사회적 지위는 '스트레스, 근심, 정서문제에 시달리는 사람으로' 확연히 비추어진다. 우는 아이들에 둘러 싸여 어지러진 부엌에서 금방 울음을 터뜨릴 것 같이 지쳐있는 '괴롭힘을 당하고 있는 주부'의 모습이 일반적인 이미지이다. Stimson에 따르면 이러한 광고가 보여주는 것은, 여자의 역할과 갈등이 점차 의학용어로만 규정되고 있다는 것을 뜻하고, 그 광고가 전하는 메시지는 '특정한 상황에 처한 사람들에게는 약이 더 적절하다.' 더 나아가, 광고는 사회적 상황 자체를 변화시키려 애쓰기보다는 약의 도움으로 상황에 적응하는 것을 보여준다는 점에 문제가 있다고 지적하였다.

여자의 삶의 스트레스와 불안 이외에도, 의

료화는 보다 더 광범위한 삶의 주제들, 즉 사별, 외로움, 이혼, 정치적 격변, 가난, 실업과 같은 사회적이고도 개인적인 문제에까지 확장되어 있다. 현대인이 추구하는 삶의 방식, 즉 '약으로 대응하여' 스트레스도 없고 고통도 없는 유토피아를 추구하는 방식을 의료는 제시하고 있는 것이다(☞8장).

여성 생리와 생애주기

'의료화'라는 개념을 해석하는 데 늘 상기해야 할 점의 하나는 많은 여자들이 이를 반드시 나쁜 것으로 인식하고 있지는 않다는 사실이다.[33] 대신 많은 여자들은 월경 전 증후군, 생리통, 폐경기증후군, 출산 등의 고통을 완화시켜주는 의학적 치료를 환영하고 있다.

월경

월경은 초경부터 폐경에 이르기까지 여성 생리의 정상적인 부분이다. 또 한편, 월경은 취약한 기간으로 간주되어 다양한 상징적 보호에 둘러싸여 있는 기간이기도 하고, 또한 생리혈의 위험한 힘으로부터 남자를 보호하기 위한 갖가지 금기로 둘러싸인 과정이기도 하다.

서구 산업사회에서, 특히 도시 여자들은 비산업사회와는 매우 다른 월경 경험을 가지는데, 지난 백 년에 걸쳐 산업국가에서 여자의 삶에 일어난 많은 주요 변화가 그 이유라고 할 수 있다. 여기에는 출산율 감소, 여자 일인당 평균 임신 횟수 감소, 유아 및 산모 사망률 감소, 기대 수명의 연장, 이로 인해 폐경기까지 생존하는 여자 수의 증가 등이 있다.[37] 1890년대에 영국의 평균 노동계급 출신 여자의 경우, 임신기간과 분만 후 첫 1년의 유아 양육기간을 합치면 15년이었던데 반해, 오늘날은 4년에 불과하다.[37] 그러므로 월경 횟수는 그만큼 많아지게 된다. 개발 도상국가에서 무월경 혹은 간헐적 월경이 일어나는 이유는 다음 두 가지이다. 첫 번째는 출산 후 모유수유 기간이 보편적으로 길다는 것과, 두 번째 이유는 무월경을 초래하는 영양부족이다. 영양섭취는 특히 초경을 하기 위해서 중요한데, 적어도 체중의 17%에 해당하는 지방이 있어야 초경이 시작되고, 규칙적으로 하기 위해서는 체중의 22%에 달하는 지방이 있어야 한다.[38]

월경과 관련하여 최근 월경 전 증후군(PMS)은 점차로 병리적 현상이자 호르몬 결핍에 의한 것으로 간주되고 있다. 이런 식으로 기술한 한 예로서, Dalton[39]은 PMS를 '가장 보편적인 내분비 질병'으로서 프로게스테론 결핍에 의한 것이라고 기술한 바 있다. PMS와 마찬가지로 에스트로겐 결핍에 의한 병이라고 규정되는 폐경과도 상응하는 설명 방식이다.

Gottlieb[40]는 현대 미국 문화에서 월경 전 증후군이 가지는 상징적 본질에 관해 묘사했다. Gottlieb는 PMS를 부정적 정서(짜증과 적대감 같은)로 정의하는 것은, 미국의 여자들에게 일반적으로 기대하는 것과 정반대라고 보았다. 즉 그 달의 나머지 기간에 기대되는 이상화된 행동, 즉 늘 착하고 조용하고 친절하고 이기심 없고 따뜻한 행동이 오직 월경 기간 동안에만 침해되는 것으로 보는 것이다. 여자들은 한 달의 특정 기간 동안만은 극단적인 두 가지 성격 사이를 오가는 것이 허용되고 심지어는 권장되기까지 한다. Gottlieb에 따르면 미국 여자들은 이렇게 분열된 여성다움의 모델을 내면화한다. 그러나 여성다움이 매 달 한번씩 '의례적으로 뒤집어진다'고 받아들이는 것은 보수적인 효과를 초래하고 있다. 왜냐하면, '사실상 무의식적이기는 하지만, 여자들은 자신의 불평이 쓸데없는 것으로 취급되리라고 생각되는 시기, 즉 월경, 바로 그 시기에 불평의 목소리를 내기' 때문에 스스로 자신의 말을 불합리한 것으로 만들어버리는 것이다. 더 나아가, Lupton[41]은 미국 미디어에서 PMS를 조명하는 방식은 '자연에 더 가까운 존재는 여자'라고 보는 19세기 견해를 그대로 반영하는 것이라고 비판했다. 대중잡지에서 PMS를 '매달 나타나는 괴물'

혹은 '여자 안에 있는 괴물'로 묘사하곤 하는데, 이는 마치 여자가 '온혈동물 중 가장 저급한 동물'에 속해서 월경에 휘둘릴 뿐이라고 하는 것과 같다.

Johnson[42] 또한 PMS 자체와 이를 묘사하는 방식은 '문화와 결부된 증후군'(☞10장)이라고 보고 있다. Johnson은 현대 산업사회에서 여자의 역할은 변화하고 있으며, 여자는 점점 더 역할 갈등 상황, 즉 '생산적으로 일하면서 동시에 출산을 해야 하는 상황에서 직장과 가정 모두를 가질 것'이 기대되는 위치에 있다고 했다. 그러나 또 한편으로는 여자가 어느 하나만을 택하거나 또는 두 가지 모두 동시에 하려고 하면 사회는 여자를 비난한다. 그러므로 PMS는 생산성과 생식성 사이에서 두 역할이 충돌하면서, 이 둘을 모두 거부하는 여성성의 갈등을 상징화한다. 즉 '여자는 가임(加姙)이더라도 생리 중에는 당연히 임신하지 않는다', '일을 할 수 없게 만드는 증상이 있다면 정상적으로 해야 할 일을 하지 않아도 된다.' 따라서 PMS의 문화적 표현어귀는 양자택일적 갈등 상황에서 상반되는 두 가지 역할을 모두 회피할 수 있는, 적어도 일시적이나마 인정하는 상징적인 안전장치인 것이다. 그러나 그 과정에서 여자에 관한 고정관념, 즉 약하고 가냘픈 존재, 그렇기 때문에 공적 영역에서 남자들이 하는 역할은 맡을 능력이 없는 존재라는 고정관념이 더 강화되는 것을 부인할 수 없다.

PMS를 비롯하여 월경 자체도 의료화의 범주에 들어오고 있다. 때로는 의료화가 월경에 관한 전통적 견해, 즉 월경 중인 여자는 취약하다든가, 생리혈에는 오염시키는 유해한 성분이 있다든가 하는 견해(☞3장)를 구실로 삼을 수 있음에 주목해야 한다. 예를 들면 월경에 관한 대만에서의 연구에서, Furth와 Shu-Yueh[43]는 월경 중인 여자의 불결하고 부끄러운 생리혈에 관한 전통적인 이미지가 젊은 여자들 사이에서 건강과 청결함을 표현하는 언어에 반영되고 있다. 여자들은 월경 기간 동안 감염과 '균'의 침입을 막기 위해 '예방책'을 취하는데, 약초, 따뜻하게 하기, 머리를 감지 않기, 목욕이나 심한 운동을 하지 않고, 냉동된 음식이나 날음식을 먹지 않는다는 것이다. 월경 기간 중 성관계는 '자궁에 열을 일으키므로' 여자에게 위험하고 남자에게도 위험하다고 간주된다고 한다.

폐경

기대 수명이 연장되면서 여자들 대부분이 이제는 폐경기 이후까지 생존하는 것이 현대 산업사회의 한 특징이 되어 있다.

Lock[44]은 지난 세기 동안 폐경을 규정하는 서양의학적 방식이 변화되어온 과정을 주목했다. 예를 들면, 19세기에는 폐경이 질병을 일으킨다고 보았다. 그러나 20세기 중반 이후에 와서는 폐경 그 자체가 질병으로 규정되었다. 폐경에 관한 일반인의 견해와 의학적 모델 사이에 커다란 차이가 있음에도 불구하고, 여자의 생애주기의 정상적 특성이 점점 더 의료화되어 가고 있다.

Kaufert와 Gilbert[45]가 주장한 바에 의하면, 폐경을 기본적으로 에스트로겐 결핍이라는 내분비 질병으로 생의학적 정의를 하게 되면, 에스트로겐 결핍에 의한 증상들, 즉 홍조, 야간 발한, 골다공증, 위축성 질염만 '폐경에 의한 것'으로 국한시키게 되고, 반면 호르몬 대체요법(HRT)으로 쉽게 나아지지 않는 증상들, 특히 사회적, 심리적 증상은 무시하게 된다고 했다. 더 나아가, 폐경을 근본적으로 의학적으로만 정의하면, 폐경은 의사에 의해 그리고 실험실 검사에 의해서만 진단될 수 있게 되고, 치료 또한 의사에 의해서만 이루어지며, 결과적으로 폐경은 의료제도에 의해 '영구적으로 관리되는 영구적인 질병'이 되어버린다는 것이다.

그러나 Lock[44]가 지적했듯이, 의학적 모델은 그 자체가 일관적이지 않다. 의학 문헌 안에서도 폐경의 증상과 치료를 어떻게 정의할 것인지, 여러 가지 증상이 에스트로겐 결핍과 어떤 관계가 있는지에 대해 논쟁이 구구하다. 특히 폐경시에 흔히 나타나는 애매한 현상들, 즉 짜증스러움, 우울감, 피로감, 두통, 어지러움, 성욕감퇴 등이 과연 호르몬 결핍에 의한 것이냐는 의문이 존재한다. 월경과 번식력의 중단이라는 생리적 현상은 여자의 삶에서 다른 일련의 사회문화적 사건과 함께 진행되는 것이다. 그러므로 '삶의 변화'라고 불리는, 퇴직, 자녀들이 집을 떠나는 것('빈 둥지 증후군')과 같은 사회적 변화와 연관되어 있어서, 이것이 폐경과 관련된 증상의 원인일 수도 있기 때문이다.

캐나다 몬트리올에서 수행된 연구에서, Lock[44]은 폐경 증상에 관한 의료적 치료는 종종 매우 차이가 있어서, 어떤 의사는 HRT를 늘 처방하는 반면, 어떤 의사는 아무 것도 처방하지 않는다. 어떤 경우에는 진찰 상황, 의사의 성격, 교육, 나이, 성별, 경험 그리고 환자의 사회적, 문화적인 특성에 따라서 HRT의 여부가 결정되기도 한다. 유사한 결과가 역시 캐나다의 다음 사례에서도 나타난다.

사례 6.3 캐나다, 마니토바에서 폐경의 의료화 현상

Kaufert와 Gilbert[45]는 캐나다, 마니토바에 사는 40~59세 사이의 여자 2,500명을 조사하였다. 37%는 폐경 전이었고, 14%는 폐경에 임박했고, 30%는 폐경이 지난 대상이었는데, 이중 19%의 여자는 자궁절제술을 하였다. 연구자들은 이들에게서 폐경이 예상보다 덜 의료화되어 있음을 발견하였다. 일반적으로 절반이 조금 안 되는 여자들이 의사와 의논한 적이 없다고 했다. Kaufert와 Gilbert는 일부 여자들에게 폐경이란 의학적인 과정이 아니고 의료와는 전혀 무관한 경험이었다고 결론지었다. 이는 출산이 거의 대부분 의료화되어 있는 것과는 대조적이었다. 출산은 폐경과 달리 거의 선택의 여지가 없는 공적이고 가시적인 과정이었다. 캐나다에서의 임신 문화는 대부분 의사를 방문하는 것으로 시작하여, 미국에서처럼, 거의 모든 과정에 어떤 식으로든 의료가 개입한다. 북미 사회의 출산

현상과 비교해 보았을 때, 폐경은 상대적으로 덜 중요하게 평가되고, 이는 폐경이 부분적으로만 의료화되어 있는 이유를 설명해 주고 있다.

여자의 생애주기에서 가장 자연스런 부분인 월경 전 증후군과 폐경이 의료화되어 왔다는 것은, 여자들이 그들의 어머니 세대보다 더 의료에 의존적으로 되어감을 의미한다. 그러나 앞에서도 언급되었듯이, 많은 여자들이 월경과 폐경의 불쾌한 증상을 완화시켜주는 의학적인 치료를 환영하고 있다는 사실을 중요하게 고려해야 할 것이다.

젠더문화와 건강

특정 젠더문화에 의해 규정된 젠더 역할은 다른 문화적 믿음과 마찬가지로 상황에 따라 건강을 보호하거나 병을 일으키게 하는 효과가 있다. 이 장에서는 출생 시 '남자' 또는 '여자'라는 사회적 범주로 지정되는 것이 어떤 상황에서는 해로운 효과를 불러올 수 있음을 간략하게 기술하고자 한다. 젠더문화와 결합된 믿음, 기대, 행동 규범 등이 특정 병을 일으키는 데 기여할 경우, '사회적 젠더의 질병'이라고 칭할 수 있다.

사회적 남성 젠더의 질병들

남성 젠더문화 중 어떤 점은 남자에게 병의 위험성을 증가시킬 수 있다. 여자와 비교했을 때, 남자들은 술을 더 많이 마시고, 담배도 더 많이 피우고, 일상생활에서도 더욱 경쟁적이며, 위험스런 일도 감수하도록 장려되어 왔다. 거의 모든 문화권에서 전쟁과 사냥은 전적으로 남자의 일이고, 특히 젊은 남자들은 문화적으로 정의되는 특징적인 '남자다움'을 갖추고자

위험하고 경쟁적인 운동경기와 신체적 훼손, 성년식, 공개적으로 남성성을 시험하는 의례 등을 거쳐야 한다.

고통과 통증에 직면했을 때, 남자들은 이를 비감정적인 언어로만 나타내도록 기대를 받고 있다. 고통에도 태연하고 불평하지 않아야 하며, 의사에게 진찰받기까지는 꾹 참아야만 한다. 그러나 이런 식의 극기는 흔히 부정적인 결과를 가지고 오게 된다. 심각한 질병의 초기 증상을 무시하게 하거나, 고통을 호소하지 않으므로 의사로 하여금 질병의 심각성을 과소평가하게 할 수 있기 때문이다.

남성 젠더문화와 병의 부정적 관계의 다른 예로는 11장에서 더 자세히 기술될 A형 행동 양상(TABP ; Type A Behaviour Pattern)이 있다. 이는 경쟁적이고, 야심 많고, 시간에 강박적인 행동 유형으로서 관상동맥질환(CHD)의 위험성을 증가시킨다고 알려져 있다. Waldron[46]은 미국에서 CHD에 의한 사망이 남자에서 여자보다 두 배 이상 높은 것은 부분적으로는 문화적 요소, 특히 미국의 자녀 양육 방식에서 기인한다는 점을 설명하였다. TABP의 특징은 남자들 사이에서 더 장려되고 보상을 받을 가능성이 있다. 남자들은 직업세계에서 성공할 것이 기대되는 반면, 여자들은 가정에서 성공할 것이 기대된다. 그리고 각 영역에서 성공하기 위해서는 서로 다른 유형의 행동을 요구한다. 이러한 사회화 유형이 중년기 이후 CHD 발병에 기여한다는 점에서 여자에게는 보호적일 수 있으나 남자에게는 그 반대이다.

사회적 여성 젠더의 질병들

전 세계적으로, 특히 여자들 사이에 일어나고 있는 신체 이미지 변화에 관한 것 중 일부는 2장에서 기술하였다. 각종 성형수술과 이에 따르는 위험, 피어싱과 문신 등의 장식이 그것이다. 최근 옷과 유행장식물 또한 건강을 해칠 수 있다. 정형외과적 문제를 유발하는 높은 굽의 신발, 화장품, 목욕 소금, 방향제, 머리염색제 등은 접촉성 피부염과 발진의 위험이 있다. 더구나 문화적 기준의 여성미를 따르기 위한 '다이어트 열광', 섭식 장애, 비만과 관련된 우울증 등 또한 포함된다.

남자와는 대조적으로 여자들은 의사의 진찰을 받으러 더 자주 가고, 세계 여러 지역에서 인류학자들에 의해 기술된 다양한 형태의 '신경성'(☞11장)[48]에서와 같이, 고통을 보다 더 감성적 언어로 표현하도록 사회화되어 왔다. 그러나 남자 의사들이 이를 히스테리나 건강염려증으로 오진하게 할 수도 있고, 생애주기의 통상적 사건과 생리적 변화를 의료화 범주에 포함시켜 불필요한 약물 복용을 하게 할 수도 있다. 그러나 의사와 빈번하게 만날 수 있다는 것은 질병의 조기 발견에 가끔 도움이 되기도 할 것이다.

현대 산업사회에서는 여자들이 점점 더 젠더문화의 모순적 영향력의 초점이 되고 있다. 여자들의 가정에서의 역할이 강조되고 가정에 남아 있을 것이 기대되는 한편, 동시에 직업적으로 성취하고 경제생활에 기여할 것으로 기대되기도 한다. 이러한 역할 충돌이야말로 수많은 현대 여성의 삶에서 스트레스를 가중시키는 요인이 되고 있다.

생식과 출산

인류학자들은 문화집단에 따라 수태, 임신, 출산에 대하여 매우 다른 인식을 가지고 있음을 연구해 왔다. Hahn과 Muecke[50]가 *출산문화*라고 칭한, 사회마다 각기 전해 내려오는 믿음 체계는 '한 사회의 구성원들에게 수태의 본질, 생식과 분만의 적절한 조건, 임신과 해산, 산전과 산후 행동의 규칙과 이론적 근거에 관한 정보를 제공한다.'

어느 출산문화이든 몸의 기능과 수태 및 임

신에 관한, 특히 어느 때가 수태에 가장 적절한가에 관한 믿음을 가지고 있다. 스리랑카에서 행한 Nichter와 Nichter[51]의 연구에서, 그들이 인터뷰한 대부분의 여자들은 월경이 그친 후 4일부터 14일 사이에 가장 수태율이 높다고 믿고 있었다고 한다. 또한 매달 자궁이 '열리는' 시기와 '닫히는' 시기가 있는데, 특히 분만 후 첫 14일까지는 자궁이 계속 열려있는 상태이므로 수태되기 쉽다고 믿고 있었다고 한다. 이런 믿음은 2장에서 기술한 라틴 아메리카에서의 믿음과 유사했는데, 그곳에서는 자궁이 대부분의 시간동안 닫혀 있고 월경 동안에만 열리게 되어, 월경 직전, 월경 동안 및 월경 직후에 수태되기 쉬우므로, 그 외의 시간에는 피임이 필요 없다고 믿고 있었다.

유럽과 미국의 현대 중산층에서는 임신과 출산이 폐경과 생리처럼 점점 더 의학적 상태로 간주되고, 그렇기 때문에 의학적 진단과 치료의 대상이 되어가고 있다.

서구의 출산 문화

모든 문화에서 출산하는 여자는 산고를 겪는 동안 조산하는 사람의 도움을 받는다. 이들은 여자 친지나 친구들, 전통 산파나 출산 보조자, 또는 의학적으로 자격을 갖춘 산과 의사 등이다.

Stacey[52]의 기술에 의하면, 영국에서는 산파란 소수의 남자 산파(혹은 산과 의사)가 나타나기 시작한 17세기 이전까지 독점적으로 여자의 직업이었고, 현재까지도 산과 의사는 대부분 여자가 차지하고 있다.[24,26] 전통 산파들의 지식은 대부분 임신과 출산의 자기 경험에서 나온 것이었다. 비록 당시 의사들은 반대했었지만, 19세기 후반에 산파는 점진적으로 의학제도 안으로 통합되어, '정상적 분만'의 경우에만 조산원으로서 돕도록 허용되고 있다. 독립적인 개업인으로서의 지위는 1902년 조산원 법령으로 공식화되었지만, 여전히 의학적 자격을 갖춘 산과 의사에 종속되어 있기는 하다. Leavitt[53]에 따르면, 유사한 과정이 미국에서도 있었다. 1880년 이전까지 출산하는 여자는 주로 여자 친척과 출산 보조원의 도움을 받았다. 분만이 어려울 경우 아주 가끔 의사들이 왕진을 왔으나, 그럴 때조차도 출산에 관한 결정 권한은 출산하는 당사자, 가족 그리고 친구에게 있었다. 이후 1920년까지도 대부분의 출산은 여전히 가정에서 이루어졌지만, 점차로 의료직이 출산과정을 통제하기 시작했다. 1930년대에 이르러서는 처음으로 병원에서 더 많이 출산하게 되었다. 이제 와서 출산 과정에 대한 통제는 거의 전적으로 의학적 대상이다.

병원 산과학의 성장

1959년에 이르면, 영국 내 모든 출산의 1/3은 가정이나 작은 분만요양소에서 이루어졌던 데 반해, 1980년대에 이르러서는 99%의 출산이 NHS 병원에서 일어나고 있다.[18] 미국에서도 대략 98%의 분만이 병원에서 이루어진다.[53] 영국에서 가정 분만이 감소하고 병원 분만으로 전환함에 따라, 병원에서 일하는 조산원과 지역공동체에서 일하는 조산원의 수가 변화하기 시작했다. 1974년과 1980년 사이에 병원 조산원은 1만5,002명에서 1만7,163명으로 증가한 반면, 지역 공동체 조산원의 수는 4,237명에서 2,773명으로 감소했다.[24,26]

지난 반세기 동안 현대 산과학은 산모 및 신생아 사망률과 질병률 모두를 감소시키고, 미숙아 생존율을 높이고, 산전 선천성 기형을 진단하고, 시험관아기(IVF)와 기타 불임을 성공적으로 치료하는데 괄목할만한 성공을 거두었다. 그러나 이 모든 기술적인 성공에도 불구하고 서구의 출산문화는, 현대의학의 다른 문제와 마찬가지로, 비판의 대상이 되어왔다. 이러한 비판에는 다음과 같은 점들이 포함된다.

- 임신과 출산에서 사회심리적 면보다 생리적인 면을 지나치게 강조한다.

● 정상 생물학적 상태를 의학적 문젯거리로 만들어 임신한 여자를 수동적이고 의존적인 환자로 만들어버리는 의료화 경향이 있다.

특히 앞 장에서 기술한 '질병'과 '병'의 구분에서 의학은 여자가 임신과 출산이라는 고유의 경험에 부여하는 의미를 무시한다고 비판받아 왔다.

출산을 기술적인 문제로만 보는 의학적 시각은 2장에서 묘사한 바와 같이, 종종 여자의 몸을 '배관모델'로 간주한다. 일부 산과 의사들은 출산이라는 것이 자궁이라는 하나의 관에서 산도(産道)인 다른 관을 통하여 살아있는 하나의 생명체가 의사의 손으로 떨어져 나오는 기술적인 문제로만 인식하는 듯하다.

서구 '출산문화'의 기원

현대 서구의 출산문화의 기원은 어디에서 왔는가? Davis-Floyd[54]는 이를 데카르트, 베이컨, 홉스에 이르는 사상의 계보를 통하여, 과학발전에 의해 발견될 수 있고, 기술에 의해 통제될 수 있는, 예측 가능한 법칙을 가진 17세기 기계론적 우주 이미지에서 발견한다. 데카르트의 몸-마음 이원론 모델은 기계로서의 몸을 그려냈고, 영혼으로부터 분리된 몸의 개념을 종교의 권한에서 끌어내어 과학의 손에 확고히 넘겨주게 되었다. 더 나아가, 기독교 신학은 여자는 남자보다 열등하고 자연에 더 가깝다고 주장하였다. 결과적으로 기계로서의 몸의 개념을 확립한 남자들은 남자의 몸이 그 기계의 원형임을 확고히 했다. 여자의 몸이 남자의 기준에서 벗어나는 만큼, 여자의 몸은 본질적으로 비정상이고 불완전하고 위태롭게 예측불가능하며, 자연의 영향 하에 있으므로 남자가 꾸준히 조종해야 한다고 믿어왔던 것이다. 여자를 불안전한 기계로 보는 상황에서 산파술이 쇠퇴하면서 현대 산과학의 철학적 기반이 이루어지게 된다. 특히 미국 산과학에서 볼 수 있는 하나

의 특징은, 산과병원이란 완벽한 아기를 생산하는 최첨단 공장이라고 보는 것이다. '출산 과정에서 가장 이상적인 최종 결과물은 아기, 즉 사회의 새로운 일원이고, 이차적인 생산물은 어머니이다.'

더 나아가, 산모와 아기를 개념적으로 분리시키는 것이 이 같은 기술적 모델의 기본이 되었다. 아기는 엄마로부터 떼어 간호사에게 넘겨지고, 간호사는 신생아를 점검하고 검사하고 목욕시키고 기저귀를 채우고 감싸고 비타민 K 주사와 항생제 점안액을 넣은 뒤, 말하자면 기술적 측면에서 '적절하게 문화화되고, 기술적 세례를 받은' 뒤, 잠시 동안만 산모에게 안겼다가, 다시 4시간 동안 관찰하기 위해 플라스틱 덮개가 있는 요람에 뉘어지고, 다시 산모에게 돌아가는 과정을 밟는다. 그러므로 '엄마의 자궁은 엄마의 품이 아니라 플라스틱 문화적 자궁으로 대체되었다'고 Davis-Floyd는 묘사하였다. 이러한 분리 과정은 개별 소아과 의사나 신생아 전담 의사가 배정됨으로서 한층 더 강화된다.

Davis-Floyd는 출산 동안 몸 안팎에 부착된 신생아 모니터 기계와 정맥주사, 의무기록지와 기구 등에 의해 산모가 온통 의학기술 도구로 둘러싸여 있는 상황을 묘사한 바 있다. '시각적 장면은 문화의 가장 깊은 가치와 믿음에 관한 압도적인 메시지를 우리에게 전달한다. 즉 기술이 최고이며 산모 당신은 그 기술을 통제하는 병원과 의사에게 전적으로 의존하고 있다'는 메시지이다. 회음절개술[70]이 자주 사용되면서 '출산에서 가장 자연스러운 부분마저도 수술 과정으로 바꿔버리는' 것이다.

출산의 의료화

Davis-Floyd[54]가 묘사한 바와 같이, 의학은 병을 생리적 기능장애라는 관점에서만 정의를

---

70) 분만시 신생아가 쉽게 배출되게 하기 위하여 질 입구를 절개하는 수술

하고 있다(☞5장). 민간의 출산 문화와 산과학적 출산 문화 사이의 간극은 상당히 넓어져, 그 둘 사이의 '문화적 충돌'의 가능성은 그 어느 때보다 더 커지고 있다. 특히 산업사회에서는 출산 과정이 의학적으로 관리되는 것에 대해 여자들은 불만을 나타내고 있다.

Graham과 Oakley[55]는 출산에 관한 의사와 산모 사이에 근본적인 견해 차이를 보이는 몇몇 부분에 대해 기술했다. 특히 출산이 자연적인 과정이냐, 혹은 의학적인 과정이냐에서 의견이 갈라지고 있다. 사실 이런 갈등은 모든 의사-환자 사이에 존재하는 광범위한 이견의 일부일 뿐이다. 의학적 시각은 임신이라는 사건을 개인의 삶에서 분리하여 하나의 독립된 의학적 사건으로만 다루고 있다. 환자는 임신 초기부터 의료 관리 하에 들어가게 되고 출산 후에는 관리가 끝난다고 본다. 그러나 산모에게 출산은 삶의 모든 부분이 통합된 사건이다. 즉 산모는 첫 출산과 함께 경제적 상황, 결혼에서의 지위, 주거 환경 및 개인적 관계망에 중대한 변화를 겪게 되며 새로운 사회적 역할을 얻기 때문이다. 산모와 산과 의사가 출산이라는 경험을 어떻게 평가하는지, 무엇이 성공적인 결과인지, 무엇으로 측정하는지, 그리고 출산 방법과 속도를 누가 통제할지에 관하여 의견 차이가 있다. 따라서 분만에 관해 전문지식을 갖춘 의사와, '과학에 기반된 것이 아니라 몸의 감각을 감지하고 반응하는 여자 자신의 능력에서 나오는' 그 나름의 전문적 견해를 가진 산모 사이에는 특유의 충돌이 존재할 수밖에 없는 것이다.

현대 산과의 분만과정은 의학기술의 목적일 뿐만 아니라, 사회적 통과의례로서의 목적도 가지고 있다(☞9장). 즉 임신과 출산은 생물학적 사건 이상의 의미를 가지고 있다는 점이다. 임신과 출산은 '여자'라는 사회적 지위에서 '어머니'라는 사회적 지위로 변환되는 중요한 부분이다. 한 지위에서 다른 지위로 가기 위한 위험한 여정 동안 산모는 특정 의례적 믿음과

행동을 준수함으로써 해로운 것으로부터 보호되어야만 한다. 여자는 새로운 사회적 지위로 '다시 태어나기' 전에 평소의 생활이 잠시 동안 중단되어야 한다. Kitzinger[56]가 말했듯이 새로운 지위로 태어나는 산모는 '작고 의존적이고 순종적인 아이 상태인 유아화의 과정을 겪어야 한다.' '이는 마치 처음으로 돌아감으로써만 재탄생이 일어나는 것'과 마찬가지이다. 병원에서 산모는 음모를 면도하고 관장을 하는데, 이는 유아화의 한 양태로 혹은 적어도 사춘기 전 상태로 돌아가게 하는 상징적 의미가 있다고 Kitzinger는 보았다. 그러나 Davis-Floyd[54]가 말했듯이, 산과의 많은 의례들은 가장 기본적인 사회적 가치를 산모에게 전달하는 과정이기도 하다. Davis-Floyd에 따르면, 이러한 가치들에는 가부장제 속에서 산모의 무력함, 여자 몸의 '불완전함', 자연스러운 과정조차 의학으로 통제되어야 할 필요성, 과학과 기술에의 의존, 그리고 개인의 믿음과 의미체계를 지배하는 제도와 기계의 중요성 등이 포함된다. 이런 문화적 메시지는 가정이라는 익숙한 환경에서 분만할 때보다 병원 산부인과의 몰개인적인 분위기에서 접할 때 더 강력하게 전달된다. Kitzinger[56]가 표현했듯이 '가정에서 멀리 떨어져 존재하는 중앙화된 거대한 조직계급을 가진 제도 안에서 행해지는 출산의 의례는 기존의 제도를 재강화하고, 권력 구조를 유지하는데 사용될 가능성이 특히 더욱 크다'고 볼 수 있다.

이러한 점에도 불구하고, Browner[57]은 미국 내에서 많은 임부들은 의료기술에 양가 감정을 품고 있다고 하며, 이는 특히 산전 관리 시에 더하다. 임신한 여자는 자신의 경험과 '체현으로 획득한 지식'을 믿지만, 발전된 의료과학을 거부하는 이는 거의 없다. Browner는 출산에서 의료기술의 역할이 증가하면서 생의학만이 '권위를 가진 지식'이라고 견해가 모아질 것이라고 내다보았다. 의료기술에 대한 산모의 양가감정은 2002년 미국에서 전국적으로 시행한 '엄마에게 귀 기울이다'[58]라는 조사연구에서 뚜

렷이 드러난다. 면담한 대부분의 여자들은 의료 과학기술을 경험한 사람들이었다. 경험한 것으로는 태아 전자감시 기계(93%), 정맥주사(86%), 경외막 척추마취(63%), 인위적 양막 파열(55%), 자궁수축을 위한 옥시토신 투여(53%), 요도관 삽입(52%), 회음부 절개와 봉합(52%) 등이 있었다. 대부분의 산모는 자신이 받았던 치료방식을 잘 알고 받아들였으며(94%), 스스럼없이 의료진에게 질문하였고(93%), 의료진으로부터 충분히 관심을 받으며(91%), '의료진이 의견을 물어옴에 따라 자신이 의료적 결정에 참여하고 있다'고 느꼈다고 했다(89%).[58]

오스트레일리아에서 산전 초음파검사에 관해 조사한 Harris 등[59]도 산전관리 시에 의학기술에 대해 혼란을 느끼고 있음을 기술했다. 초음파를 통해 자신의 아기를 미리 보는 것은, 한편으로는 아기가 정상적으로 잘 자라고 있고 임신 과정이 순조롭다는 것을 알게 되어 기쁜 일이기도 하지만, 한편으로 이러한 의학기술이 자신의 몸을 '꿰뚫어 보는 것'이므로 산모 자신뿐만 아니라 아직 태어나지도 않은 아기까지 의료 감시와 통제 하에 있다는 것을 느낀다는 것이다.

비서구의 출산문화

Hahn과 Muecke[50]는 미국 중산층의 출산문화와 노동계층 흑인, 멕시코계 미국인, 중국인, 라오스인 등의 인종 집단의 출산문화에서 차이를 조사하였다. 백인 중산층 산과 의사의 기본적 견해는 다른 집단의 사람들에게는 받아들여지지 않을 수 있다. 예를 들면, 산모의 배우자는 분만에 참석해야 한다는 견해는 타 집단에게는 금기가 된다. 또한 일부 전통 중국인 집단에서는 여자와 분만시 나오는 잔여물은 남자들에게 위험하고 오염시키는 힘이 있다고 간주된다. 그러므로 남자들은 분만 현장뿐만 아니라 출산 이후 일정 기간 동안 산모와 어떤 접

촉도 해서는 안 된다. 어느 집단에서나 여자 산과 의사와 보조원이 더 선호 대상이다.

비서구세계 문화권에서는 서양에서 선호하는 분만자세, 즉 등을 대고 누워 분만하는 자세가 전혀 보편적이지 않다고 한다. 이 주제에 관한 문헌연구에서 1982년 MacCormack[60]은 '라틴아메리카, 태국 북부, 인도, 스리랑카 그리고 서아프리카에서 여자들은 분만 후반부에서는 일어서거나 웅크리거나 또는 벽에 기대앉는다'고 밝혔다. 분만의 두 번째 단계에서 산파는 분만하는 여자 앞 쪽 바닥에 자리를 잡는다. 아기가 발부터 나오거나 자궁 안에서 옆으로 누워있을 경우, 산파는 자궁 밖에서 태아를 마사지하면서 머리부터 나오도록 유도하는 데 아주 숙련되어 있다.

베트남, 태국, 버마, 인도, 동아프리카 및 서아프리카, 자메이카, 과테말라, 브라질을 망라하는 문헌연구에서 MacCormack[60]은 서양의 분만 관행과는 달리 탯줄은 대개 태반이 나온 후에 자른다고 한다. 일부 지역에서는 태아의 배꼽에서 출혈하는 것을 막기 위해 배설물을 문질러 넣기도 하는데, 이는 신생아 파상풍의 위험이 있다.

사회적 경제적 발전과 함께 '의료화'가 진행되면서 이러한 분만관행은 급격히 변화되고 있지만, 가난한 나라에서는 아직도 서서히 변화되고 있을 뿐이다. 지역에 따라 의료화는 쉽게 받아들여지는데, 특히 그 지역의 전통개념과 부합될 경우에는 그러하다. 예를 들어 남 인도 지역의 타밀나두에서는, van Hollen[61]의 기술에 의하면, 여자들이 병원에서의 출산을 선호하는데, 그 이유는 유도분만을 하기 위하여 옥시토신을 투여할 때, 심한 통증은 *vali*, 즉 '힘'과 '권력'으로서의 고통을 의미하고, 분만 시 산통은 *sakti*, 즉 여성의 생식능력을 높여준다고 믿기 때문이다. 따라서 통증이 심할수록, 근원적 생명력이자 축복과 동시에 공포의 대상이기도 한 끝없는 변화의 본질을 얻을 수 있기 때문이라는 것이다. 따라서 van Hollen에 의하면, '세

계적으로 출산은 생의학적 사건으로 변화하고 있지만, 상황에 따라 생의학은 다른 방식으로 또 다른 의미로 사용되고 있다'고 볼 수 있다.

산후 기간

대부분의 문화권에서는 특별한 산후 조리 기간을 지킨다. 이 기간 동안 산모는 특별한 음식을 먹고 여러 가지 금기를 지키도록 하고 다른 여자들의 간호를 받는다. 이러한 휴식과 격리 기간은 대개 20~40일 동안 지속된다. 지역에 따라(☞9장). 산후조리 기간은 종교의례에 의하여 공식적으로 끝을 알리고 산모와 아기가 일상의 세상에 들어오는 것을 축복한다. 그리스 정교회의 '40일 축복'이라는 행사가 한 예이다. 또 다른 예는, 스리랑카의 타밀인들 사이에서 '분만의 불결함'이 지속되는 기간은 31일이고, 이 기간이 끝난 다음에는 산모를 위한 목욕의식과 아기의 머리카락을 자르고 집을 정화하는 특별한 의식을 가진다.[62] Pillsbury[63]는 중국과 대만의 농촌에서, 산모가 '특별한 달'에 해야 할 일은 집에만 있으면서 친척들에 의해 보살핌을 받고 특별한 음식을 먹고 특별한 금기를 지키는 것이라고 했다. Pillsbury는 반대로 서양 출산문화에서 말하는 '누워 쉬는 기간'에는 이런 상징적 중요성이 부여되지 않으며, 중국의 '특별한 달'과 같은 행동 특성이 전혀 포함되지 않는, 단지 생물학적 의미인 '산욕기'만 의미하게 되었다고 지적한다. 산후 기간의 또 하나 중요한 면은, 많은 문화권에서 출산 후 일정 기간 동안 배우자와의 성관계를 금지하는 것이 있다. 때로는 몇 개월 동안 지속되기도 하는데, 미국에 사는 전통 중국인들 사이에서는 산후 100일까지 금지된다고 한다.[50] 이와 관련되는 가족계획 주제는 18장에서 자세히 기술된다.

전통적 출산 보조인

현대 기술적 방식의 분만과정과 대조적으로, 세계 여러 곳, 특히 개발도상국의 농촌지역에서는 여자 출산 보조원에 의하여 매우 다른 방식으로 분만이 이루어진다. 이들은 멕시코의 경우 *parteras*, 푸에르토리코의 *comadronas*, 자메이카의 *nanas*, 인도의 *dais*, 이집트에서는 *dayas*, 예멘에서는 *jiddas*라고 불리고 있다.

아프리카와 인도의 농촌에서는 약 80%의 산모가 분만 시 전통 출산 보조원들(traditional birth attendants, TBAs)의 도움을 받는다. 세계적으로는 약 60~80%의 신생아가 TBAs에 의해 받아진다고 WHO는 추산했다.[64]

TBAs는 아기를 받을 뿐만 아니라 산전, 산후를 관리를 도와주고, 임신과 분만 동안 중요한 의례를 수행하고, 일부 지역에서는 여성할례까지도 한다. 1979년과 1990년 WHO의 보고서[65,66]는 TBAs 훈련을 위한 프로그램을 제시하였다. WHO의 목표는 TBAs의 수를 늘리고 훈련시켜 그들이 분만을 더 많이 돕도록 하여 결국에는 개발도상국가 내 전체 보건제도 안으로 통합시키는 것이었고, 동시에 전통적 기법을 유지시켜 전통문화 속에서 시작된 기원을 존중하려는 것이었다. 그 프로그램의 목적은, TBAs로 하여금 공동체 안에서 응급조치를 담당하고, 가족계획 상담을 맡고, 영아 설사의 경우 경구수액요법(ORT)를 권장하는 것과 같은 역할을 하도록 훈련시키는 것이다. 지역 공동체 안에서 활동하는 보건 교육자로서 이들 TBAs는 영양상담, HIV 감염 예방, 환경위생, 유아와 어린이들의 발육상태 점검, 예방접종 등의 분야에서 활동하고 있다.[66] UNICEF 등의 국제기구들이 TBAs를 위한 훈련프로그램을 개발하였고, 훈련이 끝난 후에는 분만 시 사용할 기본 기구 세트를 지급하고 있다. 여기에는 안내책자, 비누, 손 닦는 솔, 일회용 면도칼, 가위, 뜨거운 물을 담기 위한 쇠 주전자, 소독포와 봉합 세트가 들어있다.

TBAs를 국가적 차원에서 인정하는 곳은 가나, 인도네시아, 말레이시아, 파키스탄, 필리핀, 수단, 태국 등이며, 상당수의 TBAs가 기본적인 보건의료 서비스에 고용되어 있다. 이집트의 경우 80~90%의 아기가 여전히 *dayas*에 의해 받아지는데, 여기서 훈련 프로그램은 다음 네 가지 주요 목표를 가지고 있다.

1. 출산 보조원의 업무 범위를 확장하는 것
2. 기술의 안전성을 발전시키는 것
3. 위험에 처한 아기와 산모를 가려내어 병원으로 이송하는 것
4. TBAs와 지역 보건 의료진 사이에 협력관계를 강화하는 것

공식 훈련 부족과 여러 결함에도 불구하고, TBAs는 비산업세계 많은 지역에서 의학기술이 배제된 저비용 출산 관리의 가능성을 보여준다는 점에서 중요성을 가지고 있다.

사례 6.4 자메이카의 nana

1982년 Kitzinger[56]는 자메이카의 TBA인 *nana* 또는 민속 산파에 관하여 기술하였다. 농촌지역에서 25% 정도의 아기는 *nana*에 의해 분만 도움을 받는다. 이들은 국가에 의해 법적으로 인정되지 않기 때문에 이들이 도운 출산은 '보조 없이 태어난' 또는 '산모 혼자 분만한' 것으로 서류에 등록된다. 마을에서 *nana*는 높은 지위와 권위를 가진 사람으로 '자메이카 농촌 공동체에서 여성 유대를 이어주는 매우 중요한 인물'이다. 마을의 학교 선생, 여자 우체국장과 함께 *nana*는 그 공동체의 '정치적 핵심'을 형성하거나 공동체를 단결시키는 사회적 연결망의 중심에 있다. *Nana*는 그 공동체에 깊게 뿌리내린 친근한 인물이고 위기에 처한 가족이 흔히 도움을 청하는 사람이다. *Nana*의 조산기술은 어머니에게서 딸로 전수된다. *Nanas*는 항상 본인 자신이 어머니이기 때문에 '*nana*가 된다는 것은 사실상 어머니 역할의 확장이고, 그렇기 때문에 *nanas*는 모두가 어머니 역할을 성공적으로 잘 수행하는 것으로 간주되는 사람들이다.' *Nanas*는 임신에서 출산까지 산모를 안전하게 이끌어가도록 본래의 자연스런 임신 과정을 촉진시켜주는 것이 자신의 역할이라고 생각한다. 그렇게 함으로써 '여자가 어머니로서 재탄생'하는 극적

사건을 도와준다는 것이다. 그들의 보살핌은 임신에서 산후 9일째까지 지속된다. *Nanas*는 여자가 어머니로 변화되는 사건을 공동체의 보편적 문화적 가치와 종교 상황과 연관시킴으로서 그 여자의 경험에 의미를 부여하며, 임신과 출산에 관한 의례와 금기를 지키도록 감독한다. Kitzinger는 문화적으로 친근하고 사적인 접근 방법은 서구의 기술적 출산 과정과 대조적이라고 하였다. 즉 자메이카 병원의 서구식 기술적 출산과정의 '효율성, 속도, 위생과 질서의 강조, 가능한 짧은 시간 안에 가장 많은 환자를 조직적으로 보기 위하여 감정적 요인을 억제해야 하는' 간호사와 조산사의 태도 등과 비교할만 하다.

Kitzinger에 따르면, 의료 종사자들과 교육 받은 중산층들은 '옛날 식' *nanas*가 무능하고 건강에 해를 끼치며, 과거 노예제도의 잔재일 뿐이라고 비웃고 있음을 지적한다. 그러나 Kitzinger의 견제에 의하면, *nanas*는 매우 숙련된 조산기술을 가지고 있고, 현대의 산과학으로부터 무언가 더 배우고 싶어하며, 출산 시 잘못된 일이 생기면 재빨리 훈련받은 조산원을 부르거나 산모를 병원으로 바로 보낸다는 사실을 지적한다. 많은 농촌 여성들은 이제는 임신 및 분만의 첫 단계에는 *nana*에게 의지하고, 분만 자체를 위해서는 자격이 있는 조산원에게로 옮겨간다고 한다.

TBAs는 농촌지방에서 여전히 활발하게 활동하고 있지만, Sargent와 Bascope[68]의 최근 조사에 의하면, 자메이카, 특히 도시지역에서는 *nanas*가 전반적으로 감소하고 있다고 했다. 임신한 여자들은 점차로 병원의 산과나, 병원에 기반을 두고 있는 정부 간호사나 조산사를 더 신뢰하고 있다.

생식력과 불임

생식력은 인간의 보편적 관심 주제이며, 그 원인에 상관없이 불임에 대한 염려 또한 그러하다. 대부분의 문화권에서는 성공적인 임신과 안전한 분만을 위한 일련의 의례와 기도, 특별

한 예방책들을 가지고 있다. 또한 불임에 관해 매우 다양한 문화적 설명이 따른다. 앞장에서 기술한 바와 같이, 불운에 관한 민간 믿음은 대개 그 원인을 개인의 행동, 자연 세계, 다른 사람들의 악의 또는 초자연적 힘이나 신에게서 찾고 있다. 그러한 설명에는 '여자', 혹은 '남자'라는 존재의 구성에 관한 오래된 문화적 이미지가 내재되어 있다. Becker[69]는 자신들이 불임이라는 것을 알게 된 미국 여자의 이야기를 호소력 있게 기술했다. 불임이라는 소식을 접한 여자들이 여성으로서의 정체성에 타격을 받고, 자신들이 누구인지에 관한 의문을 풀어나가는 과정을 Becker는 묘사했다. 여느 지역과 마찬가지로, 미국에서는 남을 돌보는 능력, 따라서 자식을 낳는 능력이 바로 여성성의 기본이다. 여자는 '자연의 어머니'라고 이상화시키는 문화 속에서 끊임없이 스스로를 비교하게 된다. '자기 몸의 비옥함으로 자녀를 기르는 사람'이라는 문화적 가치 속에서, '돌봄을 주고, 자연적이고도 건강한 몸'을 상징하는 임신한 몸은 여자의 문화적 가치가 구현되는 것이다. 반면, 자식을 가질 수 없는 여자의 몸은 그에 비해 '비정상적인' 몸이 되어버리는 것이다.

생식력과 불임에 관한 개념은 사람들이 몸의 내부가 어떻게 작동되는지, 그리고 임신과 출산에 관한 개념에 따라 달라진다. 예를 들면, Cosminsky[70]는 과테말라 마을에서 전통 산파는 불임의 원인이 정액을 받아들일 만큼 '뜨겁지' 않은, 즉 '차가운 자궁' 때문이라고 믿는 것에 관해 기술했다. 치료방법은 '더운' 허브 차를 마시고 땀을 내며 목욕을 해서 '자궁을 따뜻하게 하는' 것이다. 그러나 신의 개입으로 불임이 되었다고 마을 주민들이 단정할 때는, 산파는 치료할 수 없다고 한다.

규모가 작은 사회에서 '불임 여성'은 사회적으로 소외된 존재이며 개인적으로도 실패한 인생이고 사람으로서 불완전하다고 간주된다. 대부분의 전통사회에서 불임의 책임은 여자에게 있다. 많은 공동체 내에서 자녀, 특히 아들을

가지는 것은 남자의 정력과 성인됨을 공식적으로 증명하는 것이라고 여긴다. 결과적으로 남자들은 불임에 대한 책임도 인정하지 않으려 한다. McGilvray[62]에 따르면, 스리랑카의 타밀과 대부분의 남부 아시아에서는 불임이 여자의 문제라고 간주된다고 했다. 가끔 초자연적인 원인이 그 원인으로 제시되기도 하지만, 남편의 정력은 거의 문제시되지 않고, 남자로 인한 불임 가능성은 전혀 인정하지 않고 있다. 이런 상황에서 의사로부터 자신 때문에 불임이라는 말을 듣는 것은 남자들에게는 매우 위협적일 수 있다. 예를 들면, Palgi[71]는 이스라엘로 이민 온 전통 가정의 예멘 남자의 경우를 묘사했다. 첫 부인이 아이를 낳지 못하자 이혼했고, 두 번째 결혼에서도 아이가 없자, 그는 의사로부터 자신이 불임이라는 말을 들었는데, 이후 공포, 불면증, 사악한 기운이 자신을 괴롭히는 느낌과 심각한 정서적 붕괴감을 겪어야 했다. Palgi는 이런 반응이 나타나는 이유는, 그 남자의 공동체 안의 문화적 믿음, 즉 남자의 가치와 존엄은 자식, 특히 아들의 숫자와 연결시키는 믿음 때문이라고 지적했다. 더 나아가, 이런 사회에 있는 보편적 믿음의 하나는, 죽은 후에 명복을 빌어줄 자손이 없다면, '사후에 평화롭게 지내지 못한다'는 것으로서, 자식을 가져야 한다는 절박함과 연관된다. 마찬가지로, Inhorn[72]은 중동, 특히 이집트의 카이로와 레바논의 베이루트에서, 아랍 남자들은 불임을 수치스러운 문젯거리로 생각하고, 정력과 남자다움이 위협받는 것으로 생각한다고 보고했다.

그러나 불임의 책임이 누구에게 있는가의 정의는 변화하는 것이라는 점에 주목해야 한다. 서구화, 이주, 도시화 그리고 다른 주요 사회적 변화와 함께 변하고 있다.

새로운 생식 기술

최근 몇 십 년 사이에 불임치료 분야에 커다란 진전이 있었다. 생식 신기술(NRTs)은 많은

불임 부부에게 도움이 되어왔지만, 한편으로 논쟁의 여지가 많은 분야이다. 쟁점이 되는 것은, NRTs가 야기하는 개념의 혼란, 즉 가족, 친척 관계, 부모되기, 특히 사회적 부모와 생물학적인 부모 사이의 관계에 대한 기존 개념에 대한 도전으로 다가오기 때문이다. NRTs는 몸의 기능에 관한 인식과 개인의 몸, 특히 여자의 몸의 경계 개념에 큰 변화를 가져왔다.

그럼에도 불구하고, NRTs의 대중성은 계속 증가하고 있다. 시험관 아기는 2006년 전 세계에서 약 300만 명 태어난 것으로 집계되어 있다.[73] 그러니 일본을 위시한 일부 국가에서는 시험관 수정에 대하여 대중은 물론 공식적으로도 반대하고 있다.

비록 NRTs의 모든 형식과 과정이 사용될 수 있지만, 이중 가장 잘 알려진 것은 아래와 같다.

- 시험관 수정(IVF) : 불임인 사람의 배우자나 익명의 제공자로부터 난자와 정자를 받는다.
- 대리모 : 한 여자가 다른 여자를 위해 아이를 임신하여 아기가 태어나면 그 여자에게 주는 것이다. 아이는 불임 여자의 배우자와 대리모 사이의 아기일수도 있고, 다른 남녀 사이의 수정란을 착상시킨 경우도 있다.

그 외 시험관 신 생식기술로서 장래에 상용될 가능성이 있는 것으로는, 난자의 세포질 내에 정자를 주입하여 수정시키는 방법(intracytoplasmic sperm injection ICSI), 유전자복제, 배아줄기세포를 이용한 것 등이 있다.

NRTs가 발달하기 전에는 배란, 수정, 임신은 모두 한 여자의 몸 안에서 진행되었다. 이제 이들 중 몇 개의 과정은 몸 밖에서 일어나거나 다른 여자의 몸에서 진행될 수 있다. 1983년 Snowden 등[74]은 모성의 역할을 세 가지로 분류했다. 즉 유전적 어머니, 출산해준 어머니,

양육해준 어머니이다. 이 세 가지 역할을 다해 낸 여자는 '완전한 어머니'라고 묘사했다. 시험관 수정과 대리모가 발달함에 따라, 이 세 가지 역할은 각기 다른 여자가 맡을 수 있게 되어, 한 사람은 난자를 제공하고('위임한 어머니'), 한 사람은 아이를 임신, 분만하고('운송하는 어머니'), 마지막 한 사람은 아이가 태어나면 양육하는 어머니이다. 따라서 아이는 세 어머니를 가질 수 있는 상황에 있게 되며, 이때 어떤 어머니가 '진짜' 어머니라고 할 수 있는가라는 질문을 하게 될 것이다.

그러므로 NRTs가 가진 잠재적 효과는 생물학적 부모와 사회적 부모 사이의 간격을 넓힐 수 있다는 데 있다. 이는 모성에만 해당하는 것이 아니다. 영국에서 태어난 아이의 20%는 그들의 '아버지'와 생물학적으로 연결되어 있지 않다고 하는데,[75] 여러 가지 이유가 있겠지만 시험관 수정에 쓰인 정자 기증이 일부 기여하고 있다. 이렇듯 '세 가지 어머니', '정자 기증'과 얽힌 다양한 관계는, 알려지지 않은 유전적 '어머니' 또는 '아버지'와 아이들과의 관계, 그 아이의 일부가 된 익명의 난자 또는 정자 기증자와 아이의 사회적 부모 사이의 관계, 서로 유전적으로 관계가 없는 조부모와 손자들 간의 관계 등 복잡한 새로운 형태의 친족 관계를 만들어 내고 있다. Konrad[76]는 개인적으로 결코 서로 만나지는 않았지만 난자 기증자들과 수혜자들 사이에서는 어떤 식으로든 '혈연관계'가 있다고 인식하는 현상을 기술했다.

이러한 새로운 친족 관계가 장기적으로 볼 때 어떤 결과로 나타날지는 아직은 두고 봐야 할 일이다. 일부 조사에 의하면 불임부부는 NRTs를 환영하지만, 일반 대중에게는 무언가 불편한 감정을 일으키고 있음을 부정할 수 없다. Edwards[77]는 영국의 한 마을에서 NRTs에 관해 가지고 있는 여자들의 인식을 조사한 결과, 이들 중 일부는 NRTs가 근친관계에서 일어나지 않을까, 혹은 다른 금지된 생물학적 관계를 만들어내지 않을까 우려하고 있음을 알게

되었다. 만일 한 여자의 난자와 한 남자의 정자로 각기 다른 곳에서 태어난 남자와 여자가 성장하여 만나 결혼하고, 서로의 유전학적 정보를 알지 못한 채 아이를 낳는다면, 그 아이는 근친관계의 결과이고, 따라서 기형, 정신이상, 장애를 가질 가능성을 우려했다. 유전학적으로 다르다 하더라도, 같은 대리모에게서 출산한 아이가 각기 다른 곳에서 성장하여 만난다 하더라도, 이 역시 근친관계가 될 수 있는데, 그 이유는 이들이 한 대리모의 '피에 의해 길러진' 것이기 때문이라고 생각했다고 한다. 대리모는 비록 유전자를 제공하지는 않더라도, 태아와 모체 사이의 혈액 흐름으로 어쩔 수 없이, 말 그대로, 연결되어 있는 사람으로 본다. 남자가 불임인 아들을 위하여 며느리에게 정자 기증을 하는 경우도, 근친관계에 해당하는 것으로 보기 때문에 불편하게 생각한다. 전반적으로, NRTs는 사람 사이의 자연스런 경계를 침범하는 것이고, 세대 간의 경계를 허물어내어 '부자연스러운' 결과를 초래하게 된다는 것이 지배적 견해이다. 실제 근친관계가 아니더라도 최소한 기술적 차원에서는 '근친관계'가 창조되는 것이다. 일부 사회에서는 노골적으로 NRTs에 반대하는 곳도 있다. Inhorn[72]은 중동 일부 사회에서는 대리모를 종교적인 이유로 반대하고, 시험관 아기도 만일에 제3자(난자, 정자, 배아 모두)가 관여할 경우에는 반대한다. Gatrad와 Sheikh[78]는 정자 기증은 남편이 아내에게 할 경우에 한정해서 허용된다고 보고했다.

핵가족이 보편적인 서구사회에서는 사회적, 생물학적 친자관계는 대개 일치한다. 물론 양자를 들였다거나 이혼 혹은 사별에 따른 재혼의 경우는 제외된다. NRTs에 의해 만들어진 새로운 형태의 친족관계는 서구문화에서는 새롭고 이례적이지만, 인류학자들은 '대리부모역할', 다시 말해서 친부모가 아닌 다른 사람이 사회적, 생물학적 부모 역할을 하는 많은 예를 묘사하고 있다. 대리부모 역할은 전통사회에서 흔한 일인데, 대가족제도가 보편적이어서 아이

들은 생물학적 부모를 비롯하여, 친척 아주머니, 아저씨, 조부모, 나이 많은 형제들, 그리고 이웃과 같은 다양한 어른들에 의해 보살펴지게 된다. Evans-Pritchard[79]는 1950년대 초 수단의 누어인들 사이에서 특별한 친족관계와 결혼 양식에 관해 기술했다. 이름을 물려줄 남자아기를 낳지 못한다는 것은 누어인 가족에게는 큰 비극이고, 이 문제를 극복하기 위해 다양한 전략을 사용하고 있었다고 한다. 예를 들면, 한 남자가 법적 남자 후계자를 두지 않고 사망했을 경우, 그 미망인이 죽은 남편의 형제나 조카 등의 친척남자와 '유령 결혼'을 하는데, 이 때 남자는 죽은 남편의 이름으로 결혼하는 것이다. 이 결혼에서 태어난 자녀는 죽은 남편의 자녀로 간주되어, 아들일 경우 죽은 남편의 이름을 물려받게 된다. 그 여자는 *ciek jooka* 즉 유령의 아내, 그리고 그 자녀들은 *gaat jooka* 즉 유령의 자녀들이라고 불린다. 또 다른 양식의 '여자 결혼'에서는, 불임인 아내가 다른 여자와 '결혼'하고, 남자 친척이나 친구가 그 여자를 임신시킨다. 이 결합에서 태어난 자녀들은 '남편의' 가족이 된다. 불임인 그 아내는 그 자녀들의 법적 아버지로 간주되고, 자녀들은 아내의 이름을 따르고, 때로는 아내를 '아버지'라고도 부른다.

누어인의 '유령 결혼'와 '여자 결혼'에서는, 기증자가 비록 익명은 아니지만 둘 다 시험관 수정의 정자 기증과 유사하다고 할 수 있을 것이다. 난자 기증은 생식기술이 오늘날과 같이 발전하기 전까지는 불가능 했었다. 서구 대부분에서 NRTs는 점차 증가하고 있고, 이는 생물학적 부모와 사회적 부모의 정의, 친족과 가족의 정의에 혼란을 초래하게 되고, 더 나아가 수정, 임신, 부모됨을 자연스런 과정으로 여겼던 개념에 점진적으로 혼란이 오고 있다.

피임, 낙태, 영아 살해

피임, 낙태, 영아 살해는 모두 인구조절의 한

방법으로도 볼 수 있는 데, 문화권에 따라 이에 대해 상이한 태도를 보이고 있다. 영아 살해가 일어나는 이유에는 인구규모, 음식공급량, 사회의 특정 생태적 환경 등이 있다. 곳에 따라 한 가지 성의 영아들만 살해하고, 다른 성은 그렇지 않은 곳도 있다. 브라질의 인디언 부족인 테네테라인들의 경우, 여자는 세 명의 자식을 가져야 하는데, 모두 같은 성이어서는 안 된다고 믿는다. 만약 딸이 두 명 있는데 (또는 아들) 세 번째에 또 딸을(혹은 아들을) 낳는다면 세 번째 아기는 살해된다(☞12장). Keesing[80]에 의하면, 과거에는 '한정된 자원만 가진 한정된 곳에서는 인구수를 제한하기 위해 남자아이 여자아이 모두를, 혹은 여자아기만을 살해했었을 것은 의심할 여지가 없다.' 여자 아이 살해는 세계의 서로 다른 지역, 특히 농촌 지역에서 여전히 지속되고 있다고 한다. 원인으로 거론되는 것에는 문화적 가치, 경제적 필요성, 정부 정책, 남녀 차별적 이데올로기 등이 복잡하게 혼합되어 있는 상황이다. Miller[81]는 인도 북부 편잡의 엄격한 가부장적 문화권에서 여자아기를 살해하거나 또는 죽게 방치하는 상황에 관해 기술했다. 비슷한 상황이 중국 농촌 일부에서도 수년 동안, 심지어 중국 정부의 '한 자녀'[82] 정책이 시행되기 전에도 있었음이 보고되고 있다.

어느 문화권 특유의 '인구 정책'에는 낙태에 관한 여러 단계, 즉 널리 허용되는 것, 제한된 상황에서만 허용되는 경우, 또는 어떠한 이유로도 낙태가 금기가 되는 경우 등이 있다. 서구에서 낙태에 관한 논쟁은, 여자가 자신의 몸과 생식력에 관한 통제권을 가질 수 있는지, 태아가 다른 사회 일원과 동일한 권리를 가진 '인간'인지, 아니면 태아는 단지 몸의 기관이나 세포덩어리로 간주되는지에 관한 것으로부터 출발하고 있다.

낙태는 아직도 논쟁의 대상으로, 문화에 따라 각기 다른 견해를 가지고 있다. 어느 곳에서는 합법적이나 다른 곳에서는 금지되어 있

다. 그 기준의 초점은 태아를 하나의 완전한 '인간,' 즉 당위로서의 권리를 가진 인간으로 볼 것이냐에 달려 있다. 사회마다 각기 다른 종교적 틀과 법적 틀을 가지고 있어서, '인간으로 간주되는 시기'를 임신의 어느 때로 보는지에 차이가 있는데, 수정 초기로 규정하는 곳도 있고, 임신 후기로 규정하는 곳도 있다.[83] 또한 사회에 따라 낙태나 유산을 한 여자를 어떤 방식으로 돌보는지, 그 정서적 후유증을 어떻게 다루는지 각기 다르다. 매우 흥미로운 것 중 하나는, 일본에서 *Jizo* 신 즉, 태어나지 않는 아이들의 수호신인 불교의 *bottisatva* 보살을 모시는 절인 *Mizuko*에서 아기의 명복을 비는 것이 있다. 이 절에서 여자나 남자는 그들의 태어나지 못했던 아이를 위해 공개적으로 비탄에 잠길 수 있다. 낙태를 한 어머니는 사죄와 추억의 의례인 *mizuko kuyo*를 올리고 장난감, 꽃, 음식 등의 공물을 바친다고 한다. 아이를 잃은 여자의 상실감을 애도하는 이와 같은 의례는 서구 어디에서도 찾아 볼 수 없다.

토속적 산아제한법

어느 사회에서든 인구를 조절하기 위한 산아제한법이 전승해 내려왔다.[84] 다양한 가족계획과 피임방법은 근대적 방법인 피임약, 콘돔, 자궁내 삽입물(IUCD)을 사용하기 훨씬 전부터 사용되어 왔다. 어떤 방법이든, 전통적인 방식은 몸이 어떻게 기능하는지, 성이란 어떠한 것인지, 수정과 임신은 무엇인지에 관한 전통적 믿음과 관련되어 있다. 또한 젠더 관계, 성과 관련된 권력관계, 그들의 삶에서 아이들은 어떤 의미를 가지고 있는지, 그리고 이 모든 것이 어떠한 사회경제적 맥락 속에서 일어나는지에 따라 달라진다.

여기서 서구식 개념인 *피임*, 즉 성교 전, 혹은 도중에 수정이 되지 않게 하기 위한 방법과, *수정이 된 후의 방법* 즉 낙태와 인위적인 월경유도(MR)와는 구별해야 한다. Islam 등[85]

은 MR을 다음과 같이 정의했다. 즉 MR은 약품, 기계적, 수술의 방법으로 월경을 유도하여 임신되지 않게 하는 방법'이라고 했고, 임신 테스트를 하지 않고 월경 예정일로부터 8주 안에 자궁내막을 흡입하여 배출시키는 방법도 포함된다. 방글라데시에서는 낙태가 엄격히 금지되어 있기 때문에, MR을 '불규칙한 월경을 치료하기 위해' 혹은 '규칙적 월경을 위한 치료'라고 표현한다고 하는데, Islam 등은 이를 '피임의 한 방법'으로 보고 있다.

토속적 피임방법으로 보고된 것들은 아래와 같은 것이 있다.

- *수유기간을 늘리는 것.* 가난한 나라에서는 아마도 가장 보편적인 방법일 것이다. 출산 후 수유 첫 몇 달 동안은 피임이 되며, 이를 수유 무월경이라고 한다.[86] 출산 후 첫 6개월간 전적으로 모유수유만 했을 경우 임신율은 2% 이하라고 한다.[87] 젖병 수유와 병용할 경우 피임율은 떨어질 것이다.

- *산후 일정기간 성관계 금지.* 가장 흔한 방법이며, 종교적 금기와도 연관된다. 예를 들어, 이슬람 사회에서는 출산 후 40일까지는 성관계가 금지되며, 분만 후 질분비물인 *nifas*가 그칠 때까지이다. 남부 사하라지역을 포함한 세계 여러 곳에서도 보편적인데,[84] 수주에서 수개월까지 다양하다. 또한 사회계급, 종교, 인종에 따른 차이도 있다. 말라위 줄루족의 경우에는[88] 17개월에 이르며, 말라위 남부의 경우 10개월, 중앙지역은 6.6개월이라고 한다. 산후 성관계 금지가 피임의 목적을 떠나서 때로는 아기와 부모의 건강을 지키기 위한 것일 때도 있다.[88,89] 가나에서 수행한 Awusabo-Asare와 Anarfi[89]의 연구에 의하면, 그들이 연구한 대상 집단의 31%는 12~23개월 간, 21.6%는 24개월 이상 성관계를 하지 않았는데, 이곳에는 AIDS가 만연하고 있어서

여자가 강력히 금하기를 원했기 때문이라고 했다. 일부다처제가 사라져가는 상황에서, 이 기간 동안 남자는 다른 여자와 성관계를 가지기 쉽고, 이어 아내에게 감염시킬 위험도 커지게 된다.

- *금욕.* 혼전 혹은 결혼 후에도 성관계를 금하는 것을 말하며, 역사상 여러 사회적 종교적 집단에서 있어 왔다. 혼전 순결과 처녀성만 아니라 혼인 중에도 순결을 강조하는 집단들이 있는데, 예를 들면, 19세기 아메리카에서 피임을 위하여 금욕하는 '하얀 리본 캠페인' 등이 있었다. Belaunde[90]의 기술에 따르면, 페루비아 아마존에 있는 아이로파이 부족에서는 아내와의 성관계를 억제하는 것(이들은 이를 '아내를 보살피는 것'이라고 표현한다)이 장려되고, 이는 성관계를 하면 사냥이나 낚시에서 목표물을 맞히는 능력이 떨어진다는 문화적 믿음에 의해 뒷받침된다. 또한 오랫동안 지속되는 미신적 의례 기간에는 성관계가 금지되는데, '신이 성관계 시의 분비물 냄새를 싫어하기 때문이라는 것'이다.

- *성교 중단 혹은 질외 사정은* 확실한 피임은 아니지만 많이 하고 있다. 집단에 따라 금지되는 곳도 있고 보편적인 곳도 있다. 예를 들면, Krengel과 Greifeld[91]의 보고에 의하면, 우즈베키스탄에서는 '가장 보편적이고 널리 사용되는 자연피임법으로서, 코란의 말씀에 적합한 방법'이기 때문이라고 했다. 사정하지 않고 성교를 끝내는 것은 중국과 인도에서 장려되는 방법으로 남자의 정력을 보존하는 방법으로 본다.

- *주기법.* 여자의 가임기간에는 성관계를 금하는 것으로, 일부 교회에서 장려하는 것이나 여자의 생리주기를 알아야 가능하다.

- *성기결합을 하지 않는 성관계.* 특히 청소년기 때 자위, 구강성교, 페팅, 허벅지를 이용하는 것, 혹은 뉴잉글랜드 식민지에서 결혼하지 않은 남녀가 나무 칸막이가 있는

침대에서 동침하며 자위하기[92] 등의 방법이 있다. 또한 라틴 아메리카에서는 여자의 처녀성을 보존하기 위해 항문성교가 흔하다고 한다.[93] 이 관행은 B형 간염과 AIDS의 증가에 일부 기여하고 있다.

- 약초 피임약. 스리랑카에서는 피임 목적으로 여자가 매일 파파야를 먹고,[92] 페루비아 아마존의 아이로파이 인디언은 *cada nuni*(생강과의 식물)를 먹는다.[90] 필리핀에서는 Quijano[94]의 보고에 의하면, 특히 시골지역에서 피임 목적으로 *Kamais* 즙[71] 등의 탕약을 마신다고 했다.
- *질내 정자 살균약과 정자 차단 방법.* 여기에는 다양한 약초, 야채 씨앗의 껍질, 으깬 뿌리식물, 풀로 만든 자궁입구막이, 해조류, 때로는 식초 등을 묻힌 스펀지 등이 사용된다. 성교 후에 하는 약초 뒷물도 이에 포함된다.
- *원시적 콘돔.* 수백 년 전부터 동물 내장 등을 이용해 왔으며, 피임뿐만 아니라 성병 예방의 목적도 있었다. 영국에서 최초로 알려진 콘돔은 1640년 경 동물 내장으로 만든 것이었으며, 대량 생산되는 고무 콘돔은 1843년 이후에야 만들어졌다.[92]
- *낙태.* 세계 여러 곳에서 오래전부터 있어 왔고, 약초나 광물질의 낙태약을 쓰는 방법과 기계적 방법이 쓰였는데, 이 둘 다 모두 위험하여 모성 사망률을 올리는데 기여했다. Molina[95]는 아르헨티나의 크리올 여자들이 피임약과 낙태약으로 사용하기 위해 20여 가지 이상의 약초를 섞어 사용하는 것에 관해 기술했다. 여기에 포함되는 것으로는 케브라초[72]껍질을 끓여 우려내어 며칠 동안 계속 마신다고 한다. 그러나 이

는 간 독성 및 신장 독성이 있다. 소비에트 연방에서도 낙태를 피임의 한 방법으로 쓰고 있는 곳이 많다. 우즈베키스탄에서는 IUCD와 함께 낙태가 가장 많이 쓰였으나, 사회변화와 함께 달라지고 있다.[91] 지역에 따라 양수 천자나 초음파검사로 아이의 성별이 밝혀지면 낙태를 요구하기도 하며, 여아만을 선택적으로 낙태하는 것은 아시아, 특히 인도에서 많이 일어나고 있다.[96]

- 영아 살해. 원치 않는 아이나 기형으로 타어난 아기를 살해하는 것은 인류 역사와 함께 존재해왔다. 여자영아 살해는 생존을 위하여 사냥하고 싸움 및 험한 노동일에 적합한 남자아이를 선호하는 곳에서 일어났다.
- 마술적 의례를 통한 방법. 생식력을 통제하기 위한 특별한 기도, 부적, 의례 등이 있다. 아마존 아이로파이 부족은 남자 무당이 여자의 요청에 따라 피임 의례를 행한다고 한다.[90] 필요시에는 다시 생식력을 갖기 위한 의례나 낙태를 위한 의례도 행한다.
- *터울 두기.* 그 문화권에서 이상적으로 보는 임신 사이의 간격을 말한다. David[97]의 기술에 의하면, 이스라엘로 이주한 에티오피아 이민자들은 임신 간격이 너무 가까우면 어머니에게 '약한 피'를 초래하여 건강을 해치게 된다고 믿고 있다.

효율성이 어떻든 간에 이들 다양한 전통적 방법은 수백 년 동안 대중의 신뢰를 받으며 사용되어 왔다. 따라서 전통방법은 신중하게 평가되어야 하며, 현대에서도 유용할 수 있는지 연구할 필요가 있다. 일부 국가에서는 인구과잉을 조절하기 위해 전통 방법이 차용되기도 하는데, 인도 국립연구발전협동회(NRDC)에서는 인도멀구슬나무 기름을 연구하고 있다.[98] 토속적이고 값싸고 쉽게 이용할 수 있으며, 인도 시골에서는 상처치료나, 피부병, 감염, 관절염 등에 이미 널리 사용되고 있는 것이다. 최근이 기름에 정자살균 효과가 있는 것으로 알려

---

71) 백합생강이라고 불리며 진통, 소염, 거담제로 쓰이고, 가려움증에도 효과가 있다고 한다. 필리핀의 절임식품에 향신료로도 쓰인다.
72) 아르헨티나 북동쪽과 파라과이에 있는 옻나무의 일종으로 타닌이 다량 함유되어 있다.

져, 성교 전과 후의 피임 및 낙태약으로 유효하게 쓰일 가능성이 크다. NRDC에 의하면 이 기름은 오래전부터 알려져 있기 때문에 시골 인구에게 낙태약으로서 쉽게 받아들여질 것으로 전망하고 있다.

남성과 임신

임신과 출생은 여자의 일이지만, 남자 역시 신체적으로도 사회적으로도 출생에 대부분 깊이 관여하고 있다. 남자들이 배우자의 임신, 출산, 산후기간 동안 수행해야만 하는 일련의 의례에 의해 감정적으로 연관되어 있음을 많은 문화권에서 찾아 볼 수 있다.

Heggenhougen[99]은 자녀 출생 시 아버지들의 역할에 관하여 문헌고찰을 했다. 그에 따르면, 대부분의 현대 중산층 서구문화에서는 자녀출산 시 남편은 극히 작은 역할—대개 근심하는 방관자의 역할—만을 수행한다. 대체적으로 대다수의 문화권에서는 남자들은 출산 현장에서 배제되고 있으나, 일부 미국의 토착민, 에스키모, 아프리카, 마오리 집단들 사이에서는 참여한다고 한다.

아버지가 출생 현장에 참석하는 곳에서 그러한 관행은 항상 기능적 목적이 있어서 아버지에게 주어진 관습과 역할은 사실상 출산과정에 필수적인 부분으로 여겨진다. 산모와 태아를 보호하고 산모가 아기를 더 쉽게 낳도록 하기 위한 의식 절차, 즉 *쿠바드*(疑娩)[73]라 불리는 의식을 아버지는 수행해야 한다. 많은 비산업 문화권에서는 아버지도 엄격한 금기를 따라야 하는데, 자바의 경우, 남편은 아내와 똑같이 임부에게 부과되는 많은 금기를 지켜야 하고, 출산 동안에는 아내를 지원해야 한다. 이와 유사한 관행이 과테말라의 일부 공동체와 필리핀의

카티관 마을, 그리고 북부 유럽 일부 지역에서도 발견된다. 중국 남부 퀘이츄의 란츄먀오 부족의 남편은 아내의 출산 과정 동안 침대에 누워있어야 하고, 출산 후에는 아기를 보살피고 '어머니 역할'까지 해야 한다. 부카의 아쉔티와 취크치 부족들 사이에서도 남자는 아기가 무사히 태어날 때까지 나쁜 기운을 속여서 자신에게 관심을 돌리게 하기 위해 특정 의례를 거행한다. 뉴기니의 아라페시인들 사이에서는 '아기를 낳다'라는 동사는 남성, 여성 구별 없이 양성에 모두 사용되며, 출산은 여자뿐만 아니라 남자에게도 매우 힘든 일이라고 생각한다. 미국의 호피 인디언과 파라과이의 키리구아노 인디언들 사이에서는 남편뿐만 아니라 마지막으로 태어난 자식이 모두 함께 아내의 임신동안 쿠바드 상태에 들어간다. 현대 서구세계에서는 여성 운동에 이은 '자연 출산'이 유행함에 따라, 남자들이 배우자의 임신에 더 많이 관여하고, 출산 상황에도 실제로 많이 참석하고 있다. 그러나 거기에는 보다 전통적 사회의 특성으로 앞에서 말한(☞9장) 역할인 의례적 보호는 포함되지 않는다.

의례적 쿠바드가 시행되지 않는 여러 문화권에서는 남자들이 아내의 임신, 출산, 산후 기간 동안 육체적, 심리적으로 어떤 증상들이 흔히 나타난다. 이는 *쿠바드 증후군* ('알을 품다' 또는 '알을 부화하다'라는 뜻의 바스크어 *couver*에서 파생됨)이라고 알려져 있고, 세계 많은 지역에서 보고되고 있다. Heggenhougen[99]에 따르면, 쿠바드 증후군은 '아내의 출산에 무의식적으로 참여하는 것이고, 심지어 아내와 경쟁하는 무의식적 심리 상태'로 볼 수 있다. 반면 의례적 쿠바드는 '무의식적 기반을 가지고 있기는 하지만 실제로는 의식적으로 참여'하는 것이라고 한다.

현대의 한 예가 아래 미국 사례 연구에 묘사되어 있다.

---

73) 동조임신이라고도 불린다.

사례 6.5 미국 뉴욕 로체스터의 쿠바드 증후군

Lipkin과 Lamb[100]은 뉴욕 로체스터에서 쿠바드 증후군에 관해 연구하였다. 이는 임신한 여자의 배우자에게 나타나는 증상으로서, 의사의 치료를 원하며 객관적으로 설명되지 않는 신체적, 심리적 증상이 생기는 것이 특징이라고 정의하였다. 267명의 산후 여자의 배우자에 관한 연구에서 60명 (22.5%)의 남자들이 이 증후군을 겪은 것으로 밝혀졌다. 다시 말하면 아내의 임신으로 증상이 생길 수 있는 남편이 1,000명 당 225명이라는 높은 비율에 해당된다는 뜻이다. 증상 중 다수는 '피곤한 느낌', '축 처진 느낌', '허약함' 같이 모호하고 불분명한 것이 대부분이고, 그 외 요통, 성기주위의 따가움, 몸이 부은 느낌, 명치가 타는 느낌, 사타구니의 통증, 어지러움, 복부 경련과 같은 '임신에 가까운' 증상들도 있었다. 한 환자는 '뭔가 밖으로 밀고 나오는 것' 같은 느낌의 가슴 통증을 호소하기도 했다.

이 증상의 원인이 무엇이든 간에, 남자들은 자녀의 출생에 감정적으로, 신체적으로 깊이 연관되어 있음을 알 수 있다. 그러므로 자녀 출생을 기다리는 많은 아버지들에게 설명할 수 없는 증상이 나타날 가능성에 관해 의사는 알고 있어야 한다.

KEY REFERENCES

5   Keesing, R.M.and Strathern, A.J. (1998) *Cultural Anthropology: A Contemporary Perspective*, 3rd edn. London: Harcourt Brace, pp. 270–281.

8   Shepherd, G. (1982). Rank, gender, and homosexuality: Mombasa as a key to understanding sexual options. In: *The Cultural Construction of Sexuality* (Caplan, P. ed.). London: Tavistock, pp. 240–70.

22 World Health Organization (2005). *World Health Statistics 2005.* Geneva:World Health Organization, pp.45–52.

28 van Dongen, E. and Elema, R. (2001) The art of touching: the culture of 'body work' in nursing. *Anthropol. Med.* 8, 150–62.

33 Gabe, I. and Calnan, M. (1989). The limits of medicine: women's perception of medical technology. *Soc. Sci. Med.* 28, 223–31.

50 Hahn, R.A. and Muecke, M.A. (1987). The anthropology of birth in five US ethnic populations: implications for obstetrical practice. *Curr. Probl. Obstet. Gynecol. Fertil.* 10, 133–71.

51 Nichter, M. and Nichter, M. (1996) Cultural notions of fertility in South Asia and their impact on Sri Lankan family planning services. In: *Anthropology and International Health: Asian Case Studies* (Nichter, M. and Nichter, M. eds). Reading: Gordon and Breach, pp. 3–33.

55 Graham, H. and Oakley, A. (1981). Competing ideologies of reproduction: medical and maternal perspectives on pregnancy. In: *Women, Health and Reproduction* (Roberts, H. ed.). London: Routledge and Kegan Paul, pp. 99–118.

60 MacCormack, C. P. (1982). Biological, cultural and social adaptation in human fertility and birth: a synthesis. In: *Ethnography of Fertility and Birth* (McCormack, C. P. ed.). London: Academic Press, pp. 1–23.

69 Becker, G. (1997). *Disrupted Lives.* Berkeley: University of California Press, pp. 80–98.

76 Konrad, M. (1998). Ova donation and symbols of substance: some variations on the theme of sex, gender and the partible body. *J. R. Anthropol. Inst. (NS)* 4, 643–67.

95 Molina, A.I. (1997) Ethnomedicine and world-view: a comparative analysis of the incorporation and rejection of contraceptive methods among Argentine women. *Anthropology and Medicine* 4(2), 145–58.

See http://www.culturehealthandillness.com for the full list of references for this chapter.

RECOMMENDED READING

Davis-Floyd, R.E. (1992). *Birth as an American Rite of Passage.* Berkeley: University of California Press.

Hahn, R. A. and Muecke, M. A. (1987). The anthropology of birth in five US ethnic populations: implications for obstetrical practice. *Curr. Probl. Obstet.*

Gynecol. Fertil. **10**, 133–71.

Heggenhougen, H. K. (1980). Fathers and childbirth: an anthropological perspective. *J. Nurse-Midwifery,* **25(6)**, 21–6.

Lock, M. (1998). Menopause: lessons from anthropology. *Psychosom. Med.,* **60**, 410–19.

Lupton, D. (1994) *Medicine as Culture.* London: Sage, pp. 131–160.

Russell, A., Sobo, E.J. & Thompson, M.S. (eds) (2000) *Contraception across Cultures.* Berg.

van Teijlingen, E., Lowis, G. McCaffery, P. & Porter, M. (eds) (1999) *Midwifery and the Medicalization of Childbirth: Comparative perspectives.* Hauppage: Nova Science Publishers.

7 통증과 문화

통증74)은 그 형태가 어떻게 나타나든 인간 생활에서 분리해낼 수 없는 부분이다. 통증은 임상진료에서 가장 보편적인 증상이며,[1] 상해나 질병을 비롯하여 임신, 출산, 생리와 같은 통상적인 생리적 변화의 특징이기도 하다. 또한 치료와 진단 과정에서도 일정 형태의 통증을 수반할 수 있는데, 그 예로 외과 수술, 주사, 조직검사, 혈관절개 등을 들 수 있다. 통증은 단순한 신경생리학적 현상 그 이상의 무엇으로서, 이에 관련되는 사회적, 심리적, 문화적 요소들이 존재한다. 이 장에서는 아래 명제를 설명하기 위해 이들 요소들 중 일부를 기술할 것이다.

1. 사회적, 문화적 집단에 따라 다른 방식으로 통증에 반응한다.
2. 자신뿐만 아니라 타인의 통증을 인식하고 반응하는 방식은 그들의 사회문화적 배경의 영향을 받을 수 있다.
3. 자신의 통증을 의료인과 타인에게 알릴 것인지의 여부와, 어떻게 알릴 것인지는 사회문화적 요인에 의해 영향을 받을 수 있다.

---

74) pain을 고통으로 번역하면, 육체적인 것 외에도 심리적, 사회적, 영적인 등 모든 인간 고통을 의미하게 된다. 여기에서 pain은 육체적 고통을 둘러싼 조건을 논의하고 있으므로 단순히 '통증'으로 기술하였다.

통증 행동

생리학적 관점에서 볼 때, 통증은 '세포 손상이나 생리적 기능장애가 있음을 알려주는 일종의 신호장치'[2]로 생각할 수 있다. 통증은 신경 말단이 몸 안팎으로부터 해로운 자극을 받았을 때 생긴다. 그러므로 잠재적인 위험으로 가득 찬 환경에서 몸을 보호하고 생존하기 위해 절대적으로 중요한 것이다. 바로 이런 생물학적 역할 때문에 통증은 문화와 상관없다고 간주되고, 날카로운 물체나 심한 열 또는 추위 같은 특정 형태의 자극에 대한 보편적인 생물학적 반응이라고 보는 것이다. 그러나 그러한 반응에도 두 가지 형태가 있다.

1. *비자의적* 반응. 본능적 반응으로서, 날카로운 물건으로부터 움츠리는 것과 같은 것.
2. *자의적* 반응.
   a. 통증의 원인을 제거하고, 증상을 치료하기 위한 행동(예 : 아스피린을 복용한다)
   b. 증상을 완화하기 위하여 타인에게 도움을 구하는 것.

다른 사람을 관련시키는 통증에 대한 자의적

반응은 특히 사회문화적 요소에 의해 영향을 받을 수 있고, 이는 사례와 함께 자세히 기술될 것이다.

Engel[3]이 묘사했듯이, 통증에는 두 가지 구성요소가 있다. 즉 '원인이 되는 감각, 그리고 그 감각에 대한 반응'의 두 가지이다. 자의적인 것, 비자의적인 것 모두를 통틀어 Fabrega와 Tyma[4]는 통증행동이라고 칭했고, 여기에는 얼굴 표정, 찡그림, 태도나 행동의 변화, 그 사람이 내는 소리, 혹은 자신의 상태를 드러내거나 도움을 청하는데 사용되는 말까지 다 포함된다. 그러나 통증을 유발하는 자극이 없을 때 통증 행동을 보이거나, 이와 반대로 통증 자극이 있을 때조차 통증행동을 보이지 않을 수도 있다. 이 점을 분명히 하기 위해 두 가지 형태의 통증에 대한 반응을 판별하는 것이 필요하다. 즉 사적(私的) 통증과 공적(公的) 통증이 그것이다.

사적 통증

Engel[3]이 지적한 바와 같이 통증은 '사적인 데이터'이다. 즉 어떤 사람이 통증을 겪고 있는지 알기 위해서는, 그 사람이 그 사실을 언어 혹은 비언어로 우리에게 신호를 해야 한다. 통증이 있음을 다른 사람에게 알리게 되면, 통증에 대한 그의 개인적 경험과 인식은 사회적이고 공적인 사건이 된다. 즉 사적 통증이 공적 통증으로 되는 것이다. 그러나 통증의 원인이 외부 상처가 아닌 몸 안에서 비롯되어 외상이 '보이지 않을 경우', 아프다는 사실을 남에게 알리지 못하는 경우도 있겠고, 남에게 그 사실을 이해시키거나 고통을 '공유'하기 어려운 경우도 있을 것이다. 이럴 때, Scarry[5]가 기술한 바에 의하면, '고통을 겪고 있는 사람의 현실은 통증으로 인하여 타인의 현실로부터 철저히 분리됨으로서' 그 개인은 소외 상태에 빠지게 되는 것이다.

사회나 문화권에 따라, 모든 통증을 의도적으로 사적으로 국한시켜, 극심한 통증일지라도 밖으로 조금도 표시하거나 신호를 보내서는 안 되는 경우가 있다. 이러한 행동 유형은 금욕과 인내를 가치 있는 행동으로 여기는 사회에서 보편적이며, 곤경에 처했을 때 '꿋꿋이 견디는' 태도를 찬양하는 앵글로색슨 계 사람들 사이에 흔하다.[4] 또한 남자들 특히 젊은 남자와 전사들에게 기대되는 행동이다. 문화권에 따라 두려워하지 않고 통증을 견뎌내는 능력, 즉 통증행동을 보이지 않는 것이 남성다움의 표시이며, 소년기에서 성인 남자로의 이행을 표시하는 성인식의 한 단계가 된다. 예를 들면, 미국 대평원의 샤이안족 인디언은 남성다움을 과시하고 사회적 명성을 얻고자 하는 젊은이들이 선댄스 의식에서 의례적인 자해를 한다. 가슴 피부를 관통하는 갈고리로 높은 기둥에 매달려 아프다는 호소 없이 통증을 받아들이는 것이다. 덜 극적인 경우로는 반(半) 혼수상태 혹은 마비상태에 있거나 고통을 뚜렷이 표현하기에는 너무 어리거나, 혹은 통증 행동으로 동정을 얻지 못할 것 같은 상황에 처한 사람들에게서 일어난다. 그러므로 통증 행동이 없다는 것이 반드시 사적 통증이 없음을 의미하는 것은 아니다.

공적 통증

통증 행동의 자의적 측면은 사회문화적, 심리적 요인에 의해 영향을 받는다. 사적 통증을 공적 통증으로 드러낼 것인지 여부와, 어떤 형태로 드러낼 것인지, 그리고 어떤 사회적 상황에서 드러낼지를 결정하는 것은 이들 요인에 의한 것이다.

우선 그 통증의 중요성을 어떻게 해석하는가에 따라 달라진다. 즉, 통증이 '정상적인' 통증인지, '비정상적인' 통증인지에 좌우되고, '비정상적'일 경우 다른 사람들의 관심을 끌 가능성이 커진다. 정상적 통증의 한 예로는 생리통을 들 수 있다. Zola[7]가 인용한 미국의 연구에서,

181

사회경제적 상층 및 하층의 두 집단 여자들은 몸 상태와 기능 문제를 일람표로 기록하도록 요청받았다. 생리통을 '기능장애'라고 표시한 여자는 소수였으며, 저소득층 여자들은 18%만이 월경에 동반된 상태를 기록하였다는 것이다. '비정상적'이라고 간주되는, 그리하여 의학적 관심과 치료가 필요하다고 판단될 수 있는 통증은 문화적으로 정의되는 경향이 있고, 또한 시대에 따라 달라진다. Zola가 지적했듯이, '부인과적 주제가 문제로 인식되고 치료받아야 할 상태로 인정받는 과정은, 여자로 산다는 것이 무엇인지에 관한 보편적 정의가 만들어지는 과정과 부합된다.' 다시 말하면, 이는 여자들의 삶에 배경이 되는 상황, 즉 통증이 있음에도 불구하고 아이를 돌보거나 일을 해야만 했던 것과 같은 사회경제적 상황에 따라 달라진다는 의미이다. 비정상적 통증에 관한 정의는 신체 이미지 및 신체의 구조와 기능에 관한 문화적 정의에 의해서도 달라질 수 있다.[8] '심장의 크기는 가슴 전체와 같다'고 보는 일반인의 견해는 가슴 부위에서 느껴지는 모든 통증을 '심장 이상' 또는 '심장 마비'라고 해석할 수 있을 것이다. 정신신체 질환으로 가슴통증을 가진 남자가 심장병이 아님을 보여주는 수많은 검사와 진단에도 불구하고 여전히 '심장에 통증'을 느끼기 때문에 '심장에 문제'가 있다는 생각에 집착하는 경우를 앞서 기술한 바 있다.[9]

Zborowski[10]는 통증을 삶의 일상적인 부분으로 간주하여 그대로 받아들일 경우, 통증이 있음에도 불구하고 이를 치료가 필요한 의학적 문제로 보지 않을 것이라고 했다. 예를 들면 군사적 업적을 강조하는 문화권에서는 전쟁에서 입은 상처를 당연한 것으로 여기고 용납한다. 반면에 보다 평화적인 문화권에서는 전쟁의 상처는 예상은 할 수 있겠지만, 당연한 것으로 수용되지 않는다. 이와 비슷하게, Zborowski는 폴란드와 다른 일부 국가에서 출산 시의 고통은 감수해야 하는 것이지만, 미국에서는 그 같은 고통이 용납되지 않으므로 진통제를 요구

한다는 것이다. 통증을 대하는 이러한 태도는 어린 시절에 가족과 공동체에서 성장하면서 습득하게 되고, 또한 양육 관습에서 학습된다. 통증을 없애는 새로운 기술과 유행에 따라, 통증을 대하는 태도는 시간에 따라 변화되고, 사회경제적 발전이 진행되는 곳에서는 더욱 빨리 변하고 있다.

불운으로서의 통증

신체적 통증은 아무리 심하고 감정적으로 괴로운 증상이더라도, 이를 불운이라는 보다 넓은 차원에서 조망해야 그 문화적 배경 안에서 이해할 수 있다. 통증은, 병과 마찬가지로 단지 인간 고통의 한 형태이다. 따라서 통증은 그 당사자에게 다른 형태의 불운이 야기된 때와 똑같은 질문을 던진다. '왜 하필 나에게 이런 고통이 일어났을까?', '지금 왜?', 또는 '내가 무슨 일을 했기에 이런 고통을 감수해야만 하는가?' 통증을 나쁜 행동에 대한 신의 처벌로 여기는 곳에서는 이를 제거하려 하지 않을 수 있다. 통증을 불평 없이 감수하는 것이 그 자체로 일종의 속죄가 되기 때문이다. 대신 외과적 수술이나 주사와 같이, 더 통증이 심한 치료를 의사에게 요구할 수도 있다. 통증이 부도덕한 행위의 결과로 받아들여지면, 그에 대한 대응도 의료인과 상담하기 보다는 자신에게 가하는 참회, 단식 또는 기도가 될 수 있다. 사람 사이에 일어나는 악의에 찬 행위, 즉 마법, 주술 또는 '주문' 등에 의해 통증이 일어난다고 생각되면, 통증을 제거하는 방법은 의식에 의해 귀신을 물리치는 것과 같은 간접적인 방법을 사용할 수 있다.

많은 문화권에서는 통증은 불운에 의한 고통 중 단지 한 가지 형태일 뿐이라고 여겨지기 때문에 다른 형태의 고통과 다양한 방식으로 연결된다. 원인이 모두에게 공통적인 것(즉 신의 처벌이나 마법 같은), 그러므로 치료법도 유사한 것(기도, 참회 또는 귀신을 물리는 의식)이 여기에 속한다. 이렇게 통증을 광범위한 의미

로 보는 시각은 비서구 사회에서는 보편적이며, 이곳에서는 세속적인 서구의 통증치료 방식(진통제 등)이 불충분하고 만족스럽지 않다고 여기는 것이다. 서양의학에서는 '정신신체성' 또는 '심인성' 통증의 존재를 인정하고 있지만, 통증과 연관된 사회적, 도덕적, 심리적 요소들은 고려하지 않고 있다. 그럼에도 불구하고 현대사회에서 통증을 표현하는 언어는 여전히 감정적 고통, 사람 사이의 갈등과 예기치 못한 불행을 포함하여 다양한 형태의 고통과 연관이 되고 있음을 보여준다. 그러므로 신체적 통증의 은유를 통하여 묘사되곤 한다.

사례 7.1 북부 인도 문화에서 고통을 표현하는 언어

Pugh[11]는 인도 북부 문화권에서 통증의 의미와 통증을 표현하는 데 사용되는 은유에 관하여 기술하였다. 서양과 달리 몸-마음 이분법이 없기 때문에 전통 치유사(hakims)나 환자 모두 통증(dard)을 육체적인 것으로만 보지 않았다. 통증에 관해 말할 때, 그들은 지역 문화와 일상생활에서 공통으로 사용되는 단어, 이미지, 은유로 말한다. 그들이 사용하는 ('타고 있는', '꽉 죄는' 또는 '찌르는' 통증과 같은) 은유는 신체적인 것과 감정적인 경험을 동시에 하나의 이미지로 혼합한 것이다. 그러므로 어떤 하나의 단어, 표현 또는 은유는 신체적이고도 심리적인 고통의 의미를 동시에 전달하고 있다. 육체적 통증에 사용되는 은유는 감정 상태를 묘사하는 데도 사용된다. 슬픔과 비탄은 '뜨거운' 음식처럼 심장을 '타게' 할 수도 있고, Urdu 시인들은 '심장의 타는 듯한 통증' 그리고 '사랑-통증의 황홀한 느낌들'과 같이 묘사해 왔다. '뜨거운', '타고 있는' 같은 통증 은유는, Pugh가 말했듯이, '몸-마음이 통합된 인도문화 체계'를 반영한다. 그렇기 때문에 '인도 문화 속의 신체적 통증은 심리적 불쾌감과 결합되고, 동시에 감정적 고통은 마음과 몸 안에서 동시에 발현되는 것이다.'

더 나아가, 통증의 종류를 묘사하는데 사용되는 단어들은 그 원인과 치료법까지 제시한다. '원인과 증상은 유사한 것들이다'는 표현에 비추어 보면, '뜨거운' 또는 '타는' 통증이라는 묘사는 '뜨겁'거나 '타고 있는' 음식, 또는 뜨거운 날씨 또는 '뜨거운' 감정 상태(걱정이나 노여움 같은)에 그 원인이 있다고 암시한다는 것이다. 그러므로 치료는 '몸의 열을 식히고 심장을 차분하게 가라앉혀 통증, 두근거림, 근심할 때 생기는 생리작용을 줄이도록' 차가운 팩이나 차가운 사향 약재 같은 것으로 '냉각'하는 요법을 사용한다.

또한 '감각적 특성이 스며들어있는 통증 은유들은 친근한 환경, 즉 집, 경작지, 작업장 등에 비유되고', 이는 일상의 경험에서 우러나오는 것이라고 한다. 위, 가슴, 목의 '타는 듯한 통증'은 흔히 '시거나'(khatta) '쓴'(katu) 맛을 동반한다고 한다. 이 두 가지 맛은 라임, 석류, 타마린드의 신맛, 겨자씨 오일, 레몬과 심황의 쓴맛 등 대부분의 음식에서 발견된다. 그러므로 통증 경험과 그 경험에 부여된 의미는 지역 문화, 요리, 언어, 전통의 여러 측면과 결합된 것이다. 다른 시대, 다른 장소, 몸의 여러 부분에 나타나는 다른 종류의 통증들은 모두 신체적, 감정적, 사회적, 영적, 음식, 기후와 관련되고, 생각의 연상을 동반하기 때문에, 통증을 주로 육체적인 사건으로 보는 서양 모델은 인도에 적합하지 않을 수 있다. Pugh는 결론짓기를, 인도 북부 문화는 통증을 '단일하고 고정된 실체가 아니라 유동적이고 상황에 따라 구성되는 것'으로 보기 때문이라고 했다.

도움을 받을 수 있는 사람의 종류와 가능성에 따라, 통증 행동을 보일지 말지, 그리고 어떤 상황에서 보일지가 결정될 수도 있다. 예를 들면, 통증행동은 군대와 같은 곳보다는 병원의 의사나 간호사에게 보여야 더 동정받을 수 있다. 의사의 성격과 특성뿐만 아니라 의사가 어떤 문화와 사회계층 출신인지에 따라 통증행동을 드러낼지를 결정하는데 영향을 받는다고 한다. 통증행동은 누군가에게는 보이지만 동정적이지 않은 다른 의사에게는 보이지 않을 수 있어서, 환자의 상태에 대하여 두 의사 사이에서 서로 다른 평가를 할 수도 있을 것이다.

사적 통증을 공적으로 드러내는 것을 결정하

는 또 다른 요소는 통증을 인지하는 강도이다. 통증의 인내는 문화에 따라 영향을 받을 수 있음을 보이는 사례들이 있다. 1977년 문화와 통증에 관한 문헌고찰을 한 결과, Wolff와 Langley[12]는 이 분야에 관해서 잘 짜여진 연구가 드물다고 했다. 그러나 여태까지 이루어진 연구에서 밝혀진 것은, '겉으로 드러난 것이든 암묵적인 것이든 문화와 관련된 태도 자체가 통증 인식에 실제로 영향을 미치고 있다'는 것이다. 또한 Lewis[13]가 지적한 바와 같이, 통증을 느끼는 강도는 상처의 범위나 특성에 비례하는 것이 아니었다. 통증의 의미와 중요성에 관한 신념, 통증이 생기게 된 상황, 그 상황과 관련된 감정, 모두가 통증의 강도에 영향을 미칠 수 있다. '곧 닥쳐올 일에 대한 공포가 외과 환자에게 통증을 더 강하게 느끼게 하고, 비슷한 범위의 상처일지라도 상해 입은 군인의 경우 죽음의 전장에서 벗어날 수 있다는 희망이 통증 감각을 둔화시킬 수 있다.' 한 예로 전투가 끝나고 나서야 자신이 상처 입었음을 알아차리는 군인이 있다. 즉 전투에서의 격렬한 감정이 일시적으로나마 상처에 관심을 기울이지 않게 했던 것이다. 종교적 몽환의 경지, 명상, 또는 무아경의 상태들에서도 통증 강도가 줄어드는데, 생리학적 이유는 뚜렷이 밝혀진 바가 없다. 그 예는 인도의 요가 수행자와 고행자, 스리랑카의 불 위를 걷는 사람이 있고, 그들은 모두 외견상 극도의 통증을 경험하지 않고, 스스로 자초한 통증이나 불편함을 견디는 것이다.

특정 치유자나 치료법에 대한 태도와 기대감 또한 위약(僞藥) 진통효과처럼 통증 감각에 영향을 줄 수 있다. 위약 진통효과는, 의학적으로는 효과가 없으나 환자가 '믿고' 있는 한 환자에게 주관적 통증의 경감을 준다. Levine 등[14]이 설명하는 생리학적 기전은, 뇌 속의 엔도르핀과 내인성 아편류의 방출에 의한 것이다. 그러나 기전이 무엇이든 간에, 통증의 강도와 의미를 인식하는 방식은 사적으로 경험하는 통증을 다른 사람에게 알리고 공유할 것인지를 결정할 것이다.

공적 통증을 알리는 방식

어느 문화나 집단이든 자신들만의 독특한 '고통의 언어'를 가지고 있다. 고통의 언어란, 아프거나 불행한 사람이 자신이 고통받고 있음을 다른 사람들에게 알아차리게 만드는 그들 나름대로의 복합적인 어법(語法)을 말한다. 고통받고 있음을 언어, 비언어로 표시하는 정형화된 특별한 방법이 집단마다 존재하는 것이다. Landy[15]에 의하면, '고통을 감정적으로 표현하는 것이 그들 문화에서 중시되는지 혹은 부정적으로 보는지'에 좌우된다고 했다. 일부 문화권에서는 통증이 있을 때 아주 감정적으로 표현하리라고 예상한다. 어떤 집단에서는 극기, 절제, 아파도 참고 말하지 않는 것이 좋은 행동이라고 본다. Zola[7]는, 이탈리아계 미국인과 아일랜드계 미국인 집단이 각기 통증에 대해 어떤 식으로 반응하는지 조사한 연구에서, 이탈리아인들의 반응은 '표현이 풍부하고 과장된' 특징을 보였다고 했다. Zola는 이를 방어기제의 일종으로 극화(劇化)하는 것이라고 해석했다. 즉, '되풀이해서 과장해서 말하는 것은, 불안을 줄이려는', 일종의 대응전략인 것이다. 반대로 아일랜드인들은 고통을 무시해 버리거나 별 것 아닌 것으로 가볍게 여기려고 했다. "딴 것과 마찬가지로 그저 무시해버립니다." 그들은 통증이 있다는 것 자체를 부인하기까지 했다. "아픈 게 아니라 툭툭 치는 것 같아…진짜 아픈 게 아니라 눈에 모래가 들어간 느낌입니다." Zola는 통증의 존재를 부인하는 행위를 억압적인 죄책감에 대항하는 방어기제로 보았는데, 아일랜드 농촌문화의 한 특성이라고 보는 연구자들도 있다. 이러한 두 가지 상이한 고통의 언어들은 다른 문화권 출신의 의사에게서 치료받을 때 부정적으로 영향을 미칠 수 있다. 예를 들면, 이탈리아계 미국인들은 극기와 절제를 중요시하는 의사의 눈에는 지나치게 감정적이거나 건강염려증적으로 비칠 수 있다. 그리고 아일랜드계 미국인들은 통증을 계속 별것 아닌 것으로 여기기 때문에 사적 통증이 주목받지 못할 수도 있다. 즉 통증이 없다고 '스스로 믿도록 만들게'하여 실제 병을 악화시키는 상황에 빠질 수 있다고 Zola는 경고한 바 있다.[7]

통증 행동은 비언어적이기도 하며, 이 역시 문화에 의해 만들어진다. 움직이지 않는 부동의 자세, 찡그리기, 안절부절못하는 것, 초조하게 왔다 갔다 하는 것, 끙끙대고, 울고, 악쓰고, 혹은 특정 몸짓을 취하기도 한다. 몸짓에 관한 범문화적 연구에서 Le Barre[16]은 문화에 따라 몸짓이 서로 다르므로 그 의미를 해석하려면 맥락을 알아야 한다고 했다. 예를 들면, 아르헨티나에서 한 손을 세게 흔들어서 손가락들이 딱딱 소리나게 부딪치는 것은 '멋지다!'는 것을 의미할 수 있지만, 부상당한 뒤 'Ai yai'라고 말하면서 하면 통증을 나타내는 것이기도 하다. 그러므로 고통의 비언어성 표현은 몸짓뿐만 아니라 얼굴 표정, 자세, 감탄사 등이 포함되어야 하며, 그 상황에서부터 의미를 찾아야 한다. 그 외 행동변화로서 은둔하는 것, 단식, 기도나 약에 의지하는 것 등도 있다. 그러므로 서로 다른 유형의 통증 행동은 비언어적 서사의 특징일 수도 있어서, 가족, 친구들 또는 의료인에게 시간이 지남에 따라 다르게 표현될 것이다.

통증 행동은 언어성이든 비언어성이든 한 문화권에서 정형화되어 있기 때문에, 사적 통증이 없이도 동정을 얻거나 관심을 끌려고 공적 통증이 있는 것처럼 흉내낼 수 있다. 한 예는 꾀병, 연극을 하는 것 등이다. 뮌하우젠 증후군[75])을 가진 사람들은, 예를 들면, 진짜 통증 행동을 정확하게 흉내낼 수 있으며, 그렇기 때문에 흉내내고 있다는 것이 발견되기 전까지 반복적인 수술이나 검사를 받는다.[17] 통증 행동

은 근저에 있는 극심한 불안이나 우울증 등의 심리적 상태를 위장하는 역할을 하기도 하는데, 신체화 장애(☞10장)가 그 예이다. 이 경우에 주요 증상은 불안이나 우울증이 아니라, 기운이 없고 숨이 차거나 땀이 나고, 애매한 통증과 불편함과 같은 신체적 증상이다. 이런 유형의 신체화 증상은 서구에서는 저소득계급에서 더 보편적이다. 문화권에 따라서는 사회경제 상층 집단에서 특정적으로 나타나기도 한다. 예를 들면, 대만에서는 감정적 고통을 밖으로 드러내는 것은 권장할만한 일이 아니다. 대신에, 주로 신체적 증상, 즉 고통의 신체적 언어로 표현된다. 1980년 Kleinman[18]은 대만의 중국문화에서는 심리적 증상이 있더라도 '신체적 증상이 주 증상이고, 심리적인 것은 이차적인 것이라고 정의한다'고 했다. 대만 국립대학병원 정신과를 방문한 환자 중 70%는 신체적 증상으로 병원에 왔다고 한다. 다른 문화권에서도 우울증에 걸린 사람들이 원인을 알 수 없는 모호하고 일시적인 통증, 혹은 '여기저기 온 몸이 다 아픈' 증상을 호소하기도 한다. 신체화 증상이 문화에 의해 영향을 받는 것처럼, 치료자의 성격과 출신도 증상에 영향을 미친다. 병을 순전히 신체적으로만 설명하는 의사는, 신체적 증상만을 인정하고, 정신역동적, 사회적 과정에는 관심을 기울이지 않게 될 것이다.

통증이 어떻게 묘사되는가는 여러 요인에 의해 영향을 받는데, 언어의 능숙함, 의학 용어에 얼마만큼 친숙한가, 과거의 통증 경험, 몸의 구조와 기능에 관한 일반적 견해 등이 있다. 의료전문용어를 쓰면 의사를 혼동시킬 수도 있다. '또 편두통이 생겼습니다'라고 말하는 사람은, 진짜 편두통이 아니라 다른 종류의 두통을 묘사하는 것일 수도 있다. 여기저기가 아픈 통증을 호소할 경우, 특히 정신신체질환에서는, 이 흩어져 있는 증상들을 모아 의학적으로 일관된 형식을 찾기 위하여 의사는 흔히 다음과 같은 질문을 한다. '통증이 왼팔을 따라 아래로 이동합니까?', 혹은 '계단을 올라갈 때 통증이

---

75) '환자'가 되어 관심을 받기 위한 꾀병의 일종으로 증상을 만들어내거나, 소소한 증상을 과장한다. 18세기에 Rudolf Raspe가 쓴 공상소설 속 인물과 같은 특성을 가졌다는 뮌하우젠 백작의 이름을 따서 붙여진 명칭이다.

옵니까?', '끈으로 가슴을 꽉 묶은 것 같이 아 픕니까?' 병원에서 하는 병력에 관한 질문, 검 사, 진찰뿐만 아니라 건강계몽을 위한 교육 모 두가, 환자들로 하여금 자기도 모르는 사이에 의학용어에 의해 정의되는 통증 유형에 익숙해 지게 만들 수 있다.[9] 그러므로 의사들은 이러한 '임상 양상 흉내내기' 과정에 대해 알고 있어야 하며, 의학용어가 정확한 진단을 하는 데 혼란 을 줄 수 있음도 알고 있어야 한다.

통증의 사회적 측면

공적 통증은 고통을 겪고 있는 사람과 주위 사람들 사이에 사회적 관계를 내포하고 있다. 사회적 관계의 특성에 따라, 애초부터 통증을 드러낼 것인지, 어떻게 나타낼지, 어떤 반응을 보일 것인지가 결정된다. Lewis[13]는 환자가 가 지고 있는 *기대*가 매우 중요하게 작용하는데, 특히 예상되는 남들의 반응과 사회적 득과 실 에 관한 환자의 예상이 작용한다는 것이다. '보 살핌을 받을 수 있는지, 병의 책임을 남에게 전가할 수 있을지의 여부가 병을 드러내는 방 식에 영향을 미친다.' 아픈 사람은 그렇게 행동 해야 한다는 그 사회의 상식에 맞게 통증 행동 을 보인다면, 그 사람은 최대한의 관심과 동정 을 받게 될 것이다. 사회에 따라 허풍스런 떠 벌림이 인정되는 경우도 있고, 아니면 조용한 행동 변화만 보이는 것이 통용되는 수도 있다. Zola[7]에 의하면, "환자가 받는 관심의 정도는 그들이 그 사회의 가치관에 얼마나 '부합되게' 행동했는가를 나타낸다." 그러므로 통증 행동 과 그에 대한 반응 사이에는, 서로 영향을 미 치는 개인과 사회 사이의 역동적인 관계가 존 재하는 것이다(그림 7.1).

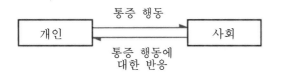

그림 7.1 통증 행동에서 개인과 사회의 관계

사회에서 용인되는 통증 행동 유형은 유년기 와 유아기에 습득된다. Engel[3]은 통증은 인간의 심리적 발달 전 과정에서 중요한 역할을 한다 고 보았다. "통증은 주변 환경과 그 속에 있는 위험을 학습하고 … 몸의 한계성을 학습하는데 관여한다." 또한 초기의 통증은 관계 형성에 필수적인 것이다. 아기일 때는 아프면 울고, 그 울음소리는 엄마의 반응을 이끌어낸다. 유년기 에 통증은 처벌과도 연관되어 있어서, 어른들 은 '나쁜 행동'에 체벌을 한다. 그렇기 때문에 통증은 어떤 사람에게는 '나는 나쁘다', 그러므 로 죄책감을 느껴야 한다는 신호가 되며, 속죄 하는 데 중요한 도구가 되기도 한다. 통증은 공격성과 권력, 성적 관계의 일부이기도 하다. Engel은 '통증을 느끼기 쉬운 환자'는 '심인성 통증'을 가지기 쉽고, 특징적으로 강한 죄의식 을 가진 성격이라고 기술했다. 그의 시각에 따 르면, 이러한 환자는 자기 처벌과 속죄의 방법 으로 이런 저런 통증을 호소할 가능성이 높다. 참회, 자기 부정과 자해 행위는 모두 죄의식을 덜기 위하여 스스로 가하는 처벌로 이용된다. 깊은 죄의식을 특징적으로 가진 문화에서는 단 식, 금욕, 고립, 가난, 심지어는 스스로를 채찍 질하는 '고통스러운' 속죄와 기도의 의식들이 중시되는 문화라고 가정할 수 있다.

양육 관습

아이 양육 관습은 성장한 후에 통증에 대한 태도와 견해를 형성하며, 특히 Zborowski[10]는 부모, 형제자매, 또래집단의 문화적 가치와 태 도가 큰 영향을 미친다고 보았다. Zborowski는 1952년 연구에서 유태계 미국인과 이탈리아계 미국인 부모들이 '자녀의 건강상태, 아이가 운 동경기, 게임, 싸움 등에 끼어드는 것에 관하여 과잉보호적, 과잉 염려하는 태도'를 보였다고 했다. 그 아이들은 감기, 상처받는 것, 싸움이 나 다른 위협적인 상황 등은 피해야 하는 것이 라고 생각했다. 아이가 울면 부모들은 재빨리 감싸고 돌봐주었다. Zborowski의 관점에 따르면 그 부모들은 통증이나 병을 지나치게 의식하게 만든 셈이고, 그 결과에 대한 불안도 조장한 것이 된다. 반대로 '옛 아메리카 식' 미국의 청교도 집안 가족들은 훨씬 덜 보호적이었다. 그들 자녀는 '사소한 일로 엄마에게 달려가서는 안 되고', 운동경기와 놀이에서는 당연히 다칠 수 있고, 아파도 감정적으로 반응해서는 안 된다고 교육받는다.

나중에 성장하여 심한 신체적 통증을 가지게 될 경우, 어떤 방식으로 통증을 표현할 것인지는 양육관습과 연결하여 생각할 수 있을 것이다. 이렇게 문화적으로 정의된 고통의 언어들은 사적 통증을 타인에게 전달하는 방법과 반응 형태에 영향을 준다. 그러나 만약 고통을 겪는 이와 그들 주변 사람들이 서로 다른 문화적 배경을 가지고 있거나, 각기 다른 사회계층에서 왔다면, 아픈 사람은 어떻게 행동해야 하는지, 그리고 그들을 어떻게 대해야 할 것인지에 대해 서로 달리 생각할 수 있으며, 따라서 문제가 발생할 소지가 있는 것이다. Zborowski의 연구에서, '옛 아메리카 스타일의' 가족 안에서 자란 사람이 신체적 통증을 가지고 의료진에게 호소할 때는, 통증의 특성이나 기간, 위치 등을 말하면서 마치 무심한 듯한 태도로 말한다고 했다. 아프다고 떠들어봐야 '아무에게도 도움이 되지 않을 것이다'라고 그들은 말했다. 통증을 가진 사람이 사회로부터 숨어버리는 일도 흔하고, 이런 이들은 아플 때 취해야 할 그들 나름대로의 '이상적인' 태도와 반응이 무엇인지 알고 있다. 어느 환자가 말한, "나는 훌륭한 미국인답게 행동할 것입니다." 에 그들의 태도가 요약되어 있다. 병원에서는 역시 '훌륭한 미국인인' 병동 간호사를 귀찮게 하지 않으려 애쓰고, 최대한 협조하려 했다. 이런 환자를 보던 의료진이라면, 다른 환자가 감정적인 언어로 통증을 표현하는 것을 보게 될 때, 참을성이 없다거나, 노이로제 끼가 있거나, 아니면 건강염려증적이라고 잘못 볼 가능성이 있는 것이다.

사회문화적 변화와 다른 문화들 간의 융합으로 Zborowski의 해석은 더 이상 적합하지 않다. 그러나 그 연구는 문화적 배경에 따라 통증의 의미와 중요성이 다르게 받아들여질 수 있음을, 그리고 현재는 물론 미래의 사회경제적 조건에서도 감성적 고통의 언어가 다르게 인식될 수 있음을 보여주고 있다. 그의 연구 결과는 다음과 같이 요약된다.

1. '동일한 통증 반응일지라도 인종적 문화적 집단에 따라서 통증을 대하는 태도가 다르게 해석될 수 있다.'
2. '동일한 반응 양상일지라도 문화에 따라 다른 기능과 목적을 가지고 있다.'

출산 통증

출산 시 얼마나 아플지 예상하는 것과 그 통증이 어떻게 표현되는지도 문화에 따라 매우 다양하다. 6장에서 기술한 바와 같이 출산 통증은 두려워할 것이 아니라 환영하는 문화집단도 있다. 남부 인도의 타밀나두 지방을 조사한 Van Hollen[19]는 국립병원에서 출산하는 많은 여자들이 옥시토신을 주사맞고 유도분만 하기를 원하는데, 옥시토신은 분만 시 통증을 증가시키기 때문이라고 한다. 출산시 통증은 여자의 sakti 를 증가시킨다고 하는데, 이는 여자에게 있는 영혼의 재생 능력이자, 활동적인 삶의 본질이라고 하여, 출산의 고통이 크면 클수록 sakti을 많이 얻을 수 있다고 한다. 출산의 통증에 대하여 긍정적이지 않은 서구와는 대조적이며, 따라서 서구에서는 분만 시 진통제와 마취가 환영받는 이유이기도 하다.

종교와 치유에서의 통증

일부 문화 집단에서는 사적 통증을 치유 의례 행사에서 공적으로 드러내도록 하고 있다. 이에 관해 4장에서 아프리카와 라틴 아메리카의 치유의례와 관련하여 기술한 바 있고, 또한 의례 상황에서 영적 고양을 위해 통증을 이용하는 서양 일부 종교 집단도 그 예가 된다. Skultans[20]는 웨일즈 영생 교회에서, 여자들이 아픈 증상을 서로 교감하여 환자의 고통에 동참하고 빠져듦으로써 그 환자의·사적 통증을 완화시켜 나가는 것에 관해 기술한 바 있다. 마찬가지로, Csorda[s21]는, 미국의 가톨릭 카리스마 재생운동의 치유 의례에서 참석자들이 환자의 통증을 공감하여 체현하는 것을 묘사했다. 예를 들면 치유자가 심장에 강한 통증을 느끼는 것은 환자에게 '심장치료'가 일어나고 있다는 것을 의미하고, 또한 '치유자가 치료 과정 동안에 환자와 비슷한 통증을 경험하여' 환자의 통증 부위를 알아낼 수 있다고도 했다. McGuire[22] 또한 미국 교외의 치유의례 행사에 관한 연구에서, 성공회 교회 공동체 사람들이, 통증이란 삶에 관해 더 많은 것을 배울 수 있는 수단이자, 신에게 더 가까이 갈 수 있는 긍정적인 교훈으로 보는 것을 기술했다. "당신이 고통을 통해 무엇을 배워야 하는지 신에게 물어 보십시오."라고 한 여자는 말했다고 한다. 또 "고통과 병은 끝이 아닙니다. 만약 고통을 경험해 보지 못했다면 무엇이 좋은 것인지 즐거운 것인지 여태까지 알지 못했음을 뜻하는 것입니다." 동양의 명상 집단에 속한 사람들도 통증은 잠재적인 교훈이나 메시지라고 본다. 한 요가 수행자는 다음과 같이 설명했다. "통증은 당신의 육체에 뭔가가 잘못되어 있음을 알려주는 것이니, 막으려 하지 말고 조처를 취하십시오. 삶이 달라질 수 있는 방법이기도 합니다." 더 개인적인 차원에 관해서 정신분석학자인 McDougall[23]은 이렇게 설명하고 있다. 심한 정신신체 질환에서 통증 등을 경험하는 것은 일부 환자들에게는 자신의 정체성, 몸의 경계에 관한 것, 또는 자신의 존재 자체를 재확인해주고 상기시켜주는 중요한 심리적 역할을 한다는 것이다. McDougall이 말했듯이 '고통을 겪는 신체는 또한 살아있는 신체이다.'

스스로에게 극심한 고통을 가하는 것은, 특히 몸에 채찍질을 하거나 '살을 깎아내는 고행'은 종교적으로 오랜 역사가 있다. 그 종교의 역사를 기리는 수단으로, 혹은 죄를 속죄하기 위하여, 신의 노여움을 달래기 위하여, 초월하기 위하여, 혹은 육체를 극복하는 영혼의 위대함을 보이기 위한 수단으로 이용되어 왔다. 중세시대에는 수도회에서나 일부 종교적 운동('채찍질하는 사람'이라고 알려져 있음)에서 사용하고 있었고, 오늘날에도 일부 기독교 공동체에서 하고 있다고 한다. 필리핀에서는 성주간 동안 예수그리스도의 고통을 재현하기 위하여 스스로 채찍질하는 집단이 있으며, 때로는 성금요일에 예수의 십자가 처형을 기리기 위하여 스스로 십자가에 못 박히는 참회의식이 있다. 이는 현재 가톨릭에서 인정하지 않고 있다. 중동에서는 이슬람 분파인 시아 신자들이, 기원전 680년에 Karbala 전쟁에서 순교한 Iman Husain을 기리기 위하여 회교월력 *모하람* 월 10일째에 대중 앞에서 스스로 채찍질을 하는데, 때로는 작은 칼날이 달려있는 사슬로 자기 등을 때려 등껍질이 벗겨지기도 한다. 스리랑카 동남부에서는 일부 힌두교 및 불교 신자가 연례 *Kataragama Esala* 축제[76])에서 빨갛게 달아오른 장작더미 위를 걷거나, 갈고리로 자기 몸을 꿰어 줄에 매달려 있기도 하는데, 이는 참회의 속죄 행위이거나 *Si Skanda* 신의 약속을 구현하기 위한 것이라고 한다.

통과의례에서의 통증

Hsu[24]는 공식 석상에서 고통을 가하는 것은 여러 사회에서 통과의례(☞9장)의 한 부분이라고 주장했다. 즉 아이의 포경수술이나 전사가 되기 위한 입문과정과 같이, 새로운 사회적 정체성을 얻는 과정을 말한다. 또한 이는 부항, 침술, 뜸과 같은 전통적 형태의 치유방법이기도 하다. 공공석상에서 이러한 고통을 가하는 것에는 사회적 기능이 있다고 Hsu는 지적했는

---

76) 부처의 이가 모셔져 있다고 하는 스리랑카 불교 성지 중 최대 도시의 연례 축제

데, 참석한 다른 사람이 그 고통을 알게 되고, 그들 사이에 정서적 유대감을 형성하는 목적이 있다는 것이다. 통증을 나누는 것은 사람 사이의 벽을 허물고 연대감을 강화하여 일체감을 느끼게 한다는 것이다. 달리 표현하자면, '급성 통증이라는 감각은 공동체를 형성하는데 필수적인 요소'가 된다고 하였다. 전통적인 중국 침술은 침을 놓음으로서 통증을 유발하고 이때 통증을 느끼는 것은 치유과정의 하나이며, 치유자와 환자 사이에 유대감을 느끼게 한다고 했다. 이는 수술이든 분만과정이든, 병에서든 가능한 한 통증을 줄이려는 현대 의학과는 상당히 대조적이다. 눈에 띄는 급성 통증은 현대 생활에서 점점 보기 어려워지고 있지만, '감추어져 있는' 만성 통증은 점차 증가하고 있는 실정이다.

위 사례들이 암시하는 것은 급성 통증이 반드시 원치 않는 생리적 현상만은 아니라는 것이다.

통증의 정치학

의도적으로 타인에게 고문의 형태로 고통을 가하는 것은 역사적으로 볼 때 정치계뿐만 아니라 종교기관과 독재정권의 특징이기도 했다. 전쟁은 물론 평화 시에도 고문은 사용되어 왔다. 1985년 UN의 고문에 관한 국제협정에서는 국제적 합의에 의해 고문을 위법으로 규정하였음에도 불구하고 세계 여러 곳에서는 아직도 고문이 행해지고 있다. 육체적 고문은, 고립시키거나 성적 모욕 등과 같은 심리적 고문과 함께 이루어지고 있다. Scarry[25]가 지적한 바에 의하면, 억압적 사회에서는 고문이 중요한 *정치적 역할*을 하고 있는데, 말하자면 고통을 '가시화'시킴으로서 그 희생자와 고문하는 사람, 그리고 더 나아가 사회 전체에 '권력의 강대함을 확인시키는 것'이라고 했다. 고문에 의하여 '사적 통증'을 '공적 통증'으로 전환시켜, 관련된 자 모두와 적에게, 그리고 규율에 도전하는 자 모두에게 정부의 절대적 권력을 과시하는

것이라는 것이다.

만성 통증

만성통증은 당사자에게 그리고 그 주위 사람들에게 특별한 문제를 제기한다. Brodwin[26]이 지적했듯이 만성통증이야말로 진정한 '사적 질병'이다. 갑자기 시작해서 일시적으로 경험하고 끝나버리는 급성통증과 달리, 만성 통증은 시간이 흘러가면서 점차 남에게 '보이지' 않게 된다. '심지어 외상에 의해 생기거나 중증 질병으로 시작했다 할지라도, 그 사건은 사람들의 기억에서 점차 희미해져 완전히 사라진 후에도 그 개인의 통증은 지속된다.' 반창고, 멍, 붕대, 흉터, 깁스 등의 몇 가지 시각적 단서만이 어떻게 통증이 애초에 시작되었는지를 상기시킬 뿐이다. 이런 상황에서, 주위 사람의 도움을 구하거나 관심을 끌기 위하여 그 사람이 어떤 공적 행동으로 자신의 사적 통증을 드러내는지에 관하여 Brodwin은 기술했다. 가족 안에서 특히 반복해서 되풀이 말하는 '고통의 수사'(修辭)는 가족의 심리적 현실에 주요 부분이 된다. 또한 고용주와 직장 동료들과의 관계에도 적용될 수도 있다. 왜냐하면 '중요한 사회적 관계 속에서 다른 방식의 언어가 사용되기 어려울 때 그들이 무엇을 필요로 하는지 알리는 역할을 이런 수사가 하기 때문이다. 그러나 Hsu[24]의 지적에 의하면, 급성통증과 달리 만성통증은 다른 사람과 연대시키기보다는 '그들의 환경에서 소외시키는 역할'을 한다고 했다. 만성통증이 사회적 연대감을 강화시키는 것만은 아니라는 것이다. 그 효과가 어떻든, 만성통증은 '타인에게 비현실적으로 느껴지나, 당사자에게는 모든 것을 압도하는 뼈저린 현실이다. 타인이 그 고통을 공감할 수 없다는 사실이 고통받는 사람으로 하여금 더욱 아프게 하는 것이다.'

만성통증은 종종 사회적, 심리적 문제와 밀

접하게 연결되어 있다. 예를 들면, 사람 사이의 긴장은 만성통증을 유발시키기도 하고 또 그 반대도 성립된다. 어떤 가족이나 문화 집단에서는 통증을 드러내는 행위 자체가 그 원인에 상관없이 스트레스를 받고 있음을 호소하는 유일한 방법일 수도 있다. 신체화장애가 좋은 예이며, '온 몸이 다 아픈 것'에서부터 특정 장기나 몸의 일부에 연속적으로 재발하는 통증에 이르기까지 다양한 형태로 나타나고 있다. Kleinman 등[27]은 '우울감과 불안, 가족 내의 심각한 긴장상태, 직장 내의 갈등 등 모두가 만성통증의 시작 또는 악화와 관련된다.' 그리고 '반대로 그러한 상황이 만성통증으로 인하여 더 악화될 수도 있다.'

기대수명이 점점 늘어나고 있는 현대에 세계 여러 곳에서 만성통증의 빈도는 증가일로에 있다. 관절염, 퇴행성 질환 등은 만성통증이 특징이며, 이를 전인적인 차원에서 다루어야 할 의료진에게 새로운 도전으로 다가오고 있다.

KEY REFERENCES

3 Engel, G. (1950). 'Psychogenic' pain and the pain-prone patient. *Am. J. Med.* 26, 899–909.

4 Fabrega, H. and Tyma, S. (1976). Language and cultural influences in the description of pain. *Br. Med. J. Psychol.* 49, 349–71.

7 Zola, I.K. (1966). Culture and symptoms: an analysis of patients' presenting complaints. *Am. Sociol. Rev.* 31, 615–30.

19 van Hollen, C. (2003) Invoking *vali*: Painful technologies of modern birth in South India. *Med. Anthropol. Q.* 17(1), 49–77.

23 McDougall, J. (1989). *Theatres of the Body*. London: Free Association Press, pp. 140–161.

See http://www.culturehealthandillness.com for the full list of references for this chapter.

RECOMMENDED READING

Good, M.D., Brodwin, P.E., Good, B.J. and Kleinman, A. (eds) (1992). *Pain and Human Experience: an Anthropological Perspective*. Berkeley: University of California Press.

Morris, D.B. (1993) *The Culture of Pain*. Berkeley: University of California Press.

Pugh, J.F. (1991). The semantics of pain in Indian culture and medicine. *Cult. Med. Psychiatry*, 15, 19–43.

Scarry, E. (1985) *The Body in Pain*. Oxford: Oxford University Press.

Wolff, B. B. and Langley, S. (1977). Cultural factors and the responses to pain. In: *Culture, Disease, and Healing: Studies in Medical Anthropology* (Landy, D. ed.). London: Macmillan, pp. 313–19.

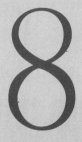

문화와 약물학 :
약, 알코올, 담배

약의 효과나 기타 화학물질이 인간에게 미치는 생리적 정서적 영향은 반드시 그 약리학적 속성에 의한 것만은 아니다. 다른 요인들, 즉 성격과 사회 문화적 배경 등 수많은 다른 요인이 약의 효과를 증가 혹은 감소시키며, 사람마다 각기 다른 반응을 일으키게 한다. 본 장에서는 위약(僞藥), 향정신성약품과 마약계통 약물, 알코올 및 담배와 관련하여 비약리학적인 요인과 영향을 살펴볼 것이다.

약의 '총 효과'

Claridge[1]는 어느 한 개인에게 작용하는 약의 효과, 즉 '약의 총 효과'(total drug effect)는 약리학적 속성뿐만 아니라 다른 수많은 요인에 따라 달라진다고 지했다. 그 요인에는 다음과 같은 것이 있다.

1. 약 자체의 특성으로 맛, 모양, 색깔, 이름 등이 포함된다.
2. 약을 복용하는 사람의 특성으로 나이, 과거 경험, 교육 정도, 성격, 사회문화적 배경 등이 포함된다.
3. 약 처방자 혹은 공급자의 특성으로 성격, 나이, 태도, 전문가적 지위, 권위감 등이 있다.

4. 물리적 상황으로 약이 처방된/복용하는 의사의 진료실, 병실, 실험실, 평상시 등에 따라 달라진다.

이를 크게 구분하여, 약의 물리적 조건인 *미시적 차원*과, 이를 둘러싼 *거시적 차원*으로 나눌 수 있다. 거시적 차원은 약의 사용을 둘러싼 사회적, 문화적, 정치적, 경제적 모든 환경을 뜻한다. 거시적 차원에는 다음과 같은 것이 있다.

- 약의 사용을 장려하거나 금지하는 도덕적, 문화적 가치들
- 빈곤이나 실업과 같이 그곳에 만연한 사회 경제적 분위기
- 약의 생산, 광고, 판매에 있어서 경제 주체들의 역할
- 약을 사용하는 사회집단 — 가족, 친구, 치유집단 구성원 등으로 여기에는 헤로인 중독자들의 하위문화까지도 포함된다.

약이 사용될 때마다 항상 거시적 차원인 문화적 가치와 경제적 현실이 약의 미시적 차원에 영향을 미친다. 예를 들면, 약의 특정 형태나 사용 방법, 약을 공급하는 사람(의사 혹은 간호사)의 특성을 정당화시키는 데 거시적 차원은 일조한다.

그러므로 Claridge의 모델은, 원래 치료를 위

한 처방 약이나 위약을 대상으로 한 것이었지만, 실제로는 모든 형태의 약으로 확대하여 적용할 수 있다. 또한 위약효과 혹은 해로운 약효과인지에 관한 분석에도 적용될 수 있고, 혹은 향정신성 약품 중 항불안제[77]를 쓸 것인지 정신병약[78]을 사용할 것인지의 판단 과정에도 적용되며, 쾌락을 위한 목적으로 알코올과 담배 사용에 관한 것과, 종교적 문화적 집단에서 환각제를 사용하는 경우 등 모든 경우에 동일하게 적용될 수 있다. Claridge 모델을 일부 차용하여 도안한 그림 8.1은 모든 종류의 약 사용에 수반되는 비약리학적 효과를 요약한 것이다.

'약의 총 효과'는 영향을 미치는 요인이 서로 작용는 방식에 따라 달라지므로, 동일한 약일지라도 사람에 따라 반응이 다르게 나오게 된다. 그러나 강력한 약, 예를 들어 독극물이라면 그 효과는 전적으로 약의 약리학적 작용에 의한 것임은 두말할 필요가 없다.

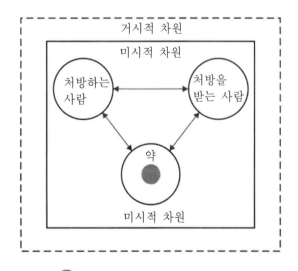

● = 약의 약리학적 효과

그림 8.1 '약의 총 효과'

---

77) minor tranquilizer 혹은 진정제로 통칭하고, 소위 '노이로제'에 해당하는 불안을 주 중상으로 하는 신경증 상태에 사용하는 항정신성 약 전체를 일반적으로 칭하며, 흔히 항불안제라고 불린다.

78) major tranquilizer 혹은 항정신증 약물 (antipsychotics)로서 정신분열증과 조울증 등의 주

위약 효과(Placebo Effect)

위약 효과는 '실재하는 약이 *없이 나타나는* 약의 총 효과'라고 부를 수 있다. 이 현상에 대해 최근 많은 연구가 진행되어왔다. 주로 의료 상황에서 이루어진 이 연구들은 다른 현상 예를 들면, 약물중독과 습관화, 알코올 중독, 치유 의례의 치료 효과 등에도 시사점을 제공하고 있다. 의학문헌에서 말하는 위약은, 이중맹검법[79]으로 신약을 시험할 때 대조 약으로 투여되는 가짜 약으로만 이해되고 있다. 이에 반하여 일부 학자들은, 위약 효과는 훨씬 더 폭넓은 의미를 가지고 있다고 주장한다. 그들 중 하나인 Wolf[2]는 위약 효과를 정의하기를, '알약으로 된 것도 있고, 마시는 것 혹은 단계적인 것도 있지만, 약리적 효과나 특성에 의한 것이라고 볼 수 없는 모든 효과'라고 하였다. Shapiro[3]는 위약 효과란 '치료적 의도로 투여된 것이면 어떠한 약이든 간에 그 약이 일으킨 생리적, 정신적 효과를 총칭하는 것으로, 그 약의 실재 약리학적 효과와는 무관하고, 심리적 기전에 의한 것'이라고 정의하였다. 그러므로 위약 효과는 그 위약 물질이 *효과*가 있을 것이라고 생각하는 *믿음*이며, 이에 의해 생리학적, 심리학적 변화를 일으키는 것이라고 볼 수 있다.

1975년 문헌고찰을 통하여 Benson과 Epstein[4]은 위약은 몸의 어느 기관에나 다 실제적인 영향을 미칠 수 있다고 주장했다. 위약은 다양한 상태, 예를 들면 심근경색증, 류마티스성 관절

요 정신증에 치료제로 쓰이는 약물을 일반적으로 통칭한다.

79) double blind randomized controlled trial로서, 무작위로 대상을 선정하여, 대상은 물론 연구자도 실험에 사용되는 약제의 효과를 모르는 상태에서 대조 실험을 하는 것으로, 현대의학 연구에서 효과를 입증하는 데 가장 핵심적이고도 기본적인 방법으로 간주된다. 그러나 위약 효과를 배제하기 어렵다는 점에서 비판의 대상이 되어왔다.

염과 퇴행성관절염, 통증, 고초열, 두통, 기침, 위궤양, 고혈압 등에서도 증상을 완화시킨다고 보고되고 있다. 위약의 심리적 효과는 불안 및 우울증에도 효과가 있고, 때로는 정신분열증에도 효과를 나타낸다고 한다.

또 다른 연구에서, 사람들이 어떤 기대를 가지고 있느냐에 따라 부작용(어느 실험에서는 위약을 투여받은 대상의 1/4이 졸림을 호소했다고 한다[6])은 물론 심리적 의존성[5]까지도 보일 수 있다고 했다. 이 두 현상 모두 해로운 효과, 즉 건강에 대한 기대가 부정적으로 작용한 예이다(☞11장). Hahn[7]은 "믿음은 우리를 아프게도 할 수 있고 건강하게도 만들 수 있다."고 기술한 바 있다. Hahn이 기술한 많은 사례들은 특정한 치료방법이나 치료과정에 대한 환자의 부정적인 생각이 정신적으로 물리적으로 심각한 영향을 미칠 수 있다는 것을 보여준다. Barsky 등[6]도 같은 맥락에서 의료 치료의 '비특이적인 부작용'이 환자의 스트레스를 증가시켜 이미 앓고 있는 질병으로 인한 부담을 증가시킴으로써 결과적으로는 의료관리 비용을 높이게 됨을 지적했다.

위약 효능에 관해서는 많이 보고되는 반면, 위약 효과의 정확한 기전은 아직 확실하게 규명되어 있지 않다. 치유자의 믿음이 어떻게 치유를 이끌어내는지 알지 못하고 있다는 말이다. 몇몇 학자들은 위약으로 마취가 가능한 현상을 과학적으로 규명하려 시도했는데, 예를 들어, Levine 등[8]의 연구에 의하면, 수술 후에 오는 치통은 위약으로 완화되지만, 환자에게 날록손[80)]를 투여하면 그 효과는 사라졌다고 한다. 이 실험을 통하여, 위약 마취는 체내 엔도르핀에 의해 중재되며, 그 효과는 날록손에 의해 상쇄된다는 가설을 세웠다. 위약의 다른 생리학적 효과는 아직도 연구 중이다.

위약 효과가 생기기 위해서는 특별한 분위기

와 상황이 필요하다. 위약은, 그것이 약제이든 단계적 과정이든 간에, 일반적으로 *상황에 따른 것이라기보다는 문화와 결부된 것*이다. 즉 위약과 그 약을 투여하는 사람 모두를 정당화시켜주는 특별한 사회적, 문화적 상황에서 위약은 투여된다는 의미이다. 그러므로 어떤 한 문화집단이나 상황에서 효능을 보이는 위약이라고 해서 다른 문화집단이나 상황에서도 동일한 효과가 나타나는 것은 아니라는 것이다.

Adler와 Hammett[9]에 의하면, 위약 효과는 치유의 어떠한 형태에서든 필수적 요소로 작용하며, 넓은 관점에서 보면, 위약은 일상생활의 중요한 한 부분이라고도 볼 수 있다. Adler와 Hammett는 범문화적으로 볼 때 모든 형태의 치료에 내포되어 있는 두 가지 특성을 지적했다.

1. 모든 참여자(환자, 치유자, 구경꾼)가 동일한 인지 구조 시스템을 가진다.
2. 이때 치유자는 문화적으로 신성시된 어버이와 같은 모습으로 나타난다.

모든 사람이 공유하는 인지 구조 시스템이란 그 집단의 문화적 세계관을 뜻한다. 즉 현실, 특히 질병과 불행을 해석하고 받아들이는 방식이다. 어떤 사회의 세계관은 합리적인 반면, 다른 사회에서는 종교적이거나 신화적일 수 있다. 어느 사회에서건 질병관은 넓은 세계관의 일부이고, 사물이 어떻게 '서로 얽혀있는지'에 관한 보다 넓은 인식의 한 부분이다. 세계관은 '공간과 역사의 흐름 속에서 자신의 위치를 알게 해주며', '상상 속에서조차도 넘어서기 어려운 개념적, 인식적 구조를 사람들에게 보여주는 것이다.' 이러한 인지 시스템은 삶의 혼돈스러움을 이해할 수 있게 해 주며, 삶에 안정감과 *의미*를 부여하는 것이다. 즉 약에 대한 기대감은 세계관에 따라 달라질 수 있다는 의미이다.

위약 효과를 일으키는 다른 요인으로는 저명

---

80) 아편 길항제로서, 아편류의 진통효과 및 유쾌감을 무력화시킨다.

한 인물들에 대한 감정적 의존이 있다. 어떤 식으로든, 신성하든 세속적이든, 치유자는 사회적으로 부모에 비견할 만한 존경을 받고 영향력을 미치는 위치에 있다. 이들의 영향력으로 나타나는 임상 효험은 '어머니와 아기 사이에 존재하는 원초적인 신뢰'와 유사하다. Adler와 Hammett[9]의 견해에 의하면, 위 두 가지 요인은 '위약 효과의 필요 충분 요소'이다. 사람들이 위약으로부터 추구하는 것은 그들이 삶에서 필요로 하는 것이라고 볼 수 있다. 즉, 세계관을 공유하는 한 집단의 구성원으로서 느낄 수 있는 존재의 의미와 안전감, 그리고 부모처럼 돌보아주는 권위자에 대한 믿음이다. 또한 이 두 가지 측면은 서양 의학의 의사-환자 만남의 전제를 반영하는 것이자 대부분의 상징적 치유에 내포되어 있는 전제이다(☞10장).

따라서 전문기관에서 의사가 처방하는 모든 약은 약리학적 효과와 상관없이 위약 효과가 있다고 Joyce[10]는 주장했다. Joyce는 영국에서 GP가 발행한 처방전 5개 중 하나는 상징적인 위약 기능을 가지고 있고, 따라서 영국에서는 최소한 매년 50만 명이 '상징에 의존하는' 환자라고 했다. Joyce의 관점에서 보면, 어떤 약이든 2년 이상 복용하게 되면, 환자에게 그 약은 커다란 상징적 의미를 가지게 된다. 어떤 약이라도 의사에 의해 처방된 것은 그 환자에게 '다중적 의미를 전달하는' 상징이 된다는 것이 그의 주장이다.

약

위약 효과 그 자체에 관하여 몇몇 연구자들은 오랫동안 연구해 왔다. Schapira 등[11]은 불안 증상에 쓰이는 약의 색깔이 가지는 효과에 대하여 정신과 외래환자 48명을 대상으로 연구했다. 그 결과, 신경불안 증상과 공포증은 녹색 알약이 가장 효과를 나타내는 것으로 나타났다. 노란색 알약은 불안을 증폭시켜 환자들이 가장 싫어한다고 한다. 따라서 '약물 치료의 효과를 증진시킬 가능성이 있는 부수적 요인에 주의를 기울여야 한다'고 저자들은 강조한다. 1996년 de Craen 등[12]은 약 색깔이 약효에 미치는 영향에 관한 12가지의 연구 문헌을 고찰한 결과, 녹색과 파란색은 진정효과가 더 컸고, 빨간 색, 오렌지색, 노란색은 자극제로 쓰일 때 효과가 컸다고 한다. 또한 캡슐 형태로 된 것은 알약보다 불안 증상에 효과가 있었는데, 그 이유는 알려지지 않았다. 다른 연구에서 Branthwaite와 Cooper[13]는 약의 상품명의 효과에 대하여 조사했다. 자가 처방으로 사먹는 두통약의 효과는 유명하고 잘 팔리는 상표인가에 따라 달라진다는 것을 발견했다. 환자들은 유명 브랜드의 진통제가 동일한 종류의 이름 없는 약보다 더 효과가 있다고 말했다. 상품명은 약을 복용하는 사람에게 상징적 의미를 가지고 있으며, 오랫동안 그 약의 평판을 보증하는 역할을 한다. 또 다른 예로는 Jefferys 등[14]이 1960년대에 영국 노동자 계급 집단거주지에서 실시한 자가 투약에 관한 연구가 있다. 아스피린은 다양한 증상에 쓰이고 있었는데, 여기에는 불면증, 불안, '신경성'도 포함되어 있었다. 저자들은 1981년 장기간 정신과 약을 복용한 사람들을 연구했는데, 36%의 응답자가 약이 떨어지면 오리지널 특허약을 구할 것이라고 말했다 한다. 색깔과 상품명 외에도 약의 크기, 맛, 감촉, 전체적인 모양 등도 약효에 영향을 미친다. 커피, 차, 술, 담배, 마약 등의 사용에서도 이런 현상은 볼 수 있다.

약을 복용하는 사람

약을 복용하는 환자의 특성도 위약 반응에 영향을 미친다. Claridge[16]가 말한 것처럼, '약에 관한 환자의 태도와 지식, 그리고 그 약에 관해 전해들은 것'도 이런 특성에 포함된다. 또한, 환자와 의사 양자가 유사한 인지 구조와 성격을 가지고 있는지 여부도 영향을 미치게 된다. 성격 특성과 위약 반응과의 관계를 조사한 연구가 있다. 누가 위약 반응을 나타낼 가능성이 많은지를 알아보기 위한 다양한 연구에서, 과잉 불안, 정서적 의존성, 미성숙함, 대인관계가 적은 것, 낮은 자존감 등을 가진 사람들이 위약반응을 많이 나타냈다. Adler와 Hammett[9]가 언급한 것처럼, 환자의 삶에서 결핍된 것들, 즉 삶의 의미감과 안전감, 소속감, 의사와의 관계 속에서 '부모처럼' 돌봄의 관계를 느낄 수 있는 것 등이 위약이 채워줄 수 있는 것들이다. 그러나 기억해야 할 것은, 위에 지적한 성격 특성은 사실상 몸이 아픈 모든 사람에게서, 특히 심각한 질병을 가진 모든 환자에게서 나타나는 특성이라는 점이다.

처방하는 사람과 처방되는 맥락

처방자 또는 치유자의 특성 또한 위약 효과에서 매우 중요한데, 특히 치유자로서의 역할이 합법적인 것이라면 더욱 그러하다. 의학의 경우 흰색 가운, 청진기, 처방전표 등의 의례적 상징이 더욱 정당성을 강화한다. 이러한 강력한 상징물을 사용함으로써, 처방자는 사회의 기본 가치를 재확인하는 역할을 하며, 위약효과가 나타나는 데 필수적인 믿음을 환자에게 심어주는 것이다(☞9장). 약과 치료과정에 대해 처방자 스스로 가지는 신뢰와 기대만큼이나 처방자의 나이, 생김새, 옷, 태도, 권위감도 영향을 미친다. Claridge의 주장에 의하면, 환자로 하여금 약에 어떻게 반응하게 할지를 처방자의 권위로 조종할 수 있다고 했다. '환자가 치료하고자 하는 동기와 치료효과에 대한 기대감을 조종함으로서 약효를 증가 혹은 감소, 심지어는 역전시킬 수도 있다.'[17]

처방자와 환자 사이의 유대관계, 상호 신뢰, 이해 역시 위약 효과에 기여한다. 이 효과를 극대화하기 위해서는 의사의 치료방식과 환자가 가진 질병관과 기대감이 조화를 이루어야 한다. 약이 처방되는 분위기는 약이 실제로 복용되는 사회적 환경에 의해 보완된다('미시적

차원'). 여기에는 환자 주위 사람들의 반응도 포함된다. 소규모 비서구사회에서 행하는 공공 치유 의식에서 이는 명확하게 드러난다. 그곳에서 환자는 치유효과를 기대하는 친구들과 친척 무리에 둘러싸여 그 기대감을 공유하고, 이는 치유효과를 극대화하는데 일조한다. 서구식 의료 환경에서도 가족과 친구들이 특정 약이나 의사의 효능에 큰 기대를 할 경우 위약 반응에 영향을 미친다.

위약 효과는 담배, 술, 마약 등의 쾌락을 위한 물질 효과에도 내재되어 있다. '처방자'로 볼 수 있는 웨이터, 여종업원, 혹은 마약거래상 등은 그들의 특성과, 처방이 이루어지는 환경, 즉 레스토랑이든, 카페든, 술집이든, 아니면 중독자들의 '마약하기 위해 모이는 곳'이든 간에 약이 투입되는 환경이 총 약효에 어느 정도 영향을 미치는 것으로 보인다.

종합정리

정리하면, 위약 효과는 약리학적 유효성과 상관없이 나타날 수 있다. 물론 약리학적 효과가 있을 경우 더욱 위약 효과가 뚜렷하기는 하다. 위약 효과는 신약의 효능을 검증하기 위한 이중맹검법에서도 나타난다. 이런 종류의 모든 실험에서는 대상 인원의 약 1/3에게 위약 효과가 관찰되었다. 의사들은 물리적 변화의 원인을 찾아내고, 생리적 데이터만 찾도록 훈련받아왔기 때문에, 이런 현상이 과학과 상관없는 단순한 '위약' 효과에 의한 것이고 따라서 진정한 약의 효과로 받아들일 수 없다고 생각하기 쉽다. 그러나 비산업지역에 있는 대다수의 민속 치유자와 서구의 대체의학 치유자들은 이와 달리 위약 효과가 치료의 성공을 위한, 적이 아닌 아군으로 보고 있어서, 그 태도가 대조적이다. 이들은 질병을 병리학적 병소로만 보지 않고, 또한 환자를 치료의 수동적인 수혜자로 여기지 않으며, 환자가 질병 치료에 적극적 주체로 참여케 하기 위해 치유의 전 과정을 환자

고유의 질병관에 맞추려고 노력한다. 그러므로 Kienle와 Kienle[18]은 위약효과는 환자에게 내재되어 있는 *자기 치유력*에 기인되는 것일 수 있다고 주장했다. 그리고 이는 다양한 비특이적 요인, 즉, 상황에 따라, 의사나 치유자들의 특성과 태도에 의해 영향을 받는다고 추정했다.

위약 효과의 정확한 기전은 아직 알려져 있지 않지만, 믿음, 기대, 그리고 치유자와 환자 사이의 이상적 관계야말로 모든 문화권과 전 인류역사를 통틀어 중요한 치유의 도구로 이용되어왔음은 부인할 수 없는 사실이다.

위약 효과는 의사의 믿음과 기대뿐만 아니라 환자 자신의 믿음과 기대에 달려있고, 이는 아래 사례에서 관찰할 수 있다.

사례 8.1 심근경색증에 대한 위약 효과

Benson과 McCallie[19]는 심근경색증에 쓰이는 여러 가지 치료방식의 효과를 비교하였다. 여러 가지 방법이 시도되고 또 많은 것이 효과 없다고 폐기되곤 하였다. 폐기된 것 중에는 동물의 심근추출물, 호르몬요법, 방사선요법, 항응고제, 단가아민산화효소 차단제, 갑상선제거술, 활성방사선 요드 동위원소, 교감신경차단술 등등이 있다. 새로운 치료법이 등장할 때마다, 이에 열광하는 의사들은 항상 있기 마련이고, 이들은 그 치료법을 썼더니 괄목할만한 효과를 거두었다고 보고하곤 하였다. 그러나 그 당시 대부분의 연구는 이중맹검법이 아니었거나 혹은 단일맹검법[81])을 사용한 것이었다. 따라서 환자들은 연구자가 가지고 있는 강한 기대감에 영향을 받게 되었고, 이로 인한 위약 효과를 통제하지 못했다. 후에, 위약 효과를 최소화하기 위하여 이중맹검법 등을 사용한 '회의론자들'의 연구에서 그 치료법이 효과가 없다고 밝혀지게 되었다. 열광적 지지자들의 초기 보고에서 70~90%의 성공이 일률적으로 보고되었던 데 반하여, 회의론자들의 연구에서는 30~40%의 효과만 보고되어, 단지 위약 효과만 있는 것으로 밝혀지게 된 것이다. 앞에서 언급한 대로, 30%의 효과라는 것은 위약효과에 불과한 수준이다.

Benson과 McCallie는 심근경색증에 대한 다섯 가지 과거 치료방식의 성과를 분석하였다. 이 다섯 가지 모두 '현재에는 아무런 생리학적 효과가 없다고 판정되었지만, 한때는 모두 효과가 있다고 믿었고 광범위하게 사용되던 것들이다.' 여기에는 크산틴, 켈린, 비타민 E, 내유동맥 결찰, 관상동맥이식 등이 있다. 예를 들어, 비타민 E는 1946년 심근경색 치료법으로 도입되었다. 초기의 열정적인 보고서들은 수개월 간의 비타민 E 치료로 84명의 환자들 중 90%에서 효과가 있었다고 보고되어 있다. 해가 지나면서, 연구가 반복됨에 따라 그 효율성은 점점 떨어지기 시작했다. 1970년대 즈음에는 위약효과를 통제한 실험에서 비타민 E가 가짜 알약보다 나을게 없다는 결론에 도달하게 되었다. 말하자면, '지지자들의 보고와 회의론자들의 보고가 일치하지 않게 된 이유는, 열광적 지지자들이 수행한 연구에서 위약 효과가 더 크게 나왔기 때문인 것이다.' 다섯 가지 치료방식 모두에서 초기에는 80% 이상의 환자들이 증상이 나아졌다고 주관적인 느낌을 보고하였다는 것이다. 환자들은 운동할 때의 증상 악화도 없어졌고, 니트로글리세린도 덜 사용하게 되었으며, 객관적으로도 심전도가 좋아지기까지 하였었다. 어떤 환자는 이런 증상 개선 상태가 1년 이상 지속되기도 하였다.

저자들의 지적에 의하면, '위약 효과가 나타나게 된 심리적 맥락이 지속될 때는 그 위약 효과도 지속될 가능성이 크다. 치료 효과에 관한 환자와 의사의 믿음, 그리고 의사와 환자 사이의 밀접한 관계가 변함없이 지속된다면 그 위약 효과는 꽤 오랜 기간 유지될 것이다.' 이런 현상은 혈관촬영술에 의하여 입증된 확실한 관상동맥 질환에서도 나타날 수 있다. 심근경색증의 치료에 관한 역사를 훑어보면, '새로운' 치료법이 나타날 때마다 오래된 치료법의 효과에 관한 믿음은 떨어지며, 더 나은 효과를 기대하는 기대 심리가 새로운 치료법의 위약 효과를 강화시킨다고 저자들은 지적했다. 결론으로서 저자들은 Trousseau의 말을 인용했다. "신약이 나오면 그 약으로 최대한 많은 환자들을 치료해야 합니다. 그 약이 아직 치유 능력을 가지고 있을 때 말이지요."

---

81) 실험 대상자와 연구자 어느 한쪽이 실험약물이 무엇인지 알고 있는 경우로, 대개 연구자들이 알고 실

약물 의존과 약물 중독

약물 의존

Lader[20]는 약에 대한 *심리적 의존*을 다음과 같이 정의했다. "약의 효과로서, 두 가지 유형이 있다. 첫째는 약 자체가 주는 다행감, 유쾌감에 대한 갈망으로서 심리적 의존이고, 둘째는 금단현상을 피하기 위한 것으로 육체적 중독이 있다."

심리적 의존과 물리적 중독, 어느 경우이건 그 개인의 성격과 사회문화적 요인은 약 자체의 약리학만큼 중요하다. 위약에 심리적으로 의존하는 상태의 경우에는 약리학에 대하여 논할 필요가 없을 것이다. 대신 사회적, 문화적 맥락, 즉 총 약물 효과에 기여하는 부차적인 요인을 고려해야 될 것이다.

약물의존성에 관한 연구는 수년 전부터 신경안정제, 수면제 등의 향정신성 약품, 특히 벤조디아제핀 계[82] 약품에 집중되어왔다. 이 약들은 1960년대 초 이후 서구에서 가장 많이 처방이 되는 약품 군이다. 영국에서 1965년부터 1970년 사이에 벤조디아제핀 계열 신경안정제는 59% 증가했고, 비(非)바비튜레이트[83] 계열 수면제는 145% 증가했다.[21] 1972년 잉글랜드에서만 NHS 내 GP에 의해 처방된 향정신성 약품은 4,530만 건에 달하여, 전체 처방 건수의

17.2%에 달했다.[22] 1970년대 미국에서는 벤조디아제핀계 향정신성 약품이 가장 흔히 처방되는 약품이었으며,[23] 1973년에는 이들 가운데 바륨®의 처방이 매년 700만 건 증가한 것으로 추정되었다.[24] 프로작®[84]이 처음 등장한 1987년 이후 프로작의 유명세는 모든 선진산업국으로 확산되었다. 1990년에 이르러 프로작은 미국의 정신과 의사들이 가장 흔히 처방하는 약이 되었으며, 1994년에는 세계에서 두 번째로 많이 처방하는 약이 되었는데, 아이러니는 이 약이 위산분비 억제제인 잔탁® 다음이었다는 사실이다.[25]

많은 향정신성 약품이 정규적으로 처방되고, 같은 약이 반복처방으로 주어지며, 많은 환자들은 수년 씩 약을 먹는다. 버밍엄에서 행한 1971년의 Parish[26]의 연구에 따르면, 대상환자의 14.9%가 1년 이상 정신과 약을 복용했으며, 4.9%는 5년 이상 복용하였다고 했다. 1981년 런던 정신의학 연구소의 Williams[27]가 인용한 자료에서는, 대부분의 수면제는 3~14일간 연속으로 복용하면, '수면을 촉진하는 효과'가 없어지며, 또한 벤조디아제핀계 약을 4개월간 연속적으로 복용하면 치료 효과는 거의 없어지게 된다고 한다. 이것이 의미하는 바는, 많은 사람들이 단지 심리적 효과 때문에 향정신성 약을 복용하는 셈이다. 약을 복용하는 개인에게 약이 가지는 상징적 *의미*는 심리적 의존 현상이 중요한 요소이다.

향정신성 약품과 그 약을 처방하는 행위 모두는, 환자와 주변 사람들에게 다중적인 의미를 가지고 있는 일종의 의례행위와 같은 영향력을 가지고 있다(☞9장). 약은 물리적 효과를 지닌 것으로 보이지만('현상적 기능'), 복용하는 사람에게는 또 다른 기능을 하고 있다('잠

험한다.

82) 1954년 첫 출현 이후 현재까지도 전 세계를 휩쓸고 있는 가장 기본적인 항불안제이다. 중추신경계 억제 작용이 있어서, 조금씩 구조를 달리하여 진정제, 수면제, 항전간제, 마취제, 근육이완제 등 다양한 목적으로 사용된다. 의존성과 중독성이 있다.

83) 1864년 발명된 것으로서, 중추신경계를 억제하는 강력한 효과가 있어, 진정제에서부터 마취제에 이르기까지 다양하게 사용되었다. 그러나 치사에 이르는 용량이 적어 사망에 이르기 쉽고, 강한 중독성으로 벤조디아제핀 계 약품이 등장하면서 사용이 국한되었다.

---

84) 세로토닌 차단제의 유행을 일으킨 최초의 약물로, 우울증 치료가 주 목표이나, 그 외의 다른 효과, 즉 식욕억제를 비롯하여 수면시간 단축, 대담해지고 대범해지는 성격 변화 효과가 있어, 최근에는 치료 이외의 목적으로 남용됨으로써 논쟁의 초점이 되고 있다.

재적 기능'). 예를 들면, 정신과 약을 처방받는다는 것은 그 사람이 정신과 질환을 앓고 있다는 것을 나타낼 수 있고, 개인적인 모든 잘못이 정신질환이나 약 부작용으로 생긴 것이라는 변명을 상징할 수 있으며, 환자는 주위의 동정과 관심을 받을 만하다는 것을 상징할 수 있고, 강력하고 존경받는 치유자인 의사가 처방행위를 통하여 여전히 환자에게 관심을 가지고 있다는 것을 의미할 수 있으며, 약을 생산한 현대과학이 강력하고 믿을 만하며, 효율적이라는 것을 상징할 수도 있을 것이다. Smith[28]는 이 주제에 관한 문헌고찰을 통해 27가지 잠재적 기능과 7가지 현상적 기능을 열거했다. 주목해야 할 점은, 약에는 그것을 처방하는 의사의 속성이 내포되어 있다는 점이다.

사회적 가치와 기대감

향정신성 약물 사용은 거시적 차원의 핵심 부분인 *사회적* 가치와 기대치에 그 기반을 두고 있다. 약은 사람들의 행동과 정서상태를 이상적인 '정상' 행동 모델에 맞추게 하여 사회적 관계를 원활하게 하는 데 이용될 수 있다. 필자가 50명의 향정신성 약물 장기 복용자를 대상으로 연구한바[15]에 따르면, 대인관계에 효과를 나타낸다는 이유로 환자들은 약을 먹고 있었다. 한 환자는 약을 먹으면 자신이 '정상'이고, 자기통제를 할 수 있으며, 함께 지내기 좋은 사람이고, 남을 돌볼 줄 알고, 불평도 하지 않고, 사교적이고, 자기주장도 적절히 하게 된다고 말했다. 환자들의 말을 인용하면, 그 약을 안 먹으면, "신경질이 나고 참을성이 없어질 것 같다." "나 자신 역겹고 신경질적이고, 같이 지내기 좋지 않은 사람이 될 것 같다." "사람들이 보기 싫어질 것이다." "내가 사랑하는 사람들을 돕지 못할 것 같다."는 것이다.

캐나다 토론토의 중독 연구재단에 있는 Cooperstock과 Lennard[29]의 연구에도 이와 유사한 결과가 나타났다. 신경안정제를 복용하는

여자들은 '돌보고 양육해야 하는 여자로서의 역할을 유지하는데 필요한 보조제'로 여기고 있었고, 특히 직장과 가정에서 역할 갈등에 빠져 있는 여자들이 그러했다. 남자들은 '직장에서 자기 역할을 수행하기 위해 불안발작 등의 증상을 통제하려는 수단으로' 신경안정제를 복용했다. 두 연구 모두, 향정신성 약물은 직장 또는 가정에서 사회적 기대에 부응하는 수단(약리학적, 상징적 차원 모두에서)으로 간주되고 있었던 것이다. 이러한 기대에 내포되어 있는 것은, 무엇이 '정상'이고 어떤 행동이 용납되는 것인지, 그리고 그러한 정상적 상태가 되기 위해서 무엇을 할 것인지에 관한 문화적 관점이다. 몇몇 저자들이 지적하기를, 서구 산업사회에서는, Pellegrino[30]가 칭한 '화학적 대응방식', 즉 자신의 정서상태와 사회적 관계를 개선하고 사회규범에 순응하기 위하여 약품(술, 담배, 정신과 약을 모두 포함)을 정기적으로 사용하는 것이 옳은 일이라는 인식이 널리 퍼져 있다고 하였다. Warburton[31]은 이런 현상을 '화학약품으로 된 성공으로 향하는 길'이라고 불렀다.

정신과 약을 복용하는 것이 당연한 것으로 받아들여지면서 정신과 약물 복용에 관한 오명도 줄어들고 있다. 예를 들면, 필자의 연구에서[15] 연구대상의 72%가 자신의 것과 동일한 약을 먹는 다른 사람이 누구인지 다 알고 있었고, 88%는 자신이 정신과 약을 먹고 있다는 것을 주위 사람이 알고 있다고 했다. 18%만이 다른 사람들이 약복용을 묵인해주지 않는다고 했고, 10%는 인정한다고 했고, 29%는 자신이 약을 먹는지 안 먹는지에 관해 전혀 신경 쓰지 않는다고 답했다. 즉 정신과 약물 복용이 대체로 그리 문제되지 않고 있었다. 이런 용납적인 사회분위기가 약물 복용을 '유행' 시키는데 일조하고, 서로 약을 교환하게까지 한다. 잉글랜드 지방의 레딩에서 행한 Warburton[31]의 연구를 보면, 응답자 중 68%의 청년이 친구들이나 친척들로부터 정신과 약을 얻은 적이 있다고 한다.

약이 이렇듯 '정상화'되는 것은 서양문화의

거시적 차원의 한 부분이 되어가고 있으며, 이는 어떤 것을 '약'으로 볼 것인지, 아니면 '약'으로 보지 않을 것인지에 관한 일반인의 믿음에서 알아 볼 수 있다. Jones[32]의 연구를 보면, 80%의 환자들이 헤로인을 '약'으로 인정한 반면, 50%는 모르핀, 수면제, 신경안정제를 '약'으로, 1/3은 아스피린을 '약'으로 보았다. 필자의 연구에서는[15], 84%의 환자들이 향정신성 약물을 '약'이라고 보았지만, 이 약들은 강한 것도 아니고 '환각제'도 아니라는 것을 강변했다. 즉 스스로 통제할 수 없지도 않고 의식을 잃게 하는 것도 아니라는 것이다. "이건 그저 진정제일 뿐입니다. 도움을 주는 약이죠. 내가 원하면 바로 끊을 수 있어요." "이건 소프트합니다. 깔끔하죠. 이건 달라요."

이렇게 약의 정상화를 지지하는 사회적 가치는 부분적으로 의사로부터 학습된 것일 수 있고, 또 제약산업의 광고에 영향을 받은 것일 수도 있다. Parish[26]에 의하면, 환자 개인의 문제로 인한 증상에 약을 처방하게 될 때, 의사들은 환자로 하여금 그 문제를 대면토록 격려하기보다는 약을 먹고 무시하는 해결방식을 제시해주는 셈이다. 환자들 입장에서는 의사가 반복처방해 주는 것은 자신이 가지고 있는 약에 대한 심리적 의존을 의사가 묵인하는 것이라고 받아들일 수 있다. 이렇듯 약 먹는 것을 의료적으로 승인받은 셈이 되면, 그 경향은 반복적으로 축적되는 효과를 가져온다. Joyce가 지적한 것처럼, '약물 요법으로 좋은 결과를 얻었던 사람들은 다음에도 그런 결과를 기대할 가능성이 더 높으며', 따라서 향후 약물 의존에 빠질 가능성이 크다. Tyler[33]가 보기에, 향정신성 약물을 일정량 규칙적으로 복용한다면, 그리고 오랜 기간 처방을 받아 복용한다면, 그 약에 의존성이 생길 가능성은 매우 농후하다.

'화학약품으로 된 성공으로 가는 길'

서구 산업사회에서 '화학약품으로 된 성공으

로 가는 길'이라는 개념이 널리 통용되고, '화학적 위안물'의 사용이 증가한다는 사실로부터 추론할 수 있는 것은, 서구사회에서 간주하는 '성공'의 문화적 공식에 관한 개념이다. 즉,

개인 + 약물 = 성공

이때 '성공'은 정신적, 육체적, 사회적, 성적, 혹은 경제적인 의미로 제각기 정의된다. '화학적 위안물'이라는 단어는 넓은 의미로 쓰이는데, 비타민제, 영양제, 차, 커피, 담배, 신경안정제 등에서부터 술, 마리화나, 코카인, 헤로인, LSD를 포함하여, 요즘 새로 나오는 '디자이너 약'[85]까지도 지칭하는 단어이다. 성공을 추구하는 현대사회에서 위와 같은 공식은 여러 곳에 적용될 수 있다. 개인적인 삶, 대인관계, 결혼, 직장생활, 여가선용 등과 심지어는 스포츠에도 적용된다. 국제경기에서 '기록 향상제'로 스테로이드가 사용되는 것이 그 예이다. 과거에 인간 삶의 당연한 것이라고 여겼던 불안, 근심, 죄책감, 분노, 슬픔 등의 감정이 없는 것이 성공적인 삶이라고 여기기 시작하게 된 것이다.

약물 중독

*사회문화적 요인*은 신체적 의존, 즉 약물중독에도 주요 역할을 한다. Claridge[37]는 심리적 의존과 신체적 의존을 구분하는 것은 단지 이론일 뿐이라고 주장한다. '의학적으로 인정하는 중독은, 약을 먹는 행위를 하나의 긴 스펙트럼 위에 놓았을 때, 중독은 한쪽 끝의 극단에 해당하는 병적 부분에 해당할 뿐이다. 가장 올곧은 사람이라 할지라도 무언가 화학적 위안물을

---

85) 기존 약물의 분자구조를 변형, 대체하여 환각 효과를 얻어내는 약을 총칭하며, 대표적인 것이 암페타민으로부터 나온 히로뽕, 펜타닐류에서 나온 엑스타시이다. 합법적 약으로부터 위험한 환각제를 만들 수도 있어서, 호주 뉴질랜드 등에서는 독일, 영국 등과는 달리 아예 화학구조 자체를 법적으로 규정하고 있다.

먹고 있고, 대개는 소량으로 섭취하면 심리적으로 해가 없는 것들이다.' 차, 커피, 담배, 향정신성 약물, 술 등이 화학적 위안물이다. 문화에 따라, 어떤 상황에서 어떤 것이 가장 많이 사용되는지, 어떤 방식으로 복용하는지, 이 모든 사용방식을 통제하는 암묵적인 규칙이 존재한다. 역사적으로도 화학물은 각기 다르게 인식되어 왔고 단계적 변화를 거쳤음을 알 수 있다. 어떤 시대에는 위험하다거나, 중독적이라거나, 부도덕하다고 받아들여지던 약들이 다른 시대에는 무해하다고 인식이 되었다. 예를 들어 유럽에서는 초콜릿, 차, 커피, 코담배 같은 것들이 도저히 받아들일 수 없는 부도덕한 것으로 여겨지던 적이 있었다.[38] 1728년 피렌체의 G. B. Felici[39]는 "확신하건데, 인간의 무절제가 불러온, 인간의 수명을 단축시키는 질병 가운데 최악의 것은 초콜릿을 사용하는 것이다."라고 적었다. 1701년 탐험가 Franceso Carletti[39]는 "초콜릿은 그 사악함이 너무 강해, 인도에 다녀온 스페인 사람들은, 다른 모든 나라 사람들도 그렇겠지만, 일단 초콜릿에 맛을 들이게 되면 아침마다 마시지 않을 수 없게 된다."고 적었다.[39] 초콜릿과 커피와 차가 현대에 와서 더 이상 중독성 물질의 딱지를 붙이지 않게 된 것은, 완전히 무해해서가 아니라, 마약과 달리 이것들을 먹어도 노동에 지장을 주지 않기 때문이라고 주장하는 학자도 있다.[39]

헤로인이나 모르핀 같은 '환각제'의 경우에도 그것이 사용되는 사회문화적 근저에는 암묵적 규제와 규율이 있다. 중독자들은 종종 자신들만의 세계관을 가지고 추방된 자들의 하위문화를 형성한다.[40] 이런 하위문화는 전염성 간염 등의 질병 확산에 일조할 수 있다. 약물사용자들의 주사바늘 공유가 AIDS 확산에 일조하였음은 주지의 사실이다. 스코틀랜드의 에든버러 마약주사 사용자 중 60% 정도가 HIV 양성인 것으로 추정되었고,[41] 스페인의 AIDS환자 확산도 주사 사용자들의 증가와 연관되는 것으로 나타났다.[42]

개별 중독자들이 하위문화에 융화되어 있는 정도가 마약을 끊을 수 있을지에 결정적인 영향을 미친다. 만일 어떤 이유에서건 그들의 하위문화가 해체된다면, 중독자들은 생각보다 쉽게 신체적 중독을 극복할 수 있다고 한다. Robins 등[43]은 베트남에서 돌아온 미국 장병들의 약물 사용에 관하여 1971년 추적조사를 했다. 베트남에서 귀환한 지 8~12개월이 지난 군인 943명을 조사했다. 이 가운데 495명이 베트남을 떠날 당시의 소변검사에서 아편 양성으로 판명되었고, 3/4은 스스로 베트남에 있는 동안 마약에 중독되었다고 느끼고 있었다. 미국에 돌아온 지 8~12개월이 지나서, 1/3은 더 많은 아편을 사용했는데, 7%만이 신체적 의존 증세를 보였다. 소변검사 양성반응을 보인 집단에서 치료나 재활 프로그램에 참여하고 싶다는 의사를 밝힌 사람은 없었다. Robins 등이 지적하기로는, '일반적으로 마약은 쉽게 중독되고, 벗어나는 것은 거의 불가능하다고 알려져 있는 데 반하여, 이들 군인 대부분은 베트남을 떠난 후부터 마약을 사용하지 않았으며, 8~12개월 후 조사했을 때도 다시 시작하지 않았다'는 사실은 놀라운 것이었다. 거시적 차원에서 베트남에서는 '마약 사용을 어렵게 하는 조건(비싼 가격, 조악한 약품, 가족들의 방해 등)이 없었기 때문에, 중독자가 그들만의 하위문화를 유지하는 데 적당했다'는 것이 이 현상을 설명하는 일부 이론이다.

그러므로 중독은 단지 신체적인 현상인 것만은 *아니다.* 신체적 중독이 유지되기 위해서는 사회적, 문화적 요인을 필요로 한다. 그 예를 보여주는 것이 Jackson[44]이 인용한 사건으로, 미주리 주 세인트루이스에서 1960년대 중반에 있었던 일이다. 한때 이 도시에 헤로인 공급이 중단되어 헤로인을 더 이상 구할 수 없게 되었던 당시, 그곳 헤로인 중독자들의 생활방식과 활동에 놀랍게도 아무런 변화가 없었다. 잠깐 동안 히로뽕(헤로인과 약리학적 기전이 정반대이다)이 헤로인을 대체했지만, 중독자들은 헤로인을 사용하던 시절과 별다름없이 행동했다고 한다. '그들은 똑같은 마약장소에서 주사를 맞았고, 똑같은 루트를 통해 그들에게 친숙한 작은 반투명봉지에 들어있는 마법의 백색 가루(헤로인이 아닌 히로뽕 가루)를 구입했다.' Jackson은 다음과 같이 결론을 적었다. "중독자들은 히로뽕을 가지고 그들의 헤로인 하위문화를 유지하고 있었다. 그들의 하위문화는 그 대체[86])가 가능하게 할 정도로 대단히 강력한 마법을 가지고 있었던 게 분명하다."

다음의 두 가지 미국 사례는 중독자의 하위문화가 그들의 삶과 세계관에 얼마나 강력한 힘을 행사하는지 보여주는 것이다.

사례 8.2 미국 켄터키 주 렉싱턴의 중독자 하위문화

1974년 Freeland와 Rosensteil[45]은 켄터키주 렉싱턴에 위치한 임상연구센터에서 중독자 하위문화의 영향력과 특성에 관해 연구했다. 그 결과, 마약중독자들과 같이 자신들이 이러저러한 사람이라고 스스로를 규정해 놓는 집단은, '남들에 관해 부정적인 고정관념을 만들어 비난함으로써 자신의 삶의 방식을 정당화하려는 경향이 있음'을 발견했다. 하위문화 집단의 삶의 방식에 얼마나 빠져있는지에 따라 그 사람의 인식 자체가 달라질 수도 있다. 마약 중독자들의 경우, 자신들의 하위문화에 심각하게 빠져 있어서 삶의 모든 것을 다 그들만의 방식으로 해석하는 것이었다. 이 하위문화의 믿음 체계는 '우리-그들'을 나누는 강력한 이분법이다. '그들'은 '고지식한' 사람이고, '그들'의 삶은 지루하고, 수동적이고, 위선적이고, 겁이 많고, 순종적인 삶이라고 본다. 중독자들이 이상화시킨 자아 이미지, 즉 '적극적이고, 지배적이고, 능력 있고, 스스로 동기부여를 하는', '정력이 센 사람'의 이미지는 '그들'의 이미지와 대조를 이룬다. 이 '정력이 센 사람'은 '주변

사람들에게 알려져 있고, 그들을 통제하는 위치에 있는 사람이다.' 또한 자신들은 '용감하게 살고 있다'고 생각했다. 말하자면 정력이 센 사람의 이미지가 우선이고, 중독은 부차적으로 따라 오는 것이었다. 이 정력가는 포식자로서의 능력을 극대화시킬 수 있는 특별한 지식을 가지고 있는 것처럼 보인다. 연구자들이 보기에, 이런 식의 '우리-그들'의 이분법과, '고지식한 사람들'과 '정력가'의 고정관념이 치료나 재활 프로그램의 효과를 차단하는 것이다.

이 상황을 극복하기 위한 전략 차원에서, 연구자들은 '고지식한 사람들'의 고정관념에 대해 중독자들과 장시간 토론했다. 목표는 다른 여러 사람들이 가지고 있는 다양한 세계관을 제시하여 중독자들의 일종의 '종족중심주의'를 약화시켜 고정관념을 줄이자는 것이었다. '고지식한 사람들' 집단에는 의료진과 학생들, 그리고 교회와 학교에서 온 사람들이 참여했다. 두 집단 모두가 모여 상대방 집단에게 가지고 있는 고정관념에 대해 토론하고, 이 고정관념이 서로 상호작용하는 데 어떤 영향을 미치는지 알아보게 했다. 중독자들에게는 다른 사회의 모습을 필름으로 보여주고, 고정관념이 위험할 수 있고 의사소통을 방해할 수 있지만, 모든 인간에게 보편적인 성향이라는 것을 지적했다. 그 결과 중독자들은 '그들'처럼 '반드시 비굴하고, 지루하고, 무기력하고, 수동적으로 살지 않아도' 자신들의 생활방식을 바꿀 수 있다는 것을 납득하게 되었다. 이것이 이들로 하여금 일상생활로 복귀하는 데 중요한 첫 발걸음이 되었다. 또한 중독자들과 의료진 사이에 관계형성을 하는 데도 도움이 되었다.

사례 8.3 미국 뉴욕 스패니시 할렘의 '크랙' 코카인[87] 하위문화

Bourgois[46]는 뉴욕 스패니시 할렘에 있는 크랙코카인 딜러들과 고객들의 폭력적인 거리문화를 연구했다. 대부분 푸에르토리코 사람들로 이루어진 이 가난한 시내 중심부 지역 주민들이 꾸려가는 가혹한 삶과, 그 공동체 안에서 일어나는 마약 거래, 분배, 소비의 지하경제에 대해 그는 묘사했다. 폭력적이고 범죄를 동반하는 약물 하위문화는, '경제 침체, 인종차별, 주변인화(周邊人化)라는 구조적인 장

---

86) 히로뽕은 암페타민 유도체로서 중추신경계 자극 효과가 있고, 헤로인은 아편 유도체로 중추신경 억제제이다. 따라서 서로 반대되는 약리작용을 가지고 있다.

벽에 부딪힌 사람들이 어쩔 수 없이 가지게 되는 '구조적 절망'이라는 사회적 맥락에서 이해되어야 한다.

그들의 삶이 얼마나 자기 파괴적이든 간에, Bourgois는 마약 딜러들이 '미국의 주류 사회의 문화적 논리 밖에서' 움직이는 것은 아니라고 본다. 오히려 주류사회의 경제에서 배제되기는 하였지만, 그들이 가진 가치관 대부분은 궁극적으로 주류사회에서 나온 것이다. 지하 마약시장에서 움직이는 사람들은 그들만의 왜곡된 아메리칸 드림을 광적으로 추구한다. 일반 사회에서와 마찬가지로, 그들은 경제적 급상승, 동료집단으로부터의 존경, 번드르르한 소비재를 쌓아 놓는 것 등을 추구한다는 것이다.

바깥세상에 나가면 실업, 저임금, 차별에 직면하게 될 것이 뻔한 상황에서, 스페니시 할렘 사람 중 일부는 공격적인 개인사업가가 되기로 선택한다. 길거리 크랙 판매망의 한 끝을 소유하고 있는 *Papito*가 그 한 예이다. Bourgois는, *Papito*와 같은 사람들은 한쪽은 '재물과 인기, 다른 쪽은 몰락 사이에 놓인 예측불허의 경계선 위에서 모험을 벌이는 야만스러운 개인주의자'들이라고 말했다. 대부분의 마약경제는 통상적인 비즈니스 연결망에 따라 운영이 된다. 거기에는 보스, 도매상, 연락책, 그리고 가두 판매원(보스가 할당한 판매량을 채워야 하는)이 있음을 알 수 있다. 그러나 모든 마약경제는 폭력과 테러의 문화, 그리고 궁극적으로 자기 파괴성에 기반하고 있다. 딜러들은 경쟁자들에게 겁을 주고, 고객들을 압도하며, 다른 딜러들과 강력한 파트너십을 만들 수 있을 만큼 거칠고 폭력적이어야 한다. 그 결과, 이런 공동체에서는 살인, 상해, 강도, 극심한 마약중독은 흔한 일이 된다.

이런 궁극적으로는 파멸에 빠지는 생활방식과 폭력성에도 불구하고, Bourgois가 강조하기를, 이런 주변인화된 도심의 젊은이들에게, 지하 마약경제에 고용된다는 것은(혹은 자영업자라는 조금 더 높은 지위를 얻는 것은) '독립감, 자존감, 그리고 엄청나게 빠른 단기간의 신분상승을 의미한다.'

---

87) 코카인의 일종으로 필터 과정을 생략한 값싼 코카인이다. 1980년대 미국의 도시 젊은층을 휩쓸 정도로 유행하여 'crack epidemics'라고 불렀다.

약물중독의 치료와 예방

이런 연구들은 약물 중독이 만들어지고 유지되는 데는 비약리적 가치가 주요하게 작용하고, 따라서 약물중독을 해결하려는 시도는 매우 복잡한 것임을 강조하고 있다. 어떠한 중독에도 사회문화적, 경제적, 지리적, 그리고 성격적 요인들이 서로 얽혀 복합적인 변수로 작용한다. 이런 이유로 해서, 약물 중독은 물론 마약 생산과 거래 관행은 변화시키기가 매우 어렵다. 여기에 더하여 '성공으로의 지름길'인 약에 관한 통념이 현대인의 일상에 깊이 뿌리내리고 있다는 것도 중요 인자이다. 그러므로 약물중독의 해결책은 중독되어 있는 개인을 치료하는 것만으로는 부적절하고, 장기적으로 소비와 공급을 줄이기 위해 경제적, 사회적, 문화적 주제가 논의되어야 한다.

단기적인 관점에서 약물중독을 줄이기 위한 다양한 시도가 있어왔고, 이들 가운데 몇 가지 방법은 중독자들이 살고 있는 문화적 환경을 긍정적으로 이용한 것이었다. 어떤 경우에는 전통 치유자나 종교적 인사들이 도움을 준다. 라틴 아메리카의 *curanderos*, 태국의 승려들, 극동의 침술사들, 그리고 서구의 여러 종교적 선교 집단이 여기에 포함된다. 예를 들어, 말레이시아에서 전통 말레이 민속치유자나 *bomoh*는 정신질환을 치료하는 데 도움이 되는 것으로 보인다.[48] 1970년대 이후에는 20만 명에 달하는 *bomoh*들 중 많은 사람들이 헤로인 중독의 치료 및 재활과 예방에 나서게 되었다.[49] 중독자들은 *bomoh*들의 거주지 안 통제된 환경 속에 살면서 약초요법, 정화 욕조, 종교의례가 혼합된 치료를 받는다. *Bomoh*에게는 중독자들을 치료하는 자신들만의 친밀한 '정령'(*hantu raya* 혹은 *pelisit*)이 있다고 말한다. 중독에서 벗어난 사람들 가운데는, 치료받고 약을 끊은 이유가 이런 '정령'이 두렵고, 또 다시 약물중독에 빠지면 정령들이 징벌을 가할 것이 무서워서 그랬다고 말하는 사람도 있었다. 많은 사례를 통하여, *bomoh*의 치료방식은 의학적 치료만큼 혹은 의학적 치료보다 더 효과적이라는 것이 입증되고 있다.

음주와 알코올 남용

술은 전 세계적으로 가장 많이 사용되는 '화학적]위안물'이다. 기분을 고양시키기 위해 마실 뿐만 아니라, 음식으로, 약으로, 마약으로, 에너지를 올리기 위하여, 최음효과를 노려서, 벌을 주기 위하여, 저장 혹은 보존용으로, 소독제로, 혹은 성찬식 음료로 사용되어 왔다. 알코올 사용의 역사는 농사의 역사로 거슬러 올라가며, 과일, 곡물, 야채를 발효시킬 때 나오는 부산물로부터 술의 역사는 시작된다. 세계적으로 지역에 따라, 그 지역의 기후와 생산물 종류에 따라 각기 다른 종류의 술을 생산하고 있다. 위스키, 보드카, 진, 맥주는 곡물에서 만들어지는 것이고, 일본의 사케는 쌀을 발효시켜서, 럼과 브라질의 *cachaça*는 사탕무에서, 그 외 수백 종류의 포도주는 포도 종류별 산지별로 독특하다. 대체적으로 볼 때, 남부 유럽은 포도 관련 지역이고, 북부 유럽은 곡물 관련 술을 생산한다.

이러한 알려진 술 종류 외에도, 지역마다 각기 다른 전통 술을, 때로는 불법으로 집에서 만드는 술이 있다. 가나의 *pito*(알코올 농도 2~3%), 우간다의 *tonto*(6~11%), 에티오피아의 *talla*(2~4%)와 *dagim-araki*(46%), 이집트의 *bouza*(3.8~4.2%), 인도의 *arrack*(25~45%), 나이제리아의 *ogogoro*나 *kinkana*(40% 이상), 브라질의 *cachaça*(40% 이상), 짐바브웨의 *kachasu*(10~70%) 등이 있다.[51] 그 외 집에서 만드는 술의 하나인 핀란드의 *pontikka*는 알코올 함량이 가장 높다.

지나친 음주는 세계적으로 볼 때도 특정 집단과 개인에게서 나타나는 것이 통상적이고,

특히 낮은 사회적 지위와 저소득층 사람들에게서 두드러진다. 알코올 남용과 이로 인한 사회적, 경제적, 심리적 후유증은 이제는 전 세계적으로 공중보건의 중요 문제가 되고 있어서, 매년 180만 명의 사망자를 내고 있다.[52]

알코올 중독의 빈도와 사용 방식은, 문화적 사회적 집단에 따라 다르며, 한 사회 안에서도 다른 양상을 보이고 있다. 미국의 예를 보면, 1960년대와 1970년대에 이루어진 여러 연구를 종합하면, 이탈리아계 미국인들과 유대계 미국인들은 알코올 중독 빈도가 낮은 반면, 아일랜드계 미국인들[53]과 일부 인디언들[54]은 매우 높은 비율을 보인다. 영국에서 1990년대 알코올 소비는 특정 이민자와 소수 인종 집단에서는 상대적으로 낮다. 낮은 집단은 아프리카-카리브인들, 인도인들, 파키스탄인들, 방글라데시인들이다. 그러나 일부 시크 공동체에서도 증가하고 있다.[55] 이런 차이가 나는 이유 중 하나는 알코올을 마시는 방식이 문화적 가치관에 기반하고 있다는 것이다.

특정 사회문화적 집단이 다른 집단보다 더 많이 술을 마시는지 설명하기 위하여 인류학적, 사회과학적 이론들이 개발되었다. 이러한 이론들은 유용하기는 하지만, 개인의 행동을 예측하는 데는 한도가 있다. 어떤 이유로 한 집단 안에서 누구는 알코올 문제를 가지게 되고 누구는 문제가 되지 않는지 완전히 설명할 수 없기 때문이다. 각 사례마다 알코올 사용과 남용은 언제나 여러 가지 영향이 복잡하게 얽힌 원인에서 비롯되며, 사회과학으로 그 원인을 다 설명할 수 없다.

개인적 차원에서 알코올의 효과는, '총 약물 효과'와 마찬가지로 물리적, 심리적, 문화 경제적 요인 등 다양한 요인에 좌우된다. 물리적 요인에는 음주자의 몸집, 간 손상의 유무, 빈속에 술을 마셨는지의 여부, 유전적으로 알코올에 내인성이 낮은 사람도 있다. 술 자체의 약리학적 특성, 특히 술의 양, 종류, 농도 등도 여기에 포함시킬 수 있다. 그러나 술을 마시는

이유와 방식, 그리고 행동에 미치는 영향을 설명하기 위해서는 물리적, 약리학적 요인만으로는 충분하지 않다. 따라서 음주자를 둘러싼 *사회문화적* 특성, 가족, 친구의 특성, 그리고 술을 마시는 상황에 대해 고려해야 할 것이다. 특히 그들이 속한 문화 집단에서 '정상적' 음주와 '비정상적'인 음주를 어떻게 구별하는지도 살펴보아야 한다. 또한 음주자의 *경제적* 지위도 중요한 요인인데, 가난으로 인한 스트레스가 알코올 남용으로 이어지기 때문이다. 끝으로, 개인의 심리적인 상태, 즉 성격, 어린 시절의 경험, 그리고 현재의 정서 상태(특히 우울함) 등이 주요 요인이 된다.

알코올 중독의 모델

알코올과 관련된 인간 행동을 설명하고 이를 어떻게 다룰 것인지에 관한 다양한 이론적 모델이 있어 왔다. 모델마다 다른 개념의 틀을 가지고 있고, 사회적으로 일탈된 행동을 각기 다른 방식으로 이해하고자 한다. 또한 각 이론은 '총 약물 효과' 중에서 어느 한 측면을 더 집중적으로 설명하려 한다. 이러한 이론의 홍수 속에서는, Miller와 Hester[56]가 제시한 바와 같이, 알코올 중독을 이해하기 위해 '지식을 갖춘 절충주의적' 태도가 필요하고, 알코올 중독의 어느 한 측면을 설명하기 위해 여러 모델의 시각이 필요하게 된다. 역사적으로 가장 강력한 영향을 끼쳤던 모델들은 아래와 같다.

1. 도덕 모델
2. 질병 모델
3. 정치 경제 모델
4. 사회문화 모델

도덕 모델

종교에 근거한 경우가 많다. 도덕 모델은 알코올 중독을 개인의 선택에 의한 것으로 보고, 대부분의 음주 행위를 '잘못된', '나쁜', '부도덕한' 것으로 보며, 나약함과 자기통제의 결여 혹은 사회적으로 무책임한, 하나의 죄악으로 보고 있다. 따라서 이런 관점에서 알코올 중독을 보게 되면 그 대응 방식은 치료가 아닌 처벌이 되는 것이 당연하다.[50] 19세기 초부터, 그리고 1826년 미국금주협회[56,57]가 활동을 시작하면서, 유사한 '금주 운동'이 영국과 아일랜드에서도 시작되었고, 이곳의 회원들은 '절대금주'를 할 것을 서약했다. 미국의 금주운동은 영국 국교에 반대하는 신교도 교회들 즉 퀘이커교도, 조합교회주의자, 장로교도, 침례교도, 감리교도들이 주축이 되어 일어났다.[57] 19세기 말에 와서는 음주행위를 금하는 것뿐만 아니라, 알코올 자체를 위험한 물건으로 인식하기 시작하여, 건강과 안녕을 해치는 것으로 보기에 이르렀다. 알코올 중독은 따라서 이를 피함으로써만 예방될 수 있는 것으로 보았던 것이다. 금주와 절주, 그리고 결국에는 알코올에 아예 접근할 수 없도록 알코올 자체를 통제하는 입법을 통해서만 막을 수 있다고 보았다. 이러한 도덕 모델은 세계 여러 지역, 특히 중동지역에서 아직도 보편적이다.

질병 모델

질병 모델은 알코올 중독을 신체적이든 심리적이든 간에 하나의 질병으로 보고, 따라서 치료를 요하는 상태로 본다. 이 모델은 질병을 진단하고 치료하기 위해 오직 그 개인에게만 초점을 맞추고 사회적, 문화적, 경제적 상황은 고려하지 않는다. 알코올 중독자는 '아픈' 사람이므로 의료진이 치료를 해야 할 대상일 뿐, 법에 의해 처벌하지 않게 된다.

알코올 중독에 관한 의학적 모델은 긴 역사를 가지고 있다. 1784년 미국에서는 독립선언문 서명자 중의 한 사람인 Benjamin Rush가 알코올 중독을 '의지의 병'이라고 기술한 책을 출판한 바 있다.[38] 1804년 영국의 Thomas Trotter 역시 "의학용어로 엄밀하게 말하자면, 술주정뱅이는 하나의 질병이다."라고 단언했다.[38] 도덕 모델에서 의학 모델로의 전환, 즉 의료화 과정은 지금까지도 진행 중이다. 1957년 미국의학협회는 알코올 중독이 '질병'이라고 정의했고,[58] 다른 나라의 여러 의학기관들도 질병임을 공인했다. 1970년대 이후부터는 알코올 중독을 설명하기 위한 다양한 생물학적 이론들이 제시되기 시작하여, 그 원인을 주로 유전적, 신체적 과정에서 찾게 되었다. 여기에는 유전적 취약성, 알코올 반응이 심하게 나타나는 유전자인 '알코올 유전자' 혹은 ALDH2-2[88] 대립형질에 관한 것, 혹은 선천적으로 알코올을 대사하지 못하는 생물학적 조건 등이 거론된다. 의학적 모델에는 약리학적 치료에 초점을 맞추어, 금단증상을 줄이고, 후에 다시 알코올 중독에 빠지지 않게 하려는 목적에서 바륨, 디설피람,[89] 날트렉손 등과 연관하여 연구하고 있다.[60]

심리학적 모델은 알코올 중독을 근본적인 측면에서 '정신질환'으로 보며, 특히 '성격특성'에 기인하는 성향(소위 '알코올 성 성격')으로 본다.[61] 심리학적 모델 역시 다양한 이론을 가지고 있는데, 각기 다른 개념적 접근을 하여, 정신역동학적, 행동과학적, 인지학적 접근법 등이 거론된다. 프로이드 이론에 근거한 정신역동학적 모델은 무의식적 욕구에 초점을 맞추어, 정서발달의 초기 단계에 고착되어 있음에서 기인하는 '구강형 성격'의 특성, 즉 의존성, 자기통제의 결여, 구강성 만족을 추구하는 것 등을 원인으로 본다.[61] 행동학적 모델 중 하나인 긴장 감소 이론은 불쾌한 스트레스성 증상을 줄이기 위해 술 마시는 행동을 학습했다고 본다. 사회 학습 모델에는 고전적 조건 학습, 모델 학습, 도구적 학습, 알코올 기대 이론 등이 포함되는데, 사람들이 기대하는 결과와 그 결과에 부여하는 가치에 따라 행동하며, 이는 과거

─────────────

88) 알코올 분해효소의 하나
89) 도파민 분해를 차단시켜 술과 코카인 등을 복용했을 때 불쾌한 신체증상을 만들어내는 약품. 우리나라에서는 '알코올 스톱' 등으로 판매된다.

에 학습했던 것이라고 본다.[61,62]

정치경제 모델

이 모델은 Baer 등[63]에 의해 예시되었는데, '세계 시스템' 안에 존재하는 불평등에 초점을 맞추어, 가난한 불이익집단에서 알코올 중독을 양산하는데 기여하고 있다고 본다. 가난, 무직, 주변화 등의 사회적 불평등의 정도가 알코올 중독의 발생빈도와 비례한다는 점이다. 다른 거시적 차원, 즉 음주와 알코올 중독의 정치경제, 특히 가난한 나라에서 알코올 소비를 촉진하는 국제적 기업의 역할과 '법적 중독'[63]을 조장하는 정부의 역할을 중점적으로 다룬다. 이러한 거시적 차원을 무시하는 사회문화 모델과 질병 모델을 이 저자들은 비판하고 있다. 알코올 중독을 오직 개인적 문제라고 치부해버림으로써 보다 강력한 사회적 영향, 즉 가난, 무직, 주택문제, 차별, 인종주의 등을 무시하게 만든다는 것이다.

사회문화 모델

이는 인류학을 포함하는 사회과학 분야에서 나온 것이다. 이들 역시 개인보다는 거시적 차원에 초점을 맞추고 있는데, 알코올과 관련된 문화적 믿음과 행동, 그리고 알코올이 어떤 방식으로 언제 마시게 되는지에 역점을 두어 연구한다. McDonald[50]가 '알코올과 소비 행동은 철저하게 문화적인 것이다'라고 언급한 것이 이 시각을 대변한다. 어디서 알코올을 마시든, 거기에는 언제나 특별한 사회적 의미가 부여되며 특정한 행동상의 규칙과 규범이 따라온다. 이 규칙은 무엇이 정상적인 음주이고 비정상적인 것인지 규정하고, 누가 술을 마실 수 있는 자인지, 얼마만큼 마실 수 있는지, 언제 어디서 음주가 허용이 되는지 누구와 마실 것인지 규칙이 존재한다는 것이다. 이러한 '음주 규범'은 알코올에 주어지는 사회적 기능을 이해하는데 중요하다. 사람들 사이에서 정체성을 만들고, 강화하고, 관계를 만들어 내는 기능은 알코올

의 사회적 기능 중 하나이다.

음주 규범 : '정상적' 대 '비정상적' 음주

어떤 것이 사회적으로 용인되는 것이고 아닌지를 구별해주는 음주 규범에 초점을 맞추고자 한다. '정상적' 음주라는 것은 식사를 할 때나 사회적, 제의적 행사에서 일상적으로 술을 마시는 것을 의미한다. 이런 경우에, 적당히 술을 마시는 것은 일상적 삶의 한 부분으로 받아들여진다. 그러나 술의 종류, 양, 누구와 언제 술을 마실 것인가는 문화적 규범과 규제에 의해 통제된다. '비정상적' 음주는 이런 규범이 위반되는 때이고, 자주 많이 마셔서 결국은 통제되지 않는 술 취한 행동을 보이는 것이다. 어떤 상황에서 어떻게 비정상적인 음주 행동이 일어나는지, 그리고 술에 취했을 때 나타내는 행동을 어떤 관점에서 볼지는 문화에 따라 다양하다. 정상적 음주와 비정상적 음주를 구별하는 분명한 경계선은 없는 것 같다. 예를 들면, 아일랜드의 철야제에서는 술 취하는 것이 용납되지만, 다른 상황에서는 비정상으로 간주된다고 한다. O'Connor[64]가 지적한 바에 의하면, "어느 한 사회의 음주 양상과 태도를 관찰하면 음주의 병리적 현상에 대해 이해할 수 있을 것이다." 말하자면, 한 집단에서 발견할 수 있는 음주의 '비정상적인' 형태를 이해하려면, 그 집단에서 문화적으로 정의하고 있는 '정상적인' 음주가 어떠한 것인지 살펴보아야 한다는 것이다.

이런 관점에 근거하여, O'Connor는 문화를 크게 네 개의 그룹으로 분류했다.

1. 절제하는 문화
2. 양면적인 문화
3. 허용하는 문화
4. 지나치게 허용하는 문화

이 분류는 음주를 일상의 정상적 부분으로서 보는 것과, 알코올 중독으로 보는 태도를 모두 포함한다. 절제하는 문화에서, 알코올은 어떤 상황에서도 금지되고, 알코올에 관한 부정적인 견해가 강하다. 북아프리카와 중동의 무슬림 문화권이나 서양의 일부 개신교 금욕주의 교회들(침례교, 감리교, 모르몬교, 제7안식교 등)을 그 예로 들 수 있다. 이런 문화권에서는 정상적 음주가 드문 반면, 문제가 되는(비정상적인) 음주가 허용적인 문화권에 비해 약간 높다. O'Connor의 연구에서 인용된 사례를 보면, 강력한 절제의 전통이 있는 미국 남부에서 '부모가 음주를 인정하지 않는 것과 문제성 음주자의 증가율 사이에는 연관관계가 있다.' 이와 유사한 다른 연구를 보면, 모르몬교 학생 집단에서는 과음하거나 만취되는 학생들이 많았다. 절제하는 사회에서 술을 마시는 사람은 음주행동을 통제하는 어떠한 음주규범도 없기 때문에, 술을 마시게 되면 알코올 중독으로 진전될 가능성이 더 높다.

'음주 규범'은 암묵적인 규범으로서, 누가, 누구와 함께, 어떤 상황에서, 얼마나 마시는가에 대한 규범이다. 그러므로 '알코올 중독'은 사회적 규범으로 통제되지 않는 알코올 사용과 그에 따른 행동을 말한다. 이것이 함의하는 바는, 어떤 문화권에서는 술 마시는 것이 일상의 정상적 일부분이어서, 언제 술을 마실지, 안전하게 술을 마시려면 어느 정도 마셔야 하는지, 언제 그만 마실 것인지를 알고 있다. 반면에 다른 집단에서는 술에 익숙하지 않기 때문에, 일단 술을 마시게 되면, 무질서하고, 통제가 되지 않으며, 위험한 방식으로 마시게 된다는 것이다.

양면적인 문화는 술에 대해 두 가지 상호갈등적인 태도를 가진다. O'Connor는 이 이름을 아일랜드 사람들에게 붙였다. 그러나 한편으로 보면, 음주는 아일랜드 사람들의 생활의 정상적인 일부분이다. '아일랜드 사람들은 자궁에서 무덤까지, 세례식에서도, 결혼식에서도, 장례식에서도 술을 마시고 있다. 모든 사회경제적 생활이 술을 중심으로 이루어진다.' 다른 한편으로 보면, 지난 150년 동안 다양한 형태의 금주 운동이 있어왔는데 이는 모든 음주 행동을 금지하고자 한 것이었다.[57] 결과적으로 보면 아일랜드에는 음주에 관해 일관성이 없다고 볼 수 있게 된다. 이런 양면적 상황에서는 '통합된 통제제도가 없고, 따라서 개인은 알코올 중독을 은근히 조장하는 상태에 처하게 된다.'

이와 달리, *허용하는 문화*에서는 모두가 인정하는 음주 규범과 관습, 가치, 규제가 존재한다. 모든 사람이 술을 마실 수 있지만, 정해진 경우에 통제되는 방식으로 술을 마셔야 한다. 이런 유형의 문화에서는 식사를 할 때, 사회적 행사, 축제 등에서는 음주를 정상적인 것으로 권장할 만다. 그러나 술에 취하거나 만취하여 주정하는 것은 강력한 규제를 받는다. 이런 문화에 해당하는 이탈리아인, 스페인인, 포르투갈인, 정통파 유대인들 사이에서는 알코올 중독 비율이 적다. 예를 들면, Knupfer와 Room[53]이 지적한 바와 같이, 이탈리아계 미국인들은 포도주를 음식의 일종으로 간주하여 식사할 때만 마시는 반면, 정통파 유대인들에게 포도주는 종교의식의 일부이다. 두 집단 모두 술 취한 행동을 멸시하는 경향이 있다. 이 두 집단에서 술에 취하는 것은 개인과 가족의 불명예로 취급한다. 그리고 끼니 사이에 포도주를 마시는 것에는 눈살을 찌푸린다. 프랑스도 음주에 대해서 허용적인 문화인데, O'Connor가 보기에 프랑스는 *지나치게 허용적*이다. 알코올 소비는 이탈리아보다 프랑스가 낮지만, 알코올 중독 비율은 프랑스가 훨씬 높다. 그리고 두 나라에서 술을 마시는 양상은 아주 다르다. 프랑스 사람들은 정상적인 음주에 대해서만 호의적인 것이 아니라, '술을 마실 때 보이는 일탈 행동에도 관용적인' 문화적 태도를 가진다. 음주는 남자다운 활력과 결부되고, '술 취한 행동은 세련됐다거나, 유머러스하다거나, 아니면 최소한 참아줄 만 하다고 받아들여지는 것이 전반적 추세이다.'

대체로, '허용적' 문화와 '지나치게 허용적인'

문화, 양 문화권에서 알코올 중독의 발생률은 '절제적' 문화나 '양면적' 문화보다 낮다. 이런 사회문화적 양상은 세대를 통해 전해 내려온 것이고, 사람들이 위기나 불행에 처했을 때 술이 위안의 대상이 될지 아닐지를 결정하게 되는 것이다.

서로 다른 문화적 거시적 차원에 관한 O'Connor의 모델은 유용하기는 하나 그 적용 가능성에는 한계가 있다. 이 책 서두에서 말한 바와 같이, 문화는 동질적이지 않다. 특히 복잡한 현대 산업사회에서는 더욱 그러하다. 한 사회 안에서도 서로 다른 집단에 속한 사람들 간에 정상적인 음주와 비정상적인 음주를 구별하는 데는 각기 다른 견해를 가질 수 있다. 음주에 대한 태도는 다양한 요인의 영향을 받는다. 여기에는 교육, 성별, 또래 집단, 종교, 사회 계급, 심지어는 지리적 지역도 포함된다. 그럼에도 불구하고, O'Connor의 모델은 '비정상적' 알코올 문제의 근원을 이해하기에 앞서 '정상적인' 음주 양상을 먼저 살펴보는 것이 중요함을 시사한다.

인종적, 종교적, 문화적 변수

알코올 중독의 발생빈도에 영향을 미치는 인종적, 종교적, 문화적 변수의 역할에 관해 알아보고자 한다. 여기서는 성장해온 가정환경에 초점을 두어 '사회 학습 모델'의 측면에서 살펴볼 것이다. Greeley와 McCready[65]는 1970년대 말 미국에서 전국 여론 연구센터의 자료를 사용하여, 민족과 문화에 따른 알코올 사용의 차이에 대해 연구했다. 아일랜드계, 유대계, 이탈리아계, 스웨덴계 가족 1,000여 가구 사람들을 대상으로 하여, 아이들이 음주 행태를 어떻게 배우는지 조사하고, 여기에서 발견한 집단 간 음주 양상의 다양성을 설명하는 모델을 개발했다. 그 결과, 개인의 성장과정과 현재 상황에서 추출해낸 5가지의 변수가 '정상적인' 음주행태 및 통제되지 않는 음주행태 둘 다에 영향을 미치고 있다고 보았다.

1. 가족 음주 — 부모들이 음주를 하는지, 그리고 얼마나 자주 하는지, 가족 안에서의 '음주 문제', 아이들이 음주하는 것을 부모가 허락하는지 여부
2. 가족 구조 — 특히 가정에서의 결정 스타일, 즉 아이들의 음주에 대해 부모 중 어느 한 명이 결정하는지, 아니면 부모가 함께 결정하는지, 그리고 가족 안에서 애정과 돌봄을 서로에게 표현하는 정도
3. 개인의 성격 변수 — 특히 성취감, 효율성, 권위에 대한 태도. 권위주의적인 가정은 강력한 한 사람의 결정권자가 있고, 이것이 문제성 있는 음주와 연관될 수 있다.
4. 배우자의 음주 행태 — 술을 많이 마시는 배우자를 가진 사람이 알코올 중독에 걸릴 가능성이 많다.
5. 음주 환경 — 사회적, 제의적, 축제 상황을 포함한 사회문화적 환경에서 음주행태가 얼마나 만연해 있는지, 음주를 용이하게 하는 상황

이상의 5가지 변수가 민족과 문화집단에 따라 달리 나타나는 음주양상과 알코올 중독 비율을 설명하고 있다. 이 변수들은 어떤 특정 집단에 속한 사람이 알코올 중독에 빠지게 되는 이유를 이해하는 데 도움이 된다. 그러나 집단마다 처해있는 사회경제적 환경도 이에 포함시켜야 한다. 왜냐하면 가난, 실업, 절망감 등도 알코올 중독을 일으키는 원인이 되기 때문이다.

O'Connor[64]는 '상당량의 알코올을 마시는 집단에서는 도리어 알코올 중독이 가장 적게 발생하는데, 이것은 일종의 습관이나 태도와 관련이 있을 것이라'는 사실을 입증하기 위하여 유사한 모델을 만들었다. 여기에 포함되는 태도는 다음과 같다.

1. 가족 혹은 종교성이 강한 집단 안에서 어릴 때부터 알코올에 접하게 한다.
2. 희석된 알코올을 사용한다.
3. 알코올을 '음식'으로 보고 식사와 함께 마신다.
4. 부모들이 적당한 음주의 모범을 보여준다.
5. 미덕이나 죄와 같은 도덕적인 중요성을 음주에는 부여하지 않는다.
6. 음주를 성인이나 남성됨의 증명 같은 것으로 생각하지 않는다.
7. 술 마시지 않는 것을 사회적으로 용인한다.
8. 술에 취한 행동을 사회적으로 받아들이지 않고, '멋있다거나, 재미있다거나, 참아줄 만하다'고 생각하지 않는다.
9. 집단 구성원들 사이에서 '음주의 기본적 규범'에 대해 합의를 가진다.

알코올의 사회적 기능: 정체성과 관계성의 창조

알코올의 기능 중 하나는 사회적 정체성과 사회적 관계를 만들어내는 데도 있다. 술을 마시는 상황(미시적 차원)은, 예를 들어 술집, 클럽, 바, 선술집, 식당, 가정 등에 따라 그 기능을 달리 한다. 여기에서 중요한 점은 술을 개인적으로 마시는지, 공공장소에서 마시는지, 사회적으로 이 공간을 '남성적' 공간으로 여기는지 '여성적' 공간이라고 하는지 등이다. 어떤 상황에서 음주를 하든, 거기에는 음주행태를 통제하는 나름대로의 암묵적인 규정이 있다. 그 규정에는 어떤 술을 어떻게 마실 것인가, 누가 누구와 음주할 것인가 등이 포함된다.

바나 클럽 같은 공공 상황에서의 음주는 음주자의 사회문화적 배경과는 상관없이 이루어진다. 예를 들어, Thomas[66]는 뉴잉글랜드에 사는 5만 명의 도시 노동계급 사람들이 바나 선술집과 같은 공공장소에서 술을 마시는 것을 연구했다. '노동자들의 바'는 노동자들이 끝난 뒤 비교적 평등하고 서로를 인정해주는 분위기에서 함께 모이는 사교 클럽의 역할을 한다. 이런 곳의 술은 단순히 사교적 윤활유 역할을

할 뿐이지, 음주 자체가 목적이 아니다. Thomas가 적은 것처럼, '일과가 끝난 오후 4~6시에 이들이 바에서 얻는 것은, 가볍게 즐길 수 있는 공동체 의식과, 일로 짜인 세상으로부터 잠깐 동안의 휴식이다.' 거기에는 정상적 음주행태를 지배하는 암묵적인 규범이 있다. 술에 만취되거나 문제행동은 거의 없으며, 그런 행동은 바에서 일종의 일탈행동으로 받아들여진다. 바의 손님들은 다양한 민족 집단으로 구성되지만, 이것이 바의 분위기에 영향을 미치지 않는다. 많은 바에서 흑인과 백인이 함께 자유로이 술을 마셨다.

캐나다 뉴펀들랜드의 항만 노동자들에 대한 Mars[67]의 연구를 보면, 음주는 '정규 멤버'와 '외부인'을 구분하는 정체성의 상징과 같은 역할을 했다. '정규 멤버'—안정적으로 하역 일을 맡는 사람들—는 선창가 근처 선술집에서 늘 함께 술을 마셨다. 같이 일하는 이런 사람들 집단 혹은 '패거리'들은 상호 부조를 제공하고, 누가 아프면 기금을 모으거나 다친 동료를 위해 헌혈을 하며, 멤버들을 위해 '보험 시설'을 제공했다. 그들은 고용주와 협상하기 위해 소공동체를 만들었다. 겉보기에는 단지 여가활동이지만, 음주는 패거리 안의 구성원들끼리만 이루어졌다. 그러므로 함께 술을 마시고 서로 술을 사주는 것은 동료 노동자들과의 관계를 강화하는 한편, 일의 세계와 여가를 연결시켜주는 역할도 했다. 반면, '외부인'들—정규 일자리가 없이, 비정규직 계약으로 서투르게 일하는 사람들—은 선술집에서 절대 술을 마시지 않았다. 선창가 경제에서 소외되고 노동자 동료들의 상호 부조 그룹에서 배제된 그들은 다른 길거리나 주차된 차 안에서, 정해진 술친구도 없이 그때그때 서로 다른 사람들과 싸구려 와인이나 럼을 마시는 편이었다. 이와 비슷하게, Peace[68]는 아일랜드 클론타프에 있는 어부들의 작은 공동체에서, 남성으로서의 정체성과 일에서의 인간관계에 사교적 음주가 얼마나 중요한 역할을 하는지를 기술했다. 그들은 주말

마다 동네 술집에 모여 함께 술을 많이 마시면서 서로 완력을 자랑하고, '맥주를 얼마나 잘 마시는지' 과시하는 시간을 가진다. 그럼으로써 주중에 직장에서 함께 일하는 남자들 사이에 끈끈함을 만들고 유대를 강화하는 동시에 자신들을 여자들의 세계와 확실하게 분리시키는 것이다.

Gefou-Madianou[69]가 자세히 묘사한 바와 같이, 유럽 등의 문화권에서 술은 성적 정체성을 형성하는 데 중요한 역할을 하는 경우가 많다. 그리스, 스페인, 프랑스, 헝가리, 스웨덴, 아일랜드 등에서 이루어진 연구 문헌을 고찰하여, 남자와 여자가 술을 마시는 서로 다른 방식을 설명하고자 했다. 어떤 문화적 환경에서든, 남자와 여자는 서로 다른 음주 규범을 지키고, 마시는 술의 종류와 양이 다르며, 술 마시는 상황 또한 다르다. 그리스와 같은 지중해 연안 사회에서는 종교행사나 가족 모임에서 남녀가 다 술을 마시지만, 그때의 음주행태는 남성전용 선술집이나 지역 카페처럼 남자끼리만 술 마시는 상황과는 확연히 다르다. 북부와 남부 유럽을 대조해보았을 때, McDonald[50]에 의하면, 남부에서는 남자들끼리 술을 마시지만, 만취하는 경우는 드물다고 하는데, '남자들은 사회적 체면을 지켜야 할 의무가 있고', '체면을 손상시키면, 그 당사자만 고통 받는다'는 것을 알고 있기 때문이다. 북부에서는 남자끼리 술을 마실 때 만취하는 것이 흔한데, 사회적 체면이 손상되는 것은 남자의 책임이 아니라, '그것을 민감하게 생각하는 것 자체가 여성적 속성'이라고 보기 때문이다.

이렇듯 술은 성 정체성을 형성하는 기능을 가지고 있고, 또한 민족적, 종교적, 지역적, 계급적 정체성을 형성하는 데도 기능을 하고 있다. 술의 종류 또한 연관된다. 민족적 지역적 정체성은 그 지방에서 생산한 술이나, 가정에서 특별한 방법으로 만든 술을 마시는 것으로 강화되기도 한다. 계급 정체성은 값비싼 술이나 진귀한 빈티지 와인을 마시는 것으로 과시

되기도 한다. 종교적 정체성은 성찬식의 술, 기독공동체의 성찬 의례, 혹은 유대교 안식일 축제의 포도주 등으로 상징되기도 한다.

주의를 기울여야 할 또 다른 요인으로는 알코올 생산 및 판매와 관련된 경제적 이해관계, 개인이나 특정 집단이 음주에 부여하는 의미—남성성, 남자다운 활력, 어른다움, 반항적 기질 등의 증명과 같은—등이 있다. 어떤 한 개인이 알코올을 남용하는 이유를 이해하기 위해서는 개인의 성격 형성 과정이나 사회경제적 신분뿐만 아니라 이런 모든 요소들이 고려되어야 한다.

다음의 영국 사례는 새로운 관계를 만들고 유지하기 위해 술이 사용되는 방식을 보여준다.

사례 8.4 영국 케임브리지셔에 있는 두 술집에서 이루어지는 사교적 목적의 음주

Hunt와 Satterlee[70]는 케임브리지셔에 있는 두 곳의 술집에서 이루어지는 서로 다른 사교적 목적의 음주 양상에 대해 기술했다. '그리핀'이라는 술집에는 신분상승의 과정에 있는 새로 들어온 마을사람들과 중산층이 주로 모인다. 이들 가운데 1/3은 여자들이다. 여기서 술은 새로운 관계를 유지하기 위한 수단이고, 20명 가량이 '서로 돌아가며 술사기'라는 일종의 의례를 지킨다. 술집에 가기 전후에는 서로의 집에 가서 사회적 모임을 가지는 등, 그 집단 안에는 상냥함이 흘러넘치고 있었다. 이와는 대조적으로, '세 개의 술통'이라는 술집의 손님들은 대부분 노동자 계급에 속한 중년이었고, 남자가 압도적으로 많았다. 이들 대부분이 이 마을에서 태어나고 살아와서 오랫동안 서로 알고 지냈고, 친척인 경우도 많았다. 이런 분위기에서는 '서로 돌아가며 술 사기' 같은 건 드물고, 필요도 없었다. 왜냐하면, 집단의 결속력은 서로 공유하는 역사, 혈연관계, 이웃 관계 등으로 이미 유지되고 있었기 때문이다. 그러므로 각각의 술집에서 같은 술일지라도 음주의 의미는 다르고, 집단의 결속력을 유지하는 데도 술은 서로 다른 사회적 역할을 하고 있었다.

흡연

차, 커피, 술, 향정신성 약물과 마찬가지로 담배도 흔히 사용되는 '화학적 위안물'로, 60여 가지 이상의 유해물질이 포함되어 있다.[71] 담배가 처음 유럽에 전해진 것은 15세기 아메리카 대륙 발견 이후였다. 다른 '위안물'과 마찬가지로 흡연 의존은 니코틴이나 담배의 약리학적 특성만으로는 설명할 수 없다. 누가 담배를 피우고, 어떤 상황에서, 어떤 이유로 담배를 피우는지를 결정하는 데는 사회문화적 요인이 결정적 역할을 한다. 알코올과 마찬가지로, 담배가 흡연자 개인과 주변 사람들에게 어떤 상징적 의미를 가지고 있는지 이해하는 것이 중요하다. 어떤 경우에는 문화적 배경이 흡연을 막을 때도 있다. 예를 들면, 영국에서 1980년대 초에 행해진 연구에 의하면, 인도에서 온 이민자들 중에 최소한 이민 첫 세대에서는 남자들이 흡연하는 경우가 매우 드물며, 여성 흡연은 거의 없다고 한다.[72]

미국에서 흡연은 질병 및 사망의 가장 큰 원인으로서,[73] 2005년 미국 전체 사망의 1/5을 차지하여 약 43만8,000명이 흡연으로 사망했다.[74] 미국에서 흡연과 관련된 질병 치료에 드는 비용은 1979년 연간 270억 달러였으나, 2002년에 이르러서는 연간 1,500억 달러 이상이었다고 WHO는 추산했다.[76] 2002년 WHO의 보고에 의하면, 매년 흡연과 관련된 전 세계의 사망률은 성인 10명 당 1명꼴이며, 전체적으로는 490만 명이 사망한다.[77] 현재의 추세가 지속된다면 2030년이면 세계적으로 6명당 1명꼴로 흡연으로 죽음을 맞이하게 될 것이라고 추정된다.[76]

흡연자의 인구 통계학적 특성을 분석한 연구들이 몇몇 있다. 이 연구들은 나이, 성별, 교육 정도, 결혼 상태, 사회경제적 위치 등의 데이터를 토대로 하여 이들이 흡연 행태에 미친 영향에 대해 추론해낸 것이다. 1977년 Reeder[78]가

이 주제에 관해 문헌을 고찰한 결과, 미국과 유럽에서는 금연 홍보에도 불구하고 1930년 이후 담배소비가 세 배나 증가했음을 발견했다. 미국에서 성인 흡연율은 줄어든 반면, 10대 흡연은 증가했다. 1970년대 말에 21세였던 남녀는 이제는 같은 비율로 흡연을 하지만, 50대 남자 대부분은 담배를 끊는다. 흡연 비율은 교육을 많이 받은 집단에서 가장 낮지만, 여자들의 경우에는 그렇지 않다. 일반적으로 가정주부에 비해 사회에서 일하는 여자들에게 흡연이 더욱 만연해 있으며, 화이트컬러 노동자들은 다른 일을 하는 여자들에 비해 더 많이 담배를 피운다고 했다. 높은 임금을 받는 남자들은 담배를 적게 피우는 반면, 같은 수준의 여자들은 흡연자일 가능성이 더 높다. Reeder는 이런 모순적인 통계가 나오는 이유를 여자의 역할 변화와 연관시켜 설명했는데, 그중 하나는 더 많은 여자들이 대학교육을 받고 정규직을 가지고 있게 되었다는 점이다. 남녀평등은 모든 사회경제적 영역에서 보편적으로 되어 가고 있고, 흡연비율은 이러한 변화의 한 부분을 반영하는 것이다. 그러나 '사회경제적 지위에서의 평등은 지체되고 있어서, 여자의 흡연 양태가 어떤 면에서는 사회적 권력의 확대와 독립성을 나타내는 지표로 인식될 수도 있다.' 심지어는 '동등한 경제적 지위를 획득하기 전에도 그렇게 간주될 수 있다'고 했다.

흡연은 젊은이들 사이에 점차 심각한 문제가 되고 있는데, 초기 흡연 습관은 장기적인 문제를 초래할 수 있다는 점에서 중요한 주제이다. 1994년 미국 외과의사협회의 보고에 의하면, 최초의 흡연은 고등학교 졸업 이전에 하게 되며, 이 시기에 담배를 배우지 않고 지냈던 학생 대부분은 이후에도 아예 흡연을 시작하지 않았다고 한다.[79] 이 보고에도 불구하고 2002년 WHO는 13~15세 사이의 청소년 5명 중 1명이 흡연하고 있으며, 매년 8만 명 내지 10만 명의 어린이들이 첫 담배를 시작한다고 추산했다.[76]

청소년이 흡연하는 이유는 복합적이고도 다양하다. Quintero와 Davis[80]는 미국 뉴멕시코에서 라틴 아메리카계와 미국 인디언계의 청소년이 흡연하는 이유를 다음과 같이 열거했다.

1. 기분조절을 위하여('스트레스가 꽉 차면, 폭발하기 일보직전에, 기분을 풀기 위해')
2. 담배를 피우는 또래 집단과 맞추기 위해
3. 사회적 이미지를 만들어내기 위하여('담배 피우면 더 나이 들어 보이고, 어른같이 느껴진다')
4. 흡연의 심리적, 신체적 효과에 의존하게 되어서('그냥 피워야 편해진다')

위에 열거한 이유와 함께 호기심, 개인적 선택, 가족의 영향 등이 흡연을 계속하게 하는 요인들이다. 청소년을 대상으로 금연운동을 벌이게 될 때 이러한 요인을 고려해야 할 것이다.

다른 연구는 심한 흡연을 흡연자의 무력감과 일상에서 느끼는 '자기 존재의 익명성', 허무함과 연관시켜 설명하기도 했다.[78] 높은 성인 흡연율과 연관되는 다른 요인으로는, 남자의 경우 사회경제적 신분의 하락과 이혼 또는 별거가 있다. 10대에는 학업성취도가 낮거나 한 부모 가정의 청소년들이 담배를 피울 가능성이 높았다. 음주와 마찬가지로, 10대들은 부모, 형제와 친구들이 흡연할 경우, 흡연 가능성이 높았다. 이를 설명하는 기전으로는 모방이나 역할 모델 등이 있다.

흡연의 위험성이 경고되는 데도 불구하고 많은 사람들은 계속 담배를 피우고 있다. 어떤 연구에 따르면 여전히 많은 흡연자들이 흡연이 건강을 해칠 수 있다는 것을 믿지 않는다고 한다. Marsh와 Matheson[81]은 16~66세의 영국인들 가운데 2,700명의 흡연자와 1,200명의 비흡연자들이 흡연에 대해 가지고 있는 생각을 조사했다. 흡연자들 가운데 45%가 심장병에 걸릴 가능성이 높아진다는 것을 부정했으며, 33%는 폐암에 걸릴 가능성이 높다는 인식을 부정했다. 대체로 14%만이 흡연이 심장병을 일으킨다는 생각을 받아들였으며, 11%는 흡연이 폐암을 일으킨다는 것을 받아들였다.

Doherty와 Whitehead[82]는 계속 담배를 피우는 이유는, 흡연이, 특히 가족들과 친구들 사이에서 사회적 메시지를 주고받는 방법의 하나라는 점을 제시했다. 여러 메시지들 가운데, 흡연은 다른 사람들에게 '얘기 좀 하자', '같이 좀 쉬자', '혼자 있고 싶다', '내가 지금 어떻게 느끼는지 너에게 얘기하고 싶지 않다'는 등의 신호라는 것이다. 그러므로 음주와 마찬가지로 흡연은 다양한 사회적 역할을 수행하며, 사회적 유대감이나 소외를 정의하는 데 이용된다.

담배의 경제적 측면

담배를 계속 피우는 이유가 단지 흡연자의 아노미(anomie), 혹은 무지함 때문이거나, 혹은 사회적 메시지로서 담배를 사용하는 것만은 아니다. 흡연을 폭넓게 조망하려면 담배 생산, 광고, 그리고 피우는 행위와 결부된 *경제적* 이해관계 또한 포함해야 한다. 1991년 Nichter와 Cartwright[83]는, 담배산업이 광고와 판촉에 지출하는 비용이 세계적으로 매년 125억 달러(미국에서는 25억 달러)에 달한다고 추정했다. WHO는 1997년 미국에서만 하루에 1500만 달러(1년에 57억 달러)를 광고비용으로 쓰며, 러시아의 경우 외국 담배회사 광고가 전 TV와 라디오 광고의 40%를 차지하여 가장 큰 광고주라고 보고했다.[76] 이 수치는 정부가 금연 홍보에 지출하는 금액과 두드러지게 대비된다. 예를 들면, 1991년 영국 정부의 건강교육기구(HEA)가 금연 홍보에 한 해 550만 파운드를 지출한 반면, 담배산업은 담배를 피우라는 메시지를 전달하는 데 약 1,300만 파운드를 지출했다.[84] 1991년 HEA의 추정에 의하면, 매년 28만4,159명이 흡연 관련 질병으로 NHS 소속 병원에 입원하며, 영국에서 매년 11만703명이 조기 사망한다. NHS 입원비에 지출하는 금액만

매년 4억3,700만 파운드이다.[84] 전반적으로 볼 때, WHO는 2차 세계대전으로 사망한 인원의 12배에 달하는 사람들이 매년 담배로 죽어가고 있다고 했다.[76]

1986년 *Bulletin of the Pan American Health Organization*에서 WHO의 자료를 근거로 전 세계의 담배 사용을 고찰했다.[85] 이에 따르면, 120개국에서 담배를 생산하며, 개발도상국이 차지하는 비율은 1963년 50%에서 1983년에는 63%로 증가했다. 주요 담배 생산 및 소비국은 중국, 미국, 독립국가연합(구 소련), 인도, 그리고 브라질이다. 세계 담배의 37%가 다국적 중앙기획기구에 의해 국가 통제 산업 하에서 생산 되며, 17%는 국가 독점으로 정부 수입을 극대화하기 위한 수단으로 생산된다. 담배 시장의 나머지 부분은 7개 국제적 대기업이 차지하고 있다. 2002년에는 중국이 최대 담배 생산국가로 떠올라, 세계 생산량의 1/4에 달하는 담배 잎을 생산한다.[76]

담배산업은 수만 개의 일자리를 창출하고, 광고산업에게는 수입을, 정부에게는 조세 수입을, 외화가 부족한 나라에는 외화를 제공하고 있다. 이러한 경제 배경에 대해 *Bulletin*은, 담배가 인간이 소비하는 어떤 다른 제품과도 비교할 수 없을 정도로 예방가능한 질병과 죽음의 폐해를 가져옴에도 불구하고, 모든 국가 정부가 공통적으로 강력한 조치를 취하지 않고 있다고 비판했다. 2002년에는 담배 소비의 전반적 양상이 더 악화되어 있었다. WHO가 추정한 바에 의하면, 전 세계 남자인구의 1/3이 흡연자이며, 매일 150억 개의 담배가 판매되는데, 이는 분당 1,000만개의 담배에 해당한다.[76]

'합법적 중독'

인류학자인 Baer 등[86]은 담배와 술을 '합법적인 중독'이라고 칭했다. 이들은 주장하기를, 미

국에서 담배와 술은 헤로인이나 마리화나 같은 다른 '화학적 위안물'과는 달리 사회적으로 승인되어 있기 때문이라는 것이다. 담배와 술이 '미국 사회에서 가장 흔하게 사용이 되는 비의료적 합법적 약물'인 원인 중 하나는 담배와 주류회사로부터의 압력이 있다. 이 회사들은 다국적 기업인 경우가 많고, 이 물질들이 '약'으로 분류되지 않도록 로비할 뿐만 아니라, 중독성과 해로움을 부정해왔다(최근 담배 관련 재판에서는 이와 다르게 판결되었다). 광고와 스폰서 활동은 제품 판매에 막대한 효과를 일으키는데, 특히 젊은이들에게 주된 효과를 가지고 있다. Stebbins[87]은 거대 다국적 담배회사 광고가 남아메리카에 얼마나 만연해 있는지, 특히 여자와 젊은이를 대상으로 퍼져있는지를 기술했다. TV광고와 광고판에 선전하는 것뿐만 아니라, 스포츠 행사와 문화행사 등을 후원함으로서 판촉활동을 벌이고 있다. 담배와 알코올 제품은 서구에서 개발도상국으로 수출되어 흘러들어간다. 1995년 WHO[88]에 의하면 서양 기업이 대부분인 대규모 주류회사들이 저소득 국가로 빠른 속도로 확장하면서 그 나라 시장을 장악해나가고 있음을 지적했다. 아프리카, 아시아, 중남미에 있는 나라들은 이제 빠르게 성장하는 주류 수입 시장 가운데 하나가 되었다. 이 지역이 전 세계 수입시장에서 차지하는 비율은 독주의 경우 15%, 맥주의 경우 25% 정도이다. 남미에서는 성인의 약 15~20%가 알코올 중독자 혹은 과음자로 추정되며, 중국의 시골지방에서도 알코올 소비가 증가하고 있다.[45]

그러므로 이러한 합법적인 화학적 위안물에 관해 충분히 이해하려면 지역적 차원 및 국제적 차원 모두에서 경제적 측면과 이윤의 동기를 항상 고려해야 한다.

개발도상국의 서양 제약회사

최근 몇 십 년간, 주로 서양의 다국적 기업에서 생산하는 엄청난 물량의 제약품이 개발도상국으로 흘러들어가고 있다. 제3세계 국가의 수입의약품 의존도는 이제 크게 증가했고, 이 현상은 중요한 의미를 담고 있다.[89]

Ferguson[90]은 이런 의약품이 몇몇 소수 나라—주로 미국, 유럽, 일본—에 있는 비교적 소수의 회사에 의하여(단 25개 회사가 전 세계 의약품의 50%를 공급한다) 생산되고 있는 현상을 기술했다. 게다가 이 회사들이 생산하는 의약품은 '선진국 국민들의 보건 필요에 맞추어 생산되는 것이고', 가난한 나라의 필요성에 따른 것이 아니다. 그럼에도 불구하고, 막대한 물량의 포장된 약이 제3세계로 수출되고 있다. 이 배경에는 전통요법이나 그 지역에서 생산하는 의약품보다 다국적 기업의 약이 더 우수함을 강조하는 광고가 버티고 있다. 수입 의약품은 전 세계 75%의 인구가 살고 있는 개발도상국에서 주요 지출품목이다. 1992년 WHO 총재는, 가난한 나라에서 소비되는 의약품은 전 세계의 20%에 불과하지만, 이들이 지출하는 금액은 연간 약 1,700억 달러이며, 그럼에도 불구하고 '세계 인구의 절반은 57개 필수 의약품을 구하기조차 어렵다.'[91]

이러한 수입 의약품들은 사람들이 병을 인식하고 치료하는 방식에 주목할 만한 영향을 미치게 된다. 인류학자들은 동일한 의약품이 서로 다른 문화와 집단에 의해 다르게 인식되고 상이한 방법으로 사용되고 있음을 연구를 통해 보여주고 있다.[92] 이곳에서 약은 의학적 기준보다는 민속적 믿음과 전통신앙에 따라 사용되는 경우가 많고, 제3세계에서 그들 방식대로 약을 사용하는 '비공식적' 영역에 관하여 묘사했다. 물론 이 두 방식 사이에는 중첩되는 것도 있다. 서양에서는 의사의 처방전을 받아야만 사용할 수 있는 약들이, 많은 개발도상국에서는 동네 약국, 가게, 노점 등에서 그냥 살 수 있거나, 의학교육을 받지 않은 전통치유자나 민속치유자들이 (예를 들면, '주사 의사') 주사하기도 한다.

개발도상국에서도 의약품은 의료인은 물론 일차보건 담당자에 의해 유용하게 쓰이고 있다. 심지어는 비공식적 영역인 노점이나 가게에서 구입한 경우에도 증상을 완화시키고 치료하는 데 유용할 때가 많다.[92] 또한 비공식적 영역의 네트워크는 의료보건인이 없는 곳까지 의약품을 분배하는 데 도움을 주기도 한다.[93] 성병 등으로 오명을 가진 환자의 경우, 그 동네 보건전문가와 상담하는 것보다는 떠돌이 '주사 의사'에게 약을 받아 익명성이 지켜지는 것을 선호할 것이다.

그러나 수입 의약품들은 값이 비쌀 뿐만 아니라 위험성을 가지고 있다. 특히 자가투약의 경우에는 더욱 그러하다. 심한 부작용, 알레르기, 독성 효과, 과다 투약, 오용, 결핵균이나 말라리아 등의 미생물이나 기생충의 약에 대한 내성 유발 등이 포함된다. 또한 유효기간이 지난 약도 사용되는 경우가 있는데, 효과도 없을뿐더러 독성을 나타낼 수도 있다. 더욱이 수입 의약품들은 '주사 의사'를 양산해 내고 있는데, 이에 수반되는 위험 또한 늘고 있다(☞4장). 인류학자들은 많은 양의 의약품이 제3세계로 유입됨으로서 고통을 점진적으로 '의료화'시키고 있다고 주장한다.[90] 토착의 방식으로 질병을 해석하는 대신에, 오직 단 한 가지 방식, 즉 약물치료만을 강조하는 결과를 초래한다는 것이다.

많은 개발도상국에서 수입 의약품을 취급하는 주된 소매점은 지역 약국이다. 예를 들면, 엘살바도르의 아순치온 마을에 관한 연구에서 Ferguson[90]은 이런 약국이 가난한 사람들에게 처방전 없이 약을 팔뿐 아니라 건강관리 정보도 제공하는 주된 보건자원의 역할을 하고 있다고 했다. 그러나 그곳 약국은 실제로는 대부분이 무자격인, 심지어 문맹자에 의해 운영이

되고 있었다. 따라서 부적절한 충고를 하거나 위험한 조언을 할 수 있고, 이들 충고는 민속치료와 생의학적 치료를 어중간히 섞어놓은 경우가 많았다. 예를 들면, 가벼운 바이러스 감염에 대해 특정 행동을 하지 말고, '찬' 음식을 피하라는 정도의 충고와 더불어, 테트라사이클린과 같은 강력한 항생제를 판매하는 식이다. 게다가 팔리는 약들 대부분은 그 지방에서 만들었거나 수입한 가짜 약으로 약리 효과는 거의 없는 것들이었다고 한다.

필수 의약품 프로그램

이런 무질서한 상황을 해결하고, 전 세계적으로 합리적이고 공정한 의약품 분배를 하기 위해, WHO는 1977년부터 '표준 필수 의약품 목록'을 개발하고 있다(지금은 약 250 품목이 포함되어 있다).[94] 이 목록은 정기적으로 업데이트되고 있다. 이들은 모든 사람이 사용할 수 있어야 하는 기본 약들이며, 서양에서만 구할 수 있는 고가의 특허권을 가진 외래 약품은 제외된다. 한걸음 나아가 1981년에는 WHO 가입국들이 '필수 의약품의 선정, 조달, 저장, 분배를 위한 자국의 의약품 정책을 수립하는 것'을 지원하고, '훈련과 모니터링을 통해 의약품이 적절하게 사용되는지 관찰하기' 위해 필수 의약품에 관한 행동프로그램을 설립했다.[95] 이 정책의 목적은 무엇보다도 '질이 좋으면서도 구매 가능한 가격으로 의약품을 정기적으로 공급하는 것'이다.[94] 그 가운데 많은 의약품들은 그 지역에서 생산되는 것들이고, 다른 것은 제약회사에서 원자재 형태로(브랜드명과 비싼 포장이 없이) 다량으로 구입한다. 이용 가능한 의약품의 품질을 향상시키고 가격을 낮추는 동시에, 의약품 사용을 더 합리화하고, 전 세계 더 많은 인구를 포함시키겠다는 목표를 가지고 있는 것이다.

이 프로그램을 반대하는 목소리는 제약산업 분야뿐만 아니라 지역 주민들로부터도 나오고

있다. 예쁘게 포장되고 세계적으로 알려진 브랜드 명의 수입 의약품들은, 그들 공동체에서 만든 값싸고 볼품없이 포장된 정부의 필수 의약품보다 치유 능력이 더 큰 것으로 보이기 때문이다. 예를 들어, Ferguson[90]은 엘살바도르에서 값비싼 수입 의약품이 지역 시장에 침투해 옴에 따라, 가정내 자가치료약이 엘살바도르 제약회사들이 생산한 같은 효능에 값은 더 싼 약에서 수입 의약품으로 이동하는 것을 기술했다.

앞서 말한 향정신성 약품이나 그 밖의 화학적 위안물처럼, 약이 주는 '속효법'은 이들이 직면한 사회적, 심리적 스트레스의 적절한 해결책은 아닐 것이다. 이런 약품들이 병을 치료하거나 예방하는 역할을 하기는 하지만, 가난한 공동체가 가진 많은 건강상의 문제가 비싼 항생제 같은 약으로 해결되지는 않는다. 약물치료만을 지나치게 강조하면, '질병의 해결책은 생활환경을 개선하는 것보다 약을 사용하는 데 있다는 식의 인식을 조장하게 될'[90] 위험이 있다. 다른 말로 하면, 앞에서 언급한 '약 + 개인 = 성공'이라는 문화적 공식이 의료라는 명목으로 비서구세계에 확산될 수 있다는 말이다.

사례 8.5 남 카메룬에서 서양 의약품의 분배

1988년 Van der Geest[93]는 남 카메룬의 한 지역에서 의약품의 공식적 분배와 비공식적 분배에 대하여 기술했다. 공적 영역에서 의약품은 국가가 운영하는 병원과 보건센터에서 병원 약국으로 무료 공급된다. 민영 비영리기관인 교회에서 운영하는 병원, 보건센터 및 일차보건소에서도 의약품을 처방하지만, 약 자체는 유료이다. 또한 민영 영리 약국(전국에 76개소가 있었음)은 다량의 의약품들을 처방 없이 판매한다. 일반적으로 이런 약국들은 도시 지역에만 있는데, 약사들은 '구매력이 높은 지역에서 사업하는 기업가들'에 불과하기 때문이다. 약국은 높은 매상을 올리는 수익성이 좋은 사업이다.

1978년 영리 분야의 의약품은 공공 영역에서 분배해 주는 약보다 50% 이상 비쌌다. 공식적 보급처와는 대조적으로, 남 카메룬에는 수많은 비공식적 의약품 판매망이 있다. 여기에는 전국에 걸쳐 미리 포장된 약을 판매하는 수백 명의 사람이 있고, 포함되는 사람들은 다음과 같다.

- 다양한 물건과 함께 의약품을 판매하는 상점 운영자들(한 마을에 75개의 상점에서 최소한 한 두 종류의 의약품을 판매했다)
- 다른 물건과 함께 의약품을 판매하는 시장 노점상들
- 코코아 추수철에 이 마을 저 마을을 떠돌아다니며 의약품과 그 외의 제품들을 판매하는 행상들
- 의약품을 전문적으로 판매하는 상인들. 이들은 다른 상인들보다 훨씬 더 다양한 종류의 의약품을 판매한다.
- 보건 기관 종사자들. 이들은 환자에게 무료로 공급해야 할 의약품을 불법으로 판매한다(저자가 추정하기에 국가가 제공하는 의약품의 30% 이상이 환자에게 보급되지 않고 불법 판매된다).

그러므로 비공식적으로 소매상에서 거래되는 많은 의약품들이 공식적 영역에서부터 빼내온 것들이다. 몇몇 의약품은 국경 너머 니제르에서 밀수되는 반면, 그 외 대부분은 약사들이나 병원 종사자들로부터 사들인 것이다. 이는 공식적 영역과 비공식적 영역이 얼마나 밀접하게 서로 연결되어 있는지 보여준다. 저자는 이런 상호관계의 한 사례를 통해, 환자들이 의사를 보기 위해서는 오랫동안 병원에서 기다려야 하기 때문에, 기다리는 동안 병원 마당 안 종합진료소 바로 옆에 좌판을 벌이고 있는 의약품 노점상으로부터 진통제 등을 구입한다고 했다.

Van der Geest는 비공식적 영역에서 돌아다니는 70여개의 서로 다른 의약품을 발견했다고 한다. 여기에는 진통제(13종), 항생제(12종), 기침 감기약, 설사약, 비타민제, 기생충약, 빈혈약, 말라리아약이 있었다. 비공식적 영역에는 나름대로 이점이 있는데, 예를 들면, 공식 약국보다 싸게 약을 구할 수 있다. 그러나 건강에 크게 해가 될 수도 있다. 그럼에도 불구하고 비공식적 영역을 없애려고 하는 것은 실용적이지 못할 것이다. 왜냐 하면 이것이 수

많은 사람들에게는 현대적 의약품을 구할 수 있는 유일한 통로가 되기 때문이다. 그러므로 수입 의약품을 줄여서 위험하거나 필요 없는 약들은 이 영역에서 배제시키고, 노점상들과 손님들이 적절한 지식을 가지도록 돕는데 목표를 두어야 한다.

성찬의 약

많은 문화권에서 약은 종교제의와 강복과 치유, 그리고 특별한 상호작용에 필수적인 성스러운 물질로 사용된다. 3장에서 기술한 '사회적 음식'처럼, 이런 약을 복용하는 것은 집단을 유지하고 결속시키는 데 기여한다. 전 세계적으로, 가장 흔한 제의적 약품은 단연 알코올이다. 사회적, 종교적으로 알코올을 사용하는 것은 앞에서 기술한 바 있다. 그 외에 사회적 만남의 형식에서 중요한 물질로 쓰이는 것은 담배, 차, 커피 등의 화학적 위안물이다.

어떤 문화 집단에서는 환각제가 무아지경과 희열에 이르는 데 사용되며, 무아지경에서 약이 가지고 있는 힘에 '사로잡히게 된다.' 이런 의례의 마약 사용은 몇 시간, 혹은 며칠에 걸쳐 이루어지기도 한다. 때로 그 약은 개인의 불운이나 그 공동체에 닥칠 불행을 환시로 볼 수 있는 무당이나 의례적 치유자만 사용한다. 예를 들어, Dobkin de Rios[96]는 페루 이퀴토스의 도심 빈민가에서 민속치유자(ayahuasqueros)들이 환각제인 ayahuasca[90]를 사용하는 것에 관하여 기술했다. 치유 의식의 일부로서 치유자는 ayahuasca를 마시고, 이때 보는 환각은 환자의 질병 원인(예를 들면 마법, 사악한 눈 또는 susto)을 밝히고 어떻게 다룰 것인지를 알려주는데 도움을 준다고 한다.

중세 유럽에서 '마녀의 수프'의 재료로서, 혹은 피부에 바르는 연고로서 몇몇 환각제들이 사용되었다. 벨라도나, 사리풀, 맨드레익, 파리주름버섯 등이 그 예이다.

대부분의 환각제는 강력한 약리학적 효과가 있지만, 문화적 맥락도 약을 경험하는 방식에 영향을 미친다. 예를 들면, 강복의례에서 환각제는 의례 자체를 어떻게 만들 것인지, 타이밍을 언제로 맞출 것인지와 관계되고, 또한 참여자들의 기대와 행동뿐만 아니라, 무당이 보는 환시의 내용, 그리고 참여자들 간의 의사소통 방식에 영향을 미친다.

잘 알려진 환각제들 가운데 현재 의례적 차원에서 사용되는 것들은 다음과 같다.

- 마리화나. 중동과 북아프리카에서는 *hashish* 또는 *kif*라고 알려져 있고, 남부 아프리카에서는 *dagga*, 카리브의 라스타파인 사이에서는 *ganja*라고 알려져 있다.[97]
- 사일로사이빈 버섯. 일부 멕시칸 인디언 그룹에서 사용된다.
- 페이오우티 선인장. 미국 남서부 인디언과 인디언 교회(신도 수가 25만 명이라고 주장함)에서 사용된다.[98]
- *Ayahuasca* 포도주 혹은 *yagé* 포도나무. 남미 인디오들이 마시는 각성제(특히 브라질, 에쿠아도르, 페루, 콜롬비아)이다.[99]
- 나팔꽃 씨. 멕시코 인디언들이 치유의식과 강복 의식에 사용한다.
- 검은 벌레 독 덩쿨나무. 자이르와 가봉 일부에서 각성제로 사용한다.
- 흰독말풀. 미국 북동부 알곤킨 인디언들이 사용한다. 다른 종류의 흰독말풀은 남미, 아프리카, 아시아에서 사용된다.[100]

예멘에서는 *qat* [91]가 가진 흥분제 혹은 각성

---

90) Banisteriopsis caapi 덩굴, 아야와스카, Yage 덩굴, 영혼의 덩굴로 불리는 아마존 우림 지역의 식물로서, 그 즙은 성스러운 의례에서 환각을 유발하기 위해 사용된다.

91) 아프리카 동부와 아랍반도에서 자생하는 상록 작은 나무로, 환각성분인 alkaloid cathinone을 함유하고 있다. 1980년 WHO는 이를 환각물질로 분류했다. 불법 매매조직이 있을 정도로 악명을 떨치는 환각성분이다.

제 성분을 사용하기 위해 그 잎사귀를 씹는다. *Qat*는 에티오피아, 소말리아, 케냐 일부 지방에서도 사용된다(이들 지방에서 *qat*는 *miraa* 혹은 *marongi*로 알려져 있다).[101] 또한 서아프리카 지역, 특히 세네갈, 시에라리온, 코트디부아르, 가나, 나이지리아에서는 흥분제 기능과 배고픔을 누그러뜨리는 효과를 위해 콜라나무 열매를 씹는다고 한다.[102] 때로는 이들을 사용하기 전에 후추, 소금, 생강, 담뱃가루 등에 절이기도 한다고 한다. 코카는 페루, 에콰도르, 볼리비아의 고산지역에서 재배된다.[102] 이 잎들은 배고픔, 목마름, 피로 등의 증상을 누그러뜨리기 위해, 그리고 흥분 효과를 위해 으깬 포도와 섞어서 씹는다. 제의에서 이것을 사용하는 역사는 잉카제국까지 거슬러 올라간다. 생산자들 사이에서는 어떤 형태로도 거의 사용되지 않는다고 한다. 멜라네시아의 뉴기니, 솔로몬 제도, 피지, 바누아투 등지에서는 카바카바 풀을 씹거나 우려서 마신다. 이것은 평화로움과 행복감을 느끼게 한다고 전해진다.[102] 호주 원주민들이 씹는 pituri(코르크나무 시럽에서 추출)는 각성제 역할뿐만 아니라, 고통과 피로와 배고픔을 누그러뜨리는 역할도 하며, 또한 남자들의 성인 의식에서 중요한 역할을 한다.[102,103]

최근 각성제 성질을 가진 이러한 식물은 원래 사용하던 공동체 밖으로 널리 퍼지게 되어, 원래 목적인 제의와 다르게 쓰이고 있다. 고도로 통제된 방식으로 공적 종교적 의례의 목적으로 사용되었던 것이, 이제는 타문화권에서 무절제하게 유흥의 목적으로 남용되고 있는 것이다.[104] 일부 민감한 사람들에게 중독, 습관성, 급성 정신이상, 자살 행동, 그 밖의 다양한 이상행동을 일으키는 것으로 알려져 있다. 심지어는 성찬의 약으로 통제하여 사용하던 집단에서마저도 요즈음은 오용과 남용이 흔해지고 있다고 한다. 대마초, *qat*, 코카, 그리고 알코올 등이 대표적인 예이다.

KEY REFERENCES

1 Claridge, G. (1970). *Drugs and Human Behaviour*. London: Allen Lane.

7 Hahn, R.A. (1997). The nocebo phenomenon: concept, evidence, and implications for public health. *Prev. Med.* 26, 607–11.

15 Helman, C.G. (1981). 'Tonic', 'fuel' and 'food': social and symbolic aspects of the long-term use of psychotropic drugs. *Soc. Sci. Med.* 15B, 521–33.

35 National Center for Health Statistics (2004) *Health, United States, 2004*, pp. 4, 17–18. Atlanta: Centers for Disease Control.

43 Robins, L.N., Davis, D.H. and Goodwin, D.W. (1974). Drug use by US army enlisted men in Vietnam: a follow-up on their return home. *Am. J. Epidemiol.* 99, 235–49.

46 Bourgois, P. (1989). Crack in Spanish Harlem. *Anthropol. Today*, 5(4), 6–11.

51 World Health Organization (2004) *Global Status Report on Alcohol 2004*, pp. 18–21. Geneva: WHO, Department of Mental Health and Substance Abuse.

64 O'Connor, I. (1975). Social and cultural factors influencing drinking behaviour. *Irish J. Med. Sci.* (Suppl.), June, 65–71.

76 World Health Organization (2002) *Fact Sheets: Smoking Statistics*. Manilla: WHO Regional Office for the Western Pacific: http://www.wpro.who.int/media_centre/fact_sheets/fs_20020528.htm (Accessed on 7 July 2005)

80 Quintero, G. and Davis, S. (2002) Why do teens smoke? American Indian and Hispanic adolescents perspectives on functional values and addiction. *Med. Anthropol. Q.* 16(4), 439–57.

94 World Health Organization (1992). *The Use of Essential Drugs*, WHO Technical Report Series 825. Geneva: WHO.

104 Grob, C. and Dobkin de Rios, M. (1992) Adolescent drug use in cross-cultural perspective. *J. Drug Iss.* 22 (1), 121–138.

See http://www.culturehealthandillness.com for the full list of references for this chapter.

RECOMMENDED READING

Douglas, M. (ed.) (1987). *Constructive Drinking.* Cambridge University Press.

Gefou-Madianou, D. (ed.) (1992). *Alcohol, Gender and Culture.* Abingdon: Routledge.

McDonald, M. (ed.) (1994) *Gender, Drink and Drugs.* Berg.

Rudgley, R. (1993). *The Alchemy of Culture: Intoxicants in Society.* British Museum Press.

Van Der Geest, S. and S.R. Whyte (eds.) (1988) *The Context of Medicines in Developing Countries.* Kluwer.

RECOMMENDED WEBSITES

Centre for International Ethnomedicinal Education and Research: *http://www.cieer.org/directory.html*

International Society for Ethnopharmacology: *http://www.ethnopharmacology.org*

9 의례와 불행 관리

의례(rituals)는 크든 작든 모든 인간 사회에서 발견된다. 의례는 우리가 살고 있는 세상을 축하하고, 유지하며 새롭게 하는 방식이고, 또한 세상을 위협하는 위험과 불확실성을 다루는 중요한 방식이기도 하다. 의례는 여러 상황에서 다양한 모습으로 나타나고, 성스러운 기능과 세속적인 기능을 모두 수행한다. 이 장에서는 건강, 질병, 불행의 관리에 관련된 유형의 의례에 관하여 기술한다.

의례란 무엇인가?

인류학자들은 의례의 성격을 다양한 방식으로 정의하면서, 의례에 참여하는 사람들에게 의례는 사회적, 심리적, 상징적 중요성을 가진다고 했다. 의례의 가장 핵심적 양상은 일련의 반복적인 행동으로서, 물리적 측면은 중요하지 않다고 했다. 예를 들면, 매일 밤 같은 시각에 이를 닦는 것은 반복적인 행동이지만 의례는 아니다. 이것은 이에서 음식찌꺼기와 균을 제거하도록 물리적 효과로 고안된 것이다. 그러나 물리적 효과와 상관없는 다른 어떤 행동이 수반된다면, 예를 들면 늘 특정 색깔의 칫솔을 쓴다거나 이를 닦기 전이나 후에 어떤 말이나 기도를 한다면, 이런 행동은 당사자에게 의례적 중요성을 가진다고 볼 수 있다. 모든 반복적인 행동 양상이 다 물리적 측면을 가진 것은 아니다. 개인적 기도나 강박적 행동이 그 예이

다. 인류학자들은 이런 개인적 의례 행동보다는 타인이 있는 곳에서 거행되는 공공 의례에 더 관심을 가진다.

Loudon[1]은 이런 공공 의례를 정의하기를, '특별히 고안된 형식을 지키면서, 반복적 행동으로 나타나는 것으로서, 물리적 사항에는 의미가 없으나 상징적인 효과를 가지고 있는 것'이라고 했다. 다시 말해, '그 행사가 무엇인지를 말하는 행동이나 활동이며, 특히 그 의례에 참여하고 있는 사람들의 사회적 상황을 알려주는 행사'라고 했다. 의례는 그 사회의 기본적 가치를 드러내고 새롭게 강화하는 역할을 하는데, 특히 집단이 기능하기 위해 필요한 관계, 즉 사람과 사람 사이의 관계, 사람과 자연의 관계, 사람과 초자연 세계와의 관계 등, 관련된 가치를 확인하는 기능을 가진다. Turner[2]가 말한 것처럼, 의례는 그 집단의 결속력을 다지기 위하여 그 구성원들의 상호작용 방식을 정기적으로 확인하는 행사라고 볼 수 있다. Turner에 의하면 의례는 두 가지 기능을 가지고 있는데, 하나는 표현적 기능이고, 다른 하나는 창조적 기능이다. 표현적 측면에서 볼 때, 의례는 핵심적 가치와 문화적 방향성을 상징적으로 묘사한다. 즉, 의례는 그들의 근본적 가치를 극적인 모습으로 표출해내고, 이를 참여자와 관객에게 전달한다. Leach[3] 등의 인류학자들은 의례의 이러한 측면을 가장 중요하게 생각했다. 이들에게 있어서 의례는 언어의 특성 일부를 가지

고 있다. 그 의미를 해독할 수 있는 사람들 사이에게만 이해가 될 수 있다는 것이다. Leach[3]는 '그 메시지를 해독하려면 문화적 맥락, 즉 무대가 어떻게 연출되어 있는지에 관하여 많은 것을 알아야 한다'고 했다. Turner[4]는, 창조적인 측면에서 볼 때 '의례는 사람들이 현실을 인식하기 위해 필요로 하는 범주들을 창조하고 재창조해낸다'고 했다. 즉, 사회 구조의 근간을 이루는 법칙과, 자연의 법칙, 그리고 도덕적 질서의 원칙을 창조해내는 것이다. 그러므로 의례는 관계망 속에서 어떻게 행동해야 하는지 그 규칙을 재확인하고, 그 사회의 구성원들이 가진 집단적 세계관을 *재창조*하는 것을 돕는 역할을 하고 있다. 어떤 경우에는 사회계급, 카스트제도, 직업, 성에 따른 사회적 불평등을 강화하는 역할을 하고 있다.

의례의 상징들

의례의 두 가지 기능, 즉 표현적 기능과 창조적 기능은 *상징*을 이용하여 이루어진다. 의례에서 사용하는 표준화된 물건들, 옷, 움직임, 몸짓, 단어, 소리, 노래, 음악, 냄새 등과 이것들이 등장하는 정해진 순서 등이 모두 상징으로 사용된다. Turner[4]는 의례적 상징의 형태와 의미를 연구했다. 특히 문자가 사용되기 전에는, 의례는 사회에 대한 정보를 저장하고 전달하는 중요한 기능을 가졌다. 각각의 의례는 상징들의 집합이며, '전통 지식의 저장고' 역할을 한다. Turner는 각각의 상징들은 최대량의 정보가 저장되는 '저장 단위'로 보았는데, 그 이유는 의례 상징들은 '다의적'이기 때문에, 많은 것들을 동시에 나타낸다. 각각의 상징은 다면성을 가진 기억단위로서, 각각의 면은 '의례를 행하는 공동체의 문화구조 안에 있는 일련의 가치, 규범, 믿음, 감정, 사회적 역할, 관계'를 대표하여 나타내는 것이다. 그러므로 의례를

관찰하는 외부인에게도 상징은 가시적인 것 이상의 무엇으로 보여지는 것이다. 의례에 참여하는 사람들은 각각의 상징에서 광범위한 의미들을 연상해낸다. 이렇게 근본적 가치를 재확인하는 것은 특히 위기가 닥쳤을 때 불안정한 시기, 예를 들어 사고, 기근, 전쟁, 죽음, 심한 분쟁, 병 등으로 그들의 세계가 위기에 처했다고 느낄 때 매우 중요하게 기능한다.

의례 상징의 범위

의례 상징에 관한 Turner의 개념은 대부분 물리적 물건에만 초점을 맞추고 있지만, 상징적 가치를 가지고 있는 다른 종류의 요인들도 있다. 의례에서 참여자와 관객 모두에게 중요한 어떤 정보를 알려주는 것으로는 다음과 같은 것들이 있다.

- 옷차림. 사제의 예복, 의사의 흰 가운, 유대교의 숄
- 색깔. 고위 사제들의 보라색 옷, 애도의 뜻인 검정색, 의료진의 흰 색
- 신체 장식물. 얼굴 페인팅, 화장, 보석, 부적
- 냄새. 교회나 절의 향
- 맛. 유대교 유월절에 마시는 쓴 약초
- 음식. 가톨릭 미사용 성병(聖餅), 추수감사절의 칠면조
- 소리. 오르간 음악, 성가, 종소리, 북소리, 심벌소리, 티베트의 기도를 위한 작은 바퀴 돌리는 소리
- 단어. 노래나 말을 통한 특별한 기도와 탄원의 단어, 어귀
- 침묵. 종교행사 때 특정 순간에 침묵하는 것, 명상, 묵념
- 리듬. 합창, 음악, 손뼉 치기, 리듬 있는 춤
- 동작. 춤, 흔들기, 무릎 꿇기
- 몸짓. 교회 안에 들어갈 때 성호를 긋는 것

덧붙여 중요한 의례는 특별하게 고안된 시기(하루 중 특별한 시간대, 일주일 중 어느 요일, 매년 어떠한 때)와 특별한 장소(예배당, 병원, 진료소, 절, 묘지, 전통치유자의 집 등)에서 이루어진다. 위에 열거한 의례의 요인은 일정한 순서와 방법으로 의례의 일부로 사용되고 있다. 이들 모두는 의례를 고안해내는데 중요 요소로서 의례의 성공 여부를 결정짓는다.

의사의 흰 가운

앞에서 언급한 바와 같이, 의례적 상징은 그것이 등장하는 맥락을 살펴봐야만 '해석'될 수 있다. 예를 들어, 병원 환경에서 입는 흰 가운은 슈퍼마켓 점원들이 입는 흰 가운과는 다른 의미를 불러온다. 둘 다 위생 수단으로 입지만, 그것을 입는 맥락은 전혀 다른 의미를 연상시키는 것이다. 치유의 맥락에서 의사들이 입는 하얀 가운도 일종의 의례적 *상징*으로 볼 수 있다. 한편으로 기능적 목적, 즉 위생의 목적과 오염을 막는 목적으로 입지만, 한편으로는 일련의 의미를 연상시킨다. 의료진의 입장에서는 의사들이 일반적으로 가지고 있는 속성을 상징적으로 표방하는 셈이다. 표 9-1에 연상되는 의미가 제시되어 있다. 이런 다의적 상징이 지닌 잠재력은 TV나 신문 지면에 있는, '전문가'가 등장하는 특허 광고에서도 잘 나타나 있다. '전문가'의 흰 가운은 '과학'과 '신뢰성'을 상징하기 때문이다.

표 9.1 의례적 상징으로서 의사의 흰 가운에 내포되어 있는 의미

의학에서 훈련을 받았다.
의료 행위의 면허를 받았다.
의료 전문직의 일원임을 나타낸다.
의료전문기구의 일원으로서 책임이 있다.
일반인이 접근하기 어려운 특화된 지식을 갖추고 있다.
의료권력을 가지고 있다.
병력을 들을 권리

환자의 삶의 내밀한 부분과 환자의 몸을 조사할 권리
다양한 검사를 지시할 수 있는 권리
약과 치료법을 처방하고 삶과 죽음에 관련된 결정을 할 권리
때로는 환자의 의지에 반하여 입원시킬 수 있는 권리
의료직 서열상 아래에 있는 의료진, 낮은 지위의 의사, 간호사, 학생 등에게 지시할 권리
고통을 완화시키고 돌봄을 지향한다.
병 개념과 치료 기술에서 과학적 지향점을 가지고 있다.
비밀을 터놓을 수 있다.
신뢰할 수 있고 효율적이다.
정서적으로 성적으로 거리를 둔다.
청결하다.
존경받고 있고 사회적으로 높은 지위에 있다.
높은 수입을 올린다.
병, 고통, 죽음의 상황에 익숙하다.

병원에서 일하는 비서나 접수계 직원도 위생 목적으로 보면 별로 필요하지 않은데도 흰 가운을 입는다. 여기에서 이 가운은 비록 주변적이기는 하지만 의료전문직의 한 일원임을 상징하는 것이며, 이 가운으로 의사들의 속성 일부를 가지게 된다. 그러나 간호사를 비롯하여 의료 보조 인력과 기사들까지 흰 가운을 입고 있으므로, 치료 전문 차원을 강조하는 데는 다른 보조적 상징물, 즉 청진기, 무선호출기(삐삐), 특별한 색깔을 가진 이름표 등이 작용하고 있다.

이런 상징들이 합해진 총체는 가운을 입고 있는 사람이 어떠한 사람인지를 알려주며, 또한 의사에게는 어떤 옷차림을 하고 어떻게 행동해야 하는지 확인시켜주는 것이다. 이러한 상징물은 어떤 한 의사에 관한 것이 아니라, 의사라는 특정 집단, 즉 환자들의 이익을 위해 과학이나 기술의 힘을 사용할 권한을 부여받은 치료 전문가 집단의 대표자로서의 성격을 말하는 것이다. 그러므로 치료과정을 일종의 치유 의례라고 볼 때, 의학의 강력한 상징들은, 비서

구세계의 치유자의 종교적 상징들이나 물품들 (어떤 식물이나 부적, 예언석, 성스러운 글귀나 작은 우상 등)과 비유될 수 있다. 이런 식의 상징물을 사용함으로서 사회적 가치관이 의사-환자 상호작용에 이입되어 들어오는 것이다.

최근의 추세는 의사-환자 사이가 보다 덜 형식을 갖추고, 덜 위계적인 관계로 변화되고 있지만, 여러 연구에 의하면 환자들은 의사와의 관계가 형식을 갖춘 것으로 남아있기를 원한다고 하며, 따라서 의사의 흰 가운은 아직도 그 상징적 힘을 가지고 있다. 미국 보스턴과 샌프란시스코의 환자 200명을 대상으로 조사한 결과, 65%의 환자가 의사는 가운을 입어야 한다고 대답했으며, 52%는 의사는 청바지를 입어서는 안 된다고 대답했다.[5] 그리고 단지 10%의 환자만이 의사를 이름으로 부르기를 원했다. 런던의 정신과 환자를 대상으로 한 조사에서는 71%의 환자가 의사는 정장에 흰 가운을 입어야 한다고 했고, 이름표도 달아야 했는데, 그 이유는 '정신과 치료에 필수적인 의사-환자 간의 경계와 역할을 알기 쉽게 해주기 때문'이라고 했다.[6] 미국과 달리 영국과 일부 유럽 국가에서는, 대부분의 GP와 병원의사들이 흰 가운을 입지 않고 있는데, 그런데도 가운 이외의 복장 또한 치료의례에서 중요한 역할을 하고 있다. 한 연구에서는 64%의 환자가 GP가 어떤 옷을 입었는지에 따라 그들의 전문가적 술기에 대한 신뢰성을 불러일으키는 데에 차이가 있다고 했다.[6] 환자들은 그들의 주치의가 일상복보다는 더 고전적인 정장을 입기를 원했는데, 남자의사의 경우 정장 양복과 넥타이를, 여자의사의 경우 흰 가운을 입기를 원했다. 다른 연구에서는 어린이 환자들은, 정장한 소아과 의사는 친근하지는 않지만 더 능력이 있다고 보았으며, 일상복을 입은 소아과 의사에 대한 견해는 친근하기는 하나 능력이 떨어질 것이라고 생각했다.[8]

Turner[4]는 의례적 상징들의 다른 성격으로서, '의미의 양극화'를 지적했다. 이것은 다의적인 특정 상징이 연상시키는 일련의 의미가 서로 반대편 극단에 위치하는 것을 의미한다. 한쪽 끝단의 상징은 '사회적, 도덕적 사실'과 연관되며, 반대편 끝단에서는 '생리학적 사실'과 연관이 된다. 이것은 치유 의례와 사회적 전환의 의례 모두에서 발견된다. 예를 들어, 어떤 사회에서는 소녀의 초경에 특별한 의례가 수반된다. 이 의례에서 사용되는 상징들은 *생리학적 사건*(초경)과 가임 성인 여성 집단에 받아들여지는 *사회적 사건*과 연관이 된다. 이런 의례적 상징들은 삶의 생리학적, 사회적 단계 사이를 이어주는 '다리' 역할을 한다. 삶의 단계에는 탄생, 사춘기, 결혼, 죽음 등이 포함된다. 이런 상징들은 생리적 변화와, 사회를 통합시키는 법과 질서 사이를 이어주는 역할을 하는 것이다. Turner에 의하면 '성과 같이 생리적인 것과 연관된 강한 충동과 감정은, 의례 과정을 통해 반사회적인 성질을 제거하고, 규범적 질서에 귀속시키는 것이다.'[4] 서구에서는 출생, 사춘기, 사망 등 삶의 단계를 표시하는 의례 대부분이 이제는 사라져버렸다. 이것이 의미하는 바는, 중요한 인생의 변화가 이제는 그 사건의 생리적 중요성보다 더욱 중요한, 의미가 있는 의례적 상징물과 무관해졌다는 것이다. 이와 대조적으로, 많은 비서구사회에서는 생리적 변화를 의미하는 상징물이 그 변화를 보다 더 넓은 사회적, 우주적 사건과 연결시켜준다. 예를 들어 임신은 단지 신체적 사건일 뿐만 아니라, '여자'에서 '어머니'로 가는 사회적 전환이다. 죽음은 신체적인 사건이지만, 때로는 조상들의 사회에서 다시 '탄생'하는 것이다.

사례 9.1 줄루족, 약의 색깔이 상징하는 것

1977년 남아프리카 줄루족에 관한 연구에서 Ngubane[9]은 치유의례 상징물의 다의성과 양극성에 관해 기술했다. 이 공동체에서 가장 중요한 약의 속성으로 여겨지는 것은 약리학적 특성보다 약의

*색깔*이었다. 색깔의 상징성은 예방적 목적으로 쓰일 때와, 초자연적 원인으로 생겼다고 여겨지는 병을 다룰 때 특히 중요하다. 약은 검은색(*mnyama*), 빨간색(*bomvu*), 흰색(*mhlope*)의 세 가지로 나뉜다. 그리고 각각의 색깔은 생리적, 사회적, 우주적인 일련의 의미와 연관된다. 검은색은 밤, 어두움, 더러움, 오염, 대소변, 죽음, 위험을 나타낸다. 대변, 더러움, 죽음은 반사회적 요소로 볼 수 있으며, 이들 모두는 정상적 사회적 만남에서는 없어야 하는 것들이다. 또한 밤은 사람들이 사물을 볼 수 없는 시간이며, 일상적 사회활동에서 벗어나는 시간이다. 밤에는 아픈 사람들은 더 아파지고 마술사들이 일을 해야 하는 시간이다. 조상의 영혼은 꿈속에서 후손을 찾아오고, 그러므로 잠은 죽은 사람을 만나는 지점이다. Ngubane이 말한 대로, 잠은 낮 동안의 의식적인 삶에서 벗어나는, 죽음의 축소판이라고 간주된다. 이와는 대조적으로, 흰색은 삶의 좋은 부분, 좋은 건강, 행운을 상징한다. 낮의 광명과 식사, 사회적 상호작용 등 낮 동안에 이루어지는 사건들을 상징한다. 사람들은 낮 동안 사회적 활동에 참여하며 삶을 영위한다. 사물은 확실하게 보이며, 위험이 없다. 흰색은 삶, 식사, 눈으로 보는 것 등의 사회적 가치를 의미한다. 세 번째 색깔인 빨간색은 검정색에서 하얀색으로 변화하는 상태를 상징한다. 이것은 흰색보다는 조금 더 위험하지만 검정보다 덜 위험한 중간의 상태를 나타낸다. 또한 성장, 개혁, 재탄생 등, 다른 것으로의 전환이나 변화의 상태를 나타낸다. 피를 변화의 상태(죽음이나 치명상 등)와 연관짓는 것 또한 여기에 해당한다. 줄루족의 전통 치유자는 건강이란 개인과 환경 사이의 *균형*이라고 본다. 건강의 회복은 검은색 치료법과 빨간색 치료법을 사용하여 몸에서 나쁜 것들을 몰아낸 뒤 흰색 약을 사용하여 몸을 강하게 하는 것이다. 약을 사용하는 순서는 늘 검정, 빨강, 하얀색으로 정해져 있다. 이는 질병에서 건강으로, 밤의 어두움에서 낮의 광명으로, 위험에서 안전으로, 반사회적 행태에서 사회적 행태로의 전환이 이루어졌음을 의미한다.

Nguabne이 말한 바와 같이, '낮의 광명은 삶과 건강을 나타낸다. 몸이 아픈 것은 낮의 광명으로부터 일몰의 어두침침함으로, 이어서 밤으로 움직이는 것과 같다. 치유자는 검은색 약을 써서 환자를

불가사의한 어둠에서 벗어나게 하고, 빨간색 약으로 불그스름한 일출을 거치게 하여, 하얀 약으로서 낮의 광명과 삶으로 돌아가게 한다.'

의례의 유형

사적인 의례에는 다양한 유형이 있는 반면, 공적인 의례에는 세 가지 주된 유형이 있다고 인류학자들은 기술해 왔다.

1. 우주 주기, 혹은 월력에 따른 의례
2. 사회적 전환의 의례
3. 불운의 의례

월력(月曆)에 따른 의례

월력에 따른 의례는 우주의 주기를 축복하는 것으로서, 계절의 변화와 해의 구분인 월, 주, 일 등, 우주 주기와 축제 및 성일(聖日) 등을 기린다. 추수 축제, 한여름 축제, 성탄절과 부활절 같은 성일, 또는 추수감사절이나 현충일과 같은 기념일들이 있다. 이러한 사회적 행사는 대개 계절의 순환이나 해, 달, 별자리 등의 위치에 기반하고 있다. 이러한 의례 중 많은 경우 그 상징은 사회적인 면과 우주적인 면을 연결하고, 사회 조직과 사회의 가치를 강화하고 재창조하게 한다.

사회적 전환의 의례

사회적 전환의 의례는 어떤 형태로든 모든 사회에 존재하고 있다. 이들은 생리적 측면과 사회적 측면을 연결함으로써 삶의 주기 변화를 사회적 위치의 변화와 연결시킨다. 임신, 출산, 사춘기, 초경, 결혼, 장례, 중병 등과 연관된 의례가 있다. 각각의 단계에서 의례는 개인이 하

나의 지위에서 다른 지위로, 예를 들면 '아내'에서 '어머니'로 전환했음을 알리는 역할을 한다. Standing[10]이 지적한 것처럼, 임신을 둘러싼 의례적 금기와 규정은 여자가 어머니로서 미래의 역할에 대한 준비를 하도록 하며, 사회에서의 지위 변화를 극적인 방법으로 표현하는 것이다. 서구 일부에서도 사춘기에 관한 의례(예를 들어 견신례나 성인식 barmitzvah)가 아직도 행해지고 있으며, 어린이에서 청년으로의 전환을 알린다. 세례, 세례명 명명식, 할례 등의 출산과 관련된 의례들은 생물학적 탄생 직후에 또 하나의 '사회적 탄생'을 알리는 것이다.

Leach[11]는 이런 전환과 관련된 의례의 기원을, 사물이나 행동을 각기 고유의 경계와 이름을 가진 범주로 나누려는 인간의 성향에서 찾았다(☞1장). "사물이나 행동을 다른 것과 구분하기 위해 (언어적인 혹은 비언어적인) 상징을 사용한다는 것은, 사실은 '자연적으로는' 경계가 없이 연속된 것에다 인공으로 경계를 지으려는 의도이다." 이러한 '연속적인 인식 영역에 그어 놓은 경계'는 애매함과 위험이 특징적이다. 정의되지도 않고 범주도 그어지지 않은 경계선 위에 어떤 한 사물이 놓일 때, 즉 그것이 '물고기도 아니고 새도 아닐' 때, 이런 상황은 불편함을 불러일으킨다. Leach에 의하면, 이 해석은 다양한 사회적 정체성, 예를 들면 '어린이', '어른', '어머니', '과부' 등의 단계를 거치는 과정에도 적용될 수 있다. 정체성이 전환되는 시기에 그 개인은 '사회적 시간에 속하지 않은 상태'에 처해 있는 것으로 간주되며, 따라서 취약하고 '비정상적인' 위치에 있어서, 자신과 남들에게 위험한 자로 간주되는 것이다. 이러한 이유로, 사건을 기념하고, 의례적 금기와 준수사항으로 개인과 사회를 모두 보호하기 위하여 특별한 사회적 전환의례가 필요해지는 것이다. 예를 들면, 서구 결혼 풍습에서 아직도 볼 수 있는 것으로, 신부를 불행으로부터 보호하기 위해 결혼식 전야에는 신랑이 신부를 보지 않게 하며, 결혼식이 어느 정도 진행되기 전까지, 즉 신부가 더 이상 불행의 공격에 취약하지 않다고 간주될 때까지 베일로 감싸서 보호한다. 비서구사회에서 이런 취약한 시기는 몇 달에서 길게는 몇 년에 이를 수도 있다.

Leach의 견해에 따르면, 어떤 사회에서든 대부분의 의례는 '하나의 사회적 지위에서 다른 사회적 지위로 사회적 경계를 넘어가는 이동'에 관한 전환의 의례이다. 이때 의례는 두 가지 기능을 가진다. 즉 '지위가 변화했음을 선포하는 것'과 '이 변화는 마술적으로 불러온 것임을 알리는' 것으로, 이 둘은 서로 밀접하게 연결되어 있다. 참여자들은 의례가 없이는 이런 변화가 일어나지 않을 것이라고 믿는다.

사회적 전환의 단계

Van Gennep[12]은 사회적 전환의 의례에서 세 단계가 있다고 하였다.

1. 분리
2. 전이
3. 통합

첫 번째 단계에서 의례 당사자는 일정기간 동안 정상 생활에서 분리되어 다양한 관습과 금기를 지켜야 한다. 이 전이의 단계를 거친 후, 다른 의례 절차가 세 번째 단계인 통합을 축복하며, 이로써 이 사람은 새로운 사회적 역할을 지니고 정상 생활로 복귀한다. 마지막 단계는 목욕 등의 상징적 정화의식으로 표시된다. 그림 9.1은 Van Gennep과 Leach의 연구에 근거한, 사회적 전환의례의 세 단계를 보여주고 있다.

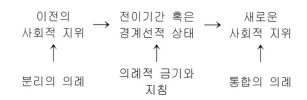

그림 9.1 사회적 전환의 의례

임신과 출산의 의례

어느 사회에서나 임신과 출산은 단순한 생물학적 사건이 아니다. 6장에서 기술한 바와 같이, 첫 임신/출산은 사회적 사건으로서, 한 여자가 '여자'에서 '어머니'로 사회적 지위가 변화되는 것을 의미한다. 임신기간 중 여자는 두 가지 사회적 지위 사이에서 전이의 단계에 있다. 따라서 임부는 불안정하고 비정상적인 상태에 있고, 외부로부터의 위험에 취약하여 때로는 타인에게 위협이 된다고 간주된다. 임부는 사회활동에서 물러나 다른 사람들과 떨어져서 지내며 음식, 옷, 행동에 관한 금기들을 지켜야 한다. 금기들은 임신상태를 보호하기 위해 고안된 것이기는 하지만, 또한 전이단계에 있음을 표시하는 방법이기도 하다. 경우에 따라 출산 후까지도 이런 금기가 적용되기도 한다. 예를 들어, 남아프리카의 줄루족 사람들 사이에서 여자는 분만혈이 그치기 전까지는 여전히 외부의 위협에 취약하다고 간주된다.[13] 게다가 이 피는 남편의 정력을 해칠 뿐 아니라 땅의 식물, 심지어는 가축에도 위협이 된다고 간주된다.

현대 서구의 산부인과와 연관된 많은 의료행위와 믿음도 역시 중요한 의례적 요소를 가진다고 볼 수 있으며,[14] 여기에서 사용되는 의례적 물건들은 의학과 기술을 상징하는 것이다. 임산부와 그 가족에게 전달되는 문화적 메시지에 관해서는 6장에 기술되어 있다. 대체로 서구사회에서도 임신과 출산은 나름대로 의례화되어 있다. Kitzinger[15]가 지적한 바에 의하면, '세례, 할례, 명명 의식, 산모와 아기를 분리시키는 것, 순산을 감사드리는 예배, 출산 이후 성행위에 대한 금기들, 심지어는 산후 검진, 이들 모두가 종종 산모와 아기가 안전하게 올바른 사회적 위치에 정착하고, 더 이상 위험이 없다고 간주될 때까지 지속되는, 일종의 댄스에서의 복잡한 스텝과 같다.'

임신과 출산의 세 가지 주요 전이 단계는 그림 9.2에 도식되어 있다.

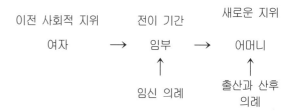

그림 9.2 임신과 출산의 의례

죽음과 애도의 의례

Hertz[16]는 전환 의례 가운데 하나인 죽음과 애도에 관한 것을 연구하여 여러 사회의 장례 풍습에 공통된 주제가 있음을 발견했다. 대부분의 인간 사회에서 사람들은 사실상 두 가지 유형의 죽음, 즉 생물학적 죽음과 사회적 죽음을 가지게 된다. 이 둘 사이의 시간 간격은 일정치 않아 며칠이 될 수도 있고, 몇 달, 때로는 몇 년이 될 수 있다. 생물학적 죽음이 인체의 종말이라면, 사회적 죽음은 한 사람의 사회적 정체성의 종말이다. 고인의 명복을 빌고, 또한 고인의 부재 상태에서도 사회가 계속 이어지고 있음을 재확인하는 행사인 장례식과 그 외 일련의 의식을 치르면서 사회적 죽음이 확인된다. Hertz가 지적하기를, 대다수의 비서구사회에서 죽음은 일회적 사건이 아니라, 고인이 산자의 세계에서 죽은 자의 세계로 천천히 이동하는 *과정*이라고 본다. 동시에 고인의 사회적 정체성이 죽은 조상으로 전환되는 시기이기도 하다. 생물학적 죽음과 최종의 사회적 죽음 사이의 시기에는, 고인의 영혼은 아직 그 사회의 구성원이며, 매장되지 않은 채로 자유롭게 구천을 떠돌기 때문에, 잠재적으로 위험을 끼칠 수 있는 중간 상태에 있는 것으로 간주된다. 이런 중간 전이단계에서 영혼은 여전히 사회적 권리를 가지고 있고, 특히 유가족, 친척들에 대해서 그러하다. 유가족과 친척들은 특정 의식을 행하여야 하고, 특정 방식으로 행동하고 옷을 입어야 하며, 일상생활에서 벗어나 있어야 한다. 고인과 마찬가지로 유가족과 친척들 또한 사회적으로 모호한 정체성을 가진 상태에 처하여, 그들 자신만 아니라 타인에게도 위험한 상태에 있다. 많은 문화권에서 과부는 남편이 사망한 뒤 일정 기간 동안 (가끔은 평생) 재혼을 금지 당한다. Hertz의 모델에서 과부는 전이상태에 있는 것으로 간주되었다. 남편의 사회적 죽음이 끝나는 마지막 순간까지, 심지어는 그 이후에도 여전히 남편의 영혼과 결혼한 상태에 있는 것으로 간주된다고 한다.

시신을 처리하는 방식 또한 문화에 따라 다른데,[17] 땅에 묻는 것에서부터 화장, 그리고 시신의 사지를 절단하여 독수리에게 제공하는 티베트의 풍장에 이르기까지 다양하다. 파르시인[92]의 장례에서 시신은 '침묵의 탑'이라 불리는 구조물 위에서 그냥 썩도록 놓아둔다. 말레이 군도에서는 가매장하여 시신이 다 부패하도록 한 후에, 몇 달, 혹은 심지어는 몇 년이 지난 뒤에 꺼내어 다시 매장하면서 마지막 의식을 치른다. 두 장례식 사이 기간에 고인은 아직 이 세계에 속해 있어서 산 자들은 죽은 자에게 하루 두 번씩 식사를 바쳐야 한다. 이 시기 동안 고인은 이 세상에서 그의 존재를 아직 완전히 끝내지 못한 것으로 간주되는 것이다. 마지막 장례식은 그의 존재를 끝마치는 것이며, 이 의례를 통하여 고인은 죽은 조상들의 사회에서 새로 태어나게 되고, 유족들은 다시 정상적으로 사회에 들어오게 되므로, 전이적 상태 동안의 금기와 제한으로부터 벗어나는 재통합의 의례를 치르게 된다. 또한 마지막 의식은 영혼이 중간적 상태에서 벗어남으로써, 그 영혼으로부터 위험이 없어지는 시간이기도 하다.[16]

Eisenbruch[18]는 미국에서 사회문화적 집단이 고인을 떠나보내는 양상을 연구하면서 사별에 관한 다양한 믿음과 관습을 기술했다. 연구에는 흑인, 중국계, 이탈리아계, 그리스계, 아이티계, 라틴계, 동남아시아 난민들이 포함되었다. 영국에서는 Skultans[19가] 여러 문화적, 종교적 집단의 다양한 사별 의식에 관해 기술했다. 예

를 들어, 아일랜드에서 장례식 전야 철야 시에 일가친척들이 며칠 동안 밤낮으로 시신을 지키고, 때로는 연회와 음주를 하기도 한다. 그리스계 키프로스인은 일정하게 정해진 울음과 통곡을 하고, 뒤이어 애도기간으로 정해진 기간 동안 검은 옷을 입는다. 영국이나 그 밖의 지역에 사는 정통 유대인들 사이에서는 Shib 'ah라는, 구체적으로 정해진 애도의 형식이 있는데, 장례식이 끝난 후 7일 동안 유가족들은 집에 머물며, 음식을 차려 방문하는 조객들을 맞이한다. 애도하기 위해 갖춘 옷은 30일째까지 입으며, 1년 동안 오락과 여흥이 금지된다. 장례식(생물학적 죽음 직후)으로부터 고인은 서서히 이 세상을 떠나기 시작하여, 만 1년 뒤 묘비가 만들어지면 그때서야 '장례'가 완전히 끝나는 것이다. 다른 집단과 마찬가지로 이 집단에서도 '사회적 죽음'은 문화적으로 정의된 일련의 단계를 거치면서 서서히 진행되는 것이다.

모든 장례식은 존재, 자연, 저승을 해석하는 그 문화권의 가치관에 영향을 받고 있다. 고대 이집트에서는 중요한 인물이 사망하면 '사자의 책', 즉 죽은 자를 위한 안내서로서 사자들의 세계가 어떤 것인지 설명하고 그곳에서 어떻게 행동해야 할 것인지를 알려주는 책과 함께 묻혔다. 환생과 시간의 나선형 주기를 믿고, 죽은 자의 영혼이 언젠가는 다시 지구로 재생할 것이라고 믿는 문화권에서는 죽음을 영원한 끝으로 보는 문화와는 매우 다른 방식으로 애도를 하는 것이다.

전통 장의사

어떤 사회에서는 장례를 위한 시신 준비가 철저히 가족에게 국한된다. 그러나 다른 사회에서는 전문화된 전통 장의사(traditional death attendants, TDAs)에 의해 이루어지기도 한다. 이들은 장례 절차 자체와 뒤이은 애도에 필요한 모든 의례에 익숙하다. 예를 들어, 전통 유대인들 사이에서는 공동체마다 자원자로 구성

된 *chevra kadisha* 즉 매장협회가 있어서 시신을 정돈하고 매장을 위해 준비하는 역할을 담당한다. 가족이나 TDAs가 시신을 돌보는 사회에서 이민온 사람들은 일반 장의사의 전문가적인 태도가 비인간적으로 느껴질 수 있다. 특히 유가족들이 새 문화 환경에 익숙하지 않을 때는 더욱 그러하다. 최근에는 전통 장의사로부터 일반 장의사로 점차 변화되어 가고 있다.[20,21]

죽음 및 죽어가는 과정의 '의료화'

서구 사회에서 죽음은 탄생과 마찬가지로 점점 더 '의료화'되고 있어서, 사람들은 가정에서보다는 병원에서 죽음을 맞이하게 된다. 자연적인 생물학적 죽음의 단계는 이제는 자연스럽지 않은 것, 혹은 병리학적인 것으로 간주되고 있는 것이다. 산업사회에서는 '자연적 원인'에 의한 죽음이라는 개념이 이제 거의 사라져 버렸다. Kaufman과 Morgan[22]에 의하면, 미국에서는 병원에서의 죽음을 '의학적 실패'로 보는 경향이 있다고 한다. 이런 견해는 유가족으로 하여금 죽음이 의사의 무능력 때문에 초래된 것이라고 보고 의사를 비난하게 하며, 노령이나 중병에 의한 것이 아니라고 보게 되는 것이다. 더 나아가, Konner[23]는 삶의 질보다 수명을 더 강조하는 의료적 접근 방식과, 특히 영웅적이기까지 한 지나치게 적극적인 심폐소생술이 고통스러운 치료기간만 연장하는 것에 대하여 비판했다. 그는 두 개의 예를 들어 이를 통렬하게 비난한다. 애리조나주 선시티에서 반혼수 상태로 있는 노인이 온갖 주사와 튜브를 온 몸에 꽂고 바삐 돌아다니는 낯선 사람들로 둘러싸여 있는 상황과, 갠지스강 유역의 바라나시에서 가까운 가족들 사이에서 죽음을 맞는 인도 노인의 느리고 엄숙한 자연적 죽음을 비교했던 것이다. 모든 서구에서와 마찬가지로 미국에서도, '자연사', 즉 의료적 개입도 없고, 가족이나 의사들이 죽음을 지연시키지도 않는 자연스러운 죽음에 대하여 상당한 갈등이 일어나고 있다. Kaufman과 Morgan[22]은 고도로 발달된 기술력을 갖춘 병원에서는, 이제 죽음은 가족들과 의료진 사이에서, 심지어는 죽어가는 당사자와의 사이에서 '끝없는 타협의 과정'이 되어가고 있음을 기술했는데, 위장 튜브, 호흡기계, 강력한 약품 등으로 죽어가는 과정을 얼마만큼 끌 것인가에 관해 타협을 해야만 한다는 것이다. 자율성과 개인의 선택을 중요시 여기는 문화권에서는 이런 결정권은 가족의 손으로 넘어가 매우 어렵고 불가능한 선택을 하게 하는 것이다. 극심한 스트레스 상태에서 이들은 죽어가는 환자를 '치료'할 것인지, 심폐소생술을 시행해야 할 것인지, 치료기구를 제거하여 '자연적으로' 죽게 할 것인지를 결정해야만 한다.

죽음과 죽어가는 과정을 의료화한다는 것은 애도하는 유가족의 정신 상태까지도 의료의 대상으로 보는 상황에 이르렀다. 유가족들이 '풀리지 않는 애도' 혹은 '병적 애도'상태(애도기간이 통상적인 경우보다 지나치게 긴 경우)에 있다면, '애도 치료'가 필요하게 되고, 심지어는 항우울제까지 처방받아야 할지 모른다. 영국 등지에서는 최근에 '사별가족 상담'이 성행하고 있다.[24]

'죽은 자는 결코 죽지 않는다'

대부분의 전통 사회에서 죽은 자는 적어도 사회적으로 감정적으로 결코 죽은 것이 아니다. 사하라 남부 지역과 아시아 및 라틴아메리카 일부에서는, 고인은 친척들 사이에서 삶의 도처에 존재하는, 보이지 않는 가족의 일원으로 있게 된다(☞10장). 사회 구성원으로서 죽음은 조상들의 세상에서 탄생으로 이어진다. 조상의 세계에서 그들은 영원히 살면서 살아있는 후손을 보살피고, 지켜주며, 때로는 벌도 내린다. Kaufman과 Morgan의 표현에 의하면, '죽은 자들이 산 자를 통제하고 있다.'[22] 이러한 사회에서는 *조상 숭배* 의례가 보편적이고, 조상을 기쁘게 하기 위해 사당에서 정기적으로 제사를 지낸다. 조상들은 가족들의 꿈이나 환시를 통해, 혹은 전통치유자의 도움으로 의례를 통해 의사소통 할 수 있다. 사하라 남부 아프리카 대부분 지역에서는 죽은 자가 도덕규범을 어긴 후손에게 병과 불행을 가져오고, 따라서 사회 질서의 수호자로 영원하게 존재한다. 멕시코에서는 매년 11월이 시작되는 날이 죽은 자들이 계속 가족 구성원임을 확인하는 날이다. '죽은 자의 날'(El Dia de los Muertos) 행사의 일부로서, 묘지 근처에서 산 친척과 죽은 친척들 사이에 음식을 '나누어 먹는' 의례가 있다.[25] 인류학자들은 이 의례가 가톨릭의 요소(만령절)와 고대 아즈텍의 조상 숭배 요소가 혼합된 것으로 보고 있다. 유럽과 북아메리카에서도, 묘지와 묘비를 단장하고, 기념정원에 나무를 심고, 기념비를 세우는 등의 행위는 단지 죽은 자를 기억하기 위한 것만이 아니라, 어떤 방식으로든 죽은 자와 연속성을 유지하려는 것으로 보인다.

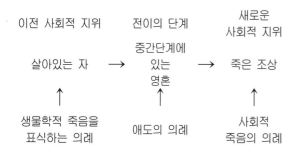

그림 9.3 사회적 죽음의 단계

이런 예들이 보여주는 바와 같이, 죽어가는 과정의 의미, 사별, 죽음에 관한 신앙 등은 문화권에 따라 매우 다양하다. 이러한 차이 때문에 Eisenbruch[18]는 다음과 같은 점을 강조했다. 인간이 애도하는 방식에는 일관되는 점이 있기는 하지만, 애도의 단계들이 모두 같은 정도로, 똑 같은 순서로, 모든 문화권에 있을 것이라고 가정할 수 없다는 것이다. 그림 9.3은 사회적 죽음의 3단계를 보여준다.

사회적 그리고 생물학적 탄생과 죽음

생물학적 탄생 및 죽음과, 사회적 탄생 및 죽음의 관계는 그림 9.4에 요약되어 있다.

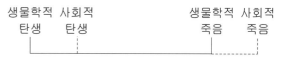

그림 9.4 사회적, 생물학적 탄생과 죽음

대부분의 사회에서 생물학적 탄생에 뒤이어 *사회적 탄생*이 일어나며, 그 과정은 이후 몇 년까지도 이어진다고 말할 수 있다. 왜냐하면 성장이란 일련의 단계적인 사회적 탄생 모두를 포함하기 때문이다. 공동체에서 완전한 성인의 지위를 얻을 때까지 각 단계를 거쳐 새로운 정체성을 가지고 '태어난다.' 서구에서는 이름이 지어지고, 세례명을 받고, 세례를 받거나 할례를 받는 단계에서부터 시작한다. 그 다음 각각의 단계, 즉 학교에 가고, 사춘기를 거쳐, 학교를 졸업하고, 운전, 음주, 성관계, 선거, 상속, 취직이나 대학 진학, 결혼, 육아 등은 모두 사회적 탄생의 하나로 볼 수 있다. 그러나 어떤 경우에는 사회적 탄생이 생물학적 탄생의 순간보다 앞서는 경우도 있다. 앞서 언급한 바와 같이, 낙태 문제를 둘러싼 논쟁의 주요 핵심은 태아가 수정된 이후 혹은 임신상태의 어떤 지점부터 그 태아를 사회적, 법적 권리를 가진 인간으로 볼 것인지의 여부이다. 산전검사 중에 초음파 이미지를 통해 태아의 모습을 보는 것은 실제로 아기가 태어나기 오래 전부터 태아의 사회적 정체성을 확고하게 하는 데 도움이 되고, 이는 어머니가 될 사람에게 정서적, 사회적 의미를 주는 것이다.[26] 남자아이가 여자아이보다 더 귀하게 여기는 사회에서는 태아의 성별을 미리 알게 되면 낙태로 이어지는 경우도 있다. 예를 들면, 인도에서는 지난 20년 동안 초음파 검사가 용이해지면서 여아 낙태가 증가하고 있는데(20년 동안 1,000만 명의 여아가 낙태되었다), 이로 인하여 특히 시골 지역에서는 여자 아이의 비율이 감소하고 있다.[27]

사회적 탄생과 마찬가지로, *사회적 죽음*은 대개 생물학적 죽음 이후에, 앞서 언급한 일련의 단계들을 거치면서 다다르게 된다. 그러나 어떤 경우에는 사회적 죽음이 생물학적 죽음보다 몇 년 *선행하는* 경우도 있다. 신체는 여전히 살아있지만, 사회적으로는 '덜 살아있는' 경우가 있는데, 이는 사회적 관점에서 가족들에게 미묘한 방식으로 인지된다. 예를 들어, 특정 기관(감옥, 양로원, 노인 병동, 정신병원)에 평생 감금되어 있거나, 호스피스에 있는 사람들은 생물학적 죽음보다 훨씬 미리 일종의 사회적 죽음을 겪는다고 말할 수 있을 것이다. 퇴직이나 실업 또한 같은 효과를 나타낸다. 그리고 아이가 없는 사람, 미망인이나 이혼자, 혹은 AIDS, 암, 나병과 같은 심각한 질병의 진단 또한 유사한 효과를 자아낸다. 집단 내 결혼관습을 가진 사회적 인종적 집단에서는 그 집단 밖의 사람과 결혼한 사람 역시 사회적으로 '죽은 사람'으로 간주해 버린다. 사회적 죽음이 곧바로 생물학적 죽음으로 이어진 극적인 예 가운데 하나가 11장에서 구체적으로 기술하고 있는 '부두교 죽음', 혹은 '마법에 의한 죽음'이다.

현대 의학기술은 죽음의 성격에 막대한 영향을 끼쳤다. 심각한 질병이나 초고령의 경우에도 의사들은 이제 처음으로 정확한 사망 시각을 조절할 수 있게 되었다. 현대의 생명유지 시스템은 생물학적 죽음의 기간을 연장할 수 있게 했고, 사회적 죽음은 거의 무제한으로 연기할 수가 있게 되었다(☞14장). 죽음의 순간은 이제 어느 한 지점의 *시각*이 아니라 얼마동안의 *기간*으로 전환된 것이다. 뇌사의 경우, 의학기술은 환자를 몇 달 혹은 몇 년씩 혼수상태에 머물게 하여 환자뿐만 아니라 가족들에게 중간단계 혹은 전이단계를 연장시키고 있다. 의학기술은 또한 의사로 하여금 스위치만 끄면 언제든지 그들이 결정한 시기에 죽음의 기간을 끝나게 할 수 있다. 이런 변화는 죽음에 관한 인식에 커다란 변화를 가져오리라고 예상된다.

죽음 의례의 변화

죽음의 의례와 애도 의례는 급격한 사회적 변화와 함께 항상 변화되고 있다. Laungani[20]는 영국에 이민온 힌두교도들의 애도 행위가 수년에 걸쳐 어떻게 변화해 왔는지, 이를 인도의 애도 행위와 비교 연구했다. 특히 인도에서 죽은 자를 공개적인 장소에 놓고 화장하여 그 재를 성스러운 강(갠지스 강 등)에 뿌리는 전통 의례와 비교했다. 과거에는 가족에 의해 시신이 다루어지고 준비되었던 반면, 현대에는 전문 장의사가 이를 대행하고 있다. 인도에서는 장례식의 시기가 가변적(힌두 사제가 정한 길일에만 가능했던 때도 있었다)이었던 데 반하여, 영국에서는 일정한 시기에 이루어지고 있었다. 그럼에도 불구하고, 영국의 기독교 장례와 비교했을 때, 힌두교 장례식은 보다 더 공동체적 행사이고, 더욱 공개적이고, 격한 감정을 드러내는 특징을 가지고 있었다. 인구 이동이 증가하고, 가족 수가 줄고, 시간에 쫓기면서, 장례의 전통적 성질이 사라져가는 등의 현상은 전 세계적인 차원에서 발견된다. 이런 변화를 아래 일본의 사례에서도 볼 수 있다.

사례 9.2 : 이차세계대전 이후 일본 장례의 변화

2003년 Suzuki[21,28]는 이차세계대전 이후 일본 장례에서 나타난 주요 변화를 기술했다. 전쟁 전에는 '장례 의례'(*sôshiki*)에서 '장례식'(*o- sôshiki* 혹은 *osôgi*)으로 변화했을 뿐만 아니라, 죽음의 가치관 자체도 변화했다고 저자는 주장한다. 전쟁전의 '장례 의례'는, 고도로 정교하게 다듬어진 의례로서, 불교적 색채가 두드러졌고, 뚜렷하게 구분되는 일련의 단계로 이루어져 있었다. 죽음은 주로 집에서 이루어지는 것이나, 장례는 공동체 전체가 참여하는 공적인 것이었다. 장례식은 참여자에게 죽음에 대한 공포를 불러일으키는 것이었고, 죽음이 악령(*koku-fujô*)을 풀려나게 하여 그곳 사람들과 신령에게 해를 끼칠 수 있다고 믿었다. 의례의 목적은 고인의 영혼이 저승으로 가도록 인도하여, 악령 상태(*ara-mitama*)에서 평화로운 영의 상태(*nigi-matama*)로 전환되도록 돕는 것이며, 그럼으로써 죽은 자와 남은 가족을 포함한 공동체의 일원들과 좋은 관계를 유지토록 함에 있었다. 실제 장례는 불교 승려와 그 지역 공동체에 있는 5~7가구로부터 선발한 상호부조집단(*kôgumi*)에 의해 진행되었다. 대조적으로, 현대 일본에서는 죽음이 집에서 병원으로 이전되어 있다. 이제 대부분의 사람은 병원의 낯선 장소에서 모르는 사람들 사이에서 죽는다. 장례 역시 전문 장의사에 의해 이루어지고, 화장이 보편적이다. 전통의례가 악령으로부터 죽은 자와 사별한 자 모두를 보호하는 데 기여했다면, 현대의 상업화된 장례는 이와 전혀 상관없이, 화장하기 전까지는 고인이 마치 살아있다는 듯이, 고인의 삶과 그에 대한 기억을 아름답게 치장하는 것에만 초점이 맞추어지고 있다. 일본의 장의사들은 산업화되고 규격화되어 대량 생산되는 장례식 모델(저자는 이를 '맥도날드 식 장례' McFuneral이라고 칭했다)을 만들어내어, 바삐 돌아가는 정해진 절차에 따라 장례를 치르게 한다. '맥도날드 식 장례'는 효율성, 예측 가능성, 규격화, 그리고 각종 장례유형에 따른 정확한 가격 등이 특징적이다.

일본의 사례와 대조적으로, 장례식 내용이 보다 더 개인에게 초점이 맞추어져, 고인의 성격이나 특성에 맞추어지게 변화되는 면도 있다. 이러한 '소비자 중심적인' 장례식에는 새로운 의례적 형식, 즉 시를 읊는다든가, 고인이 좋아하던 음악을 틀어놓는다든가 하는 절차가 포함되기도 하고, 때로는 나무로 만든 관에 정교한 조각을 하기도 한다. 특히 가나 등지에서는 고인이 평소 좋아하던 것들, 예를 들면 자동차, 비행기, 새, 동물이나 물고기, 야채 등을 조각해 놓는다.[29] 고인에 대한 애도는 사이버 공간에서도 이루어지고 있어서, 한 예로 장기 이식을 위해 장기를 기증한 자를 기념하기 위한 웹사이트인 '가상 기증자 묘지'가 생겼고, 거기에는 기증자들의 이름, 생년월일과 사망 연월일, 그리고 고인의 생전의 삶이 소개되어

있다.[30] 산업사회의 특성 중 또 다른 점은, 애도 과정이 점차 '의료화'되어 가면서, 자원봉사로 혹은 대가를 받는 '애도 상담가', '사별치료사' 등이 증가하고 있고, 이들은 사별자로 하여금 '애도 작업'을 잘 하도록 이끌어, 상실의 아픔을 극복하도록 하는 데 목적을 두고 있다고 한다.[24]

인간이 아닌 것을 위한 애도

사람들은 사별한 친척이나 친구만을 애도하지 않는다. 삶에서 영원히 잃어버리게 된 많은 것을 사람들은 애도하게 된다. 그것은 몸의 일부분(사지절단, 자궁절제술 후, 혹은 유방절제술 후 등)일 수도 있고, 신체적 매력을 잃어버린 경우일 때도 있고(화상으로 인한 흉터나 사고에 의한 얼굴 변형 등), 정상적인 몸의 기능을 잃어버린 경우도 있으며(사고 후유증, 심장발작 이후의 활동 제한, 대장절제술 후의 장기능 제한 등), 정신 기능을 잃어버린 경우(뇌졸중이나 뇌손상 이후, 혹은 치매에 의한 경우), 사랑하던 애완동물을 잃은 경우, 사회적 지위의 상실(해고, 은퇴, 직위 강등), 거주지를 잃은 경우(전쟁이나 재해 등에 의해), 익숙한 가정환경과 문화적 배경을 잃은 경우(이주자나 난민 등에서 볼 수 있는 '문화적 애도' 현상)(☞12장) 등이 모두 포함된다. 자아정체성이 그들이 살던 땅의 한 부분과 연결되어 있거나, 혹은 조상의 묘지나 사당과 이어져 있는 사람들의 경우, 이주는 그들의 정체성 일부를 절단해낸 것과 같은 결과를 가져오며, 이들은 그 상실을 오랫동안 애도하게 될 것이다.

어느 경우이건, 애도는 때로는 격렬할 수도 있고, 개인적 성격뿐만 아니라, 종교적, 사회적, 문화적 배경에 따라 다르게 나타날 것이다.

병원 입원의 의례

치유 의례는 '아픈 사람'이 '건강한 사람'으로 바뀌는 사회적 전환의 의례이기도 하며, 환자가 일상생활에서 물러나 치료를 받고 정해진

금기를 지키는 것을 포함한다. 환자가 회복되면, 회복의 의례가 환자를 정상적인 사회로 귀환시키지만, 전이기간 동안 환자는 특별히 취약하고 동시에 다른 사람들에게 위험한 존재로 간주된다. 병원은 어떤 의미에서는 이러한 사회적 전이의 의례를 위해 조성된 환경이라고 볼 수 있다. 병원에 입원하는 환자들은 이전의 정상적 생활을 떠나서 취약함과 동시에 위험한 존재로 규정됨으로써 중간 상태에 들어오게 되는 것이다. 군대나 교도소 같은 기관과 마찬가지로 환자들은 규격화된 입소 의례를 거치게 된다. 이를 통해 환자들은 사회적 정체성의 많은 부분을 박탈당한다. 환자들은 입고 온 옷을 벗어야 하고, 파자마 모양의 환자복으로 갈아입어야 한다. 병동에서는 환자마다 번호가 붙여지고, 진단과 치료를 위한 하나의 '사례'로 바뀌는 것이다. 회복되었을 때는, 다시 자신의 옷을 돌려받고, '완치된' 혹은 '더 건강한 사람'이라는 새로운 사회적 정체성을 가지고 사회로 복귀한다. 병원의 치료체계는 의료진이 집중적으로 환자를 돌보고 증상을 관찰하기 용이하게 되어 있고, 전염병 환자는 사회에서 격리시키도록 된 것이지만, 이 역시 그림 9.5에서 보는 바와 같이 Van Gennep의 3단계인 분리, 전이, 결합을 따르는 것임을 알 수 있다.[12]

의사들은 입원의 이러한 사회적 측면, 특히 환자가 됨으로써 애매하고 비정상적인 사회적 지위에 놓이게 되는 환자들의 불편함과 두려움을 인식하고 있어야 한다.

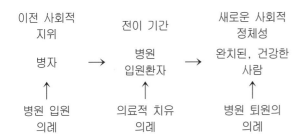

그림 9.5 병원에 입원의 사회적 전환 의례 단계

40의 상징성

특히 출생과 사망의 의례에서 반복적으로 나타나는 주제이자 흥미로운 양상은 40이라는 숫자와 관련된 것이다. Schimmel[31]의 지적에 의하면, 40 숫자는 유대교, 기독교, 이슬람 신앙과 민간관습에서 매우 중요하게 취급되고 있다. 노아의 홍수에서 40일의 밤낮, 사순절의 40일, 알라신의 40계명, 이슬람 시아파 승려 등에서 40의 숫자가 나온다. 많은 문화권에서 40은 기다리고, 준비하고, 정화하고, 전환에 필요한 기간이자, 임신기간인 40주와 전염병 검역기간인 40일에도 해당한다.

출산 후에는 임신상태로서의 중간단계가 끝나지만, 산모는 아직 '깨끗하지 않은' 상태에 있는 산후기간으로 보는데, 역시 출산 후 40일 혹은 6주가 이에 해당한다. 40일이 지나서야 그 여자는 일상생활을 전과 같이 할 수 있다. 기독교 전통에서 2월 2일의 성축절(聖燭節)은 성모마리아가 예수를 분만하고 난 후 40일간의 특별한 기간이 끝나는 것을 기리는 축제이다. 영국의 종교적 재통합 행사의 하나로, '여자들의 교회'라 불리는 것이 이 시기에 열리는데, 현재에 와서는 세속적으로 변화하여 산후 6주의 제한기간이 끝나는 것을 축복하는 것으로 되었다. 그리스 정교의 '40일간의 축복'은 갓 태어난 아기와 어머니를 축복하는 행사이고, 멕시코인과 멕시코계 미국인들 사이에서는 *la cuarentena*라고 하여, 어머니는 그동안 휴식하고 아기에게 적응하며, 가족들이 집안일을 대신 하는 40일간의 산후 기간을 뜻하는데, 중국 사회의 '특별한 달'과 매우 유사하다(☞6장). 이슬람에서는 성생활은 산후 40일까지 산후 분비물이 나오는 동안 금지된다. 이슬람을 포함한 많은 종교에서는 사망에 따른 애도 기간 역시 40일로 정해져 있다.

불행의 의례

이 의례는 사고나 심각한 질병처럼, 예기치 못한 위기나 불행의 시기에 작동된다. Loudon[1]은 이런 유형의 의례는 두 가지 기능을 가진다고 보았다. 가시적 기능은 특정 문제를 해결하는 것이지만, 잠재적 기능은 '인간관계의 손상된 부분을 재확립'하고자 하는 것이다. 소규모 비산업사회에서는 인간 세계와 초자연적 세계 사이의 손상된 관계를 수리하는 기능도 가지고 있다. Foster와 Anderson[32]이 지적한 바에 따르면, '병은 종종 사회적 상황에서 오는 스트레스나 탄탄히 짜인 사회적 연결이 찢어진 것을 반영한다'고 해석된다. 그러므로 치유의 목적은 병자의 건강을 회복시킨다는 한정된 목표보다 훨씬 더 넓은 것을 추구하는 것이다. 즉 전체 집단에 대한 사회적 치료를 의미하며, 병의 원인이 된 사람들 사이에 갈등으로 인한 스트레스가 치유되었음을 구경꾼들에게 확인시키는 것이기도 하다.

그리하여 병은 *사회적* 사건이 되는 것이다. 한 구성원의 질병은, 특히 그 병이 사람들 사이의 분쟁에서 비롯된 마법에 의한 것이라고 간주될 경우, 그 집단의 결속력과 지속성은 위기에 놓이게 된다. 따라서 병의 원인을 발견하고 해결하며 희생자와 그들 자신의 건강을 회복해야 할 필요성이 생긴다. 이러한 치유의 의례는 대개 *공공적*으로 이루어진다. 이는 서구 사회에서 의사-환자의 관계가 사적이고 비밀유지의 특성을 가진 것과는 뚜렷하게 대조를 이룬다. 이들의 공공 의례의 목적은 사람과 사람, 사람과 신들, 사람과 자연세계 사이의 조화로운 관계를 회복하는 것이다.

불행의 의례는 대개 두 단계로 이루어진다. 불행의 원인에 대한 *진단* 혹은 예언의 단계, 그리고 불행을 *치료*하고 원인을 제거하는 것, 두 단계이다. 병의 경우, 첫 번째 단계는 그 문화적 틀 안에서 병에 이름이나 정체성을 부여하는 것이다. 그 정체성에는 치유자, 환자, 구경꾼 모두가 공유하는 생각, 즉 불행의 원인에 관한 것, 그 불행이 전개되어온 자연 과정과 예후에 대한 생각이 들어있다. 병을 진단하는 데는 문화마다 서로 다른 방법을 사용한다. 강신술에서부터 복잡한 방법에까지 매우 다양하다. 이 가운데 몇몇은 4장에서 기술했다. 한 예로서, Beattie[23]는 우간다 뇨로 족 사람들의 강신술회에 대해 기술했다. 여기에서 예언자는 무아지경에 빠져 특별한 언어를 사용하여 속삭이듯 말하는데, '이때 사람들은 예언자의 머릿속으로 귀신이 들어갔음을 알게 되고, 그에게 질문하기 시작한다.' 질문에는 부부 갈등, 도둑질, 병 등 불행과 관련된 다양한 것들이 있다. 이곳에서 불행의 원인을 진단하고 치료법을 처방하는 것은 귀신이고, 이때 예언자는 귀신이 육성으로 말할 수 있게 해주는 도구가 되는 것이다. 이와는 대조적으로, 서구의학의 진단에서는 주로 환자 개인의 질병 문제만 언급할 뿐, 신앙이나 사회적 관계에 관해서는 고려하지 않는다. 서구의학과 비산업사회 모두 진단과 치료의 의례는 사회적 전환 의례와 일부 겹치는 부분이 있음을 알 수 있다. 병자는 Van Gennep이 기술한 '병자'의 사회적 정체성에서 '완치된 사람'의 사회적 정체성으로 3단계를 거쳐 전환되는 것이다.

의례의 기술적 측면

모든 형태의 치유의례에서, 의례적 측면을 기술적 측면과 방법상에서 구분하는 것은 매우 중요하다. 실제로 이 둘 사이의 구분은 절대적이지 않다. 예를 들면, 순수하게 신성을 위한 의례가 실제로 환자를 변화시키는 효과를 일으킬 수 있다는 것이다. 기술적 방법은 의례와 서로 짜 맞추어져 약품사용, 외과 수술, 흡입치료, 마사지, 부항, 주사, 접골 등과 정신치료 및 산파술 등의 실제적 기술까지 포함될 때도 있다. 순수한 의례적 성격의 치유가 보편적인 원시적인 사회에서조차, 치유자는 극적인 효과를 나타내기 위해 관찰과 경험으로 터득한 지식과 기술을 사용하고 있다.

서구 사회에서도 의료행위는 의례적 시간과 공간, 즉 일상생활과 동떨어져 신중하게 짜인 시간표와 조성된 환경 속에서 일어난다. 기술에 가장 의존하는 치료조차도 의례적 환경의 영향을 받으며, 이는 위약효과를 가져온다. 이렇게 조성된 의례적 환경에서 가장 중요한 '약'은, Balint[35]에 의하면 의사의 성격이라고 할 수 있다.

의례의 기능

의례는 개인뿐만 아니라 사회를 위해서도 다양한 기능을 가지고 있다. 관점에 따라서 이들을 세 가지 서로 겹치는 유형으로 분류할 수 있다. *심리적, 사회적, 보호적* 기능이 그것이다.

심리적 기능

예기치 못한 불행이나 병이 닥친 상황에서, 의례는 알지 못하는 이 상황을 해석해주고 통제할 수 있는 표준화된 방법을 제공해준다. 병이 갑작스레 생겼을 때 병자와 가족은 불안과 두려움에 휩싸여 질문하게 된다. 무슨 일이 일어난 건가?, 왜 이런 일이 일어났나? 왜 하필 나한테 이 일이 일어났나? 이것은 위험한 것일까? Balint[36]가 기술한 것처럼, 병에 관해 상담하면서도 환자는 여전히 겁먹고 있고, 당황하고, 필사적으로 건강을 필요로 한다. 도움을 필요로 하는 환자가 당면한 주요 문제는 바로 고통스럽고 두렵게 하는 이 병이 무엇인가 라는 물음인 것이다. 치유 의례 기능 가운데 한 가지는, 환자가 가지고 있는 문화적 관점에서 병에 대해 설명해주는 것이다. 즉 혼란스러운 증상을 이해할 만하고 문화적으로 합당한 것으로 바꾸어, 이것이 폐렴인지 *susto*인지, 이름과 원인을 알려주고, 치료할 수 있는 길과 예후를 미리 알려주는 것이다. 그러므로 심리학적인 면에서 볼 때, 진단이 된다는 것 자체가 이미 환자와 가족의 불안과 두려움을 줄여주는 치료의 한 부분이라고 볼 수 있다. 1802년에 뉴잉글랜드에서 태어난 유명한 민속 치유자인 Phineas Parkhurst Quimby가 한 말로 표현하면,[37] "나는 환자에게 그가 현재 겪고 있는 어려움들을 말해주고, 그가 생각하고 있는 바로 그것이 병이라고 말해주는데, 이런 설명이 바로 치유입니다. 만일 내가 그의 잘못을 제대로 바로잡아 준다면, 나는 그의 몸 안에 있는 체액을 바꾸어주는 것이고, 이로서 환자는 건강하게 됩니다. 진실을 아는 것, 이것이 바로 치유입니다."

의례는 또한 생리적 변화의 시기, 예를 들면 임신기에 두려움을 누그러뜨린다. 공적으로 이루어지는 이런 의례들은 취약한 전환 단계의 두려움과 불안을 통제하도록 해준다. Standing[10]은 주어진 의례와 금기를 지키면, 임신의 모든 위험을 다 없애지는 못하지만, 위험을 줄이기 위해 할 수 있는 일은 다 했다는 것을 보증하는 것과 같다고 했다. 어떤 의례들은 불행이나 실패를 *사건이 발생한 이후*에 설명해줌으로써 죄책감이나 책임감을 누그러뜨리는 데 사용될 수 있다고 한다. 예를 들어, 기형아를 출산한 여자는 그 아이를 임신하고 있는 동안 누군가가 마법을 걸었으며, 그러므로 기형아를 출산한 것은 그녀의 잘못이 아니라는 이야기를 들을 수도 있다. 반면, 의료기술에 의존하는 현대의 임신 의례는 부정적인 효과가 있을 수도 있는데, 산모로 하여금 더 많이 불안해하고, 도움을 받을 수 없다는 느낌과 임신이라는 중요한 시기에 자신의 몸을 제대로 관리하지 못했다는 느낌을 가지게 할 수 있기 때문이다.[38]

사별 등의 중대한 위기에 처했을 때의 의례

들은 대개 불안이나 상실감을 누그러뜨리는 표준화된 행동 모드를 제공하고 있다. 위기 상황에서 무엇을 하고 어떻게 행동해야 하는지는 우리 모두가 다 알고 있는데, 이것이 위기에 처한 사람에게 삶의 이치와 지속성을 회복시켜주는 것이다. 또한 유가족들이 죽음이라는 눈앞의 사실에 서서히 적응하고, 죽음은 끝이 아니라 또 다른 삶의 시작이라고 볼 수 있게 해주는 것이다. 이렇게 점진적으로 가슴 아픈 사실을 받아들이게 해주는 것은, 다양한 방식으로 잘 규정된 의례적 단계를 통해 이루어지는데, 이는 문화에 따라 다양하다.[18,39] 그러므로 Murray Parkes[40]가 기술한, '현실감의 마비'에서 '현실을 재구성'하는 것으로 이어지는 서구의 애도 단계는 의례적 맥락으로 해석될 수 있으며, 각각의 단계에서 유가족들은 그때그때 필요로 하는 사회적 도움을 받을 수 있는 것이다. 예를 들어 이전의 영국 등 유럽에서는 유가족의 지위는 검은 옷이나 검은 완장으로 표현되었다. 이는 유가족들을 다른 사람과 구별해주었고, 다른 사람들은 일정 기간 동안 유가족을 특별하고 보호적인 태도로 대하게 했다. Skultans[19]는 최근에 상을 당한 사람들이 사망 위험률이 높아지게 되는 것은(☞11장), 아마도 이러한 보호적 의례가 사라졌기 때문일 것이라고 언급했다. Skultans의 지적에 의하면, 현대 영국의 중산층에서는 '사망의 순간과 장례식의 일부 의례는 아직도 남아 있어서, 가족들이 모이고 상복을 입기는 하지만, 이어지는 애도 기간 동안 애도를 위한 의례가 없어졌다는 것에 주목해야 한다. 유가족들은 불안정한 애도의 시기에 어떻게 행동해야 하는지에 대해 전혀 알려주는 것이 없다. 비산업사회와는 달리 영국의 유가족들은 규정된 기간도 없고, 사회로부터 분리되지도 않고, 상실의 중대한 위기에서 어떠한 의례적 보호도 받지 못한다.'

오늘날에 이르러서는 달리 행동해야 하거나 특별한 옷을 입어야 하는 등, 밖으로 드러나는 변화가 없다. 애도하는 것이 때로는 '병리적 상태'로 간주되어 우울증약 등으로 치료받아야 하는 상태로 간주된다. 비통한 감정을 표출하도록 격려하고 애도의 시간을 언제 끝낼 것인지 명확하게 규정하는 애도의례는 지나친 애도나 병적 애도를 막아줄 것이다.

또한 의례는 좋지 않은 감정을 표출하고 누그러뜨리는 방법, 즉 카타르시스 효과를 가지고 있다. 특히 소규모 비서구사회의 공공 의례에서는 이 성격이 강하다. Beattie[33]가 말한 것처럼, 의례는 소규모 사회에서는 떼려야 뗄 수 없는 인간관계에서 파생하는 스트레스를 표출하고, 그럼으로써 누그러뜨리는 방식을 제공한다는 것이다. 이렇게 조성된 환경에서 의례는 '안전밸브' 기능을 하며 개인과 사회 모두에게 유익하다. 진단과 치료 모두 환자의 가족과 친구들, 이웃들이 모인 자리에서 이루어지는데, 여기에서 병의 원인에 대해, 그리고 환자를 돕기 위해 그들이 무엇을 해야 하는지에 대해 공개적인 토론이 이루어진다. Turner[41]가 말한 것처럼, 서구의료에서도 신경질환의 경우, 여러 사람들과 환자가 한 자리에 모여 공개적으로 그 환자에 대해 가졌던 악의를 고백하고, 또 환자가 그들에게 불만을 토로하는 것을 참고 들어준다면, 고통받는 환자에게는 구원이 주어질지도 모른다. 그러나 서구에서는 한 사람의 정신치료자, 상담가, 정신과 의사, 혹은 성직자 앞에서 일대일로만 가능하다.

경우에 따라 환자가 특정 집단의 새로운 일원이 되면서 의례를 통한 심리적 카타르시스가 일어날 수도 있다. '고통의 공동체'라 불리는 이러한 집단은 동일한 고통을 겪는 사람들끼리 이루어진 모임이다. Al-adawi 등[42]은 오만 지역 사람들의 예를 들었는데, 그곳 사람들은 *zar*라는 악령에 사로잡히게 되면 정신병 혹은 신체적 병을 앓는다고 믿는데, 이를 치료하기 위해서는 *ramsa*라는 1~7일간의 퇴마의식을 해야 한다. 희생자 혹은 *mobtala'a*는 전통치유자에 의해 일정기간 퇴마의례를 거치고, 노래와 권고의 말, 북 두드리기, 그리고 금식 등의 의례

과정을 거친다고 한다. 치유의례는 치유자 자신의 두려움과 불안을 줄이는 역할도 한다. Bosk[43]가 제시하기를, 미국에서 의사들의 직업적 의례인 사례발표회, 대회진, 사망에 관한 회의 등은, 의사들이 그들 *자신*의 두려움과 불안을 극복하고 필요한 치료적 결정을 내리는 데 도움을 주고 있다고 했다. 수술의례에 대한 Katz의 구체적인 연구[34]도 같은 결론을 내리고 있다.

사회적 기능

이 기능은 심리적 기능과 중복되는 점이 있다. 소규모 사회에서 사람들 사이에 갈등이 오래 갈 경우 집단의 결속이 위협받게 된다. 이런 갈등 때문에 병이 생겼다고 간주함으로써, 집단은 갈등을 가져온 불행을 열린 공간으로 끌어와 공적으로 해결한다. 이러한 현상은 병과 불행이 마녀나 마법에 의해 야기된다고 믿는 사회에서 특징적으로 볼 수 있다. 병은 또한 임시적으로 환자를 돌보는 모임을 만들고, 해묵은 적대관계를 잠시 동안이나마 잊게 해주는 기능을 한다. 병은 그들이 죽음과 쇠퇴에 취약하다는 것을 상기시켜주기 때문에, 불행의 의례와 사회적 전환의 의례는 모두 죽음 이후까지도 집단이 영속된다는 것을 믿게 해주는 것이다.

의례의 또 다른 사회적 기능은 그 사회가 기반하고 있는 기본 원칙을 창조하거나 재창조하는 것이다. 다의적 상징을 사용하여 기본 가치를 극화시켜 그 사회의 구성원들에게 상기시킨다. Turner[2]에 의하면, 의례는 그 사회가 살아가는 방식을 생생하게 그려내는 것이라고 볼 수 있다. 그러므로 의례는 구성원들의 행동을 더 사회성 있는 형태로 바꾸어, 개인의 이익과 집단의 이익 사이의 갈등을 해소해 주게 된다. 예를 들어, 줄루족이 가지고 있는 치유에 관한 색깔의 상징이 사용되는 방식은, 언제나 검정색, 빨간색, 하얀색의 순서로, 즉, '반사회적' 상징에서 전이적 단계를 거쳐 더 긍정적인 사회적 상징으로, 다시 말해 배설물, 죽음, 더러움에서 삶, 식사, 깨끗함으로 가는 순서로 쓰여진다. 또한 사회적 전환의 의례는 사춘기의 잠재적, 반사회적 성적 충동에서, '어른이 되어 가는' 기간 동안 지켜야 할 금기를 통해 통제되거나 길들여진다.

보호적 기능

병을 다루는 의례는 심리적, 신체적, 두 가지 방식으로 참여자들을 보호하는 기능이 있다. 의례의 역할 중 하나인 병, 죽음, 불행에 대한 두려움과 불안으로부터 보호하는 것은 앞서 기술했다. 또 하나의 다른 기능은, 환자나 몸이 약한 사람들을 감염과 같은 물리적 위험으로부터 보호하는 기능이다. 예를 들어 임신, 출산, 산후 기간 등과 관련된 의례는 산모와 신생아를 감염이나 부상의 위험으로부터 보호해 준다. 정상적 사회생활로부터 격리시키는 의례의 특성을 보면 보호적 기능을 하고 있음을 더욱 잘 알 수 있다. 환자를 격리시키는 것은 전염병이 확산되는 것을 막아줄 수 있다. 그러나 공적으로 이루어지는 치유의례의 경우 정반대의 효과를 가질 수도 있을 것이다. 그 외 다른 보호적 기능은 정결의식에서 찾아볼 수 있다. 의례적 목적에서 이루어지는 행사이기는 하지만, 더러움과 균을 닦아내고 신체의 청결함을 장려한다는 점에서 보호적이다.

종합정리

이 장에서는 의례의 몇 가지 주요 기능, 특히 병과 불행의 의례의 기능 즉 심리적, 사회적, 보호적 기능을 설명했다. Douglas[44]의 의견을 빌려 말하자면, 산업사회는 의례에서 멀어지고 있어서, 모두가 인정하는 공통적 상징이 없이 불행, 질병, 죽음, 그리고 인생의 변화 단계들을 개인 혼자 헤쳐 나가야만 하고, 삶을 더욱 어려워지게 하는 것 같다.

아래 사례들은 세 가지 유형의 불행 의례를 대조한 것이다. 비서구사회의 공적 치유의례, 서구 사회의 개인적인 진단의례, 그리고 요즘 점차 증가하고 있는 새로운 유형의 혼합형 의례로서 서구적 요소와 전통적 요소가 혼합된 것이다.

사례 9.3 : 잠비아 느뎀부 사람의 치유의례

Turner[41]는 1960년대 잠비아 느뎀부 사람들의 치유의례에 관하여 기술했다. 느뎀부 사람은 모든 중증의 병은 주술사나 마녀가 은밀하게 악의를 가지고 있거나 조상 귀신들의 소행이라고 믿는다. 친척들과 '잘 지내지 않고' 불평불만이나 다툼에 개입하면 귀신들이 병을 일으킨다. 죽음, 질병, 불행은 대개 사회적 관계에서 갈등이 악화되어 생기기 때문에, 점술을 통한 진단은 공적으로 이루어지며, 따라서 '일종의 사회적 분석'이 된다. 치료는 환자의 병리적 증상을 없애는 동시에 사회적 관계의 갈등을 봉합하는 것이다. 전통 치유자 *chibuki*는 환자와 가족, 친척, 이웃들이 모두 참석하는 강신술회를 주도한다. 이 점술가는 환자에 대해 미리 알고 있어서, 환자의 사회적 지위, 친척들이 누구인지, 또 환자를 둘러싼 갈등이 무엇인지, 그리고 이웃과 친척들의 견해와 풍문 등의 정보를 잘 파악하고 있다. 이렇게 모두 알고 있는 사람들에게 다 알고 있다는 듯이 질문을 하고 예리한 관찰을 통하여 점술가는 환자가 처해 있는 갈등과 '사회적 환경'을 생생하게 그려내는 것이다. 점술가가 낡은 회반죽그릇에 약을 담은 물을 뚫어지게 보기 시작하면서 점술의례는 시작된다. 점술가는 그릇에서 병을 일으킨 조상귀신의 '그림자 같은 혼령'을 본다. 그는 구경꾼들 사이에서 문제를 일으킨 마녀나 주술사를 집어내기도 한다. 점술가는 환자의 친척들을 사당 앞에 불러 모아, 환자에게 가지고 있는 모든 불만과 나쁜 감정을 고백하게 한다. 환자 또한 병이 낫기 위해서는 자신이 가지고 있는 불만을 공개적으로 고백해야 한다. 이런 절차를 거쳐 그동안 감추어져 있던 긴장과 갈등이 공개적으로 노출되고 그럼으로써 차츰 해소되어 가는 것이다. 치유의례에는 환자 몸으로부터 악

령을 몰아내기 위한 퇴마의례도 포함한다. 또한 약초, 안마, 부항, 피부에 바르는 약 등도 사용된다. 이 모든 치유에는 춤과 노래가 동반된다. 가무의 목적은 환자와 거기 모인 사람들을 정화하기 위한 것이라고 했다. Turner는 이 의례에서 사용되는 약들이 과연 약리적 효과가 있는지에 대하여는 회의적이다. 그러나 사람들 사이의 갈등이 공개적으로 표출되고 해소되는 과정과, 의례 동안 사람들이 환자에게 주는 관심은 환자뿐만 아니라 그 공동체 전체에 모두 정신치료적인 효과를 일으키고 있음은 확실하다고 지적했다.

사례 9.4 : 영국에서 일반의(GP)와의 상담

영국에서 일반의 즉 GP와의 상담은 느뎀부 사람의 경우와 뚜렷하게 다르지만, 이 또한 치유의례의 하나라고 볼 수 있다. GP는 NHS에 속해 있고, 누구나 다 무료로 진료받을 수 있으나, 처방비는 지불해야 한다. 상담은 정해진 시간과 장소(의사의 사무실)에서 하며, 행동, 예의, 옷차림, 논의할 주제 등에 대해서는 명시적이건 암시적이건 모종의 규범에 따라야 한다. 사건은 정해진 순서에 따라 이루어진다. 진료소로 들어가면, 접수계직원에게 이름을 말하고, 대기실에 앉아 있다가, 차례를 알리는 자기 이름이 호명되면 의사를 만나러 가고, 의사의 방에 들어가서, 공식적 인사를 나누고, 상담이 시작된다. Byrne[45]은 이 시점부터 시작되는 여섯 단계의 절차를 기술하였다.

1. 의사와 환자 사이의 관계가 형성되는 단계
2. 환자가 방문한 이유를 의사가 알아내는 단계
3. 의사가 말로, 그리고/혹은 신체적으로 진찰하는 단계
4. 의사와 환자가 함께 환자의 상태에 관해 의논하는 단계
5. 의사가 구체적으로 치료를 하거나 혹은 그 다음 단계의 검사를 지시하는 단계
6. (주로 의사 편에서), 상담을 끝내는 단계

상담하는 동안 환자의 증상이 진료 카드에 기록되고, 현재의 상태를 과거 병력과 대조해본다. 문진

중 특히 주목할 만한 질문으로는, 통증이 언제 시작되었나? 언제 부어오르기 시작했나? 등이다. Foster와 Anderson[46]이 지적한 바와 같이, 증상이 어떻게 전개되어왔는지를 묻는 것으로 시작되는 것이 서구적 진단의 특징이라고 한다면, 반면 다른 문화권에서는 치유자가 캐묻는 질문을 하지 않고서도 환자에 대해 다 알고 있으리라고 생각한다. 과거 병력을 물어보고, 신체진찰과 검사를 하여 임상정보를 모으는 것은, 비유하자면 느뎀부의 *chimbuki*가 그 마을에서 오랫동안 거주하면서 사람들에 대해 정보를 모으는 것과 마찬가지이다. 결과적으로 볼 때, 환자에 대한 진단평가는, 상담을 통해서뿐만 아니라 환자의 주변 환경, 가족, 직장, 병력, 행동 패턴, 이웃에 대하여 의사가 얼마나 잘 알고 있는지에 근거하여 이루어지는 것이다.

의료상담은 사적이고 비밀유지가 되는 것이며, 대개의 만남은 의사와 환자만으로 이루어진다. 그 형태는 두 사람 사이의 의례와 같은 정보교환이다. 증상과 불편함의 호소가 한 방향으로만 이루어진다면, 진단과 권고는 다른 한 방향으로 흐른다. 환자는 실제적인 권고(예를 들면, '하루 이틀 정도는 침대에 누워있으세요')나 약 처방을 받는다. 처방은 그 자체가 계약과 유사해서, 의사의 이름, 환자의 이름, 그리고 그 둘 사이를 연결하는 처방약이 적혀 있다. 의사의 권위는 권고 그 이상의 것이라고 보아야 하는데, 그 이유는 환자는 처방된 그대로 약을 복용해야 하기 때문이다(예를 들어, '7일 동안 식후 한 알씩 하루 세 번 복용하세요'). 다른 치유의례와 마찬가지로, 상담은 특정 시간에 상담만을 위해 조성된 특정 상황에서 이루어진다. GP의 방은 의료적 목적으로 디자인된 것이기는 하지만, 거기에는 상담에 꼭 필요하지 않는, 따라서 의례적 상징으로 해석될 수 있는 것들이 많이 놓여 있다. 액자에 걸린 면허증과 자격증, 청진기, 검이경(檢耳鏡), 검안경(檢眼鏡), 혈압계, 설압자, 외과용 메스, 외과용 겸자(鉗子), 주사기와 주사바늘, 의료기구가 가득 들어있는 유리 캐비닛, 소독약과 기타 약이 가득한 약병, 전화기 한 두 대, 컴퓨터 터미널, 인상적으로 보이는 의료 전문 서적과 저널이 가득 꽂혀있는 책장, 큰 책상, 가족사진, 특정 양식의 서류 묶음이나 노트, 잉크패드와 고무인, 환자들의 진료기록 다발 등이 가득 있다(☞13장).

이렇게 정형화된 의례적 시간과 장소에서, 환자가 호소하는 이런저런 증상들에 의미 있는 명칭이 붙고, 질병의 의료적 모델에 따라 산만하던 증상이 하나의 질병으로 정리된다. 이 상황에서 가장 강력한 약은 처방된 약과 더불어 의사가 가진 치유 능력에 대한 환자의 믿음이다.[23]

사례 9.5 : '닥터 존'-남아프리카 트란스케이의 혁신적 전통치유자

Simon[47]은 1991년 남아프리카 동부 트란스케이 시골 지역의 크소사 족의 전통 치유자인 '닥터 존'이 조성하는 치료적 상황과 치유의례에 관하여 기술했다. '닥터 존'은 서구 의학의 의례적 상징과 방법을 많이 사용하였지만, 실은 전통적 아프리카 치유법과 혼합해 놓은 것이다. 읍내 뒷골목에 위치한 그의 사무실은 작고 낡은 집이다. 공식적 자격증은 없지만, 화려하게 페인트칠한 간판이 밖에 걸려 있다. '닥터 존: 동종요법, 자연요법, 약초의, 환영합니다.' 거기에는 늘 20~30명의 환자들이 그를 기다리고 있었다. 어떤 이들은 바깥마당에 서 있고, 어떤 이들은 약초, 열매, 뿌리, 말린 가죽, 호리병박 등이 여기저기 쑤셔 박혀 있는 임시 선반이 있는 작은 대기실에 앉아 있었다. 널려있는 약초 병에는 유명 브랜드 명이 적힌 라벨이 붙어 있기도 하고, 다른 병에는 읽을 수도 없는 사용 설명서가 휘갈겨져 있었다. 실제 상담이 이루어지는 방(문에는 '닥터 존 사무실'이라는 이름이 붙어있었다)에서 치유자는 하얀 가운에 양복과 넥타이 차림에 녹색으로 엷게 코팅이 된 안경을 쓰고 책상 뒤에 앉아있었다. 두 개의 촛불이 밝혀주는 테이블에는 의례를 위한 여러 가지 도구들이 놓여 있었다. 불붙인 향, 작은 호리병박, 염주, 청진기, 주사기, 그리고 과학 저널에서 홈닥터 서적에 이르기까지 잡다한 의료서적들이 보인다. 그의 조수는 역시 하얀 가운을 걸치고 있는 늙은 여자이다. 그 방에 들어오는 모든 환자들은 어떻게 아픈지 질문을 받고 청진기로 검진을 받았다. 그러고 나서 '닥터 존'은 병의 원인을 밝히고 진단하기 위하여 그의 *amkhosi* 즉 귀신들에게 간청할 것이라고 환자에게 알린다. 그 후 '의사의 책'을 사용하여 환자에게 가장 적합한 치료법을 찾을 것이라고 말했다. 그는 어느 책 하나를 뽑아 문단을 읽어 내려가며 그 의미를 환자에게 해석했다. 효과를 더 강력하게 하기 위해, 그는 종종 그 책의 내용을 영어로 큰 소리로 반복해서 말하곤 했다. 그리고는 종이 한 장('처방전')에 지시사항을 갈겨쓴 뒤, 환자에게 주며 그것을 조수에게 갖다주라고 한다. 그러면 조수는 약초를 섞어 약을 만들었다. '닥터 존'은, 이 지역 다른 전통 치유자들과 마찬가지로, 한두 가지 의약품, 즉 기침감기약, 아스피린, 설사약 등을 처방에 포함시킨다. 그는 이 의약품들을 가까이에 있는 작은 벽장에 보관하고 있었다. Simon의 표현에 의하면, '닥터 존'은 '서구식 방법과 아프리카의 치유 방법을 섞어서, 즉 어느 한 가지에만 충실한 것이 아니라, 의료의 양 전통을 병용함으로써 그 지방에서 유명하고 유능한 치유자가 되었다'고 기록했다.

그 치료의 효과여부와는 상관없이, 그의 치유방식이 보여주는 것은, 민속전통의료가 변하지 않는 것이 아니라는 것이다. '다른 형태의 치료와 마찬가지로, 토속적 전통치유는 전통에 대한 견해와 방식이 변화하면서 시대에 맞게 역동적으로 변화하는 전문영역이다.'

KEY REFERENCES

1 Loudon, J. B. (1966). Private stress and public ritual. *J. Psychosom. Res.* 10, 101–8.

2 Turner, V. W. (1968). *The Drums of Affliction.* Oxford: Clarendon Press and IAI, pp. 1–8.

9 Ngubane, H. (1977). *Body and Mind in Zulu Medicine.* London: Academic Press, pp. 111–39.

11 Leach, E. (1976). *Culture and Communication.* Cambridge: Cambridge University Press, pp. 33–6, 77–9.

15 Kitzinger, S. (1982). The social context of birth: some comparisons between childbirth in Jamaica and Britain. In: *Ethnography of Fertility and Birth* (MacCormack, C.P. ed.). London: Academic Press, pp. 181–203.

16 Hertz, R. (1960). *Death and the Right Hand.* London: Cohen and West, pp. 27–86.

20 Laungani, P. (1996). Death and bereavement in India and England: a comparative analysis. *Mortality* 1(2), 191–212.

21 Suzuki, H. (2003) McFunerals: the transition of Japanese funerary services. *Asian Anthropol.* 2, 49–78.

22 Kaufman, S.R. and Morgan, L.M. (2005) The anthropology of the beginnings and ends of life. *Annu. Rev. Anthropol.* 34, 317–14.

41 Turner, V. W. (1964). An Ndembu doctor in practice. In: *Magic, Faith and Healing* (A. Kiev, ed.). New York: Free Press, pp. 230–63.

See http://www.culturehealthandillness.com for the full list of references for this chapter.

RECOMMENDED READING

Bryant, C.D. (ed.) (2003) *Handbook of Death and Dying* (2 volumes). Sage.

Katz, P. (1981). Ritual in the operating room. *Ethnology* 20, 335–50.

Kaufman, S.R. & Morgan, L.M. (2005) The anthropology of the beginnings and ends of life. *Annual Review of Anthropology* 34, 317–14.

Kaufman, S. (2005) *And a Time to Die: How American Hospitals Shape the End of Life.* Scribner

Robben, A.C.G.M. (ed.) (2004) *Death, Mourning and Burial: A Cross-cultural Reader.* Oxford: Blackwell.

Turner, V. W. (1974). *The Ritual Process.* London: Penguin.

10 비교문화 정신의학

비교문화 정신의학, 다른 말로는 문화 정신의학은 서로 다른 사회, 문화 집단에서 나타나는 정신질환과 치료에 관하여 비교 연구한다. 이는 의료인류학의 주요 분야 가운데 하나이며, 세계 서로 다른 지역의 건강과 병의 특성을 이해하는 데 중요한 자료이다. 역사를 살펴보면, 이 주제에 관해 연구한 학자들은 두 가지 유형으로 나뉜다.

1. 서구에서 교육 받은 정신과 의사로서, 비서구에서 자신에게 친숙하지 않고 기묘하게 보이는 일군의 정신과적 증상에 접하게 되면, 이를 이해하기 위해 '정신분열증'이나 '조울증' 등과 같은 서구적 범주를 적용한다.
2. 사회문화 인류학자로서, 이들의 주된 관심사는 서로 다른 문화에서 정상과 비정상을 어떻게 정의하는지, 인간성을 규정하는 데 문화가 어떤 역할을 하는지, 그리고 정신질환의 원인, 발현, 치료에서 문화가 하는 역할이다.

이 두 접근방식은 서로 다른 관점을 가지고 있지만, 한편 공통적으로 두 가지 유형의 임상적 문제에 관여한다.

1. 의료전문인과 환자가 서로 다른 문화적 배경을 가지고 있을 때, 정신질환의 진단과 치료 방식
2. 이주, 도시화 등의 사회 변화와 가난, 박탈 등이 정신건강에 미치는 영향

비교문화 정신의학의 초점은 정신과적 *질병*보다는 정신과적 *병*에 맞추어져 있다. 말하자면 정신질환의 기질적 측면보다는 심리적, 행동분야, 사회문화적 차원에 더 관여하고 있다는 말이다. 명백하게 기질적 원인을 가지고 있는 신경매독, 진전섬망[93], 뇌말라리아, 치매 등의 질병에도 *문화적* 요인이 환자의 행동 방식, 환각, 망상의 내용에 영향을 미치고, 남들이 정신질환자를 보는 방식도 문화적 영향을 받고 있다는 것에 문화인류학자들은 관심을 가진다.

일반적으로, 문화와 정신질환과의 관계는 다음과 같이 요약할 수 있다.

- 문화는 한 사회 안에서 '정상'과 '비정상'이 무엇인지 정의한다.
- 문화는 어떤 병의 경우에는 원인의 일부일 수 있다.
- 문화는 정신질환의 임상 증상 발현과 분포에 영향을 미친다.
- 문화는 의사를 포함한 그 사회 구성원들이 정신질환을 인식하고, 표식을 붙이고, 해석하고 치료하는 방식을 결정한다.

---

93) 매독 말기 증상

239

정상 대 비정상

사회적 행동의 차원

그림 10.1에는 사회적 행동의 다양한 차원이 그려져 있다. 이는 그 사회, 문화의 구성원이 어떤 행동을 '정상' 또는 '비정상'으로 인식하는지 그 양식을 설명한 것이며, 또한 그 행동이 사회의 규칙에 따라 통제를 해야 할 것인지 아닌지를 판단케 하는 인식의 양식이다. 어느 집단에나 '비정상'적 행동이 허락되는 때와 장소가 있음을 사람들은 알고 있는데, 단 암묵적이든 명시적이든 간에 그 사회가 요구하는 엄격한 기준에 맞추어 행동하는 한 인정이 된다는 의미이다. 아무리 괴상한 행동이라 할지라도 사실은 그 사회의 규범에 따르고 있는 것이라고 볼 수 있다. 반면, 대부분의 문화권에서는 그 사회의 규칙을 따르지 않은 공공의 행동은 용인되지 않고, 이것에 '미친' 혹은 '나쁜' 행동으로 표식을 붙인다. 그림 10.1에 의하면, 사회적 행동이 어떻게 인식되는지를 구분한 4가지 영역이 있다.

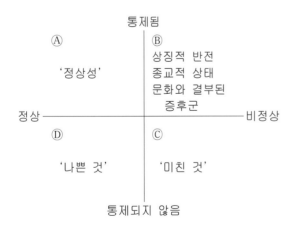

그림 10.1 사회적 행동을 인식하는 양식

그러나 강조되어야 할 점은, 이들 영역에 포괄된 행동에 관한 정의는 변화한다는 점이다. 행동을 정의하는 방식은 유동적 범주로서, 말하자면 가능성의 스펙트럼으로 볼 수 있고, 시간이 지나고 상황이 바뀜에 따라 보는 관점이 달라지고 그 정의도 변할 수 있다. 어느 한 시대에 '미친 것'이었던 행동을 다음 세대에는 '나쁜 것'으로 볼 수 있고, 어느 한 집단의 '정상적' 행동이 다른 집단에서는 '미친 행동'으로 간주될 수 있다. 예를 들어, 음주는 한 사회 안이라 할지라도 때와 장소에 따라 정상적으로, 부도덕한 것으로, 정신질환으로, 혹은 종교적 의례의 한 절차로 받아들여지고 있다. 더 나아가, 이러한 넓은 사회적 범주는 개인적 요인 즉 성격, 동기, 경험, 감정 상태나 생리적 상태와는 무관할 수도 있다. 다시 말해 그 개인의 관점이 아니라 사회 전체의 관점이 중요하다는 것이다. 그러나 어느 경우이건, 즉 '통제된 정상성'(A)이건, '통제되지 않은 정상성'(D)이건, '통제된 비정상성'(B)이건, 그런 행동을 하는 개인은 무엇이 사회적 규범이고, 자신의 행동이 규범에 맞는 것인지 아닌지 알고 있는 것으로 간주된다. 즉 그 개인은 자신의 행동에 대하여 어느 정도(의식하건, 무의식적으로 감지하건) 자각 혹은 통찰하고 있다는 의미이다.

'정상성'

'정상'에 관한 정의는 '건강'에 관한 정의와 마찬가지로 전 세계적으로 다양하며, 많은 문화에서 이 두 개념은 중첩된다. 4장에서 생리적 기준에 따라 어떻게 건강이 정의되는지 기술했다. 환원주의적 관점은 정신질환을 진단하기에 앞서 주로 뇌의 기능장애에 초점을 맞춘다. 이 장에서는 정신질환을 보는 다른 방식, 특히 정상과 비정상에 대한 *사회적* 정의를 살펴보려고 한다. 정상성의 정의는, 인간관계에서 개인이 취해야할 이상적이고도 '올바른' 행동방식은 어떠한 것인지, 그 사회의 구성원이 모두 인정하는 믿음에 기초하고 있다. 이러한 믿음은 어떻게 행동해야 문화적으로 합당하고 '정상'적인지, 또는 일시적으로 '비정상'이 되는지, 그에 관한 일련의 행동지침을 지시한다. 정상성은 다중 차원의 개념이다. 개인의 행동뿐만 아니라 다른 요인들, 예를 들면 옷차림새, 머리 모양, 냄새, 개인위생, 자세와 몸짓, 감정상태, 얼굴 표정, 목소리, 언어 사용 등, 이러한 모든 것들이 그 기준에 포함되며, 또한 사회적 관계와 맥락에 *합당한지*도 규정하는 개념이다. 다시 말해 '정상성'이란 특정 맥락에 합당한 일군의 속성들을 뜻하며, 이때 특정 맥락이란 직장에서, 휴가지에서 혹은 대인관계나 사회적 모임 등을 지칭하는 것이다. 해변이나 휴양지에서의 정상적 행동은 직장이나 종교축제에서의 정상적 행동과 다르다.

정상에 관한 사회적 정의(A)는 집단 내의 모든 사람들에게 획일적인 것은 아니다. 나이, 성별, 직업, 사회적 직위, 혹은 소수자들에게 적합하다고 간주되는 사회규범의 범위가 있다. 외국인이나 소수자들에 대한 태도는 고정 관념적 편견일 때가 많은데, 사실 자신에게는 정상적인 것이 남들에게는 이상하게 보이거나, 우스워 보이기도 하고, 심지어 위협적으로까지 느껴지기도 한다.

'통제된 비정상성'

정상 행위를 완고하게 규정하는 사회에서는 종종 특별한 행사가 열리는데, 이 행사에서는 완고한 규정을 반전시키거나 조롱하며, '비정상적' 행동을 일시적으로나마 정상규범으로 만들기도 한다(그림 10.1의 B). 그러나 기실은 그런 행동을 언제, 어떻게, 얼마동안 할 것인지 내부적으로 통제하고 있는 것이고, 단지 외부인에게만 '비정상'으로 보이는 것이다. 그 예의 하나는 인류학자들이 '반전의 의례' 혹은 '상징적 반전'이라고 부르는 것이 있다. Babcock[1]의 정의에 의하면, '통상적으로 받아들여지는 문화적 규정, 가치, 규범을 반전시키거나, 반박하거나, 철폐하기 위한 것, 혹은 대안을 제시하기 위해 어떤 방식으로든 나타내는 모든 행동을 총칭하며, 이는 언어로, 문학 등의 예술로, 종교적으로, 사회적으로, 정치적으로 나타난다.' 이들은 때로 '긴장 풀기'와 같은 기능을 하는데, 이를 통해 사람들은 자신을 표출하고, 사회적 억제로부터 자유로워짐을 느끼게 되나, 단 통제 하에서 일어나는 행동이다.

집단행동

주신제(酒神祭 bacchanalia), 시위행진, 사육제의 참회의 화요일(*mardi gras*), 그리고 브라질, 카리브 지역, 남유럽, 런던 노팅힐 게이트 등의 카니발과 같은 축제들에서는 정상적인 것이 완전히 반전되는 현상을 볼 수 있다. 예를 들어, 서인도의 성빈센트 카니발과, 라하브 군도, 캐나다 남부 노바스코티아 반도 등지의 크리스마스 무언극을 연구한 Abrahams와 Bauman[2]은 이 두 종류 축제에서 공통점을 발견했다. '고도의 상징적 전도(轉倒), 남녀 옷바꿔입기(服裝倒錯), 동물이나 신적 존재처럼 옷을 입은 사람, 파격적 성적 행위, 그외 일상생활과는 정반대되는 일탈행동이 그 축제에서 이루어지고 있었다.' 서구 상황에서 이러한 한시적 '비정상적' 사회적 행위는 송년의 밤, 만우절, 가면무도회, 대학의 '정장파티', 할로윈, 크리스마스 파티, 스포츠경기장, 멀리 떠난 방학여행 등에서도 나타난다. 관광객들, 특히 멀리 떨어진 가난한 나라로 여행을 가는 사람들은 그들 고향에서 일상적으로 살아갈 때와는 상반되게 옷을 입고 행동한다. 유사한 양상의 변화와 전도적 행위는 Lewis[3]가 기술한, 아프리카 여자들의 신들림 현상에서도 나타난다. 여기에서, 남자들이 독점한 역할과 권력을 열망하는 여자들은 '남자의 신체 부분을 찌르는 행위를, 청중의 완전한 동의하에 처벌을 두려워하지 않고 실연해 볼 수 있다.' 전쟁 또한 어떤 면에서는 일종의 '통제된 비정상성'으로 볼 수 있는데, 전쟁에서 군인들은 인간사회의 근본적 금기인 살인을 '통제된' 조건하에서 허용받기 때문이다. 그러나 이렇게 많은 사람이 모인 공공

장소에서 행하는 '비정상적' 행위는 사실은 규범에 의해 엄격하게 통제되는 것이다. 왜냐하면, 행위가 이루어지는 시간과 장소는 명확하게 규정이 되고 미리 그 틀이 짜여 있으며, 끝난 후에 참여자들은 가능한 빨리 일상으로 돌아가야 하기 때문이다.

개인적 행동

일상의 기준으로 볼 때 '비정상적'인 행동을 하는 개인 역시 문화적 배경에 비추어 보아야 한다. 카니발 혹은 '전복의 의례'에서 흔히 보이는 군중 행동과 마찬가지로, 이들도 언제 어떻게 행동할 것인지 암묵적 문화 규범에 의해 통제받고 있다. 특히 비산업사회에서는 대인관계에 갈등이 있거나, 불행하고 죄책감과 분노 혹은 좌절에 빠져있는 사람들은 표준화된 고통의 언어를 통하여 감정을 표현한다(☞ 5장). 이 표현은 언어일 수도 있고, 규정된 신체언어라는 특정 증상으로 나타날 수도 있으며, 혹은 옷차림, 행동, 몸짓 등을 극단적으로 변화시켜 나타낼 수도 있다. 서구에서 교육받은 관찰자가 보기에, 이들 고통의 언어 가운데 어떤 유형은 서구 정신의학 모델의 진단기준에 해당할 수 있다. 예를 들면, '마법에 걸렸습니다', '귀신이 몸에 들어왔습니다', 혹은 '조상님이 내게 말씀하시는 소리가 들립니다' 등과 같은 말을 하면, 서구 상황에서는 정신분열증이라는 진단을 받을 수 있다.

세계 많은 곳에서, 사람들은 초자연적인 힘에 '사로잡히고', 자신을 통해 말하고 행동하는 '영혼'이 몸에 들어왔다든가, 꿈과 환상으로 중요한 메시지를 전달받았다고 스스럼없이 말하곤 한다. 그러나 이들 대부분은 그들 공동체에서는 정신병자로 보지 않는다. 한 예로, 아프리카 지역에서는 정신적 신체적 병의 원인이 귀신의 소행이라고 믿어지고 있다. 특히 여자들은 병을 일으키는 사악한 악령에게 희생되기 쉽고, 그들이 가진 특정 증상이나 행동으로 악령의 정체가 드러낸다. Lewis[3]의 기록에 의하면, 이런 사회에서 '귀신에 사로잡히는 것은 정상적인 일이며, 사람들이 무아지경에 빠졌든 아니든 간에 자신이 귀신에 홀렸다고 생각하면, 그리고 남들이 그것을 인정해주면 그것은 규범을 벗어난 것이 아니다.' 그렇다고 귀신에 사로잡히는 것이 '정상'이라는 의미는 아니다. 사람들 대부분이 귀신들리지 않는다는 점에서 정상으로 볼 수는 없다. 그보다는 특정한 신체적, 심리적 불편함을 표출하고 남에게 전달하는 일종의 문화적 방식이다. 그곳에서 '귀신과 신들림에 대한 믿음은 정상이고 용인된다. 이는 그들 사회의 종교관에서 빠질 수 없는 부분이다. 그러므로 이러한 곳에서 신들림을 믿지 않는 것은 뚜렷한 비정상이자, 그들의 규범을 괴상하고 상궤를 벗어난 방식으로 거부하는 셈이다. 이러한 반대자들이 그들 사회에서 겪는 문화적, 심리적 소외는, 오늘날 서구 사회에서 자신이 신들렸거나 마법에 걸렸다고 믿는 사람들이 느끼는 소외감만큼이나 클 것이다.'[3]

따라서 귀신에 사로잡힌다는 것은 개인적인 수준에서는 '비정상적'이지만, 그 사회의 문화적 가치에는 합당한 행동이며, 그 표현방식은 문화규범에 의해 통제되고 있다. 문화적 규범은 누가, 어떤 상황에서, 어떤 방식으로 귀신들려도 되는지를 규정하고, 그리고 이렇게 귀신에 사로잡히는 것이 남들에게 어떤 식으로 전달 될 것인지에 대한 규준을 제공한다.

통제되는 비정상적 행동의 또 다른 형태는 방언이다. 방언을 믿는 사람들은 '초자연적인 힘이 그 사람에게 들어가, 성령이 그 사람의 언어기관을 통제하면서 천국의 언어로 기도를 하는 것이라고 믿는다.'[4] 사람들은 무아지경에서 해리 상태에 빠져 '대개는 눈을 감고, 움찔거리며 넘어지기도 하고, 얼굴은 상기되고, 땀을 흘리고, 옷을 찢기도 한다.' 인도, 카리브 지역, 아프리카, 남유럽, 북미 지역, 그리고 영국의 많은 오순절 교회의 종교행사의 특징 중 하나이다. 루터교, 성공회, 장로회 등 미국 내 여러 교파에서 방언하는 사람들의 수는 약 200만 명인 것으로 알려져 있다. 방언은 대개 특정 상황(교회)에서 예배 중 특정 시간에 일어난다. 이 역시 '통제되는 비정상성'의 한 형태로서, 서구식 교육을 받은 정신과 의사에게는 정신질환으로 보일 수 있으나, 실제로 그런지에 대한 증거는 없다. 반대로 다양한 문화권에서 나타나는 증거에 비추어보면, 어느 종파에서건 방언을 하는 사람들은 그렇지 않은 사람들보다 그 교파에 더 잘 적응한다고 한다.[4] 카리브지역과 서인도의 오순절교도 출신의 정신분열증 환자를 비교한 연구에서, 오순절 교도들의 말을 인용하면, '정신분열증 환자는 고도로 격식이 갖추어진 교회의 방언 의례를 따라할 정도로 해리상태를 통제하지 못할 것'이라고 했다.[4] 비록 두 집단 모두 비슷한 방언을 하는 것으로 보이기는 하지만, 문화적으로 *통제되지 않는 것*은 정신질환으로 간주되는 것이다.

통제되는 비정상성 스펙트럼의 한 끝(그림 10.1의 B)에 있는 비정상적 행동은 자주 종교적 우주론적 제의, 즉 방언, 신들림, 종교의례에서 환각제의 사용, 그리고 치유의례에서 무당(☞8장)의 행동과 중첩된다. 무당은 여러 문화권에서 발견되는 신성한 민속치유자이다. '영령의 주인'이라고 알려져 있는 무당은 통제된 환경이나 강신술 집회에서 자발적으로 영령에 사로잡혀 공동체의 병과 불행을 진단하고 치유한다. 안데스 지역의 *vegatalistas*[94]와 같은 경우에는 환각제의 힘으로 무아지경에 빠지기도 한다. 서구 정신과 의사에게는 무아지경에 빠진 무당의 행동은 정신분열증의 행동과 매우 흡사하게 보일 것이다. 그러나 의례를 행하는 무당은 문화적 믿음체계에 따라 행동하는 것이며, 실제로 무당을 뽑을 때, 정신병적인 사람이나 정신분열증 환자는 무당의 역할을 하기에 너무 괴상하고 믿을 수 없다고 하여 선발과정에서 제외시킨다.[3]

오랜 기간 '통제된 비정상성'을 보이는 다른

---

94) 페루의 약초의에 해당

예로는 힌두교 *sadhu*, 즉 방랑하는 고행자, 혹은 성자라 불리는 사람이 있다. 이들은 모든 물질적 소유를 포기하고, 하루를 살아가기 위해 적선에 의지하며, 종교적 실천에 헌신하는 사람들이다. 이들은 때로 벌거벗고 온 몸에 재를 문지른 채 돌아다니는데, 머리카락, 수염, 손톱은 깎지 않고 길게 내버려 둔다. 서구 관찰자가 있다면, 이들의 행동은 일종의 '자기 포기' 혹은 정신질환으로 보일 것이다. 그러나 그가 돌아다니는 공동체에서는 이들의 행동은 문화적으로 이해받고 공경을 받는다.

'통제된 비정상성'(그림 10.1 B)의 스펙트럼상, 여러 지점에는 *문화와 결부된* 혹은 맥락에 *결부된* 정신 질환이 있다. 정도는 다르지만 모두가 사회규범의 통제 하에 놓여 있다. 증상이 나타나는 때와 상황은 예기치 못한 것일지라도, 임상 증상과 행동변화는 혼돈스러운 것이 아니고 문화적으로 양식화되어 있기 때문이다. 또한 동아프리카에서 볼 수 있는 중증의 통제되지 않는 정신병과는 달리, 문화적으로 납득이 갈만한 원인이 있고, 예를 들어 *susto*는 갑작스런 사고나 공포, 혹은 '사악한 시선'에 의한 것이며, 질투를 유발할 정도로 사치스런 생활을 했기 때문에 생긴다는 것이다. 이런 상태는 역시 문화적 영향이 증상의 발현과, 병으로 인식되고 치료되는 모든 과정에 작용하고 있다.

'통제되지 않는 비정상성'

어느 사회에서나 사람들이 '정상' 혹은 '비정상'이라고 보는 사회적 행위는 스펙트럼 위에 있다. 또한 방언, 신들림, 카니발 등의 예가 보여주는 것처럼, '비정상적' 행동에도 통제된 것에서부터 통제되지 않은 것 사이는 스펙트럼을 이룬다. 8장에서 기술한 통제되지 않은 비정상적 만취 행동과 마찬가지로, 그 문화권에서 사회적 문젯거리라고 생각되는 것은, 그 스펙트럼 상 통제되지 않는 쪽의 끝단에 놓여져 '미친 것'(그림 10.1의 C) 혹은 '나쁜 것'(그림 10.1의 D)이라는 표식이 붙게 된다. Foster와 Anderson[5]의 언급에 의하면, '주변을 흩트리고, 괴상하거나 위협적인 행동이 벌어지는데도 그것에 주의를 기울이지 않는 문화는 없다. 문화적으로 그 행위의 맥락을 무엇이라고 보든 간에 사람들은 그것에 관심을 둔다.' Kiev[6]에 의하면, 정신질환이라고 볼 수 있는 증상에는 걷잡을 수 없는 불안, 우울, 초조, 망상과 같은 현실감의 붕괴, 자해 및 타해 등을 포함한다. Edgerton[7]은 광기 혹은 정신병이라고 보는 것이 어떤 상태인지 알아보기 위해 동아프리카 부족 4군데를 조사했다. 케냐에서 두 부족, 우간다에서 한 부족, 탄자니아에서 한 부족이었다. 이 네 부족 모두 어떤 행위를 '광기'라고 할 것인가에 대해 공통된 의견을 가지고 있었다. 여기에는 폭력적 행위, 나체로 돌아다니기, '말도 안 되는 말을 하는 것', '숲에서 잠자고 숨어있는 것' 등이 포함되었다. 응답자들이 그들을 미쳤다고 보는 이유는, '아무런 이유도 없이' 그런 행동을 하기 때문이라고 했다. 다시 말하자면, 그런 행동이 목적 없이, 뚜렷하게 인정할만한 외적인 원인(마법, 만취, 혹은 단순히 악의적인 이유 등)도 없이 발생했다는 것이다. Edgerton은 이곳에서 비정상이라고 판단하는 행동이 서구에서 정신병, 특히 정신분열증의 정의에서 보는 것과 별반 다르지 않다고 보았다. 이곳에서는, 세상 다른 곳과 마찬가지로 비정상적이고, 규범에 의해 통제되지 않고, 뚜렷한 원인이나 목적이 없는 행동은 '미쳤다'(그림 10.1의 C)는 표식을 붙인다. 그렇다면 비교문화적으로 볼 때, 극단적인 '통제되지 않는 비정상성'은 서구정신의학의 정신분열증 혹은 조울증 등의 주요 정신병에 해당할 것이다.

드물게 '일시적 광기'에 해당하는 행동이 있는데, 대표적인 예가 집단 히스테리아, 술에 만취하거나 약에 취하는 것, 혹은 감정에 복받쳐 우발적으로 저질러진 범죄 등이다.

'통제되지 않는 정상성'

사회규범으로 통제되지도 않고, 바람직하지도 않고, 불법이기는 하지만 때로 정상으로 간주되는 행동이 있다. 이들은 '나쁜 행동' 혹은 '범죄행위'(그림 10.1의 D)로 분류되는 행동이고, 범죄자로 규정된 사람은 유죄이기는 하지만 '정상'으로 여겨진다. 규칙이 있는 사회에서는 그 규칙을 깨는 사람이 있기 마련이고, 이들이 재판정에 서게 되었을 때 변호사와 사법정신과 의사가 논쟁하는 주제는 다음과 같은 것들이다. 즉 피고가 그 사회의 규범과 법을 인지하고 있었는지, 자신이 한 행동에 대하여 성찰하고 있는지, 자신의 행동을 책임질 수 있는지, 그리고 '옳고 그름을 아는지'의 여부이다. 이들이 알고 있었다면, 유죄가 되고 처벌을 받는 반면, 정신질환자로 판명될 경우 치료를 받게 된다. 역사를 살펴보면, 한때 '범죄'로 간주되던 행동이 나중에 '질병' 혹은 '장애'로 재분류된 것이 있는데, 사생아, 무단결석, 약물남용, 자위, 동성애 등이 있다. 특히 동성애의 경우, 1952년 미국 정신과 진단분류인 DSM-I[95]에서 '사회병리적 성격장애'로 분류되었다가, 1968년 DSM-II에서는 '변태성 성행위'로 바뀌었고, 1973년에 이르러서야 정신질환 분류에서 삭제되었다.

'비정상성'의 이점

상황에 따라 '비정상적' 행동은 명백하게 이득(경제적, 정서적, 사회적으로)이 있는 경우가 있다. 대표적인 예는 '아픈 역할'(☞5장)을 맡거나, 신들렸다고 하거나, 마녀의 희생자가 되는 것, 혹은 무당의 무아지경에 함께 빠져들어가는 경우가 해당되고, 때로는 꾀병이나 건강염려증적 호소도 포함된다. 이런 역할을 '연출'하면 보살핌과 관심을 받게 되고, 동정을 받을 뿐더러 사회적 지지와 경제적 원조까지도 받을

---

95) 미국 정신의학의 진단기준표로서 Diagnostic & Statistical Manual. 제1판

수 있다. 집단 수준에서는 카니발이나 축제에 참여하는 것은 카타르시스의 희열과 강한 공동체 유대감을 느끼게 해주는 만족스러운 경험이기도 하다. '통제되지 않은 비정상성'의 스펙트럼 상 덜 극단에 있는 행동은, 단기적일 경우에는 이득을 주는 것이라고 볼 수 있다. 한 예로 'A형 행동 양상'(TABP)이 있다. 심장전문의가 사용하는 용어로서, 공격적이고, 야망에 차있고, 경쟁적이고, 늘 조바심을 내고, 마감시간에 항상 쫓기는 느낌을 가지는 사람을 의미한다(☞11장). 이들은 느긋한 사람에 비해 심장질환을 훨씬 더 많이 앓게 되지만, A형 인간은 여러 분야에서 흔히 성공적이고, 최고위책임자 자리나 운영가, 정치가, 교수직에 있게 된다. 그렇다면 TABP는 의학교과서에서 암시하는 바와 같이 '병리적' 행동으로 볼 수 있는가? Martin[9]은 현대 미국에서는 경제적 사회적 양상이 변화함에 따라 새로운 유형의 사람에게 관심이 집중되고 있다고 했다. 즉 기업가 정신을 가지고 있고, 경쟁적이고, 융통성이 있으며, 창조적이고, 주위환경에 민감하게 반응하고, '자신의 삶을 하나의 포트폴리오로 경영하는' 자를 말한다. 이러한 유형의 사람은 새로운 경제 상황에서 높이 평가될 뿐만 아니라 예술가로서, 창조적인 전문직업인으로서 각광을 받고 있다. 바로 이런 이유로 '조울증'과 '주의력결핍 과잉운동 장애'가 병으로서 불리하게 작용하는 것이 아니라, 일종의 자산으로 재규정되고 있는 것이다.[96] Martin은 다음과 같이 지적한다. '조증환자가 보이는 특성은 미국의 기업에서 말하는 바람직한 성품과 맞아 떨어진다.' 어떠한 변화의 조짐이라도 즉각 세밀하게 찾아내어 거기에 적응하고, 한 가지에서 다른 과제로 곧바로 옮겨 일하고, 모든 일에서 극한까지 일을

밀어붙이며, 오로지 미래에 초점을 맞추어 할 수 있는 최대한으로 전력투구하는 것을 말한다.'[9]

심리적 장애들의 비교

'정상'과 '비정상'의 문화적 정의가 전 세계적으로 다양하다는 점을 고려한다면, 서로 다른 집단과 사회에서 정신질환을 비교한다는 것은 과연 가능한 일인가? Landy[10]는 그동안 이 문제를 연구해온 의료인류학자와 비교문화적 정신의학자가 직면한 두 가지 기본 질문을 아래와 같이 요약했다.

1. 비교인류학적 관점에서 인간의 어떤 한 행동을 정상 혹은 비정상이라고 볼 수 있는가?
2. 서구 정신의학적 경험과 명칭에 따른 '정신병'이라는 것이 보편적이고 문화를 초월하는 것인가, 아니면 단지 문화적 조건화에 의하여 만들어진 것인가?

두 질문 모두가 중요한데, 왜냐하면 정신질환의 진단과 치료가 서로 다른 문화권에서 합당하게 이루어질 수 있는지, 그리고 서로 다른 문화에서 나타나는 정신질환의 유병율을 서로 비교할 수 있는지의 여부를 결정하기 때문이다. 또한 정신질환이 다른 지역보다 특정 지역에서 왜 더 많이 발생하는지 그 이유를 설명하는 데에도 도움이 될 것이기 때문이다.

'비정상'에 대하여 여태까지 논한 것은 그 초점이 비정상적인 *사회적* 행동에 맞추어진 것이었고, 기질적 장애나 심리상태에 맞춘 것이 아니었다. 대부분의 의료 인류학자들에게는 정신질환의 사회문화적 차원이 주된 연구 분야이다. 왜냐하면, 그 병이 기질적 근거를 가지고 있다 하여도, 증상이 발현되는 양상과 주변에

---

96) 주의력결핍 과잉운동장애와 조울증의 조증 상태 모두 TABP와 유사한 행동 양상을 보이기 때문에 이러한 해석을 한 것으로 보인다. 그러나 병적 상태에서는 일의 효율성이 발휘되지 않으므로 해석에 주의를 필요로 하는 언급이다.

서 그 병을 인식하게 되는 것은 문화적 요인에 의해 결정되기 때문이다. 덧붙여, 제3세계를 비롯한 많은 지역에서는, 정신질환은 '잘못된 믿음'이 아니라, '비정상적인 행동'이라고 인식되고 있다.[11] 망상의 내용을 그 사회의 구성원 전체가 공통으로 가지고 있는 사회에서는, 망상의 유무에 따라 정신과적 진단을 한다는 것 자체가 어려운 일이다. 예를 들면, 자신에게 마법을 걸었다고 이웃을 고소하는 행위는 어떤 사회에서는 용납될뿐더러 합리적 행동방식으로 받아들여질 수 있다. 그러나 만일 그 행위가 '마법에 대처하는 공동체적 방식이 아닌, 부적응적인 개인적 폭력으로 이어진다면,'[11] 그 사람은 단순히 '미친 사람'으로, 혹은 정신병자로 간주될 것이다. 이 경우, 서구식 교육을 받은 의사들이 정신질환으로 진단할 것인지의 여부는, 그 사람의 행동, 생물학적 변화, 심리검사 결과 등의 임상 관찰에 달려있을 뿐만 아니라, 그 사람의 행위가 그가 속한 공동체에서 용인되는가에도 달려있다. 그러므로 서로 다른 사회의 정신질환을 비교할 때 문제가 되는 것은, 서구식 임상 평가를 적용할 것인지 아니면 그 사람이 속한 문화권에서의 인식을 비교할 것인지의 문제이다.

이 주제를 연구해온 사람들이 접근하는 방식은 세 가지가 있다. *생물학적 접근, 사회적 표식붙이기 방식, 그리고 이 둘을 혼합한 접근 방식*이 그것이다.

생물학적 접근방식

이는 서구 정신의학의 진단 범주가, 문화적 지역적 다양성에도 불구하고, 인류 모두에게 보편적으로 적용 가능하다고 가정한다. 왜냐하면 이들은 '생물학적' 근거를 가지고 있기 때문이다. Kiev[12]의 관점에서 보면, 모든 형태의 정신장애는 문화적 맥락에 상관없이 기본적으로 일정 양상을 지니고 있다. 예를 들어 정신분열증과 조울증의 경우 생물학적인 특성은 정해져

있는 반면, 정신질환의 2차적 양상, 즉 망상과 환청의 *내용*은 문화적 영향을 받는다. 이에 기반을 두어 Kiev[13]는 문화와 결부된 다양한 증후군을 서구식 진단 범주로 분류하여 보았다. 예를 들어 *koro,*[97] *susto,* 마법에 걸리는 것 등은 불안장애의 일종이고, 일본의 *shinkeishitsu*[98]는 강박신경증의 일종이며, '사악한 눈'에 의한 것과 부두교에 의한 죽음(voodoo death)은 공포장애의 예이며, 귀신에 사로잡히는 것, 말라야의 *amok,*[99] 중국의 *hsieh ping*[100]은 모두 해리 상태의 예라고 했다. Kiev의 견해로는, 이런 상태들은 '새로운 진단명을 가진 실체'가 아니고, 사실상 서구에서 이미 알려져 있는 것들과 유사하다.'[13]

질병을 인류에게 보편적인 하나의 실체라고 보는 견해(☞5장)와 유사한 이 접근법은, 서구의 진단 및 질병 식별 시스템에 우선권을 준다는 이유로 비판을 받아왔다.[14,15] 이 비판에 덧붙여, 서구의 정신질환 범주 역시 '문화와 결부된' 것이며, 특정 사회문화적 환경의 산물이다. 그러므로 반드시 비교인류적 적용성을 가지고 있는 것이 아니다. 예를 들면, Kleinman[16]은 서구와 비서구사회의 정신분열증을 비교 조사한 WHO의 *정신분열증에 관한 국제적 예비 연구*의 문제점을 비판한 바 있다. 이 연구는 정신분열증의 증상에 관한 서구식 정의를 강화하는 것이고, '증상에 들어있는 지역문화의 영향을 걸러내어 균일한 횡문화적 행동양상으로 만듦

---

97) 인도네시아, 말레이시아 등에서 나타나는 것으로 성기가 안으로 빨려 들어가 죽음에 이르게 된다고 믿게 되면서 극도의 불안 증상을 보인다.
98) 태어날 때부터 약한 체질을 가지고 있다는 믿음에서 출발하여 다양한 신체 증상과 허약함을 주 증상으로 한다.
99) 인도네시아, 말레이시아 등지에서 나타나며, 갑작스런 광란과 폭력이 주 증상이다. running amok이라고도 불린다.
100) 대만에서 볼 수 있고, 가족과 소통하고자 하는 죽은 조상의 영이 들어와 생긴다고 믿어진다. 일종의 해리 상태에 빠져 환각과 섬망, 경련 등에 빠진다.

으로써 실제 증상을 왜곡한다'는 것이다. 정신분열증과 같은 서구식 모델을 적용하는 것을 Kleinman[16]이 칭한 용어로 말한다면, *범주적 오류*에 해당한다. 범주적 오류는 '특정 문화집단을 위해 개발된 질병 분류 범주를 다른 문화집단에 적용하는 것인데, 이때 그 집단은 그들고유의 질병에 관하여 일관성 있고 타당한 설명을 아직 확립하지 못한 상태에 있다고 말한다.' 범주적 오류의 위험성은 생물학적 접근방식의 오류를 그대로 답습하는 것이고, 이국적인 병을 보편적이고도 일정한 진단 형식의 틀에 끼워 맞추려는 것에 불과하다.[17] Kirmayer와 Minas[18]의 지적에 의하면, 뇌장애에만 초점을 맞추는 정신의학의 '생물학화'(biologization) 경향이 최근 강화되면서, 정신질환의 신체적, 유전적 근거를 찾는 것에 중점을 두는 현 추세가 이런 경향을 더욱 부추기고 있다고 했다. 비록현대 정신의학이 문화의 역할에 관심을 가지고있다고 하나 이는 표피적인 것에 불과하다고비판받고 있다.

생물학적 접근방식에 관한 좀 더 진전된 비판은, 동일한 정신질환일지라도 속한 사회에따라 그 사회적 역할이 *다를* 수 있다는 점에서출발한다. 다른 문화권에서 발생한 정신질환을충분히 이해하기 위해서는 항상 그 질환이 발생한 맥락—사회적, 문화적, 정치적, 그리고 경제적—에 대한 것이 이해되어야 한다. 예를 들면, 소규모 사회에서 발생한 정신병은 그 근저에 사회적 갈등이 있다는 증거로 볼 수 있으며, 따라서 이는 공적 의례를 통해 해결해야한다. 반면에 동일한 정신병일지라도 서구, 도시적 삶에서는 그런 식의 사회적 역할과는 무관할 것이다.

사회적 '표식붙이기' 접근방식

사회학자들에 의해 발전된 이 관점은 정신질환을 하나의 '신화적 통념'으로 보며, 정신질환은 본질적인 생물학적 사실이 아니라 *사회적인*

사실에 불과하며, 생물학적 요인은 있기도 하고 없을 때도 있다고 본다. 어떤 증상이나 행동양상을 일탈이라고 정의할 것인지, 그리고 어떤 유형의 일탈행동을 '정신질환'이라고 부를것인지는 사회가 결정한다. 정신질환은 '정신질환'이라는 표식이 붙기 전까지는 눈에 띄지도않으며 존재성도 가지지 않는다. 그러나 진단적 표식이 일단 붙게 되면, 그 표식은 쉽게 떼어낼 수 없게 된다. Waxler[19]에 따르면, 정신질환은 그 사회와의 관계 속에서만 규정되며, 보편적 실재성은 가지고 있지 않다고 본다. 우울증의 예를 들어, 서구에서는 사회적 은둔, 무기력함, 비애감 등을 우울증의 표시로 보는 반면, 스리랑카에서는 똑같은 증상에 별 관심을 기울이지도 않고, 치료를 받는 경우도 거의 없다고하였다. 그러므로 정신질환의 정의는 문화적특수성에 따라 달라진다. 표식을 붙이는 과정의 첫 단계는, 경미한 일탈 행위에 '정신질환'이라는 표식을 붙이면서 시작된다. 그러나 문화적 특수성에 따라 일탈의 가능성이 큰 것임에도 불구하고 표식이 붙지 않는 경우도 있을수 있다. 그 개인의 특성, 예를 들어 나이, 성별, 인종, 경제적 위치 등이 표식을 붙이는 사람보다 높은 위치에 있을 경우가 이에 해당한다. 일단 한 개인에게 '정신질환자'라는 표식이붙을 경우, 문화적 암시에 의해 당사자는 *어떤방식으로* 자신의 역할을 수행할 것인지 알게된다. 즉, '정신질환자는 그가 속한 사회가 규정하고 있는 방식으로 정신병자 역할을 수행할것을 배우게 된다는 것이다.' 그리고 사회적 규범은 표식을 떼고 환자 역할에서부터 벗어나는것도 규정하고 있다. 때로는 그 역할에서 결코벗어나지 못하는 경우도 있을 것이다. 사회적표식붙이기 접근방식은, 정신질환의 진단범주가 *사회적으로* 만들어지고 유지된다는 것을 보여주는 데에 그 가치가 있다고 할 수 있다. 정신질환은 그것을 규정하는 사회적 규범으로 인하여 존재하는 것이므로, '정신질환'은 단지 상대적인 개념일 뿐이며, 서로 다른 사회의 것과 쉽사리 비교할 수는 없다는 것이 요지이다. 이 관점이 비판을 받고 있는 이유는 정신환의 생물학적인 측면을 무시한다는 점인데, 특히 생물학적인 요인이 명백한 질병(예를 들면 뇌종양, 진전섬망, 치매, 뇌말라리아 등)의 경우에는 비판을 피할 수 없다. 또한 세계적인 질병 분포 양상을 보면, 심한 정신병이 명백하게 보편성을 가지고 있음에도 불구하고 이런 존재를 무시한다는 점에서 비판을 받고 있다.

병합적 접근방식

이 접근방식은 생물학적 접근방식과 사회적 표식붙이기 접근방식 양자를 병합하여 모두 사용하는 것이다. 또한 대다수의 의료인류학자들이 동의하고 있는 방식이기도 하다. 이 관점은, 비정상적 행위 특히 행동, 사고 혹은 정서의 극단적인 장애에는 무언가 보편적인 점이 있다는 것에서 출발한다. 정신장애의 형태와 분포에는 폭넓은 변이가 있기는 하지만, 서구적 범주인 '정신분열증'이나 '양극성 정동장애'와 같은 주요 정신병은, 비록 문화에 따라 각기 다른 라벨을 붙이기는 하지만, 전 세계에 걸쳐 발견되고 있다. 한 예로서, 동부 아프리카 4개 부족에서 나타나는 '미친' 행위에 대한 토속적 범주는 서구가 정의하는 정신병과 유사함을 앞서 기술한 바 있다.[7] 그러므로 주요 정신병은 물론, 기질성 정신장애에서 나타나는 정신병적 증상은, 비록 그 증상이 나타나는 양상은 지역 문화의 영향을 받는다 하더라도, 모든 사회에서 인식되고 있음을 알 수 있다. 예를 들어, 부족사회의 정신병자는 마녀나 마법사가 자신의 행동을 조종한다고 느끼는 반면, 서구의 정신병자는 우주인이나 화성인의 비행접시가 자신을 통제한다고 느낄 수 있다. 이렇게 극단적인 정신병을 앓고 있는 사람들은 '통제되지 않는 비정상성'(그림 10.1, C)에 해당한다. 이들의 임상 양상은 어느 정도는 사회 간 비교가 가능하다고 본다. Foster와 Anderson[5]은 정신질환을 비교하기 위해서는 진단 범주보다 증상 양상들을 비교해야 한다고 제안했는데, 이는 서구적 진단범주에 다른 문화의 정신질환을 끼워 맞추려는 데서 발생하는 문제점을 극복하기 위한 시도로 볼 수 있다.

증상 양상들 간의 비교는 아래에 기술될 문화와 결부된 질병에서도 가능하다. 이러한 질환들 가운데 많은 것이 서구 정신의학 모델에서는 '신경증' 또는 '기능성 정신병'으로 분류되어왔다. 특히 신경증적 혹은 정신신체성 성격을 가지고 있는 질병은 아마도 주요 정신병보다 비교하기가 더 어려울 것이다. 왜냐하면 이런 질병 대다수가 특정 맥락과 문화에서만 이해될 수 있는 것으로서, 다른 사회에서는 찾아볼 수 없는 고유한 증상군과 행동이기 때문이다. 일예로 *susto*의 증상은 영국에서는, 적어도 영국에서 태어난 사람들 가운데서는, 발견하기 어렵다. 임상 양상은, 그 문화에 들어맞게 재단될 뿐 아니라, 환자 및 가족과 그 공동체가 느끼는 증상의 *의미*는 서구의 관찰자가 평가하고 계량화하기 어려운 것들이다. 그러나 Rubel[20]과 같은 인류학자들의 주장에 의하면, 민속질병이라 할지라도 그 문화권 안에서는 꽤 일관성 있게 발현되므로, 표준화된 역학적 방법으로 계량화하고 조사하는 것이 가능하다고 한다(☞12장).

정신의학적 진단에 미치는 문화적 사회적 영향

정신과 질환을 비교하려면 우선 진단이 되어야 한다. 최근에 이루어진 연구에서는 서로 다른 나라에서 일하고 있는 정신과 의사들이 진단기준을 표준화하는 데 어려움이 있음을 보여주고 있다. 예를 들면, 영국과 미국의 정신과 의사들 사이에서, 영국과 프랑스의 정신과 의사들 사이에서, 또한 이들 각 나라 안에서조차 정신분열증을 진단하는 임상적 판단 기준에 차이가 있음이 발견되었다. '만성적 망상 상태'와 '일시적 망상 상태' 등, 프랑스 정신의학에서 사용하는 진단 범주는 북미 정신의학의 진단 범주와 유의미하게 차이가 컸다.[21] 또 다른 예로는, 소련 정신의학의 진단범주인 '둔한 정신분열증'이라는 것은 실제적으로 구 소련연방에서만 통용되던 것이다.[22] 진단행위에 있어서 정신과 의사들 사이의 불일치를 주목해야 하는 이유는, 진단 자체가 정신질환의 치료와 예후에 영향을 미치며, 또한 나라 사이의 질병률 통계 비교가 얼마나 신뢰할 수 있는가를 좌우하기 때문이다.

차이가 나타나는 이유 중 하나는 정신의학적 진단의 특성과 범주의 문제 때문이다. 생의학적 '질병'을 진단할 때 진단기술에서 나타나는 전형적인 생물학적 기능장애의 증거가 정신과에서는 거의 없는 경우가 많다. 생물학적 증거가 있다 하더라도, 이를 특정 임상 증상과 연관시키기 어렵다. 대부분의 정신의학적 진단은 환자의 모습, 말, 행위 등을 관찰한 의사의 주관적 평가와 더불어 표준화된 심리검사 결과에 기반을 둔다. 그 목적은 특정 증상과 증후를 교과서에 기술된 '전형적'인 조건에 비추어 정신질환의 정해진 범주에 맞추는 것이다. Kendell[23]에 의하면, 정신과 의사들이 이런 일을 하도록 훈련받는 방식 그 자체가 도리어 그들 사이에 이견을 가지게 할 가능성을 높인다고 했다. 정신과 수련의들이 만나는 환자 대다수는 특정 상태의 '전형적인' 증상군을 가지고 있지 않다고 지적한다. 어떤 증상은 나타나고 다른 증상은 보이지 않을 수 있거나, 혹은 전형적인 증상을 가지고 있지만 다른 질병일 수도 있다. 그 결과, 정신과 수련의는 선배 임상의사가 진단하는 방식대로 진단명을 정하는 법을 배우게 된다. '선배 의사들이 어떤 종류의 환자를 정신분열증이라고 간주하는지 보고 그대로 따라 한다'는 것이다. 그러므로 젊은 정신과 의사들은 다양한 질환의 '전형적인' 사례들

을 많이 보게 되지만, 그들의 진단 행위는 교과서에 나오는 엄격한 기준을 따르기보다 선배 의사의 방식을 답습하는 경향이 있다. 따라서 '진단개념은 개인적 견해와 영향력 있는 선배 의사의 특성, 그 당시 유행하는 진단방식, 그때그때 변화하는 원인론, 그리고 그 밖에 확실성이 의심스러운 다양한 영향에 따라 달라지게 된다고' 한다.[23]

Kendell[24]은 이러한 영향 중 정신과 의사의 성격과 경험, 그가 인터뷰하는 시간, 그리고 정보 수집하는 방식과 의사결정 스타일을 언급했다. 여기에 덧붙일 수 있는 것으로는, 정신과 의사의 사회적 계급, 민족적 혹은 문화적 배경(특히 '정상'과 '비정상'에 대한 정의), 편견, 종교적 혹은 정치적 성향, 그리고 진단이 이루어지는 맥락 등이 있다.

이러한 영향력이 실제로 어떻게 현실로 작용하는지를 보여주는 사례로서 1968년 Temerlin[25]이 행한 고전적인 실험이 있다. 세 그룹의 정신과 의사와 임상심리사들에게 배우를 인터뷰한 비디오를 보여주었다. 이 배우는 정상적이라고 확신을 줄 만한 행동을 하도록 훈련받은 사람이었다. 비디오를 보여주기에 앞서, 세 집단 가운데 한 집단의 전문가에게 저명한 인물이 말한 것을 들려주었다. 즉 그 환자는 '굉장히 흥미롭습니다. 그 사람은 노이로제 같이 보이지만 실제로는 정신병적 상태에 있기 때문이지요.' 라고 말한 것이다. 두 번째 집단에게는 다르게 언급한 것을 들려주었다. '내 생각에 이런 사람은 발견하기 드문데, 완벽하게 건강한 사람입니다.' 세 번째 집단은 아무런 말도 들려주지 않았다. 그리고 세 집단의 전문가 모두가 이 사람의 상태를 진단하게 했다. 첫 번째 집단 95명 가운데 60명이 신경증 혹은 성격장애라고 진단하였고, 27명은 정신병(대개는 정신분열증)으로, 8명만이 정상이라고 진단했다고 한다. 두 번째 집단에서는, 20명 모두 정상이라고 진단을 했다. 반면에 세 번째 집단은 21명 중 12명만이 정상이라고 진단하고, 나머지 9명

은 신경증 혹은 성격장애라고 진단했다고 한다.

정신의학 진단에서 주관적인 요인이 많이 작용하는 또 다른 요인은 진단 범주 자체가 산만하고 변화하는 특성을 가지고 있다는 점이다. Kendell[26]이 지적하기를, 진단범주 가운데 많은 것이 서로 중복되고, 시간이 흘러가면서 환자의 병이 진행됨에 따라 다른 시기에는 서로 다른 범주에 해당될 수도 있다. 이렇게 변화하는 각기 다른 범주와 증후군은 나름대로 '전형적인' 임상 양상을 만들어 낼 수 있다. '그러나 이러한 임상 양상 가운데 상당수는, 불안이나 우울 증상에서 관찰할 수 있는 것처럼, 시간이 지남에 따라, 그리고 보는 사람에 따라 각기 정도가 다른 하나의 경향으로 간주될 수도 있다. 게다가 개개의 질병을 진단할 결정적 증거를 가진 질병도 그리 많지 않다. 대체로 각각의 질병 범주를 구별하는 것은, 개별적인 주요 증상의 유무가 아니라 증상의 전반적 양상과 그것이 시간이 지남에 따라 변화되는 양상인 것이다.'[26]

어떤 관점에 근거하여 진단할 것인지는 정신과 의사마다 다양하다. 즉 시간에 따른 증상 변화를 추적하는 역사적 접근법인가, 아니면 임상 면담에서 관찰되는 당시의 정신 상태를 기준으로 할 것인지는 의사마다 다르다. 또한 산만한 임상 양상을 일관성 있는 진단 범주로 구성하기 위하여 어떤 해석 모델을 채택할 것인지도 의사마다 일치하지 않는다.

Eisenberg[27]는 서구 정신의학은 내부적으로 일관성 있는 지식체계가 아니며, 정신질환을 바라보는 많은 서로 다른 관점들이 그 안에 포함되어 있다고 지적했다. 예를 들면, 정신병에 관한 서구 정신의학에는 의학적(생물학적) 모델, 정신역동적 모델, 행동이론 모델, 사회적 낙인 모델 등 '복합적이고도 명백하게 서로 모순되는 모델들'이 포함된다. 이런 각각의 접근법은 임상 양상의 서로 다른 측면을 강조하며, 서로 다른 치료방식을 제시한다. 특정 해석 모델과 진단 범주를 선택하는 것은 때로는 어떤 훈련을 받았는가의 문제일 뿐만 아니라 그 의사의 성격 문제일 수도 있다.

정신의학의 정치적 역할

정치적인 측면과 도덕적 측면 또한 진단범주를 선택하는 데 일조하고 있다. 정신과 의사들은 때로 어떤 특정 형태의 사회적 일탈행위가 '미친 것'으로 판단해야 할지 아니면 '나쁜 것'으로 판단해야 할지 결정해야 하는 상황에 처하게 된다. 서구에서는 사법제도 안에서 이루어지는 일이겠지만, 이런 판단은 한편으로 동성애, 알코올 중독, 게으름, 비만 등에까지 적용되고 있다. 정신의학을 비난하는 사람 중 한 사람인 Szasz[28]의 주장에 의하면, 법을 위반한 사람을 명목상으로 치료한다는 목적으로 정신병원에 가두어 두는 것은, 적절한 변호와 재판을 받지 못하게 하는 또 다른 형태의 처벌일 뿐이라고 했다. 이런 결정을 내릴 때 정신과 의사는 사회적, 정치적 세력의 압력을 받았거나, 동료들의 의견, 그리고 그들 자신의 도덕적 관점과 편견에 의해 영향을 받았을 가능성이 크다고 했다. 몇몇 사회에서는 정치적 반대 세력에 정신질환이라는 딱지를 붙여왔다. 국가권력과 그 지지자들은 진리를 독점적으로 규정해 버리고, 이에 반항하는 것을 정신병의 증거라고 일축해왔다. Wing[29]은 이런 식의 사례를 여러 나라에 관해 기술했는데, 그 중 특히 구 소련연방에서 정신과 의사들이 반정부인사에게 '미친 자'라는 딱지를 붙였다고 했다. Merskey와 Shafran[22]에 의하면, 정치적 반대자들은 종종 '둔한 정신분열증'을 가진 것으로 진단되었다고 한다.

반대자에게 정신병의 딱지를 붙여온 것은 오래전부터의 일이었다. 예를 들면, 1851년 미국시민전쟁이 일어나기 전, Samuel A. Cartwright라는 의사가 *New Orleans Medical & Surgical Journal*에 기고한 것을 보면, 흑인 노예는 두 가지 형태의 정신질환을 가지고 있다고 주장한 것이 있다. 하나는 '탈출광'(Drapetomania)으로서, 주요 증상은 '도망가는 것', 즉 노예상태로부터 벗어나고자 하는 욕구를 통제하지 못하는 병이라고 했다. 이는 '다른 병과 마찬가지로 마음의 병이고 잘 치료된다'고 하였다.[30] 치료법으로 권장되는 것은 채찍질을 하거나 발가락을 잘라내는 것이라고 했다. 다른 또 하나는 '망나니 근성'(dysathesia aethiopica)으로서, '비정상적'인 증상으로는 불복종, 농장을 파괴하고, 일하기를 거부하는 것이고, 언뜻 보기에는 '망나니 짓'을 한다고 불렸다. 노예를 소유한 남부 사람들은 노예가 자유를 갈구하는 것이 노예생활의 혹독함에서 오는 것이 아니라 정신질환 때문이라고, Cartwright에 말에 의해 확신하게 되었던 것이다.

Littlewood와 Lipsedge[11]는 영국으로 이주한 사람들의 정신질환에 관한 연구에서, 아프리카-카리브인 환자들이 사회의 차별에 대한 반응을, 정신과 의사가 정신분열증 때문이라고 오해하게 만듦으로서, 사회통제의 구실로 흔히 사용될 수 있다는 의견을 제시한 바 있다. 이들은 정신분열증으로 진단되는 경우가 많은데 비하여, 우울증으로 진단되는 경우는 드물다. '경험적 정당화가 어떻든 간에, 흑인의 정신분열증(괴상하고 불합리하게 드러나는 것)이 많고, 우울증(내적으로 숨겨져 있고 이해할만하고 용인되는 것)이 적은 것은 우리의 고정관념을 정당화시키는 것'이라고 주장했다.[31] 저자들은 이주자와 가난한 자를 대할 때, 이들이 경험하는 '불이익을 질병으로 꾸미는' 역할을 정신과 의사가 할 가능성을 경고했던 것이다. 그러나 다른 연구자들은, 영국의 정신과 의사들 사이에 민족적, 인종적 선입관이 존재한다는 것은 인정하지만, 단지 그 이유로 아프리카-카리브인들 사이에 정신분열증 진단이 많다는 주장에는 반대하고 있다. Lewis 등[32]은 139명의 영국 정신과 의사들에 대한 연구에서, 아프리카-카리브인에 대한 편견과 '인종적인 생각'이

의사에게 존재한다는 증거를 분명히 발견했다. 즉 아프리카-카리브인들은 백인 환자보다 더 폭력적이고, 약이 효과가 없고, 범죄행위가 더 많다고 생각하고 있었다. 동일한 양상을 가진 흑인과 백인 환자를 볼 때, 대부분의 흑인 환자들은 카나비스 정신병[101]과 급성반응성 정신병으로 진단이 되었고, 정신분열증으로 진단되는 경우는 적었다. 즉 정신과 진단에 편견이 존재함은 사실이지만, 그렇다고 '단지 인종적 문제만으로 환자를 강제로 폐쇄병동에 가두어 두는 경향이 크다'는 증거는 찾아 볼 수 없었다. 1993년 Thomas 등[33]은 맨체스터의 정신과 강제 입원에 관한 연구에서 아프리카-카리브인 이주 2세들의 정신분열증 발생 비율이 백인보다 9배나 많다는 것을 발견했다. 그 이유로는 가난한 도심 주거환경과 높은 실업률 등 사회경제적 불이익으로 일부 설명할 수 있었다. 즉 정신과 진단이 잘못되었다기보다는 그러한 불이익으로 인하여 정신분열증이 더 많이 발생했다는 것이다. 따라서 '소수민족이 받는 사회적 불이익을 개선하고 직장을 제공하는 것이 이들의 정신건강을 개선할 수 있다'는 의견을 저자들은 제시했다. Wesseley 등[34]은 또한 1991년 남부 런던의 아프리카-카리브인들 사이에, 출생지와 상관없이, 정신분열증이 더 많이 나타남을 발견하고, 이 또한 더 많은 사회적 역경에 따른 고통으로 설명할 수 있었다. 그러나 이런 방식의 연구는 영국 전역에 있는 소수민족에게 아직 다 행해지지 않았으며, 방법론상으로도 여러 문제점을 가지고 있다. 난점 중 한 가지 예를 들면, '인종', '문화', '민족', '사회계급' 사이에 정확하게 어떤 상호관계가 있는지 정의하기 어렵다는 점이 있다. 더 나아가, 민족을 구분하는 것, 즉 '아프리카-카리브인', '아시아인', '백인' 등으로 구분하는 것 자체가 문제를 가지고 있다. 왜냐하면, 각각의 집단은

---

101) 다량의 마리화나 사용에 의한 환각 상태. 일부에서 정신병적 증상으로 이행된다.

균일하지 않으며, 그 안에 서로 차이가 큰 다른 배경을 가진 사람들이 다 포함되어 있기 때문이다. 특정 공동체 안의 특정 정신질환 진단의 비율을 말할 때에도 문제는 간단하지 않다. 진단이 붙게 되는 정치적, 사회경제적 맥락과 그 진단명에 부여된 의미 또한 중요하다. 이 장에서 언급되어야 할 중요한 마지막 주제는, 정신치료와 같은 치료를 모두가 다 받을 수 있는 것은 아니며, 또한 정신치료 자체가 그 집단의 문화에 적합한가 하는 문제도 있다.

Eisenberg[27]는 일탈행위에 대하여 어떻게 도덕적 진단(나쁜 행위) 혹은 의학적 진단(미친 행위)이 붙게 되는지 또 다른 사례를 기술했다. 동일한 증상과 증후(예를 들어 허약감, 땀 흘리고 두근거리고, 무언가 할 때 가슴통증을 느끼는 것)일지라도, 신체적 소견 없이도 '신경순환적 쇠약'이나 '다코스타 증후군'[102](따라서 의학적 문제로 됨)으로 진단되거나, 전투 중인 군인에게 발생했을 때는 비겁자의 증상(따라서 도덕적 문제로 됨)으로 진단될 수 있다. 시대가 바뀌면서 군인들 사이에 '겁쟁이'나 '허약함'과 같은 도덕적 정의가 차츰 '전투신경증', '전쟁피로', '외상성 신경증' 등의 보다 더 의료화된 최신 정의로 변환되고 있는 현상에서도 시대적 맥락의 중요성을 알 수 있다. 더 최근에는, Blackburn[35]이 주장하기를, '정신병질적 성격'(psychopathic personality)[103]의 정신과적 정의는 단지 도덕적 판단에 임상적 진단의 가면을 씌운 것에 불과하다고까지 했다.

종합정리

종합하면, 정신과적 지식과 실제는 어느 정도는 문화적으로 형성된다.[15] 사회마다 정신과 진단개념을 표준화하는 데는 다양한 요인이 영

---

102) 미국 시민정쟁 때 병사들에게 나타났던 증상으로 심장병과 유사한 두근거림, 진땀, 기절 등을 보인다.
103) 반사회적 성격장애 및 반사회적 행동을 주로 나타내는 알코올 중독, 품행 장애 등을 일컫는다.

향을 미치고 있다. 명백한 근거자료의 부재, 진단범주의 모호함, 해석 모델이 적용될 수 있는 범위, 진단의 주관적 요소, 그리고 진단 과정에 미치는 사회적, 문화적, 정치적 영향력들이 포함된다. 아래 사례는 서구 여러 국가들, 그리고 한 국가 안에서도 차이를 보이는 정신과 의사의 진단에 관한 것으로, 1969년과 1993년 사이에 걸쳐 기술되어 있다.

사례 10.1 영국과 미국의 정신과 진단의 차이-1

1969년 Cooper 등[36]은 영국과 미국에서 병원에 근무하는 정신과 의사가 진단하는 진단명의 빈도가 두드러지게 차이 나는 현상에 관하여 연구했다. 양국의 병원에서는 '조울병의 입원율에 차이가 나고 있다. 영국의 특정 연령 집단의 입원율은 미국 주립 정신병원보다 열 배 이상 높았다. 제기되는 문제는 다음과 같다. 이런 공식적 통계에서 차이가 발생하는 이유가 양국의 기록체계가 다르고 의사가 다르기 때문인가, 아니면 둘 다 때문인가? 말하자면 런던과 뉴욕 두 도시에서 조울증의 실제 빈도가 다른 것인가? 아니면 병원 의사들이 사용하는 진단 용어와 개념의 차이에서 기인하는 것인가? 저자들은 두 도시의 정신병원에서 35~59세 환자들의 입원 145건을 조사했다. 연구진으로 참여한 정신과 의사가 이 기록을 조사하여, 객관적이고 표준화된 기준을 가지고 진단했다. 그 다음 이 진단을 병원에 근무하는 정신과 의사가 내린 진단명과 비교했다. 그 결과 두 도시의 병원의사들은 연구진에 비하여 '정신분열증'을 더 많이 진단했고, 조울증 진단은 덜 한 것으로 나타났다. 두 가지 성향 모두 뉴욕에서 더 두드러졌다. 연구진들은 두 도시 사이에 여러 질환의 발생률에 차이가 *있다*는 것은 발견했지만, 이러한 차이가 병원의 진단이 제시하는 것보다는 크지 않았다. 병원 의사들은, 뉴욕에서는 정신분열증을, 런던에서는 조울증을 더 많이 진단함으로써 그 차이가 과장된 것으로 나타났다. 그러나 두 집단 간의 문화적 차이가 진단 행위에 어떤 영향을 주었는지는 이 연구에서 밝혀지지 않았다.

사례 10.2 영국과 미국의 정신과 진단의 차이-2

1969년 Katz 등[37]은 영국과 미국의 정신과 의사들이 하는 진단과정을 자세히 관찰했다. 진단의 차이가 '환자를 인식하는 방식이 다른지, 혹은 실제 환자 수가 달라서인지'를 밝히고자 했다. 영국과 미국의 정신과 의사들은 환자의 인터뷰가 담긴 영상을 본 뒤, 병리적 증상을 기록하고 진단했다. 그 결과 두 집단의 진단에 뚜렷한 차이가 있었고, 또한 증상을 기록하는 양상이 다름을 발견했다. 영국 의사들은 전반적으로 병리적 증상을 덜 찾아냈고, '불안증상과 자해 증상'은 더 많이 찾아냈다. 특히 주요 진단 기준에 해당하는 '정신운동 속도의 지연'과 '감정의 둔주함'을 훨씬 덜 찾아내고, '편집증적 투사'나 '인식의 왜곡'은 거의 기록하지도 않았다. 이러한 주요 증상을 덜 발견하였기 때문에, 영국 정신과 의사들은 정신분열증을 진단하는 빈도가 낮았다. 예를 들면, 미국 의사들 중 1/3이 '정신분열증'이라고 진단한 환자를 영국 의사는 어느 누구도 그렇게 진단하지 않았던 것이다. 저자들은 '민족적 배경이 진단과 증상을 인식하는 방식에 영향을 미치는 것이 명백하다'고 결론을 내렸다.

사례 10.3 영국 안에서 정신과 진단의 차이

1971년 Copeland 등[38]은 영국 정신과 의사 200명에 대한 진단행위의 차이에 대해 연구했다. 의사는 모두 최소 4년 이상 전업으로 일해 왔으며, 비슷한 수준의 자격을 가지고 있었다. 이들에게 세 명의 환자 인터뷰가 담긴 비디오를 보여준 뒤, 비정상적 증상을 표준화된 척도로 평가하고 환자들을 진단범주로 분류하도록 했다. 그 결과, 의사들 사이에서는 꽤 높은 수준의 일치를 보였지만, 글라스고우에서 수련받은 정신과 의사들만은 예외였다. 정동장애와 정신분열증 사이에서 어느 하나의 진단명을 선택해야 했던 비디오에서 이들은 정동장애를 뚜렷이 더 많이 진단했던 것이다. 또한 런던의 모슬리 병원에서 수련받은 정신과 의사들은 다른 지역에서 수련한 의사들에 비해 비정상성의 정도를 낮게 평가했고, 나이 많은 정신과 의사와 정신치료 훈련을 받은 의사들은 젊은 의사들에 비해 비정상성의 정도를 더 높게 점수 매겼다. 저자들의 지적에 의하면, "어떤 행위를 비정상'이라고 평가하는 것은, '질병과 건강에 대한 인식, 그리고 정상/비정상을 보는 평가자의 태도에 따라 달라진다."고 하였다. 이러한 태도는 의대 졸업 후 정신과 수련과정과 나이에 따라 달라진다는 것을 이 조사는 보여주고 있다.

사례 10.4 잉글랜드와 프랑스의 정신과 진단의 차이

Van Os 등[39]은 92명의 영국 정신과 의사와 60명의 프랑스 정신과 의사가 가지고 있는 정신분열증의 개념에 대해 연구했다. 그 결과 원인론, 진단, 치료 및 관리방식을 개념화하는 데 주된 차이가 있음을 발견했다. 대체로 '앵글로 색슨의 경험주의, 즉 실험을 통하여 진리에 도달하고자 하는 경향과, 대륙의 합리주의 전통, 즉 관념을 통하여 진리에 도달하려는 전통의 차이가 특히 영향을 끼친 것'으로 보았다. 프랑스에서는 정신분석학 이론들―가족의 심리적 역동과 부모의 원인론적 역할을 강조하는―이 더 많이 작용한 반면, 영국에서는 정신의학이 신체 의학과 연관되어 있어서 신경발달과 유전적 원인에 더 초점을 맞추어 왔다. 마찬가지로 치료방식에서도 영국 의사들은 프랑스 의사들에 비해 생물학적인 접근방식과 행동이론적 접근방식을 더 선호했다. 또한 두 나라의 정신분열증 빈도에서도 주요한 차이가 있었다. 프랑스에서는 45세 이전에 정신분열증으로 정신병원에 첫 입원하는 환자 수가 잉글랜드에 비해 상당히 높았지만, 45세 이후에는 영국보다 낮았다. 또한, 1973~1982년의 기간 동안 첫 입원하는 비율은 프랑스에서는 증가한 반면 잉글랜드에서는 낮아졌다. 정신분열증 빈도의 뚜렷한 차이는 두 집단의 정신과 의사들 사이의 문화적 차이와 인식의 차이뿐만 아니라, 이들이 사용하는 진단기준의 차이로도 상당부분 설명될 수 있다. 프랑스의 정신과 의사들은 45세 이상에게 정신분열증을 진단하는 것을 꺼리는 반면, 이 나이 이전의 사람에게는 영국에서라면 '정신분열증에 포함시키지 않을 다른 만성 심리적 상태'까지도 포함시켰다.

정신질환의 문화적 양상

'무엇이 아픈 것인지', 고통을 해석하고 질병으로 구성하는 방식, 질병의 이유를 설명하는 방식, 그리고 그 질병을 어떻게 치료해야 할지는 문화에 의해 규정된다. 신체질병의 경우에 논의된 것들(☞5장)은 정신질환에도 동일하게 적용할 수 있다. 일반인이 정신질환을 해석하는 방식은 개인적 행동, 자연과 사회 및 초자연적 세계의 영향 등이다. Foster와 Anderson[5]은 이런 관계의 측면에서 해석하는 것은 비서구 사회에서 훨씬 흔하고, 반면 서구적 관점에서는 심리적 요인, 인생 경험, 스트레스의 영향을 원인으로 강조한다고 했다.

개인적 고통을 남에게 *의사*소통하는 '고통의 언어'는 문화에 의해 형성된다. 이 '언어'에는 문화적으로 규정되는 '비정상'이 포함되는데, 예컨대 행동의 변화, 그리고 말하는 것, 옷 입는 것, 개인 위생 등의 주요 변화 등등, 무엇이 비정상인지 문화적 정의에 따라 소통하는 것이다. 환각이나 망상 등의 정신적 증상을 언어로 표현할 때는, 대개 환자들 자신의 문화적 환경에서 차용된 상징, 이미지 그리고 동기 등을 사용하게 된다. 예를 들면, Littlewood와 Lipsedge[40]의 연구에서, 심한 정신질환을 앓고 있는 환자들 중, 종교적 경험을 통해서 증상을 구성하는 사람은 아프리카-카리브에서 출생한 사람이 전체의 40%인 반면, 영국에서 태어난 백인 환자는 20%에 불과했다. Scheper-Hughes[41]의 지적에 따르면, 서부 아일랜드의 케리 외곽지역에 있는 정신병환자들은 동정녀나 구세주 같은 주제의 종교적 망상을 가진 반면, 미국의 정신분열증 환자는 '세속적인 망상이나 전기고문을 받는다는 망상'을 더 많이 가지고 있었다. 아프리카 지역에서는 악령에 사로잡혔다는 증상이 보고되는 반면, 서구 정신병환자들 사이에서는 '화성인'이나 '외계인'에

사로잡혔다는 증상 호소가 더 많다. 그러므로 문화는, (심지어는 '통제되지 않은 비정상'의 극단에 있는 경우일지라도) 정신질환으로 인해 만들어질 수 있는 모든 상징과 상상의 레퍼토리를 제공한다. 9장에 기술된 제의적 상징과 마찬가지로, 정신질환에서 표출되는 상징들은 양극화된 의미를 지니고 있다. 한 극단에서는 개인의 심리상태와 감정을 나타내는 한편, 다른 한 극단에서는 넓은 범위의 사회적, 문화적 가치를 함축하고 있다. 정신질환자가 소수문화나 소수민족 출신일 경우, 고통을 알리고 도움을 얻기 위해서는 주류 문화의 상징을 사용해야만 할 때가 있다.[42] 다시 말해 주류 문화의 가치체계를 받아들이고 (혹은 받아들이는 척하고), 그 가치체계에 합당한 언어를 사용해야만 하는 경우도 있는 것이다.

Littlewood[43]는 런던에 거주하고 있던 34세의 자메이카 출신으로서, 토속적 종교 배경을 가지고 있었던 과부 '베아트리스'의 사례를 들어 이를 설명했다. 그녀는 흑인 자메이칸 침례교 목사의 딸로서, 런던에서 15년간 아들과 함께 살았었다. 정신병원에 입원했을 당시 그녀는 횡설수설하고, 자살하겠다는 위협을 했으며, 아들이 흑인이기 때문에 자기 자식이 아니라고 했다. 그리고 모든 흑인들은 못생겼으며, *그녀 자신*은 흑인이 아니기 때문에 못생기지 않았다고 소리를 질렀다. 베아트리스는 백인 의사 간호사들과 더 친해졌고, 환자들에 대항해서 이들 편을 들어주려 했다. 반면, 서인도제도 출신의 의료진과는 계속 말다툼을 했고, 백인 간호사가 지시했다면 따랐을 요구를 이들이 하면 거부했다. 그녀는 자신이 '흑인'임을 강력하게 거부하고 있었고, '흑인'은 사악하고, 추하며 용납할 수 없는 것으로서, '검은' 사악함이 자신을 정신병에 걸리도록 음모를 꾸민 것이라고 믿고 있었다. Littlewood가 해석한 바에 의하면, 그녀는 식민지 자메이카의 인종적 상징과, 또 한편으로 잉글랜드의 주류 인종주의 상징체계를 동시에 내면화시킨 것으로서, 영국에서

'검은색'은 나쁜 것, 즉 '죄, 색욕, 더러움'을 상징했다. 베아트리스가 가진 종교에서도 검은색은 마찬가지로 미움, 악, 마귀, 어두움, 그리고 통곡을 상징했다. 반면에 '하얀색'은 '종교, 순결, 절제'와 연관되어 있었다. 흰색은 또한 순결과 기쁨을 나타내었고, 신부(新婦)와 천사 모두 하얀 옷을 입는다. 따라서 베아트리스는 단지 인종주의의 희생자일 뿐만 아니라, 흑백 이분법의 인종주의를 스스로 망상 속에 가지고 있었던 것이다.

신체화

비교문화적 정신과 진단에서 자주 마주치는 문제는 신체화(☞5장, 7장) 증상이다. 이는 심리적, 사회적 질환이 문화적 양상을 거쳐 신체 증상으로 나타나는 것을 뜻한다. Swartz[44]에 의하면, 신체화는 '몸과 이야기를 나누는 방법'이다. 신체화 증상은 전 세계 수많은 문화권과 다양한 사회경제 집단에서 나타나고, 특히 우울증[15] 및 개인적 고통과 불행이 임상 양상으로 나타난다. 우울증을 가진 사람들은 종종 애매하고 변덕스러운 신체 증상들, 예컨대 '만성피로', 두통, 두근거림, 체중 감소, 어지러움, 한마디로 '온몸이 다 아프다'고 호소한다. 그러면서도 우울하다거나 개인적으로 문제를 가졌다는 것은 부정한다. Hussain과 Gomersall[45]은 영국에 있는 아시아 이주자들 사이에서 나타나는 우울증은, 우선적으로 신체증상부터 나타나는데, 특히 전반적인 쇠약함, '장에 문제가 있는지 우려하고', 심장마비에 대한 과장된 두려움, 그리고 성기능—몽정, 소변으로 정액이 새어나갈까 봐 두려워하는[46]—등의 신체적 증상으로 나타난다고 했다.

Kleinman[47,48]은 우울증과 같은 불쾌감정이 문화와 사회 계급에 따라 다르게 양상이 만들어진다는 것을 지적했다. 사람에 따라 신체화 증상은 '그 감정을 직접적으로 표현하는 것을 차단할 뿐만 아니라 성찰하는 것까지 방해하는 기능'을 할 수 있다. 불쾌감정은 비심리적 언어로 표현되어, '나는 우울하다'가 아닌, '나는 아프다'로 나타나는 것이다. 미국에서는 이러한 현상이 고졸 이하의 학력을 가진 가난한 노동자 계급 특유의 생활방식을 가진 사람에게서 더 흔히 나타나고, 반면 심리화, 즉 우울증을 심리적 문제로만 보는 경향은 대학 이상의 학력을 가진 상위 중산층 전문가와 행정가 사이에서 더 흔하다고 지적한다. 그러나 이렇듯 '몸으로 의사소통하는' 방식은 전 세계적으로 다양한 사회, 문화 집단에 걸쳐 다 나타나고, 심리적이고 추상적인 언어로 불쾌감정을 표현하는 경우보다 훨씬 더 많다.[44]

그러나 신체화와 심리화를 구분하려는 것은 대체로 실질적이라기보다는 이론적인 경우에 해당한다. 곧 이어 기술되는 Ots의 사례가 보여주는 것과 같이, 명백한 신체 증상임에도 불구하고 실제로는 감정적 의미를 전달하는 것이며, 치료자와 환자 서로가 이해하고 있는 사례를 들었다. 1989년 영국에서 Krause[49]는 인도 편잡 지역 출신의 이주자들이 신체화 경향을 가지고 있지만, 실은 심리적 단어로 고통을 표현할 수 있으며, 더욱이 신체증상만 있을 때도 심리적 고통을 함께 표현한다는 것에 주목했다. 더 나아가, 심리화가 개념상으로는 신체화의 반대이기는 하지만, 종종 비심리적 언어로 표현되기도 한다. 예를 들면, 일상 언어에서도 정신적 고통이 종종 신체적 언어로 표현되는 것을 볼 수 있다. '부서진 심장', '목에 힘주는', '기쁨으로 온 몸이 가득 찼다', '그 의견은 소화할 수가 없다', '뼈아픈 경험' '주목받는 것에 굶주렸다' 등이 그 예이다. 1985년 미국 매사추세츠에서 필자가 한 연구에 따르면, 정신신체 장애환자들이 자신의 감정과 느낌을 마치 만질 수 있는 '물건'처럼, 그래서 자신의 몸속에 들어와 상처를 입힌 것처럼 묘사하는 것이었다. '내 안에 많은 것이 들어있는 것 같습니다. 분노, 긴장, 증오, 두려움 등등. 나는 이것들이 내장 속에 박혀있는 것처럼 느껴져요.' '내 몸 안에 부정적 감정을 담고 있어요. 의사들은 분노가 내장에 쌓이게 된다고 말을 합니다.' 이렇듯, 부정적인 감정이 자신의 내부에서 만들어질 수도 있고 밖에서부터 안으로 들어올 수도 있어서 병과 불행을 불러온다는 서구적 관점은 점차로 보편화되어 가고 있다. 이것들은 어떤 식으로든 사람 몸 안에 쌓여, '밖으로 몰아내지 않으면' 몸의 특정 부위에 질병과 고통을 유발한다고 믿게 한다. 19세기 저명한 해부학자인 Henry Maudsley의 말에서 현대의 관점을 찾아볼 수 있다. '눈물로 배출되지 않은 슬픔은 다른 내부 장기를 울게 만든다.'[51]

Kleinman[47]은 대만에서 신체화 경향이 아주 보편적이라는 것을 연구했다. 그곳에서 사용하는 두 개의 언어인 남부 후치완어와 중국 표준말인 중국관화 모두에서 심리적 상태를 표현하는 단어는 빈약하고, 때로 '문젯거리', '걱정되는' 뜻을 가진 단어 정도가 이러한 감정들을 표현한다. 자기성찰은 권장되지 않으며, 자신이 그곳에서 일했던 정신과 의사로서 대만인 환자들로부터 '개인적인 생각과 감정을 유도해내기가 아주 어렵다'는 것을 발견했다고 Kleinman은 말했다.

Kirmayer와 Young[52]은 신체화 현상에 관하여 임상의사, 정신과 의사, 인류학자들의 서로 다른 해석을 정리했다. 해석하는 사람의 입장에 따라 아래에 제시된 신체증상 가운데 하나 이상의 요인이 신체화에 해당한다.

- 질병이나 장애를 지칭하는 것
- 심리적 갈등의 상징적인 표현
- 특정 정신병리의 표현
- 질병에 관한 관용적 표현
- 경험에 관한 은유적 표현
- 지역사회 안에서 '위치하기 위한 행동'
- 사회에 대한 논평이나 저항의 한 형태

신체화 현상은 복합적인 것으로 전 세계에 걸쳐 광범위하게 나타난다는 점, 그리고 신체화에 대한 이해방식은 서구적 사고방식을 반영한다는 것, 특히 몸과 마음의 이분법을 반영하는 것일 수 있다는 점을 저자들은 지적한다.

비교문화적으로 본 우울증

우울증에 관한 비교문화적 연구를 고찰하여 Patel[15]은 다음과 같이 결론지었다. 서구 정신의학은 우울증의 핵심 증상으로 *기분의 변화*를 지목하는데, 여기에는 슬픔, 희망 상실, 절망 등의 감정이 포함된다. 그러나 서양이든 동양이든 가장 흔하게 나타나는 우울증의 증상은 장기간에 걸쳐 지속되는 다양한 *신체* 증상이라고 Patel은 지적했다. 여기에 포함되는 증상으로는 피로감, 허약감, 여기저기가 쑤시고 아픈 것, 어지러움, 두근거림, 그리고 수면장애 등이다. 그러나 임상적으로 관찰되는 우울증의 증상은 신체적인 것만은 아니다. 비서구사회에서도 심리적 증상은 의사가 물어본다면 쉽사리 드러나는 증상이다. 일상의 사회적 일에 흥미를 느끼지 못하고, 자살에 대한 생각, 집중력의 저하, 과도한 불안 등이 그 증상이다. 증상 발현이 어떤 식으로 나타나든, 전반적으로 볼 때, 우울증은 모든 문화에 보편적으로 나타나고 있다.

비교문화적으로 우울증을 평가하고자 할 때 당면하는 문제점 중 하나는 '우울증'의 서구 진단범주에는 비서구사회의 언어에 대응하는 언어를 가지고 있지 않다는 점이다. Patel[15]이 지적한바와 같이, '슬픔이라는 감정을 경험하는 것이 우울증의 핵심 증상이라는 것은 그릇된 믿음'일 때가 있다는 것이다. 더 나아가 언어권에 따라서는 '우울'과 '불안'을 구별하지 않는 곳도 있다. 따라서 그러한 사회에서 우울증을 진단하기 위해서는, 정신과 의사는 우울증과 유사한 토속적 개념들, 예를 들어 짐바브웨의 *kufungisisa*,[104] 중국의 '신경쇠약', 라틴아메리

---

104) 너무 많이 생각해서 생긴다는 병으로, 노이로제에 해당하는 짐바브웨의 일반적 개념이다.

카의 *susto* 등이 무엇인지 연구해야 하고, 이들에게 정신과적 개념을 적용해서는 안 된다고 했다(이는 '범주화의 오류'에 속한다).[16]

종합하면, 많은 문화권에서 고통을 표현하는 언어로서 신체화를 사용한다. 이것을 이해하기 위해서는 전인적인 관점이 필요하며, 특히 우울증의 경우 더욱 그러하다. 신체화를 해석하는 데는 심리적, 신체적, 사회적 조건이 복잡하게 얽혀있음을 고려해야만 한다.

다음 아래는 중국 홍콩과 난징의 신체화 사례이다.

사례 10.5 홍콩에 있는 우울증 환자

Lau 등[53]은 홍콩의 개인병원에 찾아온 213명의 우울증 환자(여자 142명, 남자 71명)를 6개월 동안 추적 조사했다. 의사를 찾아오게 된 주된 증상은 위장 복부의 불편함(18.7%), 어지럼증(12.2%), 두통(9.8%), 불면증(8.4%), 전신적 불편함(7.5%), 열감(4.7%), 기침(4.7%), 생리불순(3.3%), 허리 통증(3.3%) 등이었다. 96%의 환자에게 첫 증상이 신체 증상이었다. 우울증 환자 어느 누구도 처음부터 정신적 고통을 호소하지 않았다. 대부분 통증만 가지고 있다고 하거나, 통증과 더불어 심리증상을 가지고 있었다. 예를 들면, 환자들 가운데 두통은 85.4%나 나타나고 있었다. 그러므로 저자들은, 신체적 증상만 늘어놓는 경우 우울증 진단 가능성을 배제할 위험성이 크다는 것을 경고한다.

사례 10.6 중화인민공화국 난징의 정신신체 증상

Ots[54]는 난징의 중국 전통의료 진료소를 찾은 243명의 환자들을 연구했다. 이들 중 상당수는 '정신신체 장애'를 가지고 있었다. 그는 대만이나 홍콩과 마찬가지로 중국에서도 자신의 감정을 공개적으로 표현하는 것이 권장되지 않는다고 지적한다. 그 대신 심각한 불행이나 심리 사회적 스트레스로 고통받는 사람들이 주로 '의료적 돌봄을 찾기 위해 하는

행동'은 신체적인 불편함을 토로하는 것이었다.

서구의학과 달리, 중의학은 이분법적이지 않고, 감정과 신체의 기능을 엄격하게 구별하지 않는다. 몸과 마음 모두를 동일한 현상으로 본다. 즉 '특정 심리적 변화와 특정 신체적 장애는 서로 대응하는 것이며 때로는 동일하다고 본다.' 비록 중의학이 표면적으로는 '간장', '심장', '신장' 등의 특정 장기에 초점을 맞추지만, 많은 경우 그런 진단은 실제 신체적 질병에 대한 진단이 아니라, 특정한 정신상태에 대한 은유로서 이해되어야 한다. 예컨대 '간의 질환'이라고 말할 때 이는 간이 문제가 아니라 그 환자가 주장하는 신체 증상의 양상을 통하여 그의 감정상태를 우선적으로 언급하는 은유이다. 그러므로 심리적인 것보다는 *신체적인* 증상과 치료를 강조하기는 하지만, 중의학 의사들은 신체증상의 호소를 근본적으로 정신적인 메시지로 '읽을 줄 아는 사람들'이며, 그 이면에 있는 심리적인 문제를 밝혀내려 한다. 전통 중의학의 질병분류학에서 '간'은 분노에 대한 은유이며, '심장'은 걱정, '비장'은 우울감, '신장'은 성적 능력의 감소에 대한 은유이다. 연구대상이었던 병원에서 간과 관련된 진단 중 80%는 간의 실제적인 질병(예컨대 간염)과 관련된 것이 *아니라*, 분노에 대한 것이었다. 예를 들면, '간의 양기를 북돋아줄 필요가 있다'는 진단이 의미하는 것은 이 환자가 자신의 분노를 억제했으며, 이것이 그의 간에 영향을 미치고 있음을 뜻하는 것이다. 만일 치료하지 않으면, '간이 비장을 공격하여' 비장 질환을 초래할 수 있다. 말하자면, 내부로 돌린 분노는 결과적으로 우울증을 불러올 수 있다는 말이다.

그러므로, Ots가 지적하는 것은, 전통 중의학 의사들이 주로 신체증상에 초점을 맞추기는 하지만, 그 원인과 상관없이 환자의 감정상태를 무시하지는 *않는다*. '감정은 몸의 장기에 병을 일으키는 병인으로 이해되고 있다.' 이들에 대한 치료는 정신치료나 카타르시스가 아니라 (중국의 문화적 규범은 이를 용납하지 않을 것이다), '신체기능의 조화를 회복시켜 감정을 조화롭게 하는 것'을 목표로 한다. '간-분노'의 경우, 치료되는 것은 간 그 자체이고, 대체로 10~15가지 약제를 혼합하여 약을 처방한다.

그러므로 Ots는 정신신체장애의 서구적 모델은 중국에 쉽사리 적용될 수 있는 것이 아니라고 주장했다. 왜냐하면 중국 문화에서 환자와 의사는 몸에

> 관한 그들 특유의 인식을 가지고 있으며, 중국인들은 '서구의학의 입장에서 보면 낯선 방식, 즉 그들의 *몸에 귀를 기울이는* 방식으로 문화적 훈련이 되어 있기 때문이다.

문화적 신체화

신체화는 때로 피로감, 허약감, 열감, 혹은 '여기저기가 다 아픈 것'과 같이 애매한 증상으로 나타날 수 있다. 그러나 어떤 문화적 사회적 집단에서는 특정 형태의 신체화가 나타난다. 즉 하나의 특정 장기를 모든 증상과 불안의 초점으로 선택하는 것이다. 이러한 현상은 *문화적 신체화*라고 이름 붙일 수 있으며, 선택된 장기는 그 집단에게 상징적, 은유적 중요성을 가지는 것이다. 예컨대 간, 비장, 신장, 심장 등이다. 중국에서 한 Ots[54]의 연구에서 조사된 심장, 이란에서의 심장(*narahatiye qalb* 즉 '심장스트레스'), 인도 펀잡 지방에서의 심장(*dil ghirda hai*, 즉 '가라앉는 심장'), 프랑스에서의 간(*crise de foie*), 영국 등에서는 내장, 몇몇 중국인 집단에서는 성기(*koro*) 등이 있다. 각각의 경우, 개인은 특정 증상으로 인해 고통을 받을 뿐만 아니라, 그들이 살고 있는 사회의 문화적 핵심 주제를 '체현'하여[56] 증상으로 나타낸다.

이렇듯 특정 집단 안에서 일정 장기나 신체 일부분에 관하여 공유하는 생각은, 서구 정신분석학자들이 말하는 개인적이고도 특별한 형태의 신체화와는 구분해야 한다. 예를 들면, Freud와 Breuer[57]의 히스테리아 모델은 특정 국소 증상 (예컨대 사지나 몸의 일부에 통증이나 마비가 오는 것)은 그 개인에게 고유한 심리적 갈등의 표현일 수 있다는 견해이다. 이 경우 선택된 신체 일부는 그 개인에게 특별히 상징적 중요성을 가지는 것이다. 정신신체 장애를 연구하는 사람들은 '특정 장기를 선택'하는 이유를 이해하기 위해 Freud와 Breuer 식의 해석을 해왔다. 그렇지만 많은 개별적 사례들이 보여주는 것은, 장기 선택은 문화적 기준과 개인적 기준 둘 *다*에 기반을 두고 이루어지는 것이다.

Mumford[58]는 신체화가 문화적 배경과 관련되는 방식을 제시했다. 신체증상이 문화에 의해 모양새를 갖추게 되고, 증상을 자각하여 임상 증상에 이르기까지 세 개의 진화 단계가 있다.

1. *언어와 관용구* - 지각한 것을 표현하기 위한 것이다.
2. *건강과 질병에 대한 개념* - 증상을 해석하기 위한 것이다.
3. *문화적으로 용인되는 질병 행동* - 이는 고통을 해소하기 위해, 치료받기 위해, 남에게 증상을 표현하기 위한 것이다.

대부분의 공동체에서 문화적 신체화가 나타나고 주위 사람들에게 고통을 인정받기 위해서는 이 세 가지 단계가 다 필요하다.

'정신신체'의 개념

'정신신체'라는 용어는 1818년에 처음 사용되었지만, 널리 사용하게 된 것은 2차 세계대전부터이다. 이 용어는 심리적 요소와 신체적 요소 둘 다 가지고 있는 상태를 뜻했고, 두 요소 사이에 어떤 인과관계가 있는 것으로 알려져 있다. 일반적으로 이 용어는 전적으로 심리적 원인을 가지고 있고, 어떤 신체적인 비정상도 발견되지 않는 상태(예컨대 긴장성 두통), 또는 신체적 질병은 있지만 이 질병이 심리적 요인에 의해 급진전되거나 악화되는 상태(예를 들면 가족 간의 갈등에 의해 급진전된 천식발작의 경우)를 의미한다. 그러나 인류학자와 의학 연구자들 모두 이 용어가 정신과 신체의 이분법을 반영한다고 비판해왔다. Lipowski[60]의 지적에 의하면, '정신신체질환이 가정하는 것은, 두 가지 부류의 현상, 즉 정신적인 것과 신체적인 것이 존재하며, 이 둘은 서로 다른 관찰 방법과 언어를 필요로 한다는 가정이다.' 다시 말해서, 이 용어는 '방법론적인 그리고 의미론적인 이분법'으로, 인간의 고통을 두 가지 성질로 나누는 것이다. '질병'과 '병'를 보는 시각을 융합하려는 시도임에도 불구하고, 이 개념의 근본적 이분법은 여전히 남아있는 것이다. 게다가 정신신체장애는 생의학적 범주 안에서도 매우 비정형적인 것이라고 볼 수 있다. 의학교과서에 있는 많은 '실재적'인 질병과는 달리, 정신신체장애는 진단하고 설명하고 경과를 예측하거나 치료 또는 예방이 힘들며, 명확한 신체적 비정상 소견이 발견되지 않는다. 그러므로 몇몇 경우에 있어 치료가 안 되는 책임을 환자의 비정상적인 정신상태로 돌리는 '피해자 비난하기'에 이를 수 있다.

또 다른 문제점은 이 용어가 특정 심리적 요인들(예컨대 인간성, 성격, 성향, 갈등, 혹은 감정)과 특정 신체적 증상 사이에 직접적인 인과관계를 이어줄 수 있다는 점에 있다. 20세기 초반에 나타났던 '심인성'(心因性) 이론은 특정 성격 유형이나 성향을 가진 사람들이 특정 유형의 신체적 질병에 걸린다는 논리였다. 예를 들면, 천식은 '수동적이고 의존적인 사람들'의 질병이라는 식이다.[61] 그러므로 여러 정신신체 장애는 각기 다른 고유의 정신병리와 연관된다고 간주되었다. 더 나아가 몇몇 정신분석학 문헌은 몸과 마음의 공간 모델을 제시했다. 내면의 정신적 현실이 외부의 신체적 현실에 작용하여 정신신체 증상을 일으킨다는 것이다. 정신분석학자인 McDougall[62]이 언급한 바와 같이 "신체적 현상은 정신적 메시지에 대한 반응으로 발생하는 것이다."고 보는 것이다. 능동적 정신과 수동적인 신체라는 이러한 이미지('마음은 무엇인가를 전달하기 위하여, 무언가를 말하기 위하여 신체를 이용한다'[62])는 신체화에 관한 토론과 문헌에서 이제는 보편적으로 나타난다. 선척적인 것이든 후천적인 것이든 간에, 신체의 어느 한 부분에 정신적 힘이 특별히 강하게 작용하는 취약한 부분이 있다는 생각도 여기에 포함된다.

다른 연구자들은 정신신체의 정의를 더욱 확대하여 사회적 요인과 맥락의 요소를 포함시켜 다중 인과적 모델을 개발하려 한다. 예를 들면, Engel[63]은 '생물-정신-사회' 모델을 주장했는데, 이는 덜 이분법적인 것으로서, 정신적 신체적 요인을 사회적 요인—특히 질병의 근원을 둘러싼 사건들—과 통합하고자 한 것이었다. 다중 인과적 모델의 하나인 Alexander 등[64]의 모델에서는 세 가지 원인을 주장한다.

1. 어릴 때부터 유지된 '성격 특유의 정신 역동적 갈등 양상'
2. 이러한 갈등 양상을 활성화시키는 특정 '유발 상황'
3. 취약한 장기에 해당하는 것으로서 'X 요소'

Minuchin 등[65]은 가족치료를 위한 '가족 시스템 이론'을 개발했는데, 그 이론에 의하면 가족 간의 상호작용은 균형을 유지하려는 방향으로 향한다. 가족 중 한 사람이 신경성 식욕부진 등의 정신신체 질환을 앓는 것도 가족의 균형을 유지하기 위한 한 방편으로 보고 있다.

최근 정신신체에 관한 연구는 특정 심리적 상태를 면역계, 내분비계, 신경계 등의 특정 생리적 변화와 연관시키는 복잡한 생리학적 모델에 관심을 쏟고 있다. 예를 들면, 정신-신경-면역학[66]에서는 면역계가 우울증 등의 심리변화에 반응하는 것을 보여준다. 또한 염색체 이상과 대사 및 내분비계 이상이 감정, 인지 및 행동에 영향을 미치는 것을 연구한다. 이러한 최근 생리학적 모델의 상당수 또한 이분법적임을 부정할 수 없다. 왜냐하면, 이들은 병의 원인, 해석, 치료에서 사회적, 문화적 요인이 하는 역할을 간과하기 때문이다.

근년에 '정신신체'라는 용어는 생의학이 변천되어왔던 바와 같이 서구적 의료의 한 부분으로 사용된다. 인류학적 연구는 이 개념이 어떻게 확산되어 지금과 같은 방식으로 이해되고 있는지를 보여주고 있다. 특히 영어를 사용하는 나라에서 이 단어가 뜻하는 것은, 이 병은 실제적인 것이 아니며, 병이 생기게 된 원인과 만성적으로 질질 끌게 되는 과정 모두가 어느 정도 환자의 '잘못' 때문이라고 여기고 있다. 어떤 경우에는 의료진과 장기간 만남으로써 이런 인식이 생기게 될 수 있다. 환자들은 의료진과 의학적 자료를 통해 이 병에 관한 도덕적 의미를 받아들이게 되고, 치료해도 낫지 않는 것은 자신의 실패라고 배우게 될 수 있다. 매사추세츠 연구[50]에서는 궤양성 대장염을 가진 여자 환자의 말을 인용했다. '모든 의사가 나에게 한 말은, 이 병은 내 잘못 때문이며, 의사의 지시를 잘 따랐다면 만사가 다 잘 되었을 것이라는 것이었다.' 마찬가지로 궤양성 대장염을 앓고 있던 한 의과대학생 또한, "왜 하필이면 나에게 이 일이 일어났는가에 대한 이유를 찾기 위해 많이 노력했다. 모두가 나에게 말하기를 이것은 심리적인 것임에 틀림없다. 무언가 커다란 심리적 요인이 있음에 틀림없다. 그렇게 의학교과서에 나온다."고 말했다 한다.

정신신체장애에서 맥락의 역할

인류학적인 관점에서 볼 때, 정신신체장애에 관한 오늘날의 많은 이론들은 이분법적이라거나, 다중 인과론적인 것이어서, 시스템 이론이나 생리학 이론이거나 제각기 어느 정도 유용하기는 하겠지만 그것으로 충분하지는 않다. 장애가 왜 나타나고 증상을 어떻게 이해해야 할지 그 전체적인 그림을 보기 위해서는 문화적, 사회적, 정치적, 경제적 맥락의 역할을 알아야 할 필요가 있다. 이런 관점에서 이 책에 간략하게 소개하는 몇몇 인류학 이론은 특별히 유용하다. 몸과 자아(2장), '질병과 병'(5장), 고통(7장), 위약효과(8장), 의례(9장), 스트레스(11장), 그리고 문화적, 상징적 치유에 관한 구성주의적 개념이 그것들이다. 가난과 박탈,

이로 인한 절망감 등은 이런 관점에서 이해될 수 있을 것이다. 이런 이해 구도를 통해서만 고통을 겪는 한 개인에게 신체적, 심리적, 사회문화적 요인이 모두 혼합되어 미묘한 방식으로 작용하고 있음을 포괄적으로 이해할 수 있을 것이다. 이러한 관점에서 이 분야의 연구는 *정신-사회-신체* 장애라고 부르는 것이 더 정확할 것이다.

이러한 접근법은 '문화와 결부된 장애'의 사례에 잘 나타나 있다.

문화와 결부된 심리적 장애

'문화와 결부된 것'인가? 아니면 '맥락에 결부된 것'인가?

'문화와 결부된 장애'(culture-bound syndrome)는 특정 집단이나 문화 및 지역에 고유한 집단적 민속 질병을 말한다. '문화'는 균질한 것이 아니고, 또한 특정 맥락(시간, 장소, 사회적 상황 등)에서 발생하는 것이기 때문에 '*맥락과 결부된 장애*'(context-bound disorders)라고 불러도 무방하다.

문화와 결부된 장애는 그 문화의 구성원들이 모두 인지하고 있고, 같은 방식으로 그 장애에 반응하는 것으로서, 증상 및 행동의 변화를 뜻한다(☞5장). 이 장애는 환자와 주변 사람들 모두에게 상징적, 도덕적, 사회적, 심리적 의미를 가지고 있다. 개별적 질병 사례는 보다 더 넓은 범위의 것들, 말하자면 환자와 공동체와의 관계, 초자연적 세계와의 관계, 자연환경과의 관계 등과 연결시켜 해석된다. 이런 병은 반사회적인 감정이나 사회적 갈등을 그 문화 특유의 방식으로 표현하고 해결하는 데 중요한 역할을 한다. 병은 전적으로 감정적 증상으로 나타나는 것에서부터 신체적 증상이 주된 것에 이르기까지 다양한데, 여태까지 기술된 것을

열거하자면[67],

- 아프리카 등지에서 나타나는 신들림[3]
- 회교 국가에서 나타나는 *jinns* 혹은 *zar* 영에 사로잡히는 것[68]
- *amok* - 말레이시아에서 난폭행동이 사람, 동물 혹은 물건에 발작적으로 나타나는 것
- *Hieh ping* - 중국에서 죽은 친척이나 친구를 화나게 함으로서 그 귀신에 사로잡힌 상태
- *koro* - 중국의 남자에게 나타나는 것으로, 성기가 배속으로 끌려들어가 죽음에 이른다는 망상
- *Dhāt* 증후군 - 인도 등지의 남자에게 나타나는 것으로, 소변으로 정액이 새어나간다고 생각하여 극도의 불안 상태에 빠지는 것
- *mal de ojo* 혹은 *Dhāt* 증후군 - 라틴아메리카 등지에서 시기하는 사람이 '째려봄'으로서 병이 생긴다는 것
- *latah* - 동남아시아에 나타나는 것으로, 남을 흉내내는 행동을 하면서 강한 암시상태에 빠지는 것
- *voodoo* 죽음 - 카리브 지역 등지에서 나타나는 것으로, 강력한 마술의 저주에 의해 죽는 것
- *Shinkeishitsu* - 젊은 일본인 사이에 나타나는 불안 및 강박 신경증
- *windigo* - 중앙 및 북동부 캐나다의 알곤킨어족 인디언 사이에서 인육을 먹으려는 욕구에 사로잡히는 것
- *susto* - 라틴아메리카에서 '영혼을 빼앗긴다'고 믿는 것
- *narahtiye qalb* - '심장 스트레스'(☞5장)
- *dil ghirda hai* - '가라앉는 심장'(☞5장)

문화와 결부된 증후군은 위 목록에 나오는 것처럼 '이국적'인 것만은 아니다. 이 책의 다른 부분에서 이미 제시된 바와 같이 많은 일상적 행위들, 고통을 표현하는 관용어들, 몸을 인

식하는 방식과 진단 범주들, 이 모두 어떤 맥락에서는 '서구의 문화와 결부된 질병'이라고 간주할 수 있을 것이다. 예로 들 수 있는 것에는 비만, 신경성 식욕부진, 월경 전 증후군, 관상동맥 질환에 걸리기 쉬운 A형 성격 등이 있다. Littlewood와 Lipsedge[69]는 현대 영국에서 흔히 발견되는 수많은 병을 이 리스트에 덧붙였다.

- 의학적으로 처방된 약을 과다하게 복용하는 유사 자살 행동
- '주부들의 질병'으로 보는 광장공포증
- 부유한 중년 여자에게 나타나는 잔 도둑질
- 자식에게 접근이 금지된 이혼 남자가 집에서 가족을 인질로 잡는 가족인질극

이들은 공개적으로 반복하여 나타나는 행동양상으로서, 각 양상은 오늘날의 핵심적 문화적 주제와 가치관을 반영하는 것들이다. 따라서 이들도 앞서 열거한 목록의 질병과 마찬가지로 *문화에 결부된* 것이다. 예를 들면 주부들의 광장공포증은 여자에게 가해지는 문화적 압력과 금지, 특히 '여자가 있을 곳은 집이다'라는 통념에 대한 제의적 표현과 저항이라고 볼 수 있다. 이런 편견에 대해 '과도하게 순응'함으로써 이런 억압적 상황을 극적으로 표현하고, 주변의 가족으로부터 돌봄을 받으며, 동시에 남편을 가정에 머물게 붙잡아두어 남편의 행동반경을 제한할 수 있다는 것이다.

문화와 결부된 새로운 증후군

새로운 증후군들이 최근 산업화된 세계에서 속속 등장하고 있다. 상당수는 미디어에 의해서 창조된 것이고, 또 아직 완전히 문화와 결부된 것이라고 볼 수는 없지만, 이들은 대중문화 담론에 광범위하게 파고들기 시작했다. 어떤 것은 의학적 기원을 가지고 있는 것도 있고, 정신과 교과서에 등장하기도 한다. 이들 상

당수는 세속화된 시대에 반사회적 행동 혹은 사회에 순응하지 않는 행동을 의료화하여 나타내고 있으며, 종종 '미친' 행위와 '나쁜' 행위 사이의 경계선 상에 놓여있다. 영국에서 나타나고 있는 문화와 결부된 증후군에는 다음의 것들이 포함된다.

- 공격적 행동 혹은 '광란' 증후군, 예컨대 (운전자들 간의) 노상 광란, 비행기 안에서 폭력행동을 의미하는 항공기 광란, (대형매장에서 고객들 간의 갈등을 의미하는) 손수레차 광기
- 폭력적이고 반복적인 행동 증후군, 예컨대 연쇄 살인, 아동 학대, '노인 학대', 학생들 간의 왕따, 매맞는 아내 증후군
- 중독 혹은 의존 증후군, 예컨대 일 중독, 쇼핑 중독, 초콜릿 중독, 로토 중독, 섹스 중독, 인터넷 중독(☞13장)
- 에너지 상실 증후군, 예컨대 극도의 피로 증후군(특히 의료진에서 일 부담으로 인한), 스트레스(☞11장), 여피족의 '독감'증후군(근육통을 수반하는 뇌 장애)
- 기타 증후군들로서 학교 거부 증후군, 주의력결핍 과잉운동 장애, 작화증-거짓기억 증후군

신체적 혹은 정신의학적 원인이 증명되었다 할지라도, 이들 증후군들은 사회문화적 요인을 하나의 진단적 이미지 혹은 은유로 압축시킨 것으로 보이며, 종종 현대의 삶의 방식이 만들어낸 병적 산물로 볼 수 있다. 이들 가운데 몇몇은 지난 수년간 더 많아진 반면 어떤 것은 차차 사라져갔다. 예를 들면, Acocella[70]는 지난 20년간 미국에서 *다중인격장애*가 나타났다가 사라지던 과정을 자세히 기술했고, 이는 같은 시기에 부상했던 사회적 지적 유행과 분명 연관되어 있다고 했다.

서구사회 및 비서구사회 모두에서 심리적 사회적 병을 표현하는 고통의 언어는 광범위한 문화적 양상화에 의해 정해진다. Bose[71]는 런던에 거주하는 방글라데시계 영국인들이 사용하는 특정 문화적 관용어법을 기록한 것을 예를 들었는데, 증상의 양상뿐만 아니라, 그 증상을 어떻게 해석하는지도 문화와 결부된 것임을 알 수 있다. 환자와 가족 그리고 종교 치유자들은 극도의 고통이 *upridosh*, 즉 악령(*jinns*)에 사로잡혀 그런 것이라고 해석한다. 고통을 감정과 행동으로 표현하는 방식은 식사 거부, 침묵, 울기, 소리 지르고 욕설하기, '무례한 행동', 그리고 환시 등으로 나타나기도 한다. Bose가 지적한 바에 의하면, 고통을 표현하는 이러한 방식은 정신의학적 질병분류표로는 분류되지 않으며, 그 환자와 연관된 특정 문화적 틀과 생활 환경 안에서만 이해될 수 있다는 것이다.

모든 증후군들이, 신체적 증후군이든 심리적 증후군이든 사회적 증후군이든 간에, 어느 정도는 '문화에 의해 구속'되는 것으로 보아야 한다고 Hahn[72]은 주장한다. 즉 전형적인 생의학적 질병이라고 할지라도 고유한 지역 문화적 관점이 존재하고 있다는 것이다. 그러나 위에서 열거한 상태는 정신상태와 행동의 급격한 변화가 뚜렷하고, 신체적 변화는 없으며, 많은 상징적인 의미를 가지고 있다는 점에서 의료인류학자들에게 매우 흥미 있는 특별한 현상이다.

다음 세 가지 사례는 널리 알려져 있는 것으로서, 라틴아메리카와 미국 라틴계 이민자에게서 발견되는 것과, 남아프리카에 있는 두 개의 상호 연관된 증후군을 기술한 것이다.

사례 10.7 라틴아메리카의 susto

Rubel[20]은 1977년 '*susto*'(마술적인 공황)의 특성에 관해 기술했는데, 이는 *pasmo, jani, espanto, pédida de la sombra*라고도 알려져 있다. 라틴아메리카의 도시와 시골 전 지역에 걸쳐 남자, 여자, 인디언과 비인디언 가릴 것 없이 누구에게나 나타날

수 있다. 또한 캘리포니아, 콜로라도, 뉴멕시코, 텍사스에 사는 히스패닉 미국인들 사이에서도 발견된다. 이는, 사람은 신체적인 몸과 더불어 하나 이상의 비물질적인 영혼을 가지고 있어서, 영혼은 어떤 상황에서는 몸에서 떨어져 나와 자유롭게 돌아다닌다고 믿는 토속믿음에 근거하고 있다. 이런 분리현상은 잠을 자거나 꿈을 꿀 때, 혹은 불안한 일을 겪으면서 생길 수 있다. 고의적이든 아니든 간에, 이런 현상은 땅이나 강과 호수 혹은 숲이나 동물의 수호 정령을 화나게 함으로써 환자의 영혼이 그것에 '사로잡혀' 돌아다니게 되어 발생한다고 인디언들은 믿고 있다. 그리고 '모욕을 속죄할 때까지' 환자의 영혼은 사로잡혀 있게 된다. 비인디언들의 경우에는 갑작스러운 공포나 혼비백산하는 경험을 하게 될 때 '영혼 상실'이 일어난다고 믿는다. *Susto*의 임상 증상은,

- 잠자는 동안 안절부절못하고
- 깨어있는 동안에는 우울, 기운 없음, 식욕 상실, 옷과 개인위생을 지키지 않는 등이다.

치유 의례는 대개 민속 치유자인 *curandero*가 행하는데, 우선 원인이 되는 특정한 사건에 대해 규명하고 동의를 구하는 진단 단계가 있고, 뒤이어 '환자의 몸과 영혼이 다시 결합하도록 영혼을 달래고 사정하는' 치유단계로 이루어진다. 병을 몸에서 제거하고 영혼이 돌아오도록 설득하기 위해, 환자를 마사지하고, 몸을 비벼 땀을 흘리게 한다. Rubel은 그 원인으로서 스트레스를 주는 사회적 상황, 특히 환자가 가족과 자신을 둘러싼 환경에서 기대를 충족시키지 못하는 상황 등의 다양한 사회적 환경적 요인을 들었다.

사례 10.8 미국 라틴계의 ataques de nervios

De La Cancela 등[73]은 1986년, 미국의 푸에르토리코인들과 그 밖의 라틴계 이주자들 사이에서 나타나는 *ataques de nervios*(신경증 발작)에 관하여 기술했다. 이 발작은 '문화적으로 의미가 있는 강한 감정을 표현'하는 한 방법이다. 다양한 신체적 증상들, 예컨대 몸의 떨림, 가슴이 뜨거워지거나 압박받는 느낌, 팔다리가 움직여지지 않고, 손과 얼굴이 마비되거나 저리는 느낌. 마음이 '백지장처럼 되는' 느낌, 때로는 의식 상실 혹은 욕설을 하기도 하는 등,

급성으로 발발한다. 대개 삶의 일반적인 문제들, 특히 가족 관계, 집 문제, 돈 문제 등으로 인하여 신경증적 증상이 점차로 쌓여가다가 어느 순간 급작스럽게 발병하는 것이다. 대개 특정 스트레스에 의해 유발된다. 대부분의 라틴계 미국인들은 이를 의학적 치료가 필요한 병으로 보지 않으며, 단지 스트레스가 쌓여 분노, 실망, 혹은 슬픔을 표현하는 것에 불과하고, 잠시 문젯거리로부터 도피하려는 것일 뿐이며, 한편으로 주위사람으로부터 동정과 도움을 얻기 위한 하나의 방법이라고 생각한다. 그러나 이 병은 미시적으로만 접근하면 이해하기 어렵다. 즉 미국 라틴계 사람들의 사회적, 정치적, 경제적 지위, 그리고 이들이 경험하는 '절망감, 대책이 없다는 느낌, 통제 불능이라는 느낌'을 살펴보아야 한다는 것이다. 그들이 떠나온 나라(특히 중앙아메리카)에서 겪었던 스트레스 경험, 그리고 여기에 더하여 이주에 의한 어려움, 예컨대 가족생활의 붕괴, 실업, 차별, 과밀 주거지와 성 역할의 변화 등, 보다 더 넓은 맥락에서 살펴보아야 할 주제들이다. 사회적 정치적 절망감에 덧붙여서, '미국 문화에 적응하고 동일화해야만 한다는 지속적 압력', 그리고 그들의 원래 문화가 무시당하는 것도 병의 발현에 작용하고 있다. 그러므로 저자들은 환자와 가족뿐만 아니라, 사회경제적 현실에도 주의를 기울여야 한다고 주장했다. 왜냐하면, '궁극적으로 볼 때 사회정치적 영역에서 더 효과적으로 다루어질 수 있기' 때문이다. 그래서 의료관계자들은 '*ataques de nervios*을 일으키는 사회적 문제와 물질적 조건에 초점을 맞춘 사회운동에 참여할 필요가 있다'고까지 주장했다.

사례 10.9 남아프리카의 amafufunyana와 ukuthwasa

1988년 Swartz[74]는 남아프리카의 크소사어(語)와 줄루어를 사용하는 사람들 사이에 흔히 나타나는 문화와 결부된 두 가지 증후군에 관해 기술했다. 하나는 긍정적인 것으로, 다른 하나는 부정적인 것으로 간주되는데, 둘 다 모두 신들림의 형식이다. *amafufunyana*는 히스테리의 일종으로, 흥분하고 통제되지 않는 행동과 때로는 자살 시도까지 나타난다. 이는 악령에 신들려 생긴다고 하고, 때로는 마법사가 악령을 보냈다고 믿는다. Ngubane[75]에 따르

263

면, 줄루족에게 신들림은 다른 종족으로부터 온 '악령의 무리'에 의한 것일 때가 많다. 이는 개인에게 발생할 수도 있고, 여학교와 같은 곳에서 대규모로도 발생할 수 있다. 신경증 즉 nervio(☞11장)와 마찬가지로, 사회 경제적 위치가 비교적 취약한 사람들(특히 여성들)에게 나타나고, 사회적 변화와 붕괴의 시기에 잘 발생한다. 그러므로 이들 특유의 상황을 이해하고 보호망을 구축하는 데 관심을 기울이는 것이 도움이 된다. 치료는 주로 전통 치유자가 집전하는 퇴마 의례에 의해 이루어진다. 이와 대조적으로, 유사한 형태의 신들림인 ukuthwasa는 바람직한 결과를 가져온다. 이는 '한 개인이 토속 치유자가 되기 위해 거치는 감정의 혼란 상태'이다. 여기서 신들림은 그 개인이 '부름을 받아' 치유자로 거듭나기 위해 필요한 과정이다. 이 병은 조상들과 긍정적인 관계가 시작됨을 알려주는 것이고, 그 조상들은 언젠가 그에게 치유능력을 줄 것이다. 그러나 Swartz가 지적한 바와 같이, 이 두 상태 중 어느 것도 뚜렷하게 구분이 되거나 일정한 모습을 가진 것이 아니다. amafufunyana와 ukuthwasa라는 표식은 분명히 의미가 있지만, 이러한 의미들은 '상황에 따라' 그리고 맥락에 따라 바뀐다는 것이다. 'Nervio'와 마찬가지로 이들도 인간의 다양한 조건과 상황을 포괄하고 있다. amafufunyana의 경우, 환자에게 어떤 일이 일어났는지에 대한 사후적 설명을 제공하고, 그것에 관한 원인을 다른 어딘가에서 찾는다고 한다. 이와 유사하게 ukuthwasa의 경우, '부분적으로는 그것을 겪는 사람의 경험에 따라서, 그리고 치유자가 그것들을 다루는 방식에 따라 정의가 달라진다.' 그러나 이러한 상태를 가진 사람이 치유자로 거듭나지 못할 경우, 그 공동체 사람들은 미친 것(ukuphamabana)이라고 다르게 재진단할 수도 있다.

구멍 뚫린 침투성 자아

문화와 결부된 증후군들은 몸과 '자아'가 침투성이라고 전제될 때만 이해될 수 있다. 말하자면 특정 조건하에서는 영혼, 정신 혹은 사악한 생각이나 시기심 등의 눈에 보이지 않는 것들이 몸 안에 들어오거나 몸으로부터 떠날 수

있다고 간주된다는 것이다. 서구에서는 몸은 물론 자아도 피부에 의해 외부와 경계가 지어지고, 피부경계는 타인과 자연으로부터 방어벽으로 간주된다. 그러나 문화에 따라서 '피부'는 훨씬 더 '열려있어서' 외부의 힘이나 물체까지도 피부를 뚫고 몸 안에 들어올 수 있다고 믿는다. 그 예들이 앞서 기술한 아프리카의 신들림, 아랍에서 jinn이나 zar에 의한 신들림, 유대교 민속에서 안식하지 못하는 죽은 자의 영혼인 dybbuk에 의한 신들림 등이다. 신들림은 때로는 긍정적인 결과를 가져오는데, 조상의 영혼이 귀신으로 들어온 상태에서 그들 공동체의 병자들을 진단하고 치유하기도 하기 때문이다.[76] 브라질의 움반다교(敎)에서 볼 수 있는 공적 의례인 sessões[77]도 그 예의 하나이다. Susto는 인간의 보이지 않는 정기가 몸을 떠났다고 믿기 때문에 생기는 것이다. 남부 아프리카의 토착인인 산 족의 경우에서는 무당이 자발적으로 이 과정을 행하는데, 리듬에 넘치는 춤과 북소리, 단식, 환각물질 등으로 단계적으로 빠져든 몰아상태에서 흔히 이루어진다.[78] 이때 무당의 영혼은 몸을 떠나 멀리 돌아다니면서 병의 원인을 찾아내고 치료를 행하며, 악령과 싸우고 때로는 동물로 변신하기도 한다고 믿는다. '육체 이탈'은 이 사회에서 비정상적으로 여기지만, 이 경우에는 '통제된 비정상성'이라고 볼 수 있다.

이렇게 '침투성을 가지고 있는' 자아라는 개념은 서구의 산업사회에서는 찾아보기 어려운 것이다. 서구에서는 '몸'과 '자아'란 근본적으로 하나이고, '개인'은 피부라는 단단한 방어벽으로 뚜렷한 경계 안에 들어있는 것으로 간주되며, 병적인 경우에만 균이나 자연환경 혹은 방사선 등으로 뚫리는 것이라고 보기 때문이다. 이런 생각의 잔재는 현대 심리학에서 사용하는 공간적 은유에서 찾아 볼 수 있는데, 예를 들면 '투사'[105], '내사'(introjection)[106], '자아경계',

---

105) 심리학의 방어기제 중 하나로, 자신 안에 있는

'자아봉쇄' 등이 그 예이다. 일상 언어에서도 '그 사람은 너무 민감해서 전부를 자기 안에 담으려 한다', '정신은 딴 데다 두고 온 것 같다', '꼭 신들린 사람처럼 운전하더라' 라는 말들이 그 예이다.

이와 같이 문화와 결부된 증후군들은 보다 넓은 맥락에서만 정확히 이해할 수 있다. 그 맥락 안에는 정치적, 경제적, 사회적 혹은 성적 주제들이 녹아들어 있는 것이다.

문화와 결부된 장애에 관한 비판

문화와 결부된 증후군에 대한 비판은 그것이 문화를 지나치게 강조한 것이라는 데서 출발한다. 문화는 인간 행동을 결정하는 수많은 요인 중 하나에 불과하며, 문화 또한 보다 넓은 시공간과 인구적 요인 및 사회경제적 조건의 일부분이다. 반면 문화와 결부된 증후군들은 소규모의 비교적 균질한 사회에서 일어나는 것으로서, 이것을 복합적이고 비균질적인 보다 큰 사회에 적용하는 것은 문제가 있다. 큰 사회는 각기 경계가 지어져 있는 다른 많은 소문화들(지역, 종교, 계급, 젠더, 직업에 따른)을 가지고 있기 때문이다. 이런 점을 고려한다면, *맥락과 결부된 증후군*이라는 단어가 더 적절할 것이다.

Hahn[72]은 다른 관점에서 문화와 결부된 증후군이라는 개념을 비판했다. 즉 모든 증후군이 어느 정도는 '문화와 결부'되었다는 것이다. 따라서 그 단어를 심리상태 혹은 행동에만 국한한다는 것은 홍역, 암, 심장병과 같은 신체질병은 '문화와 전혀 상관없는' 것으로 간주될 것이기 때문이다. 사실 이러한 이분법적 시각은 질병/병, 혹은 몸/마음을 보는 이분법적 시각을 답습하는 것이며, 생의학적 사실이야말로 객관

적이고 더 실제적이고 보다 더 보편적이라는 주장을 그대로 되풀이한다는 것이다. 더욱이 문화와 결부된 증후군이라는 병명은 정신과 질병분류표인 DSM에서도 비서구사회에만 국한하여, '분류되기 어려운 질병'란에 위치하고 있고, 이로 인하여 이런 질병은 정통 분류표 안에 있는 질병명과 비교했을 때 '이국적'이고, '낯설고', '원시적인' 것으로 인식될 것이라고 했다. Hahn에 따르면, 서구 정신의학은 '질병분류 도식에서 그 경계에 너무 많은 문화를 도입한 반면, 의학의 핵심에는 문화를 너무 적게 고려'하는 위험을 안고 있다.

Hahn[72]이 제안하는 것은, Engel이 주장한 '생물-정신-사회' 모델과 유사한 것인데, 인간의 모든 고통에는 생물학적, 문화적, 정신역동적 요인이 있고, 따라서 '자연-문화'의 연속선상에 놓일 수 있다는 것이다. *Susto*와 같은 병은 더 '문화적'인 반면, 암과 같은 것은 보다 더 '생물학적'이다. 그러나 이 둘은 모두 위의 세 가지 차원을 다 내포하고 있다. Hahn은 문화와 결부된 증후군을 '실재적'인 질병과 다른 특유한 병으로 보는 배타주의적 시각을 갖는다.

'의료화': '통제되지 않은 비정상성'의 증가

산업사회에서 두드러지게 변화하는 문화적 양상은 인간의 행동과 정서가 점차로 '의료화'(☞6장)되어가고 있다는 것이며, 정신의학은 경우 더욱 그러하다. 그림 10.1에서 보면, 이는 (C) 영역이 확대되고 있음을 뜻하며, 전에는 '정상' 혹은 단지 '나쁜' 행동이 이제는 정신의학적 문제로 재개념화되고 있음을 나타내는 것이다.

서구 정신의학에는 정신질환을 진단하고 치료하기 위한 두 개의 기본적 질병분류 제도가 있다. 하나는 WHO에서 만든 *ICD-10* 정신 및

용납하기 어려운 느낌이나 생각을 외부의 사람이나 물건에게 투사하는 것

106) 심리학의 방어기제 중 하나로 투사와 정반대 개념이다.

행동 질병의 분류표[79]이며, 다른 하나는 미국 정신의학협회에서 만든 *정신질환의 진단과 통계 편람표*(DSM)[80]이다. 지난 세기 동안 과거에 '비정상'으로 분류되었고 '통제되지 않는 비정상성' 영역에 있던 행동이 두 질병분류표에 포함되어 왔다. 예를 들면, 1840년의 미국 인구조사에서는 단 한 가지의 정신질환, '정신박약/정신이상'만 포함되어 있었었는데, 1880년에는 7개(조증, 우울증, 진전마비, 치매, 알코올 중독증, 간질)로 늘어났다.[81] 그리고 1918년의 *정신병원용 통계 열람표*에는 22가지의 정신질환 범주가 등록되어 있었다. 1952년 DSM-1이 발간될 때는 106개의 진단범주가, 1994년 DSM-IV에는 900여 쪽에 달하는 책자에 총 357개의 진단 범주가 등록되었다.[81]

DSM에 대한 비판

DSM-IV(개정 4판)의 새로운 진단범주들은 정신과 진단기술의 발전과 이해도가 넓어졌음을 나타내고는 있지만, 한편으로 일상적 인간행동마저 '의료화'시키고 있다고 비판을 받는다. 과거에는 '정상적' 혹은 단순히 '나쁜 행동'으로 간주하던 '통제된 비정상성'을 '통제되지 않은 비정상성'에 귀속시키는 경향이 늘어나고 있는 것이다. DSM이 '정신질환의 개념을 경계지을 뚜렷한 정의가 없다'[80]고 인정하고 있음에도 일어나고 있는 일이다. 사법적 상황에서도 '나쁜' 행동이 '미친' 행동으로 받아들여지면서 처벌보다는 치료를 요하는 것으로 간주되고 있다. 알코올 중독 역시 도덕적 모델에서 의학적 모델로 그 개념이 바뀌고 있다(☞8장).

Kutchins와 Kirk[82]는 DSM이 '일상을 병리화하고 있다'고 비판한다. 정신의학적 '증후군'에 속하는 행동은, 비록 바람직한 것은 아니었으나 과거에는 '정상'이라고 간주되던 것이었다. 예를 들어, '노화에 따른 인지기능의 저하', '카페인에 의한 수면장애', '저 활동성 성욕 증후군', '발기장애', '파괴적 행동장애', '분리불안장애' 등이 있다. DSM에서의 진단명은 나타났다가 사라지기도 한다. 동성애의 예를 들면, 미국에서 한때는 범죄로 간주되었다가, 1952년 DSM-I에서는 '질병'으로, 1973년 DSM-II에서는 질병분류에서 삭제되어, 탈의료화의 대표적 예가 되었다.[8] '자기-패배성 성격장애'[107]는 1987년 DSM-III 개정판에서 부록으로 나타났다가, 1994년 DSM-IV에서 삭제되었다.[82] '탈의료화'된 다른 예로는 자위행동이 있는데, 한때 비도덕적 행동이었다가, 그 후에 정신질환으로, 그리고 이제는 더 이상 병으로 보지 않는다.

이러한 '일상의 의료화'는 일반인이 생각하는 '문화와 결부되어 나타나는 새로운 증후군'과 결부되는 것이다. 개인에게 책임이 있다는 인식이 줄어들고, 외부의 여건들(양육, 초기 경험, 경제적 배경, 유전이나 뇌기능장애 등) 때문에 생긴다는 의식이 보편화되어 가고 있는 추세이다. 이러한 변화로 인하여 처벌보다는 치료로, 사법관계자보다는 의료관계자가 개입하는 것으로 변화가 이루어지고 있다. 따라서 새로운 '질병'을 치료하기 위해 신종 약을 공급하는 제약회사의 역할이 증대되고 있다. Kutchins와 Kirk[82]가 지적한 바와 같이, DSM에 질병으로 일단 등재가 되면, 이는 곧바로 법적, 의학적, 경제적인 면과 연루되어 버린다. 예를 들면, 보험회사는 정신치료, 정신병원 입원, 약물치료를 위해 즉각 보험수가 상환을 준비해야 하기 때문이다.

DSM이 비판받는 이유 중 또 다른 이유는, 질병분류와 치료에 문화적 요인을 충분히 고려하지 않는다는 점이다. DSM-IV-TR(2000)[80]에서는 '문화와 결부된 증후군' 25가지를 부록에서 논의했다 하지만, 이는 Kirmayer와 Minas[18]의 주장에 의하면, 단지 '책 맨 뒷장에 이국적

---

107) 여성주의 이론의 비판에 의하면, 이 진단명은 매맞는 아내, 강간 피해자 등 모든 폭력의 희생자를 정당화시킬 가능성을 가진 진단명이다. 즉 자신의 성격적 문제로 인하여 상대방이 폭력을 행사하도록 유도했다고 볼 여지를 주는 셈이기 때문이다.

물건을 전시한 박물관'에 불과하며, 핵심부분에서는 '문화의 영향을 받지 않는 것으로 간주되는 진단 범주에서 그저 약간의 언급이 있는 정도' 밖에 없다는 것이다.

전반적으로 볼 때, Kleinman[83]의 주장처럼 DSM은 그 자체가 또 하나의 문화와 결부된 진단제도일 뿐이고, 어떤 상황에서는 '범주적 오류'로 귀결될 가능성이 크다. DSM-III에 대한 비판에서, Kleinman은 "생각해낼 수 있는 모든 정신과적 상태가 질병으로 등재되어 합법적으로 보험 혜택을 받고 정부 프로그램에 포함되도록 기획된 것이다."라고 지적했다. DSM-IV 역시 마찬가지이다.

정신질환의 문화적 상징적 치유

비서구 사회 많은 곳에서는, 특히 시골이나 소규모 공동체에서, 정신질환은 종종 환자 가족과 친구와 공동체가 긴밀하게 관여하는 *사회적인* 사건으로 간주되고, 그 공동체의 갈등이나 긴장을 나타내는 것이라고 해석된다. Kleinman[83]은, 치유의례가 사회적 균열을 복구하고 '흔들리는 가치관을 다시 확인하고 사회적 긴장을 해소하려는' 기능을 할 때 이를 *문화적 치유*라고 불렀다. 치유는 여러 차원에서 이루어지는 것으로서, 환자뿐만 아니라 공동체도 건강을 회복한다. 9장에서 기술한 느뎀부의 *chimbuki*와 같이, 치유자의 목적은 환자에게 병을 일으키게 한 갈등을 해결하고, 집단의 결속력을 회복하며, 환자를 사회로 정상 복귀시키는 것이다. 서구와는 달리, 정서적인 병은 공동체에 쓸모 있는 것으로 간주될 때가 있다. Waxler[19]는 소규모 사회에서 정신질환이 유용하거나 심지어는 필요할 때가 있음을 기록한 바 있다. 정신질환이 발생하면 사람들은 여러 가지 의무를 떠맡게 되는데 (예컨대, 가족, 친구, 이웃은 공공 치유의례에 참석하고 비용을

대야 하는 의무), 이는 집단 내, 그리고 집단 간 관계를 강화하는 결속 기능을 가지게 된다. 소규모 사회에는 결속을 위한 전문 제도(예컨대 중앙 집권적 법적, 정치적, 관료적 조직)가 거의 없고, 이때 정신질환과 같은 일탈 행동이 그 역할을 담당할 수 있다. 대개는 모든 사람이 불행과 병의 원인에 관하여 비슷한 생각을 공유하고 있을 때만 가능하다. 만일 한 개인의 정신질환이 다른 집단의 누군가에 의해서 마법이나 주술로 발생했다고 여길 때에는, 그 집단은 희생자가 속한 집단에게 의무를 지게 되며, 공공 의례에서 보상을 해야만 한다. 공공 의례는 두 집단 사이의 관계를 회복시키고, 두 집단 사이의 경계를 재확인하며, 이 과정에 정신질환자는 다시 사회로 복귀하게 되는 것이다. Waxler에 따르면, 이러한 공공의례와 가족의 역할 덕분에 비서구사회의 정신질환은 더 잘 신속하게 치유되는 것 같다. 저자는 이 현상을 서구와 비교한다. 서구의 정신질환 치료에는 이런 결속 기능이 없으며, 이런 기능의 일부는 정치적, 관료적 체제 따위에 의하여 이루어진다. 또한 정신질환은 환자를 사회로부터 더욱 소외시키는 작용을 한다고 했다. 서구에서 정신질환이라는 진단은 환자 주위에 보이지 않는 경계선을 설정하는 것과 같고, 친지들과의 관계와 집단 사이의 경계를 재확인하는 기능도 없다. 서구에서 정신분열증에 관한 개념은, 그 병은 만성으로 낫지 않고, 늘 재발하고 진행되는 것이라고 보고 있기 때문에, 환자였던 사람은 '정신분열증을 앓았던 사람'이 아니라 '소강 상태의 정신분열증 환자'로 본다. 그러므로 서구 정신질환의 만성적 과정과 잘 낫지 않는 특성이 결속 기능의 부재와 관련되는 것 같다.

그러나 Kleinman[84]은 '문화적 치유 과정이 사회적 스트레스를 치유할 수도 있으나, 이것이 때로는 환자와 무관할 수 있음'을 지적한다. Waxler의 견해와는 달리, 사회적 갈등을 해소하는 것이 정신질환자에게 유익하지 않을 수도 있다는 말이다. 때로 환자를 가두거나 죽이거

나 혹은 공동체에서 쫓아내는 것으로 갈등을 해소하려 할 수 있다. 과거 뉴헤브라이드와 피지에서 악령에 '씌운' 사람들을 생매장했던 사실이 그 예이다.

전통사회에서 정신질환의 치료는 대개 민속 치유자, 예컨대 대만의 *tâng-ki*, 느뎀부의 *chimbuki*, 라틴아메리카의 *curandero*, 모로코의 *fqih*, 말레이시아의 *bomoh*, 줄루의 *isangoma* 등이 담당한다. 아마도 가장 잘 알려진 사람은 무당이다. 무당은 알래스카에서 아프리카에 이르기까지 많은 문화권에서 발견된다.[76] 무당에 상응하는 서양식 개념은 접신자, 천리안을 가진 자, 영매자 등이다. 귀신에 '씌운' 것으로 간주되는 정신질환자와 마찬가지로, 무당도 귀신에 씌워지나, 일시적으로 자의에 의한 것이다. Lewis[85]가 지적하기를, 환자와는 대조적으로, 무당의 귀신들림은 치유 굿을 하는 동안 충분히 '통제되며', 그러므로 그가 선택한 시간과 장소에서만 일어난다. 통제된 비정상 상태에서 무당이 귀신을 다스릴 수 있다는 사실은 공동체에 큰 안도감을 주는 것이다. 또한 무당은 환자를 사로잡고 있는 악령을 알아내서 쫓아낼 수 있으며, 이 과정에 두려움과 죄책감 및 갈등을 완화시킬 수 있다. Murphy[86]는 무당의 문화적 치유 의례에는 정신치료적 측면이 있음을 기술했다. 여기에는 다음과 같은 것이 포함된다.

- 집단이 공유하는 신앙 안에서 작업이 이루어지므로 그 신앙을 강화하는 역할
- 환자 개인뿐 아니라 공동체도 의례에 참여하게 되므로, 의례 동안 환자는 친밀한 친지로 둘러싸이게 된다.
- '귀신들림'을 통해 무당이 병을 일으킨 나쁜 귀신을 통제할 수 있음을 보여준다.

무당은 굿을 통해 정신질환의 원인(예컨대 금기 위반 등)을 밝혀내고, 적절한 속죄행위를 처방하여 치유되도록 하고, 환자가 확실히 회복되었음을 보여주는 과정을 밝힌다. 즉 '암시와 함께 치유과정에 환자를 참여케 함으로써, 환자로 하여금 눈에 보이는 과정을 통해 자신이 건강을 회복하고 있음을 자각하게 하는 것이다.' Lewis에 의하면, 무당은 그 공동체의 종교 및 사회생활에 광범위하게 영향을 미치고 있다는 점에서 '정신과 의사보다 더 많은 일을 하는 존재이다.'[85]

상징적 치유

'문화적 치유'는 치유의 초점을 사회적 차원에 맞추고 있다. 여기에서 치유라는 것은 신체적 치유효과나 약물효과에 의해 일어나는 것이 아니라, 언어와 의례를 통하여 문화적 상징을 다룸으로서 그 효과를 기대하는, 인류학자들이 *상징적 치유*라고 부르는 것의 특별한 한 형태를 의미한다. 상징적 치유에는 앞서 기술한 민속적 종교적 의례뿐만 아니라, 서구에 흔한 다양한 유형의 '담화(談話) 치료', 예컨대 정신분석, 정신치료, 상담도 포함시킨다.

여기에서는 상징적 치유에서 제기되는 핵심적 질문 몇 가지를 검토하고자 한다. 상징적 치유는 어떤 방식으로 작동되는가? 정신질환에서 상징적 치유는 어떤 효과가 있는가? 상징적 치유에는 어떤 사회에서든 무언가 공통되는 특징이 있는가?

이 현상을 이해하는 데는 앞서 기술한 위약효과(☞8장), 의례적 치유(☞9장), 민속 치유자(☞4장), 질병의 자기 서사(☞5장), 그리고 '총약효'(☞8장) 등이 도움이 된다. 이에 덧붙여, Dow,[87] Kleinman,[88] Csordas,[89] Moerman[90] 등에 의한 혁신적인 연구도 대부분의 상징적 의례가 가지고 있는 근본적 주제를 밝히는데 도움을 줄 것이다.

상징적 치유가 일어나려면 여러 가지 조건이 준비되어야 한다. 이 조건은 서구의 '담화 치료'와 같은 세속적인 치유뿐만 아니라, 종교적 유형의 치유 모두에 적용되는 것이다. 여기에

포함되는 것으로는,

1. 치유자는 문제의 원인과 성질에 대한 해석의 준거 체계와 함께 그 문제를 어떻게 다룰 것인지에 관한 일관된 체계를 가지고 있어야 한다. Dow[87]는 이것을 *신화적 세계*라고 불렀는데, 이는 '경험에 바탕을 둔 현실의 모델'로서, 개별 요소들이 '개인적 문제에 관한 해결책을 반영하는 것이며', 이를 구성하는 것들은 문화적 특수성을 가진 신념, 은유, 관용어법들이다. 한 예를 들면, 신화적 세계에서는 '악령'(심리적 갈등을 상징)이 극단적 감정과 모든 정신질환을 일으킨다고 믿는다. 소규모 사회에서는 대부분의 구성원들이 이런 신화적 세계를 공유한다. 그러나 때로는 카리스마적인 치유자나 사교(邪敎)집단의 우두머리에 의해 창조되기도 하고, 때로는 현재 유럽과 미국에서 널리 퍼지고 있는 특수 사교집단, 새로운 생활방식, 특수 정신치료 등의 새로운 치유 시스템처럼 소규모의 추종자들 사이에서만 공유되는 신화적 세계도 있다.[91] 신화적 세계는 구전(口傳)으로 존재하거나 문자로 표준화될 수도 있다. 신화적 세계는 성스러운 것과 세속적인 것 등 다양한 유형으로 나타난다. 예를 들면, 종교적 우주론(아유베다), 민속 전통(신들림), 성격 이론(프로이드 정신분석학), 혹은 몸에 관한 과학적 모델(생의학) 등이 그 예들이다.

2. 신화적 세계는 Kleinman[88]이 묘사한 *상징적 다리*, 즉 개인의 경험을 사회적 관계 및 문화적 의미로 연결시켜주는 것을 가지고 있어야 한다. 즉 그 사회 안에서 환자들은 상황과 해결책을 이미지와 상징의 방식(신들림 등, 예컨대 심리적 갈등)으로 이해할 수 있어야 한다. 많은 경우 이러한 상징들은 그 개인들에게 이미 친숙한 것들이다. 왜냐 하면, Finkler[92]가 말한 것처럼, 이 상징은 '그들의 경험 맨 밑바닥에서부터 생긴 것이며, 그 문화에 속한 사람들의 가장 근원적인 존재에 도달하는 것'이기 때문이다. 이들은 '자신을 둘러싼 세계와 자신의

내면으로 향하는 길을 문화적 어법으로 표현하는 것'이며,[92] 그 개인을 사회와 때로는 초자연적 세계와 연결시켜 주는 것이다.

3. 치유자는 환자와 상담할 때 환자의 문제가 신화와 상징으로 *설명될 수 있다는 것*을 확신시켜줌으로서 이 '상징적 다리'를 작동시키고자 한다. 즉 신들림이건, 노이로제이건 아니면 사악한 시선에 의한 것이건 간에 환자의 고통을 그 어떤 것으로 재정의하여 '재구조화'시켜 주는 것이다. 그러므로 치유자는 '환자로 하여금 일반적인 신화의 내용을 자신만의 특별한 것으로 받아들이도록'[87] 하는 것을 목표로 하며, 이를 이루기 위해 연극적인 다양한 기법과 수사적 기법을 사용한다.

4. 환자가 치유자와 합의에 도달하게 되면, 치유자는 환자가 *정서적으로*(그리고 인지적으로도) 이 신화적 상징에 '애착'을 가지게 해야 한다. 즉 치료적 변화가 일어나기 전에 환자로 하여금 치유 과정에 대해 알고, 감정적으로 깊숙이 관여하고, 이러한 상징들이 환자 개인 및 상황과 연관이 되어 있도록 느끼게 하는 것이다. 예를 들면, 환자의 광기가 분노한 악령에 '씌운' 증거라거나, 또는 어린 시절에 접한 심각한 '갈등'의 증거라고 해석하거나, 혹은 우울감을 '영혼 상실'에 기인한 것으로(*susto*의 경우처럼) 해석하는 것이다. 그 목적은 환자의 감정을 신화적 상징과 연결시키기 위한 것일 뿐만 아니라, 이를 통해 개별 환자를 더 넓은 사회적인, 문화적인, 우주적인 사건과 연결시키는 것이다.

5. 이제 치유자는 그들의 신화적 상징을 조작함으로서 *치료적 변화*를 끌어내기 시작한다. 예를 들면, 환자를 사로잡고 있는 귀신의 존재를 밝혀낸 뒤, 복잡한 퇴마 의례를 행하는 것이다. 의례가 끝날 무렵이 되면 환자는 귀신이 자신에게서 떠나갔으며 이제는 일상생활로 돌아갈 수 있다는 확신을 가지게 된다. 서구식으로 보면, 환자는 정신치료를 통해 마침내 내적 갈등을 '극복했다'고 확신하는 것이다. *Susto*의

경우에는, 영혼이 마침내 환자의 몸으로 안전하게 돌아왔다는 이야기를 들을 수도 있다. Kleinman[88]은 '의례를 통해 환자 개인의 경험이 개조됨으로서 치유 효과를 달성한다'고 했다. 환자들은 자신의 과거와 현재의 경험을 재평가하고 '재구조화'하는 법을 배운다. Kleinman은 이 과정을 환자의 '자아'(정신적, 신체적)를 사회적 관계 및 보다 더 넓은 문화와 연결시키는 방식이라고 보고 있다. 그러므로 성공적으로 치유된다는 것은 감정 상태뿐만 아니라 생리적 현상, 타인과의 관계, 그리고 문화에 대한 그들의 관계에도 영향을 미치는 것을 뜻한다. 이때 사용되는 상징은 신화적 세계의 개념적 상징일 뿐만 아니라, 9장에서 서술했던, 실제로 보고 만질 수 있는 의례의 상징이기도 하다.

6. '치유된' 환자들은 그들의 경험을 상징적으로 개념화하는 방식과 어떤 역할을 할지를 배우게 된다. 이를 치유자가 확인해주는 것이다. 환자는 자신의 과거 현재 미래를 새롭게 *서사*하는 것을 배운다. 이 서사는 퇴마 의식에서와 같이 짧을 수도 있고, 정신분석에서와 같이 오래 걸리는 것일 수도 있다. 서사는 자신에게 어떤 일이, 왜 생겼었는지, 치유자가 어떤 방식으로 건강을 회복시켜 줬는지에 대하여 *사후* 정리하는 것을 뜻한다.

그러므로 상징적 치유는 여러 수준에서, 즉 심리적, 신체적, 사회적, 문화적, 영적 수준에서 동시에 이루어진다. 위약 효과와 마찬가지로, 상징적 치유가 어떻게 신체에 영향을 미치는지(예를 들면 근육 긴장 완화, 통증 완화, 혈압 강하 등), 그 정확한 기전은 확실하게 밝혀지지 않았고, 자율신경계, 내분비계, 면역계, 신경 전달물질 등과 어떤 관계가 있으리라고만 추정되고 있다.

세속의 상징적 치유: 담화 치료

서구사회에서 대부분의 '담화 치료'는, 4장에서 기술한 다수의 대체/보완치료와 마찬가지로 주로 환자 개인에게 초점을 맞추는 것이다. 그 이념이 무엇이든 간에, 과반수의 담화치료는 개인의 주된 '문제'를, 감정 상태, 행위, 식견, 망상 등에서 찾는다. 대다수의 치료는 환자의 환경과 멀리 떨어진, 비밀이 보장되는 정신치료사의 사무실과 같은 특정 세팅에서 시행된다. 환자와 치료사가 비슷한 배경을 갖고 있는 경우, 병에 관하여 공통된 견해를 가질 수 있다. 그러나 실제로 대부분의 경우 환자들은 담화치료가 내포하는 세계관을 *학습해야 하고*, 치료시마다 그 세계에서 통용되는 개념과 상징과 용어를 이해해야 한다는 것을 뜻할 수 있다. 예컨대 프로이드, 융, 클라인. 랭 등의 이론에 따른 새로운 신화적 세계를 습득하는 '문화화'의 한 유형으로 볼 수 있다. 그 결과 환자와 치료사가 공유하게 될 이 신화적 세계는, 상담에서 배제된 환자 가족이나 공동체로서는 받아들이기 어려운 것일 수 있다.

Karasu[93]는 정신치료가 작동되는 방식에 관해 연구했다. 정신치료의 종류가 400여개가 넘는다고 하는데, 그 유형이 어떤 것이든 간에, 치료가 성공적으로 이루어지기 위해 필요한, 단계적으로 일어나는 세 가지 치료적 변화 요인을 제시했다.

1. *정서적 경험* - 암시에 감응하여, 이전의 경직된 방어적 태도를 해체하는 것으로서, 새로운 인지적 학습을 위한 준비단계이다.
2. *인지적 학습* - 치료사는 합리적으로 설명해주고, 해석하고, 정보를 알려주고 명확하게 구별해주어서, 새로운 인식과 사고방식 및 자아각성을 얻게 되었음을 확신시킨다.
3. *행동 조절* - 환자의 습관적 행동 양상을 바꾸도록 치료사는 교육하고 끊임없이 격려하여, 과거의 행동과 습관을 통제하는 것이다.

정신치료의 종류에 따라 이 세 가지 단계 중 어느 하나에만 초점을 맞추는 것도 있다. 정서적 경험에만 중점을 두는 것은 연극치료 등이고, 인지적 학습은 성 치료와 지지치료이며, 행동 조절은 바이오피드백, 혐오 치료, 자기주장 훈련 등에 초점을 두고 있다. 그러나 Karasu에 의하면 성공적인 치료가 이루어지기 위해서는 위 세 가지 단계가 다 필요하다고 했다.

정신분석

정신분석은 특별하고 영향력 있는 형태의 상징적 치유이며, 서구에서 주로 많고, 여타 '담화 치료'의 기반이 되고 있다. Dow[87]가 보기에, 이는 '서구 문화에서 아마도 가장 괄목할 만한 정신치료'이다. Stein[94]은 여기에서 더 나아가, 정신분석의 개념은 문화와 사회적 정황 저 너머 인간의 보편적 특성을 이해하는 데 유용한 길을 제시했다고 주장한다. 물론 치료의 한 형태로서 정신분석학은 대부분의 문화적 치유와는 매우 다른 특별한 양상을 가지고 있다. 정신분석학은 그 초점을 가정이나 사회문화적 환경과는 관계없이 환자 개인에게 두고 있으며, 치유 과정은 분석자와 환자만으로 이루어진다. 대부분 분석자의 사무실에서 특정 시간에 이루어지며, 대개는 딱 50분 동안만 이루어진다. 환자는 사무실 안 소파에 누워있고, 분석자는 환자의 시선에서 벗어나 뒤에 조용히 앉아 있다. 이 상황에서 환자는 '자유롭게 연상하여', '머릿속에 떠오르는 모든 것을 이야기'하도록 권유받는다. 정신분석은 그 개인의 정신세계 *내부에서* 발생하는 현상들, 특히 환자가 자신의 과거 경험에 부여하는 의미에 중요성을 두고 있다. Dow[87]가 기술한 바에 의하면, '환자가 구성하는 신화적 내용으로부터 분석가는 서로가 교류할 수 있는 상징을 개발하며, 이것들이 치료 과정의 기반을 형성한다.' 정신분석학은 사회적 영역보다 개인 영역에서의 치료를 강조한다. '만족스럽지 않은 상황이나 이해할 수 없는 증상들을 더 깊이 성찰하여 무의식적인 의미를 발견하려는 소망을 가짐으로서, 심리적 증상의 원인이 궁극적으로는 *자신 안에 있다*고 받아들

이게 하는 것이다.'[95]

인류학자들은 정신분석이 서구문화, 특히 교육받은 중산층의 핵심적 가치관을 반영하는 것이라고 주장한다.[96] 자아발견, 자기성찰, '인격의 성숙', 개인주의, 사생활과 비밀의 보장, 언어표현 능력을 높이 평가하는 것, 갈등(특히 성적 갈등)의 원인을 바깥 사회보다는 자기 안에서 찾는 것 등이 모두 그것이다. 정신분석에서는 정신을 공간적으로 이분법적으로 은유하고 있다. '외부의 몸' 안에 감추어진 '내면의 정신', 따라서 정신상태를 알기 위해서는 '성찰' 즉 들여다보는 것이 필요하게 된다. 시간에 관한 정신분석학의 관점은 모순적이다. 서구의 '단선적 시간'에 기준하여 50분의 상담 시간을 철저하게 지키면서도, 한 편으로 수년씩 걸리는 치료를 한다. 분석가와 환자는 수년에 걸쳐 환자의 개인적 *서사*를 공유하면서 윤색하고 다듬는 것이다.

이와는 대조적으로, 보다 전통적인 상징적 치유는 덜 구조화되어 있고, 단기간에 걸쳐 끝나며, 여러 사람이 참여한 가운데 행해지고, 사회적 초자연적 측면과 연결되어 있다. 전통적인 상징 치유의례는 환자의 자기 성찰을 구하거나 '인격의 성숙'을 추구하지 않는다. Kleinman[97]이 지적한 것처럼, 이러한 차이점은 '자아중심적인 서구문화와 사회중심적인 비서구문화의 근본적 차이를 반영하는 것이며, 병을 치유하는 방식에는 문화가 강력한 영향력을 행사함'을 나타내는 것이다.

사례 10.10. 영국 런던에서 하시드 유대인 공동체의 종교적 치유

Dein[98]은 런던 스탬포드힐에 살고 있는 정통 하시드 유대교인이 가지고 있는 건강과 질병에 관한 태도를 조사했다. 질병이나 불임 등의 문제가 있을 때 이 공동체는 실질적인 일을 상징적 치유와 함께 다룬다. 의사와 상의하고 보완요법가에게 자문을 구하지만, 동시에 증상이 심하거나 오랜 기간 지속

되고 잘 치료되지 않을 때면 종교적 치유과정을 밟는다. 기도, 찬송(tehillim), 착한 일을 하고(mitzvot), 자선을 행하고(tzedakah), 랍비에게 자문을 구하거나 집에 종교적인 하자가 있는지 자문을 한다(tefillin). 하시드 운동의 주창자이었던 Rebbe가 1994년 사망하기 전까지는 축복과 상담을 받으려고 편지를 쓰거나 팩스를 보내게도 했다. Rebbe 사망 이후 그의 무덤에는 아직도 축복을 구하는 편지가 놓인다고 한다. 이 조사가 보여주는 것은 이렇듯 작은 공동체에도 의료다원주의가 존재하고 있으며, 생의학과 상징치유를 자유롭게 합쳐 사용하고 있다는 사실이다.

상징적 치유를 위한 세팅

상징적 치유는 대개 특정한 시간과 장소에서 행해진다. 9장에서 기술한 바와 같이, 치유 과정에서 세팅은 중요한 역할을 한다. 무대를 꾸미고, 기대하는 분위기를 만들고, 치유자가 어떤 사람인지, 치유자의 배경과 능력의 원천이 어디에서 오는지, 그리고 무엇을 믿어야 하는지 등의 정보를 제공하는 역할을 한다. 예를 들면, 오스트리아 빈이나 영국 런던에 있는, 프로이트가 일했던 사무실을 방문한 사람들은 고대 그리스, 로마, 이집트의 유물이 온 방안에 가득 차 있음을 발견했을 것이다. 이 세팅은 유년기의 드러나지 않은 경험에 대한 프로이트의 관심을 나타내는 역할을 하고, 분석가가 하는 일은 '고고학자가 묻혀있는 폐허를 발굴하는 것과 같다'고 말한 그의 의견을 반영하는 것이다.[99]

종교적 치유에서 그 세팅은 교회, 사원, 사당, 무덤, 종교지도자의 집, 혹은 성지 등이다. El-Islam[100]은 아랍국가에서 심각한 정신적 문제를 가지고 있는 사람들이 우선적으로 찾는 의례적 치유에 관해 기술했다. 유명한 시크의 무덤을 방문하고, 존경받는 인사들과의 상담, 성구를 담고 있는 부적을 붙이거나, 나무판에 쓰인 코란의 구절을 씻어낸 물을 마시거나 그

물로 몸을 씻는 등의 정결 의식 등이 포함된다. 천주교와 아프리카계 브라질인의 신앙과 유럽식 신비주의가 혼합된 브라질의 주요 신앙인 움반다[77]에서는 종교의례를 행하면서 동시에 상담과 치유가 이루어지는데, 신들이 그려진 벽화로 장식된 특정한 장소(terreiros)에서 거행된다. 의식이 진행되는 동안 움반다의 전수자들은 여러 신 가운데 한 신, 예를 들면 orixas (아프리카의 신 혹은 이에 상응하는 천주교 인물들), caboclos(인디언 신들), 혹은 Pretos Velhos(옛 아프리카 노예들의 영혼들)에 사로잡힐 수 있다. 이렇게 몰아 상태에 빠지게 되면, 전수자들은 귀신의 도움을 받아 점을 친 뒤, 퇴마법을 통해 질병을 치유하면서 '영혼 상담자'로 행동한다. 베네수엘라의 종교 의례에서도 영매는 가족의 건강증진법과 경제적 문제까지도 상담을 해준다.[101]

상징적 치유가 성스럽든 세속적이든 간에, 치유가 일어나는 세팅과 그 안에서 사용되는 제의적 상징은 치유 과정의 중요한 부분들이다.

상징적 치유의 효과

상징적 치유의 효과를 평가하는 것은 어렵다. 왜냐하면 성공적 치료라는 것을 제각기 다르기 정의하기 때문이다. 예를 들면, 멕시코 시골에 있는 절에서 이루어지는 치유에 대해 연구한 Finkler[102]는 신비주의적 치유가 정신병에는 효과가 없는 반면, '신경증적 질환, 심인성 생리적 질환, 정신신체 질환'에는 효과가 있음을 발견했다. 이 치유를 통해 환자들은 '아픈 역할'을 중단하고 정상으로 돌아오며, '환자'라는 느낌을 벗어버리곤 했다. 마찬가지로, 대만의 치유자 tâng-ki의 치료적 성과에 대한 연구에서, Kleinman[103]은 상징적 치유가 주로 신경증과 신체화 장애에 효과적이라고 했고, '질병'의 완치보다는 '병'의 치유에 그 가치가 있었다고 말했다. 상징적 치유는 환자에게 익숙한 용어로 병을 설명해주고, 사회적 지원을 동원해

주며, 근본적 가치관과 집단의 결속을 재확인하여 보다 넓은 맥락 속에서 병을 개괄하게 함으로서 환자와 가족의 불안을 줄여주는 데 효과적이었다고 한다. 1997년 인도 남부의 타밀 나두를 연구한 Campion과 Bhugra[104]는 병원을 방문한 198명의 정신과 환자 중 45%가 병원에 오기 전에 힌두, 회교, 기독교 등의 종교 치유자들의 도움을 구했었다는 것을 발견했다. 비록 대다수(90%)가 병원에 입원한 후 이런 식의 치료를 중단하기는 했지만, 이들 가운데 30%는 그들과의 상담에서 도움을 받았다고 느끼고 있었다. 그러므로 그 이유가 무엇이든 간에 많은 사람들이 종교적인 것이든 세속적인 것이든 간에 상징적 치유의 도움을 *받고 있다*는 것에 대부분의 인류학자들은 동의하고 있다.

'치유'는 '완치'와는 전혀 다르다는 것에 주목해야 한다. 정통 정신의학이나 의료적 관점에서 '완치'되지는 않았다고 하더라도, 환자 개인이나 가족은 '치유'되었다고 느낄 수 있다. 이러한 구별은 특히 신앙 치유에서 더 명백하게 드러난다. Csordas[105]의 지적에 의하면, 의학의 세속적 치료는 몸-마음의 이분법을 가지고 있는 반면, 신앙 치유는 몸-마음-영혼의 3분법을 가지고 있다고 구분한다. 미국의 가톨릭 카리스마파(派) 치유 집단에 대한 연구에서 그는 치유의 네 가지 서로 다른 유형에 대하여 기술하였다. 몸의 병에 관한 *신체 치유*, 감정적 상처 혹은 정신질환에 대한 *내적 치유*, 귀신이나 악령의 영향으로부터의 *해방*, 그리고 일차적으로 고해성사를 통해 이루어지는 상처받은 영혼에 대한 *영혼 치유*가 그 네 가지이다. 앞의 세 가지 치유가 실패하여 정신적, 신체적인 질병을 계속 가지고 있는 환자라 할지라도 영혼 치유는 여전히 가능하다. Csordas는 이를 '치유되지 않을 경우에 대비하여 목회자가 빠져나갈 구실'이라고 불렀다.

앞 장에서 기술한 바와 같이, 의학적 치료를 포함한 모든 형태의 치유에는 어떤 상징적인 면이 있다는 것을 여기에서 짚고 넘어가야 한다. 서구의학은 기술적 체제이자 또한 상징적인 체제라고 볼 수 있다. 의학의 기본 개념과 기술이 전 세계로 퍼져나가면서, 정신질환을 보는 두 가지 시각, 즉 정신의학적 접근법과 전통사회적 접근법 사이에 복잡한 상호작용과 갈등이 일어나고 있다. 다음 사례는 이에 관한 것이다.

사례 10.11 일본 삿포로의 '여우 빙의(憑依)'

Etsuko[108]는 여우 귀신에 들렸다고(*kitsune-tsuki*) 호소하는 43세의 미혼 여자인 미치코에 관해 기술했다. 여우귀신에 들렸다는 것은 일본에서는 정신질환을 일컫는 흔한 관용구이다. 그녀의 병은 부모를 잃은 뒤부터 시작되었다. 우울감에 빠지면서 "이상한 소리와 말소리가 들렸습니다. 아주 불쾌했지요."라고 말했다. 환자는 정신과 의사들을 만나보았지만, '의학은 아무 소용없었어요. 귀신들이 의학으로 완치될 리가 없는 건 당연하지요. 게다가 의사들은 귀신들리는 것을 전혀 이해하지 못할 겁니다.' 증상이 무엇인지 알기 위해 그녀는 일곱 명의 무당을 차례로 만났다. 그녀가 일곱 번째 만난, 불교의 한 종파인 *Shugendo*의 무당은 일련의 강신 의식을 행한 뒤, 사악한 여우 귀신이 그녀에게 빙의(달라붙음)했으며, 그 이유는 그녀 자신을 비롯해서 그녀의 조상들이 전생에 여우를 많이 죽였기 때문이라고 했다. 몇 차례의 의례를 행한 뒤, 미치코는 여우 귀신이 자신에게 중요한 사실을 알려주었다고 말했다. 그녀는 실은 고귀한 집안의 태생이며, 그녀의 잘못 때문이 아니라 불행한 별 아래에서 태어났기 때문에 불행이 초래되었다는 것이다. 그 여우귀신은 점차로 그녀 자신만을 위한 개인적 신이 되어갔다. 그녀는 종교적 제의를 되풀이함에 따라 점차 환자에서 무당으로 탈바꿈하기 시작했다. 즉 '신들림이라는 질병에서 신기(神氣)로 대체'됨에 따라 환자의 정신상태는 두드러지게 나아지기 시작했다. 정신과 의사들은 환청을 동반한 빙의상태에서 망상과 환각을 동반하는 만성 정신분열증으로 넘어갔다고 해석했다. 그러므로 이 사례는 '치유'와 '완치' 사이의 불일치를 시사하는 것이다.

사례 10.12 이스라엘 예루살렘의 정신의학적 치유와 종교적 치유

Bilu 등[109]은 이스라엘 예루살렘에서 세속적 정신치료와 신성한 유대 신비주의적 치유가 상호 교차되는 현상을 기술했다. 최면술을 사용하여 심상을 이끌어내는 정통 정신치료를 통하여 치료자는 종교망상을 지닌 정신병 환자인 아브라함을 치료했다고 한다. 환자가 가진 유대 신비주의적 은유와 상징을 다루면서, 환자 자신을 핍박하는 검은 '악마'를 대적해 쫓아내도록 북돋워줌으로써, 환자의 감정 상태와 사회적 기능을 개선하는 데 성공했다. 치료과정에서 아브라함은 치료자의 인도 하에 사막을 지나 '맑은 샘과 달콤한 향기와 아름다운 동산, 특히 성스러운 존재로 가득 찬 고요하고 푸른 오아시스 낙원과 에덴동산'에 도달했다. 그러므로 환자의 완치는 광범위한 문화적 주제, 즉 환자에게 이미 익숙한 주제인 유대교 전통과 신학에 나오는 출애굽을 통해 구원으로 연결된 것이었다.

사례 10.13 브라질 포르토알레그레의 영적 치유

Greenfield[110]는 브라질 남부 포르토알레그레에 있는 신생 혼합종교인, *Casa do Jardim*라고 알려진 영성 집단의 치유 의례에 관하여 연구했다. 이들은 아프리카계 브라질 민속 종교와 의학이 혼합된 흔치 않은 혼합물로서, 이 종교의 치유자 가운데는 의사도 있었다. 이들은 물질계와 영혼계라는 두 개의 대칭적 세계를 믿고 있고, 두 세계는 교통이 가능하다고 한다. 모든 인간은 영혼과 몸을 가지고 있으며, 어떤 상황 하에서는 영혼이 병들 수 있다. 이때, 치유자는 영혼을 몸으로부터 '떼어내' 영혼계, 혹은 별의 세계로 보내고, 거기서 '영혼 의사들'이 *Amore e Caridade*라고 불리는 '영혼 병원'에서 병을 진단하고 치료한 뒤, 치유된 영혼을 환자의 몸으로 돌려보낸다고 한다. 정신질환은 별의 세계를 떠나 생명체에 달라붙은 악령에 의해 생긴다고 믿어진다. 치료는 '귀신을 떼어내면서' 이루어진다. 치유자는 침범한 귀신에게 잠시 '육체를 주어', 귀신이 행한 잘못을 훈계한 뒤 별의 세계로 돌려보낸다. 다른 치유 집단과 마찬가지로, '아노미 상태에 빠진 브라질 도시 지역에서 불확실성과 불안에 시달리고 있는 소외된 사람들'에게 사회적 지원 등의 실질적 도움과 정신치료를 하는 것으로 볼 수 있다.

인류학과 가족 치료

인류학은 근본적으로 개인보다는 집단을 연구하는 분야이지만, 때로는 집단의 맥락에서 개인을 연구하기도 한다. 인간 사회에서 일차적인 사회 집단은 언제나 가족이다. 구성원들의 삶에서 가족의 역할은 문화에 따라 크게 다양하다.

산업 세계의 도시 지역에서는 핵가족이 기준이 되는 반면, 도시 바깥에서는 대가족(대개 부부, 결혼한 자녀, 그리고 손자들과 손자들의 배우자들)이 전 세계적으로 가장 흔히 발견되는 혈연관계이다. 이러한 대가족 단위는 일종의 축소판 공동체 혹은 자족 집단의 기능을 한다. 구성원들은 자산을 공유하며, 일상생활의 많은 업무와 의무도 공유한다. 가족은 그 형태가 어떠하든, 어떤 문화에서 나타나든 간에, 생물학적 단위일 뿐만 아니라 *사회적* 단위이다. 또 가족 안에는 생물학적으로 연관되지 않은 구성원이 언제나 포함되어 있어서, 배우자의 결혼 전 가족들뿐만 아니라, '의(義) 가족' 혹은 명예 가족에 해당하는 친한 친구나 이웃, 혹은 보건 전문가도 있다.

근래에는 의료 인류학자, 가족 치료사, 및 일부 정신과 의사들 사이에 관심사가 겹치는 부분이 늘어나고 있다. 이 세 집단들이 각기 '환자'라고 정의하는 범위가 넓어지고 있는데, 환자 개인을 넘어 가족과 때로는 공동체에까지 확대되고 있다. 의사들 중에는, 4장에서 기술한 민속 치유자들처럼, 진단과 치료에서 개인이 아닌 가족에 주된 초점을 맞추는 사람들이 있다.

가족의 '정의'

기본적인 문제점 한 가지는, '가족'에 대한 정의가 보편적이지 않다는 것이다. 혈연관계 양상은 문화 간에 큰 차이가 있으며, 인류학자들은 서로 다른 유형의 가족 구조에 관해 연구해 왔다. 결혼의 유형에는 일부일처제, 일부다처제, 드물게 일처다부제[111] 등이 있고, 대가족이나 핵가족 이외에 연합가족(결혼한 남매들과 그 배우자들 및 그 자녀들로 이루어진 식구)과 한 부모가정(대개 어머니와 자녀)도 있다. 일부 회교사회에서는, '젖형제'(☞3장)라고 하여 한 유모에게 젖을 먹고 자란 사람은 상징적 형제가 되며, 비록 생물학적으로 혈연관계는 아니더라도 그들 사이의 결혼은 금지되어 있다.

최근에는 특히 서구 국가들에서 여러 가지 *새로운* 유형의 가족구조가 등장하고 있다. 입양 혹은 양부모 가정, 자발적 무자녀 가정, 공동체 가족, 동성부부, 그리고 이혼율과 재혼율이 증가하면서 나타난 의붓 자녀, 의붓 부모, 조부모, 사돈 등이 복잡하게 얽혀 *혼합가족*을 형성하기도 한다.[112] 인종, 문화, 종교적 배경이 각기 다른 사람들 간의 결혼과 같은 혼합결혼이 급증하면서 다양한 인구집단이 만들어지기도 한다(☞12장) 이들 다양한 가족들은 그 배경으로 인하여 풍부한 경험을 쌓을 수 있는 장점이 있는 반면, 어느 정도 시간이 지난 후에는 자녀와 관련된 문제들로 인하여 어려움을 겪을 수도 있다. 의료와 과학 역시 새로운 가족 구조를 만드는 데 일조했는데, 이식수술의 발전(☞2장)과 '새로운 생식기술'(☞6장) 등에 의해 새 유형의 '친족 의식'이 생겨나게 되었다. 또한 전 지구적 정보기술의 발달로 이민 등으로 멀리 떨어져 있는 가족들 사이에 정보 교환은 물론 정서적 교류까지도 가능해졌다. 이러한 *가상 가족*은 서로 지구 반대편에 있을

지라도 가족 간의 친밀감을 계속 유지할 수 있다. 인터넷, 이메일, 웹캠, 화상전화 등의 덕분으로 매일 뉴스, 가십거리, 생각과 느낌 및 사진과 동영상을 서로 공유하고 있는 것이다.

사회집단도 구성원들에게 유사가족의 역할을 할 수 있다. 가족의 이점인 지속성, 정서적 친밀감, 사회적 지지, 부모 혹은 권위를 가진 사람의 역할, 소속감과 정체성, 외부 위협으로부터의 보호, 경제적 지원, 어린이와 노약자에 대한 책임까지도 공유한다. 다양한 유형의 '비혈연 가족'이 존재하고 있다. 현대사회의 특성인 인구이동성, 개인주의, 세속화, 가족 붕괴, 가족 수의 감소, 그리고 전 세계 도처에 흩어져 '가상 가족'의 형태로 유지되는 가족 등이 급증하면서, 이들 '비혈연 가족'의 중요성과 숫자는 증가하리라 예상된다. 여기에 속하는 것으로는 클럽, 여성단체, 자조집단, 동창회, 청소년 갱집단, 재향군인회, 사교집단, 회사와 공장, 자발적으로 구성된 집단, 중독자 집단, 그리고 심지어는 병동 직원까지도 포함된다. 특히 의사와 환자 관계도, 오랜 기간 지속될 경우 가족과 같은 역할을 하는데, 이때 정서적 교류는 일방통행적일 때가 많다.

세계 많은 지역에서 '가족'의 개념은 죽은 자도 포함하고 있다. 그러므로 9장에서 언급한 바와 같이, 정서적 차원에서 보면 죽은 자들은 영원히 죽지 않는다. 아시아와 아프리카의 여러 지역과 라틴아메리카의 몇몇 지역에서 조상들은 여전히 가족의 일원인 것으로 간주되고, 눈에 보이지는 않지만 일상생활에서 중요한 역할을 계속 수행한다. 그들은 종종 상담이나 숭배의 대상이 되고, 사람들은 그들을 위해 사당을 짓는다. 아프리카 여러 지역에서 조상들은 또한 사회질서의 수호자이며, 자손 가운데 위법자들에게는 불행이나 질병을 유발하여 벌을 가하기도 한다. 대다수의 가족 구성원이 참여한 가운데 거행되는 정규적 의례에서 조상들과 접촉할 수 있다. 예를 들면 해마다 치르는 멕시코의 '망자의 날'에는 가족들이 친척 묘소에

모여 사진과 기념물로 무덤을 꾸미고, 죽은 친척들과 식사를 '나눈다.' 이 제의를 통하여 죽은 자들은 여전히 산 자들의 삶에 많은 부분을 차지하고 있음을 상기하는 것이다. 어떤 나라에서는 산 자와 죽은 자 사이의 연결이 더 확대되어 억압적으로 작용하는 곳도 있다. 예를 들면 과부들은 재혼이 금지되는데, 왜냐하면 죽은 남편과의 결혼 관계는 영원히 계속된다고 간주하기 때문이다.

작은 사회로서의 가족

어떤 방식으로 구성되었든 간에, 가족을 소규모 사회로 보고, 특유의 조직과 문화를 가진 작은 '부족'으로 보는 것은 가족을 이해하는 데 매우 유용하다. *가족 문화*라고 부를 수 있는 이러한 것[114]은 여러 면에서 넓은 사회와 매우 비슷하지만, 또한 제각기 고유한 특색을 가지고 있다. 이 책의 맨 처음에 기술한 것과 같이, 문화는 사람들에게 세상을 어떻게 바라볼 것인지, 감정적으로 세상을 어떻게 받아들일 것인지, 어떻게 행동할 것인지, 타인과 그리고 자연세계 및 초자연세계와의 관계는 어떠한 것인지에 관한 가시적 비가시적 지침을 제공하는 것이다. 대규모 문화 집단처럼 가족도 그들만의 세계관과 행동 방침, 성별에 따른 역할, 시공간에 대한 개념, 자신들끼리 통하는 언어, 역사와 전설과 의례를 가지고 있다. 가족은 또한 심리적 스트레스를 다른 사람 및 외부 세계와 소통하는 특유의 방식을 가지고 있다.

가족 문화는 맥락에 따라 건강을 지키는 것일 수도 있고 건강에 해로운 것일 수도 있다. 예를 들면, 가족 구조에 따라 아이들이 나중에 커서 알코올 중독에 빠지게 할 수도 있는 반면(☞8장), 어떤 가족 구조는 알코올 중독으로부터 보호인자로 작용할 수 있다. 가족 구성원 사이의 관계 양상이 건강과 질병 모두에 중요한 영향을 미칠 수 있는 '시스템'으로 볼 수 있다.[115] 이러한 *가족 시스템 이론* 혹은 사이버

모델에서 해석하는 가족 간의 역동적 관계는 평형을 지향하는 것으로 보는데, 종종 가족 중 한 명이 심리적으로 '희생양'이 되는 한이 있더라도 가족 안 다양한 관계의 평형상태를 유지하려는 목적을 가진다는 것이다. 예를 들면, Minuchin 등[65]은 특정 유형의 가족 구조에서 신경성 식욕부진과 같은 정신신체 질환이 발생할 가능성이 왜 높은지 보여준다. 가족 일원에게 발생한 '정신신체질환'은 가족의 결속력과 지속성, 그리고 평형을 유지하는 데 필요하므로, 한 사람의 발병이 가족 전체에 그 질병을 유발시킬 뿐만 아니라, 지속되게도 하는 역할을 한다는 것이다. 이런 기능을 하던 '환자'(예를 들어 식욕부진에 걸린 어린 여자아이)가 회복되면 그 가족도 회복되는 것이다. 따라서 가족을 도외시하고 환자 개인만 보게 되면 가족 전체를 보지 못하여 치료가 어려울 수 있다.

Byng-Hall[116]은 세대를 이어 전해지는 *가족 규약*의 개념에 관해 기술했다. 가족 규약은 행동양식, 세상을 보는 방식, 그리고 세상에 대해 정서적으로 반응을 하는 방식에 관한 것이다. 일반적으로 문화와 개인 간의 관계와 마찬가지로, 이 규약은 대부분 무의식적으로 받아들이는 것이다. 가족 규약의 역할은 안정감과 지속감, 그리고 가정생활의 일상 드라마를 수행하는데 필요한 일군의 지침을 의미한다. 또한 이 규약은 잠재적으로 위험해질 수 있는 가족 간 갈등이 생기는 것을 막아주는 역할도 한다. 세대를 걸쳐 가족 모두는 이 규약 안에서 자신이 맡은 역할을 알고 있으며, 때로는 이 역할이 언제 어떤 방식으로 아프게 될지, 심지어는 언제 어떻게 죽을 것인가를 결정하기도 한다. 규약은 또한 왜 특정 증상이 특정 가족 안에서 밀집해서 발생하는지, 그리고 그 증상이 어떻게 부모로부터 자식에게로 전해지는지에 영향을 미친다. 가족 규약은 대를 이어 내려오는 가족의 전설이나 관습으로 유지된다. 때로 이런 전설은 현재의 구성원이 태어나기 몇 백 년 전부터 내려오는 것일 수 있다.[116] 이 *가족규약*

은 오랜 세월이 흐른 뒤에도 계속 가족 구성원들의 정신적 신체적 건강에 부정적인 영향을 미칠 수도 있다.

다른 사회와 마찬가지로 가족은 동떨어져 존재할 수 없다. 지리적, 경제적, 사회적, 문화적, 역사적 맥락 안에 존재한다. 맥락에 따라 가족 간의 역동적 관계와 그 결속력이 달라진다. 이민에 따른 가족의 변화에 관해 12장에서 기술할 것이다.

문화와 가족 간 역동 관계

*문화*와 가족 간의 역동적 관계는 복합적이고, 어느 정도는 논쟁의 여지를 안고 있다. McGoldrick 등[118]은 미국에 있는 '아일랜드계 가족', '이탈리아계 가족', '영국계 미국인 가족' 등 여러 민족의 가족 문화에 대한 소규모 민족지학적 연구를 하면서, 가족치료사가 이들 가족을 대할 때 직면할 수 있는 문제를 종합한 종합 발췌집을 출판했다. 물론 일반화도 어느 정도 가능하고 때로는 유용할 수 있지만, 하나로 유형화 하는 것은 부적절할 수 있다. 게다가 각 집단의 가족문화의 특징을 강조하는 것은, 동일 민족집단 가족들 사이의 주요 차이점(종교, 경제적 지위, 사회계급, 교육 등에 기반한)을 무시하는 것이다. Maranhao[119]는 McGoldrick의 책을 비판하면서, 특히 '가족지향적인 민족집단'에 관해 기술된 것을 보면, 이들이 앵글로색슨계 가족 유형(가족의 목표보다는 개인의 목표를 강조하는)과 다른 모든 가족을 '병적인 가족'처럼 기술했다고 비난했다. 그가 보기에 한 가족의 문화적 배경에 대한 지식은 대체로 유용하지만, 가족치료를 하는 데 필수적인 것은 아니다. "가족치료 면담을 하기 위해서 꼭 인류학적 지식이 있어야 하는 것은 아니다. 단지 섬세한 가족치료사이면 된다."고 주장했다.

DiNicola[120]는 가족의 정신건강과 문화 사이의 관계를 기술하는 두 가지 대안적 방식을 제시했다. 하나는 *문화적 의복*으로서, '자신의 경험에 의미를 부여하고, 남과 소통하고 공유하기 위한 방법군인 예법, 의례, 상징 등을 이용한다. 그러므로 문화적 의복은 가족의 문화가 표출되는 특별한 방식의 문화적 행동을 의미한다. 때로 문화적 의복은 '가족의 상호작용 모습을 감추려 할 때는' 방어막과 같이 작용하는 *문화적 위장*으로 작용하게 될 것이다. 이럴 때 가족은 구성원의 병리적 행동이 그 문화적 배경에서는 정상적인 것이라고 주장할 수 있다는 것이다. DiNicola는 그 예로서 다음 말들을 인용했다. "내 남편은 술을 굉장히 많이 마셔요. 그 사람은 아일랜드인이랍니다." 또는 "내 아들은 신경쇠약에 걸렸습니다. 왜냐하면 정교회 교회에 나가지 않으면서 그리스적인 것이 무언지 잊어버렸거든요."

Lau[121]도 서유럽과 북미의 가족치료사들은 다른 문화의 가족에 대해 병리적이라거나 일탈적이라고 잘못 진단할 수 있음을 지적했다. 특히 한 부모 가정(서인도의 일부 지역)이나 여러 대가 모여 사는 대가족(아시아인, 중국인, 그리스계 키프로스인)처럼 그들에게 친숙하지 않은 가족 구조와 접하게 될 때 특히 그러하다. 서구 이외의 많은 문화권에서는 세대마다 따로 살아야 한다고 생각하지도 않으며, 집단의 지속성을 말할 때는 3대 이상을 의미한다. 그러므로 이런 집단에서 말하는 개인의 자율성은 서구 핵가족 모델과 다를 수밖에 없다. 소수민족 가족에 대한 연구에서 Barot[122]는 이들 문화에 대한 이해가 충분하지 않다고 했다. 그 이유는 그들의 삶에 악영향을 미칠 수 있는 또 다른 요인인 제도적, 구조적 요인(예컨대 실업, 인종차별, 취약한 주거지, 부적절한 사회보건시설, 그리고 이주의 영향들)에 대한 보다 더 폭넓은 분석이 부족하기 때문이다. 덧붙여 이러한 외부 요인들이 가족의 전통문화와 결속력을 약화시키므로, 가족생활의 병적 붕괴 현상을 '문화'만으로 설명하는 것은 더 이상 합당하지 않다는 것이다.

세계 여러 다른 지역의 가족문화 사이에 존재하는 근본적 다양성을 보여주는 연구들이 있다. 예를 들면, Tamura와 Lau[123]는 일본과 서구, 특히 영국의 가족 구조를 대조했다. 일본문화에서는 가족 구성원 사이의 관계가 *상호 연결되어* 있음을 강조한다. 집단의 통합과 안녕에 높은 가치가 부여되며, '가족 자아'는 일본인에게 '본질적인 내적 심리 기관'이다. '정서적으로 강한 친밀함, 타인에 대한 강한 수용성, 그리고 평판과 명예의 중요성 등을 포괄하는' 특징을 가지고 있다. 그러므로 개인은 '피부로 둘러싸여 있는 자아'가 아니라, '상호 연결된 연결망 속의 한 부분'으로 인식된다. 일본 가족의 중심은 어머니-자녀의 한 쌍이고, 서양의 남편-아내의 쌍과는 대조적이다. 자녀들은 확고하게 여자 영역에 속하므로, 자녀에게 문제가 있을 때 일본 남편들은 아내와 함께 치료자에게 가는 것을 꺼린다고 한다.

이와 달리, 북미와 북서 유럽의 가족 구조는 상호연결성보다는 개인의 *개별성*을 강조한다. 서구인들은 자율적이고 독립적이며 개별적인 단위로서 자신을 인식하고, 사람들 사이에는 분명한 경계선이 있다고 본다는 것이다. 가족생활에서 성장해나가고 정서적 발달과정을 겪는 것이 개별화를 위한 과정으로 보는 서구와 달리, 일본에서는 성장한다는 것은 하나에 통합되어 있다가 다른것으로 이전 통합되는 것을 의미한다. Tamura와 Lau는 서구적 생각인 '지나친 개인주의'라는 말을 일본 가족에게 붙이는 것은 부적절하고, 또한 상호 연결되어 있는 관계를 '얽혀 있다거나' 개별화가 안 된 것으로 해석하는 것 역시 틀린 것이라고 지적했다. 일본의 치료사들은 일본가정의 문제점이 너무 깊이 연결되어 있어서가 아니라 *너무 연결이 안 되어서* 비롯됐다고 보고, 그래서 가족단위를 작은 단위로 자르려 하기보다는 통합을 강화하는 것을 목표로 삼는 경향이 있다. 환자들은 치료사가 권위적이고 지시적이며, 또한 가족 내 연장자처럼 '연결되기를' 기대한다고 한다.

끝으로, 일본 가족들은 자신들의 문제를 가족 안에서 조용히 해결하지 못했다는 수치심과 죄책감 때문에 치료자를 찾지 않는 수도 있다.

인도의 경우, Shankar와 Menon[124]이 강조한 바에 의하면, 전통 대가족 혹은 연합가족은 정신분열증과 같은 심각한 정신질환자를 돌보는 데 매우 중요한 자산이라고 했다. 가난과 실업, 여기에 덧붙여 정신병원은 물론 정신건강 전문요원 및 사회복지 혜택이 부족한 상황에서, 정신분열증을 가족과 함께 치료하려는 치료사라면 '사회적, 경제적, 문화적인 인프라가 얽혀있는 복잡한 상황'을 고려해야만 할 것이다. 그래서 심한 정신질환자 대다수는 '공동체에서 환자를 돌보는 기본적 역할'을 하는 가족의 간호를 받는다. 가족은 (서구의 가족과는 달리) '가족이 질병을 야기했다'라는 비난을 받은 적이 없으므로, 치료 프로그램에 참여해달라는 요청을 받을 때 아무런 죄책감도 느끼지 않는다. 그러므로 Shankar와 Menon은 질병이 발생하거나 악화되는 것을 가족 탓으로 돌리지 말아야 한다고 강조했다. 대신 가족들을 잠재적인 동맹군으로 대해야 한다고 했다. 치료자는 환자뿐 아니라 그 가족들의 요구사항에 민감하게 반응해야 하며, 가족의 긍정적인 역할을 강화하는 데 역점을 두어야 한다. 가족들에게는 정신분열증이라는 병에 관한 충분한 정보를 제공하고, 투약을 감독하도록 하며, 병 재발 시 초기 증상을 알 수 있도록 알려야 한다.

El-Islam[100]은 아랍 세계에서 '정신의학에 관해 알려져 있는 특성'을 기술하면서, 공동체에서 나타나는 문화적 다양성을 강조했다. 그는 '개별적 행동'를 희생시키고 '친화적인 행동'를 추구하는 대가족 구조에 관하여 조사했다. 즉 '전통적인 육아법이 강조하는 것은 개인주의, 인지발달, 독립심, 개별화보다는 순응, 융화, 협동, 친밀감, 상호의존이다.' 또한 전통적 공동체에서 여자는 '남자와의 관계에서 사회문화적으로 불이익을 받고 있다.' 일부다처가 여전히 존재하고, 가족이 주선한 정혼이 흔하며, 남자는 쉽게 이혼할 수 있다. 이런 상황에서는 서구화된 사고방식을 가진 젊은 세대와 구세대 사이에 갈등이 발생할 수밖에 없고, 특히 성적 관계, 교육, 결혼 상대 선택을 중심으로 갈등이 생기게 된다. 그러므로 이런 다양성과 역사적 변화 역시 가족치료에서 고려되어야 할 점이다.

이 장에서 기술한 것은, 가족치료는 심리학, 정신의학, 의료인류학이 협동하여 성과를 이루어낼 수 있는 가장 적절한 분야라는 것이다. 특히 정신질환에 미치는 가족의 영향에 관한 연구는 앞으로 더 증가할 것이다.

정신의학의 비교문화적 진단

이 장에서는 정신과적 진단을 할 때 맞닥뜨리는 복잡한 문제들, 특히 문화에 따라 '정상'과 '비정상'을 어떻게 정의하는지 그 문제점을 보여주었다. 또 다른 문제점의 하나는, 임상 의사가 환자의 행동을 해석할 때 *지나치게* 문화를 강조한 나머지, 그 이면에 있는 정신병리를 간과할 수 있다는 점이다.[125] 그러므로 횡문화적 진단이 이루어질 때는 다음 사항을 염두에 두어야 한다.

- 문화적 요인이 서구 정신의학의 진단 범주와 진단 기술에 얼마나 영향을 미치고 있는가?
- 환자가 자신의 스트레스를 이해하는 방식, 남과 소통하는 방식에 문화가 어떤 역할을 하였는가?
- 환자의 신념과 행동이 그 문화의 다른 구성원에게 어떻게 비치는지, 그리고 환자의 비정상성이 그 집단에 유익한 것으로 비치는지?
- 환자의 증상과 행동변화를 그 공동체가 '문화와 결부된 질병'이라고 보는가?

- 환자의 병이 정신질환으로 보기보다는 사회적 정치적 경제적 압력에 의한 것인지를 알아보아야 한다.

KEY REFERENCES

3 Lewis, I. M (1971). *Ecstatic Religion*, pp. 178–205. London: Penguin.

16 Kleinman, A. (1987). Anthropology and psychiatry. *Br. J. Psychiatry* 151, 447–54.

18 Kirmayer, L.J. and Minas, H. (2000) The future of cultural psychiatry: an international perspective. *Can. J. Psychiatry* 45, 438–446.

19 Waxler, N. (1977). Is mental illness cured in traditional societies? A theoretical analysis. *Cult. Med. Psychiatry* 1, 233–53.

58 Mumford, D. B. (1993). Somatization: a transcultural perspective. *Int. Rev. Psychiatry* 5, 231–42.

67 Tseng, W-S. (2003) *Clinician's Guide to Cultural Psychiatry*. London: Academic Press, pp. 89–142.

72 Hahn, R.A. (1995) *Sickness and Healing: an Anthropological Perspective*. New Haven: Yale University Press, pp. 40–56.

79 Cooper, J.E. (1994) *ICD-10: Classification of Mental and Behavioural Disorders*. Edinburgh: Churchill Livingstone/World Health Organization.

80 American Psychiatric Association (2000) *DSM-IV-TR: Diagnostic and Statistical Manual of Mental Disorders*, 4th edn. Arlington: American Psychiatric Association.

100 El-Islam, M.F. (1982). Arabic cultural psychiatry. *Transcult. Psychiatry Res. Rev.* 19, 5–24.

104 Campion, J. and Bhugra, D. (1997). Experiences of religious healing in psychiatric patients in south India. *Soc. Psychiatry Psychiatric Epidemiol.* 32(4), 215–21.

118 McGoldrick, M., Pearce, J. K. and Giordano, J. (eds) (1982). *Ethnicity and Family Therapy*. New York: Guildford Press.

119 Maranhao, T. (1984). Family therapy and anthropology. *Cult. Med. Psychiatry* 8, 255–79.

See http://www.culturehealthandillness for the full list of references for this chapter.

RECOMMENDED READING

Bhui, K. and Bhugra, D. (eds) (2007) *Culture and Mental Health*. London: Hodder Arnold.

Desjarlais, R., Eisenberg, L., Good, B. and Kleinman, A. (eds) (1995) *World Mental Health*. Oxford: Oxford University Press.

Kleinman, A. (1988). *Rethinking Psychiatry*. New York: Free Press.

Kutchins, H. and Kirk, S.A. (1997) *Making Us Crazy: DSM – The Psychiatric Bible and the Creation of Mental Disorders*. New York: Free Press.

Littlewood, R. and Lipsedge, M. (1997). *Aliens and Alienists*, 3rd edn. Abingdon: Routledge.

Swartz, L. (1998). *Culture and Mental Health: A Southern African View*. Oxford: Oxford University Press.

Tseng, W-S. (2003) *Clinician's Guide to Cultural Psychiatry*. London: Academic Press.

RECOMMENDED WEBSITES

Annotated Bibliography of Cultural Psychiatry: http://www.admsep.org/culture.html

Society for the Study of Psychiatry and Culture (USA): http://www.psychiatryandculture.org

World Psychiatric Association: http://www.wpanet.org/home.html

World Association of Cultural Psychiatry: http://www.waculturalpsychiatry.org

11

스트레스와 고통의
문화적 측면

스트레스의 특성

'스트레스'라는 단어는 현대사회에서 아마도 가장 많이 쓰이는 말일 것이다. '스트레스' 검색어로 인터넷을 찾으면 Yahoo에서 2005년 1억8,500만 개[1]의 엔트리가, Google에서는 1억2,600만 개[2]가 뜬다. 개인적, 집단적 고통은 물론 우리가 일상에서 매일 겪는 어려움을 말하기 위해 대중문화에서 사용하는 가장 흔한 은유법이 스트레스이다.

스트레스의 개념은 1936년 Hans Selye[3]에 의해 최초로 기술되었다. 곧 학계의 관심을 끌면서 1976년에는 이미 11만 개의 출판물이 나왔고,[4] 곧 대중문화로 확산되었다.

Selye의 원모델은 기계공학에 근거한 개념으로서, 유기체가 환경에 대응하여 나타내는 모든 반응을 다 포괄하는 것이었다. 유기체가 어떤 행동을 하기 전에 그 행동을 하도록 준비시켜주는 본래의 생리적 기전이며, 무언가 행동을 하지 않으면 안 되는 환경적 요구가 있을 때 작동한다. 모든 스트레스가 다 유기체에 해로운 것은 아니다. 적당한 수준의 스트레스('유스트레스' eustress)는 유기체를 보호하고 적응하도록 하는 기능을 가지고 있다. 그러나 높은 수준의 스트레스('디스트레스' dystress)는 병리적 변화와 죽음까지 유발할 수 있다. 스트레스를 유발하는 실제 환경의 영향—신체적, 심리

적, 사회문화적—을 스트레스 요인이라고 한다. Selye는 유기체가 스트레스 요인에 반응하는 과정인 보편적 적응 증후군(General Adaptation Syndrome, GAS)에 대해 기술했는데, 다음 세 단계가 있다.

1. 경고 반응 - 유기체는 해로운 특정 자극을 알아차린다.
2. 저항 혹은 적응 단계 - 유기체는 스트레스를 받기 전보다 더 높은 수준의 기능을 하게 된다.
3. 탈진 단계 - 스트레스 요인이 지속됨에 따라, 더 이상 자체 회복이 안 되어 대응할 수 없게 되고, 따라서 항상성(恒常性)을 유지할 수 없게 된다.

마지막 단계에서 유기체의 생리적 변화는 이제 병적인 것으로 되어, 질병 혹은 죽음에 이르게 된다. 생리학적 관점에서 보면, GAS는 부신수질과 시상하부-뇌하수체-부신피질의 축을 통해 일어나며 광범위한 생리적 변화를 유발한다.[5]

Selye 모델에 관한 비판

스트레스에 관한 모든 연구의 기초로서 받아

들여졌던 Selye의 초기 모델은, 특히 기계적인 접근법이자 생리학적 측면을 지나치게 강조했다는 점에서 비판을 받아왔다. Weinman[6]과 같은 심리학자들은 스트레스 요인과 맞닥뜨린 개인의 *심리적* 반응 혹은 대응전략의 중요성을 지적한다. 최초의 두려움과 위협감 등의 '경고 및 쇼크 단계'에서부터, 불쾌하게 느껴지는 상황을 타개하려는 대응 시도, 그리고 우울증, 은둔, 자살, 혹은 '화학적 위안물'에 의존하는 등, 보다 더 극단적인 심리적 반응에 이르기까지 다양하게 반응할 수 있다는 것이다. 스트레스 경험에 대한 반응과, 그것에 부여하는 의미는 개인의 성격, 교육, 사회적 환경, 경제 상황, 문화적 배경 등의 영향을 받는 것이다. 이 모델은 전적으로 생리학적으로만 보는 스트레스 반응보다 사회과학자들에게 더 많이 지지를 받고 있다.

Selye의 모델에 대한 또 다른 주목할 만한 비판은 인류학자인 Allan Young[7]이 제기하였다. 그의 주장에 의하면, 스트레스에 관해 묘사한 여태까지의 문헌에서 '스트레스 요인'은 사회정치적 맥락이나 시공간과 상관없는, 마치 추상적인 그 무엇처럼 묘사되고 있다는 것이다. 사람들에게 질병이나 불행을 유발하는 보이지 않는 병균이나 영향력처럼 느껴지게 한다고 했다. 게다가 이렇게 맥락과 동떨어진 스트레스 요인과, 이들의 병리적 현상에만 초점을 맞추는 것은, 개인의 건강에 악영향을 미칠 수 있는 경제적 정치적 세력을 간과하게 만들 수 있다고 했다.

Pollock[8] 또한 Selye의 방식을 비판했는데, Selye의 원래 모델은 물리학과 기계공학에서 차용한 기계적 접근법이라는 것을 지적했다. 이후 스트레스 이론은 상당히 '심리화'되어 오면서, 병을 유발하는 감정과 지각의 중요성을 부각하고 있지만, '여전히 그 타당성은 생리학적 모델에 근거를 두고 있는데, 이런 두 가지 모델은 서로 양립하기 어려운 것이다.' 덧붙여서 스트레스 이론의 핵심인, 스트레스가 질병으로 변화한다는 이론적 가정은 아직 '애매하고 증명되지 않고 있으며', 이 연결고리에 관한 여태까지의 연구들은 '일관성이 없거나 모순되거나 혹은 결론을 도출하지 못한 것'들이라고 했다.

또 다른 비판은, 스트레스의 외부적 원인을 지나치게 강조하여, 환자들은 마치 상황의 수동적인 희생자처럼 묘사되고 있다는 것이다. 그러나 심리학적인 관점에서 보면, 스트레스와 관련된 많은 원인들은, 실제로 그 개인 안에서 비롯된 것일 때가 많다. 초기단계의 기원이 무엇이든 간에 정신 내적 요인들, 예컨대 심한 공포, 만성적 불안, 공격적 성향, 불안정감, 과민, 혹은 삶에 대한 잘못된 기대 등은 모두 특정 개인이 다른 사람보다 훨씬 더 많은 스트레스를 받게 할 가능성을 높이는 요인들이다.

끝으로, 스트레스가 언제나 개인에게 부정적인 효과를 가진다는 가정 또한 도전을 받고 있다. 예를 들면, McElroy와 Townsend[9]가 지적한 바에 의하면, 어떤 의례에서는 치유 단계의 필요 부분으로서 신체적 정신적 스트레스를 일으킨다. 때로는 각성제를 먹으며 고통스런 자극을 가하거나(예를 들면 불 위를 걷게 하기), 육체적으로 탈진케 하고, 수면 박탈, 극도의 열기 혹은 냉기를 가하거나, 과호흡 등으로 의식상태를 변화시키는 것 등이 포함된다(☞8장). 이런 문화에 속한 사람들에게는 이러한 스트레스 단계가 치유를 위한 필수조건임을 알고 있다. 게다가 신체적인 수준에서 보면 이런 스트레스 요인들은 엔도르핀 등을 분비시켜 다행감(多幸感)을 주고 통증을 줄이며, 그 밖에도 여러 가지 긍정적인 생리학적 효과가 있는 것이다.[9]

이러저러한 비판에도 불구하고, 인간이 삶의 역경을 어떻게 극복하는지 이해하기 위한 출발점으로서 Selye의 모델은 유용하다. 이 모델의 한계를 숙지하고, 개인과 집단에 따라 어떤 상황은 스트레스가 되고 다른 상황은 그렇지 않은 이유를 이해하기 위해 심리적, 사회적, 문화적, 경제적 맥락을 늘 염두에 두고 분석한다는 전제하에서 이 모델은 유용한 도구로 쓰일 수 있다.

스트레스 요인과 스트레스 반응의 관계

Selye에 의하면, '스트레스 요인'은 유기체에게 스트레스 반응을 일으키게 하는 환경적 영향 혹은 작용물이다. 그러므로 스트레스 요인에 해당하는 범위는 아주 넓으며, 심각한 질병, 외상, 자연재해, 사별, 이혼, 결혼생활의 갈등, 실업, 퇴직, 직장에서 인간관계로 인한 긴장, 종교적 혹은 그 이외의 탄압, 금전적 어려움, 이직, 이주, 전쟁, 그리고 열기, 냉기, 습기, 소음 등에 너무 오랫동안 접하는 것 등이 모두 다 포함될 수 있다. 그러나 스트레스 요인과 반응 사이의 관계는 이 목록이 제시하는 것에 비해 훨씬 더 복잡하다. 예를 들면, 동일한 사건이 어떤 사람에게는 스트레스를 유발하고, 다른 사람에게는 그렇지 않을 수 있다. 또한 Parkes[10]가 지적한 바와 같이, 긍정적인 경험들, 예컨대 승진, 약혼, 출산, 혹은 거액의 돈을 버는 것과 같은 경험도 스트레스를 유발할 수 있는데, 이런 것들은 삶의 방식에 변화를 유발하기 때문이다. 상황에 대응하고 적응하는 방식은 사람마다 다르다. WHO[11]가 지적한 바에 의하면, '질병은 요인 그 자체의 영향이라기보다, 몸이 자극요인에 적응하지 못한 것을 뜻한다.' 이런 적응 실패의 이유에는 그 개인의 육체적, 심리적, 사회문화적 특성 등이 포함된다. 예를 들면, 노약자는 젊고 활력 있는 사람들에 비해 춥거나 덥고 습한 날씨를 '스트레스'라고 느낄 가능성이 더 크다. 또한 특정 상황(예컨대 은퇴와 같은 삶의 변화)은 어떤 사람에게는 스트레스 반응을 유발하는 반면 다른 사람들에게는 그렇지 않을 수도 있다. Weinman[6]은 '특정 상

황이나 사물이 어떤 개인에게 위협이 되는 이유는, 이 상황이나 사물 자체의 특성 때문이라기보다, 그 사람이 그것을 그런 식으로 받아들이기 때문이다'라고 지적한다. 스트레스 반응을 조장하거나 막아주는 사회문화적 요인 중 일부는 이 장의 뒷부분에서 기술할 것이다.

Selye[4]에 의하면, 특정 스트레스 요인과 유발되는 반응 사이의 관계는 *비특이적*인 것이 특징이라고 했다. 즉 스트레스와 관련된 질병(예를 들면, 위궤양, 정신질환, 고혈압이나 관상동맥혈전 등)이 어떤 스트레스 요인에 의해 유발될 것인지 예측하는 것은 불가능하다. 배우자와의 갈등이 어떤 사람에게는 위궤양을 유발할 수 있고, 다른 사람에게는 기관지천식을 유발할 수 있다. 이는 정신신체 질환에 관한 연구에서(☞10장) 장기(臟器) 선택성 문제로 알려져 있으며, 왜 다른 장기가 아닌 그 특정 장기가 '선택'이 되는지에 관하여는 많은 이론들이 나와 있다.[12] 그러므로 실제적인 면에서 볼 때, 스트레스와 그 영향 사이의 관계에 대해 많은 실험과 연구가 이루어지고 있지만, 때에 따라 맥락으로 연관이 있어 보이며, 어느 면에서는 사후 판단이기도 하다.

스트레스는 바이러스 감염,[13] 류머티스 관절염[14] 등의 질병 과정에서 관찰되는 것처럼, '저항력'을 떨어뜨림으로써 질병을 촉진시키거나 혹은 질병이 시작되는데 기여하는 것으로 볼 수 있다. 비교적 새로운 학문 분야인 *정신-신경-면역학*(☞10장)에서는 심리 상태, 내분비계, 그리고 몸의 방어기능인 면역계 사이의 관계를 규명하기 위해 연구하고 있다. 비록 비특이적이라고 보편적으로 인정하지만, 우울증과 불안이 면역계에 부정적 영향을 미침으로써 감염이나 다른 질병에 대해 취약하게 만든다는 근거는 있다.[15] 다른 예로서 Trimble과 Wilson-Barnet[16]이 간질의 사례를 들어 기술한 바와 같이, 기질성 질병을 가지고 있던 사람은 스트레스에 의해 병이 재발하거나 악화된다. 끝으로 신체 질병 자체가 스트레스가 되어 회복이 지

연되거나 다른 병을 유발시키기도 한다. 특히 기존의 신체 질병으로 인해 수입이 줄거나 직업이 불안정해지고 인간관계에 변화가 올 때면 더욱 그러할 것이다.

스트레스와 삶의 변화

위에 언급한 스트레스 중, 사별, 이주, 출산 등은 삶의 방식에 주요하고도 지속적인 변화를 가져오는 것들이다. 최근 이러한 변화가 정신적 육체적 건강에 미치는 부정적 영향에 대하여 관심이 모아지고 있다. 이 관점에서 보면, 스트레스는 변화에 적절하게 적응하지 못한 것이고, 삶의 변화된 환경에 신체의 한 부분이 대응하여 적응하는 데 실패했음을 나타내는 것이다. Parkes[10]는 이러한 *정신사회적 전이단계*를 설명하는 데 유용한 관점을 제공한다. 그는 이 변화가 자아의 '*삶의 공간*'을 침해하는 곳에서 일어나기 쉽다고 지적했다. 삶의 공간은 '자아가 남과 상호작용을 하고 그 관계 속에서 어떤 행동을 할지 결정하는 곳으로서, 자아와는 분리되어 있다고 간주하는 모든 것'을 의미한다. 삶의 공간을 변화시키는 것에는 세상에 관한 기본 전제의 변화도 포함된다. 왜냐하면, 변화라는 것은 여태까지의 전제가 더 이상 당연한 것이 아니게 되는 것이기 때문이다. Parkes의 관점에 의하면, 정신사회적 전이과정 중 가장 큰 스트레스를 일으킬 가능성이 있는 것은, 그 효과가 지속적이며, 비교적 급격하게 발생했고, 세상에 관한 기본 전제를 뒤바꾸는 것이다. 이런 점에서 볼 때, 예기치 않은 갑작스러운 배우자나 직장의 상실은, 서서히 발생하는 변화, 예컨대 성장과 같은 변화보다 더 스트레스를 일으킬 것이다. 사별, 실업, 이주와 같은 변화는 사회적 관계, 직급, 경제적 안정, 거주 환경 등의 삶의 공간에 전반적 변화를 일으키는 것이고, 따라서 스트레스 반응을 유발할 가능성이 가장 크다.

몇몇 연구자들은 이러한 변화가 정신과 육체 건강에 미치는 효과에 대해여 연구하였다. 1960년대 말 Parkes 등[17]의 사별에 관한 연구에서, 아내를 잃은 55세 이상의 남자 4,486명을 대상으로 사별 이후 9년 동안의 사망률을 조사한 바 있다. 이 가운데 213명은 아내를 잃은 뒤 6개월 만에 사망했는데, 이는 같은 연령의 기혼남자의 예상 사망률보다 40%나 높은 것이다. 퇴행성 심장질환으로 인한 사망률은 대조군보다 67% 높았다. 사별 후 첫 1년이 지난 뒤부터는 사망률이 기혼남자 수준으로 떨어졌다. 저자들은 사망률이 증가하게 된 원인으로 '사별의 정서적 영향과 이에 동반되는 정신-내분비 기능의 변화' 때문이라고 했다. 다른 연구들도 유사한 결론을 보고했는데, 극심한 정신사회적 전이 과정 혹은 '삶의 사건'에 뒤이어 질병이 발생한다는 것이고, 특히 그 사건이 부정적인 것으로 받아들여질 경우에 더욱 그러하였다고 했다.

삶의 변화와 질병 발생 사이의 인과관계는 분명치 않다. 1980년 Murphy와 Brown[18]은 '스트레스 상황이 몸에 병리적 구조적 변화를 일으켜 병을 발생시키는가?' 라는 질문을 연구했는데, 대개의 경우 병은 스트레스 경험에 뒤이어 곧바로 *일어나지* 않는다고 결론을 지었다. 만일에 병이 생긴다면 그것은 정신적 불안이 그 연결고리로 작용할 가능성이 있다고 지적했다. 저자들은 정신질환을 가진 사람들이 통계적으로 유의미하게 더 많이 기질적 질병을 가지고 있다는 증거를 인용하면서, '스트레스 상황은 우선 정신적 소요를 일으키고 이것이 기질적 질병으로 이어진다'는 가설을 세웠다. 런던에 거주하는 111명의 여자를 연구했는데, 81명에게서 새로운 기질적 질병이 지난 6개월 동안 발생했다. 이들 81명 중 30%(24명)는 질병이 발생하기 전에 심각한 사건을 최소한 1번 이상 경험했다고 한다. 이는 대조군의 17%와 비교할 만 했다. 그러나 이러한 연관성은 18~50세 사이의 여자에게만 적용되었다. 이 여자들 가운데 38%는 최소 한번 이상 심각한 사건을 경험했다고 하는데, 대조군은 이때 15%에 불과했다. 이 연령집단에서 30%는 질병이 발생하기 전 평균 7주 동안 정신적 장애를 경험했고, 대조군은 2%였다. 저자들의 결론에 의하면 '50세 이하의 대상 여자들에게 기질적 질병이 발생하는 직접적인 원인은 가혹한 사건 자체라기보다는 정신적 장애이다.'

정신적으로 장애를 일으킬 가능성이 가장 높은 사건은 '삶의 공간'에 장기적으로 위협을 주는 것들, 예컨대 계획하지 않았던 임신, 친척의 말기 병 등이었다. 그러나 사건, 정신적 장애, 그리고 기질적 질병 사이의 정확한 병리학적 관계가 맺어지는 기전은 아직 불투명하다. Engel[19] 또한 지적하기를, 때때로 질병은 물론 죽음까지도, '감당할 수 없다고' 느끼는 정신적 장애를 얼마 동안 겪은 후에 일어난다고 했다. Engel은 이를 '자포자기의 심리적 복합 상태'라고 칭했고, 이러한 상태가 '병인으로 작용하는 요인에 대응할 수 있는 능력을 조절하는 데 어떤 중요한 역할을 한다'고 보았다. 자포자기한 심리상태의 특징은, 심리적 무력감, 도움 받을 길 없다고 느끼는 것, 자아 이미지가 추락하여 자신은 통제력도 없고 더 이상 평소와 같이 기능할 수 없다고 느끼는 것, 인간관계와 사회적 역할로부터 만족감을 상실하는 것, 과거—현재—미래로 이어지는 시간의 지속성에 대한 믿음을 상실하는 것, 그리고 이전에 경험한 포기와 무력감을 다시 경험하는 것 등이다. 비록 이 심리상태 자체가 '병을 직접 일으킨다기보다는 병의 발생에 기여하는 것이지만', 이런 상태에 있는 사람은 병으로 진전되는 과정을 스스로 타개할 가능성이 적다. 정확한 생리학적 기전은 비록 밝혀지지 않았지만, 위에서 언급한 세 가지 관점들, 즉 '정신-사회적 전이 과정', '삶의 사건들', 그리고 '자포자기의 심리적 복합상태'는 모두 삶의 공간에 극적인 변화를 일으켜 병리적 과정을 끌어낸다는 점에서 건강과 질병에 미치는 영향을 설명하는데 유용한 방법을 제시한다.

스트레스 반응에 영향을 미치는 요인

Selye의 모델에서 스트레스는 환경적 요구에 병적인 생리반응을 나타내는 것이다. 그러나 앞서 적은 바와 같이, 이러한 반응을 매개하는 다른 요인들이 있다.

1. 개인적 특성
2. 물리적 환경
3. 활용할 수 있는 사회적 지원
4. 경제적 지위
5. 문화적 배경

개인적 특성

스트레스 반응에 영향을 미치는 개인적 특성은 신체적인 것(연령, 체중, 몸집, 유전적 배합, 영양 상태, 과거의 건강상태 등)과 심리적인 것이 있다. Weinman[6]은 담즙질적 유형(무기력한 유형)과, 감정보다는 몸으로 반응하는 유형, 다시 말해서 '위장반응', '심혈관반응'을 보이는 사람에 이르기까지 개인적 성격 차이로 인하여 스트레스 반응이 다양하게 나타남을 지적한다. 어린 날의 경험도 역할을 하며, 자신이 삶을 통제할 수 있는지에 대한 개인의 자기 판단도 역할을 한다. 예를 들면, 작업환경에서 Karasek 등[20]은 자기 통제감이 낮을 경우 스트레스 반응이 강하게 나타난다고 했다.

물리적 환경

스트레스의 물리적 요인에는 지나친 열기, 냉기, 건조함, 습기, 그리고 병균, 화상, 외상 등 인체조직에 손상을 주는 것들이다. 환경적 요인의 특성과 범위는 스트레스 반응의 심각성에 영향을 미칠 것이다.

사회적 지원

사회적 문화적 요인은 실제로는 서로 겹치는 경향이 있지만, 구분해서 논의하겠다. 몇몇 저자들은 인생 전반에 걸쳐 사회적 지원이 스트레스로부터 보호하는 데 중요하다고 강조했다. Weinman[6]은 '어린 시절 사회적 지지를 충분히 받지 못할 경우, 이후 스트레스에 버티는 능력이 떨어져 비정상적인 신체적 변화와 행동을 불러일으킬 수 있다'고 했다. Brown과 Harris[21]는 11세 이전에 어머니를 잃은 여자는 어른이 되어 우울증에 빠지기 쉽다고 했다. 스트레스와 정신질환으로부터 보호적 인자로 작용하는 것은 친밀하고 신뢰성 있는 관계라고 한다. Kiritz와 Moos[22] 또한 사회적 환경과 스트레스와의 관계를 지적했다. 사회적 지원과 집단의 결속감은 스트레스로부터 보호해주는 반면, 남의 일에 책임감을 지나치게 느끼는 것은 병적 스트레스 반응을 증가시킨다. 또한 작업 압력(정해진 시간에 많은 수의 거래를 성사시키기 등), 불확실성(육체적 심리적으로 위해가 있을까 우려하는 것), 그리고 정신-사회적 환경 변화(이직 혹은 해고) 등에 의해서도 스트레스 반응은 증가한다. 폭력은 그것이 범죄에 의한 것이건, 정치적 혹은 가정폭력이건 간에 정신적 신체적 건강에 주요 영향을 미치는 스트레스 요인이다.

경제적 지위

경제적 요인은 스트레스 반응에 특히 관계가 깊다. 실업, 박탈, 가난(그리고 연관된 열악한 주거환경, 음식, 위생, 의복, 그리고 범죄와 폭력에 무방비하게 접하게 되는 것)은 모든 공동체에서 잠재적인 스트레스 요인이다. 병으로 인한 수입 상실, 경제적 불안도 마찬가지이다. 직업과 연관된 경쟁, 높은 기대 수준, 오랜 근무시간, 고용 불안정 등도 또한 스트레스를 가중시키는 것이다.

문화적 배경

문화적 요인은 스트레스 반응에서 복잡하게 작용하고 있어서 상황에 따라 보호적일 수도 있고 병인으로 작용('문화성 스트레스')할 수도 있다. 동일한 스트레스 요인이 있을 경우, 문화권에 따라 서로 다른 양상의 스트레스 반응을 보이고, 남자와 여자가 표현하는 양상 또한 다르기 쉽다. Guthrie 등[23]은 프랑스, 미국, 필리핀, 아이티의 대학생에 관한 연구에서, 이 네 집단에 서로 다른 스트레스 증상이 군집해 있는 것을 발견했다. 미국인은 위장관 증상을 더 많이 보이는 반면, 프랑스인은 기분과 생각의 변화가 더 많았음을 보고했다. 필리핀 사람의 경우, 특히 여자에서 두근거림과 숨가쁜 증상 등 심장혈관계 증상이 많이 나타나는 경향이 있었다. 어지럼증, 두통, 악몽, 근육경련 등의 증상은 네 집단 모두에서 여자에게 더 많이 나타났는데, 저자들은 '사회에 따라서 이러한 증상이 용인되지 않을 수도 있다'는 견해를 제시했다. 어떤 문화적 가치관은 사회적 가족적 결속력과 상호 지원을 강화시킴으로서 삶의 역경을 더 잘 감당할 수 있게 하여 스트레스로부터 보호해 줄 수 있다. 문화적 세계관 또한 개인의 고통을 더 넓은 차원의 불행이라는 맥락에 놓음으로서 고통을 잘 이겨나가게 해줄 수 있다. 이는 불행을 신의 뜻으로, 혹은 운명으로 받아들이는 숙명론적 관점의 특징이다. 이러한 개념을 공유하게 되면, 삶에 특별한 의미와 일관성을 부여하게 되고, 불확실성에 의한 스트레스를 줄이게 해 줄 것이다. 경쟁과 물질적 성취보다 명상과 묵상을 중요시하는 문화에서도 스트레스가 덜 하다. 그 밖의 요인으로, 대가족일 경우 아이를 돌보는 것이 부모를 비롯한 여러 어른들 사이에서 공유가 되므로, 이 또한 보호적 기능을 가질 수 있다. 그러나 '스트레스 없는 원시적 삶이 비서구사회와 전(前)산업화 사회에 있을 것이라고 보는 것은 신화'[24]에 불과하다. WHO[11]가 주창한, '전통적 적응 방식은 현대사회의 상황에는 부적절하다', 따라서 이것이 스트레스가 되고 있다는 식의 해석은, 전통사회 또한 그들만의 스트레스 요인을 가지고 있다는 것을 부정하는 것이다.

'문화성' 스트레스 : 위해성(僞害性) 효과

문화는 스트레스로부터 보호해줄 수도 있지만, 스트레스 발생 가능성을 높일 수도 있다. 즉 어떤 종류의 문화적 믿음, 가치, 기대, 풍습 등은 스트레스 요인을 증가시킬 수 있다. 예를 들면, 각 문화들은 무엇이 '성공'이고, 특권이며, '좋은' 행위이고, 희소식인지에 대하여 정의하고 있는데, 이런 정의는 사회에 따라 주목할 만한 변이가 있다. 예를 들면 뉴기니의 일부 지역에서는 다른 종족 사람들과 교환하기에 충분할 만큼의 돼지나 참마를 가져오지 못하는 것을 체면손상으로 간주한다. 서구에서는 남들만큼 물질적 부를 소유하지 못하는 것이 스트레스를 유발한다. 사람들은 그들의 문화가 정의한 목표, 특권 수준, 행위 기준에 도달하기 위해 노력한다. 그 목표에 도달하지 못한다는 것은, 비록 그 목표가 다른 사회의 사람이 보기에는 터무니없는 것일지라도, 좌절과 두려움과 우울함, 심지어는 자포자기의 심리상태를 일으킬 수 있다. 방어력이 약한 사람이 '저주'나 '마법'에 의해 병에 걸릴 수 있다는 생각 자체도 믿음에 따라서는 직접적인 스트레스 요인이 될 수 있는 것이다. '부두교 저주에 의한 죽음'과 같은 사례에서는 실제로 곧바로 죽음에 이르기도 한다. 그 외 스트레스를 유발할 수 있는 문화적 가치들로는, 항상 전쟁 시와 같이 행동해야 하는 사회, 결혼 상대자, 돈, 물건, 혹은 특권을 얻기 위해 치열하게 경쟁할 것을 강조하는 사회의 가치관 등이 있다. 불평등한 부의 분배는 매일의 생존을 위해 투쟁해야 하는

가난한 사람들에게는 스트레스를 증가시킨다. 그러나 경제적 특권을 가진 자도 경쟁과 가난에 대한 두려움이 강력한 스트레스로 작용할 수 있다. Marmot[25]가 기술한 바에 의하면, 자신의 삶을 통제할 수 없다는 생각을 가지게 하는 상대적 박탈감이야말로 질병률 및 사망률과 연관되고, 이 상대적 박탈감은 부강한 나라이건 가난한 나라이건 모두에게 해당된다고 했다.

그러므로 믿음 체계는 긍정적인 면과 부정적인 면을 다 가지고 있다. Hahn과 Kleinman[26]에 따르면, '믿음은 죽게 하기도 하고 치유하기도 한다.' 특정 사회에서 성장하면서 가지게 되는 이러한 믿음과 행동은 문화적으로 유발되는, 즉 '문화성' 스트레스의 한 형태로 간주할 수 있다.

이러한 유형의 스트레스는 또한 위해(僞害)한 영향(라틴어로 '나는 아프다'는 뜻을 가진 noceo에서 유래)의 한 예이기도 하다. 이는 위약 효과(☞8장)와 정반대 의미이다.

문화성 스트레스 : 몇 가지 예

사회-문화적 죽음

인류학자들이 기술한 가장 극단적인 형태의 문화성 스트레스와 위해 효과로는 '부두 죽음'(voodoo death), '주문에 의한 죽음', 혹은 '마법에 의한 죽음'라고 알려진 것이 있다. Landy[27]는 이를 사회-문화적 죽음이라고 부른다. 이 현상은 중남미, 아프리카, 캐리비언, 호주 등지에서 보고되어 왔으며, 대개 전통적이고 산업화 이전 단계의 사회에서 발견된다. 그곳에서 마법에 의해 죽음의 낙인이 찍혔다고 믿는 사람들은 얼마 뒤 병을 앓거나 사망하는데, 직접 원인은 분명 자연적인 것이다. 희생자와 그 주변 사람들이 저주가 내려졌다고 일단 믿게 되면, 관련된 모든 사람들은 이들이 죽음을 면치 못할 것이라고 간주한다. Landy가 말한 대로, '대개는 종교적 사회적 위반행위라고

판단되면 절차가 시작되고, 그 결과 마법사가 기소와 판결 의례를 행하고, 사회를 대표하여 위반자에게 죽음의 낙인을 찍는 것이다. 그 후 짧은 시간 안에, 대개 24~48시간 안에 죽게 된다.' 인류학자인 Claude Levi-Strauss[28]는 이 단계를 그려냈는데, 그 시작은 자신이 문화 전통에 따라 죽음이 확정되었다는 것을 인식하는 것이다. 가족과 친구들도 그렇게 믿게 되고, 공동체는 그로부터 서서히 멀어져 가기 시작한다. 이들은 이 불운한 희생자에게 죽음은 피할 수 없다는 것과, 희생자는 이미 죽은 거나 마찬가지라는 점을 상기시킨다. '곧 이어서 그를 저승으로 보내는 신성한 의식이 거행된다. 첫 번째로 가족을 비롯한 모든 사회적 관계가 가차 없이 끊어지고, 그의 자아의식을 구성하던 모든 기능과 활동에서 배제된 뒤에, 저주를 걸었던 힘에 의해 산 자들의 세계로부터 사라지게 되는 것이다. 한 때 권리와 의무를 가진 살아있는 사람이었던 그는, 자기 존재의 근거였던 집단으로부터 전적으로 퇴출당하는 공포에 압도되고, 집단의 취소 결정에 의해 죽은 자가 되어 두려움과 의례 및 금기의 대상이 되어 버리는 것이다.'

이러한 상황은 Engel이 말한 '자포자기의 심리적 복합 상태'의 전형적인 예로서, 특별한 상황이 질병과 죽음으로 이끄는 것으로 해석된다. Engel[29]은 1971년 갑작스런 죽음에 관한 170개 사례를 분석하고, 이들 대부분에서 공통적인 주제를 찾아냈다.

- 무시하고 넘어갈 수 있는 사건이 아니다.
- 압도적인 감정 상태를 경험하거나 심한 위협감을 겪는다.
- 더 이상 그 상황을 통제할 수 없다고 믿게 된다.

사례 중 10 예는 지위나 자존심의 상실을 겪는 동안 급사한 예이었다. 예를 들면, 중요한 직위로 승진하리라고 확신하던 두 남자는 그들의 기대가 예기치 않게 무산되자 급사했다고 한다. 문화성 스트레스와 연관된 급사의 기전을 설명하기 위해 다양한 가설이 제기되었다. Cannon[30]은 '도망가거나 맞싸워야 할 때' 싸우지도 못하고 도망가지도 못하고 얼어붙게 되는 상황에서 교감신경계가 과다 활동하여 발생한다고 설명하고 있다. Engel[31]에 의하면, 이는 심혈관계 질병을 앓았던 사람에게 미주신경성 발작108)과 심장부정맥이 올 때 발생한다. 감정적 각성 상태와 심리적 불확실성 상태에서는 교감신경계의 흥분('도망가거나 맞싸워야 하는 상황')과 부교감신경계의 흥분('그대로 항복하거나 후퇴해야 하는 상황')이 동시에 작동된다. Lex[32]는 이러한 동시적인 작동이 마법에 의한 죽음에서 나타난다고 보았다. 이러한 상황에서 신경계통은 그 상황에 맞추게끔 '조절'되어, 마법적인 방법으로 죽게 될 것이라는 암시에 걸려드는 것이다. 즉 부교감신경계의 급성 과다 활동으로 미주신경성 사망에 이르게 된다고 했다.

'마법에 의한 죽음'은 극단적이면서도 극적 형태의 문화성 스트레스 반응이다. 이것은 Hertz[33]의 사별에 관한 모델과는 정반대이다(☞ 9장). 사별에서는 사회적 죽음이 생물학적인 죽음에 얼마간 앞서 발생하기 때문이다. 서구에서는 정신병원이나 양로원 혹은 감옥에 오래 들어가 있는 것도 사회문화적 죽음의 한 형태로 볼 수 있다. 은퇴, 무직, 파산, 그리고 문화권에 따라서 무자녀, 배우자 사별 혹은 이혼까지도 이에 속할 수 있다. 어느 경우에나 일상에 중대한 변화를 가져오는 것들이다. 수용소나 특수기관 등에 수용된 사람들은 전과는 전혀 다른 스트레스와 맞닥뜨리게 되는데, 이에 관하여는 정신병원의 예를 들어 Erving Goffman[34]이 상세히 기술했다.

---

108) 장시간 서 있거나, 햇볕에 오래 서 있거나, 구토와 기침, 대소변 볼 때 부교감 신경의 갑작스런 과활동 및 교감신경의 급감하로 인하여 일어나는 기절 증상으로 가장 흔한 기절의 원인이다.

현대에 새로운 형태의 사회적 죽음은 초기 AIDS 유행 시기에 흔히 볼 수 있었고, 개발도 상국 일부에서는 아직도 그러하다. Cassens[35]는 초기 유행 당시 AIDS 진단을 받은 남자 동성 애자들이 겪는 사회적 스트레스에 관하여 기술 했다. 신체 질병 외에도 환자들은 죄책감, 불 안, 죽음에 대한 공포, 그리고 타인의 편견을 감수해야 했었다(☞16장). 또한 그들의 성 정 체성에 대한 비밀보장이 없어지고, 직장을 잃 을 가능성이 커졌으며, 가족과 친구로부터 버 림받을까 걱정해야 했고, '인과응보'라는 식으 로 보도하는 불쾌한 언론을 계속 접해야 했었 다. 이로 인해 사회적 고립감과 거부당한다는 느낌이 강화되었다. 이후 AIDS 환자에게 찍힌 낙인은 상당부분 약해졌지만, 일부 사회에서는 아직도 심한 차별을 받고 있다.

진단명의 효과

훨씬 덜 극단적이기는 하지만 문화성 스트레 스의 다른 예로서 *진단적 라벨*이 건강과 병에 미치는 영향이 있다. 예를 들면, 환자가 의사로 부터 '당신에게 암이 생겼습니다', '심장이 약합 니다' 혹은 '고혈압입니다' 등의 말을 듣는 것 이다. Waxler[36]는 어떤 종류의 진단적 라벨은 환자의 증상, 행동, 사회적 관계, 예후, 병을 인 식하는 방식, 그리고 타인이 그 환자를 대하는 태도에 영향을 미칠 수 있다. 이런 영향은 신 체 질병이 없는 상태에서도 생길 수 있다. 이 런 위해 효과가 생기는 이유는, '약한 심장'이 나 '혈압이 높은 것'을 일으키는 원인, 병의 중 요성, 심각성, 예후 및 환자가 취해야 할 올바 른 행동에 대한 일반인의 믿음에서 비롯되는 것이다. 환자는 자신이 아프다거나 불구자가 된다고 생각할 수 있고, 가족과 친구들은 식습 관이나 행동을 바꾸라고 권유하는 등, 전과 달 리 특별하게 대하기 시작할 지도 모른다. 환자 와 마찬가지로 친척들의 태도도 질병에 관한 문화적 믿음에서부터 형성된다. 아이들의 경우 이런 믿음은 평생 지속될 수 있다. '천식'이라

는 진단 라벨이 붙은 어린이 부모들은 그들 자 신의 어린 시절 천식의 경험에 비추어, 아이가 사회적 활동이나 운동경기에 참여하는 것을 금 할 지도 모른다. 그러므로 진단적 라벨은 *생각 한대로 이루어지는 예언*과 같은 역할을 할 수 있다. '아프다'는 라벨이 붙은 사람들은 라벨을 없애기보다 유지하는 관습을 만들어낸다. Waxler는 단주(斷酒)모임의 예를 들어, 그 모 임이 회원에게 '질병'이라는 라벨을 계속 붙이 게 하는 관행을 기술했다. "단주모임에서 상당 수의 회원들은 이 조직을 중심으로 일상생활을 하고 있어서 정상적 관계와 멀어지고, 따라서 '알코올중독자'라는 자신들의 역할을 계속 강화 하고 있기 때문이다." 미국 농부 집단에 대한 다른 연구도 인용했는데, 이 농부들은 심장질 환을 가지고 있다는 의학적 근거가 없음에도 불구하고, 의사의 진단을 오해함으로 말미암아 스스로 '심장병 환자'라고 생각하고 있었다. 그 결과 그들은 심장에 대해 더 많이 조심하고, 심장이 좋지 않은 것처럼 행동했다. Waxler가 지적한 바와 같이, 라벨 그 자체는 아무런 증 상이나 질병을 갖고 있지 않다고 해도, 그 사 람의 행동에 중대한 영향을 미치게 된다. Haynes 등[37]은 진단 라벨이 일상 행동에 미칠 수 있는 영향에 관한 또 다른 예를 기술했다. 공장 노동자들의 고혈압에 관해 조사를 했는 데, 고혈압이 있다는 말을 들은 직원들은 증상 이 전혀 없었음에도 불구하고 작업을 회피하는 비율이 80% 상승했다. 이는 같은 시기 다른 직원들의 작업 회피율인 9%보다 훨씬 높은 비 율이었다. 그러므로 어떤 진단적 라벨은, 두려 움과 불길한 예감(예컨대 '암' 등)을 유발하여 스트레스 요인으로 가중될 수 있고, 특히 기존 의 신체질병을 가지고 있다면 더욱 그러하다.

배경

마찬가지로 특정 배경, 예를 들어 병원이나 진료실도 질병으로 오진할 수 있을 정도의 신 체적 반응과 두려움을 유발할 수 있다. 가장

잘 알려진 예로는 '흰 가운 고혈압'[38]과 '흰 가운 고혈당'[39]이 있다. 즉 환자의 집에서 측정할 때보다 병원에서 의사가 측정했을 때 더 높은 혈압수치와 혈당이 나오는 것을 말한다.

'A형 행동 양상'

한 사회의 문화적 가치가 스트레스와 질병에 기여하는 마지막 예로는 관상동맥질환(CHD)이 있다. 이 상태는 다중 원인을 가진 것으로 알려져 있는데, 위험요인으로는 포화지방 과다섭취, 운동 결핍, 흡연, 고지혈증, 고혈압 등이 포함된다. 그러나 Friedman과 Rosenman[40]의 연구에 의하면, 심리 사회적 양상, 특히 행동 양상과 성격 유형도 일부 취약한 사람들에게 원인 요소로 작용한다. 1959년 이들이 A형 행동 양상(TABP)이라고 칭한 성격은 엄청난 양의 목표를 최단기간에 성취하기 위해 끊임없이 고군분투하는 것이 특징이다. TABP를 가진 사람은 뚜렷이 드러나는 공격성, 야망, 경쟁성을 가지고 있다. 이들은 일 지향적이며, '일중독'이고, 마감시간에 대한 강박성과 끊임없이 조바심치는 특징을 보인다. 개인생활은 정서적으로 메말라 있으며, 불완전하고, 일과 야망이 가족과 여가보다 더 중요하다. 장기적인 추적 연구에서 이런 행동 양상을 가진 사람들이, 이런 특징이 없는(B형 행동 양상) 같은 연령의 성인들보다 CHD를 가질 확률이 두 배 이상 높은 것으로 나타났다.[41] Friedman과 Rosenman에 의하면, 현대의 서구 산업사회는 A형 성격을 부추기며 보상을 한다. A형 성격을 보이는 사람들은 종종 행정가, 전문가, 정치가, 기업가, 기술자, 사업가로서 성공하기 쉽다고 한다. 그러나 이런 식의 보상에는 실패, 강등, 통제력 상실 등에 대한 지속적인 불안이 따라 다닌다. Appels[42]는 이런 유형의 성격은 빠른 속도로 움직이는 산업사회에서 성과지향적인 현대사회로부터의 압력을 통제하지 못하는 사람으로서, 사회의 압력에 압도당하여 사회의 요구를 과도하게 받아들이는 것이라고 해석했다. 22개 사회에 관한 Appels의 연구에서, CHD에 의한 사망률은 그 사회의 성과지향성에 비례하는 상관관계를 나타낸다고 했다. Waldron[43]은 미국에서 A형 행동과 젠더와의 관계에 대해 연구했다. 여기에서 CHD의 위험은 여자보다 남자에서 두 배가 높았다. 남자들이 CHD에 더 취약한 것은 일부는 호르몬 요인이기도 하지만, 문화적 요인이 더 중요한 원인이라는 견해를 제시했다. 특히 A형 행동은 전통적 남성 역할과 직업 성공에는 기여할 수 있겠지만, 전통적 여성의 역할에는 그렇지 않다. 그러므로 부모와 여타 사회화를 위한 기관들은 남자 아이에게 A형 성격을 장려하지만 여자 아이들에게는 그렇지 않을 수 있으므로, 이들이 성장한 뒤에 여자의 CHD 위험도는 상대적으로 적어지는 것이다.

A형 성격을 가진 모든 사람이 다 심장발작을 일으키지는 않고, 심장발작을 했던 사람이 모두 다 A형 성격인 것은 아니다.[44] 그러므로 TABP를 산업 자본주의사회의 문화적 가치를 대변하는 서구의 '문화와 결부된 증후군'(☞10장)으로 해석할 수 있다. 여기에서는 경쟁, 야망, 물질주의, 러시아워와 마감시간의 초조한 시간관념이 모두 일상생활의 일부분이다. 더 나아가, 이 스트레스 모델은 서구 사회의 문화적 가치가 내포하는 모순을 모두 포괄하고 있으며, TABP를 가진 사람은 이러한 모순들의 생생한 구현인 셈이다. TABP는 그가 속한 사회적 가치—Weber[45]가 '탐욕의 철학'이라고 칭한 것—에 순응하며 이에 대한 보상을 받는 한편, 다른 한 편으로는 적대적이고 경쟁적인 그의 행동은 자신은 물론 가족과 친구와 직장 동료에게 피해를 입히는 반사회적 행동이라고 볼 수 있다. 특정 형태의 반사회적 행동이 사회로부터 지속적으로 보상을 받는, 이러한 가치의 패러독스는, 상징적으로는 해답이 나오는데, 말하자면 그는 심장마비의 고통으로 '처벌'을 받고, 병원에서 퇴원할 때쯤이면 (잠시 동안이나마) 순화되고, 취약해져 덜 과격한 B형의 사람

으로 나오게 된다고 했다.[44]

15장에서는 미국의 몇몇 이민자들, 예컨대 일본인들이, 그들의 전통적 문화 가치 대부분을 보전하고 있다는 전제 하에서, 그들의 문화적 배경이 A형 행동과 CHD의 위험을 부분적으로 막아준다는 것에 관해 논의할 것이다.

집단적 스트레스와 사회적 고통

몇몇 조건에서는 모든 사람이 '스트레스를 받고 있다'고 할 수 있다. 이러한 사회적 고통은 전쟁, 소요상태, 자연재해, 인구 이동, 정치적 탄압, 경제적 불안정, 그리고 극심한 빈곤 상황에서 나타난다. 경우에 따라 이들 요인이 한꺼번에 한 곳에서 생기고 있음은 잘 알려져 있다.

집단적 고통이라는 관점에서, 20세기는 역사상 가장 스트레스가 심한 시기 중 하나로 볼 수 있을 것이다. 두 차례의 세계대전과 더불어 수많은 내전, 종족 간 분쟁, 그리고 널리 퍼진 정치적 탄압이 있었다. 제1차 세계대전의 아르메니아인 학살사건, 제2차대전시 나치의 유대인 학살, 캄보디아와 르완다의 대학살, 보스니아, 코소보, 다푸르 등지의 대량 살상 등, 대학살과 '인종 청소'가 있었다. 또한 테러리스트들의 만행, 인질극, 자살폭탄 등은 최근의 일들이다. 냉전시기 동안에는 핵전쟁으로 인한 지구 종말에 관한 불안이 널리 퍼져 있었다. *세계정신건강* 보고서에서 Desjarlais 등[46]은 아프리카, 중남미, 아시아 등에 있는 분쟁지역에 전쟁에 버금가는 소요상태가 지속됨에 따라, 전 인구에게 주목할 만한 스트레스와 긴장을 발생시키고 있음을 기술했다. 이러한 분쟁의 목적은 대개 영역을 차지하기 위한 것이 아니라 그곳 사람들을 통제하려는 것이었다. 그 결과 나라 안 어디에서나 폭력이 발생하며, 민간인은 물론 군인들에게도 영향을 미친다. 20세기 다른 분

쟁에서와 마찬가지로, 이러한 준 전쟁상황은 분쟁이 끝나고 스트레스가 사라진 뒤에도 수많은 사람들에게 *외상성 스트레스 장애* (PTSD), 만성적 불안, 우울, 정신신체 질환, 사회적 기능 장애, 그리고 사건에 관한 '플래시백(flashback)'의 고통을 남기고 있다.[46,47] 이런 분쟁들은 세계 경제의 변방인 가난한 나라에서 발생해 왔으나, 수만 명에 달하는 희생자들은 의료기관과 정신병원을 찾는 것이 매우 어렵다.

비슷한 수준의 스트레스를 전 인구가 공유하고 있을 때, 이것이 개인에게 미치는 영향은 무엇인가? 이 상황이 그들 자신의 경험을 덜 스트레스가 되도록 받아들이는데 도움이 될 것인가, 아니면 더 스트레스를 받을 것인가? 그리고 집단적으로 고통받는 사회적 스트레스를 가진 공동체가 어떻게 집단적 방식으로 스스로를 치유할 것인가?

Desjarlais 등[46]은, 집단적 치유 과정에는 거의 언제나 공개적으로 그들의 고통을 이야기하는 것이 포함된다고 했다. 종종 국가기관들은 '침묵의 장벽'을 강요하는데, 치유가 이루어지려면 이것이 먼저 허물어져야 한다. 대중에게든 치료사에게든 자신의 서사와 고통받았던 얘기를 표현하는 것은, 그들의 경험에 의미를 부여하고 과거로부터 벗어날 수 있게 하는 한 방법이다(☞5장). Swartz[47]는 남아공에서 엄격한 *인종분리정책* 제도 하에 살던 수백만의 비백인의 상황에 관하여 기술했다. 이곳에서는 모욕, 사회경제적 차별, 가족 해체, 절차도 없는 체포, 강제이주, 때로는 고문과 무법적 처형, 그리고 '행방불명' 되는 일이 50년 넘게 지속되었다. 이러한 제도가 미치는 영향을 양적으로 측정하기는 어렵지만, 가난, 폭력, 범죄, 약물중독 등을 포함하여 사회적, 심리적, 경제적으로 심각한 후유증을 남기고 있다. 집단적 수준에서 이를 치유하기 위하여, 인종분리정책 이후의 남아공은 '진실과 화해 위원회'(TRC)를 설립하고, 이 스트레스 기간의 후유증을 '국민적으로 치유'하고자 하고 있다. 주된 구호는 '진실: 자

유를 향한 길'이다. 이 모델은 개인의 정신분석적 치료를 광범위하게 적용한 것으로, 그 근거는 '치유되기 위해서는 진실을 알아야 한다'는 것에 기반하고 있다. TRC는 가해자와 피해자 모두 사면 혹은 보상을 받기 위해 인종분리정책 하에서 실제로 벌어졌던 사건과, 그들이 수행한 역할을 공개적으로 진술하도록 권유한다. 그러나 Swartz는 국민적 치유가 필수적이기는 하지만, 개별 희생자는 그것으로 치유되지 않을 수도 있다는 점을 지적한다. 몇몇 사례는, TRC에서의 진실 규명은, 거기에 참여한 사람들에게 카타르시스를 줄 수도 있겠지만, 다른 사람들에게는 반대 효과를 나타낼 수 있음을 보여주고 있다. 아픈 경험을 떠올리게 하여, 결과적으로 더 악화시킬 수도 있기 때문이다. 어떤 경우이건, 개인이 자신의 고통과 국민적 치유정책에 반응하는 것은, 비록 이것이 더 집단적인 경험을 주는 것이라고 해도, 개인에 따라 다르고, 예측하기 어려우며, 일반적 스트레스 반응과 마찬가지로 비특이성을 가지고 있다.

난민과 스트레스

12장에서 다루겠지만, 오늘날 가장 흔한 형태의 집단적 스트레스는 난민들 사이에서 발견할 수 있다. 이들 대다수는 극단적 폭력과 강간을 당한 개인적 경험을 가지고 있다. 집과 재산과 사랑하는 사람들을 잃어버리고, 중대한 정신-사회적 전이를 경험한다. 이들 가운데 다수가 Eisenbruch가 '문화적 사별(死別)'이라고 칭한 고통을 받고 있다. 즉 자신이 누구이며 어떻게 살아가야 하는지를 규정해 주던 모든 친숙한 문화적 틀을 상실하고 이를 애도하는 것이다. 또한 삶의 활기, 안전감, 지속성, 심지어는 자아감까지도 상실하게 된다. 또한 이주한 곳의 지역사람들이 보이는 적개심에 직면해야 할 수도 있다. 전염병 등의 건강 문제 또한 만연할 수 있다. 또한 알코올 중독이나 약물 중독 등의 반사회적 행동이 특히 젊은 세대에

나타날 수 있다. 대체로 이런 상황 하에서 난민들은 신체적, 정서적, 인지적 스트레스와 때로는 만성적 PTSD를 가지게 될 가능성이 크다.[47] 활용 가능한 사회적 지원이 보호적 역할을 할 수 있는데, 그 지원이 가족, 친구들, 공동체 사람들, 혹은 자원봉사자들로부터 나올 때는 어느 정도 보호적이다. 때로는 종교적 인물과 전통적 치유자들 또한 긍정적 역할을 수행할 수 있다. 몇몇 경우에는, 종교적 믿음이나 이념이 스트레스를 경감시키는 데 도움이 될 수 있다. 오늘날 광범위하게 나타나는 난민 상황을 고려할 때, 개인적 치유와 집단적 치유 모두 매우 좁은 범위에서 가능하다. 다수의 난민에게 진정한 치유는 집에 안전하게 돌아가거나, 새로운 나라에서 새로운 삶에 적응하게 될 때만이 시작될 수 있을 것이다.

스트레스와 고통에 관한 일반인의 모델

지난 몇 십 년간, 위에서 개략적으로 말한 '스트레스'의 개념은 점점 대중적 담론으로 들어오게 되었고, 이제는 책, 잡지, 라디오, TV 프로그램 등에 흔하게 다루게 되었다. 일반인의 스트레스 개념은, 보이지 않게 퍼져있는 영향력으로서, 개인과 사회적 환경 사이를 매개하는 것으로 인식되고 있다.

스트레스에 관한 일반인의 개념에 비추어 보면, 스트레스는 현대 서구사회에서 가장 보편적으로 나타나는 다차원적 민속 질병의 하나로 간주할 수 있다. 더 중요한 것은, 스트레스는 고통을 표현하는 데 가장 널리 사용되는 현대적 은유로서, 그 고통에 대한 책임을 개인 외적 상황으로 돌리는 구실을 한다. '심장 병'과 '가라앉는 심장'(☞5장)에서와 같이, 일반인들이 가지고 있는 스트레스 개념은, 특정 상황에서 경험하는 부정적 느낌, 불유쾌한 정서 및

신체적 느낌이 모두 뒤섞여 하나의 이미지로 융합된 것이다. 이렇게 뒤섞이면서 스트레스라는 개념은 (개인에게 책임을 묻지 않는) 불행에 관한 옛 전통 모델과 합쳐지게 된다. 현대의 스트레스 개념은 초자연적 불운—마법 등에 의한 악의, 운명, 신의 처벌, 악령에 사로잡힘 등등—의 세속적 표현이 된 것이다. 즉 스트레스의 현대판 이미지는 Selye의 원래 개념이 대중문화에 녹아들어가고, 불운에 관한 전통 모델과 합쳐짐으로써, 고통에 관한 대중적 설명과 의학적 설명 및 종교적 설명이 겹쳐지는 부분에 위치하게 된 것이다.

1984년 미국 매사추세츠에서 행한 필자의 연구[12]에서, 조사 대상인 정신신체질환을 가진 환자 중 95%가 그들의 상태와 개인적 고통을 '스트레스'의 탓이라고 했지만, 그들이 가지고 있는 이 용어의 의미는 다양했다.

- 주변에서 압력을 가하는 보이지 않는 영향 ('급성 스트레스')
- 보이지 않는 악의적 영향으로서, 이것이 몸에 들어가서 질병을 일으킨다는 것('스트레스는 기관지가 경련을 일으키게 한다', '스트레스는 제일 약한 곳으로 들어가 나를 사로잡고, 나는 그저 삼켜버리도록 놓아둘 수밖에 없다')
- 제거할 능력이 없어서, 몸에서 '저절로 쌓이는' 그 무엇 ('좋은 관계는 건강을 유지하게 해준다. 왜냐하면 스트레스를 해소할 수 있을 테니까')

스트레스에 관한 설명은 영국에서도 흔하다. 1998년 영국의 개인의원 환자 406명에 대한 연구[48]에서, 53%의 환자는 질병이 스트레스 때문에 생겼다고 했는데, 이에 관한 의학적 설명을 듣고 의사와 얘기하면 증상이 완화될 수 있다고 생각했다.

영어권 국가에서도 '스트레스'라는 단어와 연관된 이미지나 은유를 찾아낼 수 있다. 개인적 고통과 도움을 받을 길이 없는 사정이 은유로 나타나는 것들이다. 이들 가운데 다수는 아래에 기술한 '신경'이라는 것에 관한 일반인의 개념과 겹친다. 이 은유 가운데 대부분은, 일상생활의 물건이나 기계로부터 차용된 이미지인데, 무거운 것, 기계, 자동차, 배터리, 전깃줄, 선, 고무줄, 주전자, 도자기 등이 사용된다. 어떤 것은 스트레스 자체를 의미하며, 어떤 것은 스트레스 반응을 의미하기도 한다. 은유 가운데 가장 흔히 쓰이는 것은 다음과 같다.

1. *무거운 것*으로서의 스트레스 - 이 이미지에서 스트레스는 무겁고 보이지 않는 무게, 짐, 혹은 힘으로서, 위에서부터 특히 가슴, 머리, 혹은 어깨를 '짓누르고', 움직이는 데 어려움을 느낀다. 예를 들면, '무거운 스트레스에 짓눌리고 있다', '압력 하에 있다', '긴장 상태 하에 있다', '일이 머리 꼭대기까지 쌓여 있다', '마음속에 뭔가 많이 쌓여 있다' 등이다.

2. *선이나 끈*으로서의 스트레스 - 이 이미지에서 신경은 선이나 끈 혹은 고무줄이나 현악기의 줄(바이올린이나 기타의 줄과 같이)처럼 묘사된다. 예를 들면, '꽉 묶여있는 것 같은', '팽팽하게 당겨진 줄과 같은', '꽁꽁 묶인 것 같은' 또는 '밧줄 끝에 매달린', '줄이 툭 끊어진 것 같은', '너덜너덜한 털실 같은' 신경을 가지고 있다고 말한다.

3. *내적 혼란 상태*로서의 스트레스 - 통제할 수 없는 몸 안의 무질서, 혼돈 상태, 변화 혹은 움직임의 이미지를 갖는다. 예로는 '휘젓는 것 같은', '뒤죽박죽이 된 것 같은', '뱃속에서 나비가 퍼덕이는 것 같은' 등 있다.

4. *파편화된 것*으로서의 스트레스 - 마치 접시나 토기 화분인 것처럼 조각조각 부서진 물건의 이미지를 가진다. 예로는 '다 부서져서 엉망이 된', '흐트러진', '깨진', '산산조각난' 등이 있다.

5. *기계의 오작동*으로서의 스트레스- 몸과 자아는 더 이상 기능할 수 없는 기계나 엔진인

것으로 본다. 예로는 '신경이 망가졌다', '소모 된', '모터가 정지했다', '찌부러졌다', '배터리가 다 됐다' 등이 있다.

6. *생명수 고갈의 스트레스* - 여기서는 혈액 이나 모유와 같은 생명을 주는 액체와, 5번과 중첩되는 이미지로서 연료나 증기압의 고갈과 같은 이미지를 갖는다. 예로서 '다 빠져나간 것 같은', '연료통이 텅 빈', '연료가 떨어진', '연료 도 없이 달리는 것 같은', '증기압이 떨어졌다', '에너지가 다 된' 등이 있다.

7. *내부 폭발로서의 스트레스* - 이 이미지는 대체로 증기기관의 이미지에서 차용한 것으로 서, 내부 압력이 증가하여, 안전장치가 없는 상 태에서 갑자기 극적으로 폭발하는 이미지를 전 달한다. 예로는 '마음의 짐을 덜어내다', '보일 러가 터질 것 같은', '머리꼭대기로 터져 올라 오는 것 같은', '틈새를 막은 것이 떨어져 나간 것 같은' 등이 있다.

8. *인간관계의 스트레스* - 이 이미지는 1번 과 유사하지만, 타인이 스트레스를 주거나 병 을 일으킨다는 생각을 포함한다. 예로는 '직장 상사가 내게 스트레스를 준다', '그녀와 같이 사는 것이 스트레스이다', '그 사람이 신경쇠약 을 일으킨다' 또는 '그는 어머니 가슴을 무너지 게 했다' 등이 있다.

기계적 은유를 사용하여 스트레스를 표현하 는 것은 스트레스 관련 문헌뿐만 아니라 대중 문화에서도 흔히 등장하는 현대적 이미지로서, 위험하고 병을 유발하는 '현대성' 자체의 이미 지라고 볼 수 있다. 현대성을 병적이라고 보는 이런 생각은 그 자체가 현대적인 것은 아니다. 예를 들면, 1897년에 저명한 의사인 William Osler경은 '동맥경화'는 '현대 생활의 근심과 긴 장', '살아가면서 받는 생활의 압박과 마치 기 계를 최대치로 사용하는 것과 같은 습관'에서 비롯된다고 기술했다.[49] 최근의 뉴에이지 운동 은 현대 도시사회의 삶을 근본적 스트레스로 간주하고 있다.[50] McGuire[51]는 미국의 한 여자

가 한 말을 인용했는데, 스트레스는 "바로 우 리 서구문화의 한 부분과 관련된다. 즉 성취 지향성, 목적 추구, 남에게 과시하기, 큰 목소 리 내기…이루어내고, 계속 나아가고, 이런 것 을 말합니다. 바로 이게 우리를 미치게 만들고 병들게 만듭니다."라고 했다. 이런 견해는 산업 화 이전의 '자연적'이고, 공동체적이고, 경쟁적 이지 않은 삶의 방식으로서, 소위 스트레스 없 는 '에덴동산'에 대한 향수를 반영하는 것이다.

'신경성'이 의미하는 것

여러 문화권에서 고통과 관련된 가장 흔한 이미지 가운데 하나는 '신경'에 관한 것이다. 특히 여자들, 유럽, 북부 및 남부 아메리카, 그 리고 모든 영어권 국가에서 흔히 사용되며, 스 트레스에 관한 일반인의 개념과 중복된다. 스 트레스를 이해하는 방식과 마찬가지로, '신경 성'도 신체적, 심리사회적 경험이 하나의 이미 지로 융합된 것이다. 표면적으로는 신체적 증 상만 강조하는 것 같고, 주 증상은 몸 여기저 기의 기능장애이지만, 이들 전체를 그냥 애매 하게 '신경성'이라고 표현한다. 앞에서 시사된 바와 같이, 신경 또한 여러 가지 방식으로 개 념화되고 있다. 그러나 스트레스 모델과는 달 리, 개인의 내적 원인에 더 무게를 두고 있어 서 정서적 고통, 즉 스트레스에 취약한 개인의 특성을 더 강조한다. 따라서 어떤 사람은 부모 로부터 '약한 신경'이나 '나쁜 신경'을 물려받아 태어나며, 다른 사람들은 가슴 아픈 사건에 의 해 신경이 '닳아졌거나', '흩어졌거나', '망가졌거 나', '갈기갈기 찢어졌을 때' 생긴다고 믿고 있 다. 어떤 경우이건, '신경'은 병에 걸린 그 개인 의 취약함이 원인이라고 보는 것이다. 72세의 천식환자는 다음과 같이 말했다고 한다. "신경 이 예민한 사람이 천식에 걸린다고 한다. 평생 내가 신경이 예민한 사람이라고 생각해본 적은 없지만, 아마도 난 신경이 예민한 사람이었을 것이다. 천식에 걸렸다는 것이 내가 신경성이

라는 것을 말해주는 것이다."[12]

'신경'에 관한 인류학적 연구들은 이것이 단순히 하나의 이미지도 아니고, 민속적 범주나 문화와 결부된 증후군도 아니라는 것을 보여준다. 게다가 분명하고 일관적인 증상군이 있는 것도 아니다. '신경'의 개념은 이 용어가 사용되는 특정 지역적 사회적 맥락을 통해서만 이해될 수 있는 것이다. 예를 들면, 개인의 성격이나, 사건에 대한 정서적, 신체적, 사회적 반응을 설명하는 방식으로 이해하는 것이 합당하다. 한 가지 문제점은, 의사들은 종종 '신경'의 중요성과 이로 인한 모호한 증상을 잘못 해석한다는 것이다. Finkler[52]가 지적한 바와 같이, 의사들은 종종 '질병을 환자의 경험과 분리된 객관적인 것으로 보고, 질병이 생리적 기능장애에서 비롯되었다'고 가정한다. 그러므로 의사는 '신경'의 '병'보다는 '질병'의 차원에 초점을 맞춤으로서 '신경'의 진정한 중요성과 적절한 치료방식을 놓칠 수 있다.

사례 11.1. 코스타리카 산호세의 nervios

Low[53]는 코스타리카 산호세에서, 모든 연령과 성별과 사회계급이 'nervios'(신경)를 앓을 수 있다는 것을 연구했다. 가족관계와 가정생활의 평화가 매우 중요시되는 문화에서 종종 가정불화나 가족 구조의 붕괴에 의해 나타난다. 예를 들면, 아들이 바람직하지 않은 여자와 결혼할 때, 합법적 결혼에 의하지 않은 아기가 태어날 때, 혹은 갑작스럽게 사별했을 때 nervios의 증상이 나타난다. 또한 자신의 nervios 원인이 가난했던 어린 시절, 알코올 중독자인 아버지, 혹은 결혼하지 않은 채 자신들을 낳은 어머니 때문이라고 생각한다. 여기에는 다양하고 애매한 신체적 정서적 증상이 포함되는데, 두통, 불면증, 구토, 식욕상실, 피로, 분노, 두려움, 혼란스러움 등이 있다. 이 모두가 그 개인이 통제 불능 상태에 빠졌거나 몸으로부터 의식이 분리되었다고 느끼는 것을 말해 주는 것이다. 이는 가족 관계에서 무언가가 잘못되고 있으며, 동정과 관심을 필요로 한다는 것을 알리는 문화적으로 용인된 방식

이다. 따라서 nervios는 '문화적으로 적절하게, 문화적 규범에 합당한' 행동이며, 특히 가족관계를 강화하고 가족의 결속력을 높이기 위한 한 방식으로 보인다.

사례 11.2 캐나다 몬트리올의 그리스 이민자들의 nevra

Dunk[54]는 몬트리올의 그리스 이민자들에게서 신체화의 한 형태로 주로 여자에게서 발견되는 'nevra'에 대해 기술했다. Nevra 발작은 통제력 상실, '신경이 갑자기 잡아채지면서', 뒤이어 '발작'이나 '급성 정신병'과 같은 증상이 따라온다. 동시에, 비명과 악쓰기, 물건을 집어던지고 아이들을 때리는 행동이 나타난다. 종종 애매한 신체 증상들이 나타나는 데, 예컨대 두통, 목의 통증, 어깨 통증, 어지러움 등이 있다. 이 상태로 고통받는 사람들은 일반적으로 "내 신경이 망가졌다!"라는 표현을 사용한다고 한다. 원인은 이민자들 생활의 특정 조건과 연관된 것인데, 경제적 압력, 밀집된 주거 환경, 이민이 가족에 미치는 영향, 성별 간의 역할 갈등, 가정을 꾸리고 밖에서 일도 해야 하는 여자들의 이중 부담 등이 그것이다. 그러므로 이는 스트레스를 문화적으로 구성한 은유로 볼 수 있으며, 또한 도움을 구하는 행동으로 이해할 수 있다. 이것이 가족 구성원 등의 주위 사람들에게 긍정적인 반응을 받을 경우 상황을 타개하기 위한 현실적 방법이 된다.

위 두 사례가 보여주는 바와 같이, 스트레스와 '신경'에 대한 일반인의 개념은 매우 다양하다. 이 용어가 사용되는 맥락을 고려하지 않고서는 이를 완전히 이해하는 것은 불가능하다. 이는 스트레스 혹은 '신경'에 관한 현대적 모델과 여기에 녹아들어간 불운에 관한 전통적 설명들이다. 앞 장에 나온 라틴계 이주자들의 *ataques de nervios*의 경우처럼, 이주자들이 처한 사회적, 정치적, 경제적 상황을 고려해야 한다. '스트레스'의 개념은, 그 기원이 제한된 기계적 모델에 기반을 둔 것이기는 하지만, 현대 사회에서 가장 널리 퍼져있는 고통에 관한 이

미지 중 하나가 되었다.

KEY REFERENCES

4 Selye, H. (1976). Forty years of stress research: principal remaining problems and misconceptions. *Can. Med. Assoc. J.* 115, 53–7.

7 Young, A. (1980). The discourse on stress and the reproduction of conventional knowledge. *Soc. Sci. Med.* 14B, 133–46.

8 Pollock, K. (1988). On the nature of social stress: production of a modern mythology. *Soc. Sci. Med.* 26, 381–92.

9 McElroy, A. and Townsend, P.K. (1996). *Medical Anthropology in Ecological Perspective*, 3rd edn. Boulder: Westview Press, pp. 252–6.

10 Parkes, C.M. (1971). Psycho-social transitions: a field for study. *Soc. Sci. Med.* 5, 101–15.

11 World Health Organization (1971). Society, stress, and disease. *WHO Chron.* 25, 168–78.

15 Ader, R., Cohen, N. and Felten, D. (1995). Psychoneuroimmunology: interactions between the nervous system and the immune system. *Lancet*, 345, 99–103.

19 Engel, G. (1968). A life setting conductive to illness: the giving-up-given-up complex. *Ann. Intern. Med.* 69, 293–300.

25 Marmot, M. (2004) *Status Syndrome*. London: Bloomsbury, pp. 1–36.

36 Waxler, N. E. (1981). The social labelling perspective on illness and medical practice. In: *The Relevance of Social Science for Medicine* (Eisenberg, L. and Kleinman, A. eds). Dordrecht: Reidel, pp. 283–306.

46 Desjarlais, R., Eisenberg, L., Good, B. and Kleinman, A. (1995). *World Mental Health*. Oxford: Oxford University Press, pp. 47–50, 116–35.

47 Swartz, L. (1998). *Culture and Mental Health: A Southern Africa View*. Oxford: Oxford University Press, pp. 167–88.

See http://www.culturehealthandillness.com for the full list of references for this chapter.

RECOMMENDED READING

Ader, R.A., Cohen, N. and Felten, D. (1995) Psychoneuroimmunology: interactions between the nervous system and the immune system. *Lancet* 345, 99–103.

Hahn, R. A. (1997) The nocebo phenomenon: concept, evidence, and influence on public health. *Prev. Med.* 26, 607–11.

McElroy, A. and Townsend, P.K. (1989) *Medical Anthropology in Ecological Perspective*, 3rd edn, Chapter 7. Boulder; Westview Press.

Helman, C. G. (1987) Heart disease and the cultural construction of time: the Type A behaviour pattern as a Western culture-bound syndrome. *Soc. Sci. Med.* 25, 969–79.

Pollock, K. (1988) On the nature of social stress: production of a modern mythology. *Soc. Sci. Med.* 26, 381–92.

Young, A. (1980) The discourse on stress and the reproduction of conventional knowledge. *Soc. Sci. Med.* 14B, 133–46.

RECOMMENDED WEBSITES

Health and Safety Executive (UK): http://www.hse.gov.uk/stress

National Institute for Occupational Safety and Health (USA): http://www.cdc.gov/niosh/topics/stress/

12

이주, 세계화, 건강

이 장에서는 상호 연관되는 두 가지 주제, 세계화와 이주를 논의하게 될 것이다. 이주가 세계화 현상과 연관되어 전 지구적인 차원에서 건강에 어떤 영향을 미치는지 살펴보겠다.

세계화

세계화란 무엇인가? 사회학자인 Anthony Giddens[1]에 의하면, '전 지구적인 차원에서 상호관계와 상호 의존성을 강화시키는 과정'이라고 정의했다. 이는 '전 세계 구석구석의 국가와 사람들을 복합적인 사회경제적 연결망으로 이어주는 것'을 말하는 현상이다. 세계화는 정치, 사회, 문화, 경제적 요소가 모두 통합되어 발생한다.' 세계화로 인하여 사람은 물론, 사상, 물건, 서비스, 돈, 정보 등이 단기간에 전 세계를 빠른 속도로 이동하게 되었다.

현대에 개인, 집단, 국가는 역사상 그 어느 때보다 상호의존적으로 되어 가고 있다. 전 지구적으로 서로 연결이 이루어지는 것은, 화상 정보교류(위성 TV와 같은), 정보기술(인터넷 등), 교통수단(값싼 비행기 여행 등) 등의 덕분이다. 이런 기술 발전이 수만 마일 이상 떨어져 있는 사람들 간에 정보를 나누고 무역거래를 가능하게 만든다. 문화 역시 상호교류가 증대하면서 병에 관한 견해와 치료방식 등이

상호 영향을 미치고 서로가 융합되곤 한다.

Giddens[1]가 지적했듯이, 세계화는 세계경제가 하나로 통합되어가면서 더욱 촉진되고 있는데, 그는 이것을 정보 교류에 기반을 둔 '지식 경제' 혹은 '무게가 없는 경제'라고 칭했다. 또한 국경을 넘어서는 정부 간 기구(IGOs)와 국제적 비정부 간 기구(NGOs)의 증가도 세계화에 일조하고 있다. 동시에 거대한 다국적기업이 전 세계 경제의 1/3을 차지할 정도로 성장하면서 국제경제 시장에 막강한 영향을 미치고 있다.

세계화는 긍정적 효과도 많은 반면 위험성을 내포하고 있어서, 상호연결성은 대가를 요구한다. 한 국가의 바이러스 전염병은 비행기 등의 교통수단으로 곧바로 다른 곳으로 옮겨지고, 세계 어느 한부분의 경제적 위기는 즉각 다른 곳의 위기를 불러온다. 세계화는 지역은 물론 전 지구적 차원의 빈부격차를 벌려 놓고 있어서, 건강에 중대한 영향을 끼치고 있다. 때로는 세계화가 안되는 것이 나은 곳도 있는데, 왜냐하면 사람들 모두가 핸드폰이나 비행기 표를 살 수 있는 것은 아니며, 모두가 세계 경제시장에 투자할 수 있는 것도 아니기 때문이다. 서구의 문화와 경제력은 세계화 과정을 통해 끊임없이 세계 구석구석으로 퍼져가면서, 때로는 그 지역의 문화와 생활방식을 파괴하고 있다고 비판받고 있다.

건강관리 측면에서, 세계화는 최신 연구 정보를 빠른 시일에 전달해주고, 의료기술, 장비,

약 등을 필요로 하는 곳에 보급해줄 수 있고, 동일한 질병을 앓고 있는 사람들끼리 환자지지 모임을 만들 수 있도록 연결해주는 긍정적 효과도 있다(☞13장). 많은 사람들이 이제는 전 지구적인 관점에서 생각하기 때문에, 환경 위험에 대해 자각하고 있게 되어, 예를 들어 지구 온난화, AIDS, 조류독감, SARS 같은 전 지구적 전염병에 관하여 잘 알고 있다. 다른 한편으로 세계화에 의해 이런 전염병들과 지구오염이 확산되고 있음도 사실이다.

세계 지역화(Glocalization)

세계화로 인해 직면해야 하는 문제 중 하나는 *세계 지역화*[109]이다. 이는 세계화의 힘과 영향력을 '지역화' 혹은 '토착화' 시킴으로써, 지역적 관심과 전 지구적 관심을 통합하여 '길들이는' 과정을 의미한다. 한 예를 든다면, 인도의 아유베다 의학은 독일로 수입되면서 그곳 사람들이 기대에 순응하여 복합적인 것으로 변화되었다. 해외로부터 들어온 것이 지방문화에 맞게 재구성되는 현상은, 병원 등의 의료기관이 나라와 문화마다 각기 다른 방식으로 운영되는 현상에서도 나타난다(☞4장). 이런 현상은 음식, 옷, 자가치료법, 각종 '대체의료법'에서도 볼 수 있다.

따라서 세계화는 일방통행적인 것이 아니고 중단시킬 수 있는 것도 아니다. 그러나 사람들은 일상을 지배하는 그 강력한 힘에 다양한 방법으로 저항하고 있다. 세계화의 세력은 인구집단 모든 이에게 적용되는 것도 아니고, 그 영향력은 주로 인터넷, 여행, 세계경제에 투자하는 등의 특권을 가진 엘리트에 가장 많이 작용하고 있다.[2] 가난한 계급의 사람들은 아직도 그들만의 지역 전통과 생활방식으로 삶을 운영하고 있는 것이다.

세계화에 저항하는 다른 세력에는, 개인은 물론 공동체나 한 국가 전체가 세계화의 지배

적 세력(일명 '맥도날드화'[3]라 부름)에 저항하여 그들 자신의 지역적 전통 세계관과 생활방식으로 돌아가려는 일종의 운동도 포함된다. 이들 세력은 종교적 근본주의의 모습일 때도 있고, 극단적인 국가적 타인종 혐오증일 때도 있다.[4] 서구 여러 국가에서 순화된 형태로 나타나는 것으로 '자연' 치료법이 있는데, 전(前) 산업시대의 건강과 순수함을 상징하는 약초, 마사지, 혹은 건강식 등을 사용하는 것이 그것이다. 외국에서 수입하여 서구에서 사용하는 자연요법에는 요가, 명상, 지압 및 영기요법 등이 있다.

이주

세계화의 가장 핵심적 현상은 이주인데, 이는 사람이 전 지구적으로 이동하는 것만 의미하는 것이 아니고, 사상, 물건, 서비스, 이념, 치유법 등도 이동하는 것에 포함된다. 의료인류학자들이 관심을 가지고 있는 이주의 형태가 표12-1에 정리되어 있다.

표 12-1. 이주의 형태

사람 : 이주민, 난민, 의료진, 여행자
치유 제도
약품
미생물과 환경 위험요소들
몸의 부분들
요리법
종교
무기
정보
돈, 직장, 빚

사람의 이주

전 지구적 이주에 관한 개괄
엄청난 수의 사람들이 직장을 찾아서 혹은

---

109) globalization 과 localization 을 합성한 용어

난민으로, 혹은 여가와 새로운 삶을 찾아 전 지구를 돌아다니고 있다. 이주는 국경을 넘어서는 이주와 국경 안에서 이루어지는 이주로 나눌 수 있다. 2002년 UN인구국(UNDP)[5]에서 추산한 보고에 의하면, 전세계 인구의 2.3%에 해당하는 약 1억7,500만 명이 자신이 태어나지 않은 국가에서 살고 있고, 이들 중 1,500∼2,000만 명은 난민이고, 이주율은 지난 몇 세기 동안 꾸준히 증가해 오고 있다고 한다. 1965년 7,500만 명, 1975년 8,400만 명, 그리고 오늘날에는 1억7,500만 명에 달하게 되었다. 현재의 세계 인구증가율을 고려한다면, 2050년에는 약 2억3,500만 명이 이주할 것으로 예상된다.[6] 이주 양상의 변화 중 주목할 점은 이주자의 48%가 여자이고, 여자 혼자 이주하는 경우가 증가하고 있다는 점이다. 국제이주기구[6]는 이를 '이주의 여성화'라고 칭했다. 분포를 보면 이주민의 약 60%는 선진국에, 40%는 개발도상국에 살고 있다.[5] 유럽에 5,600만 명, 아시아에 5,000만 명, 북미에 4,100만 명이 살고 있다.[5]

자의에 의한 그리고 타의에 의한 이주

많은 이주자들은 보다 나은 경제력, 나은 생활수준, 보다 나은 교육과 의료혜택을 받고 아이들에게 밝은 미래를 주기 위해 고향과 고국을 떠나고 있다. 그러나 다른 수백만 명의 이주자는 전쟁, 정치적 소요, 핍박자의 위협, 경제적 파산, 혹은 자연재해 등으로 타의에 의해 이주하는 사람들이다. 15∼16세기에 있었던 아프리카 노예 교역은 역사상 가장 큰 이주 사건으로, 수백만 명의 아프리카인들이 유럽 식민지와 미국으로 이송되었다.

UNHCR(UN고등판무관)은 타의에 의해 이주해야 했던 난민을 돌보는 국제기구이다. UNHCR의 자료[7]에 의하면, '문제가 되는' 즉 지원이 필요한 이주자들은 2004년에 1,700만 명이었던 데 비하여 2005년 초에는 1,920만 명으로 증가했다. 1/3에 해당하는 690만 명은 아시아에 있고, 490만 명은 아프리카에, 440만 명

은 유럽에, 85만3,300명은 북미에, 200만 명은 라틴아메리카에, 8만2,400명은 오세아니아에 살고 있다. UNHCR은 그들이 지원하는 이들 이주자들을 5개의 범주로 분류했다.

- *난민* - 모국의 박해를 피하여 이웃 나라로 도망쳐 온 사람들로서, 전년에 비하여 4% 감소하였다. 2004년 난민 수용 국가는 이란(104만6,000명), 파키스탄(96만1,000명), 독일(87만7,000명), 탄자니아(60만2,000명), 미국(42만1,000 명)이었다.
- *망명자* - 모국에서 도망쳐 나와 타국으로부터 법적 보호와 물질적 지원을 요청하는 자로서 83만9,200명에 달한다. 2004년 총 67만6,400명이 망명을 신청했고, 이들 중 2/3가 유럽에 있다.
- *국가 안에서 강제 이주된 자*(Internally Displaced Persons, IDPs) - 난민과 같은 처지이나, 그들 국가 내 국경지방에 머물러 있는 자들로서, 55만7,400명에 달한다.
- *귀환자* - 자국 내 갈등이 가라앉은 후 돌아온 난민은 149만4,500명이고, 이들 중 일부는 안정을 찾았다고 한다. 2002년∼2005년 사이에 500만 명의 난민이 귀국했는데, 이중 350만 명이 아프가니스탄으로 돌아갔고, 이들은 많은 수가 아직도 UNHCR의 지원을 필요로 한다.
- *무국적인* - 전 세계적으로 약 205만3,100명에 달한다.

국가 내 이주

경제적 이유로 인하여 국가 안에서 이주가 흔히 일어난다. 이는 18장에서 기술할 도시화의 한 현상으로 볼 수 있는데, 시골 지역의 사람들이 돈벌이가 더 쉬운 큰 도시로 이주해 가는 것을 말한다. 극적인 예의 하나는, 중화인민공화국에서 지난 몇 세기동안의 경제 변화로 인하여 약 1억∼1억5천만 명의 오지 사람들이 일자리를 구하러 도시로 몰려들었다.[8] 중국 내

광동, 베이징, 상하이, 랴오닝, 천진, 장쑤 등의 연안 지방에서 일어난 경제 붐에 따른 것이었고, 이 시골-도시 간의 인구 이동은 인류역사상 가장 거대한 노동력 이동으로 묘사되고 있다.[9]

또 다른 특별한 예로는 대규모 경제발전 계획으로 강제로 고향에서 쫓겨나간 사람들이 있다. 이집트의 아스완 댐, 중앙아프리카의 카리바 댐 건설, 그리고 핵실험을 위한 구역 소개(疏開) 등이 대표적 예이다.[10] 이렇게 정부에 의해 강제 소개된 사람들은 어느 정도 보상은 받지만, 잃어버린 고향을 오랫동안 그리워하고 적응에 어려움을 겪을 수 있다.

일시적 대 영구적 이주자

일부 이주자들은 고향을 영구히 떠날 생각을 하고 새로운 장소로 이주한다. 그러나 많은 이주자들은 가능하다면 언젠가는 귀향할 것을 꿈꾸는 일시적 이주자들이다. 난민, 정치적 추방자, 망명자는 물론, 자의적 이주자들 중에도 이주 노동자, 계절에 따른 농사 노동자, 외국 사업종사자 및 학생들, 외교관, 군대 관련 종사자, 단기간 계약으로 외국에 파견된 전문가들, 국적 상실자, 순회 상인들(베두인 등), 국제기구에서 일하는 자, 그리고 관광객들이 있다. 아주 특별한 예로는 과거에 오랜 기간 파견되어 나가 있다가, 귀국한 후에는 예전의 생활방식과 자기 국가에 재적응하기 어려워하는 사람들도 포함되어 있다.

불법 이주자

여행허가서나 취업증명 없이 불법으로 이주하는 사람들 역시 많은 수를 차지하고 있는데, 이들은 국경지대를 넘어 '인간 밀수자'들에 의해 숨겨져 들어오고, 혼자 오는 경우도 있다고 한다. 정확한 통계를 내기는 어렵지만, UNDP가 추산한 바에 의하면, 전 세계적으로 약 3,000만 명이 있을 것이라고 한다.[11] 이들은 대부분의 국가에서 가장 취약한 집단에 속하게 된다. 불안정한 삶과 예측하기 어려운 사건들이 기다리고 있고, 공적 대중적 증오의 대상이 되며, 경제적 착취, 법적으로 괴롭힘을 당하고, 신체적 폭력과 병이 걸렸을 때 의료혜택을 받을 수 없다. '법적' 이주자와 달리, 이들은 UNHCR과 같은 기구로부터 공적 지원을 받을 수도 없기 때문이다.

'정적(靜的) 이주'

상황에 따라 실제로 지역을 이동하지 않고 사회적 경제적 차원의 이동을 하는 사람도 있어, 이들을 필자는 정적 이주라고 칭하겠다. 예를 든다면, 가난하게 태어난 사람이 로토 당첨이나 상금 등을 받게 되어 고향을 떠나지 않고서도 사회적 위치가 급상승한 경우가 있다. 지위의 급상승은 상당한 스트레스 요인이 될 수 있다. 낯선 불안정 상태, 새로운 불안과 압박감, 가족과 친지로부터의 소외, 과거의 익숙한 관계로부터의 단절 등을 불러 오기 때문이다. Dressler[12]는 근대화, 경제발전, 사회발전과 사회계층 상승 등에 따르는 스트레스 반응에 관해 보고하였는데, 특히 미국과 카리브 지역에서 연구했다. 경제발전은 사람들의 기대치를 올려주고, 경쟁심을 유발하며, 불만을 가중시키고 빈부 격차를 넓히게 된다. 이럴 때 상승한 자와 그렇지 못한 자 모두가 상당한 스트레스를 겪게 되고, 각기 다른 이유와 방식으로 스트레스 반응을 보인다고 한다.

다른 정적 이주의 예는, 타 지역 혹은 다른 민족이 대규모로 도시에 이주해 들어오게 되었을 때, 그 도시에 오랫동안 살았던 사람에게서 발생한다. 이들은 익숙했던 자기 동네의 분위기와 소리와 냄새가 달라지는 것을 느끼게 된다. 일부는 발전을 기뻐할 수 있겠지만, 대다수는 그들 자신의 고향마을에서 스스로를 '이방인'과 같이 느끼게 되는 것이다. 특히 나이든 세대의 사람들에게 이런 변화는 '이주'와 같은 효과로 작용하고 '문화적 충격'으로 다가올 수 있다.

MacLachlan 등[13]은 원주민에게 나타나는 이러한 심리적 변화를 일시적 문화 변용이라고 불렀다. 아일랜드의 연구에서 이들은 '새로운 아일랜드'라는 현실을 받아들이고 적응한 자에게서는 정신질환의 발생률이 낮았던 반면에, 변화를 거부하고 받아들이지 않은 사람들의 정신질환은 높은 비율로 나타났다고 한다.

새로운 인구 다양성

이주로 인한 커다란 변화에는 서구의 거의 모든 도시에서 문화적 사회적 다양함을 볼 수 있게 되었다는 것이 있다. 오늘날의 이주자들은 '이주해간 공동체'에 동화되어 자기 문화를 잃었던 전 세대와는 달리, 그들 자신의 문화적 종교적 정체성을 유지하고자 한다. UNDP에 의하면, '세계화는 국제간 인구 이동의 양과 성질을 변화시켰다. 즉 이주자들은 고소득을 보장해주는 나라로 이주하면서도, 그들 자신의 문화적 정체성을 유지하고 고국과의 연결을 유지하고 있다.'[11] 이를 가능하게 하는 것이 바로 전 지구적 소통 기술의 발달과 값싼 비행기 여행이며, 이 두 가지는 고국과 밀접하게 접촉할 수 있게 해준다.[11] 자신의 고유한 정체성을 유지하고자 하는 욕구는 이주민 2세대에도 적용되어 수 세대를 걸쳐 유지하기도 한다.

새로운 다양성은 영국에서도 찾아 볼 수 있다. 2000년의 한 조사[14]에 의하면, 영국의 학교 어린이 중 2/3만이 모국어로 영어를 사용하고, 전체적으로 보면 307개의 언어를 사용하고 있었다고 한다.[14] 1991년부터 2001년 사이에 110만 명이 영국으로 이주하여 살고 있고, 2001년에는 영국 국민의 7.53%인 430만 명이 영국 밖에서 출생했다. 아일랜드 공화국에서 출생한 자는 49만4,850명, 남부 아시아(인도, 파키스탄, 방글라데시, 스리랑카)에서는 94만 1,384명이, 독일에서 26만2,276명이, 미국에서는 15만5,030명이 출생했다.[15] 동시에 수만 명의 영국인이 외국으로 이주해 나갔다. 〈Sunday Times〉 신문의 보고에 의하면, 영국 국민으로서 외국에

나가 살고 있는 자는 1,420만 명인데, 이들은 이주자와 그들의 후손이고, 그 외 다른 이유로 영국 국민의 자격을 가진 자들이라고 한다.[16] 약 50만 명은 미국에, 50만 명은 스페인에, 20만 명은 프랑스에 살고 있고, 이들을 포함하여 수백만 명의 영국 국민이 오스트레일리아, 캐나다, 남아프리카 등에 흩어져 살고 있다.

문화적 민족적 다양성은 21세기 미국의 한 양상이다. 미국의 국립다문화연구소(NMI)에 의하면,[17] 2005년에 미국인 3명 중 한 명꼴로 인종적 민족적 소수에 속한다고 대답했고, 학교 아동의 5명 중 한명은 집에서 영어 이외의 언어를 쓴다고 한다. 캘리포니아, 텍사스, 하와이, 뉴멕시코의 4개 주에서는 4개 주 전 인구의 반 이상이 소수 인종이다.[18] 캘리포니아는 미국에서 가장 많은 수의 히스패닉과 아시아인이 살고 있는데, 각각 1,240만 명, 480만 명이다. 반면 흑인이 가장 많이 차지하는 곳은 뉴욕으로 350만 명이 있다.[18] NMI가 추산한 바에 의하면, 2050년이 되면 전 미국 인구의 1/4을 히스패닉이 차지하고, 전 인구의 반 이상이 '유색 인종'일 것이라고 내다보았다.[17]

서방 국가 많은 곳에서는 이주자 집단과 소수 민족은 경제적, 사회적, 종교적 차별로 인하여 주류 문화에 합류할 수가 없다. 어떤 도시에서는 도시 주변의 저소득층을 위한 인종적 빈민가에 살고, 높은 무직율과 범죄 및 박탈에 시달리고 있다. 불법 이민자는 이들 중에서도 가장 주변화되어 있는 사람들이다.

'집단 이주의 시대'

전 지구적으로 20세기와 21세기는 집단이주의 시대라고 불러도 좋을 듯하다. 과거 오래전에 유대인, 아일랜드인, 그리스인, 아르메니아인, 레바논인들이 이주했던 것처럼 대규모 이주가 일어나고 있다. 자국민이 다른 여러 나라에 흩어져 살고 있지 않은 나라는 이제 찾아볼 수 없다. 영국 국민의 집단이주와 마찬가지로, 중국 국민의 집단이주는 약 3,000만~5,000

만 명에 달하고,[11] 인도의 경우 2,000만 명 이상이라고 한다.[19] 런던의 〈Times〉 신문이 2006년에 보고한 바에 의하면, 과거 소비에트 연방에 속했던 우크라이나, 벨 라루스, 라트비아, 리투아니아, 키르기스스탄으로부터 이주해 나간 이주자들은 2,000만 명 이상이라고 했다.[19] 이주자들은 각기 다른 나라와 지방에 밀집하는 경향이 있다. 예를 들어 유럽에서는 알제리 이주자들의 92%가 프랑스에 살고, 그리스 이주자의 81%는 독일에 살고 있다.[11]

집단이주자들의 상당수가 그들만의 새로운 정체성을 형성하기도 한다. 이들은 때로 모국에 대항하여 매우 극단적인 정치적, 종교적 운동을 벌이기도 한다. '집단 이주자들만의 독립을 주장하며 시민전쟁으로까지 번지는' 예에서 발견할 수 있다.[10] 의료인류학적 관점에서 볼 때, 집단이주에서 나타나는 의미는, 이들 중 상당수가 건강과 질병에 관한 그들의 문화적, 종교적 고유함을 유지하려 한다는 것이고(☞5장), 전통 복장과 전통적 신체 이미지를 지키고(☞2장), 식습관(☞2장)과 전통 치유자(☞4장)까지도 유지하려 한다는 것이다.

난민

난민은 타의에 의한 이주자로서, 전쟁, 혁명, 사회적 소요, 경제 위기, '인종 청소'(구 유고슬라비아에서 일어난 것과 같은), 자연재해(아시아의 쓰나미와 같은)에 의하여 고향으로부터 도망쳐 나온 사람을 일컫는다. 난민에 관한 통계는 기관에 따라 다를 수 있는데, 2002년 UNDP의 통계에 의하면 전 세계적으로 1,600만 명으로서, 아시아인이 가장 많고(900만 명), 다음이 아프리카(400만 명), 그리고 선진국가 몇몇(300만 명)이라고 했다.[5] 2000년 유럽은 북미에 비하여 4배나 많은 약 200만 명의 망명자를 받아들였다(이들 중 상당수는 아직 '공식적 난민'이 아니다).[11] 영국의 경우 2002년에만 11만 명의 망명자가 들어왔고, 5년간 250% 증가했다.[21] 1990년대 중반 UNHCR은 모든 난민의

80% 이상이 여자와 어린이라고 발표했다.[22] 난민의 공식적 정의는 다른 나라에서 피난처를 구하며 자기나라의 국경을 넘은 자를 말하지만, 이러한 '공식적' 난민 이외에 약 2,000만 명이 고향에서 쫓겨나 자기나라의 국경 부근에서 살고 있으며, 이들 IDPs 중 약 500만 명은 UNHCR에 의해 지원을 받고 있다.[7]

아래에서 자세히 기술하겠지만, 난민으로서의 삶이 신체건강과 정신건강 및 사회적 관계에 미치는 부정적인 효과는 매우 큰 것이다.

이민 집단의 구성

비록 많은 이민자들이 가족단위로 새로운 나라로 이주하지만, 때로는 남자만으로, 여자만으로 혹은 어린이만으로 구성된 집단도 있다. 이런 특수한 형태의 구성에 관해 기술하겠다.

남자들의 이주

상당수의 남자들은 가족 단위가 아닌 혼자만의 이주를 하고 있다. 돌아와서 가족을 부양하기 위해 가난한 나라에서 선진국으로 일하러 가기도 하고, 어떤 남자들은 자국에서 일자리를 찾아 다른 지역이나 도시로 이주한다. 대표적인 예가 남아프리카에 있는 요하네스버그의 금 광산에 일하러 가기 위해 수만 명의 남부 및 중앙아프리카의 남자들이 이동하는 것이다. 이주 남자들이 얻을 수 있는 일은 저임금의 위험한 일이 대부분이고, 위험한 일을 하면서 상해를 입을 가능성이 크다.

대부분의 남자 노동 이주자들은 집에 돌아오겠지만, 일부는 남아서 돈을 모아 그들 가족을 데리고 오기도 한다. 이는 '연쇄 이주'라고 알려져 있다. 또 일부는 그 지방 여자와 결혼하기도 할 것이다. 1장과 16장에 기술되는 바와 같이, 남자들만의 이주는 매춘을 불러오기 쉽고, 성병 감염률을 높일 수 있다. 군대 이동과 같은 일정기간의 이주도 남자들만의 이주에 포함된다.

여자들의 이주

여자들은 대부분 가족의 구성원으로 이주하지만, 최근에는 여자만 독립적으로는 다른 나라로 이주하는 경향이 증가하고 있다. 대부분이 필리핀, 인도네시아, 스리랑카와 같은 아시아 국가이고. 그 외 아프리카와 라틴아메리카에서도 이주가 증가하고 있다. 어떤 나라들의 경우에는 이주자의 대부분이 여자인 경우도 있다. 예를 들어, 2000년 필리핀 노동자의 70%는 여자였다.[6] 미국 여성발전을 위한 국제연구 및 훈련기관(INSTRAW)의 보고에 의하면, 인도네시아 노동 이주의 72%는 여자이고, 이들 대부분은 가사노동 일을 하고 있으며, 이탈리아의 경우 가사노동자의 50%는 유럽연합 이외의 국가에서 왔다고 했다.[23] 이들이 가족에게 보내는 송금액이 이들 나라 외화의 주된 원천일 때도 있다. 스리랑카의 경우, 1999년 가족에게 보낸 개인 송금액 10억 달러는 스리랑카 외화의 62%를 차지했다고 한다.[6]

여자 이주자들은 유럽과 북미뿐만 아니라, 일본, 말레이시아, 싱가포르, 홍콩(홍콩의 경우 20만 명의 이주 여자 노동자가 있고, 이들 대부분은 가사노동에 종사한다[24]), 사우디아라비아 등의 중동지역(2003년 쿠웨이트에는 14만 명의 가정부가 있고, 이들 대부분은 스리랑카, 인도, 필리핀, 방글라데시에서 온 자들이라고 한다)에서 일하고 있다.[25] 그 외 이들이 일하는 영역은 가사일, 병원일, 어린이나 노약자를 돌보는 일이라고 한다. 그 외에는 공장이나 농장 등에서 저임금의 비정규 노동자로 일하고, 경제적 사회적 착취와 성폭력 등에 노출되어 있다. 매춘으로 끌려들어간 여자들[6]에게는 AIDS와 같은 질병의 감염 위험성이 높아진다.[24] 냉전 이후 동유럽과 구 소비에트연방의 젊은 여자들이 '인간 밀수'를 통하여 서유럽으로 들어가 타의에 의한 매춘업을 하고 있다. 또한 그 수는 알려져 있지 않지만, 아시아와 구 소비에트 연방의 여자들은 인터넷으로 접촉한 남자와 결혼하기 위해 서유럽으로 들어오고, 이들은 '인터넷 신부'라고 불린다. 최근에는 간호사 등을 포함한 의료 전문가들도 가난한 나라로부터 부자 나라로 이동하고 있다.

남자가 먼저 이주한 후에 아내와 가족을 데려오는 '연쇄 이주'의 경우, 이것이 여자에게는 불리하게 작용할 수 있다. 남편은 이미 새 나라에 적응했는데, 이후 아내가 도착할 경우, 아내는 소외감을 느낄 수 있고, 특히 집에만 있어야 할 때 그 소외감은 더욱 크다.[26] 아이들은 새 문화에 재빨리 적응하여 어머니로서의 소외감 역시 커질 수 있고, 남편이 또 다른 결혼을 하거나, 먼저 죽을 경우, 무직 혹은 언어습득이 안된 여자는 우울증 등의 정신질환에 빠지기 쉽다.

어린이들의 이주

어린이들만 이주하는 사건은 역사상 몇몇이 있었다. 그 기원은 영국에서 시작된 것으로, 각 사건마다 보내진 어린이들의 수는 다양했다. 1618년부터 시작하여, 고아나 가난한 집 아이들이 잉글랜드에서 리치몬드, 버지니아로 보내졌고, 1967년 사업이 끝날 즈음에는 오스트레일리아까지 보냈다.[27] 19세기 및 20세기에는 대영제국의 여러 식민지로 아이들이 보내졌다. 1869년부터 1930년대 초기까지, '우리 집 아이들'이라고 불린 10만 명 이상의 영국 어린이들이 캐나다로 보내져, 식민지 농장의 노동력 부족과 가사 노동을 해결했다.[28] 오스트레일리아 국회 웹사이트에 올라와 있는 자료에 의하면, 1922년부터 1967년 사이에, 평균 나이 8년 9개월의 어린이들 약 15만 명이 배에 태워져 영국 연방인 캐나다, 로디지아, 뉴질랜드, 오스트레일리아로 보내졌는데, 이 사업은 그곳에 '품질 좋은 백인 인구를 비축'하기 위한 목적이었다. 이들 중 5,000~1만 명은 오스트레일리아로 보냈는데, 이들 대부분을 자선기관이나 종교단체로 보냈다고 한다.[29] 가족과 익숙한 곳에서 떨어져 나온 이 어린이들 상당수는 정서적 신체적 고통을 겪어야만 했었다.[27]

또 다른 예는 제2차 세계대전이 발발하기 직

전에 일어났다. 1938년과 1940년 사이에 영국 정부는 나치 독일, 오스트리아, 체코슬로바키아 등지의 유럽에서 난민으로 탈출한, 대부분이 유대인인 17세 이하의 어린이 약 1만 명을 영국으로 받아들였다. '아이들의 이동'이라고 알려진 이 과정은 유럽대륙에서부터 따로 봉인된 기차로 이송되어 영국에 정착시켰다.[30] 대부분의 아이들은 그들 부모를 다시 만나지 못했는데, 거의가 유대인 대학살에서 사망했기 때문이었다.

오늘날 어린이들의 이주가 이루어지는 것은, 입양(대부분 아시아와 라틴아메리카의 어린이들이 서구 국가들로 입양된다), 혹은 해외 수학을 위해 친척집으로 보내거나, (아프리카 등지에서는) 전쟁터에 아이들이 징집되거나, 어린이 난민과 망명자들이 있다.[31] 특히 어린이 난민과 망명자는 베트남전쟁 이후 어른과 동반하지 않고 동남아시아에서부터 유럽과 북미로 가고 있다. 정부단체 및 비정부 단체들이 이들을 도우려 나서고 있는데, 미국의 경우 난민정착사무소(RSO)를 두고 '어른을 동반하지 않은 난민 어린이를 위한 프로그램'을 실행하고 있다. 특히 전쟁으로 인한 난민어린이들은 앞서 말한 '문화적 사별'을 포함하여 다양한 정신질환에 시달리고 있다.[31]

의료인력: 의사와 간호사의 이주

노동력의 국제적 이동의 또 다른 양상은, 많은 수의 의사와 간호사들이 가난한 나라에서 부자 나라로 이주하는 현상이다. 이는 역설적인 과정인데, 왜냐하면 이들을 받아들이는 나라는 '두뇌 이득'을 취하는데 반하여, 이들이 떠나는 나라는 '두뇌 유출'을 겪기 때문이다. 더 나아가 의사와 간호사가 되기까지의 훈련과정에는 고비용이 소요되므로, 결과적으로 볼 때 가난한 나라가 부자 나라에게 훈련비용을 대주는 것과 마찬가지 효과를 내고 있다. 의료 인프라가 부족한 곳의 의료관리는 더욱 피폐해지는 것이다. 이러한 현상을 피하려면 교육은 반드시 고용을 동반해야 한다.

지난 수년간 필리핀의 많은 의료인력이 이주해 나갔다. 1970년대에 필리핀에 있던 의사 수는 1만3,480명이었는데, 미국에서 일하는 필리핀 의사 수는 1만410 명에 달했다. 필리핀의 간호사 1만5,000여명이 필리핀을 떠났고, 이제 이들은 세계 30여 개국에서 일하고 있다.[32]

의료인력의 이주는 부강한 나라들 사이에서도 일어난다. 1990~2000년 사이에 3,720명의 캐나다 의사들이 주로 미국으로 이주했다.[32] 그러나 미국에서 일하는 대부분의 외국인 의사는 주로 가난한 나라에서부터 온 사람들이다. 2004년의 통계에 의하면, 사하라 남부 아프리카에서 온 의사들이 5,334명이고 이중 478명은 가나에서 이주해 왔다.[33] 의료인력 이주에 관한 문헌을 조사한 Bach[32]에 의하면, 1972년 전 세계 의사의 6%가 자기나라가 아닌 곳에서 일하는데, 이들의 86%는 5개 선진국에서 일하고 있다고 했다. 즉 캐나다, 미국, 영국, 오스트레일리아, 독일이 그 5개국이다. 1972년 이후 간호사들이 대거 이동함에 따라 의료인력 이주는 더욱 증가했다. 2000년 집계에 의하면, 미국에 있는 간호사 중 10만 명이 미국 아닌 곳에서 훈련받은 자들이고, 미국 의사의 25%는 미국 아닌 곳에서 의과대학을 졸업했다고 한다.[32]

영국도 상황은 유사하다. 2002년부터 2003년 사이에 1만2,000명의 외국인 간호사가 영국 NHS에 등록했고,[32] 2004년 영국 전체 NHS 등록 의사 수 21만2,356명 중 9,152명이 사하라 남부 아프리카에서 훈련받은 의사였으며, 이들 중 1/3이 남아프리카에서 왔다고 한다.[33]

Bach[32]는 이주할 것인지의 결정은 개인적 요인에 의해서만 이루어지는 것이 아니라고 했다. 여기에는 병원, 의료 관련 정부기관, 및 의료 인력을 모집하는 사설업자 등의 요인이 작용하고 있다. 이들 의료인력 모집기관은 때로 그 나라 정부기관의 방침과 달리, 가난한 나라에 가서 적극적으로 의료 인력을 모집하기도 한다.[32] 대부분의 의료인들은 새로운 나라에 정착을 하게 되나, 일부는 저임금에 승진이 차단되거나 더 힘든 일에 배정되고 차별을 당하기도 한다.

다음 사례는 가나에서 영국으로 이주하는 의료 인력에 관하여 의료 자선기관이 수집한 것이다.

사례 12.1 가나에서 영국으로 이주하는 의사와 간호사

Mensah 등[33]은 가나에서 영국으로 이주하는 의료 인력에 관해 조사했다. 1970년대부터 가나에서 훈련받은 모든 의사의 약 50%는 외국으로 이주해 나가기 시작했다. 2004년 영국에서 일하는 가나 출신 의사는 293명, 간호사는 1,021명이었다. 이들은 고소득, 더 나은 작업환경 및 새로운 자격증을 얻기 위해 이주했다고 한다. 많은 간호사들은 영국의 사립병원에서 일하도록 간호사 모집기관에서 적극적으로 모집해 온 사람들이다. 가나 출신의 의료 인력은 더 많은 돈을 벌고 고향으로 송금할 수 있었으나, 부정적 효과 또한 나타났다. 즉 생활비용의 증가, 가족관계 갈등, 직업 환경에서의 불유쾌한 경험들, 말하자면 인종차별, 학대, 괴롭힘 당하기, 실력 무시당하고, 다른 의사보다 낮은 임금 등을 감수해야 했다. 국가적 차원에서 보면, 이러한 인력이 줄어든 결과 심각한 상태를 초래하여 가나의 의료관리 제도를 피폐하게 했다. 세계화 경향은 가나와 영국의 의료제도 사이의 경계를 불분명하게 하고, 양국의 의료제도가 통합되도록 하고 있으나, 이주는 일방통행적이고 결국은 가나를 황폐하게 하는 문제가 생긴 것이다. '영국으로 이주한 의료 인력은 가나공화국의 공적 사적 비용으로 훈련된 사람들인데, 이들로부터 혜택을 받는 사람들은 가나인이 아니다.' '투자하지 않고서도 의료자원을 사용하는 당사자는 NHS이고, 그 혜택도 NHS가 받고 있다.' 영국에 의료인력 자원을 공급하는 나라는 대부분 가난한 나라들이다. 영국에서 의사 한 명을 훈련하기 위해 투자해야 할 비용은 일인당 22만 파운드이고, 간호사의 경우 일인당 3만7,500 파운드이다. 따라서 가나 출신의 의사들을 고용함으로써 영국은 6,500만 파운드에 달하는 훈련비용을 줄이는 것이고, 가나 출신 간호사를 고용함으로서 3,800만 파운드의 비용을 절감하는 셈이다. 영국이 절감하는 이 막대한 비용은 어떠한 보상도 없이 가나가 공급하는 것과 다름없다. 저자는 이 현상을 역원조의 일례로 보았고, '이러한 현상은 왜곡되고 부당한 일이다. 왜냐하면 전 지구적 차원으로 존재하는 의료혜택의 불평등을 더욱 심화시키는 일이기 때문이다.'

관광여행자의 이주

휴가와 모험을 찾아 대규모로 이동하는 여행은 비교적 최근의 현상이다. 관광여행은 일시적 이주로 볼 수 있다. 오늘날 여행은 지역적 국제적 주요 주제를 안고 있는데, 그 이유는 세계 경제에서 수백만 달러의 사업을 차지하고 있고, 또한 수백만 명의 직장고용과 더불어 건강에 해로운 효과를 불러오기 때문이다.

UN의 특별기구인 세계관광기구(WTO)는 국제 관광여행을 다루는 기관인데, 현재 138개 국가와 함께 여행협회, 지역 정부기구, 여행 관련 사설회사 등이 참여하고 있다. WTO는 세계 여행의 급증을 '지난 세기 동안 가장 괄목할만한 경제적 사회적 현상의 하나'로 꼽았다. '국가 경계를 넘어 다른 나라에 도착한 사람'의 수로 계산한 결과, 1950년에 2,500만 명이었던 관광여행자는 2004년 7억6,300만 명으로 증가했다. 그동안 특히 아시아와 태평양 지역(매년 13%씩)에서 국제 여행이 증가하였고, 그 외 중동(매년 10%)에서도 증가한 반면, 유럽(매년 6%)과 미국(매년 5%)은 비교적 증가율이 낮았다.[34]

관광여행의 경제적 영향력은 가난한 나라일 경우 막대하다. 2003년 WTO에 의하면, 관광은 전 세계 물품 및 서비스 무역의 6%를 차지하고 있다.[35] 가난한 나라에게 관광은 모순적 축복으로 작용한다. 한편으로 관광은 외화를 벌어들이지만, 또 한편으로는 '환금작물'(☞3장)과 같은 효과를 나타내어, 사람들을 농작지로부터 나오게 하여, 식품 생산을 하지 않도록 하고, 결과적으로 현금 경제에 더 의존하도록 만드는 것이다. 관광사업은 공급과 수요 측면에서 변동이 심한 분야인데, 자연재해, 테러공격, 범죄나 시민소요 사태 등의 지역적 요인과 깊이 관련되기 때문이다. 관광사업을 위한 지나친 개발과 인구밀집은 지역 환경을 훼손하고, 사회 결집력을 약화시키며, 마약 등의 반사회적 행동까지 수입할 수 있어서, 지역 의료관리에 부담을 줄 수 있는 것이다.

건강 증진을 위한 여행은 광천(鑛泉), 온천, 물치료, 혹은 '건강 농장' 등으로의 여행이다. 지중해와 중동지역의 여러 나라는 '치료를 위한 여행'이라는 이름으로 여행일정을 개발하여 관절염과 피부질환에 효험이 있다고 주장하고 있다. 런던의 〈Times〉 신문은 매년 약 15만 명의 관광객이 인도의 병원으로 가서, 응급질환이 아닌 질병의 치료, 예를 들면 인공 고관절 대치수술 등을 인도의 발달된 의료기술로 저가 치료를 받는다고 추산했다.[36]

관광 여행의 건강 위험성

관광여행 자체는 사고나 질병 심지어는 죽음에까지 이르는 위험을 안고 있다. 비행기 여행 시의 '이코노미 증후군'을 포함하여, 사고와 범죄, 테러, 자연재해 등은 물론 여행으로 인한 심리적 갈등, 특히 여행이 '일상의 번복'(☞10장)이 되지 못했을 때 일어나는 인간관계의 갈등 등은 모두가 건강과 관련된 후유증을 불러온다. 최근 '섹스 관광여행'으로 불리는 것은 AIDS 감염과 확산의 위험성을 높이고 있다.

다른 유형의 이주

이주에는 사람뿐만 아니라 물건, 약품, 아이디어, 돈, 종교제도 등도 포함된다. 이것들은 특별한 형태의 이주자들 즉 무역업자, 판매직원, 무기판매상, 출판업계 사람들, 언론인, 종교 선교사들, 정보기술 전문가들, 은행가, 다국적 제약회사 직원 및 파견된 의료전문인 및 일반적 이주자에 의해 퍼뜨려지고 있다. 전 지구적

여행과 의사소통 기술의 발달에 힘입어, 이들은 세계화의 중요한 한 부분이다. 또한 이들의 확산은 건강과 질병 및 의료 등과 관련하여 세계 건강에 중요한 영향을 끼치고 있다.

치유제도의 이주

세계화되는 것에는 의료적 개념, 의료장비, 및 진단과 치료의 기술적인 것도 있다. 식민주의가 시작된 초기부터 생의학은 아프리카, 아시아, 라틴아메리카 등지에 수출되었다. 오늘날 비싼 장비와 약, 실험장비, 제약회사 및 기계기술을 생산하지 못하는 나라들로 이들 시장은 뻗어나가고 있다. 가난한 나라에 수입된 비싼 장비들은 실제로 이용되기가 어렵거나 혹은 유지보수하기 어려울 때가 많다. 경제적 원조가 없이는 이들 나라는 부품, 유지 보수 등을 위해 이를 생산한 다국적 기업에 더욱 영구적으로 의존해야 하게 된다.[4]

세계화에 따라 의료제도 역시 수출되고 있어서, 이에 해당하는 것은 수가지불제도(fee-based system)나 복지제도 혹은 사회주의적 의료관리제도 등이다. Whiteford와 Nixon[37]이 지적했듯이, 다른 나라에 이식된 의료제도는 (예를 들면, 가난한 개발도상국에 수가지불제도를 도입한 경우) 유지되기 어렵고, 그곳의 사회경제적 상황과 맞지 않을 뿐만 아니라, 더 나아가 공중보건에 부정적인 효과를 일으키기까지 할 수 있다.

선진국 사이에서도 오래전부터 치유제도가 교환되었는데, 19세기 독일로부터의 동종요법과 20세기 미국으로부터의 접골요법이 그 예이다. 또한 다양한 방식의 정신치료법과 상담기법이 서구에서 시작되어 인접 국가들에서 행하여졌다(☞10장). 정신분석요법(프로이드, 융, 클라인 등), 인지행동치료, 게슈탈트치료(gestalt therapy,110) 교류분석치료,111) 정신종합요법,112)

---

110) 정신치료의 일종으로, 정통 정신분석과 달리 과거보다는 현재에, 내용보다는 과정에, 그리고 상담가-고객관계 및 개인의 책임을 방법상 강조한다.

그 외에도 몸을 중심으로 하는 다양한 정신치료법들이 있다.

생의학의 전 지구적 확산은 토속 전통 치유자에게도 영향을 미쳐, 생의학적 치유의 강력한 상징인 청진기, 흰 가운, 주사기, 처방전과 약 등을 각자의 목적에 맞게 토속치유제도 안에서 사용하고 있다. 그 예가 개발도상국의 '주사 의사'(☞4장), 그리고 남아프리카의 '닥터 존' 사례와, 크소사 족 전통치유자(☞9장)이다. 이 두 예는 서구 생의학과 융합된 토착적 치유제도의 한 형태로서, 새 것과 오래된 것이 창의적으로 뒤섞이고, 과학적인 것과 마술적인 것, 토착적인 것과 외래의 것이 뒤섞인 대표적 예이다.

전통치유법은 특히 아시아로부터 유럽과 북미로 유입되었다. 침술, 뜸 등의 전통 중국의학, 일본의 reiki와 shiatsu,[38] 인도의 요가, 초월명상 및 아유베다, 티베트와 한국으로부터의 전통약초요법 등이 있다. 이에 덧붙여, 북미 인디언의 '신 샤머니즘'이 점차 인기를 얻고 있고,[39] 또한 아프리카와 카리브 지역의 '영적 치유'법이 확산되어가고 있다. 이들 영적 치유자들이 대거 유입되는 추세여서, 서구의학과 합성된 형식의 의료방식이 형성되고 있다(☞4장). 그 예로, 독일에서는 약 1만1,000명의 의사들이 침술을 사용하고 있고,[40] 아유베다 의료가 사용되는 경우를 아래 사례에 기술한다.

사례 12.2 독일 내 인도 아유베다 의료행위

Frank 와 Stollberg[40]은 독일에서 1980년대 이후

아유베다 의료가 증가하고 있는 현상을 조사했다. 현재 독일에는 9개의 아유베다 센터가 있고, 약 100명의 의사와 25명의 Heilpraktikers(의료행위 자격을 가지지 않은 치유사)가 있는데, 이들 대부분은 마하리시 수도사 요가 조직에 속한다. 이런 현상은 자연요법과 동종요법 등의 비정통 의학을 오랫동안 사용해 오던 독일 특유의 역사와 (동종요법은 독일인 의사인 Samuel Hahnemann이 시작하였다), 권위로부터 자유로운 분위기에 기인되는 것으로 해석된다. 그러나 이 센터를 찾는 대부분의 환자는 서구 생의학에 대한 반감과 약물 부작용 및 약물의 제한된 효과 때문이라고 한다. 대부분 가까운 친지로부터 특정 의사를 권고 받고, 일단 상담을 받고 나면 흔히 아유베다에 전적으로 의지하게 된다고 한다. 환자들은 아유베다가 제공하는 온화한 치료방법 즉 진맥, 아주 특별한 느낌을 주는 마사지, 영양에 관한 조언, '자연'의 식물로 만들어진 약에 매료된다. 또한 서구 생의학의 의사와 만날 때와는 달리, 30~60분에 걸쳐 이루어지는 긴 시간 동안의 상담과, 환자의 개인적 느낌과 생활방식에 초점을 맞춘 특별한 상담을 매우 좋아한다. 환자들은 아유베다가 단순히 질병만을 치료하는 것이 아니고 몸을 '강건하게' 만들어준다고 보고 있다.

아유베다에서 일컫는, 다이어트와 마사지 등을 통해 '정화', '청소'한다는 말은, 1900년대에 시작하여 독일을 지배하였던 자연치유 운동과 상통하는 면이 있다고 저자들은 보고 있다. 그러나 급성질환이나 수술 및 응급 상황에서는 모두가 여전히 생의학에 의존하고 있다. 사람들이 말하는 것은 '생의학과 자연요법을 함께 올바르게 사용하는 것이 좋다'는 것이다.

그러나 독일의 아유베다는 인도의 아유베다와는 다르다. 독일인의 시각과 요구에 부응하기 위해 구토시키는 등의 과격한 방법은 배제했기 때문이다. 이렇듯 그 지역에 맞게 적응하여 변용된 것이 의미하는 바는, 외국의 치유제도는 원래의 형태로 수입되지 않고, 대륙을 건너면서 '변용'과 '이종혼합'의 과정을 언제나 겪는다는 것이다.

---

111) 프로이드 이론의 이드, 자아, 초자아의 개념 대신에 부모, 어른, 아이의 세 가지 자아 상태가 있는 것을 전제로 하여, 이 세 자아상태가 상호작용하는 것에 초점을 맞추는 정신치료의 일종이다.

112) 점진적으로 인격의 통합을 이루어 의지에 의하여 근원적 자아를 찾아내 잠재되어 있는 창조성을 고양시킨다는 정신치료의 일종이다.

약제품과 약물의 이주

서구 제약회사의 생산품과 술, 담배 등이 개발도상국으로 유입되고 이에 따라 파생되는 문

제에 관하여 8장에서 기술하였다. 반대로 치료법과 약 또한 개발도상국에서 서구로 유입되어, 아시아의 치료법과 약이 세계화되어 가고 있는 추세이다. 4장에서는 서구에서 인기를 얻고 있는 전통치유법에 관하여 기술했다. Hsu[41]은 중국전통의학이 탄자니아에서도 대중화되기 시작하여, 중화인민공화국에서 생산한 약이 아프리카로 수출되는 현상에 관하여 기술하였다.

이런 합법적 약품 외에도, 막대한 양의 마약류, 헤로인, 코카인, 마리화나 등이 아시아, 라틴아메리카, 카리브 지역에서 생산되어 수십만 명의 마약중독자들이 있는 유럽과 북미에 공급되고 있다.

미생물과 환경유해물질의 이주

전 세계적으로 비행기 등을 통한 빠른 교통으로 인하여 병균에 감염된 사람들이 급속도로 전 세계를 이동하게 되었다. 감염 매개물(모기 등의 예), 감염 음식물(감염 육류), 감염된 애완동물 등(조류독감, 광견병 등)이 그 예이다. SARS, AIDS를 포함하여 '공항 말라리아'(☞17장)는 전 지구적 건강을 위협하는 이주 질병이다.

환경유해물질인 공기오염과 산성비, 지구온난화, 체르노빌 재앙에서 볼 수 있었던 핵 유해물질 등은 국경을 넘어 쉽사리 확산된다. 어느 한 국가가 에어로졸을 과다 사용하면 오존 층을 얇게 하여 그 피해는 전 지구적으로 확산되는 것이다.[4] 산업발달국가에서 자원낭비를 하는 것 또한 그 국가에만 국한되는 문제는 아니다.

요리법의 이주

3장에서 요리법과 음식의 세계화에 대해 기술한 바 있다. '토속'음식이 확산되면서 이들은 서구 음식과 융합하여 새로운 음식을 만들어내고 있다.[42] 또한 서구화를 겪는 사회경제적 전환기에 있는 국가에서는 '영양의 전환'이 일어나고 있어서, 고칼로리, 고지방과 다량의 소금과 첨가제가 들어있는 패스트푸드와 편리한 가공음식 등 건강을 위협하는 음식이 증가하고 있다. 게다가 음식 물류의 전 지구적 수송은 음식의 신선도와 질을 떨어뜨려 토속적 요리법과 지역건강에 악영향을 끼치고 있다. 서구화 과정에 있는 곳과 이주민들이 모유수유를 덜 하게 되면서 가공된 유아식을 먹이는 것 또한 악영향 중의 하나이다. 개발도상국에서 최근에 증가하고 있는 섭식 장애, 특히 신경성 식욕부진과 전 지구적인 '비만 유행'은 이상적 신체 이미지의 세계화가 음식의 세계화와 연관되는 현상이다.

신체 일부의 이주

2장에서 신체 장기의 국제적 거래와 '상품화'에 관하여 기술했다. 많은 경우 이런 거래는 불법이고, 극도로 가난한 사람이나 개발도상국에서부터 장기가 떼어져 북반구의 부자 수요자들에게 간다. Schelper-Hughes[43]은 이를 '생(生) 해적질'이라고 칭했는데, 전 지구적 차원의 불평등과, 부자들이 가난한 자를 착취하는 대표적 예라고 말했다. 개발도상국의 장기 매매자는 그것이 그들이 가진 유일한 '하나 더 가진 것'이기 때문에 팔게 된다고 기술했다.

정보의 이주

Giddens[1]는, 인터넷 등과 같은 새로운 기술은 멀리 떨어져 있는 사람들을 실시간으로 연결시킴으로서 '시간과 공간을 압축시키는 효과'를 나타낸다고 말했다. McLuhan[44]이 과거에 예측한 바와 같이 세계는 '지구촌'으로 압축되어가고 있는데, 물론 새로운 정보에 접근 가능한 사람에게만 해당되는 것이다.

정보의 교통은 사람들의 정체성에 영향을 끼쳐 지역 정체성의 약화 혹은 강화를 불러온다. 서로 다른 문화에서부터 파생된 요소들이 결합하여 '잡종 정체성'(hybrid identity)이 만들어진다.[1,11] 일부는 그 지역종교 대신에 전 지구적 차원의 종교 정체성을 가지기도 하고, 때로는 극단적인 종교적 정치적 운동을 지구 구석구석에 퍼뜨리기도 한다. 이런 현상은 동조자 집단을 형성하지만, 한편으로는 적개심을 불러일으킬 수도 있는 것이다. Kirmayer와 Minas[2]는 세계화 정보시대에는 '멀리 있는 것을 가깝게 있는 것보다 더 친근하게 자주 접하게 된다'고 말한 바가 있다. 따라서 '지역 사건들이 세계 시스템 안으로 유입되어 오는 상황에서, 정보의 흐름과 각 공동체, 심지어는 개인까지도 하나의 문화라고 볼 수 있을 것이다.' 건강 측면에서 볼 때, 의료에 관한 최신 연구, 기술, 치료법 등이 정보기술을 타고 확산됨에 따라 의료에 대하여 비현실적인 기대를 불러일으키는 효과가 있다. 의료정보의 세계화에 관한 사항은 13장에서 자세히 다룰 것이다.

종교의 이주

역사적으로 종교는 전 세계로 이주해왔고, 때로는 지역의 특수 종교를 밀어내고 그 자리를 차지하기도 했다. 인도에서 파생한 불교는 아시아 여러 국가로 퍼졌고, 기독교와 이슬람교는 단순히 전파된 경우도 있었으나 정복을 통해 강요되기도 했다. 현재 라틴아메리카에는 가톨릭과 아프리카 혹은 토속 종교가 다양하게 융합되어 나타난 신흥종교가 많이 있는데, 브라질의 움반다와 칸돔블레, 쿠바의 산테리아, 아이티의 부두 등이 그 예이다. 이주민들은 자신의 종교를 가지고 이주했으며(세계 이차대전 이후 약 1,500만~2,000만 명의 이슬람교도들이 서유럽에 정착했다), 인터넷, 책, 미디어 등을 통해서도 전파되고 있어, 그 속도와 범위는 그 어느 때보다 더 증가하고 있다. 산업사회에서는 다양한 형태의 불교가 인기를 얻고 있고, 특히 미국에서 유래한 복음 신교로 개종하는 사람들이 라틴아메리카, 아프리카, 유럽, 태평양 등지에서 증가하고 있는 추세이다. 종교의 전파는 질병과 불운을 해석하는 시각에 변화를 가져오고, 생활방식뿐만 아니라 의식주와 금기사항 및 '화학적 위안물'에 관한 새로운 관습을 끌어들인다는 점에서 의료적 의의가 있다.

무기의 이주

국제적 무기거래와 이로 인한 대규모 이익과 대규모 살상에 관한 것은 18장에서 다룰 것이다. 다국적 무기기업은 합법적 또는 불법적으로 작은 무기(라이플, AK-47s 등)에서부터 박격포와 기관총, 비행기와 미사일 같은 대형 무기 그리고 지뢰에 이르기까지 거래하고 있다. 현재 캄보디아, 아프가니스탄, 모잠비크 등에 묻혀있는 수많은 지뢰는 세계 48개 국가에서 생산된 것이다. 이들 무기는 대개 부강한 국가에서 가난한 국가로 흘러들어가고 있어서, 사회경제 시스템이 취약한 국가에서 지역분쟁과 불안정을 지속시키고 있다. 제2차 세계대전 이후 일어난 전쟁의 85%는 가난한 국가에서 발생했고, 이로 인한 사상자의 상당수는 어린이와 여자들이다.[45]

자본, 직업 그리고 빚의 이주

세계화는 국가 간 그리고 국가 내에서 빈부격차를 증가시키고 있음은 앞장에서 기술한 바 있다. 또한 국가 간 경계를 불명료하게 하고, 정부 권력을 다국적 기업에게로 이양시키는 결과를 낳고 있다. 지역 차원에서 보면, 저임금에 고이윤을 창출해낼 수 있는 가난한 국가로 아웃소싱 시킴으로서, 그 나라의 기업에게는 부정적인 영향을 주게 된다. 이렇게 저임금으로 생산된 상품은 다시 그 나라로 수입되면서 실업율의 증가와 경제발전의 후퇴, 가난을 불러오고, 이로 인한 건강 수준의 하락을 가져오게 되는 것이다. 대부분의 가난한 국가는 부강한 국가에 빚을 지고 있고, 그들이 받는 낮은 임금은 자기 나라의 사회발전을 위해 쓰기보다는 빚을 갚는데 사용되고 있다. Whiteford와 Nixon[37]이 주장하는 바와 같이 다국적 기관인 IMF, 세계은행 또는 국제적 거래 협정기구인 GATT, APEC, NAFTA 등이 행사하는 강력한 경제적 규제로 인하여 정부가 힘을 가지기 어렵고, 따라서 자기 국민의 건강을 돌볼 수 없게 되는 결과를 초래하고 있다.

이주의 이득

이주는 단점도 있지만 다른 한편으로는 이주민은 물론 고국에 남아있는 가족과 그들이 속했던 공동체에 이로움을 가져오기도 하고, 멀리 떨어져 있으면서 도리어 정서적 유대를 강화시키기도 한다. 불안정한 지역에서 이주한 사람과 난민들은 신체적 안전함과 박해를 피할 수 있고, 큰 도시로 자발적으로 이주한 사람들은 '도시가 사람을 자유롭게 만든다'라는 옛 영국 격언과 같은 이득을 얻을 수 있다. 즉 경제적 이득뿐만 아니라 교육, 의료혜택, 스포츠와 오락을 위한 더 나은 시설을 누릴 수 있다는 의미이다. 새로운 사고, 새로운 생활방식과 선택의 범위, 새로운 세계관과 함께 자율성 및 안정감을 얻을 수 있기도 하다. 특히 여자의 경우, 시골의 전통적인 방식보다 더 많은 선택권을 누리게 된다. 어린이의 경우 고국에 대한 자부심과 함께 이중언어를 구사할 수 있는 혜택도 빼놓을 수 없다.[46]

이주에 의해 건강에 해가 될 수 있는 요인

어떠한 형식의 이주이든 간에 이주는 건강 문제와 위험 요인을 안고 있어, 의료 차원에서 특별한 관심의 대상이 된다.

이주에 의한 이로움이 무엇이든 간에 이주 자체는 늘 충격적 경험이다. 정체성의 상실, 공동체 구조의 와해, 전통 지도자와 종교적 권위의 상실과 함께, 자기 지방의 상징인 조상의 묘소나 사당을 잃게 되기 때문이다. 특히 난민의 경우, 정착을 위한 난민촌에서부터 자율성을 잃어버리는 과정을 겪어야 한다. 이 모든 것들이 정신적 신체적 건강에 해를 끼치고 타인과의 관계까지도 변화하게 만든다.

부강한 나라로 이주해 와서 소외지역에 사는 이민의 경우, 그들이 고국에서 겪는 건강 문제와 똑같은 문제를 소수민족으로서 가질 수 있다. 미국의 경우, Betancourt 등[47,48]이 조사한 바에 의하면, 소수민족 이주자들이 일반인과 달리 높은 비율의 질병, 즉 심혈관계 질환, 고혈압, 당뇨병, 천식, 암 등에 걸린다고 했다. 이들 질병은 도시 빈민이나 '서구화' 과정을 겪고 있는 가난한 국가의 사람들이 갖는 질병과 유사하다. 이러한 문화적, 경제적 세계화 과정에 의한 질병으로 대표적인 것은 '비만'(☞3장)이다. 이에 합병되어 나타나는 당뇨, 심장병, 암, 거식증 등이 있고, 또한 술과 담배 사용의 급증 및 합법적 비합법적 약물 사용의 증가(☞8장), AIDS를 포함한 성병의 증가(☞16장), 그리고 말라리아, 뎅기열, 결핵 등의 증가(☞18장)가 있다. 그 외 정신질환과 스트레스의 증가, 사회구조의 붕괴 현상으로서 이혼, 가정폭력, 미성년자 임신, 성학대 및 알코올 중독자의 증가 등(☞10장, 11장, 18장) 또한 늘고 있다.

신체 건강에 대한 이주 효과의 초기 연구로서 다음 사례는 고혈압에 관한 것이다.

사례 12.3 이주가 혈압에 미치는 영향

1975년 Cassell[49]은 이주가 혈압에 미치는 영향에 대해 이루어졌던 연구들을 문헌조사했다. 한 연구는 미국 남부에서 시카고로 이주한 흑인 이주자와 시카고에서 태어난 흑인을 비교한 것이었는데, 이주자들의 경우 도시 생활을 오래 했을수록 혈압이 올라갔다. 다른 연구에서는 아프리카 서부 시골인 케이프베르데 섬의 주민과, 그곳에서 미국으로 이주한 사람의 혈압을 비교했다. 이주자들은 섬에 사는 사람들에 비해 모든 연령대에서 혈압이 더 높게 나났고, 또한 세대 간의 차이가 더 컸다. 또 다른 연구는 미국에 살고 있는 아일랜드 이주자들이 아일랜드에 있는 그들의 형제(21%)보다 높은 비율(32%)의 고혈압을 나타냈다고 한다. Cassell은 이 연구들에서 나타나는 차이가, 모국에 사는 사람과 이민한 사람 사이의 유전적 차이에 의할 가능성은 거의 없고, 환경 변화를 받아들이는 감수성에 대한 유전적 차이에 기인했을 가능성을 제시했다. 환경적 영향에는 칼로리 섭취 방식, 육체활동의 종류, 소금 섭취 등의 요인과 함께, 빈혈과 혈압감소를 초래하던 기생충 질병 등이 이주자의 경우에는 없었다는 점이 포함된다. 그러나 심리 사회적 요인들, 특히 일관성 있는 가치 체계가 사라지고 과거의 전통적 방식이 더 이상 효율성이 없어지는 다른 상황으로 바뀌는 것 또한 주요 영향 요인에 해당한다.

정신질환

비록 그 이유는 복잡하고 아직 다 이해되지 않고 있지만, 이주는 높은 비율의 정신질환 발병률과 연관된다. 여러 나라에서 이루어진 연구들은 이주자들이 이주한 곳의 본토인이나 자신의 모국에 살고 있는 사람들보다 정신병원 입원율과 알코올 중독 및 마약 중독이 많고 자살 시도 또한 많음을 보고했는데, 그 비율은 이주자 집단에 따라 다르고, 특히 취약한 집단이 있는 것 같다. 그러나 연구자들이 지적하는 것은,[50] 이주자의 정신건강은 해석하기 어렵다는 것이다. 그 이유는 비교연구를 하기 위해 나이, 사회계급, 직업상의 지위와 민족 등의 요인을 통제하는 한편, 다른 한편으로 타당성을 인정받기 위해 문화적으로 편향된 진단방법을 통제해야 하기 때문이다.

Desjarlais 등[22]은 이주 자체만으로 정신질환이 발생하지는 않는다고 했다. 수많은 다른 요인들이 작용하는데, 여기에는 고용 상태, 거주 조건, 이주 국가가 이들을 대하는 태도 등의 외부적 요인이 있다. 타 인종 혐오증, 인종차별, 인종적 편견,[51] 그리고 인종 학대 등은 모두 이주자의 정신적 신체적 질병을 유발시키는 요인이고, 이에 덧붙여 이주 국가의 경제적 정치적 조건이 작용하게 된다. 이러한 외부적 요인과 더불어 개인의 성격 요인, 모국의 문화적 특성 및 이주의 목적 등이 복합적으로 작용한

다.[26]

1960년대 말 호주 빅토리아에 있는 이주자의 정신건강에 관한 연구에서, Krupinski[52]는 영국계와 동유럽계 이주자들 사이에 우울증이 특히 흔하며, 후자의 경우에는 정신분열증의 비율 또한 높다는 것을 발견했다. 대체로 이주자들은 호주에서 태어난 사람들보다 더 높은 심리적 불안 상태를 보였다. 최근의 연구들에서는 이주자에 따라 특정 정신질환에 더 취약한 것으로 나타나고 있다. Fitzpatrick와 Newton[53]의 연구에 의하면, 잉글랜드와 웨일즈로 이주한 아일랜드 이주자는 아시아나 카리브 지역에서 이주해온 사람들보다 건강상태가 더 나쁜 것으로 나타났다. 특히 자살, 알코올 중독, 정신질환뿐만 아니라 심근경색증, 비만, 당뇨병 등이 더 많이 발병했고, 더욱이 이러한 건강문제와 높은 사망률은 이주 2세대를 거쳐 3세대까지 그대로 유지되고 있었다.[34]

이주자들의 정신질환은 우울증을 비롯하여 급성정신병, 자살기도, 약물이나 알코올 중독, 가정폭력, 특히 젊은이들 사이에서 자주 나타나는 반사회적 행동 등을 망라한다.[10] 일부는 움츠러들어 정서적으로 '무감각' 상태에 빠지고, 일부는 고국을 떠나올 때의 정체성에 굳어버린 상태로 머물면서 심리적으로 더 이상 발전하지 않는 경우도 있다. Colson[10]은 난민들 중 일부는 집단적으로 비통함에 잠겨 있어서, 이것이 그들 삶의 전부를 지배하고 새로운 생활에 적응하지 못하게 하는 현상에 대하여 기술한 바 있다.

영국과 미국의 나이 든 이주자들에서 높은 비율로 나타나는 우울증과 치매에 관한 연구가 있다.[55] Livingstone과 Sembhi[55]는 아프리카-카리브 이주자 중 노년층에서는 영국 백인이나 영국에서 태어난 다른 소수민족보다 더 높은 비율로 치매가 나타남을 보고했다. 이 이유는 이들이 많이 가지고 있는 고혈압과 당뇨, 그리고 경제적 박탈상태와 사회적 소외와 관련된다고 했다.

이주가 가족 구조에 미치는 효과

이주 자체는 가족 유대를 약화 혹은 강화시킬 수 있고 이는 정신건강에 영향을 미친다. 일부에게는 가족 구조를 강화시키는 이로움이 있는 한편, 다른 한편으로는 외부적 요인으로 인하여 전에는 단단했던 가족 유대감이 흩어질 수도 있다.

이주 후에 새로운 가족의 상호작용이 나타나는 경우도 있다. 두 가지 문화와 언어, 혹은 세 가지 문화와 언어 등이 쓰이면서 조부모, 부모, 자녀 세대 간에 매우 다른 세계관을 가지게 되기 때문이다. 이주 국가에서 태어나고 자란 자녀세대는 부모세대의 모국 문화와는 접촉이 끊어질 수 있고, 이에 따라 종교제의에의 참여, 성생활, 알코올과 약물의 문제, 배우자 선택 등을 둘러싸고 세대 간에 갈등이 일어난다.

무엇보다도 이주는 가족의 일상에 *단절감*을 불러일으킨다고 한다. 이주자들이 전통적으로 유지해왔던 삶의 방식, 세계관, 상호작용하던 방식이 이주 후에는 더 이상 현실에서 유용하지 않게 되기 때문이다. 이주자들은 때로 중간 상태에 머물게 되는데, 이는 모국의 문화로부터 단절되었지만, 새로운 환경에서도 아직 자신의 위치를 찾지 못하고 있는 상태를 의미한다. 많은 이주자들은 자신들의 이러한 상태에 대하여 잘 알지 못하고 있다. Colson[10]에 따르면, 이주자들은 '자신의 욕구와 소속감에 대한 갈망을 무시하는 세상에서 어쩔 줄 몰라 하는, 중간단계의 사람'들이다.

이주 가족의 구조 '전복'

이주자들의 단절감이 가장 잘 드러나는 경우는, 매우 전통적 사회이던 시골에서 고도로 발전된 산업세계 도시로 이주해온 경우에 볼 수 있다. 과거에 유지하던 삶과 각자의 사회적 역할 및 세계관이 통째로 전복될 수 있다. 다음에 기술된 4가지 유형의 전복은 가족 구성원의 건강에 큰 영향을 미치게 된다.

1. *세대의 전복* - 새 나라에서 태어나고 자란 아이들은 언어 사용에 익숙하고, 그곳의 문화와 기술을 부모세대보다 더 잘 알고 있다. 통상적 세대 간 권위 관계가 전복되어 자녀가 부모와 부모의 문화에 힘을 행사할 수 있고, 부모나 조부모는 자녀를 통해서만 세상 소식을 듣게 된다. 병원에서 부모의 고통을 전달하기 위해 자녀가 통역을 하게 될 경우, 때에 따라 당황스러운 경우가 있을 것이다. 예를 들어 어린 아들이 엄마의 부인과적 문제를 통역해야 하는 상황이 있다. 그러나 Green 등[46]이 조사한 바에 의하면, 영국에서 이중 언어를 사용하는 어린이들의 경우, 그런 상황에서 부적절하게 행동하지 않을 뿐만 아니라, 자신들이 부모를 도와줄 수 있다는 데 자부심을 가진다고 한다. 그럼에도 불구하고, 복잡하게 얽힌 병에 관한 사연을 해석하고, 의학용어와 해부학적 용어를 통역해주는 일은 쉬운 일이 아니다. 의료진과 부모가 의견대립을 일으킬 경우 어린이들이 이를 중재해야 한다는 문제점이 있다.

2. *젠더 역할의 전복* - 보다 전통적인 사회에서 이주해 온 여자들이 독립적으로 변화할 때, 예를 들면, 사회에서 직업적 성취를 추구하고자 할 때, 교육받고자 할 때, 혹은 연애결혼을 하고자 할 때 갈등이 일어난다. 영국으로 이주한 남아시아 일부 공동체에서 딸이 부모가 인정하지 않는 상대와 결혼하려 하자, 부모가 그 딸을 죽였던 '명예 살인'이 이에 해당한다. 남자가 실직하거나 장애를 가지게 되어 여자가 유일한 생계원으로 일할 때도 갈등이 나타난다. Colson[10]에 의하면, 난민 상태의 남자들은, 스스로 돈을 벌어오지 못하고 가정 일에 결정권을 가지지 못하는 자신의 의존적 상태에 혼란을 느낀다고 했다. 특히 난민 여자들이 남자가 해오던 '남자의 영역'을 담당하게 될 경우, 남자는 할일이 없어지게 되면서 의기소침해지고 우울증 때로는 공격적 상태에 빠지기도 한다고 기술했다.

3. *시간의 전복* - 과거 즉 모국의 시간이 현

재나 미래보다 더 중요하게 여겨지는 상황을 말한다. 특히 미래가 불확실하고 심지어 위협적으로 느껴질 때 이런 현상이 나타난다. 끊임없이 향수에 젖어 있으면서 모국 생각에 시간을 보내고, 이주한 것을 후회하며, 이주함으로써 얻은 것보다 잃은 것을 비통해하는 상태이다. 이주한 후에 태어난 아이들에게는 이런 환경은 매우 악영향을 끼치고 파괴적 행동으로 이어지기도 한다.

4. 공간의 전복 - 특히 이주 첫 해에, 이주자들의 주거는 익숙한 모국의 풍경 사진이나 글이 더 많이 차지하게 된다. '그곳'이 '이곳'보다 더 현실적이고 중요하게 느껴지는 것이다. 그럴 때, 이주자들은 현재의 공간보다는 Parkes[57]이 칭한 이전의 '삶의 공간'에 거주하는 셈이 된다. 이런 공간의 전복이 있는 곳에서는, 어린이들이 새로운 나라에 적응하는 것이 어려워질 수 있다. Kirmayer와 Minas[2]가 지적하기로 미디어와 전 지구적 영상통화, 비행기 여행 등으로 인하여 '멀리 있는 것이 가까운 곳에 있는 것보다 더 익숙하고 자주 접하게 되는 것'이다. 세계화 시대에 이러한 현상은 더 보편화될 것으로 예측되며, 따라서 개인의 정체성은 세계적인 것과 지역적인 것이 혼합된 것이 될 것이다.

상기 기술한 4가지 종류의 전복과 그 외 언어, 의복, 음식, 종교, 사회적 행동과 생활기준이 변화되면서 이주자들의 기존 정체성은 약화되고, 가족의 유대감에 변화가 오며, 사회적 지지도 변하게 된다. 이런 전복은 부모와 조부모의 권위를 약화시키고 전통의 힘이 사라지며, 배우자간, 세대 간 갈등을 불러올 수 있다. 이에 따라 주요 삶의 주기에 관한 의례(☞6장, 7장)도 변하게 된다. 이와 더불어 이주 국가의 배척, 차별 등을 접하게 되면서 스트레스를 심하게 겪게 되고, 혼란, 아노미 상태, 소외감과 분노에 빠져들어 가게 되는 것이다.

난민 건강

이주자의 건강에 관한 연구는 대부분 난민에 관한 것으로서 고국에서 도망쳐 나오기 전후를 비교한 것이었다. 자발적 이주자들과는 달리 난민은 갑작스런 이동에 미처 준비하지 못한 사람들이고, 결과를 예상하지도 못하였던 경우가 대부분이다. 서둘러 도망쳐 오는 동안 익숙한 물건들, 돈, 옷, 신변잡기들은 물론 가족의 유물이나 종교적 물건도 챙겨오지 못했을 것이다. 가족의 구성원들이 외부의 힘으로 헤어지게 되고 노약자들은 버려두고 왔을 수도 있다. 이 모든 상황이 난민의 정신건강에 막대한 영향을 끼치게 된다.

신체적 심리적 질병

Burnett와 Peel[58]은 난민 건강에 관한 연구들을 모아 문헌조사를 했는데, 난민들은 일반인에 비해 훨씬 많은 질병에 시달리는 것으로 나타났다. 영국의 난민에 대한 조사에서는 6명 중 한 명이 일상생활에 지장이 있을 정도로 심한 질병을 가지고 있고, 2/3는 불안과 우울에 시달리는 것으로 나타났다. 영국 옥스퍼드에서 115명의 난민 어린이를 조사한 Fazel과 Stein[21]은 이들 중 1/4이 두드러지게 심리적 어려움을 겪고 있었는데, 이는 영국 내 다른 소수민족 어린이보다 훨씬 높은 비율이었고, 영국 어린이 평균의 3배에 달하는 것이었다고 했다.

Burnett와 Peel[58]은 미국, 호주, 유럽에서 난민의 건강문제를 연구한 자료를 인용했는데, 많은 수의 난민들이 영양불량, 위생 문제 및 신체적 심리적 충격을 겪어왔음을 보여주고 있었다. 신체적 외상은 물론이고, 결핵, A형 간염, 뇌막염, AIDS, 약물 내성 3차 말라리아, 헬리코박터균 감염, 그리고 각종 장 기생충을 가지고 있었다. 그 외에 당뇨병, 고혈압, 관상동맥 질환 또한 높은 비율로 보고되었다. 타일랜드에서 Bodeker 등[59]은 버마(미얀마)에서 온 난민들이 그곳에서의 폭력과 강제이주로 인하여 매우 불량한 건강 상태라고 보고했는데, 여기에는 결핵, 영양결핍, 호흡기 감염, AIDS, 약물 내성 말라리아 및 심리사회적 장애 등이 포함된다.

심리학적 측면에서 이들은 무서운 경험과 현재의 불안정한 상황으로 인하여 불안, 우울, 공황발작 및 폐쇄공포증 등을 겪고 있었다. 사회적 측면에서 난민은 여러 형태의 사회적 붕괴를 경험하게 되는데, 결혼관계의 파탄, 가정 폭력, 그리고 고통을 버텨나가기 위하여 약물 남용의 모습으로 나타난다. 또한 이주자들과 마찬가지로 아래에 기술될 *문화적 애도*를 겪게 된다.

이주와 정신건강 : 원인에 관한 이론들

이주는 왜 정신건강의 고위험요소를 동반하는 것인가?

Desjarlais 등[22]이 지적한 바와 같이, 이주 자체만으로 정신건강에 문제를 일으키지는 않는다. 고려해야할 다른 요소들로는 이주라는 경험의 성질, 개인의 성격, 이용할 수 있는 자원, 이주 당시의 나이,[55] 문화적 배경, 고용 상태, 거주지역의 특성과 사회적 유대감 등과 함께 이주국가가 이들을 어떻게 대하는가에 따라 난민의 건강은 좌우된다.

비록 이주 자체가 정신건강에 위험요인이기는 하지만, 복합적인 이유에 대하여는 아직 정확히 알려져 있지 않다. 이주자들의 정신건강은 외부적 요인 외에 문화적으로 편향된 진단방법의 문제가 있기 때문이다. 그러나 왜 그런 현상이 나타나는지, 왜 어떤 공동체에서는 적은 반면 다른 공동체에서는 많이 나타나는지에 관한 이론들은 살펴 볼 필요가 있다. 이에 접근하는 6가지 각기 다른 방식을 살펴보기로 하겠다.

- 다중 이주
- 밀려난 것-자의에 의한 것(push-pull)
- 선택해야 한다는 스트레스
- 이주국가 대 이주자
- 문화적 애도

다중 이주

난민의 경우 이주는 심리적으로 신체적으로 충격적 상처가 되는데, 한 나라에서 다른 나라로 이주하는 것에는 여러 단계의 이주가 한꺼번에 일어나는 것이기 때문이다. 이런 의미에서 이를 다중 이주라고 필자는 칭하였다. 즉 나라만 바뀌는 것이 아니고, 전통적 관습과 종교관이 유지되던 작은 촌락에서 시끄럽고, 색채로 넘쳐나고 혼란스러운 서구 대도시로 옮긴다는 것은, 거기에 부수되는 외로움과 아노미 및 유혹에 노출되는 것이기 때문이다. 새로운 환경에서 이주자들은 낯선 기후, 관습, 생활방식, 종교, 여가생활 및 가족 구조와 사회 구조를 만나게 된다. 또한 공공기관에서도 상당한 적개심을 마주치게 된다. 이주자들은 과거에 그들 삶에서 중요하게 지켜지던 가족, 지역성, 종교, 젠더에 따른 각자의 역할, 직업 등이 더 이상 중요하지 않게 된 세상으로 나오게 되는 것이다. 이러한 '문화 충격'은 심리적 신체적 건강에 영향을 끼칠 뿐만 아니라 그들 내부의 관계마저도 변화시킨다. 다중 이주에 따르는 결과는 아래 표와 같다.

표 12-2. 다중 이주

마을	→	도시
시골	→	도회지
종교 A	→	종교 B
종교적	→	세속적
사회계급 A	→	사회 계급 B
기후 A	→	기후 B

타의적-자의적

여기서 강조되는 것은 이주자가 애초에 왜 이주하게 되었는가 하는 것이다. 즉 자의에 의한 것인지 아니면 타의에 의해 밀려난 것인지가 중요하다. 현실적인 면에서 볼 때, 이들 둘은 중첩될 수 있다. 때로 가난한 나라에서 극빈에 시달려서 다른 곳으로 이주할 수도 있고, 한편으로 새로운 기회를 찾기 위해 떠나올 수도 있다. 어느 경우이건 이주에 따르는 결과는 겪게 된다. '자의적' 이주(때로 '경제 이주'라고 함)는 새 환경에서 성공하지 못하면 자신뿐만 아니라 가족까지도 자신으로 인해 실망시켰다고 자책한다.[25] 타의에 의한 이주자는 과거를 그리며 상실감에 시달리면서 적응상의 어려움을 겪을 수 있다. 일부는 지나치게 낭만적으로 이상화한 모국에 대한 고정관념으로 적응이 어려워지기도 한다. 어떤 방식의 이주이건 간에 이주가 정신적 측면에 미치는 영향은 막대하다.

선택-스트레스

Cox[60]는 이주와 연관된 정신질환의 높은 발병률을 설명하기 위해 세 가지 가설을 기술했다.

1. 특정 정신질환은 환자들이 이민을 하도록 충동한다 (선택 가설)
2. 이주 과정이 정신적 스트레스를 만들고, 이 스트레스가 취약한 개인에게 정신질환을 발병시킬 수 있다 (스트레스 가설)
3. 이주와 다른 변수들, 예컨대 나이, 계급, 문화 갈등 사이에는 필연적인 연관 관계가 없다.

첫 번째 설명은, 조바심치고 불안해하는 사람들이 개인적 문제를 해결하기 위한 시도로서 이주를 한다는 주장이다. 예를 들면, 호주에서 이루어진 1965년의 Schaechter[61]의 연구에서는, 이주 후 3년 이내에 정신병원에 입원한 비영국계 여자 이주자의 45.5%가 이주 이전에 이미 정신질환을 가지고 있었음을 발견했다. '의혹이 가는 사례들'까지 합할 경우, 이 숫자는 68.2%에 이른다. 호주 이외의 다른 지역에서 이루어진 연구도 마찬가지 결과를 보여준다. 2003년 Zahid 등[25]의 연구에서는 쿠웨이트에서 가정부로 일하는 이주 여자의 정신질환 유병률은 일반적 쿠웨이트 여자에 비해 2~5배 이상 높았

다고 했다. 정신병에 이르게 되는 위험인자로서 저자들은 그들 모국에서 이미 가지고 있던 신체적 정신적 질환을 지적했다. 그 외 위험인자로서, 특히 스리랑카에서 온 가정부의 경우, 낮은 교육 상태와 비회교도를 꼽았다.

'스트레스'에 관한 개념(☞11장)은 이주자들이 새로운 환경에서 마주치는 '생활공간'의 변화를 설명하기 위해 사용된다. Littlewood와 Lipsedge[62]는 영국 이주자들의 정신질환에 대한 연구에서, 그들의 정신질환은 '선택'과 '스트레스'의 주제 이외에도 다른 많은 요인 사이에서 일어나는 복잡한 상호작용의 결과라고 지적했다. 여기에는 물질적 환경적 박탈, 예컨대 인구 과밀, 다른 가구들과 공동으로 주거를 사용하는 것, 문화시설의 결여, 높은 실업률과 낮은 가계 소득 등과 인종차별, 그리고 이주국가에서 태어난 그들 자녀들과의 갈등 등이 포함된다. 언어장벽은 남자들보다는 나중에 도착한 여자에게 중요한 역할을 하는데, 이로 인해 여자 이주자들은 종종 집과 가정에 갇혀 지내야 하기 때문이다. 예를 들면, 뉴캐슬에서 행한 1981년의 한 연구[26]에 의하면, 58%의 파키스탄 여자들이 영어를 거의 또는 아예 말할 줄 모르며, 15%의 남자와 66%의 여자는 학교 교육을 거의 혹은 전혀 받지 못했고, 글을 전혀 읽지 못한다고 했다. 또 다른 요인은, 앞에서 언급한 바와 같이, 정신병원에 입원하는 비율은 정치적, 인종적, 혹은 도덕적 편견을 반영하고 있다는 것이다. 이주자들의 문화적 신념이나 곤경에 반응하는 특유의 방식이 '미쳤다'거나 '나쁜 행동'으로 오해받는 경우가 많다는 것이다.

이주국가 원주민 대 이주자

여기서 강조하는 것은 이주 집단이 아니라 이주해간 국가 사람들의 문제이다. 그들이 이주자를 환영하는지 혹은 적대적인지, 차별대우하는지, 신체적으로 공격하는 일은 없는지, 기꺼이 직장과 집을 주려고 하는지, 그들 사이에 융합하도록 할 것인지, 아니면 따로 떨어져 살

게 하는지, 인종차별적인 시각을 개인적으로 혹은 집단적으로 가지고 있는지에 관한 것이다.[51] 이 모든 요인들은 이주자들의 건강에 영향을 미칠 것이다.[63] Mestheneos와 Ioannidi[64]는 유럽연합 15개 국가에서 난민에 대한 시각을 조사한 문헌을 고찰한 바 있다. 거의 대부분의 국가가 이제 다인종 사회가 되었는데, 국가 정책은 매우 다양하여, 배제하는 것에서부터 융합하는 것에 이르기까지, 그리고 동화시키는 것에서부터 문화적 다양성을 인정하여 내버려두는 것에 이르기까지 각기 달랐다. 그러나 난민들은 인종차별과 무시를 당한다고 느꼈고, 이것이 이주국가로 융합되는 데 가장 문제시되는 장벽이라고 했다. 특히 지식인과 중산층 이주자들은 새 나라에서 자신의 이전 자격이 인정되지 않고, 예전의 사회적 지위를 가질 수 없는 것을 모욕적으로 느끼고 있었다.

문화적 사별

이주의 경험은 중대한 '심리사회적 전이'를 겪는데, 이는 사랑하는 사람을 잃거나 몸의 일부를 잃은 후에 나타나는 비탄과 유사하다. Eisenbruch[31]는 모국과 모국 문화를 급작스럽게 그리고 영원히 충격적으로 잃은 후에 나타나는 상태를 문화적 사별이라고 불렀다. 특히 국외 추방자나 망명자, 혹은 전쟁이나 박해로 자신의 터를 뿌리째 뽑힌 사람들에게 적용될 수 있다. 이들은 개인이 상실을 비탄하는 것과 같은 방식으로 집단적 비탄 상태를 거치는데, 수년간 때로는 일생동안 지속될 수도 있다. 모든 사별 현상에서 나타나는 바와 같이, 병적 비탄이나 비전형적 비탄이 나타날 수 있고, 심각한 우울증이나 은둔현상에서부터, 약물 및 알코올 중독, 정신신체 장애, 가정폭력과 여러 가지 형태의 폭력적 행동에까지 이를 수 있다. 이주 공동체에 따라 이를 예방하고 경감하기 위한 다양한 전략을 가지고 있다.

문화적 사별은 물리적으로 장소를 옮길 때만 나타나는 것이 아니고, 앞서 기술한 '정적 이주'에도 적용될 수 있다.

이주자의 정신질환 빈도의 다양함

이주자들과 소수민족 안에서도, 집단에 따라 정신질환의 빈도와 유형은 다양하게 나타나고 있다. Littlewood와 Lipsedge[62]는 "소수자 집단에서 서로 다른 비율의 정신질환이 나타나는 현상을 설명할 수 있는 단순한 이론은 없다."고 했다. 집단 간 비교를 하는 데 가장 좋은 방법은 아마도 모든 부정적 요인들 즉 선택, 스트레스, 다중 박탈, 언어장벽, 신분 상실, 구세대와 신세대 간 문화적 가치 충돌 등을 모두 합산하여 그 공동체에 작용하는 위험요인을 나타내는 것이다. 예를 들면, 이 저자들은 영국에 있는 서아프리카 출신 학생의 경우, 영국 음식과 날씨에 대한 불만족, 차별, 경제적 법적 어려움들, '전형적인 영국적 인간성'을 경험하는 방식, 성적으로 소외되는 것, 다른 학생보다 더 나이가 많은 것, 중산층이 되고자 하는 욕망, 시험에 떨어질 경우 장학금이 취소될 것이라는 두려움 등등과 연관된 정신질환에 특히 취약한 것으로 본다. 정신질환의 비율이 가장 낮은 사람들, 즉 중국인, 이탈리아인, 인도인 모두는 이주할 때의 굳은 결심, 경제적 이유로 인한 이주, 꼭 고향으로 돌아가겠다는 생각, 그리고 이주 국가의 주류 문화에 동화하겠다는 생각이 별로 없고, 높은 수준의 상업활동 등을 공유하고 있다는 특징이 있다. 이와는 대조적으로, 난민으로 어쩔 수 없이 이주하게 된 자와 고국로 돌아갈 수 없는 이주자들은 정신질환이 발생할 가능성이 많다.

1967년 Krupinski[52]는 호주에 있는 이주자 집단에서 이러한 변수 몇몇을 검토했다. 정신질환이 많이 발생하는 이유로서, 상당수의 이주자가 영국과 서유럽에서 이민온 젊은 미혼 남자이며, 이미 불안정한 상태를 가진 자(예컨대 영국에서 온 만성 알코올 중독자들)가 어느 정도 있다는 사실이 연관된다. 이주 스트레스는 특히 남유럽과 동유럽 출신 이주자들에게 영향을 미치는 것으로 보인다. 이 가운데 동유럽 이주자들은 이차대전의 충격 또는 호주에서 무직으로 힘들었던 경험을 가진 사람들에서 정신질환이 많았다. 대졸학력을 가진 동유럽 이주자의 70%가 사회경제적 계급의 하층에 속한다. 영국의 대졸자 중 20%만이 하층계급에 속하는 것과는 대조적이다. 또한 남자 이주자들은 이민온 지 1~2년 사이에 정신분열증 발생비율이 가장 높은 반면, 여자 이주자들의 경우에는 7~15년 사이에 가장 높다는 것을 발견했다. 이주 여자에게 발병이 늦은 것은 폐경과 함께 장성한 자녀들이 떠남에 따라 어머니로서의 역할이 끝나는 데서 그 이유를 찾을 수 있다고 했다. 덧붙여, 영국이 아닌 곳 특히 남유럽에서 온 이주자들은 수년이 지난 후에도 영어를 하지 못한다. 뉴캐슬에 있는 파키스탄 여자들과 마찬가지로,[26] 사회적 언어적 고립이 여자들에게 정신질환을 많이 발생하게 하는 것으로 추정되었다.

병인(病因)적 요인과 보호적 요인

이주자 사회에서 그들의 어떤 문화적 특성은 건강과 사회적 기능에 위험요인으로 작용하고 있다. 경직된 성별 역할 구별, 여자의 사회적 고립, 수많은 종교적 금기와 관습, 여러 세대가 한 집에 사는 주거양상, 세대 간 갈등, 경제적 학문적으로 성공하기를 바라는 압력 등이 포함될 수 있다. 11장에 이런 '문화성 스트레스'의 사례가 기술되어 있다.

반대로, 어떤 요인은 이주자들의 정신건강에 보호적 역할을 하기도 한다.

1. 개인이 아니라 가족 단위로 이주해 올 경우
2. 이주 후에 모든 가족 구성원이 응집된 하나의 단위로 유지되면서 가족끼리 서로를 지지해줄 경우
3. 사업적 야망과 기술을 가지고 있을 경우

4. 교육비와 적절한 주거 및 의료보험을 충당할 경제적 자원을 충분히 가지고 있을 경우
5. 새로운 언어와 셈에 능통할 경우
6. 교육을 받았고, 그들의 전문적, 지적, 기술 능력을 새 나라로 이전할 가능성이 있을 경우
7. 이주국가에 가족의 일원이나 친지가 있을 경우
8. 가족 유대를 강화하는 일관된 종교관 세계관을 가지고 있을 경우

성격적 요소 또한 일부 역할을 하고 있다. 더 적극적이고 전향적인 사람이 있는가 하면 그렇지 않은 사람도 있기 때문이다. 성공적인 이주자들은 대부분 훌륭한 '사회적 전략가'이다. 즉 타인에게 쉽게 다가가고, 지지할 사회연결망을 만들 수 있는 사람들이다. 반대로 내성적이고, 소심하고, 새로운 상황과 도전에 적응력이 떨어지는 사람도 있다. 그러나 Mestheneos와 Ioannidi[64]가 지적한 바와 같이, 긍정적인 성격요소를 가지고 있다 해도 그것만으로 적응에 성공할 수 있는 것은 아니다. 왜냐하면 사회적 지지를 포함한 이주국가로부터의 다른 공식적 지원이 필요하기 때문이다. 이것이 없고 적대적인 곳이라면, '이주국가에 융합하는 것은 매우 어렵고, 이들은 사회 주변으로 소외될 것이다.'

영국 내 이주자들의 정신건강 문제

영국 내 이주자들의 정신건강 문제, 특히 이주 1세대에 관해서 다음의 사례들이 있다.

사례 12.4 영국 맨체스터 이주민의 정신질환

Carpenter와 Brokington[65]은 1985년 맨체스터에 살고 있는 아시아, 서인도, 아프리카 이주자들의 정

신질환 발병율에 관하여 조사했다. 이 연구에서 이주자들이 영국에서 태어난 사람들에 비해 정신병원에 첫 입원하는 비율이 약 두 배가 된다는 것이 발견되었다. 특히 35~44세의 이주민과 아시아 여자들의 경우에 그러했다. 이주민들 사이에 정신분열증이 특히 많았으며, 또한 다른 이주민에 대한 연구에서 나타난 현상인, 피해망상이 수반되는 경우가 특히 많았다. 저자들은 '사회적, 언어적 고립, 불안정, 그리고 주변 환경이 이들을 대하는 태도가 피해망상을 일으키는 기전이다'는 가설을 제시했다.

사례 12.5 영국 브래드포드에서 외국 출생 사람들의 정신병원 입원율

Hitch와 Rack[66]은 영국 브래드포드에서 집단에 따라 정신병원 첫 입원율이 다름을 연구하고, 영국에서 태어난 사람들보다 외국에서 출생한 사람의 비율이 훨씬 높다는 것을 발견했다. 조사 대상들 가운데 브래드포드에 살고 있는 폴란드와 러시아 난민의 경우, 영국에 정착한지 25년이 지난 뒤 정신병이 발발한 비율을 측정했다. 양 집단 모두 영국에서 태어난 사람들보다 정신질환이 많이 생겼는데(특히 정신분열증과 편집증), 양 집단을 비교했을 때, 폴란드 사람들이 러시아 사람들보다 더 많았다. 가장 취약한 집단은 폴란드 여자들이었다. 저자들은 이 이주집단 사이에 차이가 있는 원인으로서, 폴란드 사람들은 결속력이 약한 반면, 러시아 사람들은 강한 민족적 정체성을 가지고 있다는 것이 일부 작용한다는 견해를 제시했다. 이러한 민족적으로 나타나는 사회적 지원은 환경적 스트레스로부터 보호할뿐만 아니라 정체성도 강화해준다. 그러나 이주 후 수 년이 지난 뒤 조사한 결과는, 두 이주집단 모두가 최초 정신질환에 특히 취약한 것으로 나타났다. 저자들은 '전쟁의 경험과 문화적 충격이 합쳐져 이들이 새로운 곳에 적응하는 초기에는 도움이 되었겠지만, 이후 지속적인 스트레스에는 도리어 취약하였다'는 견해를 제시했다. 중년이 되어 자식들은 집을 떠나고 배우자나 친척들은 사망한 상태에서, 여전히 영어를 잘 하지 못하며, 영국 친구가 전혀 없는 이주민들은 정신적 육체적 질병을 일으키는 환경적 스트레스에 특히 취약하게 될 것이다.

사례 12.6 영국 버밍엄에 있는 이주자의 자살 기도

Burke는 1976년에 출판한 3개의 연구에서, 버밍엄에 있는 아일랜드인,[67] 아시아인,[68] 서인도인[51] 이주자들의 자살기도율을 조사했다. 그 결과가 제시하는 바는, 이주민들이 모국에 사는 사람들보다 자살을 시도하는 빈도가 더 높으며, 특히 여자 이주민들 사이에 더욱 그러하다는 것이다. 버밍엄에서 북아일랜드 출생자나 아일랜드 공화국 출생자들의 자살기도율은 원주민들보다 30% 더 높았으며(에든버러에서 측정한 것과 마찬가지로), 벨파스트와 더블린의 자살기도율보다도 더 높았다. 스트레스와 관련된 다른 지표들, 예컨대 알코올중독 비율, 마약중독 비율, 혹은 정신질환 비율 등도 모두 이주집단이 높았다. 아시아 이주민들(인도, 파키스탄, 방글라데시 출신들)은 원주민보다 자살기도율이 낮았지만, 여자들 사이에서는 높았다. Burke는 이민여자들이 겪는 언어적 어려움이 주요 역할을 했을 것이라고 지적한다. 왜냐하면, 아시아 남자들은 대개 몇 년 먼저 이주하여, 언어를 배우고 영국 문화에 친숙해질 기회를 더 많이 가지기 때문이다. 여자 이주민은 주로 집에 있어야 한다고 간주되며, 아시아의 젊은 여자와 소녀들은 그들 집안의 전통적 가치관과 학교 및 직장의 가치관 사이에 갈등을 가진다고 한다. 서인도 사람의 경우도 마찬가지로, 자살 기도율은 원주민들보다 낮았지만 여자들의 경우는 높았다. 즉 '이주 후에 부닥치는 스트레스는 남자보다 여자에게 자살 기도율에 영향을 끼칠 확률이 높다.' 젊은 서인도인들이 겪는 스트레스는 저임금 직장의 불안정, 재정적으로도 정서적으로도 이주생활을 감당하기 어려운 데서 오는 불안감, 열악한 주거, 도시적 상황에서 지원해주는 대가족의 부재 등에서 비롯된다. 이 모두가 '이주민들이 스트레스를 견뎌내는 인내심을 떨어뜨린다.'

사례 12.7 잉글랜드와 웨일즈 이민의 자살률

1992년 Raleigh와 Balarajan[69]은 잉글랜드와 웨일즈에서 17개 이주집단에서 1979~1983년 사이에 일난 자살을 분석했다. 20~69세 사이의 남녀 사망률 자료를 사용하여 여러 이주집단들, 특히 폴란드, 러시아, 프랑스, 독일, 남아공, 스코틀랜드, 아일랜드 사람들의 자살률이 잉글랜드와 웨일즈의 본토인들보다 훨씬 높다는 것을 발견했다. 특히 20~29세 사이의 스코틀랜드와 아일랜드 이주민에서 자살률이 높았다. 다른 집단들, 예컨대 카리브 연안, 인도 대륙, 이탈리아, 에스파냐, 포르투갈 이주민들은 전국 평균보다 훨씬 낮은 비율이었다. 그러나 이러한 다양한 집단의 자살률을 그들 모국의 자살률과 비교했을 때는 거의 유사함을 발견했다. 남자 이주민들 사이에서는 그러했으나, 반면 아일랜드와 폴란드의 여자들 경우에는 약간 차이가 있었다. 그러므로 저자들은 결론내리기를, 이주민 집단의 자살률이 모국의 자살률과 유사하다는 것을 근거로 '이주가 자살의 위험을 증가시킨다는 명백한 근거가 없다'라고 했다. 저자들은 '이주와 연관된 경제적 사회적 변화가 스트레스를 가중시키기는 하지만, 이주에 의한 스트레스에 반응하는 방식은 그들이 모국에서 키워진 사회적 문화적 태도에 의해 조건지어진다'라고 제시했다.

위 연구의 문제점

상기 4개의 사례는 1970년대부터 1990년대까지 영국에서 이루어진 것으로서, 그 대상이 영국 밖에서 태어나 이주해온 이주민 1세대들이다. 여기에는 영국에서 태어나고 자라서 부모 세대와는 다른 방식의 경험과 문화화 과정을 거친 이후의 세대는 다루고 있지 않다. 집단에 따라 높은 유병률은 2세대, 3세대까지 이어지는 경우도 있다.[53] 대부분의 연구결과가 이주 1세대에서 신체적 정서적 사회적 문제가 많음을 지적하고 있기는 하지만, 그 결과가 일관되지 않은 것도 있다. Burke의 연구들[51,67,68]은 영국 내 이주민들의 자살기도율이 높았다고 주장했지만, Raleigh와 Balarajan[69]의 결과는 비록 러시아, 아일랜드, 남아프리카 출신 이주민에서는 높았지만, 전반적으로는 이주민 인구 전체의 자살률이 높지 않다고 했다. 더 나아가, 집단에 따라 이주를 각기 다른 방식으로 경험하는 것

으로 보인다. 위 연구들은 이주민들이 심한 스트레스를 겪고 있음을 보여주는 데는 유용하지만, 이주민들이 가지고 있는 문화관과 세계관이 이주국가의 것과 어떤 방식으로 상호작용하고 있는지 보여주기에는 불충분하다. 예를 들어, 이주민 공동체의 어떠한 문화적 성향이 스트레스를 덜 겪게 하는지 혹은 스트레스를 가중시키는지에 대한 답은 제공하지 못하고 있다. 일시적 이주는 영구적 이주나 난민, 국외추방자보다 스트레스가 덜한가, 아니면 더한가? 인종차별과 편견은 이주민들의 정신적 신체적 건강에 어떤 영향을 미치는가?, 이주국가 중 이주민에게 더 스트레스를 많이 주는 나라는 어떤 곳인가?

10장과 15장에 기술되는 다른 요인으로는, 이주국가의 의료계 등이 이주민의 일탈행위를 '미친' 것으로 보는지, 아니면 '나쁜' 것으로 보는지에 따라 이주인구의 질병 통계에 큰 차이가 있는 것으로 보이게 한다는 점도 유의해야 할 것이다.

이주자의 정신건강 관리

정신치료

정신적 문제를 겪는 이주자들은 흔히 정신건강 의료인에게 의뢰되는데, 따라서 이들 정신치료사, 상담가, 정신과 의사들은 이주자들이 제일 먼저 접하게 되는 사람들이다. 그러나 여러 가지 이유로 이런 의뢰는 큰 효과를 보지 못하는 경우가 많다. 한 가지 예를 든다면, 서구 의료진의 '말로 하는 치료' 혹은 '상징적 치유' 방식이 전통사회에서 온 이주자에게 부적합하다는 것이다.[58] 그 이유로는 첫째, 정신치료는 가족이나 공동체보다는 개인에게 초점을 맞추는데, 집단 지향적인 이들에게는 매우 생소한 것일 수 있다. 둘째, 정신치료가 주장하는

'수압(水壓) 모델'(담아두지 말고 다 쏟아내라)과 상처받은 과거 경험을 낯선 사람에게 토로해내는 방식은 그들에게 납득하기 어렵고, 당황스러우며, 모욕적으로 느껴질 수 있고, 심지어는 위협적으로 받아들여질 수 있다는 점이다. 이들에게 상처받은 경험을 말하게 하는 것은, 마법적 힘을 끌어들여 그 일을 다시 일어나게 하거나 '사악한 눈'이 그들을 보게 할지 모른다고 생각하게 할 수도 있다. 또한 낯선 사람에게 체면을 상하는 것으로 간주되어, 자신의 치욕을 대중 앞에 공개하는 것과 같이 느끼거나, 어릴 때의 부모 양육방식과 같은 가족의 비밀을 드러내라고 요구하는 것처럼 받아들여질 수 있다. 자신의 삶을 통제할 힘을 잃어버린 난민 남자의 경우, 다른 남자에게 자신의 문제를 말하는 것은 남성적 힘을 더욱 더 박탈당하는 것으로 받아들여진다는 것이다.

그러므로 이주자들에 대한 정신치료는 이러한 문화적 요인과 함께 이주자들이 경험해온 그들 특유의 상처받은 경험을 고려해야만 한다. 치료는 훈련받은 통역사나 도우미,[58] 혹은 그 공동체를 지원하는 사람, 또는 종교지도자나 전통치유자와 함께 하는 것이 좋다. Sveaass와 Reichelt[70]는 노르웨이에서 난민 가족을 대상으로 가족치료를 할 때 고려해야 할 사항을 기술했다. 통상적인 개인적 가족적 주제 이외에도, 난민가족들은 과거의 상처로 얼룩진 경험뿐만 아니라, 현재 이들이 살고 있는 곳에서 '무력하고, 문화적으로 적합하지 못하고, 경제적으로 남에게 의존해야 하고, 사회적 지지를 받지 못하는' 자신의 상황에 이미 압도당해 있다는 것을 염두에 두어야 한다고 지적했다. 이들을 대하려면 민감하게 반응하고 공감해야 할 뿐만 아니라, 현실적인 측면에서 기꺼이 도와줄 마음의 준비와, 치료작업이 '안전하게' 진행될 수 있도록 모든 상황을 마련해야 한다고 강조한다.

일부 이주민 환자들은 서구식 정신치료의 개념 자체를 이해하지 못하여 현재의 정서적 고통이 어린 시절의 경험에 기인하고 있다거나, '무의식'의 존재를 납득하지 못한다. 또한 현대 심리학에서 사용하는 마음의 공간 모델을 설명하는 용어들, 예를 들면 '마음의 경계선', '마음에 담아두다', '투사', '내면화', '억압된 감정', '내적 세계' 등을 이해하지 못할 수 있다.

정신치료사들 또한 심리적 고통을 문화에 따라 각기 다른 방식으로 다루는 이들을 존중해야 한다. Burnett와 Peel[58]이 지적한 바와 같이, '문화마다 정신건강에 대한 각기 다른 설명 틀이 있고, 위기를 극복하는 방식이 있다.' 예를 들어 '모잠비아 난민이 어려움을 극복하는 통상적 방식은 단순히 잊어버리는 것이라고 한다.' 에티오피아 인은 이를 '적극적으로 잊어버리는 것'이라고 부른다. 이는 서구 정신치료가 주장하는 '적극적으로 기억해내기'와는 상반된 것이다.

정신의학

정신과 진료는 세계화와 이주의 영향을 받는다. Kirmayer와 Minas[2]는 이를 세 가지로 요약하였다. (1) 개인과 집단 모두에게 영향을 미치는데, 익명성, 문화적 상용어와 정체성의 '합성'(creolozation)이 일어나 이를 통해 정서적 고통이 소통된다. 말하자면 사람들이 새로운 혼합된 정체성을 가지게 될 뿐만 아니라, 고통을 표현하는 방식 또한 혼합되어, '고통을 표현하는 말' 또한 다른 문화에서 차용해서 사용하게 된다는 것이다. 이에 대처하기 위해서는 '혼합문화적(mestizo) 정신의학' 분야가 만들어져 정체성 혼합과 그에 합당한 정신병리 이론과 치료법을 개발해야 한다고 주장했다. (2) 세계화에 흔히 따라오는 경제적 불평등이 정신과적 문제를 일으키는 사회적 조건(가난, 실업, 열악한 주거지, 차별 등)을 확장시킨다는 것이다. (3) 이런 조건이 '정신과적 지식 자체를 형성하고 파급시키는 효과가 있다.' 다시 말해 정책 결정자들이 사회적 조건에 의하여 정신질환이 발생할 수 있다는 사실을 무시하고, 정신질환의 서구적 개념에 근거한 정책을 만들 수 있다는 점이다. '정신의학은 정치적 경제적 문제를 개인적인 것으로 부당하게 축소시키려는 사회적 권력과 결탁할 수 있다.' 이것이 바로 '의료화'라고 부르는 과정이다(☞4장, 5장, 8장).

노년의 이주자는 정신과적 치료가 어려울 수 있는데, 우선 정신과에 오기 어렵다는 점과, 증상을 표현하는 방식, 도움과 치료를 받아들이는 방식에서 문화적 영향이 강하기 때문이다.

전통 치유법

난민촌에 거주하는 난민의 경우 정신사회적 문제를 정신의학적으로 진단하고 치료하는 것은 부적절할 수 있다. 이들은 전통치유자를 더 선호하는 것 같다. 전통치유자는 그들 문화와 지속성을 유지하면서 더 전인적이고 영적인 측면에서 접근한다. Bodeker 등[59]은 타일랜드-버마 국경지대에 있는 타일랜드 난민촌에서 버마 난민들 사이에 전통치유자와 약초법이 광범위하게 퍼져 있음을 발견하였다. '서구의 의료서비스와 전통치유자 사이에 협동작업이 이루어져 문화적 연결성과 난민의 정체성을 포함하는 총체적 건강관리를 하는 것이, 이들 난민에게는 훨씬 더 이롭다'고 지적했다. 그렇게 함으로서 서구방식과 전통방식이 통합되어 실용적으로 적용할 수 있을 것이라고 주장했다. 더 나아가 전통 방식을 사용함으로서 난민들의 자주성을 높일 수 있고, 외국적인 것에 대한 의존성을 줄일 수 있으며, '베푸는 자와 난민 역할에 대한 고정관념적인 원조의 개념에 균형을 맞출 수 있을 것'이라고 했다.

자가 치료와 예방을 위한 전략

더욱 세계화되어가고 이동성이 커지는 세상에서, 이주집단은 자신들의 정체성을 유지하고 '문화적 사별'을 극복하기 위한 다양한 전략을 사용하고 있다. 서로 중첩되는 몇 가지 전략은 다음과 같다.

1. *작은 문화를 즐기는 것* - 집에서 그들 문화 특유의 언어, 음식, 가구, 사회적 역할 등을, 그리고 민족 클럽이나 협회 등을 만들고, 여성 집단, 식당, 사원, 가게 등을 만들어 스스로 즐기려 한다. 때로는 도시 안에 자국 문화영토를 만들기도 해서, 뉴욕의 '차이나타운'과 '리틀이탈리아', 런던에 있는 방글라데시인의 '방글라타운' 등이 그 예이다. 이곳에서 이들은 민족적 종교적 축제를 열고, 그들 모국과 유사한 것을 재창조해 내는 것이다.

2. *본래 문화를 과장하는 것* - 새로운 형태의 융합 문화를 만들어내는 것으로서, 어떤 경우에는 모국 문화보다 더 과장한 문화를 만들어낸다. 단적인 예는, 과거 대영제국에서 추방당한 자들이 영국인보다 '더 영국적인' 사람으로, 미국에 있는 아일랜드인이 '더 아일랜드 다운' 사람이라고 불리는 것이 대표적이다.

3. *모국과 자주 접하는 것* - 모국에 땅을 사놓거나 묘소를 장만하고, 가족 행사(결혼식, 할례식, 종교축제나 친지들의 기념일 등)에 참석하기 위해 모국을 자주 방문한다.

4. *돌아오거나 방문하지 않고도 모국과 접촉하는 방법* - 송금하기, 가족사진과 영상물을 보내고 자녀들을 모국에서 교육시키고, 조상을 만나게 하고, 결혼 배우자를 모국에서 찾는다.

5. *미디어를 이용하여 접촉을 유지하는 것* - 이메일, 웹캠, 이동전화 및 미디어물을 이용하여 모국의 가족과 접하는 것이 훨씬 용이해졌다.

6. 자조집단 혹은 상호지원 집단을 만드는 것 - 벨기에에 있는 터키 이주 여자들의 자조 집단인 *dertlesmek*, 영국에 있는 이디오피아인들의 EHSN(Ethiopian Health Support Network), CAS(Cypriot Advisory Service) 등이 대표적인 예로서, 사회적, 심리적, 재정적, 법적 지지를 한다.

7. *'귀국 환상'을 유지하는 것* - 짧은 시기

동안은 이주자들의 마음에 위로가 되지만, 길게 보았을 때는 부정적 효과를 낳을 수 있다.

8. 모국으로 돌아가는 것 - 값싼 비행기 여행과 연금 등의 혜택으로 모국으로 돌아가는 이주자들이 증가하고 있다. 이를 순환 이주라 하며, 생활의 편의를 위하여 다른 나라로 또 다시 이주하는 경우도 증가하고 있다.

9. 모국 문화를 버리고 '새로운 삶'을 만들어내는 것 - '문화적 망각'을 통하여 과거를 버리고 의식적으로 새로운 정체성을 만들어내는 과정을 의미한다. 이름을 바꾸고, 모국어를 말하지 않고, 종교를 바꾸고, 이주국가의 사람과 결혼하기도 한다. 이런 현상은 전통적 유럽사회보다는 미국과 같은 '다인종 사회'에서 흔히 볼 수 있다.

이들 다양한 전략은 성공적일 수도 있고 실패할 수도 있을 것이다. 성공적인 적응은 단지 개인의 성격만이 문제되는 것이 아니고, 다양한 외적 요인이 영향을 미치고 있다.

KEY REFERENCES

2 Kirmayer, L.J. and Minas, H. (2000) The future of cultural psychiatry: an international perspective. *Can. J. Psychiatry* 45, 438–46.

5 United Nations Population Division (2002) *International Migration 2002*. New York: United Nations.

7 United Nations High Commission for Refugees (2005) *Basic Facts: Refugees by Numbers (2005 edition)*:. http://www.unhcr.ch/cgi-bin/texis/vtx/basics/opendoc.htm?tbl=BASICSandid=3b028097c (Accessed on 26 July 2005)

11 United Nations Development Programme (2004) *Human Development Report 2004*. New York: UNDP, pp. 83–105.

17 National Multicultural Institute (2005) *The Case for Diversity: Why Diversity? Why Now?* Washington, DC: NMCI. http://www.nmci.org/otc/default.htm (Accessed on 29 August 2005)

24 Bandyopadhyay, M. and Thomas, J. (2002) Women migrant workers' vulnerability to HIV infection in Hong Kong. *AIDS Care* 14(4), 509–21

31 Eisenbruch, M. (1988) The mental health of refugee children and their cultural development. *Int. Migr. Rev.* 22, 282–300.

32 Bach, S. (2003) *International Migration of Health Workers: Labour and Social Issues*. (Working Paper WP.209). Geneva: International Labour Office.

45 Southall, D.P., O'Hare, B.A.M. (2002) Empty arms: the effect of the arms trade on mothers and children. *Br. Med. J.* 325, 1457–61

55 Livingston, G. and Sembhi, S. (2003) Mental health of the ageing immigrant population. *Adv. Psychiatric Treat.* 9, 31–37.

58 Burnett, A. and Peel, M. (2001) Health needs of asylum seekers and refugees. *Br. Med. J.* 322, 544–7.

64 Mestheneos, E. and Ioannidi, E. (2002) Obstacles to refugee integration in the European Union member states. *J. Refugee Stud.* 15(3), 304–20.

See http://www.culturehealthandillness for the full list of references for this chapter.

RECOMMENDED READING

Colson, E. (2003) Forced migration and the anthropological response. *J Refugee Studies* 16(1), 1–18.

Desjarlais, R., Eisenberg, L., Good, B. & Kleinman, A. (eds) (1995) *World Mental Health*. Oxford: Oxford University Press, pp. 136–54.

Frenk, J., Sepúlveda, J., Gómez-Dantés, O., McGuiness, M.J. and Knaul, F. (1997) The new world order and international health. *Br. Med. J.* 314, 1404–07.

Giddens, A. (2001) *Sociology*, 4th edn. Cambridge: Polity, pp. 50–77.

Scheper-Hughes, N. (2000) The global traffic in human organs. *Curr. Anthropol.* 41(2), 191–224.

RECOMMENDED WEBSITES

United Nations High Commissioner for Refugees (UNHCR): http://www.unhcr.ch

International Organization for Migration: http://www.iom.int

Population Reference Bureau: http://www.prb.org

Refugees International: http://www.refugeesinternational.org

World Tourism Organization: http://www.world-tourism.org

13

원격 의료와 인터넷

지난 세기 동안 주요 발달 중 하나인 인터넷과 세계정보망은 의료와 관련하여 논의되어야 할 주제이다. 이는 의료정보의 흐름과 의사-환자 관계에 주요 변화를 가져왔다.

전 세계 정보망과 인터넷

세계정보망(World Wide Web, WWW)은 인터넷을 통해 연결되는 전 지구적 정보의 연결을 의미한다. WWW는 정보를 위한 공간이자 정보의 우주이다. 1990년대 이후 이 공간은 확장되기 시작하여, 2004년에는 9억4,000만 명이,[1] 2006년에는 10억 이상의 사람이 접촉했는데, 이중 아시아에서 35.7%가, 유럽에서 28.5%, 북미에서 22.5%가 접속을 했다.[2] 그럼에도 불구하고 선진국에 있는 많은 사람들, 특히 교육받지 못하고 가난한 계층의 사람들은 인터넷에 접근하기 어려워, 이를 '디지털의 계층 분리'[3]라고 까지 부르고 있다.

사람들은 건강과 의료정보를 인터넷에서 찾고 있다. 2003년의 예를 들면, 미국에서는 약 7,000만 명이 인터넷으로 의료정보를 얻었고,[4] 2001년 일본에서는 건강정보를 얻기 위하여 50%의 의사와 22%의 환자가 인터넷을 이용했다고 한다.[5]

사람들은 자신이 가진 특정 병에 관한 정보를 얻기 위해 인터넷을 찾기도 하고, 같은 병을 앓고 있는 다른 사람들과 소통하여 환자지지 집단을 만들기도 하며, 자신의 주치의와 접촉하기 위해 인터넷을 찾는다. 인터넷은 여태까지의 의료관행에 막강한 영향을 미쳤고, 이것이 요즘 점차 증가하고 있는 *원격의료*(telemedicine)를 만들어내는 데 기여했다.

원격의료

원격의료란 무엇인가?

원격의료란 의료에 관한 정보가 사람들 사이에서, 이곳에서 저곳으로 옮겨지는 것을 의미하며, 지난 20~30년 동안 여러 나라에서 증가해 왔다.[6] 전통적 의료방식인 의사와 환자 사이의 일대일 대면과는 달리, 의사와 환자는 멀리 떨어져 접촉하게 된다. Coiera[7]는 '원격의료의 본질은 의료정보(기록지이든, 목소리든, 영상이든 아니면 수술하는 로봇을 움직이는 전기적 명령이든)가 멀리 떨어져 있는 지역 사이에서 교환되는 것'이라고 했다. 따라서 '임상 치료를 도와주는 것이 목적이다.' Craig와 Patterson[6]은 더 광범위하게 해석하여, 멀리 떨어져 있는 곳에서 '진단, 치료, 예방, 건강교육 및 연구와 평가를 위한 모든 정보가 교환되는 것'이라고 했다. 가장 단순한 초기 형태의 원격진료는 전화

상담이었고, 지금은 인터넷, 위성을 통한 영상 전화, 비디오폰, 웹캠, 영상회의 등을 통하여 수만 마일 이상 떨어져 있는 사람 사이도 소통이 가능해졌다. 어느 경우이건 원격의료는 그 자체가 진료라기보다는 일종의 보조 진료라고 볼 수 있을 것이다.

Craig와 Patterson[6]은 원격의료의 주된 적용 근거는 의료와의 접근을 용이하게 하기 위한 것으로, (1) 병원이 없는 외떨어진 곳에서 응급의료 대안으로, (2) 멀리 떨어진 시골 병원에서 영상 방사선 기술을 이용하는 경우와 같이, 기존의 제도보다 더 나은 진료를 제공할 수 있을 때라고 했다. 기술적인 용어를 빌려 표현하면, 의료정보가 일차로 기록이 된 후에 보내지는 것(이메일과 같은 방식으로)과, 동시적으로 소통하는 것(영상전화나 영상회의와 같은 예) 두 가지로 나눠지고, 그 중간 형태로 문자, 소리, 정지된 영상이나 사진 등으로 보내지는 것이 있다.

산업사회에서 원격의료는 점차 증가하여, 미국의 경우 1999년에 40개 주에 도입되었고, 전 세계적으로는 70여개 이상의 의료네트워크가 있다.[8] 1996년과 2001년 사이에 미국의 원격진료프로그램은 90개에서 205개로 증가했다.[9] 2005년 동안 미국 이외의 곳에 52개의 프로그램이 생겼는데, 그중 캐나다에 10개, 호주에 9개, 영국에 9개가 생겼다.[6] 원격의료는 넓은 영토를 가진 호주와 캐나다에서는 아주 유용하여, 광대한 땅에 인구가 분산하여 살고 있고, 이들 중 의료혜택을 받기 어려운 곳이 있거나, 의료도서관 등 의료정보에 접근하기 어려운 사람들이 있는 곳에서 유용하다. 최근에는 가난한 개발도상국에서 시골 마을에 사는 사람에게도 유용하게 사용되고 있다.

원격의료와 연관된 두 가지 개념 중 하나는 '원격간호'로서, '멀리 떨어져 있는 사람을 간호하는 제도'를 말하고, 또 하나는 '원격건강관리'로서 '환자는 물론 독립적으로 건강한 삶을 유지하고자 하는 사람들에게 공중보건 서비스를

제공하는 것'이다.[6]

소통방식의 유형

다양한 기계를 통하여 각기 다른 역할과 상호작용의 방향에 따라 다음 6가지 유형으로 분류된다.

의료전문인 ↔ 기계 ↔ 의료전문인

의료전문인들 사이에 정보나 연구결과, 혹은 임상문제에서 조언을 받기 위해 이루어지는 것을 말한다. 특히 멀리 떨어진 곳에서 일차 진료를 담당한 의사, 간호사가, 병원에 있는 전문의사와 소통하는데 쓰인다.[7,10] 그 예로서, 특별한 안과 질환에 관하여 핀란드에 있는 안과의사와 시골 일반의 사이에 이루어지는 원격 안과[11]의 예가 있겠고, 터키에서 피부질환 진단을 위해 영상 이미지를 보내는 원격 피부과 프로그램[12]이 있다.

이런 유형의 원격의료는 다양한 방식으로 이루어지고 있지만, 최근 증가하고 있는 것은 사례 중심의 비디오 회의와, 연구결과를 주고받는 연구자 사이의 소통이 가장 보편적이다. 특히 떨어진 곳에서 진단하기 위하여 원격 방사선과와 병리학과가 많이 이용한다. 엑스레이 결과, 단층촬영 필름, 심전도 기록지, 혈액검사 결과지, 그리고 병리학적 소견서 등이 지방에서 도시의 전문의에게 보내져 해독되고, 향후 진료방향에 관한 조언이 답해지는 것이다. 오늘날 원격 방사선 진단은 현대적 의료기술이 가장 잘 융합되어 있는 부분이라고 할 수 있다.

의료전문가 ↔ 기계 ↔ 환자

기계는 의료전문가와 환자 사이를 연결해주고 상담은 물론 치료까지 이루어질 수 있다. Car과 Sheikh[13]은 이것의 장점들, 예컨대 조언하고, 치료 방향을 설정해주고, 병의 진전과정을 추적하고, 약속시간을 환기시켜주고, 질병예

방을 위한 생활전략을 지도하는 등의 장점이 많지만, 그 효과를 보려면 의사가 원격 상담 기술을 잘 알고 있어야 함을 강조했다.

최근에는 인터넷 영상전화와 온라인을 통해 건강 상담과 정보를 제공하는 '사이버 닥터'가 생기고 있다.[4]

이런 유형의 원격의료에는 원격 교육, 원격 간호, 원격 수술, 원격 정신과 등이 있다.

표 13-1. 원격 의료의 유형

(1) 의료전문가 ↔ 기계 ↔ 의료전문가
(2) 의료전문가 ↔ 기계 ↔ 환자
(3) 환자 ↔ 기계 ↔ 의료전문가
(4) 환자 ↔ 기계 ↔ 환자
(5) 의료전문가 ↔ 기계 ↔ 데이터베이스
(6) 환자 ↔ 기계 ↔ 데이터베이스

원격 교육

Yip 등[14]은 홍콩에서 제2형 당뇨병을 가진 환자들이 그 지역의 병원에서 제공하는 원격 교육을 받고 있고, 환자들은 높은 만족도를 보여주었다고 했다. 당뇨병 전문의들로 이루어진 치료팀과 환자를 연결해주면 이들 사이에서는 보다 더 직접적인 의사소통이 이루어지면서, 의사는 병의 경과 변화를 더 잘 알 수 있고, 환자에게 더욱 만족스런 의료를 제공할 수 있다고 했다.[15] 이는 의료행위가 병원에서부터 환자가 있는 곳으로 옮겨지는 것을 의미하고, 환자에게 자신의 병을 스스로 관리하고 통제할 수 있다는 자율성을 부여하는 것이라고 볼 수 있다.[16] 양방향 비디오회의 역시 지역 건강관리를 위해 이용되고 있다. Reznik 등[17]은 라틴계 이주자들이 모여 살고 있는 뉴욕 브롱크스의 도심지역에서 행한 천식의 원인, 예방 및 관리에 관한 원격 교육 사례를 기술했다.

원격 간호 및 원격 모니터링

장애가 있거나 노인이거나 밖으로 나오기 힘든 만성병을 가진 환자에게 가정 원격간호 혹은 원격 모니터링을 하는 제도이다. 여기에서 의사나 간호사는 이들 환자의 집에 찾아가지 않고도 이들의 건강상태를 점검하고, 질문에 답해주고, 조언을 할 수 있다. Ruggiero[18]는 병원에 입원하지 않는 지역건강관리가 증가하면서 이러한 프로그램이 늘고 있다고 보고했다. Baer 등[19]은 다리에 상처가 있거나 궤양이 생긴 환자의 가정관리 간호사가 디지털로 사진을 찍어 외상전문의에게 전송하고 간호와 조언을 구하는 과정에 관하여 기술했다. 모니터링은 병원에서 환자의 제반 신체 기능을 감시하는 것과 같은 기계로 이루어질 수 있고, 이 기계로부터 직접 전문의에게 전송할 수도 있다. 이탈리아 로마에서 Maiolo 등[21]은 중증의 호흡기 환자가 집에서 산소를 공급받으면서 자신의 혈중 산소농도와 박동 수를 모니터링 받는 사례를 기술했다. 여기에서 환자는 일주일에 두 번 기계를 사용하여 확인하고 이 결과를 통상적 전화를 통해 호흡기 의사에게 알려준다. 12개월간 추적한 결과, 급성 호흡기 발작으로 응급 입원하는 횟수가 50% 이하로 떨어지고, 병원 치료에 들어가는 비용 역시 감소했음을 알 수 있었다고 한다.

원격모니터링은 병원에 입원해 있는 환자에게도 적용이 되는데, 중환자실 등에 있는 환자의 몸에 부착되어 있거나, 아니면 CCTV를 이용하여 병원 다른 곳에 있는 의료진이 환자의 상태를 알 수 있는 것이다.

그러나 모든 간호사들이 원격간호를 환영하는 것은 아니다. 왜냐하면, 간호직의 특성인 '몸을 돌보기' 자체가 원격간호에서는 결여되어 있기 때문이다.

원격 수술

실제 수술은 멀리 떨어진 곳에 있는 전문의가 로봇을 이용하여 이루어지는데, 이를 원격 로봇 수술이라고 한다.[23] 예를 들어 고관절 대체 수술의 경우, 수술을 위한 기본 장비와 의료진은 있지만, 이를 수술할 전문의가 없는 곳에서 행해진다. 2001년 7월 뉴욕에 있는 외과 의사가 프랑스 스트라스버그에 있는 환자의 담낭을 '제우스 로봇 시스템'을 통하여 내시경으로 떼어낸 성공 사례가 있다. 이 두 곳은 7,000km 떨어져 있다.[23] 그럼에도 불구하고, 아직 많은 결점을 극복하지는 못하고 있는데, 의사가 환자를 만짐으로서 알아낼 수 있는 정보를 얻을 수 없고, 로봇팔과 외과 의사 사이의 연결이 안정적이지 못하다는 것 등이 있다.

환자 ↔ 기계 ↔ 의료전문가

여기서는 환자가 의료인과 소통하기 위해 기계를 사용한다. 전화, 인터넷 등으로 의사와 간호사에게 상담을 하고, 병원 진료를 예약한다. 원격으로 약 처방을 받거나 직접 처방전을 약국으로 보내는 방법도 있다.[4] 때로는 불임부부가 인터넷으로 정자나 난자를 주문하기도 하고, 대리모를 구하고, 입양할 아이를 외국에서 알아보기도 한다. 영국에는 국립의료원에서 운영하는 것으로서 특별훈련을 받은 간호사가 24시간 대기하면서 상담하는 'NHS 직통전화'가 있다.[24]

환자 ↔ 기계 ↔ 환자

특정 병을 앓고 있거나 개인적 문제 혹은 생활방식에 관한 주제가 있을 경우, 유사한 경험을 가진 다른 사람과 소통하는 것을 의미한다. 온라인 '채팅 방', '게시판', 혹은 개인적 블로그 등을 통해서 이루어진다. 개인에 따라 특정 병의 경과와 개인의 역사를 서사적으로 기술해 놓은 곳도 있다.

온라인상의 지지집단은 사이버 공간에 범국가적 회원제로 운영되면서 '고통의 공동체'(☞4장)를 형성하고, 특히 만성질환을 가진 자들에게 정서적 지지, 경험의 공유, 특별한 조언, 의료정보의 공유, 그리고 사회적 소외를 극복하는 데 도움을 주고받는다.

Lasker 등[25]이 기술한 온라인 공동체의 하나는 *PBCers Organization* 으로서 원발성 담도경화증[113]을 앓는 여자들로 구성된 자조집단이 있다. 이곳은 메일을 통해 회원 환자와 가족들에게 도움을 주고받으며, 기금마련과 교육프로그램 및 홍보를 하고 있다.

온라인 지지집단과 채팅 방의 문제점

유사한 경험과 성적 성향 및 건강 문제를 가진 사람들끼리 나누는 온라인 채팅 방은 많은 이점을 제공하기는 하지만, 또한 위험성도 있음을 무시할 수 없다. 네덜란드에서 Hospers 등[26]이 조사한 바에 의하면, 그들만의 채팅 방을 통해 이루어지는 동성애 남자의 성관계는 30%가 '안전한 성관계'가 아니며, 따라서 AIDS 등을 비롯한 성병 감염률이 높은 것으로 나타났다. 더 나아가 채팅 방을 통해 만나는 성관계 대상자 수가 늘어날수록 위험도는 증가했다고 한다. 저자들은 이러한 채팅 방을 AIDS의 예방과 안전한 성관계에 관한 의료적 메시지를 전달하는 데 사용하면 효과적일 것이라고 제안했다.

온라인 채팅 방의 익명성은 가상의 정체성 혹은 거짓 정체성을 줄 수 있으므로, 소아기호증 등의 변태 성행위 자에 의하여 이용될 수 있고, 무방비한 어린 청소년이 이들에게 '사이버 스토킹'을 당할 수 있다. 또한 사이버 공간은 건강하지 못한 라이프스타일을 조장하기도 한다. 예를 들면, 미국의 2005년 〈TIME〉지는 신경성 식욕부진이 병이 아니고, 선택에 의한 생활방식이라고 주장하는 '신경성 식욕부진 촉진' 웹사이트가 500여개나 있음을 보고 했다.[27]

의료전문가 ↔ 기계 ↔ 데이터베이스

의료전문가가 온라인상의 도서관, 잡지, 책 등의 다양한 인터넷 검색엔진을 통해 의료정보와 진료의 지침 등을 구하는 것이다. 데이터베이스는 다양한 기관에서 운영하고 있고, 이는

---

113) 간의 소담관이 점진적으로 막히면서 담즙이 간에 저류되어 간세포를 파괴하는 자가면역질환이다.

의사들에게 평생연수교육 자료를 제공하기도 한다. 의사들의 온라인 이용도는 다음 사례에서 보는 바와 같이 급증하고 있다.

사례 13.1 호주, 뉴사우스 웨일즈에서 임상 의사들의 온라인 정보 이용

Westbrook 등[28]은 호주 뉴사우스 웨일즈에서 5만 5,000명의 의사들이 온라인 정보처인 CIAP(the Clinical Information Access Program)을 이용하여 임상진료에 도움을 받는 것에 관하여 기술했다. 2000년 1월부터 7개월 동안 의사 100명당 매달 48.5회씩 검색이 있었고, 이들은 특수 임상 정보를 찾으려 했다. 데이터베이스 한 개당 문자로 검색한 횟수는 의사 100명당 231.6회였다. 저서목록에 의한 검색은 환자의 입원 수가 증가할수록 비례적으로 증가했다. 이것이 의미하는 바는 임상 의사들이 환자의 상태와 치료에 관한 정보를 알기 위해 CIAP를 이용하고 있음을 나타내는 것이다. 즉 환자에 관한 의문을 풀기 위해 온라인 정보를 이용하고, 이는 의사의 의료결정에 영향을 미치게 되는 것이다.

환자 ↔ 기계 ↔ 데이터베이스

여기에서는 환자가 의료정보를 얻기 위하여 데이터베이스를 찾는 것이다. 방식은 *적극적*으로 정보를 구하는 것이 있는데, 프로그램 안에 있는 신호를 따라가면서 특수한 개별적 정보를 얻는 것이다. 수동적 방식은 웹사이트와 상호작용은 하지 않고 단지 일반 정보만 얻는 것을 말한다. Diefanbach와 Butz[29]가 기술한 적극적 방식으로는, 초기 전립선 암 환자와 가족을 위한 것으로서, 치료에 관하여 결정할 내용을 프로그램으로 만든 *전립선 상호교환 교육시스템*이 있다. 다른 예로는, 스위스의 웹사이트에 금연을 위한 프로그램이 있는데, 여기서는 간단한 질문서, 설명서, 소책자, 상담편지를 매달 보내주며,[30] 그리고 인지 행동치료를 위한 *MoodGYM* 프로그램이 있다.[31]

질병에 관한 정보와 약물치료의 부작용에 관한 정보를 전달하고 치료법 등을 교육하는 데

는 소극적 형식의 원격교육이 효과적이다. 그 외에 이용할 수 있는 자원(자조집단 명단, 근처에 있는 의사와 병원의 주소 등)이 제공된다. 암에 관한 웹사이트는 전 세계적으로 가장 많이 이용되는 웹사이트이다.[32] 2003년 선진국들의 통계에 의하면, 암환자 중 39%가 정보를 구하고 조언을 얻기 위하여 인터넷을 이용했고, 다른 15~20%는 가족이나 친지를 통하여 인터넷의 정보를 간접적으로 이용했다고 한다.[33]

특히 공중보건 상의 위기라고 볼 수 있는 탄저병 테러, 생화학 테러 등의 시기에 온라인상의 정보는 매우 유용한 역할을 한다. 그러나 의료정보에 관한 모든 웹사이트가 항상 믿을만 한 정보를 제공하는 것이 아님은 명확히 해야 한다.[34]

온라인상의 데이터베이스는 몰개인적이고, 익명성이기 때문에, 때로는 환자에 관한 편견을 조장하거나, 혹은 성습관, 성적 취향, 임신과 피임 등에 관한 비통상적 생활방식을 조장할 수 있다는 것도 염두에 두어야 한다.

매스미디어의 역할

원격의료에 관한 논의는 항상 문화적 배경 속에서 이루어져야만 한다. 의료정보를 대중에게 전달하는 매스미디어의 역할은 근래에 더 확장되고 있다.[35] 미디어는 '병에 관한 공포'와 '음식에 관한 공포'를 전 인구에게 빠르게 확산시키는 한편(☞5장), 긍정적인 측면 또한 가지고 있다. 라디오 시리즈, TV 연속극, 영화 등은 건강에 대한 대중 인지도를 높이고 편견을 줄이는데 큰 역할을 하고 있다. 어느 경우이건 미디어는 대중에게 정보원으로서 권위를 가지고 있기 때문에, 사람들이 원격의료를 사용하는데 느낄 수 있는 거부감을 줄여주는 것 같다. 반면 Hjelm[36]이 지적한 바와 같이, TV화면을 볼 때와 같은 느낌을 주는 컴퓨터 모니터를 통한 원격의료는 의사와 환자 모두에게 '비현실적'으로 느껴지게 할 수 있다. 사실 원격의료

의 화면은 '실재'보다는 '픽션'에 가깝기 때문이다.

그러나 전형적인 일대일의 개인적 관계에서 얻던 의료적 관계에서 현대의 문화는 점차 멀어지고 있고, 미디어의 중요성은 점점 커질 것이다.

원격정신과, 원격심리학 및 사이버 정신치료

원격정신과 진료는 원격의료에서 논쟁되고 있는 주요 분야로서, 단독으로 이루어지는 경우는 드물고 거의 항상 상담과 함께 하고 있다. 정신과적 시설이 없는 외떨어진 시골지역뿐만 아니라, 교도소와 같이 정신과 의사 수는 적고, 환자가 의사를 쉽사리 찾아갈 수 없는 곳에서 이용되고 있다. 사례발표회, 의료진 교육, 전문분야 간 협동진료뿐만 아니라, 실제 정신과적 진단과 치료 및 치료 후 평가에도 이용된다.[38] 원격정신과의 개념은 정신과적 문제를 가진 사람들의 온라인상의 자조집단과 상담에도 적용되고, 정서적 위기 때의 전화 상담까지도 포함된다.

원격정신과 진료는 넓은 지역에서 정신과 시설이 멀리 떨어져 있는 곳에서 유용하다. 예를 들어 남부 호주의 경우, 94만8,000km²의 넓은 지역에 인구는 1,400만 명에 불과한데, 이 지역 모두를 담당하는 남 호주 지방정신건강관리 서비스는 원격정신과를 효율적으로 임상진료에 활용하고 있고, 의사뿐만 아니라 환자들에게도 환영을 받고 있다고 한다. 특히 응급진료, 입원환자 협동진료, 퇴원 후의 추적 및 보조치료, 그리고 의료인을 위한 교육과 회의에 사용된다.[38] Urness 등[9]은 캐나다에 있는 14개의 원격의료를 조사하고, 진료가 적용되는 범위가 다양하고 복잡했지만, 심한 정신병 환자에서부터 섭식장애, 심리검사 및 자폐증의 관리에 이르기까지 폭넓은 범위에서 효과가 좋았다고 한다.

원격 정신과 치료의 장기적 임상효율성에 관한 연구는 아직 진행 중이다. Zaylor[8]의 문헌고찰에 의하면, 효율적일뿐만 아니라 어떤 종류의 환자에게는 진료비 감축 효과도 있다고 한다. 특히 상호교환적인 TV 상담은 개인적으로 대면하는 상담과 크게 다르지 않으며, '이를 통하여 중등도(中等度)에서 중증에 이르는 질병을 가진 환자 모두를 개인적으로 만나지 않고도 치료할 수 있다'고 결론을 지었다. 그러나 장기적 효율성은 더 자세한 평가가 필요한데, 특정 환자, 예를 들어 편집성 환자의 경우 기계 사용 자체에 의한 부작용도 고려해야 하기 때문이다.

사이버 정신치료: 온라인정신치료

정신치료와 상담이 온라인으로 이루어질 수 있을까? '말로 하는 치료'와 '상징적 치유'(☞10장)가 전화, 이메일, 비디오폰 등으로 가능한 것인가? 일부 학자들은 몇 가지 한계가 있음에도 불구하고 사이버치료는 거리가 멀어 정신과를 이용할 수 없는 사람들에게 전통적인 일대일 치료를 대신할 수 있다고 주장한다.[39,40]

Suler[40]는 선진국에서 사용 가능한 다양한 정신치료 방법을 열거했다. 비디오회의, 전화상담, 일대일 이메일, '문자 채팅', 문자메시지, 이메일을 이용한 온라인 집단치료, '메시지 게시판', 온라인 환자 자조집단, 온라인 심리검사, 온라인상의 실험적 기법 등(이완요법 등), 정신건강 주제에 관한 인터넷 웹사이트, 오디오테이프와 영화, 온라인 잡지 등이 그것이다. 이를 이용하여 정신과 의사는 효율적으로 진료할 수 있다고 주장하면서, 저자는 사이버 정신과에 관한 찬반 논쟁점을 기술했는데, 유형에 따라 장단점이 있다는 것이다. 예를 들어 문자로 의사와 환자가 소통할 때는 정확한 약속을 잡을 수 있고, 환자에 따라서는 자신의 모습을 보이지 않고 문자만 쓸 때 더 명확하게 자신을 표현할 수도 있을 것이며, 남에게 밝히기 어려운 개인적 주제는 말하는 것보다 쓰기가 더 쉬울 수 있다.

반면에 문자로 소통하기 위해서는 상당한 타이핑 기술이 필요할뿐더러, 일대일에서 나타나는 음성변화에 따른 정보, 신체언어, 몸짓 등은 관찰할 수 없게 된다. 물리적 존재의 부재는 환자에게 친근감을 가지지 못하게 하고, 신뢰감과 치료에의 의지를 감퇴시킬 수 있다. 게다가 실시간으로 문자를 주고받는 경우, 의사 환자 모두에게 깊이 생각할 시간여유를 주지 않을 수 있다. 이러한 단점에도 불구하고, Suler[40]에 의하면, 전통적 정신치료에서 치료의 효과는 의사-환자 관계에서 나오는데, 이 효과는 온라인상에서도 마찬가지라고 주장한다.

온라인 정신치료는 다른 대안이 없는 사람들에게 유용할 것이다. Dunaway[39]는 진료비가 낮을 뿐만 아니라, 노인이나 집에서 밖으로 나오지 못하는 사람들, 혹은 시간에 쫓기는 바쁜 전문직을 가진 사람들, 혹은 일대일의 대면 상담에 불편해 하는 사람들에게 특히 그러하다. 그러나 이런 종류의 상담이나 정신치료는 새로운 문제점을 만들어내는데, 즉 환자의 비밀 유지, 질 관리, 치료사의 자격문제, 오진에 의한 소송과 보험상환 문제 등이 그것이다.

사이버치료에서 비디오 회의

정신치료에서 비디오 회의는 그 자리에 함께 있지 못하는 사람들 사이에 상호교환적 의사소통을 하기 위해 매우 유용한데,[41] 병원과 정신과 클리닉에서 점차로 많이 사용하기 시작했다.[9] 이는 특히 가족치료[41]에서 멀리 떨어져 있는 가족 사이를 연결시키기 위해 통상 치료법과 함께 사용된다.[41] 핀란드 북부에서 하는 비디오 회의는 떨어져 있는 가족뿐만 아니라, 가족치료에 관여하는 심리사, 사회사업가, 교사, 지역의 지도급 인사들까지 참여시킬 수 있다는 이점이 있다. Pesämaa 등[42]은 소아청소년 정신과 영역에서도 교육과 훈련, 사례 보고 회의, 다른 곳에 있는 전문의와 상담, 혹은 가족과 상담 등에 유용하다고 했다.

사이버치료에서 인지행동치료

정신치료의 일종인 인지행동치료(CBT)는 일대일 대면은 물론 온라인과 자가요법 책자에 의해서도 이루어진다.[31] 비용이 더 저렴한 것은 물론 온라인이다. 미국 사우스캐롤라이나 주에서 Cluver 등[37]은 의사와 환자 사이에 시각적 청각적으로 의사소통이 가능한 비디오폰을 이용하여 말기 암환자에게 원격정신치료를 한 결과, 환자들은 일대일의 대면과 유사한 만족도를 나타냈다고 보고했다. 물론 비밀유지 측면에서 볼 때 문제점은 있었지만, 저자의 전반적 결론은 '비디오폰을 이용한 정신치료는 환자 만족도를 감소시키지 않는다'였다.

인지행동치료는 컴퓨터에 의한 상호 교환적 상담 프로그램에도 이용이 되는데, 인터넷을 통해 직접 이루어지는 것이다. 영국에서 Manchandra와 McLaren[43]은 상호 교환적 비디오치료가 불안을 가라앉히고 사회적 기능을 향상시키는 데 도움이 되며, 비언어적 신호 즉 눈을 마주치거나 얼굴 표정을 짓거나, 등을 두드려 주는 등의 내용이 없이도 효과를 나타낸다고 주장했다. 호주에서 Christensen 등[31]은 MoodGYM에 있는 청년을 대상으로 하는 우울증 치료와 예방을 위한 무료 CBT 사이트를 방문한 사람들과 그들의 만족도를 조사했다. 6개월 동안 81만7,284회의 방문이 있었고, 이중 1만7,646건에서 상호교환적 교육이 이루어졌다. 사이트 안에 있는 모든 과정을 순서대로 거친 사람일수록, 그리고 사이트에 머문 시간이 긴 사람일수록 불안과 우울 측정 점수가 낮아졌다고 한다. 그러나 연구방법의 한계로 인하여 '방문자의 증상 개선이 정신건강 프로그램에 의한 것이라고 결론짓기 어렵다'고 했다.

사이버 치료의 한계

개인적으로든 문화적으로든 사이버치료의 장기적 효과는 아직 연구 중이다. 정신치료에 기계를 통합시키는 것이 장기적으로 볼 때 효과적일 것인가, 아니면 의사와 환자 사이를 소원

케 하는 결과가 있을 것인가. 환자들은 이것을 몰개인적이고 소외되었다는 느낌을 가질 것인가. 이런 형태의 치료가 전 세계적으로 모든 집단에 사용될 수 있을 것인가 혹은 산업사회 일부에게만 적용 가능할 것인가 등의 질문은 필요하다. 한 가지 확실한 것은, 좀 더 접촉적이고, 상호교환적이고, 덜 개인주의적인 문화권에서는 적절하지 않을 것이라는 점이다. 치유의 관계에는 다양한 비언어적 의사소통이 포함되어 있어서, 만지고 껴안고 춤추고 꿇어앉는 등의 몸짓이 중요한 부분을 차지하며, 치유를 위한 의례에는 다양한 감각, 즉 시각, 청각 외에 촉각, 미각, 질감, 후각, 몸의 열기, 체취, 춤추는 동작의 느낌, 함께 똑같은 동작을 취하면서 느끼는 일체감, 음악, 향기, 성가(聖歌) 및 특별한 옷 등이 필수적인 경우가 많다. 따라서 치유는 특별한 공간적 사회적 세팅이 필요하며 구성원 집단의 참여가 필수적인 곳도 있기 때문이다.

모순된 점은, 산업사회에서 컴퓨터를 점차 의인화된 '제2의 자아'[44]로 보는 경향이 늘어감에 따라, 의사-환자 사이의 상담에서 강력한 의례적 상징으로 떠오르고 있고, 이로 인하여 컴퓨터 자체를 '치유자', 혹은 '조언자'로 받아들이는 경향이 있다. 이것이 사이버 치료를 용이하게 할 수도 있다. 이들에게 컴퓨터는 단순한 기계가 아니라, 고통과 불확실성에 시달리는 순간에 의지할 수 있는 세속화된 성상(聖像)이며, 살아있는 지혜와 치유로서 다가갈 수 있는 신비주의적 기능을 발휘할 수 있다.

원격 의료에 관한 비판

원격의료가 보편화됨에 따라 이에 관한 의문이 제기되고 있다. 과연 효과가 있는가? 안전하고 실용적이고 할 만한 가치가 있는가?[45] 과연 의료비용 절감 효과가 있는가? 장단점은 무엇인가? Coiera[7]에 의하면 원격의료의 효과에 관한 과학적 근거는 아직 미약하다고 본다. 의학적 관점에서 보면, 그 이유 중 한 가지는 이에 관한 신빙성 있는 과학적 조사가 아직 이루어진 것이 없기 때문이다. Hailey 등[46]은 '여태까지 이루어진 결과만 가지고 일반화하기에는 아직 이르다'고 했다.

Hjelm[36] 역시 '임상효과와 비용절감 효과에 관한 자료가 아직 부족하다'고 했다. 그러나 향후 원격의료가 유용하게 사용될 분야를 열거했는데, 거기에는 의료정보와 의료서비스에 대한 접근을 용이하게 하고, 전문인 교육에 유용하며, 비용절감에 효과가 있을 것이라고 내다보았다. 당뇨병, 고혈압, 투석환자 등과 같이 집에서 나오기 어려운 환자에게 집에서 모니터링 받고 치료받을 수 있는 이점을 제공한다고 했다. 원격의료는 전문가들 사이의 의견교환과 정보교환은 물론 다양한 의료인들끼리, 그리고 이들을 다시 환자와 연결해 줄 수 있는 이점이 있다. 단점으로는 비인간적인 특성으로 인하여 미래에 의사-환자 관계가 깨어질 수 있다는 점이다. 의료전문인들 사이의 관계 또한 깨어질 수 있는데, 벽지에 있는 의사들은 자신의 전문가적 자율성이 통제받는다고 느낄 수 있으며, 자신의 역할이 컴퓨터 기계나 조작하고 카메라만 사용하는 기술자로 전락했다고 느낄 수 있기 때문이다. 비밀 유지에 관한 주제에서는 환자에 관한 건강 정보가 온라인상에서 안전할 것인지,[47] 기관이나 정부의 입장에서는 어려움이 없을 지 등등이다.

2002년 Hailey 등[46]은 1966년부터 2000년 사이에 이루어진 원격의료에 관한 과학적 조사 66개의 논문을 고찰했다. 이들 중 56%(37개)는 대안의료로서 효과가 있다고 했고, 36%(24개)는 어느 정도 단점이 있고 효과를 믿을 수 없다 했으며, 8%(5개)는 다른 방법을 찾아야 한다고 했다. 전반적으로 효과가 있다는 근거가 있는 것은 방사선과(특히 신경외과적인 것), 피부과, 가정간호 및 원격모니터링, 정신건강 분야, 심전도 기록지의 전송 및 기타 의료상담 등이었다. 2001년 여러 나라에서 하고 있는 원격의료를 분석한 Miller[48]는 조사 대상의 80%가, 접촉을 포함한 비언어적 교류가 없다는 단점을 제외하고는 의사-환자 의사소통에 도움이 된다고 했다 한다. 타당한 근거자료가 적다는 문제점에도 불구하고, 2005년 Taylor[45]는 '다양한 상황과 다양한 상태의 질병에서 원격의료는 전통적 의료를 대체할 수 있는 안전한 대안의료'라고 했다.

기술적 문제들

원격의료에는 해결해야 할 기술적 문제가 아직 남아있다. 그 중 하나는 필요한 장비가 매우 비싸다는 것인데,[45] 기계와 전력은 물론, 유지보수하고 손상이나 도둑으로부터 안전하게 보관하는 것까지 포함하기 때문이다. 원격의료에 관한 정보는 실제로 필요한 장비를 판매하는 제조사로부터 온 것이라고 Taylor[45]는 지적한다.

다른 기술적 문제로는 원격방사선과에서 디지털 이미지가 정확하고 빠르게 전송되는 것, 환자의 정보가 해킹당하지 않게 하는 것 등의 질 관리가 있다. 그 외 유지, 보수, 부품, 전력, 전송상의 문제 등이 모두 거론될 수 있다.

연관되는 다른 문제로는, 제공하는 데이터베이스의 정보가 질이 낮다거나 때로는 전혀 신빙성이 없을 수도 있다는 점이다. 대부분의 정보 사이트는 통제받거나 검열받지 않고 있다.[47] 어떤 경우에는 상업기관인 제약회사나 장비 판매사에서 편향된 정보를 제공하기도 한다. 온라인상에 넘쳐나는 엄청난 정보와 수없이 많은 정보제공 사이트로 인하여 현재는 정보 과다 상태이다. 이 정보의 홍수 상태에서 전문적 훈련을 받지 않고 경험이 없는 사람들은 무엇이 믿을만한 것인지, 자신의 상황에 맞는 정보가 무엇인지 구별하기 어렵다. 경험에 의거하지 않은 정보나, 지혜가 들어있지 않은 정보, 혹은

해석이 들어있지 않은 정보는 해를 끼치기도 하는데, 아래에 기술할 '사이버 건강염려증'(cyberchondria)이 대표적인 예이다.

의료전문가-환자 관계에 미치는 영향

Anderson 등[4]의 견해로는 인터넷은 공중보건에 궁극적으로 긍정적인 영향을 미친다고 본다. 즉 '다양한 의료서비스를 제공하고 의료기관의 구조를 바꾸어주는 잠재력을 가지고 있다'는 것이다. 서구에서 요즘 확산되고 있는, 정보를 갖춘 비판적 소비자에 의한 '소비자 문화'가 의사-환자 관계에 긍정적인 영향을 미치고 있다. 의료정보를 제공하는 인터넷의 확산과 함께 환자를 대하는 의사의 권력이 약화되면서, 환자는 정보를 갖춘 보다 더 적극적이고 자율적인 태도로 치료에 참여하고 있다.[4] 인터넷의 익명성은 개인적이고 부끄러운 사정을 가지고 있는 환자들에게 아주 유용하다. 물론 때로는 심각한 질병을 가진 환자가 의사와 상담하지 않고 인터넷을 통해 위험한 자가진단을 하게 되는 부작용 또한 무시할 수 없다.

인류학적 관점: 상황의 역할

인류학적 관점에서 원격의료는 몇 가지 측면에서 비판을 받는다. 가장 주된 비판은 환자의 질병과 관련된 폭넓은 맥락이 제공되지 않는다는 것이다. 즉 환자 개인의 경험, 주거환경, 사회경제적 수준, 가족과 공동체에 대한 것, 종교와 문화적 배경 등은 원격의료에서 알기 어렵다. 더 나아가 사람들 사이의 의사소통에서 가장 기본이 되는 다양한 감각과 비언어적 표현은 배제된다는 점이 있다. 따라서 원격의료는 인간의 고통에 대해 매우 제한된 환원주의적 측면만을 강조하는 결과를 낳게 되고, 5장에서 기술한 '질병'의 관점만 제공하게 된다는 것은 중요 비판의 하나이다.

또한 원격의료에 사용되는 기계들은 아무런

의미가 없는 객관적 사물이 아니다. 의사의 책상 위에 있는 데스크톱 컴퓨터가 치유과정의 의례적 장비가 되는 것처럼 기계 자체가 치유의 상징으로 될 수 있다는 점도 간과할 수 없다.

원격의료는 Hall[50]이 칭한 '맥락을 고려하지 않은 의사소통' 방식이다. 양자 사이를 오가는 정보가 단지 명백히 드러나는 매개체 즉 컴퓨터를 통한 이미지, 사진, 영상 등일 때를 일컫는 말이다. 이는 제9장에서 다룬 대부분의 범세계적 치료방법의 특징인 '맥락 속에서 이루어지는 의사소통'과 대조되는 것이다. 이것은 신체적 표현이나 상황 자체 안에 '감추어져 있거나 '암호화'되어 있고, 다양한 상징과 특별한 세팅(사원 등) 등의 '외적 맥락'과, 이전의 경험과 기대감, 문화적 억측 및 양자가 가지고 있는 신념 등의 '내적 맥락'을 모두 포함하는 것이다. 원격의료는 사람 사이의 의사소통에 함의되는 문화적, 사회적, 개별적 요인들에 관한 이해를 배제한다는 것이다.

온라인으로 정보가 교환될 때, 이 또한 문화적으로 자유로울 수 없다. 물리적 기술일지라도 정치적, 사회적, 경제적, 문화적 배경을 가지고 있어서, 그 기술을 디자인하고, 판매하고, 설명하고, 유지/보수하는 사람의 태도, 신념, 행동 특성이 내포되어 있다. 그 기술을 이용하는 사람 또한 매우 다른 사회적 문화적 배경을 가지고 있고, 이들이 기술을 사용하고 해석하는 방식은 각기 다양하다. 로르샤흐 심리검사[114]에서 관찰하는 바와 같이, 똑같은 그림을 보고도 사람마다 다르게 해석을 하는데, 그 이유는 개별적 개인의 역사를 안고 그림을 해석하기 때문이고, 이는 문화에 깊이 뿌리를 박고 있는 결과이다. 그러므로 이는 원격의료의 컴퓨터 스크린과 이미지에도 똑같이 적용된다고 볼 수 있다(☞10장).

환자의 측면에서 보면, 원격의료의 사회적

---

114) 좌우대칭의 잉크 얼룩 카드를 이용하여 자유로운 연상을 끌어내는 투사법 심리검사

배경 일부는 교육 수준에서 오는 것이다. 온라인상의 의료정보를 이용하고, 이해하고, 프로그램 안에 들어있는 내적 논리를 이해하고, '위험도'와 '확률' 등의 복잡한 통계적 자료의 의미를 이해하는 것은 교육수준과 관계되기 때문이다(☞15장).

인터넷 사용자의 문화적 맥락

인터넷을 사용하고 원격의료를 이용하는 것은 정황과 문화로부터 따로 분리하여 생각할 수 없다. 인간 활동의 모든 것이 시간, 공간, 사회적 관계, 세계관 등의 특정 문화와 관계되는 것이기 때문이다. 예를 들어, '문자 보내기', '블로그 사용하기', '웹서핑' 등을 통해 소통하는 모든 행동은 현대 산업문화의 특성이고, 새로운 형태의 사회적 기구를 만들어내는 것이다.[51] 나아가 웹사이트는 문화적 산물이다. 그 안에 적혀있는 언어, 은어, 시각적 디자인, 배열, 내적 논리와 웹사이트 기관 등은 모두가 그것을 프로그램한 사람과 웹을 디자인한 사람의 특성을 드러내고 있다. 이런 방식으로 각각의 웹사이트는 그들만의 문화적 배경과 편견과 가정을 가지고 있게 되는 것이다.

사례 13.2 유방암과 전립선암에 관한 영국의 웹사이트가 내포한 문화적 가정

Seale[52]은 영국에 있는 웹사이트로서 유방암과 전립선암을 다루고 있는 인기 있는 웹사이트에 나타나는 젠더에 관한 고정관념을 조사했다. 유방암 사이트에서, 여자는 치료에 관한 즉각적 결정보다는 다른 것에 더 신경을 쓰는 것으로 그려지고 있었다. 즉 미래의 가임 여부, 자녀 양육 문제, 자녀에게 암 진단 결과를 어떻게 말할 것인지, 수술 후의 외모 등에 더 신경을 쓴다는 것이다. 때로는 여자 스스로 결정권을 버리고 가족과 친지에게 상담하는 것으로 그려진다. 대조적으로, 전립선암을 가진 남자는 가족과 친지와 연결되지 않은 소외된 존재로 그려지며, 치료에 관한 결정도 당연히 상담해야 할 의사와

의 상담도 없이, 가족과 의논하지도 않고 혼자서 적극적으로 결정을 내리는 것으로 묘사되고 있다. 이런 방식의 결정 과정에 얼마나 많은 스트레스를 느끼는지에 관해서는 기술하지도 않고, 개인적인 경험 사례도 거의 실려 있지 않다. 따라서 저자가 주장하는 것은, 의사는 '암 치료에 관한 결정을 할 때, 남자와 여자가 각기 다른 압력을 받는 것을 이해해야 한다'는 것이다. 근원적인 고정관념으로 인하여 남자들이 치료에 관한 가족의 견해를 고려하지 않게 되는지, 의료적인 것 이외의 것은 생각해보지 않는지, 그리고 의사가 남자들의 결정 방향에 영향을 미칠 수 없는지를 의사는 알고 있어야 한다고 했다. 반면 여자들이 왜 더 우유부단한지, 왜 스스로 결정하려 하지 않는지, 의사들의 기준에 따라 결정하려는 지를 이해하는 것이 중요하다고 했다.

원격의료의 사회적 효과

원격의료가 비록 멀리 떨어져 있는 사람들을 의료서비스에 연결시켜주기는 하지만, 한편으로는 병의 경험과 의료서비스를 '개인화'시키고 소외시키는 효과도 있다. 대개 컴퓨터 단말기는 당시에 한 사람만 사용하게 되며, 이는 전통치유자가 행하던 공동체적 치유 의례나 의사와의 일대일 대면과는 매우 다른 효과를 주게 된다. 원격 수술의 경우, 촉각 신호에 반응하는 기술을 개발 중이기는 하지만, 치유의 맥락이 배제된 상태이고 다양한 감각과 비언어적 표현을 전달할 수 없다는 점에서, 전통 치유 의례와는 매우 다른 것이다.

WWW의 사회적 파장은 의료분야에서도 두드러지게 나타나고 있다. 의사와 환자 사이의 전형적인 권력 구조가 변화되고, 인터넷상의 의료정보 홍수 속에서 정보를 갖춘 환자 인구가 증가하고 있는 것이다. 미국의 경우 2001년에만 5,200만 명의 사람이 인터넷에서 의료정보를 구했고, 2003년에는 7,000만 명에 달하게 되었다.[4] 의사가 과거에 누리던 지식 독점권은 줄어들고, 권위적 위상도 약화되었다. 일반대중의 의료지식 확장이 의사-환자 사이에서 일어

나던 의료적 결정에 영향을 끼치게 된 것이다. 의사를 만나기 전에 이미 어떤 치료를 택하고 어떤 방법은 택하지 않을 것이라는 결정을 미리 하고 오는 환자가 많아지고 있다. 이는 의료상담에서 의사와 환자가 '함께 참여하는' 의료 결정 모델이 된다. 더욱이 부정확한 정보를 담은 웹사이트가 많은 현실에서, 의사는 환자에게 어떤 웹사이트가 정확한 정보를 담고 있는지 가르쳐주어야 하며, 더 나아가 의사 자신이 웹사이트를 만들기도 한다. 그러나 환자가 의료정보를 갖추고 치료적 결정을 하는 것이 과연 의료서비스의 효율성을 증가시키는지는 확실하지 않다.

원격의료는 특정 집단의 사람들에게는 부정적인 결과를 자아낼 수도 있다. Sinha[55]의 주장에 의하면, 원격의료의 목적이 벽지에 있는 사람들에게 양질의 의료서비스를 제공하기 위한 것이기는 하지만, 이로 인하여 도리어 전문의사들이 도시에 밀집하는 결과를 초래할 수 있다는 것이다. 동시에 닫힌 공간, 예를 들어 감옥이나 군대와 같은 곳에 원격의료가 제공될 경우, 그곳의 환자들을 다른 곳의 병원 등으로 이송하지 않게 함으로서 그곳 사람들을 사회로부터 더욱 격리시키는 결과를 만들어낼 수도 있다고 했다. 원격의료의 이점에도 불구하고 또 문제가 되는 점은, 이에 관계되는 정부, 기술을 제공하는 회사, 의료전문직의 일부 사람들에게 이윤을 늘려주는 것에 불과할 수 있다고 저자는 주장했다.

컴퓨터 시대의 새로운 '증후군'들

인터넷의 확산은 심리적 신체적 건강에 부정적인 효과를 초래하여 새로운 질병들을 생산하고 있다. 대표적인 예가 '사이버 건강염려증'으로서, 인터넷으로부터 얻은 의료정보가 사람들을 불안하게 만들고, 사소한 불편함을 중병으로 자가진단하면서 나타나는 증상이다. '인터넷 중독'은 인터넷 사이트에 심리적으로 의존하게

되어, 게임, 도박, 경매, 포르노, 혹은 '사이버섹스' 등에 빠져들면서, 인터넷에 접속할 수 없을 때는 금단증상을 보이는 경우도 있다. 여기에는 강박적으로 채팅을 하는 경우나 웹서치를 계속적으로 하는 예도 포함된다. 이 예들은 컴퓨터 시대의 '문화에 결부된 증후군'(☞10장)으로 볼 수 있을 것이다.

신체적 질병으로는 잦은 컴퓨터 사용으로 인한 손, 손목, 목, 등의 통증과, 일정 자세와 반복적 사용으로 인한 손상인 팔목터널 증후군115) 안질환, 두통 등을 예로 들 수 있다.[56]

선진국의 원격의료

현재 원격의료는 부강한 나라에서만 유지될 수 있다. 가난한 나라는 고가의 장비를 사기 어렵고, 이를 벽지에 설치하기는 더욱 곤란하다. 복잡한 기계를 다룰 인력과 전기, 연결망 등 모두가 값비싸기 때문이다. 그러나 좀 더 단순한 기계설비와 낮은 수가로 공급할 수 있다면 의료서비스가 한정된 가난한 나라에 유용하게 적용될 수 있을 것이다. Odutola[57]는 사하라 남부 아프리카에서 건강상태를 증진시키기 위해서는, 정보와 기술력을 공급하여 '디지털로 인한 계급격차'를 줄여야 하고, 의료정보 서비스를 '낮은 수가로 광범위하고도 효율적으로 확산시키면, '그곳 사람들의 건강상태 개선은 물론 자율감을 증진하게 될 것이라고 주장했다. 이러한 과정은 이미 몇몇 나라에서 진행되고 있다. 1998년 심각한 환경문제와 건강문제를 안고 있는 우즈베키스탄에서 그곳 정부의 도움과 NATO(북대서양협약기구) 및 영국 자선기금의 지원으로 원격의료 시스템을 만들었

---

115) 컴퓨터 키보드나 마우스 사용과 같이 손을 반복적으로 과도하게 사용하여 발생하는 팔목 통증 수근관 증후군으로, 손바닥에서 엄지 검지 중지와 약지의 절반에 감각이 무디어지거나 통증이 온다.

다.[58] 13개 지역 진료소와 17개의 응급의료팀이 타슈켄트에 있는 국립응급의료기관과 연결되어 있고, 전국적으로 약 700여명의 의사가 관여하고 있다.

그 외 의료서비스를 위한 인프라가 부족한 3개 국가의 원격의료 사례가 아래에 기술되어 있다.

사례 13.3 방글라데시의 다카에 있는 원격의료

2001년 Vassallo 등[59]은 다카에 있는 마비환자 재활센터(CRP)와, 영국 및 네팔에 있는 여러 전문의, 특히 신경학과, 정형외과, 류머티스학과, 신장학과 및 소아과 의사들을 연결시켜주는 원격의료에 관하여 기술했다. 디지털 카메라와 이메일 연결을 통하여, 환자에 관한 이미지, 엑스레이 결과, 심전도 등의 검사결과를 전문의에게 보내 조언과 자문을 구한다. 이렇게 보내진 약 70%의 정보는 하루만에 CRP에 답이 보내지고, 3일 이내에는 100%의 답을 얻을 수 있다. 89%의 경우, 진단을 보다 정확하게 하고, 치료방침을 바꾸고, 환자에게 확신을 주는 등, 원격 자문은 성공적이었다고 한다.

사례 13.4 러시아 알칸젤스크의 원격의료

Sørensen 등[60]은 1999년 러시아 북부에서 프랑스 전체 국토만한 넓이에 인구는 150만 명밖에 되지 않는 알칸젤스크 지역에서 원격의료가 어떻게 이용되고 있는지 기술했다. 1994년에 시작했는데, 알칸젤스크의 지역병원에 있는 전문의사와 오지의 병원, 예를 들면 700km 떨어진 코틀라스, 500km 밖의 벨스크, 나중에는 더 멀리 있는 코리야츠마, 니얀도마, 세베로드빈스크 등과도 연결이 되었다. 러시아 지역의 엄청나게 광범위한 지역 특성과 환자 이송에 드는 고비용, 그리고 전문의의 부족 등을 고려할 때, 환자나 의사를 움직이지 않고도 전문의의 의견을 구하여 양질의 의료서비스를 할 수 있다는 점에서 매우 경제적이다. 원격의료시스템 외에 전화기를 확성기에 연결하여 이곳의 의사와 노르웨이의 트롬스키에 있는 의사 사이

에 교육과 의료정보가 교환된다.

사례 13.5 페루 알토아마조나스의 원격의료

Martinez 등[61]은 2004년 페루의 한 지역으로 벨기에 국토 면적의 2배에 달하는 알토아마조나스에 있는 원격의료에 관하여 조사했다. 도로망도 거의 없고(의료장비는 95%가 강으로 운반되고 있다) 의료기관의 2%만 전화를 가지고 있는 곳이다. 2000년부터 2001년 사이에 라디오 기구(VHF, HF, WiFi 등)가 39개 지역과, 한 개의 주 소재 병원, 7개의 의료센터 및 31개의 의료관리소에 설치되었다. 시골 의료관리소에 있는 직원이 응급상황이 생기면 전화와 이메일 등으로 의료센터에 연락하고 의료센터는 인터넷을 통해 페루의 수도 리마에 있는 의사와 연결된다. 다양한 목적으로 이용되고 있는데, 특수 전문의의 자문을 구하거나, 역학조사 자료를 보내거나, 의료장비를 구하거나, 직원 교육, 전염병이나 재해 등의 응급상황을 권위자에게 보고하는 것 등이다. 이는 또한 응급환자를 병원으로 이송하는 시간도 줄일 수 있어서 28%의 응급환자가 생명을 구했다. 전반적으로 볼 때 원격의료는 의료관리소에서 하는 진단과 치료서비스를 개선시킨 것으로 나타났다.

진료실의 컴퓨터가 의미하는 것

현대인에게 컴퓨터는 생활의 일부분으로서 당연한 것으로 받아들여지고 있고, 현대 산업사회의 상징이 되고 있다. 일부 사람들에게 컴퓨터는 기계 이상의 의미를 가지고 있어서, 지식의 창고, 조언자, 교사, 예언자, 치유자, 지도자, 혹은 세속적 신으로까지 받아들여진다.

4장에서 기술했듯이, 현대의학은 발달하는 기술력으로 상징된다. 데스크톱 컴퓨터는 진단, 치료, 의사소통을 위한 의사의 필수품이 되고 있다. 1995년 영국에 있는 80%의 GP와, 덴마크에 있는 70%의 의사가, 스웨덴은 60%의 의사가, 네덜란드의 경우 40%가 의무기록을 보

관하기 위해 컴퓨터를 사용한다고 했다.[62]

컴퓨터는 환자 자료를 보관할 뿐만 아니라, 약속 스케줄을 잡고, 치료비용 청구서를 보내고, 인터넷에 연결하여 치료방법, 연구결과, 신약에 관한 정보를 얻는 데도 사용된다.

의사-환자 상담 시 컴퓨터가 미치는 영향

여러 이점에도 불구하고 데스크톱 컴퓨터가 의사-환자 관계에 미치는 심리적 사회적 영향은 논의해야 할 대상이다. 긍정적인 것인가 아니면 부정적인 영향을 끼치는 것인가?

Hsu 등[63]이 주로 긍정적인 효과에 대하여 보고한 것에 반해, 다른 연구자들은 모호한 결과를 제시했다. Rethans 등[64]은 네덜란드에서 263명의 환자를 대상으로 조사했는데, 96%의 환자는 컴퓨터가 의사 책상에 놓인 이후로도 그들 사이의 관계가 전과 달라진 것이 없다고 했다 한다. 그러나 동시에 66%의 환자는 컴퓨터에 있는 그들 자신의 의무기록이 안전할지 불안감을 표시했다. Greatbach 등[65]은 영국 리버풀에서 GP와 상담한 환자들을 대상으로 한 연구에서, 컴퓨터가 의사-환자 관계에 미묘한 변화를 일으키고 있음을 보고했다. 의사가 기계에 몰두하여 환자와의 대화가 잠시 동안 끊어지고, 따라서 환자와 눈을 마주치는 시간이 감소했다는 것이다. 환자 또한 의사가 컴퓨터에서 작업을 하는 동안 방해하지 않기 위해 말을 멈추곤 했다. 그러나 긍정적인 측면에서는, 의사가 진료에 도움이 되는 자료를 스크린에 띄워놓고 환자와 함께 보면서 의논하는 경우도 있다.

Als[62]는 덴마크에서 컴퓨터가 의사-환자 사이의 상호작용에서 양적 시간을 줄인다고 보고했다. 더 나아가 의사는 컴퓨터를 다른 목적으로도 사용한다고 했다. 즉 의사가 잠시 휴지기를 가지기 위해, 혹은 문제 해결을 궁리할 때 대화를 중단하기 위한 목적으로 사용한다는 것이다. 다른 의사들은 대화의 흐름을 바꾸기 위하

여, 환자가 말하는 도중에 컴퓨터에 타이핑을 하기 시작한다고 했다. 소수의 의사만이 자신이 왜 지금 컴퓨터를 사용해야 하는지 그 이유를 환자에게 말해준다고 한다. 흥미로운 점은, 전체 의사의 1/4이 컴퓨터를 '마술상자'와 같은 방식으로 이용하는데, 즉 환자에게 의료정보를 알려주거나 앞으로의 계획을 말하거나, 결론을 말할 때, 스크린 상에 아무 것도 없을 때도 스크린을 보고 고개를 끄덕이거나 손으로 가리키면서 말한다고 했다. 저자의 주장에 따르면, 컴퓨터 자체가 일종의 권위를 나타내는 상징으로 작용한다는 것이다.

의례적 상징으로서의 데스크톱 컴퓨터

물리적 측면에서 컴퓨터는 매끄러운 표면과 네모난 유리 스크린 등, 발달된 과학 기술력으로 대량 생산되는 시대적 상징물이다. 컴퓨터는 이를 사용할 만큼의 경제 발달과 기술력 수준을 갖추었다는 것을 간접적으로 나타내는 것이다. 이것을 사용하는 사람 역시 그만큼 교육 정도와 이해력을 갖추었음을 의미한다.

또한 앞서 기술한 바와 같이, 컴퓨터는 현대를 상징하는 아이콘이자 의례적 상징물이다(☞ 9장). 기술력이 발달한 나라에서는 컴퓨터는 의사의 흰 가운과 마찬가지로, 혹은 벽에 걸린 의사의 학위증명서, 약과 기계로 가득 찬 선반, 두꺼운 의학서적이 꽉 차있는 책장 등과 마찬가지로 현대의 치유제도를 상징하기 위한 필수품이 되어가고 있다. 환자들에게 컴퓨터는 의사의 치유능력을 상징하는 것이 되고, 컴퓨터를 통해 어딘가에 숨겨져 있는 치유력과 거대한 의학지식의 보고에 자신이 연결된다고 생각한다. 이러한 상징성은 컴퓨터가 켜져 있든 꺼져 있든, 의사-환자 상호작용에 이용이 되든 되지 않든 상관없이 환자에게 다가오는 것이다. 의사의 데스크톱 컴퓨터와 관련된 의례적 상징에 관한 것이 표 13-2에 정리되어 있다.

표13-2. 의사의 데스크톱 컴퓨터와 연관된 의례적 상징

근대성의 표시

의사가 고도로 발달된 기술력과 최신 지식을 가지고 있다는 표시

지식과 조언을 하는 권위있는 자원

숨겨져 있는 의학의 막강한 힘에 연결되는 것

전 세계 다른 나라의 권위있는 의료전문가와 연결되어 있다는 것

기억, 논리, 계산 등에서 막강한 성능을 가진 외부의 두뇌를 의미

여태까지 발달되어온 의학적 지식과 기술의 보고

환자의 의료적, 개인적 자료외 지식의 창고

진단하고 치료하는 데 객관적이고 감정에 휩쓸리지 않는 조언자

의사 개인보다 더 많은 지식과 경험을 가진 믿을만한 '제2의 의사'

기계 자체가 강력한 치유자 혹은 치유하는 물건

'사이버 몸'과 '사이버 자아'

지난 50여 년 동안 TV, 라디오, 인터넷 등의 발달은 '몸'과 '자아'에 관한 논의에 미묘한 영향을 끼쳐 왔다. 이 영향이 원격의료에도 영향을 미쳤고, 다르게 보면 그 결과라고도 볼 수 있을 것이다.

'사이버 몸'

1960년대에 McLuhan[53]은 TV와 라디오가 인간 몸의 중추신경계의 확장으로 기능하여, 수만 마일 떨어져 있는 사람에게서 일어나는 일을 '보고', '들음'으로서 전 세계가 이제는 하나의 '지구촌'으로 되어가고 있다고 적은 바가 있다. 마찬가지로 컴퓨터와 연결된 인터넷은 새로운 형태의 '감각기관'으로 기능함과 더불어, 자료와 이미지를 모으고, 전 세계 사람들과 메시지를 주고받을 수 있게 한다. 이런 기계적 발달은 몸의 경계에 관하여 새로운 개념을 창

조해내고 있다.

Marshall[66]은 현대 서구사회에서 '경계에 관한 불안'—이것이 자신의 몸이든, 가족이든, 민족이나 국가이든—이 불안의 요인 중 중요한 부분임을 역설했다. 특히 '집단 사이의 경계와 이 경계를 어떻게 유지할 것인가의 문제가 불안의 초점이다'라고 했다. 이 불안은 외부로부터 들어온 사람(이주자와 난민 등)에게 해당하는 것일 뿐만 아니라, 일과 집 사이의 경계, 외부와 내적 심리 세계와의 경계 등에 초점이 맞추어져 있다. 온라인 채팅 방에 관한 그의 연구에서 '실제 몸이 없는 의사소통'은 '경계에 대한 모호함'을 불러일으키고, 이는 몸에 관한 인식의 변화를 끌어들인다고 말했다. 채팅 회원들은 온라인상에 있을 때는 일종의 '잠수하는 듯한 경험'을 한다고 하는데, 이때는 그들 자신의 몸에 관해 자각하지 않게 되고, '귀신과 같이 보이'거나, '비물질적'으로 느껴진다고 했으며, 통상적인 시공간의 제약을 받지 않고, 아무 때나 즉각적으로 전 세계를 떠돌아다닐 수 있는 영체와 같이 느껴진다는 것이다. 이런 몸은 현실의 저항을 받지 않고 모든 물질적 제약에서 풀려난 상태이다. 어느 한 집단의 온라인상의 생활도 '애매하고, 서로 겹치고, 부서진 경계'를 가지고 있어서, 회원들은 남들이 알지 못하는 사이에 아무 때나 들어오고 나갈 수 있다. 또한 채팅 방에서는 어느 한 사람만 따로 배제시킬 수도 없다. 이러한 현상이 '경계 불안'을 유발시키고, 이에 대한 반작용으로 도리어 더 완고한 데카르트적인 이분법적 사고방식을 가질 수 있다고 했다. 즉 인터넷상의 인격('net persona')과 현실에서의 자아정체성이 분리되는 현상이 일어난다. 현대와 같은 세속적인 시대에 '가상현실'에서 가지는 몸은 어떤 사람들에게는 '영혼', '정신', 심지어는 '마음'으로 간주될 수도 있을 것이다.

정보로서의 몸

인간의 몸은 '가상'으로도 존재성을 가지게 되었다. 대표적인 예가 가시적 인체 프로젝트(Visible Human Project, VHP)로서 1989년 미국 국립의학도서관에서 주관한 것이 있다. 정상 남녀의 해부학적 이미지를 온라인 도서관에 등재해 놓은 것으로, MRI, CT 등의 이미지와 해부학적 구조를 전시해놓았다. 2장에서 기술한 인간게놈프로젝트와 함께 VHP는 인간의 몸이 일종의 정보가 되어 인터넷 사용자 누구에게나 사용 가능한 것으로 재개념화되었다. Sandelowski[22]가 말한 것처럼, '이들 프로젝트 안에 있는 자료는 컴퓨터 스크린 위에서 생명력을 가진다. 우리는 실제로 몸을 뚫고 들어가지 않고도 되풀이해서 몸속을 돌아다닐 수 있게 되었다.' 이는 저자가 칭한 '포스트휴먼의 몸', 혹은 '몸이 없이, 명확하게 정의되지 않는 자아를 가진, 정보의 구조물'이다. 이들은 인간적인 몸, 즉 개별적이고 독자적이고 뚜렷한 자아를 가진, 피와 살이 흐르는 인간적인 몸을 사라지게 한다.'[22]

인터넷과 원격의료는, 몸이란 정보로 환원시켜 저장하고 전달할 수 있는, 정보로 구성된 것이라는 개념을 확산시키고 있다. 이러한 현상은, 감추어진 '유전적 코드'로서의 유전 요소, 미래의 질병 위험도 등이 모여진 '정보 집합체 몸'이라는 것으로 우리의 몸을 재개념화한다. 즉 의학과 기술에 의해서만 해독될 수 있는 정보의 코드로서 몸은 개념화되고 있다.

몸을 정보로 보는 개념은 감염에 관한 상이한 두 가지 담론을 낳았다. 생물학적 바이러스와 컴퓨터 바이러스가 그것이다. Parikka[67]의 지적에 의하면, 이 두 가지는 현재 모두 '정보에 의한 질병'인 것처럼 묘사되고 있어서, 하나는 유전적 코드를 가지고 있는 반면, 다른 것은 소프트웨어 코드를 가지고 있다는 식이다. 그리고 이 양자는 상품을 생산해내는 것보다는 정보를 생산하는 데 주력하는 경제사회의 전형적 모습이다. Thacker[68]의 관점에 의하면, 현 사회에서 컴퓨터 바이러스는 생물학적 용어로 말해지는데, 마치 이것이 어떤 실체를 가지고 있어서 바이러스가 사람 몸을 감염시키듯이 기계를 '감염'시킨다고 일컬어진다. 동시에 역학자들은 컴퓨터 네트워크의 수학적 원칙을 이용하여 전염병이 어떻게 확산되는지를 예측하고자 연구하고 있다. 즉 이 컴퓨터에서 저 컴퓨터로 컴퓨터 바이러스가 퍼지는 양상을 지도화하여 인간의 전염병 양상을 연구하고 있다.

마지막으로 언급해야 할 것으로는 사이보그에 관한 것이 있다. 2장에서 언급한 사람의 몸과 기계를 결합하여 새로운 몸의 기능을 창조하는 것이다. 원격의료에서 의사와 환자는 점점 더 기계를 통하여 서로를 보고, 자신도 처다보게 되어, 어떤 점에서 보면 각자는 기계의 일부분으로 되어 가는 것이다. 이런 현상은 '*사이보그화*'(cyborgization)[66]라고 불린다.

'사이버-자아'

현재 추세로 보면, 인류는 언젠가는 인간 자체가 무엇인지 재정의하는 시대에 이르게 될 것이라고 내다볼 수 있다. Turkle[44]의 언급과 같이, 컴퓨터는 현대에 '제2의 자아', 혹은 의인화(擬人化)된 몸 밖에 존재하는 '생각하는 기계'로 간주되고 있다. 컴퓨터는 인간의 마음에 관한 정의와 '자아'에 관한 정의까지 변화를 일으키고 있다. 이에 따라 다음 두 가지 질문을 할 수 있을 것이다. 사람들이 컴퓨터를 인간 마음의 모델로 생각하기 시작하면 어떤 일이 일어날 것인가? 혹은 인간이 자신을 기계와 같은 것이라고 생각하게 되면 어떤 일이 일어날 것인가? 최근에 이르러, 마음을 단지 '소프트웨어 프로그램'으로 간주하는 경향이 강해지고 있다. 즉, 두개골이라는 '하드웨어'안에 내장되어 있는 '소프트웨어'로서, 특정 조건에서 재프로그램화 할 수 있는 어떤 것으로 보기 시작했다는 말이다. Turkle의 견해에 따르면, '마음을 마이크로 프로세서'로 보는 시각이 함의하는 것 중 하나는, 자기 존재의 핵심에 진정한 '나'가 없고, '의식을 가진 행위의 주체자'도 없으며, 자신은 단지 행동과 프로세스로 이루어진 집합체에 불과하다고 보는 '탈중심화된 자아'에 관한 것이다.[44] 이렇듯 텅 빈 공간을 가진 자아는 결국은 외부에서 파워가 공급되고 통제되는 기계와 같이 외부의 힘에 의해 움직인다는 생각에 이르게 한다. 웹 상에 있는 수많은 개인 '홈페이지'를 보면, 흐트러져 있는 각종 이미지와 사실들을 그러모아 진열해놓고, 다른 웹사이트와도 연결해놓고 있는데, 이는 '새로운 정체성'을 창조하려는 시도로 저자는 해석하고 있다.[69]

van Dijck[51]은 1966년 이후 급증하고 있는 온라인 일기 혹은 *웹로그(블로그)*의 의미에 주목했다. 2004년에 미국에는 100만 개의 블로그가 있었다. 디지털 일기는 더 확장되어 일생을 담은 많은 분량의 인생 블로그도 있고, 유사한 다른 블로그와 연결하여 커다란 '블로그 공동체'를 형성하기도 한다. 창조적 표현을 위해 블로그를 사용하기도 하지만, 다른 이들은 정보 교환을 위해 혹은 개인적 주제를 드러내기 위해서 사용한다. 인터넷의 상호교환적이고 참여적인 특성을 가졌다는 점을 고려한다면, 블로그는 개인적인 것을 드러내어 익명 및 기명의 사람들과 상호교환적으로 관계를 맺는 것으로 볼 수 있다. van DiJick는 이 현상을 블로그를 통해 '자신의 정체성을 가꾸고 공동체적 느낌을 창조해내는 것'이라고 보았다. 사회의 급격한 흐름과 안정적 공동체의 와해가 특징인 현대사회에서 블로그는 '새로운 형태의 문화지식과 사회적 상호작용을 창조하고 있으며, 그곳의 상호성은 사회적 의식을 재기획하는 데 기여하고 있다.'

따라서 인터넷은 '공동체'의 새로운 정의를 만들어내고, 새로운 '자아' 의식을 창조하고 있다. 인터넷상에 웹로그를 만들어 '가상'의 자아를 만들고, 사이버공간 상에 '안전한 공간'을 창조해 내는 것이 어떤 사람들에게는 치료적 의미를 가질 수도 있을 것이다.

KEY REFERENCES

2 Internet World Stats (2006) *World Internet Usage and Population Statistics*: http://www.internetworldstats.com/stats.htm (Accessed on 21 February 2006)

4 Anderson, J.G., Rainey, M.R. and Eysenbach, G. (2003) The impact of cyberhealthcare on the physician-patient relationship. *J. Med. Systems* 27(1), 67–84.

6 Craig, J. and Patterson, V. (2005) Introduction to the practice of telemedicine. *J. Telemed. Telecare* 11, 3–9.

8 Zaylor, C. (1999) Clinical outcomes in telepsychiatry. *J. Telemed. Telecare* 5(Suppl. 1), S1, 59–60.

18 Ruggiero, C., Sacile, R. and Giacomini, M. (1999) Home telecare. *J. Telemed. Telecare* 5, 11–17.

23 Tang, J.C. (2003) Telesurgery – the way of the future? *McMaster Meducator* Issue 2, 15–18; http://www.meducator.org/archive/20030319/telesurgery.html (Accessed on 27 June 2005)

26 Hospers, H.J., Harterinck, P., van den Hoek, K. and Veenstra, J. (2002) Chatters on the Internet: a special target group for HIV prevention. *AIDS Care* 14(4), 539–44.

36 Hjelm, N.M. (2005) Benefits and drawbacks of telemedicine. *J. Telemed. Telecare* 11, 60–70.

46 Hailey, D., Roine, R. and Ohinmaa, A. (2002) Systematic review of evidence for the benefits of telemedicine. *J. Telemed. Telecare* 8 (Suppl. 1), S1, 1–7

52 Seale, C. (2205) Portrayals of treatment decision-making on popular breast and prostate cancer web sites. *Eur. J. Cancer Care* 14, 171–4.

54 Gerber, B.S., Eiser, A.R. (2001) The Patient-Physician Relationship in the Internet Age: Future Prospects and the Research Agenda. *J. Med. Internet Res.* 3(2), e15.

66 Marshall, J. (2004) The online body breaks out? Asence, ghosts, cyborgs, gender, polarity and politics. *Fibreculture* Issue 3; http://journal.fibreculture.org/issue3/issue3_marshall.html (Accessed on 5 July 2005).

See http://www.culturehealthandillness.com for the full list of references for this chapter.

RECOMMENDED READING

Coiera, E. (2003) *Guide to Health Informatics*, 2nd edn. London: Arnold, pp. 261–318.

Powell, J. and Clarke, A. (2002) The WWW of the World Wide Web: Who, What, and Why? *J. Med. Internet Res.* 4(1), e4.

Sinha, A. (2000) An overview of telemedicine: the virtual gaze of health care in the next century. *Med. Anthropol. Q.* 14(3), 291–309.

Taylor, P. (2005) Evaluating telemedicine systems and services. *J. Telemed. Telecare* 11, 167–77.

Turkle, S. (1997) *Life on the Screen: Identity in the Age of the Internet*. London: Simon and Schuster.

RECOMMENDED WEBSITES

Fibreculture Journal: http://journal.fibreculture.org

International Society for Mental Health Online: http://www.ismho.org

Journal of Medical Internet Research: http://www.jmir.org

14 새로운 몸, 새로운 자아 : 유전학과 생명공학

이 장에서는 최근 과학의 발달, 특히 유전학이 건강과 질병 및 인간 행동을 보는 시각에 미친 문화적 영향을 다룰 것이다. 산업사회에서는 유전학의 발달로 인하여 '몸', '자아' 뿐만 아니라, '위험도', '노화', '질병' 등의 개념에 주요 변화를 가져왔다.

1953년 Watson과 Crick이 처음으로 기술한 DNA의 이중나선 모델은 현대 문명의 아이콘이 되었다.

유전학의 연구결과는 인간 조건에 관한 본질적 질문을 던지게 한다. '개인성'은 무엇인가? '한 사람의 인격'은 무엇인가? 언제부터 인격이 갖추어지는 것인가? 한 인격의 소멸로 보는 시기는 어느 때인가? 이 장에서는 이러한 주제에 관하여 논의할 것이다.

유전학

유전학 혁명 : 새로운 패러다임

1940년대와 1970년대 사이에 생물학에서 새로운 패러다임이 등장했다. 분자생물학이 그것으로, 이는 엑스레이 결정학,[116] 전자현미경,

방사성 물질 추적 등의 기술 발달에 힘입은 것이었다.

분자생물학 내에서 주요한 첫 걸음은 인간게놈 프로젝트(HGP)[1]로서, 인체 유기체의 전체 게놈 지도를 그리기 위한 범세계적 사업이었다. 유기체의 게놈이라는 것은 그 유기체를 이루는 유전물질 전체 혹은 DNA를 말한다. 기술적 용어로 말하면, '유기체 혹은 세포가 가지고 있는 모든 DNA로서, 핵 안에 있는 염색체와 미토콘드리아 안에 있는 DNA'를 말한다.[1] 13년간의 작업 끝에 HGP는 2003년 완성되었고, 미국 돈 10억 달러가 소요되었다.[2] 그 목표는 인간 DNA에 들어있는 약 2만~2만5,000개의 유전자를 알아내어, 그것의 DNA를 구성하는 30억 개의 화학적 염기(鹽基) 쌍을 알아내는 것이었다.[3] 이러한 유전자, 이들의 기능, 건강과 질병과의 관계 등을 연구하는 것이 바로 유전체학(genomics)이다. 더 정확히 말한다면, 게놈에 관한 과학으로서, 게놈의 배열, 지도, 분석, 조사 및 조작에 관한 학문이라고 말할 수 있다.[4]

Rheinberger[5]는 분자생물학, 특히 유전공학의 발달은 과학적 사고의 일대 혁명으로서, 19세기 말 병균 이론에 필적하고, 1940년대 항생제의 발달과 맞먹는 효과를 가져왔다고 평했다. 그는 또한 분자생물학이 의학을 능가할 가능성과 의학 발전에 미치게 될 효과에 대해서도 언급했다. 유전에 관한 연구에는 인간조건에 관

---

116) 모든 고체는 결정으로 되어 있으며 인체의 뼈, 치아와 병적으로 생기는 담석 등도 결정이다. 엑스레이를 이용하여 결정체의 성질과 구조를 연구하는 학문을 일컫는다.

한 가정을 함의하고 있다. 즉, '자연'과 '양육', '생물학'과 '문화' 등의 대립적 사유에서, 유전학은 의료 내에서뿐만 아니라, 사회과학 및 행동과학 분야에서도 생물학적 논리 쪽으로 기울어지게 하는 패러다임의 전환을 일으키고 있는 것이다.

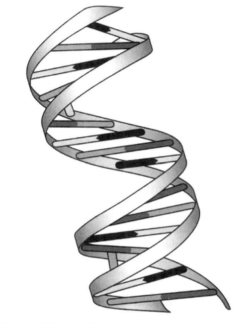

그림14.1 DNA의 이중나선 구조. 이 시대의 가장 상징적인 형상이다.

'자연' 대 '양육'

Mauron[6]은 분자생물학 분야에 함의된 '게놈의 형이상학'을 설명했다. 삶에 관한 일련의 가정으로서 유전 연구를 특징짓는 논리를 말하는 것이다. 특히 '게놈이야말로 유기체의 본질적 핵심이고, 그 유기체의 개별성과 독특한 성향을 결정짓는 것이며, 특정 종의 구성원임을 나타내는 것이라는 믿음'을 일컫는 것이다. 세속적인 현 시대에, 게놈은 '세속적 의미의 영혼에 해당'한다고 간주되고 있다.[6,7] 과거 인본주의 사상에서는 '인간의 생물학적 본질'(자연)은 주어지는 것이고, 가장 확실하고 이미 결정되어

있는 것이며 견고한 것인 반면, 인간의 영혼(행동을 포함하여)은 변화 가능한 것이고, 교육에 의해 완성되는 것(문화)'으로 보았다. 그러나 HGP와 이어지는 유전공학의 발달은, 인류라는 종(種)이 더 이상 '게놈 속에 체현된 불변의 생물학적 존재'가 될 수 없음을 시사하고 있다.[6] 인류역사상 처음으로 '자연' 또한 변화할 수 있는 것이고, 인간의 아이디어와 과학의 기술력으로 얼마든지 바꿀 수 있다는 사실이 드러나고 있다. 즉 '문화'에 의하여 '자연'은 바뀔 수 있다는 것이다. 마찬가지로 생물학은 더 이상 문화와 분리되지 않는다. 생물학적 사실을 바꿀 수 있다는 것은, 자연이 문화의 일부분이 되고, '자율적이고 독립적인 주체인 자아'는 자연과 분리되어, 덜 중요한 것으로서, 그리고 정의하기 애매한 것으로 되어감을 의미한다.

Rheinberger[5]는 또한 전형적인 이분법인 '자연'(내재된 것이고 고정된, 불변의 것)과 '양육'(외부적 요소이고 가변적이며, 환경적인 것), 즉 생물학적인 것과 문화적인 것 사이의 경계가 무너지고 있다고 말한다. 인간의 본성을 포함한 '자연'은 이제 어떤 방향으로든 바뀔 수 있는 것으로 간주된다. Cetina[8]는 18세기 계몽주의시대 인본주의의 이상이었던, 이성에 의한 인류의 진보와 사회 개선의 꿈이 종말을 맞고 있다고 본다. 사회개선과 이성에 의한 구원에 대한 믿음이 무너져 내리고, 그 자리에는 개인과 개인의 몸(게놈)에 대한 관심만이 남아 있다. 근대의 세속적이고, 후기 계몽주의 시대인 사회에서는, 인간이나 사회가 아닌, 오직 물체만이 변화될 수 있는 것이다. 이러한 새로운 '삶의 문화'는 사람이나 사회가 아닌, 자연을 변화시키는 데만 초점이 맞추어져 있다. 이성의 성장이나 사회적 조건을 개선시키는 것보다는 '유전학, 생물기술공학적 품질개선으로 인간 개인을 풍요롭게 하는 데 더 관심을 두고 있다.'[8] 생명공학과 나노기술, 정보사회, 인지기능 연구 등은 인간과 기계 사이의 구별을 모호하

게 하고 있는 것이다.

유전 결정론

새로운 패러다임의 또 다른 한 측면은 유전적 결정론으로, 이는 몸을 근본적으로 하나의 정보체계로 보는 개념과 연관되어 있다. 이 관점에서 인간이라는 유기체는 '소통과 통제의 배지(培地)'이고, 그 기능은 '유전자 속에 간직되어 있는 지침'에 따라 결정된다.[5] 한 개인의 유전자는 정보(유전자 코드)를 생성하고, 이에 따라 몸을 만들어내고 기능을 하게 한다. Rheinberger는 몸에 관한 이러한 새로운 시각이 내포하는 '중심적 논리'는 다음과 같이 말할 수 있다고 했다. 즉 'DNA가 RNA를 만들고, RNA는 단백질을 만든다.'[5]

몸을 유전정보의 관점에서 보는 것은 Sandalowski[9](☞2장, 13장)가 말하는 '영혼이 없는 정보 구조로서 명확한 경계가 없는 몸'인 포스트휴먼의 몸을 보는 것과 동일한 시각이다. 컴퓨터 사회에서 이런 시각은 끊임없이 재생산된다. 한 개인의 유전 정보는 '소프트웨어 프로그램'이고, 따라서 유전공학자와 의사에 의해 변형되고 조작될 수 있다. 개인의 심리적, 사회적, 문화적 배경에 관한 정보는 배제된, 유전정보로만 된 몸이 한 개인으로 간주되는 것이다.

일부 유전결정론자들은 인간 본성은 계급체계를 가진 단선적인 것이라는 신념을 가지고 있다. Mauron은 이런 신념은 '개인'을 구성하고 통제하는 것은 마음이 아니고 유전자라는 것으로, 그 정의가 전환되고 있음을 나타내는 것이라고 했다.[6] 이러한 기계적 접근방식[2]은 인간의 정체성을 형성하는 데 심리, 문화, 환경적 요소의 역할을 경시하는 것이다. 이는 HGP의 역할과 이것이 의학적-법적으로 어떤 연관관계를 가지고 있는지에 대하여 의문을 던지게 하고 있다.[11]

Rheinberger[5]는 '유전결정론'을 확대하면, '동물, 식물 등의 살아있는 전 지구적인 모든 것을 유전공학적으로, 그리고 의도적으로, 영구히 바꾸어 놓으려는 것'이라고 보고 있다. 1996년 복제양 '돌리'를 비롯하여 농업에서 유전공학적으로 변형된 작물(GM)등의 생산은 이 프로젝트의 일부일 뿐이다.

유전결정론의 극단적인 예는 인간의 행동, 지능, 성 역할, 민족성, 비관습적인 행동형, 신체적 정신적 건강 모두가 유전자에 의해 결정된다고 보는 것이다. 그러나 대부분의 유전학자들은 위의 요인들은 생물학적 요인과 환경적 요인이 상호작용하여 형성되는 것이라고 보고 있다.[12]

유전화

유전화(geneticization)[7,13]는 인간 본성과 행동을 내재된 생물학적 기전('자연')으로 해석하고, 문화적, 교육적, 환경적, 사회경제적 요인('양육')과는 무관한 것으로 보는 것이다. 이는 앞장에서 기술한 '의료화' 현상과 중첩되어 인간사회에 커다란 여파를 낳고 있다.

유전화는 정신과를 비롯한 의료 전반에 걸쳐 중요한 역할을 하고 있는데, 우선 질병에 취약함을 가진 유전자를 찾아내는 연구에 관한 것이 있다. 정신과 영역에서 Kirmayer와 Minas[14]는 모든 것을 '생물학적인 것으로 해석하는 것'을 경계해야 한다고 했다. 모든 정신과 질환과 이상 행동의 근저에는 뇌의 기능장애가 있고, 다른 사회적 요인은 단지 진열창에 불과하다고 보는 것은 위험하다는 것이다. 그러나 현재 대부분의 연구는 특정 정신질환과 유전과의 연관관계를 조사하는데 초점을 맞추고 있다.

또 다른 위험은 민족성,[7] 장애,[16] 비관습적 성취향, 범죄행동, 그리고 심지어는 인간문화와 사회 조직마저도 유전으로 보는 시각이다.

유전화와 정체성

사회과학자들은 유전에 관한 대중적 지식이 개인과 집단 정체성 및 '개인성'에 관한 문화적 견해에 미묘한 변화를 일으켰다고 주장하고 있다.

'개인성'

Mauron[6]은 '개인의 정체성'은 '시간과 공간의 흐름 속에서 어떤 항구성을 부여하는 요소'라고 정의했다. 이러한 항구성이라는 것은 무엇인가? 어떤 사람들에게는 생물학적 정체성일수도 있고, 종교적 관점에서 보는 사람은 '수정'의 순간부터 '개인성'을 가지게 된다고 보고 있다. 이 '한 인간으로서의 수정체'[6]는 수정되는 순간부터 하나의 인격체로서 가지게 되는 모든 권리를 소유한 새로운 인간이 탄생됨을 의미하는 것이고, 현재 종교적 정치적 논쟁의 초점이자, 낙태에 관한 찬반 논쟁의 중심이다.

사회행동과학에서 보편적인 또 하나의 견해는, 개인성은 시간이 지남에 따라 '만들어지는 것'으로 보는 것이다. 개인성은 어느 한 순간에 횡적으로 판단하는 것이 아니라 시간의 흐름에 따라 종적으로 만들어지는 것이고, 가족과 공동체가 형성과정에 관여한다. Kaufman과 Morgan[17]은 많은 문화권에서 신생아는 '아무것도 만들어져 있지 않은, 무성(無性)의 존재'이고, 따라서 '한 인간으로 만드는 것은 그 사회의 프로젝트'라고 본다고 했다. 9장에서 기술했듯이, 신생아는 일련의 '의례적 탄생'의 과정을 거쳐 단계적으로 사회의 일원이 되어 가는 것이다.

정체성의 요소는 유전으로만 설명할 수 없다. 성 정체성은 X 혹은 Y 염색체로만으로도 설명하기 어렵다. 6장에서 기술한 바와 같이 성 정체성은 심리적 사회적 문화적 차원에서 이해될 수 있는 것이다.

인류학자들은 '생물학적인 것이 운명이다' 라는 의견에 찬성하지 않는다. 인간 본성은 생물학적, 심리적, 사회적, 환경적 영향이 복합적으로 작용하여 형성되는 것으로 보기 때문이다.

'민간 유전설'

인간 집단은 그들 자신의 정체성을 정의하고, 다른 집단과 구별하는 특유의 방식을 가지고 있다. 즉 누가 친척이고 아닌지, 누가 '우리'이고 '남'인지 구별하는 방식을 말한다. 또한 인간은 능력, 기질, 특성, 도덕성 등을 설명하는 독특한 논리를 가지고 있어, 남들과 그들 자신을 구별한다. 때로 이런 구별은 조상으로부터 유전되는 특성에 근거하기도 한다.

개인 및 집단 정체성을 정의하기 위해 사용되는 이러한 유형의 민간논리를 *민간 유전설민간 유전설(folk genetics)*이라 부르고 있다. 개인적 차원에서 예를 들면, '그 사람의 창조성은 어머니로부터 물려받은 것이다' 혹은 '그 고약한 성미는 아버지 쪽 친척들로부터 물려받았다'는 말들이 있다. 특히 부정적인 것을 말할 때면 '피 속에 들어있다', '대대로 물려받은 것이다' 라는 표현을 쓴다. 어떤 사람들에게 이런 민간유전설은 개인적인 능력과 지능을 설명하는 데 사용됨은 물론, 정신질환, 범죄행동, 부도덕함을 설명하는 데도 쓰이고 있다. 국가적 혹은 민족적 차원에서는 생물학적 전승(傳承)을 공유하는 것뿐만 아니라, 공유하는 능력, 장점, 운명까지도 유전으로 설명한다.

Davison[18]은 한 개인은 양 부모의 특성을 똑같이 물려받는다는 영국의 민간유전설에 관하여 기술했다. 이는 생물학적 측면과 사회적 특성에 모두 해당되는 것으로서, 신체적 특성인 머리 색깔, 눈 색깔, 몸집 등과, '체질'에 해당하는 강함 혹은 유약함 및 수명 등, 그리고 성격 특성인 성향, 정서적 특징, 행동스타일 등을 포함한다. 유전자 집단검진에 의해 어느 한 사람이 노년에 어떤 질병에 걸릴 가능성이 높다고 나오면, 특히 그 사람의 부모가 그 병에 걸렸었다면, 이는 그 사람의 친척들도 노년에 똑같은 질병에 걸릴 것이라고 간주하게 되고, 그 사람을 어떻게 대할지를 결정하게 된다는 것이다. Richards[19] 또한 '유전'에 관한 영국 민간논리가 의과학에서 말하는 유전과 어떻게 다른지 기술했다. 즉 이들에게 유전은 '세대를 통해 내려오는 생물학적 특성 전반적인 것'을 의미하고, 특정 유전자와 염색체가 우성 혹은 열성 질환으로 표현될 가능성으로 보지 않는다는 것이다.

따라서 민간 유전설은 일반인들이 유전자 집단검진과 유전질환에 관한 뉴스를 대할 때 어떻게 이해하는지 알고자 할 때 고려되어야 한다.

'중간 존재'

의과학과 유전공학의 발달은 새로운 형태의 '중간 존재'를 만들어내고 있다. Kaufman과 Morgan[17]은 '삶의 경계에 위치하는 새로운 유형의 존재', 즉 '삶과 죽음 사이의 지역에서 방황하는 사람'을 중간 존재라고 불렀다. 심한 치매 상태, 장기간 혼수상태에 빠져 있는 사람들로서 '사회적 죽음'을 거친 사람을 뜻한다. 생물학에서는 '죽지는 않았지만 살아있다고 볼 수 없는' 존재를 일컫는다. 여기에 해당하는 존재로 인간의 줄기세포, DNA 샘플, 냉동배아, 난자 및 정자도 지칭되고 있다. 이 작은 존재들을 '한 인간'으로 보아야 할 것인가, 혹은 인간의 부품으로 보아야 할 것인가, 혹은 세포 덩어리나 분자 덩어리로 보아야 할 것인가? 정자기증자가 죽고 난 다음에 냉동된 그의 정자는 어떤 지위를 가지는 것인가? 죽고 없는 기증자의 승인이 없이도 그 정자를 살아있는 여자의 난자와 수정시킬 수 있는가? 이것의 윤리적 관점은 무엇인가? 유산된 태아의 세포는 연구나 유전치료에 쓰일 수 있는가? 누구의 승인을 받아야 하는가?

이러한 주제에 관하여 임상 의사들은 점차로 생명윤리학자와 인류학자의 자문을 구하고 있다.

'정상성'의 소멸

Clayton[20]은 HGP의 목표 중 하나는 '점점 포착하기 어려워지는 인간의 본질을 범주로 포획하려는 것'이라고 기술한 바가 있다. 그러나 모순되게도, HGP는 도리어 '유전적으로 동일한' 인간이 존재함으로서, 그러한 인간 본질은 없으며, 개인의 유전자 배열은 단지 수백만 가지의 배열 구조에 따라 달라지는 것일 뿐이라는 결론에 도달하게 했다.[20] 더욱이, 어느 누구도 이제는 완벽하게 '건강'하지도 '정상'이지도 않다. 왜냐하면 모든 인간은 자신의 게놈 안에 '정상적'인 것뿐만 아니라, 질병에 취약한 '비정상적' 유전자를 가지고 있기 때문이다. 따라서 '정상적' 몸과 '비정상적' 몸 사이의 경계, 그리고 '건강'한 몸과 '병든' 몸 사이의 경계는 점점 더 모호해져 간다.

'경계에 대한 불안'

'자아'와 집단을 둘러싼 경계를 유지하려는 전통적인 방식이 이제 더 이상 그 기능을 하지 않는 현대사회에서 '경계 불안'은 현대의 특징으로 보인다.[21] 급격한 사회변화 속에서 경계에 관한 관심은 불안을 가중시키고 있다.

개인 차원에서, 몸은 눈에 보이지 않는 많은 것들이 침투해 들어오는 자리이다. 보이지 않는 전파, 오염물질, 균 등의 침투에 무방비하다고 느끼는 것을 필자는 '병균사조'[22]라고 칭했다. 이는 10장에서 기술한 전통적 사회에서 개인은 '구멍 뚫린 자아'로 인식하는 것과 유사점을 가지고 있다.

유전 혁명이 개인과 가족 및 집단을 둘러싼 상징적 피부를 무너뜨려, 주위의 것들이 침투해 들어오는 데 취약한 구멍 뚫린 자아의식을 형성케 하는데 기여하고 있다. 세계화의 변화 속에서 대규모 인구 이동과 문화 다양성이 보편화되어가고 있는 상황에서 이미 집단의 경계는 모호해져 가고 있다.[7] 게놈 연구는 다른 민족 집단과의 차이보다는 동질성을 더욱 강조하고 있어서, '민족', '종족' 등의 경계가 무너지고,

이는 경계 불안을 더욱 가중시키고 있고, 더 나아가 인류와 다른 종의 경계조차 흐려지고 있는 것이다(인류의 게놈 중 98%는 침판지와 동일하다).[6] 유전공학은 인간의 몸과 본질은 불변의 것이 아니라 과학기술로 얼마든지 조작할 수 있는 것이고, 한편으로 유전적 결정론으로 인하여 자율성과 자유의지는 축소된다는 운명론적 시각을 강화하고 있다.

이러한 시각은 뚜렷한 경계를 가지고 있고 자율성을 가진 개인이라는 개념을 위태롭게 하는 것들이다.

유전학과 사회적 관계

유전학은 사람 사이의 관계를 정립하는 데 이용되고 있다. 예를 들면, DNA 검사는 친자 검사에 이용되고, 다른 가족에 의해 입양된 형제의 생물학적 증명에 사용된다. 법의학에서는 후손이나 생존자의 유전자와 사망자의 잔여물을 대조하여 가족 여부를 가리고 있다. 범죄의 유죄여부 증거 역시 이용 분야 중의 하나이다. 또한 유산 분배를 위한 친족 감별에도 이용된다.

동일한 유전질환을 가진 사람들끼리 자조집단을 만들기도 하는데, 예를 들면 전 세계에 흩어져 있는 헌팅턴병117)의 환우회가 그것이다. 이들은 정보교환과 정서적 지지 및 사회적 지지를 공유하고 있어, 미래에는 새로운 유형의 '친족제' 혹은 '가족'으로 떠오를 수 있다. Rabinow[23]는 유전질환을 공유하면서 동질의 집단 및 개인 정체성을 형성하는 것을 *생명 사회성*(biosociality)이라고 불렀다. 미국의 경우, 이러한 새로운 공동체에 속하는 것으로 신경섬유종증118) 집단이 있다. 이들은 자녀를 교육하고,

정부에 로비를 하고, 가정환경을 개조하는 데 서로의 경험을 나누고 있다.

이러한 사회적 현상은 유전이 인간관계의 근거가 될 뿐만 아니라, 인간의 도덕적 행동과도 연관된다는 인상을 대중에게 심어주고 있다. 게놈의 유사성만으로 새로운 유형의 공동체를 만드는 것에 유전학은 이용되고 있는 것이다.

유전학과 시간

유전화의 경향이 확산되면서 *시간*을 보는 문화적 인식 또한 달라지고 있다. 한 개인의 게놈은 그 안에 현재뿐만 아니라, 그 사람의 과거와 미래까지 들어있으므로 현재, 과거, 미래가 한 개인의 몸 안에 체현되어 있다고 볼 수 있다. 유전자 집단검진은 현재 그의 몸 안에 들어있는 유전자 속에 그의 조상으로부터 물려받은 '비정상적' 유전자가 들어있고, 이것이 미래에 어떻게 발현될지, 더 나아가 그의 자손에게 어떤 위험성을 물려주게 될지를 알려주기 때문이다. 현재의 유전자 존재는 미래의 결혼에까지 영향을 미친다. 따라서 유전자 집단검진은 하나의 메시지 안에 과거와 미래를 함축해 놓은 것이고, 진단과 예후 사이의 구분을 애매하게 만들어 버리는 것이다.

유전학과 사회적 맥락

Rabinow[10]가 강조했듯이, 과학은 문화로부터 결코 자유롭지 못하다. 사회적 맥락의 영향 또한 배제할 수 없다. 과학기술의 이론과 실제는 문화적 사회적 기획이다. 과학기술은 현재의 세계관을 반영하는 것이고, 특정한 사회적 기구와 문화관뿐만 아니라 경제적 이익과 관련된 것, 정치적 압력, 종교적 전통도 반영하고 있다.[2] 그러므로 똑같은 과학기술이라 할지라도 사회적 문화적 맥락에 따라 다른 사람들에게

---

117) 상염색체 우성 유전병으로 대뇌피질 위축이 주로 나타난다. 주로 30~40대 연령층에서 발생하여 15~20년 이내에 사망한다. 정신병적 증상, 경련, 보행장애, 언어장애, 치매한 배뇨장애나 발기부전, 손발의 다한증 등이 나타날 수 있다. 치료는 불가능하며 장기간 서서히 죽음에 이르는 병이다.
118) 피부, 신경계통, 그 외에 뼈와 연부조직 등 신경

이 있는 신체 어느 부위에나 다발성으로 종양이 발생하는 것으로서, 피부에 색소성 모발성 모반, 밀크커피색 반점 등이 나타난다. 역시 상염색체 우성으로 유전하는데, 자녀의 50% 정도가 이 병에 걸린다.

다른 방식으로 이해되고 사용되고 있다. 예를 들어, 임상 유전학에서는, 어느 한 개인의 게놈이라는 '순수한' 과학적 자료에 의해서만 진단이 되는 것은 아니다. 때로는 주관적인 요소가 포함되는 수가 있다. Shaw[12]는 잉글랜드 병원 유전학과에서 진단은 사회적 과정이고, 이 과정에는 전문의, 실험실 과학자, 병원 매니저 사이에서 일종의 협상이 통해 이루어진다는 것을 기술했다. 유전질환의 진단은 실험실 결과와 함께 전문가의 경험과 전문의의 직관에 의해 이루어진다. 동료와 토의하고, 과거의 경험에 비추어보고, 환자의 모습에서 염색체와 관련된 징후를 찾아내고, 때로는 실험실 자료가 결론을 내지 않은 상태에서 진단을 하는 것이다. 따라서 유전적 이상은 환자의 '표현형'뿐만 아니라 '유전자형'에 관한 주관적, 객관적 판단이 통합되어 진단되는 것이다.

미국 로스앤젤레스의 캘리포니아 대학 *사회와 유전체학 센터*[25]는 인간의 게놈은 근본적으로 사회적인 것이라고 간주하고 있다. 게놈은 언어, 도구, 동식물의 가축화와 작물화(作物化) 등의 과정과 함께 동시에 진화해온 것이다. 이러한 공동 진화의 예의 하나로 개발도상국에서 식생활 등이 서구화되면서 당뇨병이 따라서 증가하는 현상이 있다. 인간은 잦은 기근과 예측할 수 없는 음식 양 등 환경 변화에 신체 대사를 적응해 왔다. 그러나 근대의 풍요로움은 인간이 그 변화에 적응하기에는 너무 급작스럽게 일어난 변화였다. 그러므로 당뇨병의 역학을 이해하기 위해서는, 모든 요인들 즉 사회적, 문화적, 경제적 상황과 더불어 당뇨에 관한 유전적 역할도 모두 고려해야만 하는 것이다.

다음 사례는 특정 사회적 배경에서 개인의 유전정보가 상업적 상품으로 변화되는 것을 보여주고 있다.

사례 14.1 스웨덴 우메아의 상업용 생체은행

Høyer[26]은 인간의 생체 조직을 저장하는 생체은행(biobank)의 활동에 관해 기술했다. 현재 8만 5,000명으로부터 1만1,000개의 혈액 샘플을 보관하고 있어서, 세계에서 가장 큰 규모의 연구용 생체은행 중 하나이다. 이 생체은행에 생체 조직을 기증하는 사람들은 그들의 생활방식, 과거 병력 등을 질문지에 기록해 넣는다. 저자는 기증자들이 '개인성'에 관한 두 가지 상이한 개념을 가지고 있음에 주목했다. 즉 일부는 개인성이 그들의 생활방식에 따르는 것으로 보고('자기 서사'), 다른 일부는 그들의 혈액(혹은 유전자)에 따르는 것으로 보고 있었다. 후자의 경우 다른 사람에게 자신의 유전 정보를 파는 것은 '그들 자신을 팔아버리는 것과 같다'고 생각하고 있었다.

생체은행의 기능은 혈액을 거래 가능한 상품 즉 정보로 전환시키는 것이다. 생체은행은 혈액 샘플에서 추출한 유전 코드를 유전 정보로 규명하여 의학연구소, 제약회사 등의 기업에 판매하는 역할을 하는 것이다. 이런 방식으로 의료 생체은행은 인간의 생활과 경제활동 사이에 중요한 매개 역할을 하고 있다. 그 이름이 생체은행이라는 것은 이를 상징적으로 나타내고 있는 셈이다.

응용 유전학

생명공학

생명공학은 응용분자생물학의 발달과 함께 발달해 왔다. 생체세포 혹은 세포의 일부를 이용하여 농업, 축산, 산업 혹은 의료 등에 유용한 것을 생산해내는 기술이다. 생명공학은 세포의 구조와 세포 내적 환경을 목적에 맞게 조작하는 것이다. 여러 동식물 종을 변형시켜 의약용, 살충용, 수정, 공업용 등을 생산한다. 폐수를 정화하는 미생물을 만들고, 다양한 오염물질의 정화를 위한 물질 생산에도 이용된다. 생명공학은 상업적 목적과 결합하여 다국적 기업은 물론, 대학과 정부기관에서 독점하다시피 되어 왔다.

유전자 치료

임상 의료에서 유전자 치료는, 변이유전자를 가진 사람에게 '정상' 유전자를 주입하여, 병적 유전자가 증상을 나타내기 전에 유전 이상을 교정하고자 하는 목적으로 개발되었다.[11] HGP를 총괄하는 인간게놈기구(Human Genom Organization, HUGO)의 전(前) 의장인 Walter Bodmer 경은 앞으로 몇 세기 안에 '분자 의료'는 5,000여개에 달하는 유전질병을 교정하는 방법을 찾을 수 있을 것이라고 했는데, 여기에는 심장질환, 몇몇 암, 유전관련 알레르기, 학습장애와 같은 교육적 문제까지도 포함된다.[5]

인간 배아 줄기세포

현재 논쟁의 초점이 되고 있는 응용 유전공학 분야는 단연 인간 배아줄기세포(ESCs)이다. 1998년 처음으로 분리에 성공한 ESCs는 수정 후 4~5일 후에 인간 배아로부터 배반포[119]를 분리해낸 것을 일컫는다. 이 세포는 인간 몸의 여러 기관으로 발달할 수 있는 잠재력을 가진 세포로서, 미래에 손상된 조직이나 장기를 대체하거나, 노화와 함께 퇴행해버린 기관을 재생시키는 데에 쓰일 수 있다. 배아세포는 한 인간으로서의 존재성 여부에 대한 논쟁의 초점이 되어왔다.

인간 복제

한 개의 세포로부터 유전적으로 동일한 두 개 이상의 세포 혹은 유기체를 생성해내는 과정을 일컫는다. 1996년 생성된 복제 양 '돌리'가 대표적인 예이다. 생명공학에 관한 모든 논쟁의 중심에는 인간 복제가 자리 잡고 있다.

---

119) 배아의 발생과정에서 추출한 세포로서, 모든 조직의 세포로 분화할 수 있는 능력을 지녔으나 아직 분화되지 않은 세포이다. 수정란은 세포분열을 통해 몇 개로 나누어져 세포덩어리인 배반포를 형성하는데, 그 안쪽에 내세포괴라는 세포덩어리가 있어 이것이 결국 배아를 형성한다. 내세포덩어리를 분리하여 배양하면, 분화는 일어나지 않지만 분화 능력은 여전히 보유한 배아줄기 세포가 된다.

종교적, 윤리적, 실천적, 정치적인 차원에서 비판이 일고, 1997년에 인권과 생명의학에 관한 유럽 협의회에서는 이 연구에 관한 법적 규제안을 마련한 바가 있다.[28]

생명노인학

노화의 생물학적 기초를 연구하는 학문이자 노화를 늦추거나 노화에 의한 결과를 역전시킬 수 있는 방법을 찾는 학문 분야로서, 삶을 개선하고 수명 연장을 목적으로 한다. 인간 배아 줄기세포를 이용하여 '노화와 연관된 퇴행과정을 극복하고,'[30] 노년에 생기는 퇴행성 질병들, 예컨대 당뇨병, 뇌졸중, 심장병, 파킨슨씨병 등을 치유할 세포대체치료를 개발하는 '재생 의료'의 한 분야이다. 다시 말해 '신체 안에서 노화를 늦추고자' 하는 것이다.

이 '재생 의료' 분야는 Kaufman 등[31]이 언급한 노화의 '생의학화'(biomedicalization)에 해당하는 것으로서, 노화 자체를 일종의 '질병'으로 간주하여 치료하고 경감시키며, 더 나아가 '완치'할 수 있다고 보는 시각에 근거하고 있다. 즉 '질병'인 노화를 치료하기 위해 '몸 자체는 어떤 나이이건 무제한으로 조작할 수 있는 대상이고, 의료전문가는 생명 자체의 기능을 최대한으로 끌어올리기 위하여 몸을 조작할 수 있다'는 시각을 전제로 한다. 이 전제는 '노화하지 않고 나이 먹는다'는 매력적인 제안을 제시한다. 그러나 Bruce[27]가 말한 바와 같이, 이 제안은 윤리적, 사회적, 경제적 문제점을 안고 있고, 그 결과로 인한 '초고령 인구'를 지원할 자원의 필요성을 초래하고 있다. 또한 '새로운 생명연장의 기술'을 이용하여 기대 수명을 연장할 수 있는 사람('시간 부자')와 그럴 수 없는 사람('시간 빈자') 사이의 불평등을 심화시키고 있다는 것도 무시할 수 없는 문제 중 하나이다.

유전 질환

유전 질환과 친족관계

유전질환의 대부분은 혈연관계 안에서 발생한다. 낭포성 섬유증,[120] 테이-삭스병,[121] 지중해성 빈혈,[122] 겸상 적혈구 빈혈[123] 등은 열성 유전으로 자녀에게 전해지는 질병으로서, 선천성 기형, 정신지체, 시각장애 및 청각 장애 등과 연관된다.[33,34] 사촌 관계 이내의 친족 결혼에서는 중증의 질병이 발생할 가능성이 높아, 이때 치사율은 3~5%에 달하고, 8촌 이내의 결혼에서는 약 1% 정도 발병한다.[33]

결혼과 친족관계에 관한 인류학적 연구는 유전질환의 연구에 매우 귀중한 자료로 사용되고 있다. 공동체에 따라 동족 내에서 동일한 종교를 가진 사람끼리 근친결혼이 권장되는 곳이 있고, 동족결혼의 결과로 유전질병의 빈도가 특정 공동체에 집중되기도 한다.

사촌 간 결혼

1997년 Hamamy와 Alwan[34]는 지중해 동부와 중동 지역에서 특정 유전질환과 선천성 기형이 비교적 집중적으로 많이 발생하는 현상에 대해 보고하였다. 그 원인은 복합적이기는 하지만, 그중에서도 특히 저자들이 지적한 것은, 유전자 집단검진에 관한 대중의 인식 부족, 분만 시 산모의 고령화(특히 대가족 제도일 경우에) 및 '전통적인 사촌 간 결혼'이다. 모든 결혼 중 사촌 간 결혼은, 요르단의 경우 32%, 사우디아라비아의 경우 31.4%, 쿠웨이트 30.3%, 아랍에미리트 연방30%, 이라크 29.9%, 이집트 11.4%, 회교 레바논 17.3%, 기독교 레바논 7.9%였다.[34] 아래 사례는 사촌 결혼으로 인한 유전질환을 보는 사람들의 시각에 대한 것이다.

사촌 간 결혼으로 인한 유전질환의 증가는 영국 안에 있는 파키스탄인들에서도 보고되고 있다. 1988년 Darr와 Modell[35]의 보고에 의하면, 영국의 파키스탄인 어머니 100명 중 55명이 사촌과 결혼하였는데, 이들의 어머니 윗대에서는 33명이었다고 했다. 사촌 결혼이 윗대에 비해 증가하였고 결과적으로 지중해 빈혈과 같은 유전질환의 빈도가 증가하게 되었다. Modell[36]에 의하면, 파키스탄에서는 부계 사촌 결혼이 더 많아, 남자는 자신이 속한 대가족 혹은 부족 안에서 배우자를 만나게 된다. 파키스탄 내에 있는 부계 가족은 다수의 혈연관계 집단으로 둘러싸여 있고, 남자들은 이들 집단 내에서 배우자를 고르고 사촌 간 결혼을 선호해 왔다. 이 결혼방식은 다른 집단으로 구성원을 보내는 일이 적기 때문에 '혈연 정체성을 강화하고 집단을 뚜렷이 구별해주는 역할'을 한다. 또한 유전질환 역시 일반사회 안에서와는 달리 낙인찍히는 일이 적은데, 유전질환은 그 사람이 '가족의 일원임을 증명'하는 일이기 때문이다. 더 나아가, Qureshi[37]는 혈연은 그 공동체를 '사회적으로 안정되게 하는' 이점을 가지고 있다고 했다. 이는 가족이 하나의 단위로 움직이게 하고, 유전질환을 가진 아이의 어머니는 자신의 숙모이기도 한 시어머니에게 도움을 받을 수 있다는 것이다.

---

120) 상염색체 열성으로 유전되며, 폐, 내장 등에 있는 점막세포 형성의 장애와 염분이 점막세포를 투과하지 못해서 나타나는 여러 장기의 이상 증상이다. 호흡장애, 소화기 장애, 감염성 질환에 잘 걸리고 당뇨병, 간경화, 불임 등이 나타난다.
121) 상염색체 열성 유전으로, ganglioside라는 지방산이 뇌세포에 축적되면서 치명적인 증상을 일으킨다.
122) 상염색체 열성유전으로 비정상적 헤모글로빈으로 인하여 치명적 빈혈에 이른다. 지중해 연안 사람들에게 잘 생기므로 이 이름이 붙었다. 유일한 치료법은 정기적 수혈이다.
123) 초생달같은 모양의 적혈구가 만들어져 이것이 빈혈, 혈관폐색등을 일으킨다. 사하라 남부 아프리카에 흔하고 말라리아의 예방효과가 있다고 하나 논쟁의 여지는 있다.

사례 14.2 사우디아라비아의 리야드에서 유전질환에 관한 유전 상담의 예

Panter-Brick[38,39]는 1988년 사우디아라비아의 리야드에 있는 특수병원에서 아이의 유전질환에 관하여 상담하러 온 부모에 대해 조사하였다. 부모의 81%는 직계 사촌 내지 팔촌 이내의 결혼을 했고, 이들 중 1/3은 유전질환으로 인하여 자녀 4명 중 한명을 잃었고, 2/3는 자녀의 죽음을 경험하지는 않았으나 한두 명의 자녀가 병에 걸려 있었다. 이들이 자녀의 병 원인을 이해하는 방식은 과학적(유전), 종교적('신의 뜻'), 민간 신앙적('사악한 눈') 견해가 섞여 있었으나, 이 모든 것은 결국은 '신의 의지'에 의한 것으로 귀결되었다. 저자는 이들 부모는 종교가 있음으로서 절망감을 극복할 수 있고, 평정심을 가지고 병에 걸린 아이를 돌볼 수 있으며, 치유에 대한 희망을 놓지 않을 수 있다고 했다. 또한 병에 걸리게 한 책임감으로부터 벗어날 수 있으므로, 서구와 달리, 이들 부모는 죄책감에 시달리지 않았다. 부모의 2/3는 유전적 요인의 가능성을 생각하고 있는 정도였고, 1/3은 유전에 의한 것임을 확신하고 있었다. 매우 적은 수의 부모만이 다음 아이에게도 생길 수 있다는 가능성과 유전과 질병의 연관성에 관해 말해준 의사의 말을 정확히 기억했다. 예를 들어, 어떤 부모는 유전이라면 왜 모든 아이가 병에 걸리지 않는지, 혹은 태어나는 순간부터 병이 나타나지 않는지에 관하여 이해하지 못하고 있었다. 다른 부모는 사촌끼리 결혼했는데도 아이가 병에 걸리지 않았다는 사실이 이들 부모가 유전을 이해하기 어렵게 하였다고 한다. 이들이 택하는 해결책은 서구에서 하듯 유산시키는 것이 아니라, 이혼을 하거나 또 다른 아내를 얻는 것이었다. 유전질병에도 불구하고 이들 중 36%는 사촌결혼이 좋은 것이고, 아이들에게도 사촌 간에 결혼을 시킬 것이라고 말한 반면, 39%는 이를 반대하였다. 이러한 의견의 차이는 '급속한 사회변화를 겪고 있는 사우디아라비아의 가족의 위상을 반영하는 것이다.' 저자는 '혈연관계가 지속되는 한 유전자 카운셀링은 별 효과가 없을 것이며, '혈연간 결혼은 사우디의 문화에 깊이 뿌리박혀 있는 것이라고 결론을 지었다.

유전 질병의 보호적 측면

물려받은 유전자가 병을 일으키기도 하지만, 때로는 다른 질병으로부터 보호하는 기능을 하기도 한다. 가장 잘 알려진 예는 열성유전인 겸상 적혈구 유전인자로서, 부모 양쪽으로부터 모두 받았을 때만 겸상 적혈구성 빈혈, 혹은 겸상적혈구병이라는, 유전질환 중 가장 흔히 나타나는 병으로 발현한다.[40] 유아기 및 아동기에는 치명적일 수 있다. 그러나 유전인자를 하나만 가지고 있어서 증상이 발현되지 않는 보유자는 특정 지역에 따라서 생존에 더 유리한 위치를 차지할 수 있다. 아프리카 적도지역 말라리아가 만연하는 곳에서는 겸상적혈구를 가진 사람은 치사율이 높은 말라리아를 일으키는 *Plasmodium falsiparum*[124]에 감염률이 낮다고 한다. 생존율이 높은 결과, 자연선택으로 인하여 오랜 기간 동안 유전인자가 축적되면서, 사하라 남부 아프리카에는 세계 어느 곳보다도 더 많은 보유자가 있게 되었다. 예를 들면, 나이지리아에는 성인의 25%가 보유자이고, 아프리카 전 지역에서 태어나는 신생아는 연간 24만 명인데, 이중 9만 명은 나이지리아에서 태어난다.[40] 말라리아가 박멸되면, 겸상적혈구를 가진 사람과 가지지 않은 사람 모두에게 이익이 되겠지만, 만일 유전치료를 할 경우, 이들의 보호인자인 겸상 적혈구가 없어지고, 결과적으로 말라리아 감염률은 높아질 것이다.[125]

유전질병의 집단검진

유전질병을 진단하는 유전자 검진은 특수 클리닉이나 병원에서 하고 있다. 검진한 사람들

---

124) 기생 원충의 일종으로, Anopheles 모기에 의해 감염되며, 치사율이 높은 말라리아를 발병시킨다.
125) 주요 논쟁점은 겸상 적혈구가 말라리아에 진정 예방 효과가 있느냐는 점과, 빈혈에 의한 치사율이 말라리아에 의한 치사율과 어떻게 다른가 하는 것에 초점이 맞추어지고 있다.

중 대부분은 증상 없이 건강한 사람으로서 특정 유전자를 보유하고 있을 뿐이다. 따라서 유전자 검진은 비록 현재 증상이 없더라도 나중에 생길 가능성이 있는 질병을 예측할 수 있다.[11] 그렇다면 '건강하다'는 것의 의미와 어떤 병을 일으킬 가능성을 가지고 있다는 것의 차이는 무엇인가? 이것은 '자아의식'에 어떤 영향을 미칠 것이며, 현재의 자아가 미래에도 지속될 것이라고 생각하게 할 것인가? 자신의 과거와 미래에 관한 인식은 어떠할 것인가?

유전학과 '위험도'

일반인과 전문가는 '위험도'에 관하여 매우 다른 견해를 가지고 있을 수 있다. 위험 확률에 관한 역학적 모델은 대규모 인구 자료에 근거하고 있고, 반면 일반인은 개인적 혹은 가족적 경험에 바탕을 두고 있다. 그러나 의료적으로는 '위험 인자'라는 것은 개인, 특히 유전인자에 함유되어 있는 것으로 본다. Kavanagh와 Broom[41]에 의하면, 개인의 몸 안에 내재되어 있는 '체화된 육체적 위험'은 '환경 위험'(공해, 핵폐기물 등)이나 '생활방식에서 오는 위험'(흡연, 식습관, 운동 부족)과 매우 다른 것이다. 또한 건강에 영향을 미치는 가난, 불평등 등의 사회적 박탈과도 다르다. 따라서 유전자 검진은 질병의 책임을 한 개인이나 그의 조상에게서 찾는 것이라고 할 수 있다.

'예비 환자'

중증의 유전 질병이 있다고 진단은 되었지만, 아직 치료하지 않은 사람은 환자인가? 혹은 유전자 검진에 의해 중증의 유전질병 인자를 가지고 있지만, 아직 증상이 나타나지 않은 사람에게는 어떤 일이 일어날 것인가?

건강한 사람을 유전자 검진을 하게 되면서 새로운 범주의 환자, 즉 Konrad[42]가 칭한 증상 *발현 전 환자* 혹은 *예비환자*를 만들어내게 되었다. 이는 5장에서 기술한 '병이 없는 질병'의 예이자, 첨단 진단기술에 의해 건강한 사람에

게서 발견되는 '준 임상적' 질병이다(⇨4장). 유전자 검진은 이제 환자와 의사 모두에게 새로운 딜레마를 던지고 있다. 유전자 진단기술이 발달함에 따라 '질병을 예측하는 과학자의 능력과, 이를 치료하는 임상의사의 능력 사이의 간격이 더 커지게 된 것'이다.[42] 즉 질병의 위험성을 가지고 있음이 진단되었다 하더라도, 이를 예방하거나 치료할 방법은 전혀 없는 경우가 많이 나타나게 된 것이다.[41]

헌팅턴병

헌팅턴병(Hungton's disease, HD)은 현재로서는 예방할 수도 치료할 수도 없는 중증의 진행성 신경질환으로서 우성유전이 된다. 중년기인 35세~45세 사이에 불수의성 운동 이상, 치매, 심한 우울증 등의 정신과적 증상에 이어 사망에 이르게 된다. 남녀 모두에게 나타나며, 유전자를 가진 사람의 자녀 50%가 이 질병에 걸리게 된다.[43]

병의 특성이 진행성이고 치료가 되지 않으므로, 환자가 유전 검진을 받으려고 결심하기까지는 수년이 걸릴 수 있고, 일부 환자는 처음부터 검진을 거부하기도 한다. 캐나다의 영국령 콜롬비아에서 HD환자를 조사한 Cox[44]에 의하면, HD의 진단이 환자는 물론 배우자, 자녀 및 친척들에게 엄청난 타격을 준다는 것이다. HD가 가족 내에 있다는 것을 알고, 자신도 위험성을 가지고 있음을 알아도, 검진을 받기까지는 사람마다 다른 여러 가지 유형의 정서적, 사회적 경과를 밟는다고 했다. 그 결정은 합리적이고 의식적인 경우는 드물고, 자기 이익에만 관련된 경우도 드물었다. 예를 들면, 자녀들에 대한 책임감과 다른 친척에게 나타날 가능성을 알기 위하여 검사하는 경우가 많았다. Cox와 McKellin[43]의 지적에 의하면, 유전 클리닉에서 환자에게 가계도의 유전기록을 보여주는 것만으로는 '위험'의 정도를 정확히 알려주기 어렵다고 한다. 더욱 주관적인 요인, 예를 들어 촌수와 상관없이 그 환자와 얼마나 가깝

게 느끼고 있는지가 그 개인으로 하여금 질병이 얼마나 현실적으로 가까이 다가와 있는지 느끼게 한다고 하며, 이러한 요인이 유전 검진을 받는 동기가 된다고 했다.

HD 진단이 함의하고 있는 바는 진단에 따른 예후가 때로 혼란을 가져온다는 것이다. 즉 HD 진단은 명백히 예후를 알려주는 것이므로, HD 보유자는 언제 어떤 일이 자신에게 생길 것인지를 알게 되는 것이다. 영국 런던에서 HD 환자를 조사한 Konrad[42]는 아무런 증상도 없고 자신은 완벽하게 건강하다고 느끼던 사람들이 HD 진단으로 자신의 미래를 알게 되면서 예비 환자로 변해가는 것에 대해 기술했다. 진단으로 알게 되어 '예비환자'가 된 상태와, 첫 증상이 나타나는 때(따라서 '예후가 체화된 상태') 사이는 일종의 연옥(煉獄)과 같은 중간단계이다. 이 중간 단계는 수년에 걸쳐 지속된다.

유전 연구와 적용에 관한 반응

유전 연구에 의한 실제 적용은 윤리적, 사회적, 경제적 함의를 가지고 있고, 비판이 유보되어 있는 상태이다. 다양한 측면이 이와 연루되어 있다.

종교적 주제

정통 종교 집단 사람들은 유전 연구의 적용을 '독신(瀆神)', '신의 의지에 참견하려는 것'으로 보고, 과학자들이 '신의 흉내'를 내려는 것이라고 비난한다. 다른 비판은 종교적 전제뿐만 아니라, 윤리적, 실제적, 안전성 주제에 근거하고 있다.

Bruce[27]는 유전공학의 굵직한 사건들, 즉 1996년 복제양 '돌리', 1998년 인간배우줄기세포 분리, 2000년 인간 게놈에 관한 첫 초안 발표 등과 관련된 윤리적, 종교적 반대를 고찰하였다. 인간 복제에 관한 반대는 다음 세 가지

배경에 근거하고 있다. 우선 원칙에 위반되는 것이고, 건강에 위험하기 때문에 용인될 수 없고, 끝으로 심리적, 인간관계적 차원에 해악을 끼친다는 것이다. 인간 복제는 전문가적으로도, 의료적으로도, 윤리적으로도 용인되고 있지 않고, 1997년에는 유럽연합 회의에서 위법으로 규정하였다. 배아의 위상에 관한 윤리적 종교적 논쟁은 배아의 인격체 여부에 관한 논쟁에서부터 줄기세포를 생산하기 위하여 인공수정으로 만들어내는 것이 합당한가 라는 주제로 이어진다.

비밀유지에 관한 주제

최근에는 대규모의 유전자 자료 은행이 여러 나라에 각기 다른 목적으로 생겨났다. 어떤 유전자은행은 경찰과 사법조직에서 사용하고 있어서, 범죄인의 흔적을 추적하고, 법정에서 유죄 여부를 가려내는 데 이용된다. 대표적인 예가 1996년 영국에 설립된 국립DNA 자료은행으로서, 여기에는 약 250만 개의 자료가 보관되어 있다.[45] 앞서 말한 스웨덴의 *생명은행*이라 불리는 연구기관 또한 대규모의 인체 조직 자료를 유전자 분석을 위해 또는 제약품을 생산하기 위한 목적으로 보관하고 있다. 자료은행과 관련된 비밀유지에 관한 논쟁이 있다. 만일에 자료가 좋지 않은 곳으로 흘러들어갈 경우, 상업적이나 정치적 목적으로 사용될 수 있고, 심지어는 협박용으로도 사용될 수 있기 때문이다. 그곳에 자료를 제공한 사람들은 자신의 의료관련 자료와 민족적 배경뿐만 아니라, 친자 여부, '결함을 가진 유전자'를 가지고 있는지의 여부를 다 제공했기 때문이다. 특히 결함을 가진 유전자를 가진 사람의 경우, 낙인찍히거나 차별을 받을 수 있어서, 보험에 가입할 수 없다든가, 고용에서 차별을 받는다든가, 배우자를 만날 수 없게 되는 등의 현실적 문제와 맞닥뜨릴 수 있게 될 것이다.

문화적 주제

유전연구는 검진할 대상의 머리털, 혈액, 침 등의 인체 일부로부터 얻어낸 자료를 조사한다.[11] Sleemboom[2]은 문화권에 따라서는 타인이 자신의 몸 어느 부분을 가져가는 것에 반대하는 곳도 있음을 주목하였다. 몸의 부분은 신성하고 남이 침범해서는 안 되는 것일 뿐만 아니라, 악의를 가진 다른 사람이 저주하기 위해 사용할 수 있다고 믿기 때문이다. 또한 인간을 전인적인 차원에서 이해하는 아시아 문화권 여러 곳에서는, 인간의 본질을 게놈으로 환원시킬 수 없다고 믿는다. 더 나아가 유전 정보는 그 집단 전체의 유물이고, 개인의 것만은 아니라고 간주한다. 유전 검진을 위한 동의서는 그 집단 전체가 해야 하는 것이지, 개인이 동의해서는 안 된다고 본다. 이러한 보다 더 전인적인 관점에서 '관계적' 자아를 가진 집단에게 유전공학적 기술을 적용하는 것은 '존재의 상호연관성과 상호의존성'을 파괴하는 것과 같다. 종교집단에 따라서는 이것을 '운명' 혹은 '신의 의지'를 차단하는 것과 같이 받아들여질 것이다.

어떤 문화집단은 시험관 수정을 위한 정자나 난자 기증을 반대하고, 특히 '나쁜 사람', 다른 사회계급, 다른 카스트, 다른 종교, 다른 민족집단으로부터 기증될 경우를 우려하며, 수혈과 장기이식까지도 거부한다. 이종간 장기이식은 '비자연적'이며 따라서 인간으로서의 존재에 위협이라고 간주하는 문화집단도 있다(☞2장).

그러므로 유전 연구와 적용은 항상 특수한 문화적 맥락에서 고려되어져야 하며, '문화', '자연', '인격'에 관한 근본 전제를 염두에 두어야 할 것이다.

의료법적 주제

Coleman 등[11]은 유전연구와 응용에 관한 의료법적 주제와 윤리적 딜레마에 관하여 기술했다. 미국의 보건복지부의 보고에 의하면 '개인의 건강위험도에 관한 유전 연구는 불안과 혼란을 야기할 수 있으며, 가족 관계에 손상을 주고 보험과 고용의 기회를 위태롭게 할 수 있다.'

그 예 중 하나가 바로 비밀 유지와 관련된 것인데, 유전정보는 각 개인을 구별할 수 있는 '특별한 식별자'를 제공하는 것이기 때문이다. 예를 들어, 나중에 질병으로 발전될 유전자를 가진 사람을 고용하지 않으려 할 수도 있고,[2] 의료보험이나 생명보험 가입을 거부할 수 있기 때문이다. 다른 한 가지 주제로는, 그 사람이 정확한 내용을 이해하지 못한 채 동의서를 적고 자신의 유전자를 제공했을 때, 이것이 도둑질이라고 정의할 수 있겠는가?

고려해야 할 것으로는 나쁜 소식을 들은 개인의 정서적, 사회적 효과는 어떠할 것인가의 문제이다.[43] 이들은 심한 우울증, 술이나 약물 등의 남용, 혹은 자살에까지 이르게 될 것인가? Coleman 등[11]이 인용한 한 예는, 아쉬케나지 유대인 집단에 많이 나타나는 BRCA1 및 BRCA2 변이유전자가 있는데, 이 변이유전자는 여자에게 유방암 위험을 약 36~56% 증가시킨다고 한다. 저자들이 제기하는 질문은 다음과 같다. '만일 이 유전자를 가진 것으로 판명이 난다면, 예방 목적으로 유방절제수술을 하거나 예방을 위한 약을 미리 복용해야 할 것인가? 유방절제수술과 예방 약 자체의 위험은 어느 정도인가? 뚜렷한 치료책이 없는 상황에서 그 여자들은 알기를 원치 않을 수도 있지 않겠는가?'

아시아 일부 지역에서는 양수분석과 유전자 유형검사, 초음파 검사 등으로 산전 진단을 받으며 성별을 알아내어, 여아만 낙태시키는 일이 발생하여 매년 수백만의 여아가 태어나지도 못하고 죽고 있다(☞18장). 이러한 현상은 현대판 '우생학[126]'이라고 불릴 수 있을 것이다.

---

126) 우수한 소질을 가진 인구를 증가시키고 열악한 유전 소질을 가진 인구 증가를 방지하는 것이 목적이며, 육체적 또는 정신적 결함을 가진 사람이 태어나게 되는 모든 조건과 인자가 연구의 중심이 된다.

경제적 정치적 주제

문제가 되는 것은 인간 게놈의 *상업화*에 관한 것이다. 상업화라는 것은, 사람이 유전정보라는 미세단위로 환원되고, 정보를 제공한 본인과는 무관하게 기업이나 제약회사 등에 의해 이윤을 창출해내는 물질로 바뀌게 되는 현상을 말한다. 사람이나 동식물의 특정 부위의 유전자배열에 관한 특허도 이에 포함된다. 특히 미개발국가에서 사람은 물론 특정 동식물군의 게놈이 생명공학 기업들에 의해 착취되어 상품으로 개발되고, 이들이 전통요법에 따라 사용하던 약초가 이제는 상업적으로 변형되어 판매되고 있다(☞18장).[2] 이런 현상을 '*생명공학적 해적질*'(biopiracy) 혹은 '*생명공학적 식민화*'(biocolonization)라고 부르고 있다.

Simpson[7]은 아이슬란드 게놈 프로젝트가 비교적 균일한 집단인 토착인구로부터 유전정보를 얻어내는 과정에 관하여 조사했다. 그는 '이 나라의 집단적 자산인 유전정보가 소수의 이윤을 위하여 상업화되고 있다'고 비판했다.

또 하나의 주제는 부강한 국가에서만 기술과 장비를 공급할 수 있고, 유전클리닉을 운영하기 위한 훈련된 요원도 부강한 나라만이 제공할 수 있다는 것이다. 가난한 나라는 분자생물학 등의 혜택이 주는 '유전치료'나 '생명 연장' 등을 감당할 재력과 기술이 없다.

따라서 분자생물학은 합당한 권위에 의해 통제되어야만 할 것이다. Sleeboom[2]은 "과학은 윤리로부터 자유롭게 행사될 수 없다. 과학은 사회의 산물이고, 그 응용물의 적용은 사회문화적 정황과 경제적 정황에 따라 이루어지기 때문이다."라고 했다. 게놈의 경우, 국가적, 범국가적 차원에서 유전연구와 응용에 관해 규제

하기 시작했다. 1997년 UN의 교육, 과학, 문화에 관한 기구인 UNESCO에서는 '인간게놈과 인권에 대한 범세계적 선언문'을 채택했다. 여기에서 생물학, 유전학, 의학 분야에서 게놈의 연구나 적용은 어느 한 개인에게 적용되든 혹은 한 집단에 적용되든, 인권과 인간의 근본적 자유와 위엄을 압도해서는 안 된다고 했다.[47]

그럼에도 불구하고 유전연구가 지향하는 바에 관하여 의심과 불편함은 지속되고 있고, 미래에 어떤 결과를 가져올지에 대한 불안이 사라지지 않고 있다. 약물유전학에 관한 논쟁이 그 대표적인 예이다.

약물 유전학

약물유전학은 인간의 유전자 구성이 특정 약에 대해 어떤 반응을 나타내는가를 연구하는 분야로서, 약의 임상적 효과와 안전성을 높이는 데 그 목적이 있다. 실제로는 약을 '개인에게 맞추어서', 약이 필요한 개인 특유의 유전적 구조에 근거하여 그 필요성을 충족하도록 약의 구성요소와 용량을 맞춤이 되게 하는 것이다.[48,49] 때로는 특정 집단의 필요에 맞게 재단될 수 있다. 예를 들어 심장약 BiDil[127]은 미국 FDA에서 미국 내 흑인의 심부전증에 사용토록 허가되었다.[50]

최근의 약물유전학은 다양한 상태, 심장병, 암, 감염성 질환 및 신경퇴행성 질환 및 우울증과 통증 등을 위한 약물개발에 이용되고 있다.[49]

악성유전성 질환의 예방을 목적으로 유전성 정신병, 정신지체, 유전성 기형, 혈우병 등의 환자를 강제 또는 임의 단종시키는 우생법안이 제안되어 부분적으로는 여러 나라에서 시행되고 있으나, 인권문제가 논란되고 있다. 우생학의 대표적 예가 나치의 유대인 말살정책이었다.

127) 기존의 약품 두 가지를 혼합한 것으로 미국 흑인에게 많은 울혈성 심부전증에 효과가 크다고 하여 1997년 FDA에서 흑인에 한하여 허가되었다. 그러나 이 허가는 인종차별 논쟁을 일으켰는데, 백인에게는 임상실험이 행하여지지도 않은 채 흑인에게만 사용을 국한한 것은, 흑인이 생리적으로 다른 체질을 가지고 있다는 인종주의적 발상이며 FDA는 이를 견고하게 하였다는 것이다.

그러나 임상의사는 물론 사회과학자들은 이와 관련하여 많은 윤리적 정치적 문제점을 제기하고 있다.

윤리적 주제

Pieri와 Wilson[48]이 제기하는 윤리적 주제 중 하나는, 이런 종류의 연구는 많은 수의 사람에게 생기는 병에만 초점을 맞추고, '적절한 치료법을 개발하는데 드는 비용을 충당할만한' 많은 수의 환자가 없는 질병은 해당되지 않는다는 것이다. Schubert[49]는 전반적인 '유전화' 경향과 '유전적 환원주의 및 유전 결정론'에 초점을 맞추어, '유전화된 사회'가 가질 수 있는 위험성에 대해 논의했다. 민족 집단에 따라 혹은 특정 유전 조건을 가진 사람들은 낙인이 찍힐 수 있고, 특정 약물 유전적 요인을 가진 사람, 예를 들면 중증의 치료할 수 없는 질병 유전자를 가진 사람은 새로운 차별 대상이 될 수 있다는 것이다. 또한 정부에 의하여 유전정보는 남용될 가능성도 배제할 수 없어서, '시민을 규제하고 처벌할 도구'가 되거나, 제약회사 혹은 상업기관에 의해 이윤 창출에 이용될 수 있다고 하였다. 이런 현상을 미연에 예방하기 위해 유전정보를 보호할 보다 엄격한 통제 법안이 시급하게 요구되고 있다.

유전약물학과 '인종'

특정 인종집단에 맞추어 특정 약물을 개발하는 것은, 19세기 및 20세기에 있었던 특정 '인종'이라는 개념을 강화할 수 있다는 우려를 인류학자들은 제기하고 있다. 즉 정체성, 행동, 특성, 도덕성 및 문화 등 이 모든 것이 생물학적 유전에 의하여 결정된다는 인식이 받아들여질 수 있다는 것이다. 이는 1930년대 1940년대를 휩쓸었던 나치의 '인종'개념과 같은 것이 다시 부활할 수 있다는 우려를 자아낸다.

오늘날 '인종'이라는 단어는 민속적 범주에서 중요할 분이지, 인간의 다양성을 이해하는 데는 광범위하고 한편으로 좁은 시각이라는 점에 대부분 동의하고 있다.[51] '인종'이라는 개념은 생물학적으로는 틀릴지라도, 때로는 사회적으로 옳을 때도 있다. Simpson[7]은 정체성을 공유하기 위한 국가와 민족성이 생물학적 은유를 통해 어떻게 이용되는지를 보여준다. '모국(母國)', '모국어(母國語)', '아버지의 나라' 등이 바로 그러하다. 그러나 인류학자들은 인간 기원과 진화 및 이주를 연구하는 데 유전학은 유용하기는 하지만,[52] 한 '인종' 집단 내에 있는 다양성과, 다른 '인종' 집단 간에 존재하는 유사성을 지적하고 있다. 더욱이 유전 특성을 나타내는 유전형과 가시적 신체 특성으로 나타나는 표현형 사이에는 일대일의 관계가 있는 것이 아니다. 인간이 가지는 특성은 유전과 환경이 상호작용하여 만들어지는 것이다.[11] 따라서 인류학자들은 '인종'이라는 개념이 과학적으로 타당한 것도 아니고 유용한 것도 아니라고 간주하며,[53] 인간의 행동에 영향을 미치는 사회적, 문화적, 환경적 영향을 더 중요하게 다루고 있다. Cartmill과 Brown[54]은, '인종이라는 개념은 생물학적으로 존재하지 않는 것이며, 실제로 유용성이 없고, 고통과 불의의 역사가 만들어낸 작품에 불과하다'고 까지 하였다.

Simpson[7]은 '인간의 차이와 유사성을 규정하는 표식으로서 DNA 사용이 현저해짐에 따라, 새로운 유형의 *인종화*(racialization) 시대가 열리고, … 민족을 근원적인 것으로 간주할 가능성이 커지고 있다'고 하였다. 이는 '상상의 유전 공동체로서의 민족적 정체성을 재고해야 할 필요성을 불러오고, … 정체성, 민족의 범위와 경계, 그리고 민족의 정체는 무엇인가를 규정하기 위해서는 언어, 개념뿐만 아니라, 현대 유전의학의 기술도 필요하게 될지도 모른다.' 이러한 '상상의 유전 공동체'에서 가지게 될 집단정체성은 문화와 역사를 공유하는 것이 아니라, DNA를 공유하는 것이 될 것이다. 이는 세계화와 이주에 의하여 지역 정체성이 사라지고 있는 작은 공동체의 운명을 보여주는 것과 같다. 이 운명은 그들이 공유해온 과거를 개념화시키는 방식이자, 미래에 대한 그들의 정체성을 '고정'시키는 것을 의미한다.

그러므로 유전약물학이 야기하는 위험성은 도리어 생물학적인 것과 문화를 직결시키는 결과를 초래하게 된다.[7,48] '민족 등의 생물학적 범주 나누기는 결국은 이들에 대한 생물학적 정의를 강화하는 것이기 때문이다.' '민족의 유전화'[49]는 민족성을 형성하는 데 사회적 환경의 중요성을 배제시켜, 부정적인 사회적 정치적 결과를 초래할 가능성이 크다.[7]

KEY REFERENCES

3 Human Genome Program (2006) *History of the Human Genome Project*: http://www.ornl.gov/sci/techresources/Human_Genome/project/hgp.shtml (Accessed on 29 March 2006)

5 Rheinberger, J.J. (2000) Beyond nature and culture: modes of reasoning in the age of molecular biology and medicine. In: *Living and Working With the New Medical Technologies* (Lock, M., Young, A. and Cambrosio, A., eds). Cambridge: Cambridge University Press, pp. 19–30.

7 Simpson, B. (2000) Imagined genetic communities. *Anthropol. Today* 16(3), 3–6.

11 Coleman, C.H., Menikoff, J.A., Goldner, J.A. and Dubler, N.N. (2005) *The Ethics and Regulation of Research with Human Subjects*. Newark: LexisNexis, pp. 707–55.

13 Cox, S.M. and Starzomski, R.C. (2004) Genes and geneticization? The social construction of autosomal dominant polycystic kidney disease. *New Genet. Soc.* 23(2), 137–646.

20 Clayton, B. (2002) Rethinking postmodern maladies. *Curr. Sociol.* 50(6), 839–51.

26 Høyer, K. (2002) Conflicting notions of personhood in genetic research. *Anthropol. Today* 18(5), 9–13.

27 Bruce, D.M. (2002) Stem cells, embryos and cloning – unraveling the ethics of a knotty debate. *J. Mol. Biol.* 319, 917–25.

28 Council of Europe (1997) *Additional Protocol to the Convention on Human Rights and Biomedicine on Prohibition of Cloning Human Beings*. European Treaty Series 168. Strasbourg: Council of Europe.

31 Kaufman, S.R., Shim, J.K. and Russ, A.J. (2004) Revisiting the biomedicalization of aging: clinical trends and ethical challenges. *Gerontologist* 6, 731–8.

34 Hamamy, H. and Alwan, A. (1997) Genetic disorders and congenital abnormalities: strategies for reducing the burden in the Region. *East. Mediterr. Health J.* 3(1), 123–32.

47 UNESCO (1998) Universal Declaration on the Human Genome and Human Rights. *Eubios J. Asian Int. Bioethics* 8(1), 4–6.

See http://www.culturehealthandillness.com for the full list of references for this chapter.

RECOMMENDED READING

Brodwin, P.E, ed. (2000) *Biotechology and Culture*. Indiana University Press.

Clark, A. and Parsons, E. (eds.) (1997) *Culture, Kinship and Genes: Towards Cross-Cultural Genetics*. Palgrave.

Kaufman, S.R. and Morgan, L.M. (2005) The anthropology of the beginnings and ends of life. *Annual Reviews of Anthropology* 34, 317–14.

Mauron, A. (2002) Genomic metaphysics. *J. Mol. Biol.* 319, 957–62.

Rabinow, P. (1996) *Essays on the Anthropology of Reason*. Princeton: Princeton University Press, pp. 91–111.

RECOMMENDED WEBSITES

Centre for Economic and Social Aspects of Genomics (UK): http://www.cesagen.lancs.ac.uk

Centre for Society and Genomics (The Netherlands): http://www.society-genomics.nl

National Human Genome Research Institute (USA): http://www.genome.gov

UCLA Center for Society and Genetics: http://www.societyandgenetics.ucla.edu/vision.htm

15

역학의 문화적 요인

역학(疫學, epidemiology)은 인간 집단에 존재하는 다양한 질병의 분포와 결정 요인에 대하여 연구하는 학문이다. 질병을 가진 개인이 초점이 아니라, 건강한 사람과 환자를 포함한 인구 집단에게 초점을 맞추는 것이다. 특정 질병의 원인을 찾아내기 위하여, 그 질병을 가진 환자 대부분이 관련된 요인들과, 질병의 발생과 분포 사이를 연관시키는 것이다. 가장 흔히 조사되는 요인들로는 나이, 성별, 혼인 상태, 직업, 사회 경제적 지위, 식습관, 환경(자연적, 인공적 환경 모두), 그리고 환자의 행동 등이 있다. 목적은 하나 이상의 이런 요인들과 질병의 발생 사이의 인과관계를 밝히는 것이다.

Hahn[1]은 보건 현상에 관한 역학적 접근법과 인류학적 접근법, 그리고 두 학문 분야가 어떻게 서로 상호 기여하고 있는지를 비교하였다. 분명한 차이점에도 불구하고, 즉 '인류학자들은 보편성으로부터 출발하여 특수성에 다다르는 반면, 역학자들은 특수성에서 시작하여 보편성을 찾아낸다'는 기본적 차이에도 불구하고, 두 학문 분야 사이에는 많은 공통점이 있다. 첫째로, 양 학문 모두 개인보다는 인구에 대하여 연구한다. 둘째로, 양 분야 모두 개인적 삶이 처한 사회적 변인의 역할, 그리고 이들이 어떻게 개인에게 작용하는지를 이해하고자 한다. 양 학문 분야는 건강과 질병의 원인에 관하여 상호 보완적이면서도 각기 고유한 관점을 제공하는 것이다. 비록 의료 인류학이 문화적 변인에 보다 역점을 두고 있기는 하지만, 역학적 개념 중 많은 것들(예컨대 가능성 혹은 '위험 인자' 등)은 의료 인류학에 더 적실성을 가지고 있다.

역학적 조사 대부분은 두 가지 접근법 가운데 하나를 사용하거나, 둘을 혼합하여 이용하고 있다. *사례-통제* 방법은 특정 질병을 앓고 있는 집단 샘플을 조사한다. 만일 어떤 요인과 질병 사이에 통계적으로 유의미한 상관관계—예컨대, 폐암과 장기간의 흡연 경력 등—를 제시할 수 있다면, 이 둘 사이에서 인과관계가 도출될 수 있다. 동류집단 접근법에서는 건강한 사람들(일부는 위험 인자로 가정한, 예컨대 흡연과 관련이 있는)을 시간에 따라 추적 관찰하면서, 특정 질병이 발생하는 때를 기다린다. 만일 특정 위험 인자와 연관된 사람들이 후에 이 병에 걸릴 가능성이 높다고 밝혀지면, 위험 인자와 질병 사이에 인과관계를 도출할 수 있다. 그러나 이런 방식의 역학적 연구에서는 인과관계의 정확한 성질을 설명할 수 없으며, 더 많은 증거가 쌓일 때까지 가정으로 머물러야 한다. 다른 경우에, 예컨대 폐암과 흡연의 경우, 혹은 선천성 기형과 임신 중 탈리도마이드[128] 복용 사이에는 원인적 연관이 보다 명확

---

128) 독일제약회사 Grünenthal이 개발하여 1957년부터 1961년 사이에 50여 개국 이상에서 40여 가지의 다른 이름으로 판매되었던 수면제로서, 임신성 오심과

하며, 생리학적 용어로도 설명이 가능하다.

그러나 *개인적인* 차원에서 볼 때, '위험 인자'는 단지 부분적으로만 예상할 수 있는 것이다. 예를 들면, 모든 과다 흡연자들에게 폐암이 생기는 것도 아니고, 모든 이민자들이 자살에 이르는 우울증을 앓는 것도 아니며, 또한 모든 'A형 성격'이 관상동맥성 심장병으로 귀결되는 것도 아니다. 특정 개인이 특정 질병을 특정 시기에 갖게 되는 이유를 이해하기 위해서는, 광범위하게 퍼져 있는 인자들—유전적, 신체적, 심리적 그리고 사회문화적—과 이들 사이의 상호 연관을 찾아야 한다. 질병에 관한 다중 원인적 설명은 종종 단순 원인, 즉 하나의 위험 인자와 하나의 질병 사이에 인과관계를 맺는 것—을 제시하는 것보다 더 유용하다. Kendell[2]이 지적한 바와 같이, '의학에서는, 물리학과 마찬가지로, 여러 원인 인자들이 서로 끊임없이 상호작용을 하며 복잡하게 연결되는 인과관계의 고리를 만들고 있다. '원인'이라는 개념 자체는 이러한 서로 연결되는 인과관계의 고리상, 가장 효과적으로 개입할 수 있는 시점을 임의로 정하기 위한 편의상의 기능 외에는 큰 의미가 없게 되었다.'

인류학자와 사회학자 모두는 이렇듯 질병에 관련되는 복합적 요인을 이해하는 데 중요한 인식을 제공한다. 예를 들면, 사회학자인 Murphy와 Brown[3]은 1980년 런던에 사는 111명의 여자를 대상으로, 심리적 질병과 신체적 질병이 발생하기 전 6개월 이내에 하나 이상의 혹독한 사건들이 있었다는 것을 보여주었다(☞ 11장). 거시적인 차원에서, 1982년 영국의 블랙 리포트[4]는 사회계급과 건강 사이에 연관관계가 있으며, 낮은 계급 사람들이 높은 사회계급에 속한 사람들보다 건강상태가 더 나쁘고 질병률도 높음을 보여주었다. 마찬가지로, 개발도상국에서도 건강과 소득 사이에 뚜렷한 관계가 존재한다. 이런 국가에서는 이미 열악한 영양 섭취에 의해 쇠약해진 많은 사람들이 쉽사리 전염병에 감염된다. 오염된 물과 음식물, 열악한 위생 상태, 부적절한 주거 상태 등은 전염병이 퍼지기 좋은 조건이다. 국가 내, 그리고 국가 간의 경제적 불평등으로 상황은 더욱 악화될 가능성이 커진다. 그러므로 건강과 질병에 문화적 요인이 어떤 역할을 하는지 알아내려 하기 전에, 거시적인 수준에서 이러한 유형의 경제적 사회적 요인, 정치적 조건을 언제나 고려해야 한다.

인류학적 접근방식은, 개발도상국에서, 예컨대 *kuru*와 같은 토속적 질병을 연구하는 데 특히 쓸모가 있다. *Kuru*는 1950년대 역학 연구에서 뉴기니 동부 고지대의 작은 지역에서 여자와 어린이들에게만 발생한다고 보고되었다. 이 질병은 성인 남자에서는 거의 보고되지 않았다. 이 현상을 설명하기 위한 다양한 이론이 있었지만, 결과적으로 이 병은 '슬로 바이러스'[129]의 두뇌감염으로 발생한다는 것이 발견되었다. 이 바이러스는 이 지역에서 여자와 어린이들 사이에서만 행해지는 의례인, 죽은 친척들을 먹는 식인제의(食人祭儀)에 의해 전염이 된다.[6] 이 연구로 Carlton Gadjusek는 1976년 노벨상을 받았다. 다른 인류학적 연구로서는, 담배를 피우고, 술을 마시고, 각성제를 복용하고, 스스로 몸을 불구로 만들며, 영양 섭취를 피하고, 피임에 대한 조언들을 무시하고, 위험한 오락을 즐기며, 스트레스가 심한 직업과 생활방식을 택하는 이유를 설명하려는 것이 있다. Marmot[7]는 문화적 사회적 심리적 요인들이 이러한 위험 행위에 영향을 미칠 수 있다고 지적한다. 의학적 역학 연구 대부분에서 흡연, 음식 섭취, 혹은 비만 등이 조사되고 있지만, 종종 그 행위에 영향을 미치는 문화적 요인에 대

구토를 완화한다 하여 임산부가 애용했었다. 그 결과 1956년부터 1962년 사이에 1만 명이 넘는 아기가 사지가 없는 기형으로 태어났다.

129) 오랜 잠복기와 느린 진행속도를 보이는 바이러스의 일종으로, 양에서 처음 발견된 lentivirus를 지칭하였다. 그러나 최근 광우병 등의 원인으로 지목되는 prion도 흔히 이에 포함시켜 언급되나 엄밀히 말하면 이는 바이러스가 아니다.

해서는 별 관심을 기울이지 않는다. 문화적 측면을 조사해 보면, 문화적 믿음과 관습이 질병의 다중적 원인의 일부분임을 알 수 있다. *Kuru*의 예를 들자면, 바이러스, 성별 역할에 대한 사회적 구분, 식인 관습 등, 모두가 그 원인과 분포를 설명하는 것이다.

인류학적인 접근방식은 세계 여러 지역에서 공동체 지향적 일차 의료관리(community oriented primary care, COPC)를 이해하는 데 특히 유용하다. COPC는 개인을 위한 일차 진료뿐만 아니라 지역 공동체 인구의 건강 문제에 초점을 맞춘다. 공동체 건강에 대한 주제 중 하나는, 건강 증진 혹은 질병 발생에 있어서 *문화적 믿음과 행위*가 어떤 역할을 하는지 알아내려는 것이다.

이러한 문화적 요인들은, 밝혀낼 수 있다 해도 종종 계량화하기가 어려우므로, 의학적 역학자들과 통계학자들은 선호하지 않는 것 같다. 또한 특정 문화 요인과 특정 질병 사이에는 명백하고 측정 가능한 '자극강도-반응' 관계도 존재하지 않는다. 그러나 계량화의 어려움에도 불구하고, 문화적 요인이 질병 발생에 작용한다는 것을 확인할 수 있는 충분한 근거가 있다. 비록 문화의 역할이 직접적 인과관계를 가진다기보다는 기여하는 역할이기는 하지만 원인 요인으로는 충분히 고려될 수 있는 것이다. 또한 경우에 따라 문화적 요인이 질병으로부터 보호적으로 작용하는 것도 주목할 점이다. Marmot 등[9,10]은 관상동맥성 심장병(CHD)의 비율을 일본, 하와이 및 미국 캘리포니아에 살고 있는 일본 남자 집단 사이에서 비교했다. 전통 일본문화와 세계관에 얼마만큼 맞추어 살고 있는지 그 생활방식 정도와 CHD의 발생 사이의 상관관계를 조사한 결과, 일본계 미국인들의 CHD 비율은 이 세 집단들 가운데 가장 높았으며, 이는 전통 문화적 생활방식과 멀어질수록 비례하여 높았다.

이런 유형의 연구는 또한 질병의 원인으로서 유전적 환경적 요인들, 즉 '자연'과 '양육'의 상대적 중요성을 지적하는 데도 가치가 있다. 비슷한 배경을 가진 세 집단의 일본인들이 만일 서로 다른 비율의 CHD를 가진다면, 어떤 방식으로든 환경적 원인이 명백히 내포되어 있을 것이기 때문이다.

이주인, 난민, 혹은 소수민족 집단에서 발생하는 질병을 이해하는 데는(☞12장), 그러한 발생에 기여한 문화적 믿음이나 관습을 너무 지나치게 강조하지 않는 것 또한 중요하다. 이들 본래의 문화만 강조할 경우, '피해자 비난하기'에 빠질 수 있고, 한편으로는 이주국가의 문화와 사회구조가 이들 소수민족에게 끼치는 부정적 역할을 간과하게 되기 때문이다. McKenzie[11]의 연구는 인종차별이 이주민과 소수민족의 심리적, 신체적 건강에 악영향을 끼치고 있음을 나타냈다. 미국, 영국, 그 외 유럽 여러 국가에서 이주민들은 고혈압, 신생아 저체중, 호흡기 질환, 직장 결근 일수 및 정신건강에서 현격한 차이를 보이고 있다. 이런 영향은 개인의 대응전략, 공동체 구조와 영향 등에 따라 달라지겠지만, 인종차별주의와 불평등이 가장 중요한 요인이므로 역학자들의 주 관심사가 되어야 할 것이다.

문화와 질병의 관계

역학자의 사회문화적 배경은 수집된 역학적 자료의 타당도에 영향을 미칠 수 있다. 학문으로서의 역학은 현실에 관한 특별한 문화적 견해와 어떤 방식으로 연구할 것인지를 항상 반영한다. Trostle[12]에 의하면, 인류학적 관점에서 볼 때, '역학은 지식을 생산하는 특정 제도이며, 다시 말해 일종의 문화'이다. 예를 들어, 역학자들은 때로 범문화적 관점을 배제한 채 자신에게 익숙한 문화적 측면에서만 작업을 하고, 질병의 생의학적 원인에 근거해서 연구를 진행하는 경우가 많다고 했다. 더구나 역학자들이 신뢰하는 자료들 중 일부는, 예를 들어 사망진단서, 인종과 계급에 관한 정의 등은 그 자체가 문화적 편견을 내포하고 있는 것이며, 그 사회 특유의 방식으로 현실을 분류하는 방식이지 인류 모두에게 보편적인 것은 아니기 때문이다.[13] 통계학적 모델과, 질적이 아닌 양적 데이터에만 지나치게 의존하는 것은 역학 연구에서 '문화와 결부된' 측면을 부각시키는 것이라고 비판하였다.

이런 오류의 대표적인 예로서, 아직도 일부 역학자들은 질병을 정의하는 진단 기준을 곳에 따라 다르게 사용하고 있는 것을 들 수 있다. 각기 다른 방식으로 표식을 하는 방법은 서로 다른 나라에서 발생하는 질병의 분포를 정확히 파악하지 못하게 한다. 예를 들면, Fletcher 등[14]은 잉글랜드에서는 '만성 기관지염'이, 북미에서는 '폐기종'이 두드러지게 많이 발생한다는 보고에 관해 연구했다. 그 결과, 동일한 일련의 증상에 대하여 영국에서는 만성 기관지염으로 진단하는 반면, 미국에서는 '폐기종'으로 진단된다는 사실이 그 차이의 원인임을 발견했다. 미국과 영국의 정신과 의사에 대한 다른 연구(☞10장)에서도 서로 다른 진단 기준을 사용하고 있고, 미국의 경우 영국보다 정신분열증으로 더 쉽게 진단된다고 했다. 유사한 연구[15]에서도 프랑스와 영국의 정신분열증 진단율에 뚜렷한 차이가 있음을 보여주었다. 45세 미만의 환자들이 정신분열증으로 정신병원에 첫 입원을 하는 비율은 프랑스에서 훨씬 높았던 반면, 45세 이후로는 훨씬 낮았다. 이 연구가 제시하는 바는, 이 두 나라의 정신분열증 발생률은 실제보다 과장된 차이를 보이는 것이며, 그 이유는 서로 다른 진단 성향에 기인한다는 것이다. 프랑스의 정신과 의사들은 45세 이상의 환자들에게는 정신분열증 진단을 하는 것을 주저하는 반면, 45세 이하의 환자들에게는 쉽사리 진단할 가능성이 더 크다. '정신분열증에 관한 프랑스의 개념은, 영국에서라면 해당 증상이 없어 진단에서 제외될 다양한 만성 상태를 다

포함하는 것 같다.'

다른 연구[16]도 유럽의 5개국 의사들 사이에서 질병에 대하여 뚜렷하게 서로 다른 진단 비율을 보여주고 있다. 이러한 차이는 5개국의 질병 발생률이 실제로 차이가 있을 수도 있지만, 다른 측면에서 보면 의사들이 실제로 증상을 해석하고 진단하는 방식의 차이에서 기인하는 것일 가능성이 있다.

Zola[17]는 특정 공동체에서 질병이 발생했다고 인식하는 정도는, 실제로 발병한 사실에 좌우되기도 하지만, 환자 또는 의사가 무엇이 '비정상적'이라고 인식하는지에도 좌우된다고 했다. 후자의 경우, 실제 증상이 그 사회의 '비정상'에 관한 정의와 '일치'하는 정도는 사회적 배경에 따라 달라진다. 미국 아라파호족 여자들은 생리기간 동안 아무런 통증을 느끼지 못하는 반면, 미국 일반사회에서는 그렇지 않다는 것을 Zola는 인용했다. Fox[18]가 인용한 다른 연구로는, 미국 남서부의 나바호 인디언들 사이에서 고관절의 선천적 기형은 '정상'으로 간주되며, 리전빌 지방에서는 허리통증이 사회경제적 상류층 집단에서는 '비정상'으로 간주되지만 낮은 계급에서는 정상으로 받아들여진다고 한다. 비정상이나 질병에 관한 일반인의 정의는 의사를 찾아갈 필요가 있는 것인지를 결정하고, 따라서 질병률 통계를 결정한다고 볼 수 있다. Zola의 표현을 따르면, '어떤 증상이 의사에게 보여질 지는 선택적으로 결정된다… 설명하기 어려운 차이점이나 과장된 역학 자료는 실제 원인의 차이보다는 이러한 선택의 결과일 수도 있다.'

역학은 '병'보다는 '질병'의 연구에 보다 더 초점이 맞춰진다. 역학의 과학적 접근방식은 '견고한' 자료들, 즉 객관적으로 검증 가능한 자료를 다루고, 예컨대 혈압 수치, 그래프, 혈액 테스트 등 측정 가능한 몸의 구조와 기능 변화를 강조한다. 그러나 이 방식은 다른 많은 형태의 병, 특히 5장과 10장에서 기술한, 종종 생리적 수치가 나타나지 않는 문화와 결부된

민속질병은 배제시키는 결과를 낳고 있다. 인류학자인 Rubel[19]은 제안하기를, 결핵이나 매독 등의 질병을 연구하는 역학의 기술은 사실 라틴아메리카의 *susto*와 같은 민속병을 연구하는 데도 활용할 수 있다고 했다. 이러한 민속 질병은 그 사회의 구성원에게는 (역학자들이 결핵을 '실체'라고 보는 것과 마찬가지로) '실재'하는 것이다. 이 질병은 또한 사람들의 행동에 영향을 미치고, 정신적, 육체적 건강에도 뚜렷한 영향을 끼치고 있다. Rubel의 관점에서 보면, *susto*를 특징짓는 문화적 믿음, 증상, 행동 변화는 인디인과 비 인디인에 상관없이 대부분의 라틴계 미국인 사이에서 발생한다고 보았다. 이 병에 걸린 사람의 사례 연구를 통해 Rubel은 발병과 연관된 몇몇 변인을 구별해냈다. 그는 *susto* 등의 민속 질병이 다중요인적인 원인을 가지고 있다고 했다. 즉 이전의 건강상태, 성격, 구성원에게 역할을 부여하는 사회제도 등이 복합적으로 상호작용하여 나타난 결과라는 것이다. *Susto*는 개인이 스트레스로 느끼는 사회적 상황, 예컨대 가족이나 친구 혹은 고용주의 기대를 충족시킬 능력이 없다고 생각하는 것 등에서부터 시작하며, '농촌 및 도시의 라틴계 미국인들이 스트레스를 표현하는 수단이다.' 이 질병은 주로 민속적인 차원에서 규명되고, 인류학자들의 관찰에 달려있는 반면, 역학의 역할은 발병 과정을 사회적, 문화적 혹은 심리적 변인들과 연관시키는 데 있을 것이다.

문화 역학

Weiss[20]의 지적에 의하면, 대부분의 건강관리 분야 종사자들은 *장애로 인한 연간 기능 감소일*(disability-adjusted life years, DALYs)을 계산할 때 '견고한' 자료에 의존하며, 문화적 주제는 크게 고려하지 않고 있다. 국제적 차원에서 DALYs는 각 나라의 질병으로 인한 경제적 부담의 지표가 되며, WHO 연례 보고서의 기반이 되고 있다.[20] 그러나 위에서 언급한 바와 같이, 정신과 영역에서는 비교문화적으로 역학을 조사하는 데 큰 어려움이 있다. 문화권에 따라 각기 다른 질병을 비교하기 위하여, 최근에는 여러 전문분야로 이루어진 문화 역학적 접근법이 개발되었다. Weiss[21]에 의해 개발된 것으로서, *해석모델에 근거한 면담 안내서*(Explanatory Model Interview Catalogue, EMIC)는 의학적 '질병' 모델보다는, 토착적 '병'의 개념과 상황에 더 초점을 맞추도록 되어 있다. EMIC 설문지는 질적, 양적 요인을 모두 포함하며, 증상이 나타나는 맥락에 역점을 두고 고통의 양상에 초점을 맞추어, 환자가 생각하는 병의 원인, 의미, 그리고 도움을 구하는 행동 등을 조사한다. 여기에서 얻은 자료는 문화권 사이에 비교 분석이 가능하며, 따라서 문화에 따라 다른 방식의 건강관리를 고안할 수 있게 도움을 준다. 예를 들면 나병이나 정신질환과 같이 사회적 오명을 가지는 질병의 경우, 사회적 상황이 질병 경과를 더 악화시킬 수 있는데, 건강관리 정책은 이를 최소화시키는 방향으로 고안하는 데 도움이 되고자 하는 것이다.

우울증의 역학

정신과에서는 비교문화적 비교가 특히 중요하다(☞10장). Patel[22]이 언급한 바와 같이, 다른 문화권에서 우울증을 조사 비교하는 데는 여러 가지 문제가 있다. 서구 정신의학은 기분변화를 우울증의 지표로 보는데, 이럴 경우 우울증의 다른 발현, 즉 신체 증상인 허약감, 피곤함, 쑤시고 아픈 증상, 어지러움, 두근거림, 수면장애 등은 간과되기 쉬우며, 결국은 부정확한 통계가 나오게 될 것이다. 또한 서구 정신의학이 정의한 '우울함'에 해당하는 상태를 설명할 언어 자체가 없는 곳도 있다. '우울'과 '불안'을 구별하는 개념도 없는 곳이 있다. 그러므로 범문화적으로 우울증을 진단하기 위해서는, 우울증이라는 진단개념을 그대로 적용하기 보다는, 정신과적 우울증과 유사한 그 지역 특유의 상태를 구별해내야 할 필요가 있다. 그러기 위해서 그 지역에 적절한 설문서를 개발해야 하고, 그 설문서는 지역 언어로 써져야 한다. 또한 문화적 주제를 고려하여야 하며, 그 지역 사람들의 상태에 더욱 민감한 방식으로 개발되어야 한다. 이렇게 만들어진 설문서의 예로는 '중국 건강 설문지'와 '인도 정신과 증상조사 일람표' 등이 있다.[22]

사례 15.1 인도 방갈로에서 우울증의 문화적 차원

Raguram 등[23]은 2001년, 인도 방갈로에 있는 국립 정신건강과 신경과학 연구소의 외래에 온 정신과 환자 80명을 대상으로 EMIC을 이용하여 면담했다. 모든 환자는 WHO의 진단기준인 ICD-9에 준하여 우울증으로 진단된 사람이었다. 환자 증 85%는 발병 초기에 슬픔이나 우울감과 같은 정서적 증상보다는, 몸이 쑤시고 식욕이 떨어지고 수면장애가 있는 등의 신체 증상을 호소하였다. 자세한 면담 결과, 90%의 환자가 정서적 문제가 있음을 시인하였고, 1/4의 환자만이 가장 괴로운 증상을 슬픔이라고 말했다. 환자들은 자신의 증상이 개인적 삶과 사회생활로 인한 것이라고 했는데, 가정의 걱정거리, 대인관계의 갈등, 경제적 문제, 성적 문제, 스트레스, '신경성', 혹은 '몸에 열이 너무 많아서' 생긴 것이라고 보고 있었다. 신체증상으로 의사를 찾았던 대부분의 환자는 의사와의 만남에 불만을 표시했고('의사는 나에게 말도 하지 않고, 그저 약만 처방했습니다'), 의사가 자기 삶의 문제점이 무엇인지 봐주려 하지도 않았다는 것이다. 우울증은 일상생활과 인간관계에 깊이 뿌리박혀 있는 것이므로, '심리적 스트레스는 마음의 상태만 아니라, 특정 공동체 내에서 이루어지는 사회적 문화적 대화의 실제적 네트워크에서 보아야 한다.' 우울증을 치료하려면, 고통을 경험하는 방식, 삶에 대한 믿음체계와 일상의 현실을 이해하는 것이 중요하다. 특히 가난한 나라에서, 값비싼 항우울제나 항불안제를 처방하는 것만으로는 우울증을 치료할 수 없다. 의료전문가의 연구와 치료는 전문가적 개념에 충실하여야 하겠지만, 또한 문화적 배경과 지역 특유의 문화적 구도를 알아야 한다. 이 장애물을 넘지 않으면 환자는 치료되기 어려울 것이다.

질병 역학에서 고려되어야 할 문화적 요인

문화적 요인은 병을 일으키기도 하지만, 때로는 보호인자로 작용하기도 한다. 다음에 열거하는 인자는 앞장에서 기술한 것들이고, 완벽한 목록이라기보다는, 인류학자와 역학자들이 가장 흔히 조사하는 요인을 선택적으로 모은 것이다. 이 모든 문화 요인은 특수한 맥락에서 작용하는 것이다. 맥락은 문화적 믿음 체계와 인간행동에 영향을 미치고, 부정적으로 작용할 것인지, 보호적으로 작용할 것인지를 결정한다. 여기에 있는 요인의 적실성은 이 장 후반부에서 사례를 통해 논의할 것이다.

경제적 상황
- 부가 사회 전반에 균등하게 분배되어 있는지
- 대상 집단이 사회의 다른 구성원들에 비해 가난한지 부유한지
- 적절한 주거, 영양섭취, 의생활을 영위하기에 충분한 수입이 있는지
- 부, 가난, 고용, 실업과 연관된 문화적 가치들
- 기본적 경제 단위(부의 획득, 저축, 나눔의 단위)가 개인인지, 가족인지, 혹은 더 큰 집단인지

가족 구조
- 가족 구조가 핵가족인지, 대가족인지, 연합가족인지, 아니면 한 부모 가정인지
- 가족 구성원 간 교류, 결속, 그리고 상호지원의 정도
- 개인의 성취보다 가족의 성취를 강조하는지

- 육아, 음식, 노인이나 환자, 혹은 죽어가는 사람을 봉양하는 책임이 가족 구성원들 사이에 공유가 되는지

성별 간 역할
- 성별 간 분업, 특히 누가 일하는지, 누가 집에 남는지, 음식을 준비하고 자녀를 돌보는 사람은 누구인지
- 각 성별 간 역할과 연관된 사회적 권리, 의무, 그리고 기대
- 각 성별의 적절한 행위에 관한 문화적 믿음 (예컨대 음주, 흡연, 그리고 경쟁적인 행동이 남자들 사이에서는 '자연스러운' 것으로 여겨지는 반면 여자들에게는 그렇지 않은 경우)
- 의사를 찾아가는 데 성별 간 문턱의 높이가 같은지
- 여자의 인생에서 '의료화'의 정도

결혼 양상
- 권장되는 결혼 패턴이 일부일처인지, 일부다처인지, 일처다부인지
- 죽은 형의 처와 결혼하는 형제 계승혼(levirate)[130] 혹은 순연혼(順緣婚, sororate)[131]이 행해지는지
- 결혼이 족내혼(집안, 친족, 근족 혹은 부족 내부 사람과 결혼해야 하는 경우)인지 혹은 족외혼(결혼상대자를 반드시 집단 밖에서 골라야 하는 경우)인지

성적 행동
- 첫 성관계를 가지는 연령
- 난교, 혼전 혹은 혼외 성교가 권장되는지 금지되는지

---

130) 남편이 아들 없이 사망한 경우에 한하여 미망인은 죽은 남편의 동생과 혼인하여 남편 집안의 남계 혈통을 계승하도록 한 혼인제도
131) 아내가 불임일 때 처제가 연대 책임을 지고 남편과 중혼하는 혼인제도

- 성적 규범이 남자에게 적용되는지, 여자에게 적용되는지, 혹은 둘 다에 적용되는지
- 특정 성적 규범(예컨대 독신 혹은 난교)이 제한된 집단에 적용되는지(예컨대 수녀 혹은 윤락여성)
- 윤락업소를 찾는 것이 사회적으로 용납되는지 그렇지 않은지
- 동성애가 관용이 되는지 혹은 금지되는지
- 어떤 성적 행위들(예컨대 항문성교)이 용인할만한 것으로 인정되는지 그렇지 않은지
- 임신기간, 생리기간, 수유기, 혹은 산욕기에 성교를 갖는 것이 금기시되는지

피임 양상
여기에는 피임과 유산에 대한 문화적 태도가 포함된다. 이 두 가지에 대한 금기는 가족 규모를 키우기 위한 것이고, 때로는 모체 건강에 부정적 영향을 가질 수 있기 때문에 금지된다. 콘돔 등의 물리적 피임법에 대한 태도는 클라미디아, 임질, 매독, B형 간염, AIDS 등의 성병 확산에 영향을 미칠 수 있다.

인구정책
가족의 이상적 규모와 성별—예컨대 중국의 '하나만 낳기' 정책—에 관한 문화적 정책이 포함되는데, 영아살해 및 불법 유산 혹은 자가 유산 등은 이런 제도와 관련된다. Wagley[24]는 브라질의 인디오 부족인 테네타하라족에 관한 연구에서, 이들은 여자는 셋 이상의 자녀를 가져서는 안 되며, 자녀들의 성별이 똑같아서도 안 된다고 믿는다고 했다. 만일 두 딸이 있는데, 셋째가 또 딸일 경우, 이 딸은 죽임을 당한다. 시간이 흐르면서 이러한 믿음들은 지역 공동체의 규모와 구성에 영향을 미칠 수 있다. 이는 또한 많은 자녀를 가지는 것이 완전한 성인, 남자 혹은 여자로 인식되는지의 여부도 포함한다.

임신과 출산 관습
- 임신기간 동안 식생활, 복장 혹은 행동 변화
- 출산에 사용되는 기술, 그리고 조산원의 성격
- 산고를 겪는 동안 산모의 자세
- 탯줄 관리(어떤 문화권에서는 신생아 파상풍의 원인이 갓 잘린 탯줄에 대변을 바르는 관습에서 기인할 수 있다)
- 산욕기에 관련된 관습, 예컨대 사회적 격리 혹은 특별한 금기사항을 따라야 하는 것
- 모유가 선호되는지 혹은 인공 유아식(예컨대 분유)이 선호되는지

육아 관습
- 육아의 정서적 분위기 - 관용적인지 권위적인지
- 아이들 간의 경쟁을 어느 정도 권장하는지(이는 성장한 후 정신질환, 자살 시도, 'A형 성격'적 행동 유형과 관련될 수 있다)
- 사회적으로 '정상'이라고 인정되는 육체적 혹은 정서적 학대의 수준
- 출생 이후, 그리고 사춘기에 행해지는 입문의례(예컨대 할례와 상처자국 만들기 등)

신체 이미지 개조
- 문화적으로 승인되는 육체의 훼손 혹은 개조, 예컨대 남자 혹은 여자에서 할례, 상처자국 남기기, 문신, 귀 및 입술 피어싱, 전족, 성형수술 등
- 특정 몸매를 가지도록 부추기거나 기피하도록 하는 문화적 가치들, 예컨대 날씬함, 큰 키, 비만

식습관
- 음식의 준비, 저장, 보관 방식
- 음식 분배에 있어서 성별에 의한 편향이 있는지
- 음식을 만들고 저장하는 용기
- 음식이 일상적으로 오염물을 포함하는지

(예컨대 콩류의 아플라톡신 등)
- 영양적 가치와 상관없이 상징적으로 '음식'과 '음식이 아닌 것', '신성한' 음식과 '부정한' 음식, 혹은 '뜨거운' 것과 '찬' 것으로 구분되는지
- 채식이 규범인지 육식이 규범인지
- 임신, 수유기, 생리 기간 혹은 와병 중에 따라야할 특별한 식습관이 있는지
- 식습관에 대한 유행이 일반적인지
- 서구적 음식(다량의 소금과 기름, 정제된 탄수화물 함량이 특징인)이 비(非)서구 공동체에서 '현대화'의 상징으로 사용되는지

복장
- 남녀에 따른, 그리고 특별한 행사에서의 적절한 복장에 대한 문화적 처방
- 복장 유행, 예컨대 딱 달라붙는 드레스나 코르셋, 하이힐 혹은 낮은 굽 신발(이들은 특정 형태의 부상이나 질병과 연관될 수 있다)
- 장신구들, 예컨대 화장품, 보석, 향수, 염색약(이들은 피부질환을 일으킬 수 있다)

어떤 상황에서는 몸을 많이 가리는 긴 복장이 강요되기도 한다. 예를 들면, Underwoods[27]는 예멘 여자들이 입는 긴 드레스와 베일, 그리고 여자를 '하렘'에 가두어두는 관습이 골다공증, 결핵, 빈혈 등이 증가하는 현상에 영향을 준다고 보았다.

개인위생
- 개인위생이 무시되는지 혹은 권장되는지
- 머리를 감거나 깎는지, 만일 그렇다면 얼마나 자주 하는지
- 옷을 얼마나 자주 갈아입는지
- 몸을 씻고 청결하게 하는 제의가 정규적으로 행해지는지
- 목욕 기구가 개인의 것인지 아니면 공동체가 함께 쓰는지

주거

- 생활공간의 구조, 위치, 그리고 내부 구분
- 그 공간이 가족, 친족, 혹은 부족의 구성원들에 의해 채워지는지
- 각 방, 집, 혹은 오두막 당 거주인의 수 (이는 전염병의 확산에 영향을 미칠 수 있다)
- 집 내부 공간이 연령, 성별, 혼인 상태에 따라 할당되는 방식
- 계절에 따라 생활공간에 난방 혹은 냉방이 되는 방식
- 모기장이 문과 창문에 설치되어 있는지, 혹은 내부 생활공간을 나누는 데 사용되는지

정화시설

- 분뇨 처리 방식
- 누가 분뇨를 운반하는지
- 분뇨를 일상적으로 매립하는지 그렇지 않은지
- 분뇨를 가까운 주거지역, 음식물 보관소, 목욕 장소, 혹은 수원지 주변에 버리는지

직업

- 남자와 여자가 비슷한 직업을 구하는지 혹은 다른 직업을 구하는지
- 특정 직업이 사회 내 특정 개인이나 가족 혹은 집단에만 주어지는지 - 인도의 전통적 카스트 제도나 남아공의 옛 인종분리정책의 예
- 몇몇 사회에서 특정 직업이 더 높은 특권을 가지고 더 많은 보상을 받는지 (예컨대 서구 사회의 A형 성격과 행정직)
- 전통적 방식의 사냥, 고기잡이, 농사 혹은 광업 등과 같이 사고사, 외상 혹은 전염병에 걸릴 가능성이 높은 직종인지
- 특정 질병과 관련된 현대 산업 직종 - 예컨대 탄광에서의 진폐증(塵肺症),[132] 염색

노동자의 방광암, 금속 가공사의 규폐증(硅肺症),[133] 혹은 석면 가공 노동자의 중피종[134] 등

종교

- 종교가 일관성 있고 확신을 주는 세계관을 가지고 있는지
- 종교가 금식, 음식에 대한 금기, 제의적인 침례, 공동 축제, 할례, 자기 몸 손상 또는 채찍질, 불 위를 걷기, 혹은 단체 순례 등의 종교적 실천을 강요하는지 (이 모두는 몇몇 질병들의 발생과 연관될 수 있다)

장례 관습

- 죽은 사람이 어떻게, 언제, 그리고 누구에 의해 수습되는지
- 시신이 즉시 매장되거나 화장되는지, 혹은 얼마동안 어떤 사람들에게 보여지는지 (이는 전염병이 퍼지는 데 일조할 수 있다)
- 시신의 매장, 화장, 전시 장소 그리고 이 장소가 주거지, 음식, 혹은 수원지에 가까운지

문화가 야기하는 스트레스

- 문화가 야기하는 부정적 효과가 문화적 가치, 목표, 특권의 위계질서, 규범, 금기, 혹은 기대에 의해 발생하는지, 혹은 악화되는지, 혹은 유지되는지
- 문화가 '일 중독'을 조장하는지, 혹은 느슨한 일상생활 태도를 조장하는지
- 세대 간에 서로 다른 사회적 기대로 인하여 갈등 상황에 있는지

---

132) 유해한 무기성 유기성 분진을 장기간 흡입하여 생기는 폐 질환. 흔히 무기성 분진인 광석 가루와 연관된 폐질환으로 통용되고 있다.

133) 채광업, 채석업, 요업, 연마업, 야금업 등의 화학 공업에서 발생하는 규산 흡입에 의한 것으로, 결핵 등을 동반하고 폐기능부전에 빠진다.

134) 폐를 둘러싸고 있는 흉막, 위나 간 등을 보호하는 복막, 심장을 싸고 있는 심막 등의 표면을 덮고 있는 중피에서 발생하는 것으로 양성과 악성이 있다.

이주자 지위

- 경제적 이주자들처럼 이주가 자발적('끌어오기')인지, 아니면 난민들처럼 비자발적('밀어내기')인지
- 이주자들이 행동, 식생활, 언어, 복장 등의 면에서 새로운 문화에 적응했는지
- 이주해온 지역의 공동체에 의해 차별, 인종차별, 혹은 박해를 당하는지
- 이주 이후에도 가족 구조와 종교적 세계관이 보존되는지
- 익숙한 종교지도자들 혹은 전통적 치유자들을 이주 후에도 찾을 수 있는지
- 이주해온 지역 공동체의 문화, 특히 이주자들에 대한 이들의 태도

계절적 이동

여기에는 정규적이고 계절적인 양상을 가진 대규모 이주가 포함된다. 이는 관광객일 수도 있고, 순례자일 수도, 유목민일 수도 있으며, 이주노동자일 수도 있다. 유목민들은 대개 집단으로 이주하는 반면, 관광객들과 이주노동자들은 개인이나 작은 사회 단위로 이주한다. 두 경우 모두—공동체와 가족과 집을 떠나는 것은—알코올 중독 혹은 성병(예컨대 AIDS와 B형 간염)의 발병 가능성을 높인다.

'화학적 위안물'의 사용

- 흡연, 음주, 차, 커피, 코담배, 처방된 의약품 및 처방되지 않은 의약품, 그리고 각성제를 신성한 약으로 사용하는 것 등과 연관된 문화적 가치들
- 중독자 하위문화에서 정맥 내 '마약'을 사용하는 것, 그리고 이들 집단원 사이에서 주사바늘 공유의 만연(B형 간염과 AIDS의 확산에 기여한다)
- '엑스타시'와 같은 보다 현대적인 '디자인 약물'의 사용

레저 생활의 추구

- 다양한 형태의 스포츠, 오락, 관광
- 육체적 운동을 포함하는지 그렇지 않은지
- 경쟁적인지 그렇지 않은지
- 부상 혹은 질병의 위험에 연관이 되어 있는지
- 햇볕에 (그리고 자외선에) 지속적으로 노출하는 것을 포함하는지

집에서 기르는 동물과 새

- 애완동물과 가축의 성질과 수
- 집 안에서 기르는지 밖에서 기르는지
- 사람들과 이들 짐승들의 직접적인 육체적 접촉 정도

다양한 바이러스성 질환들이 애완동물과 연관이 있다. 예컨대 양성 림프성 세망내피 세포증(일명 '고양이 할큄에 의한 열병'), 앵무 열병, 고양이 변으로 전염되는 톡소플라스마 병과 같은 원충성 질병과 연관된다.

자가치료 전략과 비전문적 치료법

여기에는 4장에서 기술한 대중적이고 민속적인 부문에서 사용되는 모든 치료방법이 포함된다. 예컨대, 전통 치유자들의 약초 사용, 의약품, 특별한 식습관, 신체 조작, 주사, 그리고 부항 등이 있다. 개인적 상담보다는 공공적 제의에서 행해지는 비전문적인 치유는 전염병의 확산을 용이하게 할 수 있다. 침 등의 대체의학적 치료는 B형 간염 등의 전염병 확산을 초래할 수 있다. 이는 항생제, 구강 수액보충 요법, 예방접종 등 의학적 치료와 예방적 전략에 대한 문화적 태도를 포함한다.

종합정리

이 장에서는 역학자들에게 유용할 수 있는 문화적 요인들 몇 가지를 요약했다. 이들 가운데 다수는 이 책 앞부분에서 자세히 논의한 것

이다. 중요한 점은, 일부 질병 사례에서는 여러 문화적 요인들이 동시에 작용한다는 것이다. 이 가운데 어떤 것은 병을 일으키는 반면, 어떤 것은 보호적이다. 예를 들면, 중국 상하이의 후두암에 대한 사례 통제 연구[29]에서는, 흡연이 소금에 절인 육류와 마찬가지로 남녀 모두에게 위험 요인이며(남자 조사대상자 중 86%, 여자 조사대상자 중 54%), 남자의 경우 석면과 석탄 먼지에 노출되는 직업을 가진 것은 분명 위험 요인이다. 반대로 마늘, 과일(특히 오렌지와 귤) 그리고 짙은 녹색/황색 채소를 많이 먹는 것은 모든 집단에서 후두암으로부터 보호하는 인자이다.

문화적 요인이 질병의 원인과 확산에 갖는 중요성은 아래의 사례 연구들에 시사되어 있다.

사례 15.2 중남미의 자궁경부암

자궁경부암에서는 성 규범과 관습이 질병 확산에 큰 역할을 한다. 다양한 연구에서 도출된 결론은, 수녀에게는 드물고 윤락여자에게 많이 나타난다는 것이다. 특히 유대인 여자, 몰몬교 여자, 제7안식교 여자들 사이에서 이 병은 극히 드물다. 자궁경부암을 앓고 있는 여자들은 어린 나이에 성교를 시작했거나, 조혼, 여러 명의 성교 파트너, 그리고 여러 번의 결혼을 경험했을 가능성이 많다. 자궁경부암의 정확한 원인은 아직 알려져 있지 않지만, 다중요인적인 원인을 가지고 있다고 믿어지며, 인체 유두종 바이러스 감염이 주요 원인으로 의심된다.[30]

오랫동안 여자의 성행동만이 자궁경부암의 위험 인자로 간주되어 왔었다. 그러나 1982년 Skegg 등[31]은 자궁경부암의 발생이 중남미 지역에서 매우 높다는 점을 지적하면서 반론을 제기했다. 이 지역에서 여자들은 평생 단 한 명의 섹스 파트너를 가지는 경우가 많고, 혼전 혹은 혼외 성관계는 엄격한 문화적 제재를 받고 있다. 저자들은 자궁경부암이 감염에 의해 생긴다는 가설이 정확하다면, 여자가 자궁경부암에 걸릴 위험은, 여자 자신의 성행동보다는 남편이나 남자 파트너의 성 행동에 좌우될 것이

라는 견해를 제시했다. 그러므로 사회 전체의 성 행동 양상, 특히 남자들의 성 행동 습관을 관찰해야 한다. 이러한 토대 하에서 저자들은 세 종류의 사회 유형을 설명했다.

1. A 형: 남자와 여자 모두에게 혼전 혹은 혼외 관계는 엄격하게 금지된다(예를 들면, 몰몬교 혹은 제7안식교)

2. B 형: 여자만이 혼외 성관계가 금지되며, 남자들의 혼외 성관계는 장려 내지는 묵인된다(특히 윤락여성들과). 많은 중남미 사회와 지난 세기 동안의 유럽이 그 예이다.

3. C 형 : 남자와 여자 모두가 평생 동안 여러 명의 섹스 파트너를 가진다(현대 서구의 '허용적 사회'에서처럼)

자궁경부암의 발생은 A형 사회에서 가장 낮고, B형 사회에서 가장 높다. 유대인, 제 7안식교, 몰몬교 등과 같은 A형 집단에서 자궁경부암 발생이 낮은 이유는, 족내혼과 일부일처제, 그리고 윤락여성과의 접촉 빈도가 낮은 것에서 기인하는 것일 수 있다. 반면에 중남미에서는 윤락여성과의 접촉이 흔하다. Skegg 등이 인용한 한 연구에서, 콜롬비아 남자의 91%가 혼전 성관계의 경험이 있다고 보고되었으며, 이 남자들의 92%는 윤락여성과 성관계를 경험했다. 저자들은 이것이 중남미에서 자궁경부암 발생이 높은 이유 중 하나이며, 윤락여성들이 감염원 역할을 했을 것이라는 견해를 제시했다. 이와 마찬가지로, 영국과 미국(C형 사회)에서 이 병에 의한 사망률이 감소하는 것은, 보다 '허용적인' 사회에 사는 남자들이 윤락여성과의 관계를 더 적게 가지게 되기 때문일 것이라고 주장했다.

사례 15.3 문화적 관행과 B형 간염

Brabin과 Brabin[32]은 B형 간염 바이러스 전파에 문화적 요인이 하는 역할에 관하여 문헌고찰을 하였다. 이 바이러스 감염 수준은 나라들 간, 종족 간, 부족 간, 심지어 이웃하는 마을 간에도 다양하다. 부분적으로 다양한 문화적 요인이 그 이유인데, 예컨대 성행동 양상, 가족과 결혼 양상, 여자에게 영향을 미치는 문화적 변화와 임신 연령이다. 예를 들

면, 이 바이러스 감염 위험도는 난교 정도에 따라 다양하다. 그러므로 감염 위험이 가장 큰 사람은 난교 파트너의 배우자이다. 이는 임신한 여자에서 특히 고려해야 할 중요한 측면이다. 매춘과 마찬가지로 혼외성교, 일부다처, 잦은 이혼 혹은 파트너 교환 등이 허용되는 결혼양상이 특히 열대지역 국가에서, 바이러스 확산에 일조할 수 있다는 점을 저자들은 지적했다. 잦은 입양, 가정 사이를 자주 이동하는 것, 그리고 여자들이 결혼에 의해 마을을 옮기는 관습을 가진 가족 양상도 감염의 확산 통로를 제공할 수 있다. 반면, 다른 공동체의 구성원과 결혼이 금지되는 경우, 감염은 어떤 지역이나 종족에 제한되기도 한다. 예를 들면, 영국과 미국의 중국인 이주자들과 피지 인디언들은 모두 B형 간염 항원이 낮은 반면, 이들 모국에서는 B형 간염 감염비율이 상당히 높다. 또한 전쟁, 이민, 폭동 등의 사회적 변화가 담을 무너뜨리는 효과를 나타내면서 어느 한 지역에 국한되었던 바이러스가 널리 확산될 수 있다. B형 간염은 모체에서 아이로 수직 감염되므로, 나이가 듦에 따라 감소하고, 대부분의 수직 전파는 여자가 어린 나이에 출산할 때 발생한다. 그러므로 결혼 및 임신 연령을 늦추게 되면 이런 식의 전파와 감염을 줄일 수 있을 것이다. 저자들은, 특히 간염의 경우, '비서구 사회의 역학 자료를 해석하기 위해서는, 질병의 전파 양상을 정확하게 정의하고, 의료적 개입을 계획하기 위해서는 문화적 관점을 필요로 한다'고 결론지었다.

사례 15.4 일본, 하와이, 캘리포니아에 사는 일본인의 관상동맥성 심장병

1970년대에 Marmot 등[9,10]은 캘리포니아, 하와이, 일본에 살고 있는 일본인 조상을 가진 1만1,900명의 남자를 대상으로 관상동맥성 심장병(CHD), 고혈압, 뇌졸중의 역학을 조사했다. 연구 목표는 두 개의 이주 집단과 일본 본토에 사는 일본인의 질병률을 비교함으로써, 이 세 집단이 가지고 있는 질병의 비유전적 요인을 규명하는 데 있다. 그 결과 CHD의 발생이 집단에 따라 큰 차이가 있음을 발견했다. 일본에 살고 있는 사람에서 가장 낮은 비율로 나타났고, 하와이는 중간 정도, 캘리포니아 집단에서 가

장 높은 비율로 발생했다. 높은 CHD 발생율과 연관되는 것으로 흔히 알려진 위험 요인들, 예컨대 고혈압, 식습관, 흡연, 체중, 혈중 당도 및 혈중 콜레스테롤 수치 등도 함께 조사했는데, 여기서 발견된 사실은, CHD 발생율의 차이는 이러한 위험요인만으로는 설명할 수 없다는 것이다. 예를 들면, 이 세 집단에서 비슷한 조건을 가진 흡연자들 사이에서도 CHD 발생률은 차이를 보이고 있었기 때문이다. 오히려 CHD 발생률은 그들 모두가 자랐던 일본 전통문화에 대한 친밀도와 관련되는 것으로 밝혀졌다. 이들의 친밀도가 전통 가치에 가까울수록 CHD의 발병은 낮았다. 캘리포니아에서 가장 서구화된 일본계 미국인들은, 더 전통적인 라이프스타일을 따르는 이주자들에 비해 더 높은 비율의 CHD 발생률을 보였다. Marmot과 Syme[10]은 '이러한 결과는 개인이 자라온 문화가 어른이 되어서 CHD에 걸릴 가능성을 좌우한다는 가설을 뒷받침'하며, 양육 문화와 CHD의 관계는 '여태까지 알려진 위험인자와는 연관되는 것이 아니다'라고 지적했다. 일본인은 문화적 특성으로서, 집단의 결속, 집단의 성취, 그리고 사회적 안정을 강조한다. 이러한 문화 집단에서는, '긴밀하게 짜인 집단 안에서 동료의 지원을 받을 수 있는 안정된 사회는 CHD를 일으키는 스트레스로부터 보호적일 수 있다'는 견해가 적용되는 것 같다.

사례 15.5 문화적 관행과 기생충 질병

Alland[33]는 문화적 관행과 기생충 질병의 발병, 분포, 확산 사이의 관계를 조사했다. 1969년에 간행된 것이기는 하지만, 그가 발견한 것 중 많은 것은 아직도 현재 상황에 적용 가능하다. 저자는 생활공간의 배열, 집의 형태, 그리고 각 방의 구조와 집에 사는 사람의 숫자가 모두 질병을 확산시키거나 제한하는 데 영향을 미칠 수 있다고 기록했다. 예를 들어 견고한 카스트 제도에서 어느 한 집단이 사회적으로 고립될 경우, 전염병이 확산되는 데 영향을 미칠 수 있다는 것이다. 유목민적 생활방식인 대규모 인구 이동도 사람의 배설물을 넓게 퍼뜨림으로서 기생충 등의 감염을 확산시킨다. 기생충이 서식할 수 있는 환경을 격리시키는 문화적 관행도 감염을 줄이는 효과가 있다. 예를 들면, 화장실을 깊이 파

는 것은(배설물을 강이나 냇물에 버리지 않고) 소변이나 대변으로 매개되는 기생충 감염을 막아줄 것이다. 수원지를 가축이나 인간의 주거지로부터 멀리 떨어진 곳에 위치시킴으로써, 그리고 음료수로 사용되는 물의 공급원을 목욕/빨래 등에 사용하는 물과 분리함으로써 수원의 오염을 막을 수 있다. 침을 자주 뱉는 문화적 관행은 바이러스 등의 감염을 확산시킨다. 환자를 방문하거나 대규모의 대중 축제에 참여하는 것 또한 전염병의 확산과 관련될 수 있다. 벼 재배와 같은 어떤 농업 기술은 주혈 흡충증 등의 기생충 감염 위험을 증가시킬 수 있다. 몸에 꼭 맞게 재단된 옷은 느슨한 토가와 같은 옷보다는 벼룩이나 이가 살기에 더 나은 환경이 되고, 가족 간에 옷을 공유하는 것 또한 이런 감염을 확산시킬 수 있다. 이러한 여러 가지 문화적 관행은 기생충, 박테리아, 바이러스, 곰팡이 감염이 널리 분포하는 데 영향을 미치게 된다.

사례 15.6 브라질 도시 지역에서 AIDS와 성적 관행

1987년 Parker[34]는 브라질 도시지역의 성에 대한 태도와 관행을 AIDS 발병 증가와 관련하여 연구했다. 현지조사에 근거하여, '성적 관행은 범문화적으로 다 일정하다. 그러므로 성적 행태는 특정 사회 문화적 맥락에 거의 영향을 받지 않는다'는 이론을 저자는 정면 비판했다. 미국과 서구에서 개발한 AIDS 전파 및 예방에 관한 모델은 브라질의 문화적 정황에서는 적절하지 않다는 것이다. 여태까지의 이론, 즉 오직 세 가지 유형의 성적 행태—이성애, 동성애, 양성애—만이 존재하며, 이들 사이에는 분명한 경계가 존재한다는 가정은 브라질의 복잡한 문화적 현실을 반영하지 못한다. 예를 들면, 모든 동성애들이 자신을 진짜 '동성애자'로 여기지 않는다는 것이다. 브라질 문화는 능동적이고 침입해 들어오는 파트너(homem 즉 '남자')와 수동적인 '여자'(viado 혹은 bicha로 알려진)로 구분한다. 사회적 낙인은 주로 후자에 찍히는 반면, homem은 '남성성을 손상하지 않고' 남자든 여자든 다 성관계를 맺을 수 있다. 동일한 구분은 보다 적극적인 남자 매춘업자(miche)에게도 적용되는데, 이는 보다 수동적인 여

자 복장의 남자, 즉 travesti의 반대 개념이다. 그러므로 대중적인 개념에서 '동성애자'라는 범주는 대개 '수동적'인 파트너에게만 적용되며, 동성애자 간의 관계에서 능동적인 파트너는 분류하기가 불명확하고 모호하다.' 이러한 모호성으로 인하여 보다 분명한 여자, 즉 viados만을 목표로 한 예방과 교육은 그 효과가 적을 수밖에 없다.

브라질의 또 다른 중요한 특징은 남자와 남자, 그리고 남자와 여자 사이에서 항문성교가 흔하다는 것이다. 매춘 시 남녀 사이에서 흔하다. 청소년기에도 마찬가지로 흔한데, 이는 원치 않는 임신과 처녀의 순결 상징인 처녀막을 파괴하지 않기 위한 것이다. 그러므로 이렇듯 서로 다른 집단 간에 일어나는 빈번한 항문성교는 'AIDS의 역학적 구도가 유럽과 미국과는 확실히 다름을 보여주고 있다.' 브라질 특유의 성행동 양상은 '브라질의 AIDS 위험 집단을 어떻게 정의할지 재고하게 하며, 이를 예방 전략에서 고려하지 않을 경우 AIDS 확산을 막을 수 없을 것이다.' 그러므로 Parker는 AIDS에 관한 역학적 연구는, 이 질병이 '사회 문화적인 질병이자, 생물학적 현상'이라는 것을 인식하는 것에서 출발해야 하며, 예방 전략은 언제나 이것을 염두에 두는 것이어야 한다고 주장했다.

이주와 건강

위에 기술한 사항과 더불어, 또 다른 일련의 문화적 요인이 현대사회에서 점점 더 중요해지고 있는데, 바로 이주와 건강과의 관계이다. 이주민과 난민이라는 지위가 정신적 신체적으로 어떤 질병을 많이 발생시키는가에 관한 연구는 많이 이루어져 있다. 그러나 아직 이주와 질병 사이의 명확한 관계는 규명되어 있지 않은 상태이다. 예를 들면, 어떤 이주자들에게는 정신질환, 자살 시도, 그리고 고혈압이 이주국이나 모국의 사람들에 비하여 많이 발생한다는 연구가 있다(☞10장, 11장). 이주자와 이주국 사람의 생활방식뿐만 아니라, 이 두 집단의 생활방

식이 일치하는가 여부, 이주국의 경제적 상황, 이주자들을 대하는 태도 등이 스트레스와 관련된 질병의 발생을 증가시킬 수 있다.

의료적 치료와 진단의 다양성

의사의 진단과 치료방식이 나라에 따라 어떤 차이를 보이는지에 관한 연구에도 역학기술은 사용된다. 영국과 미국, 그리고 영국과 프랑스의 정신과 의사들 사이에서 정신분열증과 정동장애에 관한 진단 빈도의 차이에 관해서는 10장에서 이미 기술했다. 신체 치료의 예로서, 편도선 절제술을 하는 두 나라의 비율과 편도선 절제가 필요한 실제 질병률을 비교할 수도 있다. 만일 편도선염이 실제로 더 많지 않음에도 불구하고 편도절제술 횟수가 많을 경우, 의사와 환자 모두에게 영향을 미치는 어떤 문화적 요인이 있을 것이라고 추정할 수 있다. 이 현상을 설명하는 요인으로는 경제적, 의료기술적 요인, 그리고 의료인력과 병원 시설 정도가 작용할 것이다. 이런 식의 연구가 비슷한 수준의 사회적, 산업적 발전을 이룬 두 나라 사이에서 이루어진다면 더 타당성을 가질 것이다.

사례 15.7 미국, 캐나다, 잉글랜드, 웨일즈의 수술률 비교

Vayda 등[35]은 1966~1976년 사이의 캐나다 및 영국의 잉글랜드와 웨일즈, 미국 전체의 수술률을 비교했다. 특히 그들이 조사한 것은 다음 것들인데,

1. 세 나라 각각에서 인구 10만 명 당 수술률
2. 해당하는 자원(수술 인력과 병상 수)
3. 의료가 국가적 우선순위에서 어디에 위치하는가. GNP에서 보건에 지출한 액수의 비율로 측정
4. 유병률. 수술이 적용되는 질병으로 인한 사망률로 측정

저자들은 세 나라에서 흔하게 하는 10가지 수술 비율을 비교했다. 안과 수정체 적출술, 편도절제술, 전립선 절제술, 슬관절 연골 절제술, 서혜부 탈장 봉합술, 담낭절제술, 대장절제술, 자궁절제술, 및 제왕절개가 그것이다. 10년의 연구기간 동안, 잉글랜드와 웨일즈의 전체 수술률은 일정하게 유지되고 있었고, 캐나다 역시 일정했지만, 미국의 경우 수술률이 약 25% 정도 증가했다. 물론 캐나다의 수술률은 영국보다 10년 동안 지속적으로 60% 높았으며, 미국은 1966년 영국보다 80% 높았고, 1976년에는 잉글랜드와 웨일즈보다 125% 높았다. 제왕절개는 10년 동안 세 나라 모두에서 53%에서 126%로 증가했다. 1976년에 캐나다와 미국의 전체 출산 중 12%가 제왕절개를 한 반면, 잉글랜드와 웨일즈에서는 7%에 지나지 않았다. 자궁절제술의 비율은 캐나다와 미국이 영국보다 두 배 높았다. 이용 가능한 병상을 비교한 결과, 1976년 영국은 세 나라 가운데 가장 적은 병상을 가지고 있었고, 수술률도 낮았으며, 캐나다는 미국보다 30% 많은 병상을 가지고 있었다. 미국 전체 수술률은 캐나다보다 40% 높았다. 10년 동안 잉글랜드와 웨일즈는 GNP의 5%를 보건에 지출했고, 캐나다는 7%, 미국은 9%를 지출했다. 결과적으로 수술률은 이용 가능한 병상 수와 수술인력 사이에 세 나라 모두 뚜렷한 상관관계가 없음을 보여주고 있다. 또한 이들은 해당 질병의 국가 간 사망률의 차이와도 관련되지 않았다. 수술률의 차이는 '서로 다른 치료 스타일과 환자관리 철학', 서로 다른 가치관, 적용되는 우선순위(보건에 할당되는 GNP 비율로 반영되는), 그리고 기술의 변화(특히 미국과 캐나다에서 증가하고 있는 심장혈관 수술 및 흉부 외과적 수술)에서 기인하는 것으로 판단되었다. 저자들은 '서로 다른 수술률을 반영하는 것은 소비자와 공급자가 무엇을 선호하느냐에 달려있고, 그러므로 이는 사망률보다는 삶의 질과 수술 후 합병증의 비율로 측정해야 한다'라고 주장했다. 그 이유는 대부분의 수술은 응급이 아니고, 선택적이고 의사의 재량권이 발휘되는 것이며, 치사율이 높은 질병이 아니기 때문이다. 이 사실은 수술률의 차이가 해당 질병이 서로 다른 사망률을 보이는 것과 관련되지 않는다는 현상을 설명해주는 것이다. 이 연구가 보여주는 것은, '산업화된 서구 세 나라에서는, 특별히 나쁜 결과가

증명되지 않는 한 수술률이 각기 다른 것을 용인해 왔다는 것이다.' 그러므로 그 사회의 문화적 가치가 어떤 상태일 때 수술을 해야 할 것인지를 결정하는 데 작용했음을 보여주는 것이다.

대중 역학과 '위험도'의 개념

역학은 집단에 관한 연구이고, 인구집단에서 발견되는 위험인자는 어느 한 개인에게 적용하기 어려울 때가 많다. 개인적으로는 자신의 경험으로 보아 자신의 삶과 역학 연구결과를 연결짓기 어려운 것이다. 예를 들어 흡연이 폐암을 일으킨다는 말을 노상 듣고 있어도, 가족의 일원이 심한 흡연자임에도 불구하고 충분히 오래 살고 있을 경우를 생각해 볼 수 있다.

사람들이 자신이 미래에 질병에 걸릴 가능성을 평가하는 것을 *대중 역학*이라고 일컫는다. 웨일즈에 관한 연구에서 Davidson 등[36]은 '예비 관상동맥환자'와 '관상동맥에 걸리기 쉬운 사람'의 위험에 관하여 일반인과 의사가 다른 견해를 가지고 있음을 발견했다. 일반인들은 의료정보를 미디어, 책, 잡지, 신문, 주변사람들의 의견, 아는 의사로부터의 정보를 얻고, 과거 자기 경험에 의거하여 질병을 이해하고 있었다(☞4장). 이들 정보를 종합해보면, 대중이 가장 '위험'하다고 판단하는 사람은, 심한 흡연가와 음주자, '태생적으로 걱정을 많이 하는 사람', '긴장상태'에 놓여 있는 사람, 뚱뚱한 사람 혹은 어느 한 곳에만 살이 쪄서 몸매가 비례적이지 않은 사람, 얼굴색이 붉거나 혹은 창백한 회색인 사람, '가족에 심장문제'를 가진 사람, 지나치게 기름진 음식을 먹는 사람 등이었다. 주위 누군가가 심장병을 가지고 있으면, 사람들은 자기 생활방식과 성격에 따라 이런 정보들을 종합하여 그 이유를 스스로 설명하고자 했다. 그러나 실제로 이들 정보는 너무 광범위하여, '어느 누구에게나 다 해당될 수 있는' 요

인들이다. 위험요인을 많이 가진 사람이 왜 병에 걸리지 않고, 그렇지 않은 사람이 병에 걸리는지를 설명하기 위해서는 '행운', '우연', '운명', '팔자' 등에 관한 민속개념이 적용되었다. 심장병은 근본적으로 예측할 수 없고, '변덕에 맡겨야 되는 것이고', '아무나 죽이는' 것으로 인식하고 있었다. 건강관리 종사자들이 대중을 상대로 예방교육을 할 때 이러한 운명론적인 대중의 태도가 효과를 방해하는 것이다. 대중 역학 모델과 마찬가지로, 위험에 관한 역학적 개념으로는 어느 한 개인이 질병에 걸릴지 안 걸릴지 예측하기 어렵다.

위험에 관한 개인의 견해는 사회적 문화적 배경의 영향을 받는다. Crawford[37]가 기술한 것으로서, 산업사회 중산층에 퍼져 있는 '*건강주의*'(healthism)에 관한 문제가 있다. 이는 건강문제의 원인은 환경이나 사회에 있는 것이 아니고 그 개인 당사자에 있다는 것을 전제로 한다. 말하자면 각 개인은 건강한 생활방식을 유지해야 할 책임이 있고, 따라서 질병에 걸리는 것은 그들 자신의 잘못이라는 것이다. Crawford에 따르면, '건강을 최선의 상태로 끌어올릴 수 있다는 생각은, 건강이 삶에서 가장 중요한 것을 상징하게 만들고, 따라서 보편적 안녕을 위한 모든 노력은 개인 차원에 국한되어 버리는 개인화가 일어나고 있다.' 어떤 사람에게 '건강주의'는 세속적 종교와 같을 수도 있고, 누군가에게는 새로운 도덕적 담론으로 등장하여 '건강하지 못한 생활방식'은 죄악을 저지르는 것으로 간주된다(☞5장). 이는 또한 점차 증가하는 소비자운동[38]과도 연관되는데, '건강음식', 피트니스', '건강보조약품' 등의 산업을 성장시키는 결과를 자아냈다. '건강한 생활방식'의 이점에도 불구하고 '건강주의'는 보다 넓은 범위의 사회적 문제인 가난, 불평등, 인구과밀, 공해 등을 무시하고, 질병의 위험을 개인의 행동 결과로 국한시킨다는 비난을 피할 수 없을 것이다.

의료분야에서도 위험요인의 개인성은 임상에

영향을 미친다. 즉 개인적 위험요인만이 질병을 일으킨다고 볼 수 있다는 것이다. 집단검진은 인구 집단 차원에서 위험인자를 가려내는 것이다. 그러나 Kavanagh와 Broom[39]의 지적에 의하면, 때로는 부정적 결과를 낳을 수 있다고 한다. '암 전단계'라는 진단을 받은 자궁경부암 검진 결과를 받은 여자를 예로 들어보자. 이 진단이 의미하는 바는 '위험'이 자신의 몸 밖이 아니라, 몸 내부에 자리 잡고 있다는, '체화된 위험'이라는 것이다. 무언가 이질적인 것을 몸 안에 가지고 있다는 사실은 인구집단에 관한 지식을 개인적 차원으로 의미 있게 받아들이게 하며, 이는 의료기술이 부적절하게 개입할 여지를 열어주게 될 것이다(☞5장).

그럼에도 불구하고, '위험'이라는 개념은 현대 생의학의 주요 화두가 되었다. Skolbekken[40]은 1967년부터 1991년 사이에 영국, 미국, 스칸디나비아 의학잡지에서 '위험' 혹은 '위험인자' 등이 초록과 제목에 들어간 문헌을 조사했다. 조사기간 동안, 그 단어는 발표되는 논문이 증가하는 비율보다 훨씬 더 높은 비율로 증가했다고 했다. 저자는 '위험'은 주요 질병인 심장병, 암, AIDS 등에만 국한된 것이 아니고, 더 광범위한 상황에 적용되고 있다고 본다. 이 현상이 야기하는 문제는, 역학 연구를 위해 만들어진 '위험'이라는 개념을 받아들인다면, 우리들 삶에서 순수하게 '건강한 것', 혹은 '병적인 것'만을 따로 가려내는 것은 아마도 불가능하리라는 것이다.

몸의 경계가 불분명해지고 흐려지면서 외부의 균, 미생물, 공해물질 등과 더불어 사회적 변화까지도 몸을 통과할 수 있다는 개념을 필자는 '병균사조'(germism)라는 단어로 설명했다. 개인이 통제할 수 없는 삶에 대한 불안과 '경계 없음'으로 인한 '위험'에 관한 생각은, 사람들로 하여금 '건강한 생활방식'에 더욱 관심을 집중시키고, 또한 자신이 통제할 수 있는 삶의 아주 작은 부분, 즉 몸, 음식, 옷, 자동차, 집, 정원, 그리고 개인 간의 관계에만 관심을

기울이게 만들고 있다.[42]

Trostle[43]은 '대중 역학' 혹은 '공동체 역학'이라는 용어를 사용했는데, 이는 공동체에서 자신을 둘러싼 환경에서 오는 건강 위험인자를 식별해 내고 감시하여, 이 자료를 공중보건 사무소와 연구기관, 정치가에게 제시하는 것을 의미한다. 사람들은 특정 질환이 어디에 어떤 식으로 분포하는지 분포지도를 제시하고, 근처 공장이나 폐기물과 어떻게 연관되는지도 제시한다. 공동체가 제출한 자료는 전문가들에 의해 재조사되지만, 주민의 의견이 확인될 수도 있고 그렇지 않을 때도 있다.

개인적 위험관리의 개념

개인이 '위험'에 관하여 가지고 있는 개념은 그가 속한 사회집단의 보편적 생각에 어느 정도 좌우된다. Douglas[44,45]는 저서 〈문화 이론〉에서 4가지 각기 다른 세계관을 제시하면서 사회적 집단 형성의 유형과, 그 집단이 개인의 일상생활에 미치는 영향에 관하여 기술했다. 유형은 두 개의 축에 의해 분류되는데, 첫째는 집단이다. 집단은 일대일의 밀접한 관계를 가지고 긴밀하게 경험을 공유하는 사람들 집합을 의미하며, 상호관계가 적은 명분상의 집단은 아니다. 둘째 축은 규준으로서, 그 집단의 규칙과 관행이 구성원의 행동을 얼마만큼 통제할 수 있는지를 지칭한다. 위 두 축에 근거하여 분류된 4가지 유형은 각기 다른 가치관, 태도, 세계관을 가지고 있으며, 여기에는 질병에 대한 태도도 포함된다. 물론 이는 분류일 뿐이고 사람들은 4가지 유형 중 일부분을 모두 가지고 있을 수 있다. 인류학자인 Gerald Mars[46]는 이 문화이론을 건강 '위험'과 개인적 위험 관리 태도에 적용하여, 질병을 해석하고 미래에 예방하기 위한 태도를 다음과 같이 설명하였다.

1. *강한 집단성과 높은 규준* - 위계질서와 권위를 존중하는 집단에 속한 사람들은 집단의 규칙에 따라 행동한다. 일반적으로 보수적이고

전통적이며 행동을 변화시키려 하지 않는다. 이들이 보는 질병은 의사나 종교지도자들과 같은 권위가 규정한 규칙을 깨뜨렸을 때 생긴다고 믿는다. 병은 '무언가 나쁜 짓을 했을 때' 생기는 것으로, 예를 들어 의사의 지시를 따르지 않았기 때문에 나타난 것이다. 따라서 위험을 피하기 위해서는 규칙을 따라야 한다.

2. *강한 집단성과 낮은 규준* - 비교적 소규모 집단에서 평등주의적 세계관을 가진 집단에 속하는 사람들은 모든 권위와 위계질서를 배척한다. 집단 안에서 사람들 사이에 장벽은 거의 없고, 반면 집단 외부 세계는 의심스러운 곳으로 간주한다. 이들에게 나쁜 것과 질병은 모두 외부세계에서 온 것이다. 따라서 '바깥세상'에서 온 공해물질, 미생물, 핵폐기물, 비가시적 광선, 세계화, '거대 산업의 영향'은 모두 나쁜 것이다. 의료전문가의 의견이나 정부의 건강관련 지침도 의심스러운 것이다. 위험을 피하는 길은 집단 구성원이 막연하게 공유하는 행동유형을 따르는 것으로, 예를 들면 채식주의, 명상, 대안요법의 사용 등이다.

3. *낮은 집단성과 높은 규준* - 대개 소외되어 있고, 힘없고, 익명의 사람들로 이루어진 집단이다. 대부분 가난하고 직장에서도 자율성이나 선택권이 없는 직종에 종사한다. 그들 사이에서도 별로 연결되는 일이 없고 다른 사람과도 마찬가지이다. 그러나 이들의 생활은 외부의 힘에 의해 통제되는데, 정부, 지역의 권위인물 혹은 기관, 경찰, 고용자, 소작주, 정치가뿐만 아니라, 실업 수준과 일반적 경제상태 등에 따라 행동이 좌우되는 것이다. 자신의 삶을 통제할 수 없기 때문에 건강 위험에 관해서도 운명론적 태도를 가지고 있다. '심장병을 예방하기 위해 할 수 있는 건 아무것도 없다.' '병은 때가 되면 그저 생기는 것이다.' 이들은 권위로부터 전달되는 건강에 관한 조언을 무시하는 경향이 있다. 즉 위험관리는 극히 부분적이고, 인생은 도박과 같아서 병은 '불운'이고 예방할 수 없다고 여기는 것이다.

4. *낮은 집단성과 낮은 규준* - 매우 개인주의적이고 독립적인 삶을 운영하는 사람에게 해당되는 것으로서, 창조적 전문인이거나 사업을 지휘하는 사람들에게서 발견되는 태도이다. 대개 경쟁적이고, 이익이나 성취와 관련된 사람들과 느슨한 관계를 가지며, 외부의 사회적 압력을 크게 느끼지 않는다. 최근의 건강관리 정보나 유행에 민감하며, 이들이 생각하는 위험은 매우 개인적인 차원에 국한된다. 따라서 병은 자신이 잘못해서 생기는 것이라고 믿는다. 권위나 위계질서를 존중하지 않고, 따라서 이들의 건강을 위한 위험관리 방식은 언제나 '더 나은 치료'를 '쇼핑'하는 것이고, 항상 '제2의 의견'을 찾아다니는 것이다.

이 4가지 유형은 추상적이고 엄격하게 분류된 것으로 실생활에서 사람들은 4가지 유형을 섞어서 사용할 것이다. 그러나 이 분류는 건강관리 캠페인이 아무리 잘 만들어졌어도, 왜 모든 인구에게 효과를 나타내지 못하는지를 이해하는 데 도움이 될 것이다.

KEY REFERENCES

4 Townsend, P. and Davidson, N. (eds) (1982). *Inequalities of Health: the Black Report*. London: Penguin.

6 Gadjusek, D.C. (1963). Kuru. *Trans. R. Soc. Trop. Med. Hyg.* 57, 151–69.

7 Marmot, M. (1981). Culture and illness: epidemiological evidence. In: *Foundations of Psychosomatics* (Christie M.J. and Mellett, P. G. eds). Chichester: Wiley, pp. 323–40.

15 van Os, J., Galdos, P., Lewis, G. *et al.* (1993). Schizophrenia sans frontieres: concepts of schizophrenia among French and British psychiatrists. *Br. Med. J.* 307, 489–92.

17 Zola, I.K. (1966). Culture and symptoms: an analysis of patients' presenting complaints. *Am. Soc. Rev.* 31, 615–30.

19 Rubel, A.J. (1977). The epidemiology of a folk illness: *Susto* in Hispanic America. In: *Culture, Disease and Healing: Studies in Medical*

Anthropology (Landy, D. ed.). London: Macmillan, pp. 119–28.

21 Weiss, M.G. (1997) Explanatory Model Interview Catalogue (EMIC): framework for comparative study of illness. *Transcult. Psychiatry* 34, 235–63.

22 Patel, V. (2001) Cultural factors and international epidemiology. *Br. Med. Bull.* 57, 33–45.

34 Parker, R. (1987). Acquired immunodeficiency syndrome in urban Brazil. *Med. Anthropol. Q. (New Ser.)* 1, 155–75.

36 Davison, C., Smith, G.D. and Frankel, S. (1991) Lay epidemiology and the prevention paradox: the implications of coronary candidacy for health education. *Sociol. Health Illness* 13(1), 1–19.

39 Kavanagh, A.M. and Broom, D.H. (1998) Embodied risk: my body, myself. *Soc. Sci. Med.* 46(3), 437–444.

40 Skolbekken, J.A. (1995) The risk epidemic in medical journals. *Soc. Sci. Med.* 40(3), 291–305.

45 Douglas, M. (1986) *Risk Acceptability According to the Social Sciences*. London: Routledge and Kegan Paul.

See http://www.culturehealthandillness.com for the full list of references for this chapter.

RECOMMENDED READING

Hahn, R. A. (1995). *Sickness and Healing: an Anthropological Perspective*. New Haven: Yale University Press, pp. 99–128.

Janes, C., Stall, R. and Gifford, S. (eds) (1986) *Anthropology and Epidemiology*. Dordrech: Reidel.

Trostle, J. (2005) *Epidemiology and Culture*. Cambridge: Cambridge University Press.

Weiss, M.G. (2001) Cultural epidemiology: an introduction and overview. *Anthropology and Medicine* 8(1), 5–29.

RECOMMENDED WEBSITES

Centers for Disease Control and Prevention (USA http://www.cdc.gov

16

AIDS의 전 세계적 확산

후천성 면역 결핍증(AIDS)은 현대의 가장 치명적 질병 중 하나이고, 세계 건강을 위협하는 주요 질병이다. 인류학은 AIDS의 사회적 문화적, 경제적 맥락을 이해하는 데 중요한 역할을 해 왔고, 이를 관리하고 예방하기 위한 전략개발에 도움이 되고 있다.

범유행병에 관한 개괄

1992년 Mann 등[1]에 의하면, 전 세계적으로 164 개국이 WHO에 AIDS 발생을 보고했다. 2004년 UN의 AIDS 관리기구인 UNAIDS는 *AIDS 범유행병에 관한 연례 보고서*[2]에서 3,940만 명이 이 병을 앓고 있고, 이 중 3,720

표16-1. 지역에 따른 전 세계적 AIDS 유병율과 사망률 (2004년) - 단위 : 명

지역	AIDS에 감염된 성인 및 어린이 수	AIDS에 의한 사망자 수
사하라 사막 남부	2,540만	230만
아시아	820만	54만
라틴 아메리카	170만	9만 5,000
북아메리카, 서유럽, 중앙 유럽	160만	2만 3,000
동유럽, 중앙아시아	140만	6만
중동과 북아프리카	54만	2만 8,000
카리브해 지역	44만	3만 6,000
대양주	3만 5,000	700

WHO, UNAIDS report (2004)[2]

만 명은 성인이고, 220만 명은 15세 이하의 어린이라고 한다. 2004년 한 해에 새로 발생한 감염자 수는 490만 명으로서, 성인 430만 명, 어린이 64만 명이다. 2004년 사망자 수는 310만 명으로서, 성인 260만 명, 어린이 51만 명이다(표16.1). 가장 많은 환자는 아프리카 사하라 남부 지역이고, 이곳의 인구는 전 세계의 10%에 불과하지만 전 세계 AIDS 환자의 60%(2,540만 명)가 이곳에 밀집해 있다(그림 16.1). 우간다를 비롯한 아프리카 일부 지역에서는 감염률이 감소하고 있지만, 그 외 대부분의 지역에서는 계속 증가일로에 있다. 전 세계적으로 가장 많은 AIDS 인구가 집중되어 있는 나라는 남아프리카공화국으로서, 2003년 집계된 수는 530만 명이다. AIDS로 인하여 신생아의 기대 여명은 급격히 감소하기 시작하여 아프리카 9 개국의 기대 수명은 현재 40세에 불과하다. 이런 지역은 보스와나, 중앙아프리카공

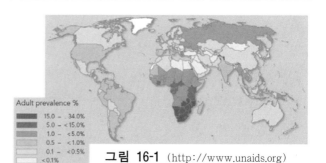

A global view of HIV infection
38.6 million people [33.4–46.0 million] living with HIV, 2005

Adult prevalence %
15.0 – 34.0%
5.0 – <15.0%
1.0 – <5.0%
0.5 – <1.0%
0.1 – <0.5%
<0.1%

그림 16-1 (http://www.unaids.org)

화국, 레소토, 말라위, 모잠비크, 르완다, 스와질란드, 잠비아, 짐바브웨이다. 사하라사막 남부의 전 아프리카에서 여자에게 더 많이 발병하는데, 남자 10명 당 여자 13명이고, 이 남녀의 차이는 계속 벌어지고 있다.

북미와 서유럽 및 중앙 유럽의 부강한 나라에서도 AIDS 발생은 위험 수준에 도달하고 있다. 2004년 감염자 수 160만 명 중, 새로운 감염자는 6만4,000 명이다. 젊은 층이 특히 많이 감염되고 있어서, 15세~24세 사이의 젊은 인구 전체 중 0.1%의 여자와 0.2%의 남자가 감염되어 있다. UNAIDS의 보고에 의하면, 몇몇 국가에서는 '예방정책이 감염률 증가를 막지 못하고 있고', 새로운 인구, 즉 동성애 남자를 포함하여 이성애자 중 여자의 감염률이 특히 증가하고 있다고 했다. 또한 낮은 사회경제 계층에서의 발생은 위험한 수준이다. 미국의 경우, 매년 40,000 명이 새로 발생하는데, 1/4이 아프리카계 미국인이고, 아프리카계 미국 여자가 미국에서 여자 감염자의 72%를 차지하고 있다.

AIDS는 그 자체로 위험할 뿐만 아니라 다른 질병을 불러오는 위험 또한 크다. 다른 질병들이 함께 병발하는 현상은 특히 가난한 나라에서 치료를 제대로 받지 못할 때 뚜렷하다. 설사병, 폐렴, 대상포진, 결핵과 말라리아가 흔히 병발되며, 이로 인해 사망률은 더욱 증가하게 된다.

산업사회에서 항 레트로바이러스 치료를 받을 수 있는 사람들은 이제는 HAART(Highly Active Anti-Retroviral Therapy)를 받는다. 이 치료법의 강력한 효과는 환자들의 여명을 연장시키고 삶의 질을 개선하게 되어, 선진국의 사망률은 비교적 안정되어 있는 상태이다. 그러나 UNAIDS는 최근 나타나는 두 가지 현상에 대해 주의를 하고 있다. 첫째는 AIDS에 감염되어도 진단을 받지 않은 사람들이 여러 나라에서 증가하고 있다는 것이다. 예를 들면, 영국에서 HIV 감염자의 약 1/3은 자신의 상태를 모르고 있다가, AIDS 관련 질병이 발병했을

때야 알게 된다고 했다. 둘째로, 서부 유럽에서는 AIDS 치료제인 항 레트로바이러스 약제에 저항성을 가진 환자가 늘고 있다는 사실이다. UNAIDS는 '모든 HIV 감염환자를 조기에 효과적으로 치료하는 것이 중요하며, 확산 양상의 변화에 그때그때 대응하는 예방 전략을 시행함으로서, 이 병으로 인한 사회적, 심리적, 경제적 후유증을 가능한 줄이는 것이 현재 최대의 도전이다'라고 했다.[2]

AIDS는 생물학적 측면에서만 특이성을 가지는 것이 아니다. 이는 인간의 행동 양상, 특히 성행동과 관련하여 확산되는 것이므로, 생물학적인 것이자 사회문화적인 것이다. 확산을 방지하기 위해서는 예방주사나 치료약제의 개발뿐만 아니라, 사회, 문화, 경제적 요인이 복합적으로 얽혀 이 질병을 키우고 있는 환경을 고려해야만 한다.

다음 기술하는 것은 이러한 사회문화적 요인에 대하여 여태까지 연구해온 의료인류학적 연구를 개괄한 것이다.

서구에서 AIDS에 관한 은유

과거 페스트, 결핵, 흑사병 등과 마찬가지로 AIDS는 현대의 삶에서 느끼는 불안과 공포를 표현하는 은유로 표현된다. 의료계뿐만 아니라, 대중과 미디어는 이 병에 걸리기 쉬운 사람들 즉 동성애자, 약물중독자, 이주자들과 같은 이질적 집단을 낙인찍기 위한 정치적 역할을 할 수도 있다.[3] 근대 문학작품을 고찰하여 이 병이 문헌에서 어떻게 그려지고 있는가를 조사한 Frankenberg[4]는, "AIDS가 나타내는 역설은, 이 병은 소수와 '남'의 질병으로, 다수와 '우리'를 위협하는 것으로 그려지고 있다는 사실이다"라고 역설했다. 이런 방식으로 거론되는 상황에서는 이 병에 대한 공포로 인하여 환자를 찾아내어 치료하고 확산을 방지하는 것이 어려워지며, 환자 또한 마땅히 받아야 할 돌봄을 받기 어렵게 된다. 그러므로 AIDS 환자를 대하는

도덕적 이념적 태도를 이해하는 것은 효과적인 예방주사를 개발하는 것만큼 중요하다. Clatts와 Mutchler[5]가 언급한 바와 같이, '사회에서 사용하는 언어와 그 언어가 야기하는 이미지'를 조사하는 것은 중요한 일이다. 문화적 은유는 우리 자신의 정체성을 정의하고, 남들과 어떤 방식으로 관계 맺을지를 결정하는 데 결정적 역할을 한다. 미국의 경우, AIDS에 관한 담론은 환자를 궁극적으로는 '타인'으로, '이질적이고 반사회적이며, 비자연적이고 위험하며 위협적인 존재'로 부각시키고 있다. 사악함에 관한 이미지가 이 병과 결합되어, '위험하고 가까이 가서는 안 되는 존재'로서 '환자가 가지고 있는 사악함이나 정신병'이 병으로 구현된 것이라고 묘사된다. 동성애자와 약물중독자는 흔히 특별한 성격을 지니고 있어서, '통제되지 않고, 강박 충동적이고, 부적응자'라고 간주된다. Clatts와 Mutchler는 이런 식의 이미지는 물론, 의학이 이를 치료할 수 있다는 식의 의료에 대한 맹신 또한 위험할 수 있다고 했다. 즉 동성애자와는 달리 통상적으로 욕구를 해소한다면, 자기네들은 '안전'할 수 있다는 생각이 얼마나 위험할 수 있는지를 의미하는 것이다.

이 전염병이 나타난 초기에는 특히 이러한 은유가 강력하게 작용했다. 1980년대 및 1990년대 초기 미국과 서유럽에서 대중 미디어에 나타난 섬뜩한 헤드라인은 이를 잘 반영하고 있다.

1. *흑사병*으로서의 AIDS('게이들의 흑사병'이라고까지 기재됨)[6] - 중세를 휩쓸었던 흑사병과 같이, 보이지 않는 파괴적 세력으로서, 사회와 가정과 대인관계 질서를 파괴하는 대혼란을 초래하는 것으로 묘사되었다.

2. 보이지 않는 병독으로서의 AIDS - 감염에 관한 과거의 민간속설을 반영하고 있는 것으로서, 감염자와 어떤 식으로든 가까이 하면, 심지어 근처에서 숨만 쉬어도 병에 옮는다고 생각하는 공포를 나타내고 있다. 환자는 독을 품은 '나쁜 공기'로 둘러싸여 있어서 근처에 가도 병을 얻게 된다는 것이다. 여기에는 환자들

의 성행동 방식도 근처에 있는 사람에게 전염된다는 것을 함의하고 있다.

3. *도덕적 처벌*로서의 AIDS - 환자는 흔히 두 가지 유형으로 나뉘어지는데, 하나는 '무죄한 사람'으로서 수혈에 의한 감염, 배우자의 잘못으로 감염된 사람 등이 해당된다. 또 하나는 '유죄'인 사람으로서 동성애자, 약물중독자, 매춘업자나 난잡한 성생활을 하는 사람들이다.[7] 이와 관련된 이미지는 현재까지도 남아있다.

4. *침입자*로서의 AIDS - 외국인 혐오증과 외계인 침입에 관한 주제와 연관된다. 흔히 외국인, 이주민과 여행객, 아프리카인, 아이티인 등에 대한 편견을 포함한다.

5. *전쟁*으로서의 AIDS - AIDS는 부도덕한 생활방식, 난잡함, 낙인찍힌 소수자들이 보수적 사회와 벌이는 전쟁으로 묘사된다. 이때 이성애자인 환자는 전쟁의 와중에 놓여 억울하게 부상당한 '부차적 손상'을 입은 사람인 것처럼 그려지고 있다.[8]

6. *원시적인 속성*으로서의 AIDS - 암의 경우와 마찬가지로, 유아적 쾌락주의와 구속되지 않은 비관습적인 성의 이미지에 해당한다.

상기 은유는 현재에는 많이 사용되지는 않지만, 아직도 세계 여러 지역에서 영향력을 발휘하고 있다. 의료인류학적 관점에서, 이 은유는 질병을 찾아내어, 치료하고 예방하려는 합리적 판단을 흐리게 한다는 점에서 중요하다. Watney[9]는 미디어에서 조명하는 대부분의 이미지가 '도덕적 공황' 상태와 편견을 자아내어 '바이러스에 관한 모든 토론을 선점해 버렸다'고 기술했다. Cominos 등[10]은 '사람 사이의 전염을 예방하기 위한 유일한 방법은 교육이고, 교육은 다양한 사회집단이 AIDS 감염에 관하여 가지고 있는 태도, 지식, 관습을 충분히 이해한 후에 이루어져야 한다'고 했다. 이러한 낙인과 편견이 AIDS라는 병을 따라다니는 한, 사람들이 자신을 노출하지 않으려 할 것이므로 감염경로에 대한 연구가 제대로 이루어지기 어

려울 것이다.

AIDS 은유가 가지는 또 하나의 위험은, 도덕적 처벌이라는 이미지와 오명을 가진 집단이라는 이미지가 환자로 하여금 적절한 돌봄과 치료를 받지 못하게 한다는 것이다. Cassens[6]는 AIDS 진단을 받은 동성애 남자가 가족과 친지로부터 배척당하고 고통받는 사회적 심리적 후유증에 관하여 기술했다. 극심한 스트레스 상황에서 환자는 소외라는 '사회적 죽음'을 겪고, 사회적 지원을 차단당하게 된다는 것이다(☞9장, 11장).

AIDS와 암에 관한 은유에서 알 수 있는 것은, 심각한 신체질병이 상황에 따라서는 *민속질병*과 같은 기능을 하고, 이로 인하여 의료치료가 지연되거나 차단될 수 있다는 점이다.

AIDS의 문화적 표상

AIDS는 전 지구적 질병이지만, 이 병의 원인, 전파 양상, 의미는 집단에 따라 매우 다양하다. 이는 5장에서 기술한 '병'과 '질병'이 분리되는 현상의 또 한 예이다. 여러 차원에서 AIDS는 주목할만한 현대의 민속 질병으로서, 각 지역의 토속적 이미지와 은유 및 문화적 주제를 모두 포괄하는 질병으로 대두되고 있다. 인간이 불행에 처했을 때 스스로 묻게 되는 질문, 즉 '*왜 하필 나에게?*', 그리고 '*왜 지금?*'을 묻게 하는 질병인 것이다.

AIDS가 널리 알려지게 되면서 우울한 사람이나 불안한 사람들은 *민속 AIDS*라 불리는 상태에 빠지기도 한다. 이는 질병 자체에 걸리지 않았음에도 불구하고, 그리고 의학적 증거도 없이 스스로 질병을 가졌다고 확신하는 것으로서, '위(僞) AIDS'[11] 혹은 AIDS 노이로제'[12]라고 불린다. Miller 등[11]은 AIDS의 초기 증상이 나른함, 식욕감퇴, 체중감소, 발한증 등이고, 이는 불안증이나 우울증의 증상과 유사하므로 개인에 따라서는 스스로 잘못된 자가진단을 할 수 있다고 했다. Miller[12]는 일본에서 'AIDS 노

이로제'를 1985년 처음으로 보고했는데, 많은 사람들은 이것을 '독특한 일본 병'이라고 보았었다. 일본 관리의 말을 인용하면, '일본인은 AIDS에 걸릴 확률보다 AIDS 노이로제에 걸릴 확률이 훨씬 높습니다.' 이것의 증상은 의학적으로 혈청반응이 나타나지 않는데도 불구하고, 우울감, 수면장애, 자살에 관한 생각, 병에 걸렸다는 망상 등을 특징으로 한다.

문화적 맥락에서 보면 AIDS는 의학적 질병과 토속적 믿음이 합쳐진 것으로서, 신체적 질병이자 신의 처벌로 간주되는 경우가 있다. Ingstad[13]의 보고에 의하면, 보스와나의 전통 치유자들은 성적 금기를 깨뜨림으로서 그곳 사람들이 걸리는 민속병인 *meila*의 신종 형태가 AIDS라고 간주하고 있었다. 미국에서 Flaskerud와 Rush[14]도 아프리카계 미국인들 사이에서 동성애와 혼외정사를 금하는 종교적 도덕적 규칙을 깨뜨려서 생기는 '죄악에 대한 처벌'로 여기는 견해가 있다고 했다. 그러나 이러한 문화적 표상은 변화하지 않는 것이 아니다. 인류학자들은 시간이 지남에 따라 새로운 정보가 유입해 들어오면서 AIDS에 대한 개념이 어떻게 변화하는지, 그리고 과거의 보다 도덕적인 믿음과 혼합되어 변화되어 가는 것을 연구했고, 다음 예는 이를 보여주고 있다.

사례 16.1 아이티, 도케이에서 AIDS 개념의 변화

Farmer[15]는 아이티의 시골 지역인 도케이에서 1983년부터 1989년 사이에 AIDS(syndrome d'immunodéfiecence acquise, 혹은 *sida*)에 관한 개념이 점차 변화해 가는 과정을 연구했다. 1983년부터 1984년 사이, 이 지방에는 '도시의 병'에 관한 막연한 헛소문만 있었을 뿐이다. 1985년부터 1986년 사이에는 *sida*는 '피에 생기는 병'이고, 따라서 '피를 오염시키고, 몸에 피가 모자라게 하여, 점점 창백해지고 바싹 건조하게 된다'는 생각이 지배적이었다. 공중보건 교육 프로그램 덕분에 이러한 믿

음은 점차 바뀌어, *sida*는 수혈에 의한 오염, 동성과의 성관계는 물론 도시에서 과로하거나 미국 여행 등으로도 옮길 수 있다고 바뀌게 된다. 1987년 *sida*의 증상에 관한 설문조사가 실시되었는데, 이때 설사와 결핵 등의 합병 증상도 조사되었다. 그해, 도케이 주민 중 첫 환자가 발생했는데, 이는 시기심으로 누군가가 마술로 '병을 보냈다'고 알려지게 되었다. 환자의 가족은 부두교 지도자에게 상담을 했고, 그는 이 견해가 맞는다고 지지했으며, 특정 개인을 범인이라고 지목하게 되었다. 그러나 다른 사람이 이 병에 또 걸리게 되자, 그녀는 시기심의 대상이 되기에는 '너무 순수하다'고 생각을 바꾸게 되었다. 1988년과 1989년 사이 병에 걸렸던 두 사람이 사망하고 세 번째로 환자가 생기자, 이 병에 관하여 교감이 형성되기 시작했다. *Sida*는 미생물에 의해 생기는데, 두 가지 형태가 있다. 즉 '균을 가지고 있는' 사람과 성관계를 함으로써 생기는 '자연적' 질병이 있고, 사악한 사람이 마술에 의해 질병을 보내는 '비자연적'인 질병이 있다는 것이다. 콘돔은 자연적 질병에는 예방적이지만, 비자연적 질병에는 효과가 없다. 비자연적 *sida*는 사악한 마술로부터 보호해주는 부적만이 효과가 있다고 믿고 있었다.

Farmer가 지적하는 것은, 6년의 기간 동안 '*sida*라는 단어는 아이티인이 가지고 있는 병에 관한 생각을 반영하여 왔다'는 것이다. 즉 '아이티인들이 겪어온 끊임없는 고통에 관한 견해인 신의 처벌, 지배계급의 부패, 미국 제국주의의 병폐를 반영하고 있는' 것이다.

AIDS에 관한 대중과 전문가의 지식

대중에게 AIDS에 관한 지식을 알리기 위한 교육 프로그램이 많은 나라에서 시행되고 있다. 그러나 여러 가지 이유로 대다수의 사람들은 아직까지 전파양상이나 예방수칙 및 주의해야 할 증상에 대해 잘 모르고 있다. 그중 몇 가지를 알고 있다 해도 근본 개념을 이해하지 못하는 경우는 허다하다. '균'과 '바이러스'의 차이점이나, 보이지 않는 미세한 것이 병을 일으킬 수 있다는 것조차 이해되지 않는 경우도 있다.

병에 관한 오해는 과거에 비해 많이 달라지기는 했으나 아직도 남아있는 곳이 많다. 1988년 영국 윌셔에서 Smithson[16]이 조사한 바에 의하면, AIDS에 관한 지식의 90%는 TV를 통해서, 80%는 신문을 통해 얻었다고 했고, 비교적 이들 지식은 정확하였으나 전염방식에 대하여는 꽤 주목할 만한 오해가 있음을 발견했다. 조사 대상의 26%는 자신이 헌혈을 해도 옮을 수 있다고 믿고 있었고, 16.1%는 접시나 냄비를 같이 써도, 15.6%는 환자가 쓴 화장실 변기 위에 앉기만 해도 병이 옮는다고 생각했다. 이 연구에서 같은 질문을 의료전문가 중 일부, 예를 들면 간호사, 실험실 근무직, 의료기사 등에게 했더니, 17.8%는 헌혈로 옮을 수 있다고 믿었고, 반 이상은 환자로부터 병이 옮을까봐 두려워하고 있었다고 한다. Temoshok 등[17]은 샌프란시스코, 뉴욕, 런던에 있는 399명의 사람을 대상으로 AIDS에 관한 인식을 조사했다. 그 결과, AIDS에 관한 일반적 두려움과 동성애에 관한 편견이 AIDS에 관한 오해와 연결되어 있음을 발견했다. 조사대상 중 특히 런던 사람들이 뉴욕과 샌프란시스코 사람들보다 더 두려워하고 있었다고 한다. 그러나 '공포와 편견이 무지함과 연결되는지, 혹은 무지함이 공포와 편견을 불러오는지는 확실하지 않다.' 공포와 편견은 사람들이 자신의 행동을 변화시키는 것을 지체시킨다고 저자들은 본다.

1993년 Snow[18]는 가난한 시골지역의 아프리카계 미국인 사이에 존재하는 AIDS에 관한 민간속설을 조사하였는데, 이들은 AIDS가 '화장실', '더러움', '접촉', '키스', '모기' 등으로 옮겨진다고 생각했다. 일부는 '피가 나쁜 것이라서', '몸의 저항성이 떨어져서', 건강관리 습관이 나빠서, 지나친 추위 때문에, 영양섭취가 불충분해서, 혹은 '월경 때문에 몸이 약해져' 발생한다고 생각했다. 나미비아에서는 모기가 병을 전파시키며, 증상이 나타나지 않은 보균자는 병을 옮기지 않는다고 믿고 있었다고 한다.

예방에 관한 생각은 젊은 층의 행동전략에 매우 중요한 의미를 가진다. 브라질은 남아메리카에서 가장 많은 인구를 가진 나라로서, 20세 이하 인구가 전체의 26%를 차지하고 있어서, AIDS는 건강문제의 주요 부분이다.[20] 1993년 브라질의 남부에 있는 포르토알레그레에서 13세~22세 사이의 학생을 대상으로 조사한 De Souza 등[20]의 연구에 의하면, 학생의 95%는 성과 생식의 생리학적 지식은 가지고 있었으나, 이 지식을 안전한 성관계 수칙과 연결시켜 이해하지는 못했다. 대상의 42%는 성경험이 있었고, 35%는 주 1회 이상의 성관계를 가지고 있으나, 이들 중 52%는 피임을 전혀 하지 않고 있었다. 이는 브라질에서 미성년자 임신과 AIDS 감염율과 관계된다.

위와 같은 연구들은 향후 보건교육과 예방에 중요한 근거를 제공하기는 하지만, 인류학자들은 사람들의 믿음 체계와 행동이 반드시 일치하는 것은 아님을 경고하고 있다. 그렇게 해야 한다고 믿는다 해도 실제 행동으로는 실천하지 않는다는 것이다(☞19장). 위험에 관한 지식이 행동변화로 귀결되지 않는다는 사실은, 음주운전이나 흡연이 건강에 위험하다는 것을 알면서도 그 행동을 중단하지 않는 것으로도 잘 알 수 있다.[16] 이렇게 행동과 생각이 분열되는 이유는 복합적이고, 어떤 것은 아직 잘 알려져 있지 않다. 사회적 차원에서 볼 때, 가난과 성 불평등이 주요 원인 중의 하나로 거론된다. 개인적 차원에서 볼 때는, 자신만은 '행운아'이고 '축복'받았으며, 따라서 위험이 스쳐 나갈 것이라고 믿거나, 혹은 무의식적으로 죽음을 소망하거나 혹은 위험을 즐기려는 욕구가 내재되어 있을 수도 있다. 태국의 어느 젊은이가 말했듯이, 'HIV는 내가 무적함대임을 테스트해 볼 수 있는 좋은 기회이다. 말하자면 내 친구들에게 내 용기를 자랑하는 셈이다.'[21] 따라서 믿음 체계와 행동에 관한 연구는 더 진전된 인류학적 연구가 있어야만 사람들이 특정 방식으로 행동하는 것을 이해할 수 있게 될 것이다.

AIDS의 사회적 차원

AIDS 진단을 받은 사람들은 자주 사회적 차별과 편견의 대상이 되고, 심할 경우에는 '사회적 죽음'의 상태에 이르게 된다. Katz 등[22]은 1987년 뉴욕에서 간호사, 의과대학생 및 척추지압학교 학생 433명을 대상으로, AIDS 등의 중증 질병을 가진 환자를 어떻게 인식하는지 조사했다. 그 결과 이들 모두는 AIDS가 '심각한 낙인을 가진 질병'이고, AIDS 환자는 '사회적 일탈자로서 병에 걸린 것은 그들 자신의 책임이다'라고 보고 있음을 알게 되었다. 나미비아 오왐보 지방에서 조사한 Webb[19] 역시, 많은 사람들이 믿기를, 'AIDS 환자는 의도적으로 남에게 감염을 시키는데, 악의에 찬 것일 수도 있고, 성욕을 억제하지 못해서 그런 것일 수도 있다'는 것이다. Temoshok 등[17]은 '병에 관한 공포와 편견에는 문화적인 차이가 있다고 했다. 이 차이에 근거하여 공중보건 교육 프로그램이 만들어져야 할 것이다. 그러나 Stanley[23]는 AIDS에 걸린 사람은 성, 동성애적 성향, 민족성, 사회경제 계급과 상관없이 모두 차별을 받는다고 주장하고 있다.

최근 연구가 집중되고 있는 분야는 AIDS 환자들의 사회적 연결망에 관한 것이다. 이 분야의 연구는 바이러스가 확산되는 경로를 알 수 있는 방법이기도 하고, 또한 위험한 행동, 예를 들어 주사바늘을 공유하는 행동이 일어나는 사회적 정황을 이해할 수 있는 길이기도 하다. Parker 등[24]은 런던에서 HIV 양성 남자들 사이에서 바이러스가 어떤 종류의 위험한 성행동과 연관되는지 조사했다. 특히 감염 가능성이 높은 경우는 나이 많은 남자와 젊은 남자 사이, 남자 매춘부와 고객 사이의 성관계였다. 뉴욕에서 Neaigus 등[25]은 주사바늘을 공유하는 위험집단의 연결망이 일반 사회적 연결망과 중첩되는 것을 발견했다. 즉 이미 잘 알고 있는 친밀한 사이에서만 바늘을 공유하고 있어서 70%는 배우자, 섹스 파트너, 친한 친구나 친지들이다. 이것이 시사하는 점은, 위험의 네트워크가 이미 중독자의 일상생활에 뿌리박고 있는 것이어서 바꾸기가 매우 어렵다는 것이다(☞8장). 그러나 한편으로 친구나 친지를 통해 위험을 줄일 수 있는 행동수칙을 지키도록 압력을 넣을 수 있다는 이점도 있다. 예를 들면 '감염을 줄이기 위한 안전수칙을 이들 중독자 문화권 전체에 안착시킬 가능성도 가지고 있다'고 볼 수 있다.

인류학자는 따라서 장기치료를 위한 전략에 통합시킬 수 있는 자원을 찾기 위하여, 사회적 네트워크, 자조집단, 그 외 다른 공동체 문화를 식별해 낸다. 도시권에서는 이것이 특히 중요한데, 왜냐하면 서구사회에서 AIDS는 *도시의 질병*이기 때문이다. 1991년 미국에서 진단된 모든 AIDS 환자의 20%(37,436 명)는 뉴욕시에 집중되어 있었고, 그 다음이 샌프란시스코였다.[26] 도시는 그 익명성에도 불구하고 AIDS 환자에게 여러 가지 이점을 제공하고 있다. 의료자원이 집중되어 있고, 지지적 집단을 형성하기 쉽고, 자조집단을 만들기 쉬우며, 다양한 생활방식이 허용된다는 점이다. 또한 동성애자 하위문화를 형성하여 생활하기도 쉬워진다. 그러나 이런 하위문화는 보건 측면에서 악영향을 끼치기도 한다. 2001년 미국에서 '도시 남자에 관한 건강 연구'[27]에 의하면 도시 동성애자 남자의 52%가 유흥 목적으로 마약을, 85%는 술을 마신다고 했다. 알코올 사용은 시골과 유사하다 해도 약물 사용은 일반적인 남자 인구보다 훨씬 높다.

건강교육은 따라서 도시 인구의 사회적 문화적 다양성을 고려하여 만들어져야 할 것이다.

성 관습과 성 행동

AIDS의 확산은 성행동과 연관되어 있고, 인간 행동 중 성 행동만큼 연구하기 어려운 것도 드물다. 인류학자들은 '정상적' 성행동과 '비정상적' 성행동 양상은 사회와 집단에 따라 다양

하다는 것을 조사했다. 예를 들면 항문성교는 브라질에서는 이성애자 및 동성애자 사이에 비교적 보편적인 반면,[28] 다른 나라에서는 그렇지 않다. 혼외정사는 대부분의 나라에서 남자에게 더 많은 것은 사실이지만, 그 비율은 나라마다 다양하다. 이는 매우 중요한 사실인데, 왜냐하면 AIDS는 이제 이성애자 사이에서 더 많이 전염되고 있기 때문이다.[21] 더욱이, 여자와 남자에게 이중 잣대가 적용되는 곳에서는, 여자의 남편이 매춘을 하는 비율이 높기 때문에 여자 역시 감염위험이 높다.[29]

멕시코에서 Carrier[30]는 AIDS 예방과 관련하여 도시 남자의 문화적 가치관을 연구했다. 남자다움을 강조하고, 엄격한 성 역할 분리, 여자를 이분법적으로 나누어 '나쁜 여자'와 '좋은 여자'로 보는 시각, 동성애에 대한 혐오 등에 관해서 조사했다. 브라질에서와 마찬가지로 성역할을 엄격하게 구별하는 것은 동성애 남자에게도 두 가지 분리된 역할이 있음을 의미한다. 즉 적극적이고 삽입하는 '남성다운' 역할과 수동적이고 삽입 당하는 역할이 있다. 후자의 집단만이 진짜 동성애자로 간주되고 '여성적'이라고 보고 있었다. 적극적인 남자 역할은 동성애자라고 낙인찍히지도 않는데, 이들은 적극적인 역할을 유지하는 한, 그리고 여자와도 관계를 가지는 한 자신의 '남성적' 이미지에 손상을 받지 않는다는 것이다. 즉, '양성애적 관계를 가지고는 있지만, 자신은 이성애자라고 생각한다.' 이렇듯 남성성이 강조되는 곳에서는 남자들은 자신의 남자다움을 과시하기 위하여 사춘기 때부터 많은 대상과 성관계를 맺어온다. 이와 대조적으로, 여자를 이분법적으로 보는 시각은 사춘기부터 청년기 사이의 여자의 성행동을 억압할 것이다. '나쁜 여자'들은 '매춘부, 연인 등이다. 남자들의 동성애 관계는 결혼 후에도 지속될 수 있다. 즉 멕시코에서 성 활동이 왕성한 남자들은 영미계 미국인보다 더 많이 남자 및 여자와 관계를 가진다. 예방 전략에서 볼 때, 멕시코 대부분의 동성애자 및 양성애자

남자들은 가족과 살고 있으므로, 국가의 보건 교육은 개인보다는 가족에게 초점을 두어야 한다고 저자는 주장했다. 또한 가난이 만연한 지역에서는 콘돔을 무료 혹은 저가로 공급해야 하고, 동성애자를 위한 정자 살균 윤활제도 공급하는 것이 좋다고 했다.

콘돔 사용에 대한 태도

'안전한 성'과 HIV 감염을 예방하는데 콘돔이 효과적임을 꾸준히 홍보해 왔음에도 불구하고 세계 많은 지역에서는 아직도 콘돔 사용을 배척하는 곳이 있다. 콘돔을 구할 수 없는 곳도 있지만, 일부는 콘돔에 대한 문화적 태도에서 기인하고 있다. Whitehead[31]는 주목하기를, 콘돔은 공동체에 따라 각기 다른 사회문화적 의미, 혹은 상징적 힘을 가지고 있다고 했다. Schoepf[32]는 중앙 및 동부 아프리카에서 콘돔을 사용하면 여자에게 위험하다는 민간속설이 있다고 보고했다. 콘돔이 찢어져 질 내에 남아 있을 경우 감염, 불임, 죽음에 이를 수 있다는 것이다. Obbo[33]는 우간다에서 콘돔이 여자의 생식능력을 감소시킨다고 보고 있어서 건강 문제를 일으킨다는 것을 보고했다. 특히 남자들은 생식력이 있음을 입증해야 하는 사회적 압력을 받고, 불임 여자는 처량한 존재로 여겨지며, 여자는 결혼과 출산으로 사회자원에 접근할 수 있고 어머니가 존경을 받는 사회일수록 콘돔과 관련된 부정적 견해가 강하다. 우간다 일부 교회에서는 콘돔을 쉽사리 얻을 수 있게 되면 성적 문란함을 조장할 수 있다는 이유로 꺼리고 있다. Preston-Whyte[34]는 남아프리카에서 콘돔 자체가 AIDS를 옮기고, 체액이 콘돔에 남아있기 때문에 마술사가 저주를 걸 수도 있다는 믿음이 퍼져 있다고 보고했다.

많은 나라에서 남자들은 여러 가지 이유로 콘돔 사용을 거부하고 있다. 성감이 떨어진다는 것과 남성으로서의 정체성과 관련되는 이유가 있다. Whitehead[31]는 미국 볼티모어에서 도시 저소득층 아프리카계 미국인이 콘돔 사용을 꺼리는 이유는 다음 조건과 연관된다고 했다.

- 남성성의 주요 부분으로서 자기 아이를 가지는 것을 얼마나 중요하게 여기는지,
- 남자로서의 매력이 성적 과시와 정복욕에 달려 있는지,
- 남성성과 힘의 특성으로서 경제력을 갖추었는지

이 공동체에서는 다른 여러 지역과 마찬가지로, 남성 정체성의 핵심과 자존심이 남자들을 위험으로 몰고 가는 것 같다. 즉 콘돔을 사용하지 않는 것은 다른 여러 위험행동의 한 가지에 불과한 것이다.

여자들이 때로 콘돔 사용을 꺼리는 이유 중의 하나는 성 경험이 너무 많고, 지나치게 급진적이라고 볼 수 있기 때문이다.[35] 상대방을 믿지 않는다고 여겨져 둘 사이의 친밀성이 깨질까봐 사용하지 않는 여자도 있다. 이런 이유들의 근저에는 남녀 사이의 권력—신체적, 사회적, 경제적—의 불균형이 자리잡고 있다. 나이어리고 가난한 여자들은 콘돔을 사용하지 않겠다는 남자의 강압에 굴복하게 된다.[21]

콘돔을 쉽게 구할 수 있고, AIDS에 관하여 잘 알고 있다 해도, 성적으로 위험한 행동이 감소하는 것은 아니다. Kapiga와 Lugalla[36]은 1991년부터 1996년 사이에 탄자니아에서 1만 명의 사람을 대상으로 콘돔 사용과 성행동에 관하여 조사했다. 그 시기 동안 정부와 시민단체는 AIDS 예방을 위한 콘돔 사용을 적극적으로 권장하고 있었다. 그러나 콘돔 사용률은 9.3%에서 15.2%로 소폭 증가하였을 뿐, 성행동은 거의 변화하지 않았다. 그리고 젊은 사람들은 콘돔 사용이 증가했으나, 실제로는 더 위험한 성행동, 즉 혼외정사나 다중 파트너를 가지는 등의 행동이 증가했다고 한다. 그러나 이 행동은 교육받은 여자들에게서는 뚜렷이 나타나지 않았다. 이 결과가 보여주는 것은, 사회적

상황이 변화되지 않은 상태에서 감염 위험성이 높은 집단만 목표로 교육하는 것은 효과가 없다는 것이다. 탄자니아의 경우, 그 상황은 성 불평등, 가난, 실업 등이다.

여자와 남자의 매춘 양상

어느 지역에서나 매춘은 HIV 감염의 주요 경로이다.[37] 매춘 역시 사회문화적 맥락에서 이해되어야 한다. 예를 들면, 서구에서 '직업'으로서의 매춘은 홍등가에 국한될 경우에 한하여 암묵적으로 인정되고 있는데, 이런 문화적 구도는 다른 곳에는 그리 흔치 않다. 가난한 나라의 매춘은 매우 복합적인 현상으로 나타난다. 예를 들어, '간헐적 매춘'은 경제적 이유로 결혼 전 혹은 결혼 중에도 여자는 물론 남자도 할 수 있다. 이때의 매춘은 몇 달 혹은 몇 년간만 지속되며, 결혼과 출산 사이에 이루어진다. 따라서 매춘업자는 동질의 집단이 아니며, 지역에 따라 다른 유형의 매춘이 일어나는 것이다. Carrier[30]는 멕시코에서 모든 사회계층의 남자 고객을 상대로 일어나는 9가지 유형의 매춘을 기술했다. 길거리 행인, 떠돌아다니는 여행객, 댄서와 술집의 여급, 춤 상대 여자, 매춘굴의 전문매춘업자, 반(半)매춘업자, 연인, 콜걸, 파티나 휴가의 상대자가 그 유형이다. 이들 유형은 각기 다른 유형의 위험을 안고 있고, 따라서 예방 또한 각기 다른 전략이 필요할 것이다.

대부분의 상황에서, 특히 간헐적 매춘의 경우 가난이 이유이고, 또한 여자가 경제적으로 의존적이라는 것이 원인이다. 아프리카 일부에서는, 여자는 이혼 후에 남자가 지불했던 결혼지참금을 돌려주어야 하고, 남편이 죽었을 경우 남편의 동생과 결혼하지 않으려면 돈을 내야 한다. 돈을 갚지 못할 경우, 상업적 목적이 아니더라도 다른 사람과 성관계를 맺어야 되는 때도 있다. 나미비아 북부에 있는 관행을 조사한 Webb[19]에 의하면, 사춘기 남녀 사이, 혹은

어린 여자와 나이 많은 남자 사이의 성관계는 그 자체가 매춘은 아닌, 일종의 '성 거래'이다. 그러나 Pickering과 Wilkins[38]가 서아프리카 감비아 지역의 조사를 통해 기술했듯이, 가난한 나라에서 매춘만이 여자의 경제 활동은 아니다.

Lyttleton[21]은 태국의 도시에 거주하는 사람은 시골에 사는 사람의 9배에 달하는 수입을 올리고, 시골의 가난한 사람이 돈을 모아 고향으로 돌아가기 위해 방콕에서 매춘에 종사하는 실태를 보고했다. 시골지역에서는 매춘이 도시보다는 덜 성행한다 해도, 도시보다 성행동을 더 묵인하는 경우도 있다고 했다.

매춘 시 '안전한 성'의 수칙은 고객에 의해 지켜지지 않는 경우가 더 많다. Leonard[37]는 뉴저지 캄덴의 남자 고객 50명을 대상으로 조사한 결과, 29명이 콘돔 사용을 거부했다고 했다. 감염의 위험에도 불구하고 이들은 콘돔을 사용하는 대신에 다른 방법으로 위험을 줄이고자 했는데, 비교적 '깨끗하고', '잘 차려입고', '경험이 적어보이며', '마약을 하지 않는 것 같은' 여자를 택한다고 대답했다. 어떤 이들은 구강성교를 선호했는데, 그것이 더 안전하다고 생각했다는 것이다. 따라서 '콘돔 사용 여부가 성 파트너 사이에 매우 중요한 협상의 과정임을 시시하고 있다.' AIDS 예방 전략은 매춘업자에게만 초점을 맞출 것이 아니라 고객에게도 주의를 기울여야 할 것이다. 그러나 Waddell[35]이 호주 퍼스에서 조사한 바에 의하면, 매춘부는 고객과는 콘돔을 사용해도, 가까운 남자친구나 남편과는 콘돔을 사용하지 않는 경향이 크다고 한다.

남자들의 매춘과 양성애적 행태 역시 몇몇 사회의 특징적 양상이다. '남성적' 남자와 '여성적' 의상도착자 사이의 관계는 브라질[28]과 멕시코[30]에서 기술되었다. 남녀에 대하여 이중적 성 규준이 적용되는 곳에서 매춘은 성행한다. 아프리카 지역과 같이, 신랑이 상당량의 신부지참금을 지불하기 위해 돈을 모아야 하는 곳에

서는 결혼 연령이 늦어지고 역시 매춘이 성행하고 성병 감염의 기회가 늘어나게 되는 것이다.

그러므로 매춘과 관련된 AIDS 예방 전략은 사회문화적 배경을 이해해야만 하고, 매춘부의 정서적 관계에 따라 안전한 성의 수칙이 어떻게 지켜지는지 알아야 할 필요가 있다.

정맥 내 마약 사용 및 주사바늘 공유

미국에서 정맥 내 마약 사용자(IVDUs)는 AIDS 감염에 취약한 집단 중 두 번째로 큰 집단이다.[40] 2000년 한 해에 발생한 신환 AIDS는 4만1,960명이고 이중 28%가 IVDUs이다.[41] 산업사회 다른 나라에서도 상황은 유사하여, 영국 에든버러의 IVDUs 중 60%가 HIV 감염자이다.

IVDUs에 관한 자세한 민족지학적 연구에 의하면, 이들은 동질의 집단이 아니다. 동기, 태도, 성행동, 사회적 연결망 및 실제로 약을 사용하는 방법과 기술도 모두 다양하지만, 주 감염 위험은 주사바늘 공유로부터 야기된다. Page 등[40]은 플로리다 마이애미에서 빈곤지역에 사는 아프리카계 미국인 IVDUs 230명을 조사했다. 이중 104명은 HIV에 감염되어 있었는데, 이들은 주사바늘을 함께 사용하거나, 동일한 용기의 물로 주사를 씻거나 약을 꺼냈다고 한다. 134명은 매춘을 한 적이 있고, 이들 중 45명(여자 33명, 남자 12명)은 수개월에서 수년에 걸쳐 매춘업을 했다고 한다.

1989년 미국 샌프란시스코에서 438명의 IVDUs를 조사한 Newmeyer 등[43]은 연구대상의 90% 이상이 주사바늘을 공유했다고 한다. 86%는 남이 썼던 주사바늘을 쓰기 전에 씻기는 했지만, 항상 그런 것도 아니었고 단지 물에 헹굴 뿐이었다고 한다. 1985년과 1986년 사이에는 주사기 소유가 불법이었으므로 주사기를 구하기 어려웠다. 저자들은 주사바늘 공유를 통해 확산되는 AIDS를 예방하려면 다음

4가지 단계가 필요하다고 제안했다. 약물사용의 중단, 중단이 안 되면 주사용 약물 사용 중단, 주사해야 한다면 주사기를 공유하지 않을 것, 공유해야 한다면 주사기를 매번 소독할 것. 이들의 연구에 의하면 마지막 4번째만이 선택 가능한데, 이때 가정용 소독제로도 소독이 될 수 있다고 했다. 그러나 '주사바늘 공유의 습관보다 더 고치기 어려운 것은 성행동이다. 따라서 보건전략은 성행동에 초점을 맞추어야 한다'고 강조했다.

1992년 미국 오리건에서 Sibthorpe[44]는 IVDUs가 왜 콘돔을 사용하지 않는지에 관하여 조사했다. 161명의 IVDUs를 면담한 결과, 거의 대부분이 콘돔을 사용하지 않았고 이들의 58%는 자신은 AIDS 감염 가능성이 전혀 없다고 대답했다. 콘돔은 성 상대자와 사회적 정서적 거리가 멀수록 사용할 가능성이 컸고, 가까운 사이에서는 사용되지 않았다. 즉 콘돔을 사용하지 않는 것이 사랑과 신뢰의 근거이자 증명으로 보고 있었다는 것이다. 이런 경우, 콘돔은 말하자면 일종의 '상징적 피부'(☞2장)이자 두 사람 사이의 장벽으로 작용한다. 미국의 예방 전략은 '개인적 책임 모델'에 근거하고 있어서 위험행동은 전적으로 개인의 책임이라고 보기 때문에 관계성보다는 개인에게 초점을 맞추고 있다. 그러나 성은 인간관계의 가장 근본이 되는 사회적 관계의 하나이고, 콘돔 사용여부는 관계성을 위협하는 것으로서 죄책감과 의심을 불러올 수 있다. 따라서 예방교육은 가깝지 않은 관계에는 효과적일지 모르나, 친밀한 사이에서는 효과를 보기 어렵다고 저자는 결론지었다.

Page 등[40]은 '마약 사용집단에서 자가 주사하는 방법은 수없이 많으며, 다른 방법마다 다른 유형의 HIV 감염 위험성이 있다'고 했다. 따라서 예방 전략은 특수한 상황에 따라, 또 조건에 따라 달라져야 할 것이다.

일부 약물 사용자는 실제로 주사기를 사용하지 않아도 감염 위험이 있을 수 있다. Sanchez

등[45]은 미국 남부 플로리다에서 헤로인을 흡입하는 중독자는 집단 성행위, 다중 파트너, 콘돔을 적절히 사용하지 않는 습관 등으로도 주사기 사용만큼 감염 위험이 높음을 보고했다.

전통 치유자 및 대안요법가와 AIDS

4장에서 기술한 의료다원주의는 부강하건 가난하건 모든 나라에서 AIDS 연구에 중요한 사항으로 고려되어야 한다. 의학적 즉효법이 없는 중증 질병과 마찬가지로 많은 AIDS 환자는 전통요법이나 대안치료를 찾고 있고, 또한 자가치료도 흔하다. 미국 할리우드 서부에 살고 있는 동성애자 AIDS 환자의 92%는 생의학적 치료를 하고 있고, 69.2%는 생의학적 치료와 대안요법을 병행하고, 19.3%는 전에 써 본적이 있다고 했다.[47] 11.5%만이 대안요법을 사용하지 않았다는 것이다. 전통치유자는 AIDS 예방에 주요 협조자가 될 수 있다. Ingstad[13]의 보스와나 연구에 의하면, 전통 치유자들은 AIDS의 원인과 치료에 대해 각기 다른 견해를 가지고 있었다. 누구는 이를 '현대의 질병'으로 보고 전통치료법이 효과 없다고 보고 있었던 반면, 일부는 '티스와나 병'으로서 토속질병인 *meila*의 변형으로 해석하고 전통치료법이 적용된다고 생각했다. 이 경우 질병은 성에 관한 전통적 금기를 깨뜨림으로서 발생한 것으로 본다. 즉 월경 때 혹은 출산 직후에 성교를 하는 것은 여자의 몸에 있는 오염물질이 남자를 오염시켜, 이 남자가 다른 여자와 성교할 때 전염시킨다는 견해이다. AIDS의 경우, 피와 정액이 오염물질로 간주된다. 전통치유자는 AIDS 예방에서 중요한 역할을 할 수 있는데, 콘돔 사용을 권장하면서, '콘돔이 임신을 막는 것보다 더 큰 이점인 *meila*를 예방할 수 있다'고 사람들에게 말하고 있다.

Green[48]은 아프리카 어느 곳이나 의사와 간호사가 부족한 상황에서 전통치유자와 의료전문가 사이의 협력 관계가 중요함을 역설했다.

치유자에게 교육과 훈련으로 새로운 역할을 주어서, 성병환자를 치료소로 보내고, 성병에 감염된 환자를 색출하고, 콘돔을 포함한 피임 방법을 권장하고, 신뢰성에 바탕을 둔 일대일의 성관계를 권장하고, 삽입 성관계보다는 안전한 다른 방식을 알려주고, AIDS 환자 및 가족에게 상담과 정서적 지지를 해주는 것 등을 하게 할 수 있을 것이다.

사례 16.2 미국에서 AIDS/HIV를 치료하는 대안 요법들

O'Connor[49]는 19990년대 중반 AIDS 감염 동성애 남자집단(People with AIDS, PWAs)에서 여러 가지 형태의 자가치료 및 대안요법적 전략에 관하여 연구했다. 1980년 중반부터 이 전염병에 관한 대응으로 자조집단과 정보교환을 위한 연결망이 발달해 왔다. 이 집단의 목적은 환자를 도울 뿐만 아니라, 향후 연구를 지원하고, 의학적 치료를 더 이상 할 수 없는 환자에게 대안치료를 제안하는 등의 활동을 하고 있다. 자가치료 및 대안요법에 해당하는 것들로는,

- 영양 - 장수식(長壽食), 이스트를 제거한 음식, '면역증강 식', 음식보조제, 항산화제, 비타민 대량 투여 등
- 약초 - 인삼, 마늘, 국화과 식물인 드린국화,[135] 세인트존스워트,[136] 알로에 베라, 황기,[137] 바흐의 꽃액 요법[138]
- 동종요법 - 구토에 스트리키닌, 근육통에 아르니카[139] 등을 사용한다.
- 중국 전통 요법 - 약초와 침술 등을 사용한다.
- 뉴에이지 전인요법 - 이미지 유도법, 시각화 치료법, 접촉치료, 기 치료, 수정요법 등
- 심리적 혹은 초자연적 요법 - 종교에서 치유기도, 면역력을 증강시키기 위한 긍정적 사고 등
- 불법적으로 약제를 사용하는 것

O'Connor는 이들 치료법은 의학적 치료를 대신하는 것이 아니라 보조요법으로 쓰이고 있다고 했

다. PWAs는 건강에 관한 개인의 책임을 강조하고 있고, 자신의 질병을 치료하는 것은 개인의 권한이라고 주장한다.

신체 훼손 및 변형

2장에서 기술한 바와 같이, 신체 훼손은 건강 문제와 직결된다. HIV를 확산시킬 수 있는 것으로는 문신, 흉터 만들기, 할례,[50] 귀와 입술 등의 피어싱, 사교집단에서 피를 사용하는 행위 등이다. AIDS 예방 전략에는 모든 신체 훼손 행위가 포함되어야 한다. 제의에서 피를 흘리기 위하여 피부를 찢거나 찌르는 행위를 포기할 수 없을 때는, AIDS 보건요원은 소독된 칼이나 도구를 권하고 공급하는 식의 대안을 찾을 수 있어야 한다는 것이다. 최근 연구에서 포경수술은 AIDS 감염 위험을 낮춘다고 보고되고 있어서, 깨끗한 할례의식은 도움이 될 수 있다.

이주 양상과 AIDS의 확산

이주 노동자, 농장의 계절노동자, 트럭운전수, 사업여행이나 관광객 등의 인구 이동을 조사하면 AIDS 확산과 관련된 양상을 발견할 수 있다. 성병 감염의 위험은 개인적 이주 시 더

---

135) 북미가 원산지인 쌍떡잎식물 초롱꽃목 국화과의 다년생 풀. 다양한 목적의 약초로 쓰였다.
136) 유럽과 서아시아가 원산지인 측막태좌목 물레나물과의 다년생 풀로서, 불면증 치료, 긴장완화, 항균작용, 소염작용이 있어 신비의 약초로 알려져 있다.
137) 동아시아와 시베리아 동부가 원산지로, 쌍떡잎식물 장미목 콩과의 다년생 풀. 이뇨효과, 부종완화 효과 등이 있다고 알려져 있다.
138) Edward Bach가 고안한 꽃 진액과 물과 브랜디를 섞어 만들어 마시고 바르고 마사지 하는 등 다양한 방법으로 사용한다. 우울증, 불면, 스트레스에 좋다고 선전하나 효과는 입증되지 않고 있다.
139) 알프스 고원 등이 원산지인 쌍떡잎식물. 초롱꽃목 국화과의 다년생 풀. 타박상 치료, 협심증 등에 사용된다.

높아진다. Webb[19]의 연구에서 나미비아 오왐보 지방의 AIDS는 다음과 같은 인구 이동과 연관이 있음이 드러났다.

- 광산노동자와 도시노동자들이 집을 떠나 있는 동안 매춘함으로써 감염된다.
- 국가를 가로지르는 주요 도로를 따라 이동하는 트럭운전자(HIV 감염은 교통량이 가장 많은 주요 도로를 따라 밀집해서 발생한다)
- 군대 거주지

Lyttleton[21]은 태국에서 매춘녀를 포함하는 대규모 계절적 이주노동자들과 20만 명에 달하는 트럭운전자들이 AIDS를 퍼뜨리고 있다고 보고했다. 이러한 정기적 이주자 이외에도 난민의 급증이 AIDS의 확산과 관계된다(☞12장).

여자 이주노동자는 특히 성적 착취와 학대에 취약하고 AIDS 감염에도 취약하다. 홍콩에서 주로 가정부로 일하는 20만 명의 필리핀 여자 이주자에 관하여 연구한 Bandyopadhyay와 Thomas[52]의 보고에서 이 양상은 두드러지게 나타났다. 인신매매조직에 의해 동부 유럽과 구 소비에트 연방에서 잡혀와 매춘 일을 하는 많은 여자들 역시 AIDS 감염에 취약하며, 이들이 고향으로 돌아갔을 경우 그곳으로 질병을 전염시킬 수 있는 것이다. 요즘 증가하는 '섹스 관광' 역시 미성년자와의 성관계가 목적 중 하나이고, 이를 통한 성병 확산 역시 빼놓을 수 없는 사실 중 하나이다.

이주민들의 도시생활에는 작은 지역 공동체에 비해 행동 규범이 강하게 작용하지 않는다는 점에서 행동 변화를 가져온다. 도시환경은 알코올 남용, 약물 사용, 미성년자 임신과 성병 및 AIDS 확산에 한 몫을 하고 있다.

결혼과 친족 양상

문화권에 따라 각기 다른 결혼과 친족 양상이 AIDS 전파에 일조하는 경우도 있다. 일부다처제, 일처다부제, '유령결혼', '여자들끼리의 결혼' 등이 이에 속한다. Ember와 Ember[53]는 이런 유형의 결혼 양상이 전 인구의 70%에서 아직도 행해지고 있다고 보고한 바 있다. 일처다부제에서 한 명의 남자는 많은 여자에게 그리고 그들의 자녀에게 AIDS를 감염시킨다. 죽은 형제의 아내와 결혼하는 형제 계승혼이나, 죽은 자매의 남편과 결혼하는 순연혼의 경우도 이와 마찬가지이고, 이혼, 별거, 재혼 등이 급증하는 서구사회 역시 이러한 결혼 양상에 의한 AIDS 전파와 유사한 결과를 자아낸다고 볼 수 있을 것이다.

AIDS와 사회적 불평등

AIDS를 비롯한 성병은 경제적 사회적 불평등이라는 특별한 사회 경제적 맥락에서 살펴보아야 한다. 왜냐하면 이 병에 가장 강력한 영향을 끼치는 것은 가난이고, 또한 가난은 이 병의 결과이기도 하기 때문이다. 가난은 특정 지역이나 인구에게 병이 밀집해서 발생하게 하는 역할을 한다. Fassin[54]는 아프리카 지역에 AIDS가 집중된 것은, 인종분리주의 정책과 이로 인한 오랜 기간의 경제적 사회적 불평등 때문이라고 말했다. 가난과 박탈의 결과로 교육받지 못하고, 인구가 밀집한 곳에서 안전하지 못한 거주환경, 젊은 여자들은 강간 및 성적 착취와 매춘에 시달리고, 남자들은 광산이나 도시로 노동하러 이주를 나가게 된다. 이러한 모든 요인들이 AIDS 감염위험을 증가시키고 있는 것이다.

이런 환경에서는 치료는 물론 합병증으로 따라오는 결핵, 말라리아, 폐렴, 피부병 등을 치료할 수도 없다.

AIDS는 질병 자체가 그 개인, 가족, 공동체, 심지어는 나라 전체를 황폐하게 만드는 결과를 낳고 있다. 클리닉, 환자 이송, 진단 장비, 의료 전문인을 고용하기 위한 제반 비용은 엄청나게 높다. AIDS는 국가의 노동인구를 감소시키고 교육제도에 손실을 주고 있다. 2003년 BBC[55]는 2001년 잠비아에서 AIDS로 사망한 교사가 1,967명에 달하고, 말라위의 경우 전 교사의 30%가 AIDS에 감염되어 있다고 보고했다. AIDS 치료약제 또한 고가이다. HAART를 위해서는 하루에 20개 이상의 약을 복용해야 하는데, 이들 나라는 감당하기 어렵고, 이에 몇몇 나라에서는 값싼 약을 개발 중이다.

또 하나의 불평등으로 성 불평등을 조명할 필요가 있다. 태국에서 Lyttleton[21]의 연구가 보여주듯이, 불평등한 권력관계에서는 여자가 남자에게 콘돔 사용을 요구하기 어렵다. 대부분의 매춘 현장에서도 상황은 유사하다.

이런 요인들이 의미하는 것은 AIDS 예방 전략은 경제적 사회적 불평등을 야기하는 구조적 불평등을 해소하기 위한 노력이 의학적 치료와 함께 이루어져야 함을 시사하는 것이다.

예방 전략의 평가

인류학은 예방전략의 추적 평가에 유용하다. 감염집단의 다양성으로 인하여, 치료적 개입은 지역 차원에서는 물론 국가적 차원의 공중보건 캠페인을 필요로 한다.[19,21] 여러 나라에서는 AIDS 관련 정보를 모으기 위하여 지역복지 프로그램을 운영하고 있다. Daly와 Horton[57]은 '가장 잘 일할 수 있는 사람은 그 공동체에 속한 사람이다'라고 했다. 따라서 어떤 지역복지 프로그램은 매춘부를 '지역보건요원'으로 고용하여 콘돔을 나누어주고, 건강 정보를 확산하고, 고객과의 '안전한 성' 수칙을 지키도록 장려하고 있다.

태국에서 Lyttleton[21]은 1989년에 시작된 국가 AIDS 프로그램이 미디어와 학교, 클리닉과 종합병원을 통해 어떻게 운영되고 있는지 기술했다. 그러나 시골 지역사회에서는 이 정보가 정확히 전달되지 않고 효과가 없을 수도 있다. 북동부 시골 지역에서는 '매춘을 하는 것은 도시에만 국한된 생활방식이고, 매춘이 AIDS의 감염원이라면, 그 마을 내에서 여러 명의 파트너와 성관계를 가지는 것은 별 문제 없다'라는 식으로 생각하고 있었다는 것이다. 매춘부에게 가지 않고, 학생과 같은 '좋은 여자'와의 성관계는 안전하다는 식이다. 또한 어느 정도 높은 지위에 있는 지방 관리, 첫 경험을 하는 남자들, 혹은 정기적으로 방문하는 남자 고객들은 콘돔을 사용하지 않으려 한다고 했다. 따라서 예방수칙과 관련된 현실여건뿐만 아니라, 성관계의 잠재적 의미와 그 지역 특유의 의미까지도 알아야 한다고 Lyttleton은 강조한다.

Heald[58] 역시 보스와나 지역에서 행해지는 AIDS 예방 프로그램이 그 지역의 사회현실과 문화적 태도를 고려하지 않고 있으며, 더군다나 전통치유자와 지방 교회의 영향을 과소평가하고 있다고 비판했다. 대부분의 AIDS 게시판은 영문으로 되어 있고, 사람들은 세트와나 어를 사용한다. 더욱이 정부의 ABC 모델(A=Abstain 성 활동 중단, B=Be faithful 한 배우자에게 충실하기, C=Condomise 콘돔 사용하기)은 타국에서 디자인된 것이며, 그 언어 역시 서구 과학과 서구 정책에 근거하고 있다. 모든 사람이 개인주의적 사고방식과 '사실'에 근거하여 합리적으로 선택할 것이라는 전제를 담고 있는 것이다. 그러나 실제로 사람은 사회경제적 관계 속에서 현실에 따라 행동하며, 많은 사람들은 자신의 삶을 스스로 통제하지 못하고 자율성을 가지기 어려운 삶을 꾸려가고 있다. 게다가 성과 콘돔 등을 공개적으로 거론하는 것은 교회와 부모들의 반감을 일으켜서, 도리어 성적 문란함을 조장하는 것으로 보일

수도 있다.

AIDS 예방 프로그램이 실패하는 이유 중 또 다른 것으로는, 문맹률이 높고, TV나 라디오를 사용할 수 없는 인구집단을 고려하지 않았을 경우가 있다. 경제적 요인을 고려하지 않을 경우, '생존을 위해 성을 파는'[59] 상황의 중대함을 무시하게 될 것이다. 가난한 나라에서는 AIDS의 경제적 효과는 지극히 현실적인 것으로서, 질병 관리 비용뿐만 아니라 노동인구 감소와 기대 수명의 단축 등으로 시급히 개입이 필요하다.

프로그램 평가의 다른 측면으로는 교육, 연구, 의료대책 수립에서 범국가적 기구의 역할에 대한 평가가 있어야 한다는 것이다. 기관에서 해당 조직의 하위문화에 대한 평가도 있어야 하고, 경제적, 정치적,[60] 종교적 영향이 AIDS 예방에 어떤 효과를 가져왔는지 평가하여야 하며, AIDS 환자의 인권에 관한 측면[61]도 평가대상이다. 의료진의 태도도 AIDS 치료와 예방효과에 영향을 미치는 주요 인자이다. 1994년 잉글랜드에서 632명의 동성애 남자 AIDS 환자를 조사한 결과,[62] 44%의 환자가 GP에게 그들이 동성애자임을 말하지 않았고, 77명의 HIV 감염자 중 44%는 감염 사실도 알리지 않았다고 했다. 많은 AIDS 환자는 의료진이 비판하지 않는 태도로 효과적인 진료를 하리라고 믿지 않는다는 것이다.

의료적 측면에서 볼 때, 산업사회에서는 HAART를 많이 사용하고 또 권장하고 있으나, 인류학자들은 '치유'보다는 '치료'에 중점을 두는 의료적 태도에 경계를 나타내고 있다. AIDS 예방 프로그램의 계획과 평가는 권위 있는 의료계의 모니터뿐만 아니라, 위험에 처한 지역 사회 스스로의 평가가 포함되어야 하며, 그럼으로써 미래에 더욱 효과적인 계획을 수립할 수 있을 것이다.

KEY REFERENCES

3 Sontag, S. (2001). *Illness as Metaphor and AIDS and its Metaphors*. London: Picador.

12 Miller, E. (1998). The uses of culture in the making of AIDS neurosis in Japan. *Psychosom. Med.* 60, 402–9.

15 Farmer, P. (1990). Sending sickness: sorcery, politics, and changing concepts of AIDS in rural Haiti. *Med. Anthropol. Q. (New Ser.)* 4, 27.

21 Lyttleton, C. (1994). Knowledge and meaning: the AIDS education campaign in rural northeast Thailand. *Soc. Sci. Med.* 38, 135–46.

24 Parker, M., Ward, H. and Day, S. (1998). Sexual networks and the transmission of HIV in London. *J. Biosoc. Sci.* 30, 63–83.

30 Carrier, J. M. (1989). Sexual behavior and the spread of AIDS in Mexico. In: *The AIDS Pandemic: A Global Emergency* (Bolton, R. ed.). Reading: Gordon and Breach, pp. 37–50.

37 Leonard, T. L. (1990). Male clients of female street prostitutes: unseen partners in sexual disease transmission. *Med. Anthropol. Q. (New Ser.)* 4, 41–55.

40 Page, B., Chitwood, D. D., Prince, P. C. *et al.* (1990). Intravenous drug use and HIV infection in Miami. *Med. Anthropol. Q. (New Ser.)* 4, 56–71.

44 Sibthorpe, B. (1992). The social construction of sexual relationships as a determinant of HIV risk perception and condom use among injection drug users. *Med. Anthropol. Q. (New Ser.)* 4, 255–70.

52 Bandyopadhyay, M. and Thomas, J. (2002) Women migrant workers' vulnerability to HIV infection in Hong Kong. *AIDS Care* 14(4), 509–21.

54 Fassin, D. (2003) The embodiment of inequality. *EMBO Rep.* 4 (*Spec. Iss.*), S4–9.

58 Heald, S. (2002) It's never as easy as ABC: Understandings of AIDS in Botswana. *Afr. J. AIDS Res.* 1, 1–10.

See http://www.culturehealthandillness.com for the full list of references for this chapter.

RECOMMENDED READING

Aggleton, P. and Homan, H. (eds). (1988) *Social Aspects of AIDS*. Philadelphia: Falmer Press.

ten Brummelhuis, H. and Herdt, G. (eds). (1995). *Culture and Sexual Risk: Anthropological Perspectives on AIDS*. Reading: Gordon and Breach.

Farmer, P. (1992) *AIDS and Accusation: Haiti and the geography of blame*. Berkeley: University of California Press

Green, E.C. (1994) *AIDS and STDs in Africa: Bridging the gap between traditional healing and modern medicine*. Boulder: Westview Press/University of Natal Press.

UNAIDS (2004) *AIDS Epidemic Update*. Geneva: Joint United Nations Programme on HIV/AIDS (UNAIDS)/World Health Organization.

RECOMMENDED WEBSITES

AIDS and Anthropology Research Group: http://puffin.creighton.edu/aarg

UNAIDS: Joint United Nations Programme on HIV/AIDS: http://www.unaids.org/en/default.asp

UNICEF: Programmes to prevent HIV/AIDS: http://www.unicef.org/aids/index.php

17

열대병 :
말라리아와 나병

이 장에서는 세계적으로 가장 흔한 열대병인 말라리아와 나병을 다룰 것이다. 특히 가난한 나라에서 이 병으로 인한 수백만 명의 죽음은 인간적인 측면과 경제적인 측면에서 국가적으로 엄청난 부담을 주고 있다.

말라리아

문제성의 규모와 역학

말라리아는 전 세계적으로 가장 위험한 기생충성 질병이다. 이 이름은 고대의 개념으로서 '나쁜 공기'를 뜻하는 *mal aria*에서 기원한 것인데, 이 질병이 저지대의 습지에서 생긴다고 믿었기 때문이다. 말라리아는 *Anopheles* 종 모기에 물리면서 기생원충(protozoa)에 감염되어 발병한다. 전 세계 인구의 반 이상이 말라리아 발생 지역에 살고 있다.[1] 대부분은 열대 아프리카에서 생기고, 아시아와 라틴아메리카도 발생 지역에 속한다. 특히 가난하고 혜택받지 못하

는 미개발지역에 발생하여 심각한 공중보건 문제를 야기하고 있다. 2005년 WHO 보고에 의하면, 107개 국가와 인근 지역에서 32억 명이 말라리아 감염 위험에 처해 있다고 한다. 매년 전 세계적으로 3억5,000만~5억 명의 인구가 중증 말라리아를 앓는다.[2] 말라리아로 인한 사망자 수는 매년 150~270만 명에 달하고, 5세 이하의 어린이는 이중 100만 명을 차지하고 있다.[1] 인간이 걸리는 말라리아에는 4 가지 유형이 있는데(*Plasmodium vivax*, *Plasmodium malariae*, *Plasmodium ovale*, *Plasmodium falciparum*), 대부분은 *P. falciparum*과 *P. vivax*에 의한 것이고, *falciparum* 말라리아만 매년 100만 명의 사망을 낸다.[2] 말라리아는 전 세계적으로 병원 입원자의 10~30%를 차지하고, 관련되는 다른 문제는 영양부족, 호흡기 감염, AIDS, 결핵 등이다.

말라리아는 특히 사하라 남부 아프리카에서 발생하고 있어서, 2005년 WHO는 전 말라리아의 60%(이중 *falciparum* 말라리아는 75%)가 이 지역에 집중되고 있다고 보고했다.[2] 말라리아는 어린이에게 특히 위험한데, 빈혈의 주요 원인이 되고, 임산부에게도 빈혈과 저체중 신생아 분만, 조산, 영아 사망에 이르게 하기 때문이다. 아프리카 풍토병으로서의 말라리아는 병원을 찾는 외래 환자의 25~30%를, 입원환자는 20~40%를, 병원 사망의 경우 15~35%를 차지하고 있다(그림17.1).

말라리아는 가난과 불충분한 의료 혜택을 반영하는 질병이다. 말라리아 억제가 어려운 이

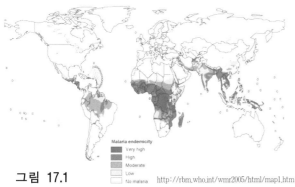

그림 17.1

http://rbm.who.int/wmr2005/html/map1.htm

389

유로는, 도시화, 불결한 지역의 급증, 인구과밀, 영양불량, 경제적 불평등, 도시의 병적 환경, 인구 이주 양상과 난민들의 이동, 고가의 항말라리아 약제 등을 들 수 있다. AIDS와 마찬가지로 말라리아는 가난을 야기하고 경제 발전을 가로막는 주요 요인이다.[3] 말라리아로 인한 경제적 손실은 아프리카에서만 연간 20억 달러에 달하고 있다.[4] 경제발전을 통하여 가난한 나라의 생활수준을 향상시키는 것은 적절한 말라리아 통제를 위한 충분한 기금 마련이 없이는 거의 불가능하다고 볼 수 있다. 치료와 예방을 위한 비용도 문제이지만, 감염된 사람은 일하거나 교육 받기에 너무 지쳐 일상생활을 할 수 없게 된다는 점도 고려해야 하기 때문이다.[5]

이런 상황을 개선하기 위해 1995년 WHO는 다른 UN기구들과 함께 전 지구적 말라리아 통제 전략기구(Global Malaria Control Strategy, GMCS)를 설립했다. 이 기구의 목적은 풍토병으로 말라리아를 가진 국가의 90%에 달하는 나라에 조속히 말라리아 통제 프로그램을 적용하는데 있다. 1997년 중반에 과정이 완성되어, 아프리카의 말라리아 풍토병 국가 49개 중 47개국에 국가적 차원의 조치가 취해졌고, 아프리카 이외의 지역에서는 57개 국가에서 GMCS에 맞추어 그들 국가의 질병 통제 정책을 조정했다.[1] 그러나 국가적 차원의 전략만으로는 부족하다. 질병 통제가 성공하려면, 주거환경과 하수시설을 개선하고, 늪지에 수로를 만들고, 효과적인 약물치료를 위한 경제발전이 선행되어야 할뿐만 아니라, 예방과 치료 전략에 모든 지역 공동체들이 함께 참여해야 하기 때문이다.

이러한 움직임에도 불구하고 말라리아는 세계적으로 최악의 보건문제로 남아있다. 그 이유는 전 세계에 만연하는 경제적 불평등과 살충제 저항성 모기 변종이 계속 나타나고 있기 때문이다.[6] 새로운 전략은 끊임없이 개발되고 있다. 예를 들어 토속적 치료의 하나였던 아르테미신[140)]이 내성 말라리아에 효과적인 것으로

알려져 개발되고 있다. 이는 중국에서 사용하던 약초인 *Artemisis annua*로서 해열제로 사용되던 것이다.[7]

말라리아는 또한 다른 질병과 마찬가지로 문화적 믿음 체계와 관습이 문제를 지속시키는 역할을 한다.

말라리아에 관한 민간 속설

인류학자들은 공동체에 존재하는 민간속설이, 질병 예방 프로그램을 받아들일지, 조기 증상을 병이라고 인식할 것인지, 혹은 의학적 치료를 받을지의 여부를 결정하는 데 어떻게 작용하는지에 관해 연구했다. 민간속설은 질병의 원인과 치료에 관해서 나름대로 해석을 제공한다. 인류학적 연구에 의하면 두 가지 주요 양상으로 나눌 수 있다.

- 사람들이 모기에 물리는 것을 병의 원인으로 생각하는지
- 열이 나는 증상을 어떻게 해석하는지, 그리고 이를 말라리아와 연관 짓는지

1998년 Muela 등[8]은 탄자니아 남동부에서 그들이 면담한 사람들 중 98%가 모기에 물리는 것이 말라리아의 원인이기는 하지만, 동시에 다른 원인, 즉 더러운 물을 마시거나 물속에 들어가는 것, '강렬한 햇빛'에 오랫동안 노출되는 것 또한 병을 일으킨다고 보고 있음을 보고했다. 말라리아의 흔한 증상은 *homa*, 즉 열이라고 했는데, 이때 *homa*는 매우 광범위한 의미로 쓰이고 있어서, 일반적인 불편함과 몸 전체가 아픈 것도 일컫고 있다. 모기가 번식하는 습하고 더운 우기에는, 사람들은 *homa*를 말라리아와 연관지었다. 그러나 열이 건기에 발생했을 때는 과로에 의한 것, 추위, '강렬한 햇빛' 등이 의한 것으로 간주하였다. 더 나아가 사람

---

140) 향쑥초로서 일반적인 쓴 쑥과 달리 sweet wormwood라고 불리는 *Artemisis annua*에서 추출한 항말라리아 약으로, 고대 중국에서 해열제로 쓰였다. 1970년대 재발견되어 유효성분이 추출되었다.

들은 두 가지 다른 유형의 *homa*를 구별하였다. 하나는 말라리아에 의한 것으로서, 쉽게 치료될 수 있는 '자연적'인 것인 반면, 또 하나는 귀신이나 마술에 의해 생긴 치료하기 어려운 '비자연적'인 것으로 나눈다. 후자의 경우 마술사는 말라리아 흉내를 내는 병을 일으키지만 진짜 말라리아는 아니라고 믿는다. 연구대상 중 73%의 어머니들은 이 '가짜 말라리아'는 마술사가 일으키는 것이고, 마술사는 기생충도 보이지 않게끔 마법을 부린다고 믿고 있었다. 그래서 병원에서도 균을 발견하지 못하게 되고, 의학적 치료도 효과가 나타나지 않는 것이라는 설명이다. '병원 사람들'이 도움이 안 된다고 생각할 때 사람들은 전통치유자를 찾는다. 의학적 치료를 받으면서도 그 효과가 뚜렷치 않거나 증상이 재발할 때면 사람들은 이 역시 마술사의 소행이라고 믿고 있다. 흔히 사람들이 가지는 의문은 '모기가 왜 하필이면 내 아기를 물었을까?', '왜 지금 모기가 물게 되었을까?' 등과 같은 것으로, 이런 의문은 오직 전통치유자만이 대답해 줄 수 있는 것이다. 전통치유자들은 흔히 항 말라리아 약을 사용하지 않는다고 한다.

1996년 탄자니아의 다른 지역에서 행해진 연구[9]에서도 여러 가지 유형의 열, *homa*를 구별하는 것을 보고하고 있다. '말라리아 열'(*homa ya malaria*)은 가장 경미한 열로서 열이 오르락내리락 하므로 위험하지 않다고 보며, 모기가 번성하는 4월과 5월 사이에 생긴다고 한다. '병원 치료에 반응하지 않는 열'(*homa zisizokubali tiba za hospitali*)은 귀신이나 마술사, 저주 등에 의해 생긴다고 믿어진다. 이 열에는 어린이에게 생기는 무서운 병인 *degedege*가 포함되는데, 이 병은 갑작스런 고열, 떨림, 의식혼탁과 함께 경련발작이 오고 높은 사망률을 보이는 질병이다. *Degedege*를 앓는 어린이는 주사를 맞으면 안 된다고 하는데, 바늘구멍을 통해 악령이 들어가 급사하게 만든다고 간주하기 때문이다. 따라서 이 지역 사람들은 말라리아를 심

각한 병으로 여기지 않고 오직 경미한 열을 일으키는 것으로 보고 있다. 심한 말라리아인 뇌말라리아나 심한 빈혈, 임신 중의 말라리아와는 더욱 연관짓지 않고 있다.

1997년 인도 구자라트 주의 수라트 지방에서 Lobo와 Kazi[10]는 열과 말라리아에 관한 여러 가지 민속 모델을 발견할 수 있었다. 탄자니아 사람들과 마찬가지로 열 그 자체를 하나의 질병이자 증상으로 간주하고 있었다. 저자들이 연구한 3개 마을에서는 30가지 이상으로 열을 분류하고 있었다. 그러나 한 마을 안에서도 열의 원인과 이름이 제각기 다르고, 같은 이름이라도 다른 유형의 열을 지칭하기도 했다. 그럼에도 불구하고 말라리아에 관한 개념은 거의 공통적이었는데, 크게 두 가지로 나누어졌다. 단순한 말라리아 *sado*와 심한 독성을 가진 말라리아인 *zeri*로 나뉜다. 저자들은 이 두 가지 말라리아가 의학에서 말하는 말라리아와는 별개의 것일 수 있다고 보고했다. *Sado* 말라리아는 식욕감퇴, 기운 없음, 쓴 맛, 졸리고 땀을 흘린다고 보는 마을이 있는가 하면, 다른 마을에서는 *sado*가 춥고 몸이 쑤시고 두통과 몸이 늘어지는 증상, 무릎 아래 통증, 허리통증 및 오르락내리락하는 열을 가지고 있다고 보고 있었다. *Zeri* 말라리아는 오랫동안 계속되는 열, 급성 오한, 허약함, 심한 통증, 구토 및 때로는 경련발작을 의미했다. 원인에 대해 59.5%의 사람들은 모기와 연관짓지 않았고, 단지 34.1%의 사람만이 모기를 지목했다.

이 사례들이 의미하는 것은 일반적인 열과 말라리아라는 특정 질병에 관한 민간속설이 매우 다양하며, 심지어 한 마을 안에서도 다를 수 있다는 것이다. 또한 말라리아를 모기와 직접적으로 연관짓는 곳은 그리 많지 않다는 것이다. 더 나아가 특징적인 열의 양상과 치료에 대해서도 제각기 다른 견해를 가지고 있다는 것이다. 그러므로 말라리아를 통제하기 위한 예방 프로그램은 이 병에 관한 토속적 믿음과 치료에 대한 속설을 고려해서 디자인되어야 한다.

사례 17.1 가나 남부의 농업 마을에서 말라리아에 관한 민간속설

Agyepong[11]은 1992년 가나 남부에 있는 농업 공동체인 가-아당베 부족이 말라리아를 포함하는 열에 관하여 어떤 믿음 체계를 가지고 있는지 조사했다. Asra는 열을 지칭하는 말이기는 하지만, 다른 의미도 들어있었다. 오한, 두통, 통증, 눈이 노랗게 되는 것, 입안의 쓴 맛, 짙은 색의 소변, 식욕 감퇴, 허약함, 구토, 발바닥과 손바닥에 핏기가 없어지는 것, 입 주위가 허는 것 등을 포함한다. 드물기는 하나 더 심각한 것은 asraku로서, 고열과 혼동, '미친 사람 같이 날뛰는 증상'을 말한다. 모기가 asra의 원인이라고 생각하는 사람은 극소수였고, 마을 사람 대부분은 태양으로부터 받은 지나친 열기 때문이거나, 불 옆에 너무 가까이 가거나 석탄을 때는 사람에게 생긴다고 믿고 있었다. 이런 열이 몸 안에 쌓이고 피 속에 고여 몸의 균형을 깨뜨림으로서 asra가 생긴다는 것이다. 즉 asra는 예방될 수 없다는 것이고, 밖에 나가 일하지 않을 수 없으므로 그들 삶에서 당연한 것이라고 생각했다. 치료는 대부분 집에 머무는 것이고 병원에 가는 경우는 거의 없었다. '피에 들어 있는 병을 씻어내기 위해' 약초를 사용하여 피부나 소변으로 열을 빼내는 것이 치료라고 그들은 말했다고 한다. 이런 치료법이 듣지 않을 때, 이들은 잡상인이 들여온 진통제나 소량의 클로로퀸 등의 약에 의존하게 된다.

말라리아 치료에 대한 태도

사람들은 여러 가지 방법으로 그들 사회 안에서 발생한 말라리아를 진단한다. 나타나는 증상, 병이 생긴 그 해의 상황, 병나기 전에 개인적 상황 등을 참조한다. 치료방식은 병의 원인과 성질에 대한 믿음과 관련된다.[12,13] 대부분 생의학적 치료와 전통적 치료 사이를 왕래하게 되는데, 이 과정은 대개 자가치료에서부터 시작된다. Muela 등[8]의 조사에 의하면 환자가 낫지 않거나 악화되면 전통 치료사인 mganga를 찾게 되는데, 거기에서 마술사나 악령에 의한 것으로 진단을 받고, 악령을 쫓는 의례와 약초 치료를 받는다. 이는 말라리아에서 벗어나는 과정에 심각한 지장을 초래하는 것인데, 왜냐하면 일단 약초 치료를 시작하면 항 말라리아 약은 중단해야 한다고 믿기 때문이다. 약초와 항 말라리아제를 동시에 사용하면 두 가지 약이 너무 강하게 작용하여 '피가 끓게 된다'고 믿는다는 것이다.

Mwenesi 등[12]은 케냐의 킬리피 해안 지방에서 대부분의 어머니는 병에 걸린 아이에게 소매상으로부터 구입한 약을 먹인다고 보고했다. 29%의 어머니가 아이에게 항 말라리아 약을 먹였고, 30%는 해열제 등의 약을 먹였다. 25%의 어머니들만이 아이를 병원으로 데리고 갔고, 9%는 아무런 치료를 하지 않았으며, 7%는 전통 약초인 인도멀구슬나무[141]를 먹였다고 한다. 가장 흔히 사용되는 방법은 해열제와 항 말라리아 약을 함께 먹이는 것이었다. 약초는 '피에 생긴 병을 씻어내어' 병을 치료한다고 여긴다. Bedsoe와 Goubaud[13]는 시에라 레온의 멘데 지방 사람들이 특별식, 조미료(특히 후추), 약초를 먹이고 백악가루로 몸을 문질러 병을 치료하려 하는 현상을 기술했다. 사람들은 흔히 약의 색깔에 근거하여 약을 선택하거나, 전통적으로 사용하는 백악가루와 유사한 약을 선택하거나 혹은 몸을 따뜻하게 하고 열을 가라앉힌다는 쓴 맛에 근거하여 선택을 하기도 한다. 이런 이유로 약이 하얀 색이거나 쓰면 약으로 받아들였는데, 당의정으로 달게 만든 것은 거부되었다. 그러나 동시에 쓰고 하얀 색의 다른 약들, 예를 들어 아스피린이나 항고혈압제도 말라리아를 치료해준다고 믿어 복용한다고 했다.

---

141) 인도, 버마, 파키스탄지에서 자생하는 상록수로서 식물 종의 학명은 *Azadirachta indica*이다. 인도에서는 성스러운 나무로 알려져 있으며, 추출한 성분은 기생충약, 당뇨병치료제, 항생제, 불임치료제 등으로 쓰인다.

이 연구들은 문화권에 따라 왜 약이 선택되거나 거부되는지 그 이유를 설명해주고 있다. 또한 약이 왜 다른 형태의 전통치료와 결합하여 사용되는지를 이해하도록 도와준다.

말라리아 예방에 대한 태도

지역에 따라 말라리아가 매우 흔한 곳에서는, 이 병이 의사가 말하는 방법으로 예방할 수 있는 것이 아니고, 비록 바람직한 것은 아니지만 받아들여야 할 정상적인 삶의 일부라고까지 생각하고 있다. 모기도 일상생활에 너무나 흔하여 모기를 없앨 수 있는 방법은 없다고 생각한다.[8-11] 더욱이 모기와 말라리아를 연관지어 생각하는 사람도 그리 많지 않다. Agypong[11]의 연구가 보여주듯이, 말라리아열은 외부로부터 오는 것이라고 믿고 있어서, '사람이 할 수 있는 일은 없다', '우리가 다른 일을 할 수 있다면 뙤약볕 아래에서 힘든 일을 안 할 것이다'라고 생각하고 있는 것이 대부분의 현실이다. 그러므로 현대적 의료의 접근법, 즉 주거환경을 개선하고, 고여 있는 물의 배수구를 만들고, 기생충이 번식할만한 장소에 살충제를 뿌리고, 모기 망을 사용하게 하는 것은 이들로서는 이해하기 어려운 것일 수 있다. 또한 서구 제약회사가 생산하는 살충제와 항말라리아 치료제를 구입할 여력이 없을 수 있다.[14]

많은 전통 사회에서는 모기를 구제하는 다양한 전통 방식을 가지고 있다. Lobo와 Kazi[10]의 보고에 의하면, 몸의 표면을 천으로 감싸고, 소똥을 태워서 연기를 내거나 인도멀구슬나무를 태우는 방식이 있다고 한다. 그러나 모기장을 사용하는 것에는 상당한 저항이 있다고 한다. 모기장을 가지고 있는 사람들은 전체의 30% 정도인데, 이들 중 규칙적으로 사용하는 사람은 53.7%에 불과했다. 모기장은 대개 비싸다고 여기고, 답답하고 불편하며, 걸기가 어렵다고 한다. 13.3%의 사람들은 더운 날씨에 밖에서 자는 것을 선호했다. 또한 *개인적 공간*에 관한

문화적 관습에 의하여 나이, 성별, 지위에 따라 잠자는 곳이 정해지므로 모기장을 사용하는 것은 상당한 문제를 야기한다는 것이다. 예를 들면 연장자는 성장한 딸과 며느리와의 거리를 유지하기 위해 흔히 베란다에서 잠을 잔다. 아이들은 흔히 부엌에서 잠을 자는데, 부엌에서는 연기를 피우기 때문에 모기를 쫓을 수 있다는 것이 그 이유이다. 잠자리가 마루일수 있고 소파 위 일수도 있고, 매어놓은 침대일 수도 있다. 이렇듯 다양한 잠자리로 인하여 모기장을 보편적으로 사용하기 어렵게 하고 있다. 또한 이러한 공동체에서는 서구와 달리 집안의 공간을 공유하고 있으므로, 모기장은 개인 공간을 부풀리는 셈이어서 선호되지 않는 것이다.

그러므로 어느 한 공동체 안에서 예방 프로그램에 이들을 참여시키기 위해서는 문화적 믿음과 관습을 염두에 두어야 할 것이다. 또한 예방책인 모기장, 살충제, 항말라리아 약 등을 살 수 없는 경제적 상황도 고려해야 한다. 전통적 농업 방식을 바꾸길 원하지 않을 수도 있어서, 모기의 번식장소를 없애기 어려운 때도 있다.

말라리아와 이주

말라리아의 발생은 때로 대규모의 인구 이동과 관련된다. 난민에게 극히 많이 발생하는 지역도 있어서, 전쟁이나 시민소요로부터 탈출해 온 사람들을 죽음으로 몰아넣는 주요 원인 중 하나이다.[16] 난민들은 때로 말라리아가 전혀 없던 곳에서 말라리아 호발지역으로 강제 이주를 당하기도 하는데, 자연 면역력이 없기 때문에 곧바로 병에 걸리게 되는 것이다. 특히 아프리카의 르완다, 부룬디, 콩고 민주공화국, 소말리아, 동 수단, 에티오피아, 케냐와 말라위의 사람들이 그 대표적인 예이다. 아시아의 경우, 캄보디아 난민이 밀집한 태국-캄보디아 국경에도 유사한 상황이 있고, 파키스탄의 아프가니스탄

난민에게도 해당된다. 이 경우, 의료적 개입이 재빨리 이루어져야 함은 물론 난민의 문화적 믿음과 관습을 빨리 알아낼 수 있어야 한다. 빠른 평가 절차가 난민과 같은 응급상황에 필요하고, 이에 관하여는 19장에서 Slim과 Mitchell[17]의 보고와 더불어 자세히 논의될 것이다.

질병 확산과 관련되는 다른 유형의 인구이동은 관광객과 이주노동자들의 비행기 여행이다.[17] 비행기는 아픈 사람은 물론 옷이나 가방 속에 모기를 옮길 수 있다. 경제적 불평등은 이 병에 노출되는 정도를 결정한다. Liese[3]는 브라질의 이주 노동 양상과 경제 불평등에 관하여 기술했다. 브라질에서는 금을 캐기 위해 아마존 분지 유역으로 수천 명의 청년이 몰려들고, 이들 준 광부(garimperiros)들은 벽도 없는 열악한 주거지에서 영양불충분 상태에서 일하면서 말라리아에 감염되는 것이다. 남부 브라질에서 온 사람들은 자연 면역력이 없는 상태에서 병에 걸릴 경우 중증으로 진행되기 쉽다. 이들이 고향으로 돌아올 때는 병과 함께 오는 셈이고, 따라서 이들 주변의 사람에게 다시 병을 옮기는 매개체가 되는 것이다.

이주하는 것이 사람이 아니고 모기일 때도 있다. '비행장 모기'에 의한 전파는 서 유럽, 미국, 이스라엘, 호주 등지에서 이미 보고되었다.[18] 풍토병 지역의 모기가 비행장에서 승객들의 짐으로 옮겨져 도착한 곳의 비행장 근처에 있는 사람을 물어 감염시키는 것을 일컫는다. WHO에 의하면 1969년과 1999년 사이에 89명이 비행장 모기에 의해 발병했다.[18]

종합정리

앞서 말한 사례들을 통하여, 효과적인 예방 및 치료전략을 수립하기 위해서는 전인적인 접근이 필요하다는 것을 알 수 있다. 경제발전, 가난 해소, 주거환경 및 작업 환경 개선, 항 말라리아 약을 쉽게 구할 수 있도록 하는 것, 살충제의 보급, 고정 가능한 모기장 등이 이러한 전략에 포함된다. 이를 수립하기 위해서는 이 병의 원인, 성질, 인식방법과 치료에 관한 민간속설에 관하여 이해할 필요가 있다. 이런 방식의 전인적 접근법은 모기에 의해 매개되는 다른 질병들, 황열,[142) 뎅기열,[143) 필라리아병[144) 등의 구제에도 필요한 일이다.

나병

한센병이라고도 불리는 나병은 *Mycobacterium leprae* 균에 의해 발생하는, 심한 장애를 일으키는 열대병이다. 수천 년 전부터 알려져 있었고, 구약 및 신약성서에도 기술되어 있으며, 고대 중국과 이집트에도 문헌기록이 있다. 인도에는 현재 전 세계적으로 가장 많은 나병 환자가 있다. 인도의 나병은 오랜 역사를 가지고 있고, 기원전 600년에 의사인 *Sushruta*가 그의 저서 *Sushruta Samhita*[21]에 처음으로 기록했다.

이 병은 주로 피부와 산경말단을 침범하는데, 치료하지 않을 경우 피부, 눈, 신경조직 및 사지에 영구적인 장애를 일으킨다. 평균 5년 동안의 잠복기를 거쳐 병은 매우 서서히 진행

---

142) 1802년 아이티 혁명 당시 프랑스 군인의 절반이 이 병으로 사망했고, 역사상 대규모의 집단 사망사건을 일으킨 출혈성 바이러스성 전염병이다. 아프리카는 *Aedes* 종류의 모기에 의해, 남미에서는 *Haemagogus*종 모기가, 프랑스에서는 *Sasbethes*종 모기가 흡혈할 때 옮겨진다. 황달로 노랗게 되는 증상으로 이 이름이 붙혀졌다.

143) 열대지방의 말라리아 분포지역과 같은 곳에서 *Aedes aegypti* 모기에 의해 전염되는 열성 바이러스 질환이다. 고열과 전신에 퍼지는 출혈성 반점, 근육통 등이 나타난다.

144) 임파성 필라리아 병이라고도 불리며, 임파관에 실 모양의 기생충이 기생하면서 피부와 주위 조직을 두껍게 경화시키므로서 코끼리 모양의 상피증을 일으킨다. 인도네시아를 포함한 동남아시아, 아프리카, 중남미에 흔하고, 역시 모기에 의해 전염된다.

되는데, 증상이 나타나기까지 20여년이 걸린 경우도 있다. 세 가지 약(dapsone, rifampicin, clofazimine)을 혼합한 다중치료제(multidrug therapy, MDT)로 치료가 잘 된다.[21] 결핵 예방을 위해 사용되는 BCG 접종도 나병 감염을 예방하는데 어느 정도 효과가 있다.[22] WHO[21]의 보고에 의하면, 지난 20년 동안 1,400만 명이 완치되었고, 환자 수는 1985년 520만 명에서 2004년 28만6,000 명으로 감소하였으며, 2004년 한 해에 발병한 신환 수는 41만 명으로써, 이는 1985년의 신환 발생 수 80만4,000명에 비해 매우 감소한 것이다. 그럼에도 불구하고, 나병은 아직도 주요 건강 문제이며, 아프리카 9개 국과 아시아 및 라틴아메리카에 있는 나병환자는 전 세계적 질병 부담의 75%를 차지한다. 특히 인도, 브라질, 마다가스카르, 모잠비크, 미얀마 및 네팔이 가장 문제되고 있는 국가이다.[21] WHO는 1999년 나병 박멸을 위한 전 지구 연합(Global Alliance for the Elimination of Leprosy, GAEL)을 구성하여 각 나라의 보건 기구, 의료기관, 제약회사 등과 협력관계망을 만들고 있다.

나병과 오명(汚名)

전염성은 매우 경미한데도 불구하고,[21] 나병은 강력한 오명으로 낙인찍힌 질병이다. 고대로부터 환자는 사회적으로 배척당하고 차별받아왔다. Chaturvedi 등[24]은, 비록 지난 50년 동안 그 오명의 정도가 줄어들었다 해도 아직까지 인도에서는 '대중의 공포와 증오'를 불러일으키며, 환자는 배척, 소외, 거부, 차별의 대상이 되는 상황을 기술했다. 문화적인 편견으로 이 병은 유전이 된다거나, 전염성이 강하다거나, 혹은 신의 처벌로 병에 걸렸다는 민간속설이 아직도 보편적이다.

오명의 영향

나병은 환자는 물론 가족에게까지도 큰 충격을 주는데, 이는 질병 자체뿐만 아니라, 사회적

오명으로 인한 것이다. 사회경제적인 측면에서 볼 때, 이들은 취업을 할 수 없어, 남에게 생계를 의지해야 할뿐만 아니라, 구걸까지도 하게 된다. Thomas와 Thomas[23]는 모든 나병 환자의 21~45%가 질병으로 인해 경제적 파탄상태에 빠진다고 보고했다. 인도의 경우, 카스트제도의 계층에 따라 상층 계급은 사회적 문제가 큰 반면, 낮은 계층은 경제적 문제가 크게 나타난다고 한다.[24]

질병의 자연과정과 사회적 후유증은 환자의 삶을 황폐화시키는데, 학교, 취업, 여가, 경제, 사회 기능 전반에 걸쳐 일어난다. 또한 성생활, 개인적 관계, 결혼 등도 모두 피폐해질 수밖에 없다. 많은 나라에서 이들은 공공장소에서 거부당하고, 취업을 할 수 없으며, 심지어 나환자 촌에 강제로 격리당하고 있다. 1950년대 전까지 인도의 빈곤한 나환자들은 기차 등을 이용하여 여행하는 것이 금지되고, 그 외 군대, 보험가입도 안 되었으며, 재산을 물려받을 수도 없었다.[25] 나병 중 일부는 스스로 사회로부터 자신을 격리시킨다. 나병 여자 환자에게 사회적 낙인은 더 강하게 작용하여, 가족과 남편으로부터의 배척은 물론 이혼을 당하곤 한다.[24] 다른 연구에서 인도 여자 나환자의 58%가 자살 생각을 하고 있고, 8%는 자살을 했다.[26]

이런 상황에서 우울증, 불안증, 자살 사고 등이 나병환자에게 높은 것은 당연한 일이다.[24] 신체적 장애가 얼마만큼 심한지, 가족과 공동체의 태도가 어떠한지, 이 병에 관한 지식이 얼마만큼 갖추어져 있는지가 이들의 심리상태에 영향을 미치고 있다.[24]

Chaturvedi 등[24]은 피부에 색깔, 질감, 모양새 등의 변화를 초래하여 인도인의 검은 피부와 달라보이게 하는 어떠한 변화도 인도에서는 낙인으로 작용할 수 있다고 했다. 나병뿐만 아니라, 눈에 띄는 다른 어떤 피부질환도 오명을 가지게 되고, 결과적으로 정신과적 문제를 일으킨다는 것이다. 예를 들어 건선145)은 피부에

---

145) 20대 전후에 호발하는 자가면역질환으로서, 염증

붉은 반점이 나타나는 것이고, 백납증[146]은 피부에 탈색된 반점이 나타나는 것이다. 이 피부질환을 가진 사람들은 '나병환자가 겪는 것과 똑같은' 신체적 정신적 고통을 겪고 있다고 했다. 차별은 물론, 결혼대상으로 보이기도 어렵고, 결혼 후에 발병하면 이혼의 원인이 된다. 백반은 *Sweta Kushta*(하얀 나병)로 불리며, 전생에 스승을 모욕해서 생기는 처벌이라는 종교적 해석도 있다. 백반은 인도에 비교적 흔한 질병이므로 주요 보건 문제 중 하나이다.

사회적 낙인 문제를 해결하기 위하여, Chaturvcdi 등[24]은 다음과 같은 해결방법을 제시했다. 자조집단에 대한 집단치료와 정신과적 치료가 필요하며, 차별을 예방하기 위한 법 제정 및 병에 대한 건강교육 등이다. 그러나 병에 관해 많이 안다고 해서 이 병을 긍정적으로 바라보지는 않고, 심지어 의료진과 건강 교육 담당자들도 편견에서 벗어나 있지 않다고 했다.

Awofeso[27]는 '신체적 완벽함과 아름다움, 신체적 경제적 독립에 높은 가치를 매기는 사회에서는 이 병에 대한 편견과 차별이 심하'고 보았다. 지역에 따라서 편견의 정도도 달라, 기독교가 강한 남부에서는 차별이 심한 반면, 회교가 지배적인 북부에서는 덜 하다. 저자들은 의사와 의료전문직종 사이에서도 병에 관하여 정확하게 인식되지 않고 있다고 지적한다. 이러한 편견과 낙인으로 인하여 나환자들은 흔히 초기에는 병을 숨기고, 돌이킬 수 없는 신체 변형이 생긴 후에야 의료적 도움을 찾게 된다

성 각화증이라고도 하며, 피부에 하얀 반점이 나타나기 시작하여 염증이 오면 붉어지고 나중에는 은색 돌비늘과 같은 각화가 일어난다. 관절염과 전신 증상을 동반한다. 만성 진행성 질환으로 사회적 심리적 후유증이 심하다.

146) 심상성 백반이라고도 하며, 피부의 멜라닌 색소 생산이 국소적으로 정지되어 피부가 하얗게 되는 것으로, 자가면역질환으로 알려져 있으나, 유전과 환경적 요인이 작용한다. 대개 20대 이전에 사지에서 시작하여 대칭적으로 나타나 점차 전신으로 퍼진다.

고 한다.

그러나 나병이 모든 나라에서 다 오명의 대상이 되는 것은 아니다. 1981년 Waxler[25]는 인도와 스리랑카에서 나병환자를 다른 시각으로 대하는 현상을 조사했다. 전염에 대한 공포감은 양 국가에 다 있었으나, 스리랑카에서는 환자라도 자기 집에 있을 수 있고, 심지어는 일도 할 수 있었다. 어느 정도의 낙인은 있을지언정, 이들을 대하는 사회적 태도는 '인도보다는 훨씬 관용적이었고 묵인하는 것'이었다. 그 이유는 스리랑카가 인도보다는 카스트 계급제도가 덜 엄격하고, '다른 사람의 차이를 용인하고 연민으로 대하라'는 불교적 전통에서 기인하는 것이라고 저자는 해석했다.

사례 17.2 인도 바라나시에서 나병환자에 대한 낙인

Barrett[28]는 1999년과 2001년 사이에 인도 바라나시에 있는 길거리 클리닉에 치료받으러 온 72명의 나병환자를 조사했다. 그 결과 나병에 관한 낙인이 질병 자체보다 신체적 심리적 상태에 훨씬 더 나쁜 영향을 미치고 있음을 발견했다. 이 낙인은 질병보다 더 전염성이 강하여 환자의 가족으로 하여금 환자를 배척하게 하고, 특히 병을 더 이상 감출 수 없게 되면 환자를 내쫓는다는 것이다. 치료가 되어 완치가 되어도 이 낙인은 평생 환자를 따라다닌다. 따라서 병에 걸린 환자는 다양한 방법으로 자신의 병을 감추려 하는데, 병이 없다고 거짓말을 하거나, 치료받으러 가지 않고, 옷으로 감추거나, 수마일 이상 떨어져 있는 클리닉에 가서 진료를 받고, 불법 치유자로부터 몰래 치료를 받는 것 등이다. 그리고 말할 때는 병에 걸린 부분을 마치 자기 것이 아닌 양 말하는 것이었다. 즉 '내 손'이 아니라 '그 손'이라고 말했다. 병은 사지의 통증 등 감각을 상실하게 하므로, 이런 식의 몸과 마음의 '분열 현상'은 치료과정에 부정적인 영향을 미칠 수 있다. 구걸을 하는 어떤 사람은 신체 변형을 더 기괴하게 만들기 위해 수술이나 자해를 하기도 한다. Barrett는 사회적 낙인과 신체장애는 상호관계가 있고 어떤 식으

로든 신체 변형 과정을 악화시킨다고 보고했다.

나병에 관한 민간속설

다른 중증의 병과 마찬가지로, 나병도 무엇이 그 병을 일으켰는지, 누가 걸리는지 어떤 치료를 해야 하는지에 관하여 다양한 민간속설이 있다. White[29,30]는 1998년과 1999년 사이에 브라질 리오 데 자네이로의 빈민 지역에 사는 저소득층을 대상으로 나병에 관한 믿음체계를 조사했다. 브라질은 매년 4만5,000명의 새 나환자가 발생하고, 이 빈도는 인도 다음이다.[29] 그 결과, 나병은 성 관계 등의 타인과의 관계로부터 옮고, 개, 고양이로부터도 옮겨지며, 해변가, 강, 개천이나 더러운 곳에서도 옮을 수 있으며, 때로는 바람도 옮기고, 돼지고기나 생선을 먹어도 옮는다고 믿으며, 나병 환자의 옷, 쓰던 물건에서도 옮는다고 믿는다. 특히 브라질 북부에서는 강한 술이나 센 약을 먹으면, '피를 불타게'(sangue queimado) 하여 병이 생긴다고 믿는다. 어떤 이들은 마술사의 저주나 '사악한 눈'에 의해 신의 처벌로 생긴 병이라거나, 혹은 그저 고통과 연민에 대해 더 배우도록 하려는 일종의 '인생 수업'과 같은 것으로 보기도 한다. 초기 증상과 어떻게 식별하는지에 관해서도 이견 차이가 많았다. 일반적인 속설은 피부에 가려운 반점이 생기거나, 살이 썩기 시작하거나, 곪기 시작하고, 팔다리가 떨어져 나간다고 믿고 있었으나, 나병의 조기 증상인 무감각한 탈색 반점이 생기는 것은 거의 모르고 있었다. 게다가, 조기 증상이 있는 사람이 의사에게 갔어도 의사가 잘못 진단하는 경우가 많았다. 치료를 시작한 사람들은 피부색이 달라지고, 얼굴이 붓고 체중이 증가하는 등의 약 부작용을 견디지 못하고 중단하는 경우가 많았다.

White[30]의 지적에 의하면, 나병에 관한 속설은 고정된 것이 아니고, 의료진과 접하는 시간이 늘어나면서 조금씩 바뀌어 오고 있다. 또 나병이라는 단어에 얽힌 부정적인 인상을 피하기 위해 좀더 중성적인 단어이자 아직 낙인찍히지 않은, 한센병(hanseníase)으로 바꾸는 등, 사람들은 생의학적 설명을 자신들의 민간속설과 통합하고 있었다. 이러한 융합된 해석 모델은 의료진과 대중은 물론 미디어의 보도에도 영향을 미치고 있다.

사회적 역할로서의 나병

나병은 사회적이자 생의학적 병이므로 어느 한 측면만 치료하는 것은 불완전한 치료이다. 어느 사회에서건 '나병 환자로 행동하는 것'은 학습되는 것이고, 그 역할은 '사회적으로 구성'된다. Waxler[25]는 에티오피아에서 나병은 무섭고 낙인찍힌 것으로 낫지 않는다고 생각하는데, 그곳에서 환자 스스로가 적극적으로 자신을 낙인찍고, 모든 정상적 생활로부터 후퇴하여 스스로를 소외시키고 황폐화시키는 과정을 묘사했다. 이 운명주의적 태도는, 미국의 나병 환자들이 보다 적극적인 활동을 하면서, 대중 강연을 하고 보다 나은 치료법 개발과 대중인식을 얻기 위해 '직업적으로 환자' 역할을 하는 것과 대조했다. 미국에서 이런 환자들은 '미국인들이 기대하는 나병환자의 역할'을 하는 것이며 '환자 운동, 자립, 변화'의 가치를 내세우는 것이다. 그러므로 특정 사회에 속한 환자들은 그 사회의 가치관에 따라 어떻게 행동해야 할지를 학습하게 되는 것이다.

나병 환자의 재활

Thomas와 Thomas[23]은 지난 25년 동안 나병 환자의 치료가 병원에서 가정으로, 기관에서 공동체로, WHO의 지원의 도움으로 옮겨간 것에 관해 기술했다. 현대의 나병 관리는 지역공동체에 근거한 재활(community based rehabilitation, CBR)을 주축으로 하는 다차원적 접근법이다. 변형된 신체 부분을 재건하는 수술과 같은 의료적 치료는 소수의 환자에게만 적용되므로, 환자와 공동체가 모두 참여하는 보다 총괄적인 재활치료방식이 필요해진 것이다. CBR에서 환자는 가족과 자원봉사자 및 의료진의 도움을 받게 된다. 재활치료의 목적은 환자가 다시 사회에 복귀하기 위한 기능 회복에만 있는 것이 아니라, 환자에 대한 공동체의 태도를 변화시키는 것도 포함된다. 이는 의학적 치료에 국한되었던 과거의 방식에서 보다 전인적인 치료로 전환되는 것을 의미하고, 보다 더 인간적이며, 문화적으로 적절한 접근인 것이다. 아직도 가난, 부패, 공동체의 무관심과 배척이 남아 있는 곳이 많지만, 이 접근법은 미래에 가장 효과적인 방식이 될 것이다.

KEY REFERENCES

1 Trigg, P. and Kondrachine, A. (1998). The Global Malaria Control Strategy. *World Health* 3, 4–5.

8 Muela, S. H., Ribera, J. M. and Tanner, M. (1998). Fake malaria and hidden parasites – the ambiguity of malaria. *Anthropol. Med.* 5(1), 43–61.

9 Winch, P. J., Makemba, A. M., Kamazima, S. R. *et al.* (1996). Local terminology for febrile illnesses in Bagamoyo district, Tanzania, and its impact on the design of a community-based malaria control programme. *Soc. Sci. Med.* 42, 1057–67.

10 Lobo, L. and Kazi, B. (1997). *Ethnography of malaria in Surat.* Surat: Centre for Social Studies.

11 Agyepong, I.A. (1992). Malaria: ethnomedical perceptions and practice in an Adangbe farming community and implications for control. *Soc. Sci. Med.* 35, 131–7.

12 Mwenesi, H., Harpham, T. and Snow, R.W. (1995). Child malaria practices among mothers in Kenya. *Soc. Sci. Med.* 49, 1271–7.

16 Meek, S. and Rowland, M. (1998). Malaria in emergency situations. *World Health* 3, 22–3.

23 Thomas, M. and Thomas, M.J. (2003) The changing face of rehabilitation in leprosy. *Indian J. Lepr.* 75(2), 59–68.

24 Chaturvedi, S.K., Singh, G. and Gupta, N. (2005) Stigma experience in skin disorders: an Indian perpective. *Dermatol. Clin.* 23, 635–42.

25 Waxler, N. (1981) Learning to be a leper: a case study in the social construction of illness. In: *Social Contexts of Health, Illness, and Patient Care* (Mishler, E.G., Amarasingham, L.R., Osherson, S.D. *et al*, eds.) Cambridge: Cambridge University Press, pp. 169–94.

27 Awofeso, N. (1996) Stigma and socio-economic reintegration of leprosy sufferers in Nigeria. *Acta Leprol.* 10(2), 89–91.

29 White, C. (2002) Sociocultural considerations in the treatment of leprosy in Rio de Janeiro, Brazil. *Lepr. Rev.* 73, 356–65.

See http://www.culturehealthandillness.com for the full list of references for this chapter.

RECOMMENDED READING

Heggenhougen, H.K., Hackerthal, V. and Vivek, P. (eds.) (2003) *The Behavioural and Social Aspects of Malaria and its Control.* World Health Organization, Special Programme for Research and Training in Tropical Diseases (TDR).

World Health Organization (2005) *World Malaria Report 2005.* World Health Organization.

RECOMMENDED WEBSITES

Centers for Disease Control and Prevention: http://www.cdc.gov/malaria/faq.htm

International Federation of Anti-Leprosy Organizations (ILEP): http://www.ilep.org.uk/content/home.cfm

Special Program for Research and Training in Tropical Diseases (TDR) (UNICEF/UNDP/World Bank/WHO): http://www.who.int/tdr

World Health Organization, Leprosy: http://www.who.int/lep

World Health Organization, Malaria: http://www.who.int/topics/malaria/en

18

의료인류학과 전 지구적 건강

인류학자들은 소규모 사회나 비교적 작은 집단의 사람들에 대해 연구해 왔다. 그 목적은 특정 문화나 공동체를 전인적 관점으로 보고자하는 것이고, 서로 다른 문화가 어떻게 연결되는지 알아보고자 한 것이다. Mars[1]가 말한 대로, '가족과 혈연관계를 풀뿌리 정치권력과 연결하여 설명하고, 또 이를 종교와 관습과 연관하여 해석하고, 그리고 이러한 일들이 일어나는 공간을 물품생산과 서비스 분배의 차원에서 설명하기' 위한 것이었다.

의료인류학자들도 주로 지역 수준에서의 건강 문제에 초점을 맞추어 왔다. 그러나 인간의 건강을 위협하는 근대의 주요 원인들, 예컨대 인구과잉, 오염, 지구온난화, 마약중독, 그리고 에이즈 전염 등은, 이제 더 이상 건강문제를 어느 한 지역이나 한 국가의 국경 안에만 국한하여 다룰 수 없는 상황으로 이끌고 있다. 인구 이동과 상호 의존이 늘어나는 세계에서 그 원인과 효과는 전 지구적인 차원에서 발견된다. 이들에 관한 정보 또한 텔레컴, 인터넷, 라디오, 텔레비전, 제트기, 그리고 대 규모의 여행객들로 인하여 전 지구인이 공유하기에 이르렀다.

그러므로 향후 의료인류학의 연구는 문화적, 사회적 요인이 개인의 건강에 미치는 피해에도 초점을 맞추어야 하겠지만, 동시에 인류 전체의 건강에 초점을 맞출 것으로 보인다. 보다 더 지구적인 관점에서 문화, 경제제도, 정치조직, 그리고 지구 생태 사이의 복합적인 상호작용을 보게 될 것이다.

의학/생물학을 사회 및 행동 과학과 통합시키려는 *생명문화적(biocultural)* 학문분야인 의료인류학은 이러한 전 지구적 건강 문제 연구에 고유한 시각을 제공한다. 의료인류학의 비교 방법론적, 비교문화적 접근법은 다양한 믿음체계와 행동, 그리고 이들이 건강과 질병에 미치는 효과에 대한 개괄을 제공할 수 있을 것이다.

의료인류학은 또한 전 지구적 문제가 어느한 지역에 미치는 영향을 설명하는 데 도움을 준다. 예를 든다면, 전 지구적 차원에서 건강에 영향을 주는 AIDS를 특정 사회에서 민족지학적 연구를 함으로서 다음과 같은 정보를 제공할 수 있다.

- AIDS의 증가가 특정 공동체의 사회적 경제적 문화적 생활에 어떤 방식으로 영향을 미치는지
- 이 질병의 위협을 타개하기 위해 공동체 안의 믿음과 행동이 어떻게 변하는지(혹은 변하지 않는지)
- 이 질병의 원인에 대해 그 지역의 믿음체계는 어떻게 설명하는지, 그리고 어떤 사람들이 걸리는지
- 환자가 사회적 지원을 받는지, 혹은 낙인 찍히고 거부당하는지

- 성적 관계, 결혼 양상, 가족 구조, 종교적 제의들이 이 질병에 의해 어떤 식으로 변화하는지
- 서로 다른 성별 간, 세대 간의 관계가 어떤 식으로 변하는지
- 공동체가 활용하는 예방과 자가치료 전략들, 그리고 이들이 지역 및 국가의 의료제도와 어떻게 연관되는지
- 취업, 이주, 주거 양상의 변화는 어떻게 일어나는지
- 지역적, 전 지구적 경제 상황이 이 병의 원인, 확산, 지속, 관리와 어떤 관계에 있는지

빈곤의 역할

모든 인류학적 접근법은 전 지구적 건강 문제에서 가장 핵심이 되는 것, 즉 빈곤이라는 큰 배경을 두고 고려되어야 한다. WHO에 의하면, 심각한 빈곤은 전 세계적으로 가장 큰 살인자이며, 병과 고통의 가장 큰 원인이다.[2]

빈곤한 사람들의 건강 위험도는 부자에 비하여 매우 다른 유형으로 나타난다. Gwatkin 등[2]은 부강한 나라의 노령인구는 출산율의 감소와 사망률 감소로 점차 증가하고 있다. 그 결과, 만성 비전염성 질환인 심장병, 당뇨병과 같은 퇴행성 질환이 주 사망원인이 되고 있다. 1990년에는 전 세계적으로 만성질환으로 인한 사망이 전체의 56%를 차지했고, 감염성 질환은 34%, 사고와 상해에 의한 것은 10%였다. 그러나 빈곤한 국가와 부강한 국가 사이의 사망원인은 크게 다르다. 전 세계적으로 하위 20%에 해당하는 빈곤한 국가에서는 사망원인의 59%가 감염성 질환이며, 이는 상위 20%의 부강한 나라에서 감염성 질환으로 인한 사망 8%와 대조적인데, 이곳에서는 만성질환이 사망의 85%를 차지한다. 따라서 건강정책은 '빈자와 부자 사이의 격차'를 줄이기 위하여 감염성 질병을 극복하는 데 초점을 맞추어야 할 것이다. 만성

질환에만 건강관리의 초점을 맞출 경우 부강한 나라만 혜택을 받게 되므로 빈부격차는 계속 더 벌어지게 될 것이다.

'지구적 건강'이란 무엇인가

이 책의 앞부분에서 사회와 문화에 따라 '건강'을 어떠한 것으로 보는지 그 개념의 다양함에 관하여 설명해 왔다. 이와 연관되는 개념이 '전 지구적 건강'이다. 그러나 '전 지구적 건강'이라 할 때 그 정확한 의미는 무엇인가? '세계 건강'(world health)인가? 아니면 '국제적 건강'(international health)인가? Keane[3]이 지적한 바와 같이, '전 지구성'(globality)—'세계가 하나의 공간이라고 보는 인식'—을 보는 시각은 매우 다양하다. Keane은 '세계 건강' 혹은 '전 지구적 건강'에 관한 담론의 근저에 있는 4가지 서로 다른 개념적 모델을 기술한다. 그는 인간 집단을 인류학적 개념을 빌어 두 가지 다른 유형으로 분류했는데, 하나는 비교적 작은 집단으로서, 친밀하게 연관된 사람으로 이루어져 공통된 감정 상태를 공유하는 사회로서 (1) '공동체'(gemeinschaft)이고, 또 다른 하나는 훨씬 확대된 집단으로서, 구성원들 사이가 느슨하게 연관되는 (2) '사회'(gesellschaft)이다.

1. Gemeinschaft I — 비교적 친밀하며 남과 뚜렷이 구별되는 공동체가 삶의 기본 맥락을 이루고, 세계는 이 작은 공동체가 많이 모여서 이루어진 것으로 본다. 대부분의 인류학자들은 이 의견을 지지하고 있다. 보건정책 차원에서는, '공동체 자원', '공동체 참여', '공동체 지도자', '지역 공동체 보건관리 요원' 등의 역할을 강조하고 있다. 외부에서 투입된 의료전문인이나 세계화 경향은 이러한 공동체의 균형을 깨뜨리는 것으로 간주된다.

2. Gemeinschaft II - 이 관점은 국경이나 언

어, 문화 등과 상관없이 세계를 '단일한 공동체'로 본다. 그러므로 각 개인은 전 지구적 차원의 광범위한 공동체에서 보편적 인간성, 특히 아픈 자에 대한 의무를 가지게 된다. 이 접근방식은 보편적 인권운동의 근거가 되고 있고, 국제적십자사나 국경없는 의사회와 같은 국제적 원조기구의 기본취지를 이루는 것이다.

3. *전 지구적 Gesellschaft I* - 국가가 보건관리를 제공하는 기본 단위로서, 세계는 국가가 모여 만들어지는 것이라는 개념이다. 따라서 전 지구적 차원의 건강관리는, 우선적으로 각 나라 정부의 허락과 협조를 필요로 한다. 이것은 WHO의 기본 접근방식이고, WHO는 '국가 사이에 정보와 의견을 원활하게 소통시키고, 국제적으로 국가 건강 표준 지침을 마련하는 데'에 목적을 두고 있다.

4. *전 지구적 Gesellschaft II* - 이는 보다 급진적인 개념으로서, '세계 시스템' 안에서 사회마다 다른, 혹은 사회 안에서도 차이가 나는 경제적 사회적 의료적 불평등에 초점을 맞춘다. 건강은 경제적 안녕에 부차적으로 따라오는 것이고, 따라서 병이란 '전 지구적 경제 의존성'과 '전 지구적인 착취 양상'에 의해 발생하는 것이다. 보건정책은 경제적 사회적 불평등을 해소하는 것에 주안점을 두고 있다. 이 관점에서는 전통치유자와 지역 공동체 보건요원을 활용하는 것은 단지 '가난한 사람에게 질 낮은 건강관리'를 제공하는 것에 불과하다.

위의 4 가지 기본 개념은 '세계'가 무엇인지 해석하는 시각이 어떻게 다른지를 나타내고, 동시에 보건관리를 어떻게 시행할 것인지에 관해서도 각기 다른 개념을 제공하는 것이다. 이들 관점은 이념적, 정책적, 실용적으로 각기 다른 차원에서 출발하며, 보건 정책뿐만 아니라, 지역 및 세계 건강관리 프로그램을 위한 자원과 기금 분배를 할 때 다른 방식으로 이루어지게 하는 근거가 된다.

Keane의 위 4 가지에 하나의 관점을 추가한

다면, 전 세계가 현재 '환자'가 되어가고 있으며 건강 수준이 꾸준히 퇴행하고 있다는 관점일 것이다.

5. *환경론자적 견지*는, 지구 생태계가 인간 활동의 결과로 점차 황폐화되어 가고 있는 것을 강조한다. 그러므로 건강 정책은 인간 행동을 변화시키는 것에 초점을 맞추어야 한다.

전 지구적 건강의 주요 주제들

전 지구적 건강 문제에 대한 의료인류학의 유용함은 다음 몇몇 핵심 주제에서 잘 드러난다.
1. 인구과잉
2. 도시화
3. 일차 보건관리
4. 공해 및 지구온난화
5. 삼림 황폐화 및 멸종 생물

인구과잉

인구과잉은 가장 심각한 전 지구적 문제 가운데 하나이며, 상황은 해가 바뀔수록 더욱 나빠지고 있다. 인구증가 속도를 낮추려는 시도에도 불구하고, 세계 인구는 여전히 기하급수적으로 증가하고 있다.

2005년 UN[4]은 향후 45년 이내에 세계 인구는 26억에서, 2050년이면 91억으로 증가할 것으로 추산했고, 증가 인구의 많은 수는 빈곤한 국가에서 태어날 것이라고 했다. 현재 빈곤국가의 인구는 53억이고, 2050년에는 78억으로 증가할 것이라고 추정한다. 이러한 인구 증가와 더불어, 부유한 나라의 에너지 소비는 보다 빠른 비율로 증가하고 있다. 1890년의 에너지 소비 평균은 약 1테라와트[147]였고, 1950년에는

---

147) 10^{12} 와트

3.3으로, 그리고 1990년에는 13.7로 증가했다. 빈곤국가에서는 평균적으로 부유한 국가에 비해 약 1/10의 에너지를 소비한다.[5]

인구과잉, 그리고 에너지 과소비는 전 지구적 건강에 치명적 결과를 초래할 수 있는 위협적인 조합이다. 확산되는 기근 지역, 질병, 빈곤과 시민 소요사태, 화석원료의 고갈, 기후변화 및 지구온난화 등으로 인한 환경위험, 해변 지역의 침수를 유발하는 해수면 상승, 열기 증가와 가뭄, 그리고 허리케인이나 사이클론과 같은 자연재해 등이 모두 전 지구적 건강과 연관되고, 위의 두 가지 조합과 직결되는 것들이다. 인구과잉과 경제발달은 물 수요를 증가시킨다. 2005년 UNDP는 향후 20년 이내에 물 수요량이 40% 증가할 것이라고 추정했다. 다음 세기에는 '수자원 관리'가 인구 증가에 따라 더욱 중요해질 것이다. 현재 약 12억의 인구가 위생적인 물을 사용하지 못하고, 물을 매개로 하는 전염병의 위험에 노출되어 있다.[6]

가족계획 프로그램

인구 증가 문제에 대처하기 위한 다양한 전략이 제기되고 있다. 여기에는 WHO, 국제가족계획연맹 등의 국제 프로그램과, 중화인민공화국의 '한 자녀 갖기' 정책과 같은 국가적 프로그램들이 포함된다. 이러한 가족계획 프로그램 대부분은 여자에게 초점을 맞추어, 가족 규모를 줄이고 임신 사이에 터울을 길게 두며, 다양한 피임법을 사용하는 것이 유익함을 여자에게 알리는데 목표를 두고 있다.

1993년 조사에 의하면, 세계적으로 결혼한 부부의 43%가 어떤 형태로든 현대적 피임을 사용하는 것으로 나타났다.[7] 부유한 나라는 52%, 개발도상국은 27%에 해당한다. 인도는 2001년 48.2%의 부부가 피임을 하고, 불임수술은 여자 34.2%, 남자 1.9%였다.[8] 콘돔 사용은 3.1%에 머물렀다. 낙태는 1987년 전 세계적으로 약 3,000만 건의 합법적인 수술과 1,000만~2,200만의 불법 수술이 행하여졌다.[7] 낙태

와 문제되는 주제 중 하나는 태아 성별 감별에 따른 선택적 낙태이다. Jha 등[9]의 계산에 의하면 지난 20년 동안 인도에서는 1,000만 명의 여아가 낙태되었고, 그 결과 남아 대비 여아의 비율이 확연히 감소했으며, 이런 현상은 시골 지역에서 더 심하게 나타났다.

인구조절 목적으로 하는 낙태는 합병증으로서 출혈, 감염, 자궁천공 등을 일으킨다. 1990년대 개발도상국에서는 매년 약 10만~20만 명의 여자가 불법 낙태수술의 후유증으로 사망했다.[7]

가족계획 프로그램은 그 의도는 좋지만, 인구 증가를 줄이는 데는 효과적이지 않다. 출산을 제한하는 것이 아예 용인되지 않거나 매우 달갑지 않게 받아들여지는 곳이 많기 때문이다. 그러므로 Warwick[10]이 지적한 바와 같이, 가족계획의 필요성은 보편적인 것이 아니며, 모든 문화권에서 받아들여지는 것은 아니라는 것을 인정하는 것이 중요하다. 그 이유는 다양하다.

가족계획의 의미는 자녀들에게 어떤 가치를 부여하는지와 밀접하게 관련된다. 많은 문화권에서 아이를 가지는 것은 어른의 지위를 가지게 되었다는 가시적인 표식이다. 또한, 남자들이 아들을 가진다는 것은 남성성의 궁극적인 증명이 된다. 기근, 빈곤, 불안, 높은 영아 사망률을 가진 공동체는 출산력에 매우 높은 사회적 가치를 부여한다. 특히 국가가 빈약하고, 자원이 모자라고, 복지를 제공할 능력이 없는 곳에서는 아이를 많이 가진다는 것은 미래를 보장하는 몇 가지 안 되는 방법 중 하나이다. 전통적 대가족은 구성원들에게 그들만의 작은 사회를 제공한다. 대가족은 자원의 생산과 분배를 공유하며, 구성원들에게 축소된 사회보장과 같으며, 서로 간에 육아와 노약자를 봉양하는 사회경제적 단위로 기능한다.

가족계획을 거부하는 또 다른 두드러진 이유는, 지역에 따라 어떤 종류의 인공적 출산 조절도 허용하지 않고, 대신에 '자연적인' 방법을

선호하는 곳이 있기 때문이다. 그러나 국가적 지역적 수준 모두에서 가족계획이 성공하지 못하는 데는 다른 많은 이유가 있다. Warwick[10]은 '어느 나라나 최소한 한 집단 이상은 조직적인 가족계획에 반대'하며, 이는 종교적, 문화적, 경제적 혹은 정치적인 이유에 의한 것이라고 지적했다. 예를 들면, 몇몇 개발도상국에서는 서구식 가족계획 프로그램은 서구의 것을 주입하여 자국민을 약화시키려는 또 다른 형태의 식민지주의에 불과하다고 간주되기 때문이다. 예컨대 스리랑카, 레바논, 말레이시아, 피지, 남아프리카, 인도와 같은, 서로 다른 공동체 사이에 갈등이 존재하는 다민족 국가에서는 '인구 수가 많은 것이 공동체의 생존에 필수적이며, 가족계획은 적을 돕는 것이라는 견해가 있기' 때문이라고 한다.

피임기술을 받아들이는데 영향을 미치는 또 다른 요소는 몸, 특히 여자의 생식기능에 관한 문화적인 믿음이 관련된다. 여기에는 미국의 저소득 집단이 가지고 있는 생각, 즉 자궁은 비어있는 기관이고 한 달 내내 닫혀 있다가 생리기간에만 '열린다'고 보는 것과 같은 아이디어들이 포함된다. 그러므로 임신은 자궁이 계속 '열려있는' 동안에만 가능하며(생리기간 동안 성교는 엄격하게 금지된다), 따라서 나머지 기간에는 피임에 신경을 쓸 필요가 없다고 간주한다.

또한, 많은 문화권에서는 여자의 생리 혈을 '오염' 된 것, '독성'이 있는 것으로 생각하며, 피임약을 먹고 생리 혈이 감소하면, 더 많은 '독성'이 몸 안에 남을 것이라고 두려워한다(☞2장, 6장). Good[12]는, 이란의 마라게이에서는 피임약이 생리를 약하게 하여 민속 질병인 '심장 스트레스'가 생긴다고 믿고 있어서(☞5장) 여자들이 사용을 기피한다고 기술했다. 플로리다의 마이애미에서 이루어진 Scott[13]의 연구에서 인터뷰를 한 많은 여자들도 위와 같은 이유로 피임약을 위험하다고 생각했다. 이들은 생리혈이 몸에 쌓이면 '고혈압'이나 정신질환을 유발

하고 혹은 불안하게 하거나 우울증에 빠질 것이라는 두려움을 가지고 있었다. 생리혈이 오염된 것이고 위험한 것으로 간주하는 집단에서는 피임약의 부작용인 간헐적 출혈도 피임약을 거부하는 이유가 된다. 출혈은 일시적인 '오염' 상태로 간주되어 종교적 제의와 의식에 참여하지 못하게 만들 수도 있다.

이와 유사하게, 자궁 내 피임기구(IUCD)(intrauterine contraceptive device)를 받아들일지 여부도 문화적 태도에 의해 결정된다. 종종 많은 양의 생리를 유발하는 IUCD를 '독성' 생리혈을 많이 방출할 수 있다 하여 환영하는 문화권도 있다. 어떤 문화에서는 여자 몸의 해부도에 관한 민간속설로 인하여 IUCD를 거부할 수 있다. 1985년 자메이카에서 MacCormack[14]은 자궁과 질은 양쪽으로 뚫려있는 일종의 관이라고 생각하여, IUCD가 움직이면서 몸 속 어딘가로 사라져버릴 수 있다는 두려움을 가진다고 기술했다. Snow[15]는 저소득 미국 흑인들에 대한 연구에서 유사한 믿음이 있음을 발견했다. 생리혈은 오염물이며 부끄러운 것이라고 보기 때문에, IUCD를 삽입하기 위해 생리기간 중에 낯선 의사 앞에서 몸을 노출하는 것에 심한 혐오감을 일으켰다.

일본에서는 대중적으로 그리고 공식적으로 경구 피임약을 거부한다. Sobo와 Russell[16]은 그 원인을 인간의 몸은 언제나 자연에 따라야 한다는 일본의 전통적인 믿음에서 기인한다고 보았고, 이는 서구가 자연은 항상 정복의 대상이라고 보는 태도와는 대조적이다. 인공적 피임기구들(피임약, 불임수술, IUCD 등)은 이러한 인간과 자연의 관계를 위반하는 것이다. 특히 피임약은 몸의 자연적인 생태를 바꾸어 몸이 '자연스럽게 스스로 만들어내는 리듬을 따르는 기회'를 박탈한다고 본다.

문화적 믿음과 더불어, 비용과 같은 보다 실질적인 이유도, 특히 극심한 빈곤지역에서는 가족계획 방법을 거부하는 이유일 수 있다. 또한 모든 형태의 인공피임은 다소간의 위험과

부작용을 수반하기 때문에, 이에 대한 지식과 경험은 여자들이 이들을 받아들일지 말지에 대해 분명히 영향을 미칠 것이다.

가족계획 프로그램 대부분은 여자를 대상으로 디자인되어 왔다. McCally[7]가 기록한 것처럼, '인구증가를 통제하는 것은 여자의 손에 달린 것으로 보인다. 교육, 의료서비스, 직업 및 공공의료의 문호를 개방하는 등, 여자에게 힘을 실어주는 것이 출산력에 주요한 결정요인으로 작용한다.' 그러나 출산에 관한 결정은 여자만의 특권이 아닐 수도 있다. 이는 지역 문화적 조건, 결혼 및 주거 양상, 그리고 여자가 가족과 친척의 네트워크에 소속되는 방식에도 달려있다. Dyson과 Moor[17]는 인도 북부와 남부 사이에는 출산 결정을 할 수 있는 여자의 권력에 차이가 있음을 보고하였다. 이들의 연구에 따르면, 북부지역의 여자는 남부지역보다 더 어린 나이에 결혼하고, 시댁 식구들에게 더 통제를 받으며, 다산, 특히 아들 출산에 관하여 더 큰 압력을 받는다. 이스라엘의 예멘 유대인을 조사한 Weingarten[18]은 자녀를 출산하여 여자가 가임력이 있음이 증명된 뒤에야 피임을 시작한다고 보고했다. 이곳에서 피임방법의 40%는 성교 중단인데, 이로 인하여 피임의 책임은 오직 남자에게 지워지고, 여자의 지위를 나타내는 출산력은 남자의 통제력 하에 소속된다.' 또한 이 관행은 가장인 결정권자로서의 남자의 지위를 유지하도록 한다.

가족계획 프로그램은 남자도 대상으로 해야 한다. 현재 남자를 대상으로 하는 프로그램들 대부분은 일대일의 관계 안에서 장기간 피임하는 것보다는, AIDS 예방을 위한 콘돔 사용만 강조하고 있어 일회적이다. 여자의 피임만 강조하면, 출산이 여자만의 문제이고 불임의 책임 또한 여자 혼자의 것이라는 시각을 강화시켜주는 셈이 될 것이다(☞6장). 이스라엘과 같이 남자가 출산에 대한 결정을 하는 남성 우월 사회에서는 남자들의 협조가 특히 중요하다. Renne[19]는 북부 나이지리아의 하우사 부족에서

결혼한 여자들은 때로 집안에서 격리된다는 것을 보고했다. 이 auren kulle('결혼 자물쇠')이 의미하는 바는, 이곳의 여자들은 남편의 허락 없이는 피임방법에 접근할 수 없다는 것이다. 금전적 자원이 거의 없기 때문에 피임기구를 살 돈이 없으며, 남편이나 나이 많은 여자 친척과 동행하지 않으면 약국이나 병원을 방문하는 것도 허용되지 않기 때문이다.

그러므로 인류학자들은 사람들의 다양성으로 인하여 전 세계 모든 지역에 적용 가능한 보편적인 가족계획 모델은 있을 수 없다는 결론을 내린다. 한 국가 안에서도 서로 다른 지역과 종교와 민족과 사회계급, 그리고 지역공동체 이 모두가 상이한 태도를 가질 수 있으며, 각각은 서로 다른 유형의 프로그램을 요구한다. 몇몇 경우에, 특히 인구 구성이 문화적, 민족적, 사회적으로 다양할 경우, 전국적 차원의 가족계획 전략을 수립하는 것은 효과가 없을 것이다.

Warwick[10]의 제안은, 전국적 혹은 국제적 수준의 프로그램과 더불어, 지역사회도 가족계획 프로그램에 포함시켜야 한다는 것이다. 지역사회의 문화적 필요성, 기대치 및 그들의 관심사에 따라 변용 가능하여야 하며, 지역의 종교 및 정치 지도자들의 의견을 반영하여 협조를 얻을 수 있도록, 그 지역공동체와 정기적인 면담을 하는 것이 필요하다. '어떤 지역에서는 그들이 처한 사회 문화적 조건들로 인하여 어떠한 종류의 가족계획 프로그램도 만들어낼 수 없을 때도 있다. 삶이 매우 불확실하거나, 자녀의 가치가 너무 높거나, 정치적 양극화가 너무 심하거나, 혹은 출산 조절을 위해 투자하는 것이 현실에 맞지 않는 것일 수도 있다'는 것을 의미한다.

끝으로, 가족계획 프로그램도 허공상태에서 이루어질 수는 없다. 이 프로그램들은 언제나 사회 경제적 발전, 예컨대, 빈곤 퇴치, 의료 발전, 영양상태 개선, 문맹률을 낮추고 고용수준 증가, 그리고 임산부 및 영아사망률 감소 등을

포함하는 보다 전반적인 접근법에 포함되어야 한다. 전 지구적인 관점에서 보면, 세계의 가난한 지역과 부유한 지역 사이에 보다 평등하게 자원을 분배하는 것과, 부유한 지역의 에너지 소비를 줄이는 것도 포함한다.

다음 사례는 아르헨티나에서 몸, 출산력, 성에 관한 시각이 현대적 피임법을 받아들이는 데 어떤 영향을 미치는지 보여주는 예이다.

사례 18.1 아르헨티나에서 피임에 관한 두 집단 여자의 태도

1997년 Molina[20]는 아르헨티나에서 북동부의 토착 필라가 족(族) 여자와, 부에노스아이레스로 이주해온 저소득 크리올라(*criolla*)[148] 여자의 두 집단 여자가 현대 피임법(피임약, 패서리, IUCD)에 관하여 어떤 태도를 취하는지 비교 연구했다. 두 집단 모두 피임기술 사용을 거부했는데, 그 이유는 각기 달랐다. 크리올라 여자들은 20여 종 이상의 약초를 피임제나 유산제로 사용하고 있었다. 이들은 출산과 생식이 생물학적 현상이 아니라 보다 더 신비주의적인 현상이라고 믿고 있었다. 임신은 성교 상대자 남녀 모두 '에너지' 혹은 '활력'이 충분히 강할 때 된다고 믿고 있다. 매우 강한 활력을 지닌 사람은 한 번의 성교로도 임신이 되지만, 보통 사람들은 임신하기 위해 매우 자주 성교를 해야 한다고 믿는다. 또한 파트너들은 서로의 에너지를 조절하기 위하여 무당의 도움을 받거나 약초를 먹어야 한다. 피임약은 약초로 만든 것이 아니기 때문에, 그리고 쓰거나 시거나 강한 맛을 내지 않기 때문에 거부했다. 피임약은 부작용 때문에 위험한 것으로 간주한다. 이들은 병이란 몸 바깥에 있는 '물질'이 몸의 특정 부분에 들어와 생기는 것이라고 믿기 때문에, 몸속에 넣는 IUCD나 패서리는 사용하길 거부한다.

필라가 여자들은 출산은 생물학적인 것이자 신비주의적인 것이라고 생각한다. 임신은 한번의 성교로 된다고 생각하지 않는다. 잦은 성교는 임신하게 해주기도 하지만, 또한 임신 후에도 태아와 태반이 잘 성장하게 해준다. 여자는 단지 아기집만 제공할 뿐이며, 임신에 기여하지 않는다고 믿는다. 전통적으로 피임법은 존재하지 않고, 단지 원치 않는 임신일

경우에 낙태를 유발하거나 영아살해를 하는 방법이 있을 뿐이다. 근래에 들어 출산에 관한 크리올라 식의 견해를 차용하기 시작했고, 현대의 피임법을 거부하고 있다. 약초 피임법을 사용하면서 낙태는 감소했다. 필라가 사람들은 피임법 자체도 인간의 행동이자 또한 '신이 그 방법의 효과에까지 힘을 미친다'고 믿는다. 따라서 필라가 여자와 크리올라 여자들의 견해는 현대의 피임법과 상충하는 것이다.

도시화

인구과잉과 병행하여 나타나는 현상은 도시화의 대대적 확대이다. 19세기 초 전 세계의 도시 인구는 5,000만이 채 되지 않았던 반면,[21] UN의 추정에 의하면 2004년에는 30억, 2030년이면 50억이 될 것이라고 내다보았다.[22] 전 세계 도시인구는 2004년의 47%에서 2030년에는 61%가 될 것이라고 한다.[22] 도시에 사는 전 세계 인구는 예상 수보다 매년 2배나 증가하고 있다. 그 결과 카이로, 캘커타, 멕시코시티, 상파울루, 봄베이, 자카르타, 마닐라와 같은 '거대도시'들이 발전했다. 도시인구는 자연 증가도 하지만, 시골 주민들이 더 나은 삶을 찾아 이주해온 데서 기인하기도 한다. 2003년 인구 3,500만 명을 가진 도쿄가 가장 큰 거대도시이고, 그 다음이 뉴욕 1,830만 명, 상파울로 1,790만 명, 뭄바이 1,740만 명 순이다. 향후 대도시 인구증가 현상은 대부분의 개발도상국에서 일어날 것이고, 2000년과 2030년 사이에 매년 2.3%씩 증가하여, 2017년이면 이들 국가에서는

---

148) 서인도제도를 포함한 남북아메리카의 에스파냐 식민지에서 태어난 백인. 법적으로는 에스파냐인으로 간주되어, 식민지 사회에서는 인디오, 흑인, 여러 혼혈집단을 지배하는 특권계층을 형성하였으나, 식민지시대 말기에는 지방관료·하급성직자·상인계층으로서 식민지 사회에서 중요한 위치를 차지하게 되고, 독립혁명에서는 중심적인 역할을 담당했다. 기본적으로 유럽에 강하게 기울어져 있었기 때문에, 그들에 의해 형성된 독립국가에서도 20세기 초까지 사회적 문화적으로 차별 대상이 되었다.

도시 인구와 지방 인구가 같아질 것으로 추정된다.[22]

도시는 환경에 막대한 영향을 미치고 있다. 도시가 차지하는 넓은 땅은 음식 생산을 위하여 쓰이던 경작지를 줄어들게 한다. 막대한 에너지 소모가 집중되고, 공해물질 생산, 하수와 쓰레기를 만들어내고 있다. 때로는 도시를 감싸는 '열섬'을 만들어내어 도시 자체가 일종의 '소규모 환경'을 형성하고, 고층건물 사이의 '바람통로', 소음, 빛의 공해를 만들어내고 있는 것이다. 거대한 땅이 콘크리트로 덮이게 되면서 비가 땅으로 흡수되지 못하여 홍수나 댐 유실과 흙 사태 등을 초래하기도 한다. 자동차의 배기가스로 인한 공해, 사고율의 증가도 빼놓을 수 없다. 도시의 인구밀집은 전염병의 확산을 용이하게 하고, 범죄율의 증가, 가족해체, 시민소요, 테러범의 표적이 되고 있다.

1985년 WHO는 도시환경을 개선하고 건강에 끼치는 악영향을 줄이기 위한 '건강한 도시 프로젝트'[23]를 제안했다. 그 목적은 인구의 요구에 맞는 깨끗하고 안전한 환경을 만들고, 지방정부 및 중앙정부에 대중의 참여를 장려하여 강한 공동체 의식을 형성코자 한 것이었다. 최근에 이 프로젝트는 가난한 나라에서 통제되지 않는 도시들이 급증하는 상황에서 더욱 시급히 추진되어야 할 일이다.

도시 빈곤의 증가

도시화가 가속됨에 따라 도시 빈민들, 판자촌, 슬럼가, 도시의 그늘에 사는 무단 거주자의 수도 동시에 증가해왔다. 1980년대에 이러한 빈민가에 사는 사람들의 비율은 아디스아바바에는 79%, 캘커타 67%, 킨샤사 60%, 리우데자네이루 30%, 카라치 23%, 방콕에는 20% 등이었다.[24]

이들 집단에는 '거리의 아이들'을 포함하여 불안정하고 임시적으로 위험한 삶을 사는 노숙자들이 다수 포함되고, 수년씩 사는 사람도 허다하다. Panter-Brick[25]가 네팔의 카트만두에 있는 '거리의 아이들'을 조사한 결과, 노숙자들이 거리에 사는 평균 기간은 2.7년이었고, 어떤 사람은 9년간 살기도 했다고 한다. 도시빈민들은 수많은 건강 문제에 직면하고, 종종 시골 빈민보다 더 나쁜 상황에 처해있다. 많은 건강문제는 크게 두 종류로서, 미개발과 관련된 문제, 즉 영양실조 및 전염병과, 개발과 관련된 문제, 즉 오염, 소음, 교통사고 등이 동시에 결합되어 나타나는 것들이다. Harpham 등[24]은 이 문제의 세 가지 주요 근원에 대하여 기술했다.

1. 빈곤의 직접적 문제—실업, 저소득, 교육 제한과 문맹, 부적절한 식습관, 모유 수유 결여, 매춘
2. 환경적 문제—열악한 주거, 과밀, 부적절한 화장실 및 식수 공급, 정화조 미비, 공기오염, 교통사고, 위험 산업부지에 근접한 주거지, 식용작물을 재배할 만한 땅 결여
3. 심리사회적 문제—스트레스(☞11장), 불안, 결혼 파탄, 우울, 알코올/마약 중독, 흡연, 가정폭력

이러한 건강문제들은 빈민가에만 국한되지 않는다. 멕시코시티에서는 수많은 사람들이 적절한 화장실 없이 살기 때문에, 말라버린 인간 배설물이 바람에 쓸려 올라가 도시에는 '배설물의 눈'이 내린다.[4] 아래 사례가 시사하는 바와 같이, 과밀화된 도시 환경 또한 몇몇 전염병의 배양지가 될 수 있다. 이들 전염병 가운데 어떤 것은 사람들을 통해 전염되며, 어떤 것은 모기와 같은 숙주를 통해 전염된다.

사례연구 18.2 멕시코 메리다와 온두라스의 엘프로그래소에서 뎅기열과 산업화

Kendall 등[26]은 메리다와 엘프로그래소에 관한 조사를 통해 도시인구의 증가와 빈민가의 증가가 새

로운 병의 생태 양상을 만든다는 것을 보여준다. 중남미와 카리브 연안의 많은 도시 지역에서 과밀인구, 인구 이동, 오염, 열악한 화장실, 그리고 쓰레기 축적은 모두 질병을 빠르게 확산시키는 역할을 한다. 뎅기열, 뎅기열의 변종인 뎅기출혈열(dengue haemorrhagic fever, DHF), 말라리아, 황열병, 필라리아증, 일본뇌염과 같이 곤충이 매개역할을 하는 질병이 포함된다. DHF는 바이러스에 의해 발병하며 모기, 특히 *Aedes aegypti*(이 모기는 황열병도 전파한다)에 의해 전염된다. DHF는 출혈을 하다가 사망에 이르며, 현재로서는 특별한 치료법이나 백신이 없다. 도시지역에서 모기는 물이 고여 있는 곳, 예컨대 고인 빗물, 통, 병, 폐 타이어, 꽃병, 화분, 가축의 물그릇 등에서 번식한다. 그러나 도시환경에서 모기의 위험성과 모기에 대하여 주의를 기울여야 할 필요성을 아직도 대부분의 사람들은 인식하지 못하고 있다. 메리다에서는 많은 사람들이 공공 보건교육 프로그램을 통해 뎅기열의 위험성을 알고는 있었지만, 어떤 사람들은 소의 질병인 *derengue*, 탈수, 감기 등 다른 열병과 혼동하고 있다. 이들은 또한 곤충이 숙주가 되는 것을 모른 채, 전염병이 '바람'을 타고 퍼진다고 생각했다. 엘프로그래소에서도 많은 사람들이 뎅기열에 관한 얘기는 들었지만, 감기와 혼동하고 있었고, 또한 '바람'이나 쓰레기로 전염이 된다고 믿고 있었다. 그러므로 저자들은 도시화와 이러한 '신종' 도시 질병의 증가 현상을 관찰하여 다음과 같은 결론을 지었다. '도시환경구조와 질병과의 관계, 보건교육에 참여시키고 사회운동을 장려할 수 있는 새로운 방법론, 그리고 보건 행위에 영향을 미치는 요인이 무엇인지 알기 위한 이론적 지식이 연구되어야 한다.'

새로운 거대도시, 특히 도시빈민에 대한 인류학적 연구는 공동체 지향의 일차 의료, 즉 지역 특유의 요구도와 조건에 맞는 의료대책을 마련하는 데 기여할 수 있다.[27] 인류학적 연구는 특정 공동체의 보건 요구도와 문제를 조사하고, 문화적 믿음과 행동이 건강에 미치는 영향에 대한 인식을 높이며, 필요한 경우 의료기관 등 정부기관에 대해서 이런 것들을 주장하는 역할을 할 것이다.

일차 의료관리

1978년 WHO는 유명한 알마아타 선언인 '2000년까지 모든 사람에게 건강을'이라는 선언문[28]을 발표했다. 이 야심찬 계획은 전 세계에 걸쳐 포괄적인 일차의료 시스템(PHC)을 구축하는 것이 목표였다. Mull[29]이 기록한 바와 같이, 이 계획은 '모든 개인과 가족을 위한 필수 의료 관리'로 구체화되어, '개인과 가족이 활용할 수 있고, 이들 모두가 전적으로 참여하도록 하고, 그리고 감당할만한 비용으로' 진행할 계획이었다. 포괄적 방식의 일부로서, 건강교육, 영양, 위생, 예방, 가족계획, 모성 및 유아 건강의 개선과 필수 의약품의 공급(☞8장)을 수반할 계획이었다. 무엇보다도, 이는 '치료'를 위한 '즉효책'인 중앙 집중화된 의료 모델에서 벗어나, 보다 예방적이며 분권화되고 공동체에 기반을 둔 전략으로 전환하는 것을 의미한다.[29]

이러한 포괄적 접근법은 전 지구적 건강 문제, 특히 제3세계의 건강문제를 타개하는 데 필수적인 것으로 인식된다. 빈곤국가의 영유아 사망률은 산업국에 비해 몇 배 이상 높고, 매년 1,200만 명의 어린이들은 가난으로 숨지는 것으로 추산된다.[5] 이들 가운데 대다수는 예방할 수 있거나 치료할 수 있는 질병으로 사망하는데, 주로 호흡기 질환, 신생아 파상풍, 설사병, 소아마비, 디프테리아, 백일해, 홍역, 풍진, 결핵, 이질, 장티푸스, 황열 등의 전염병에서 기인하는 것이다.[30] 그 외 기생충성 질환인 말라리아, 주혈흡충증,149) 리슈만 편모충증150) 등

---

149) 세계적으로 말라리아 다음으로 감염률이 높은 기생충 질병이며, WHO에 의하면 6대 열대병 중 하나이다. 매년 세계적으로 20여 만 명의 사망자가 발생한다. 물속에 있는 주혈흡충의 유충이 피부를 뚫고 들어가 감염된다.

150) 주로 인도·방글라데시·중국 등지이며, 그 외 중앙아시아, 아프리카, 남유럽 지중해 연안 지역에 이르기까지 널리 분포해 있다. 매개곤충은 모래파리 (sandfly: 흡혈성 파리)이다. 리슈만편모충을 보유하고 개, 고양이, 여우, 자칼 등을 모래파리가 흡혈할 때 옮겨져 다시 사람을 물어 옮겨진다.

으로 사망하며, AIDS와 B형 간염으로 인한 사망률 또한 증가하고 있다. 어린이들의 사망 원인은 직접, 간접적으로 *빈곤*과 연관되어 있으며, 대부분의 산업국가에서는 예방과 치료가 가능한 것들이다.

세계적인 포괄적 PHC 계획을 비판하는 사람들은, 이 계획이 너무 많은 비용이 들며, 활용 가능한 의료인력이 부족하고, 공동체의 참여를 이끌어내는 것이 실질적으로 어렵다는 점을 지적한다. 최근에는, 그 대신에 보다 *선별적인* 형태의 PHC를 제시하고 있다. 즉 특정한 건강 문제와 영아와 어린이들의 문제에 초점을 맞추는 것이다. '어린이 생존'을 위한 정책은 가장 중요한 위치를 차지하게 되었고, 현재 국제보건에 참여하는 대다수의 조직들이 이를 여러 가지 형태로서 받아들이고 있다. UNICEF는 이 전략을 'GOBI-FF'로 요약했다.[28-30]

- 성장 모니터링(Growth monitoring)
- 구강 수액요법(Oral rehydration)
- 모유 수유(Breast-feeding)
- 예방접종(Immunisation)
- 가족계획(Family planning)
- 보조식품(Food supplements)

여기에 또 다른 'F'를 첨가하여—'여자의 문맹 퇴치(Female literacy)'—GOBI-FFF가 되는데, 그 이유는 어머니의 문맹률이 낮으면 출산율과 영아사망률이 감소한다는 증거가 있기 때문이다. 무엇보다도, 여자들이 건강 관련 팸플릿이나 정보, 그리고 의약품 포장에 있는 지시사항을 읽을 수 있기 때문이다.

Mull[29]은 선택적 PHC를 비판했는데, 그 이유는 알마아타 선언의 보다 포괄적인 전략에 비해 PHC는 협소한 방식이라는 점과, 공동체의 참여와 권한부여를 강조한다는 점에서 비판한다. 선택적 PHC는 단지 '측정 가능한 질병들만 취급하여, 가능한 최저의 비용으로 계량 가능한 결과만 만들어내는' 방식을 변호하는 것에

불과하다 비판했다. 그는 또한 GOBI-FFF가 주로 어린이와 젊은 여자를 대상으로 하는 반면, 공동체의 다른 사람들은 간과한다는 점도 지적한다. 남자도 의료 대상에 포함되어야 한다. 왜냐하면, 많은 남자들이 아내나 어머니의 건강 조언을 반드시 따르라는 법이 없기 때문이다. 남자의 음주, 흡연, 지나친 경쟁심이나 위험한 성행위를 막기 위해서는 직장이나 공동체 지도자를 통해 보건 개입이 이루어져야 할지도 모른다. 또한 Green[32]이 방글라데시에서 조사했던 것처럼, 여자가 자녀양육을 주로 하기는 하지만, 자녀들이 아플 때 어떤 약을 살 것인가는 남자들이 결정하기 때문이다.

PHC의 '포괄적' 접근법과 '선택적' 접근법이 개념적으로는 구분되지만, Mull[29]이 말한 대로, 많은 국제 구호 프로그램에서 이 둘은 실제적으로 혼합하여 사용된다. 예를 들면, '상부에서 지시하여' 특정 문제에 선택적으로 초점을 맞춤과 동시에 영양, 화장실, 물 공급, 여자의 문자 교육, 대중의 참여 유도 등이 진행되는 것이다.

GOBI-FFF의 문제점

GOBI-FFF를 적용할 때의 문제점은 이 책의 앞부분에서 이미 자세히 기술했다. 경구 수액요법(☞1장), 모유수유와 보조식품(☞3장), 가족계획이 이 문제에 포함된다. 적용에서 문제될 수 있는 것은 조직의 성격과 지역의 문화적 요인이다. 예를 들면, 소아과 의사들이 키와 몸무게를 기준으로 성장 정도를 판단하는 것은, 영양실조 등의 성장 문제를 규명하는 방법으로 가치는 있지만, 다른 한편으로 보면 이는 건강을 서구식으로만 정의하는 일종의 '문화-구속적'인 방식이라고 볼 수도 있다. '정상'성 여부를 숫자를 이용하여 정의하는 것은 어린이 건강에 관한 고유한 믿음체계와 맞지 않을 수 있기 때문이다. 부모들은 자녀가 웃거나, 놀거나, 말하고, 감정에 반응할 수 있을 때, 혹은 집안

일이나 제의적인 일을 할 수 있을 때는, 키와
몸무게가 어떻든 간에 자녀가 '건강하다'고 생
각할 수 있다. 게다가 어떤 엄마들은 병원에서
자기 아이가 다른 애들보다 더 '정상적'이라고
밝혀질 경우 남의 질투를 유발할 것이라는 두
려움을 갖기도 하며, 혹은 그 반대의 경우 마
법이나 '사악한 눈'을 보인다고 의심 받을 것을
두려워할 수도 있다.

예방접종

이 부분에서는 결핵을 포함한 호흡기 질환과
설사병의 예를 들어 예방접종 관련 주제를 집
중적으로논의할 것이다. 매년 약 500만 명의
아이들이 예방접종으로 예방되는 질병에 의해
사망하는 것으로 추산된다.[29] 이를 해결하기 위
하여, 1974년 WHO는 예방접종 확충 프로그램
(Expanded Programme on Immunization,
EPI)을 세우고, 어린이가 걸리는 6개 질병의
예방을 목표로 했다. 디프테리아, 파상풍, 백일
해, 소아마비, 홍역, 결핵이 그 6가지 병이다.
그 결과 생후 1년 이내의 예방접종률은 1974년
5%에서 2003년 76%로 증가했다.[33] 2000년
WHO는 다른 사업을 시작했는데, 그것은 백신
및 예방접종 세계연합(Global Alliance for
Vaccines and Immunization, GAVI)이 그것으
로, 전 세계 74개국 빈곤국가의 접종률을 높이
고 새로운 백신을 개발하기 위한 것이 목표이
며, 여기에는 공공기업과 빌게이츠 재단을 위
시한 민간기업이 파트너로 참여하고 있다.
2004년에는 약 5억 명의 어린이가 접종을 받았
고, 그 결과 약 300만 명의 어린이가 전염병으
로부터 생명을 구했으며, 소아마비는 이제 '거
의 박멸된 단계'에 와 있다. 또한 백신에 의해
질병이 예방됨으로써 시각장애와 정신지체 등
의 장애를 가진 어린이는 75만 명 이하로 감소
했다.[33]

대규모 인구에게 예방접종을 할 때 당면하게
되는 두 가지 핵심 문제점은 다음과 같다.

1. 백신이 활용되도록 하기 위한 기술적 조
직적 문제 (백신을 생산지에서 예방접종
을 하는 지역까지 수송하려면 저온 유지
를 위한 '냉동 이동 수단'의 필요성 등이
포함된다)
2. 백신을 받아들일 수 있는 수용성(受容性)
을 높일 필요성

기술적인 문제로는 백신의 비용, 생산 및 효
과성 문제가 있으며, 또한 이들을 어떻게 공급
할 것인가도 고려되어야 한다. 조직적 문제로
는, 예방접종 캠페인을 언제 어떻게 할 것인가,
특히 취약한 집단을 대상으로 할 것인가 아니
면 전 인구를 대상으로 할 것인가, 이 캠페인
을 다른 PHC 주제와 따로 수행할 것인지 아니
면 결합할 것인지, 공동체와의 의사소통 시스
템을 어떻게 하면 효과적으로 조직할 수 있을
것인지, 그리고 전통 산파 등과 같은 지역 치
유자들을 캠페인에 포함시킬 것인지 말 것인지
등등의 주제가 있다. 그러나 예방접종만으로는
전체 사망률을 감소시키지 못하며, 영양실조와
같은 기본적 문제를 다루어야 함은 당연하다.
그러므로 '예방접종이 모든 질병을 마술과 같
이 모두 다 막아주는 것은 아님을 인식할 필요
가 있다.' 수용성의 측면에서, 접종을 받아들이
지 않는 것은 다양한 요인과 관련이 된다. 낮
은 사회경제적 지위, 많은 가족 수, 어머니들의
낮은 교육수준, 사회적 고립, 그리고 이주자 등
이 연관된다. 장애를 가진 아이에게 접종하는
것도 인정되지 않고, 여자에게 접종하는 것도
잘 받아들여지지 않는다. 반대로 접종을 잘 받
아들이는 사람들은 스스로 자신이 질병에 걸리
기 쉽다고 생각하고, 그것도 심한 병에 걸릴
수 있다고 믿는 사람들이다.

예방접종에 대한 태도

고유한 믿음 중 어떤 것은 예방접종 캠페인
을 조장하거나 방해할 수 있다. 일반적으로, 캠
페인이 성공하기 위해서는 사람들이 가지고 있

는 병에 관한 인식 수준에서 이해될 수 있어야 한다. Nichter[36]는 단순한 의학지식이 지역적 믿음과 결합하여 예방접종에 대한 이상한 두려움이나 혹은 비현실적 기대감을 가지게 할 수 있다고 지적한다. 인도 남부에서 가족 단위를 대상으로 조사한 결과, 북 카나라 지역에서는 단 11%만이, 남 카나라에서는 28%가 그들 가족 중 한명이 맞은 예방접종이 질병을 예방하기 위한 것이라고 알고 있었다. 의료직원들은 흔히 '백신을 맞는 것이 건강에 좋고 질병을 예방할 것'이라고만 말했다고 한다. 어떤 임산부는 백신주사가 '강장제 주사' 역할을 해서 몸집이 큰 아기를 갖게 하므로 출산 때 더 힘들어질 것이라고 생각했다. 어떤 사람은 의료 직원으로부터 백신이 강력한 '건강 주사'라는 말을 듣고, '약해진' 상태에 있는 아기나 아픈 어린이에게는 너무 강하게 작용할 것이라고 생각하여 거부하기도 했다. 또 어떤 사람들은 백신이 귀를 뚫는 것이나 제의적인 흉터내기처럼 몸에 '쇼크'를 줘서 건강한 상태로 되돌려준다고 생각했다. 백신이 몸에 있는 '독'을 빼낸다든지, 심각한 전염병이나 krimi와 같은 전설 속의 병으로부터 지켜준다든지, 몸속을 돌아다니며 병을 낫게 해주는 '지속성 항생제'라든지, 어린이의 장래 성적 능력을 감소시킨다든지 하는 것들도 있다. 게다가 많은 사람들은 주사를 놓아주는 PHC 직원들의 능력을 신뢰하지 않았다. 특히 이들이 외부인으로서 공동체에 책임이 없는 경우에는 더욱 그러했다. 또한 그 공동체에 속해 있는 의료 직원들은 때로 예방접종하는 것을 꺼렸다. 왜냐 하면 백신이 효과가 없거나 부작용을 일으킬 경우 받게 될 비난을 두려워하기 때문이다. 백신 부작용이 실제로 나타날 경우, 어머니들은 다른 모든 백신을 다 거부했다. 이들은 모든 백신이 다 '비슷하며', 비슷한 부작용을 일으킬 것이라고 생각했기 때문이다.

Nichter[36]는 의료 직원들이 그곳 사람들에게 친숙한 병 이름으로 백신에 관해 설명하는 것

은 장점도 있지만(예를 들어 백일해 등), 접종 대상이 되는 질병이 애매하고 다양한 증상을 보이는 병일 경우(예를 들어 반점, 열 등) 설명하기가 어렵다는 점을 언급했다. 또 사람들은 그들이 두려워하는 특정 질병으로부터 백신이 자신들을 보호해줄 것이라 믿고 있었다. Nichter[37]는 남카나라에서 수행된 조사에서 어머니들의 50%는 백신접종이 아이들을 특정 질병(예컨대 소아마비나 결핵 등)으로부터 보호할 것이라고 생각한 반면, 28%는 그 마을에서 발견되는 '큰' 심각한 질병 모든 것으로부터 보호할 것이라고 생각했다. 그러므로 이런 비현실적인 기대를 가진 많은 사람들이 백신접종이 별로 효과적이지 않았다고 생각게 하는데 일조한다고 저자는 지적했다.

이와 유사한 오해가 세계 여러 곳에서 보고되고 있다. 2003년 Helman과 Yogeswaran[38]의 연구에 의하면, 남아프리카의 시골 트란스케이 지역의 크소사 족 어머니들은 예방접종에 관하여 잘 알고 있었지만, 그 이유에 대하여는 혼동하고 있었다. BCG 백신은 'BCG 병'을 예방하는 것이고, DPT 백신은 'DPT 병'을 막는 것이라고 알고 있어서, BCG를 결핵과, DPT를 디프테리아, 백일해, 파상풍과 연결시키지 못하고 있었다.

어머니들은 아플 때만 주사를 맞는데, 왜 건강한 자기 아이가 주사를 맞아야 하는지 모를 수 있다.[38] 특히 예방주사의 부작용으로 건강한 아이에게 열이 날 경우, 어머니들은 반감을 가지게 된다. 그 결과 예방과 치료의 개념이 혼동될 수 있다. 부작용의 경험 또한 접종을 기피하게 하는 요인이다. 모잠비크에서 Cutts 등[39]은 주사맞은 자리가 곪았다는 등의 부작용을 다른 아이에게서 발견하면, 자기 아이의 접종을 기피하게 된다고 했다. 미디어는 산업사회에서 동일한 역할을 한다. 1990년대 말 영국에서 MMR151) 백신의 부작용으로 자폐증과 크론

---

151) 홍역, 볼거리로 알려진 유행성 이하선염, 풍진을

병152)의 가능성이 미디어를 통해 보도되자, MMR 접종률이 급격하게 감소했었다. Casiday 등40은 MMR 사건으로 '사람들이 위험을 줄이는 정부기관의 역할에 상당한 불신감을 가지게 되었다'고 보고했다. 그러나 사람들은 '의사'를 불신하고 있었음에도 불구하고 그들의 주치의가 말하는 접종에 관한 충고에는 신뢰감을 표시했다고 한다.

사회 경제적 요인들

많은 연구는 가족의 사회적 경제적 요인이 접종을 받아들이는데 결정적 역할을 하고 있다는 것을 지적한다. (1) 저소득,35 (2) 낮은 교육수준,41 (3) 높은 문맹률,41 (4) 대가족,35,39,41 (5) 병원에서 멀리 떨어진 곳에 거주할 경우,39,42 (6) 병원에 올 교통비를 감당하기 어려울 때43 등이다. 또한 양육을 어머니 혼자 담당하고 있을 때도 접종률은 떨어진다.38

때로는 의료조직 자체의 문제점이 접종률을 감소시키기도 한다. 마을에서 너무 멀리 떨어진 곳에 위치했다거나, 적절한 교통수단이 없는 곳에 있을 경우이다.38,42,43 혹은 고정된 시간에만 클리닉을 열 경우 안정되지 않은 상황에서 예측할 수 없는 일상을 보내는 주민들이 시간을 맞추기 어려울 수 있다.41

끝으로, 어린이와 여자들만 백신접종 캠페인의 주요 대상이 되고, 남자와 큰 아이들은 왜 무시되는지 이해하지 못하는 경우가 많다는 것을 지적해야 한다. 건강을 증진하고 질병으로

예방하기 위해 개발된 백신으로, 닭의 배아세포에서 배양하는 과정을 거쳐 만든다. 백신을 대량 제조할 때 첨가하는 젤라틴이 부작용을 일으켜 호흡곤란·두드러기 등 알레르기, 미열 등이 나기도 한다.

152) 원인미상의 소화관 염증 질환으로, 감염, 자가면역질환, 유전적·환경적·정신적 요소 등에 의한 것으로 추정된다. 만성으로 완화와 재발을 반복한다. 장기간 계속되는 복통·설사·장출혈을 주요 증세로 하며, 이로 인해 빈혈과 영양실조에 빠지게 되므로 어린이에게 발생하면 성장발육에 많은 장애가 생긴다. 그 외 다른 자가면역질환을 흔히 동반한다.

부터 보호해준다고 하는 강력한 '정부 주사'를 왜 남자는 못 맞는지 설명하기 위해 포괄적인 음모론이나 정치적인 이론들이 만들어질 수 있다.37

전반적으로 볼 때, 구조적 측면과 토속적인 민간속설의 측면 모두를 이해하는 것이 예방접종 프로그램의 성공을 위해 중요하다. Heggenhaugen과 Clements35는, '이들의 삶이 기반하고 있는 믿음, 관습과 행동에 상반되는 일을 하려고 시간, 노력, 자원을 투자할 때, 이들이 동의를 얻어내기 위해서는 훨씬 더 많은 노력과 정교함 그리고/또는 수없이 반복하여 그 일을 할 필요가 있다.'

다음 사례는 접종에 관한 토속 믿음과 의료계의 신념이 잘 맞는 경우이다.

사례 18.3 버키나파소, 케루에서 어린이 예방접종이 받아들여지는 방식

2001년 Samuelson44은 버키나파소의 케루 마을에서는 어린이 예방접종이 어머니들로부터 거의 100%에 가깝게 받아들여지는 것을 발견했다. 그 이유는 오랜 기간 그 마을에서 행해져 오던 전통 방식의 '예방접종'이 공중보건제도가 장려하는 현대적 방식과 서로 잘 맞았기 때문이다. 전통적으로 어머니들은 마을의 약초 치료사('접종의'라고 불린다)에게 아이를 데려가 다양한 민속병을 치료하고 예방을 해왔었다. 아이의 피부에 면도날로 30~40여개의 작은 절개를 하고 그곳에 특별히 만든 약초를 비빈다고 한다. 이런 식으로 예방할 수 있는 여러 가지 병은 '피가 약해져서' 생긴다고 하고, 따라서 치료법은 약초를 직접 피와 접촉하게 하여 피를 다시 강하게 하는 것이었다. 그곳에서는 '부항'과 함께 작은 상처를 만드는 것이 관행인데, 천연두를 예방하기 위한 접종은 유럽에 들어오기 이미 오래 전에 서아프리카에서 해오던 것이었다. 저자의 지적에 의하면, 케루에는 현재 전통의료와 현대의료가 쌍방향으로 영향을 미치고 있다. 소위 토착이라고 일컫는 전통의료는 고정되어 변화하지 않는 것이 아니고, 사회문화적 조건의 변화에 발맞추어 끊

임없이 적응하며 변화하고 있다. '접종의'는 지역 공중보건의 방식을 차용하고 있고, 또 그 지역 공중보건클리닉에 일주일에 한 번씩 나가서 '진료'를 하고 비용을 받으며 수입된 살균 면도칼을 사용한다. 접종의의 치료방식이 감염과 출혈의 위험이 있다고 비판을 받았지만, 접종으로 병을 예방할 수 있다는 전통적 믿음이 현대적 예방접종을 쉽게 받아들이게 한 것이다.

설사 병

매년 사망률이 500~700만 명에 이르는 이 질병(☞1장)은 영양실조, 물 공급, 하수처리, 쓰레기 처리 등 빈곤과 깊은 관련이 있다. 설사병을 감소시키려면 이러한 사회경제적 문제에 관하여 먼저 언급할 필요가 있다. Weiss[46]는 설사병의 원인, 의미, 치료 등에 관하여 세계적으로 다양한 설명이 있음을 기술했다. 예를 들면 라틴아메리카와 남아시아 일부에서는 이 병이 몸 안 혹은 주변 환경의 '온기'와 '냉기'의 불균형으로 생긴다고 믿는다. 다른 곳에서는 '나쁜 모유', 불결함 혹은 오염의 탓으로 돌릴 수 있다. 설사병의 초자연적인 원인(☞5장)으로는 '사악한 눈', 마녀, 마법, 악령, 신의 징벌, 생리 중인 여자와의 관계, 부모의 성적 불경함, 혹은 임신/수유기간 중의 성관계 등이 있다. 고유한 치료법으로는 약초법, 특허약, 종교 제의, 식습관이나 모유수유 방법을 바꾸는 것, 심지어는 '관장, 구토제 등을 사용하여 장을 청소하는 것' 등이 있다.

Nichter[47]는 주로 바이러스성인 일반적인 설사병과 보다 위험한 이질(시겔라 등의 박테리아에 의한)을 공동체가 어떻게 구별하는지 이해하는 것이 중요하다고 강조했다. 후자의 경우, 경구수분공급(ORS)은 물론 항생제 치료와 입원까지도 필요할 수 있다. 대부분의 공동체에서는 이질 등으로 인한 출혈성 설사를 수분성 설사보다 더 심각한 것으로 간주하지만, 어떤 공동체에서는 이 상황이 반대일 수 있다고 한다. 예를 들면, 필리핀 민도로에서 건강교육

을 통해 의료전문인들이 탈수의 위험을 강조하자, 마을 사람들은 출혈성 설사보다 수분성 설사를 더 두려워한다는 것이 발견되었다. 사람들이 병원에 가는 주된 이유는, 혈변보다는 열과 고통 때문이다. 스리랑카에서는 출혈성 설사는 몸에 '열기'가 갇혀 생기는 것이고, 따라서 약 및 ORS와 함께 '차갑게 하는 물질'을 몸에 주입하는 것으로 치료를 한다. 어떤 사람들은 항생제가 열을 일으키는 위험한 것이라고 생각하여 거부하기도 했다. 이와는 대조적으로 어떤 사람들은 수분성 설사 때 ORS 사용을 거부했는데, '왜냐하면, 물기가 많은 변이 있으면 몸을 바싹 말려야 하는 것이 그들 문화의 상식'이었기 때문이다.

ORT 사용을 권장하기 위해 의료직원은 물론 전통 치유자도 활용하여 왔다. 그러나 전통치유자들은 동질의 집단이 아니며, ORT에 관한 지식수준도 다양하고 ORT 사용을 권할 것인지의 적극성 수준도 다양했다. Coreil[48]의 보고에 의하면, 아이티의 몽트루아에서는 어머니들의 74%가 ORT에 관해 알고 있는 반면, 치유자들의 51%만이 ORT에 대해 들어본 적이 있다고 했다. 전체 치유자의 32%는 ORT에 대해 어머니들에게 가르친 적이 있으며, 2%만이 본인이 직접 ORT를 사용한 경험이 있었다. 조산원들과 '주사 의사'는 약초의와 무당에 비해 ORT에 대해 더 많이 알고 있었으며, 사용하고자 하는 의지 또한 더 강했다. 전체 전통치유자들 가운데 전통 산파들은 산모와 영아의 간호에 밀접하게 관여하기 때문에, 어머니들에게 ORT의 유익함을 알리는 데 아마도 가장 좋은 위치에 있다고 말할 수 있다.

호흡기 감염: 급성 및 만성

제3세계 대부분에서 급성호흡기감염(ARIs)은 5세 미만 어린이 사망의 주요 원인 중 하나이다. 인도에서는 매년 50만~75만 명의 어린이들이 이 감염으로 사망하는 것으로 추산된

다.[49] 2000년 UNCEF[50]는 개발도상국에서 매년 약 200만 명의 5세 이하 어린이들이 이 병으로 사망한다고 보고했다. 가장 흔한 ARIs는 폐렴, 기관지염, 모세기관지염 및 결핵이다. 설사병과 마찬가지로, 이 병도 빈곤 및 박탈과 연관되며, 다른 어린이 전염병과 흔히 합병되어 발생한다. 영양실조와 말라리아 역시 흔히 나타나는 합병 상태이다.

ARIs에 관한 인류학적인 연구에서는 고유한 믿음과 관행, 전통적 치유방식, 그리고 의료적 치료에 대한 태도 등을 조사해 왔다. 이 병에 대한 인식과 태도는 병의 치료에 매우 중요한데, 병의 진행 과정 중 어느 시점이 위험하여 의료치료가 필요한 때인지를 결정하게 하며, 또한 다른 가족원과 공동체에 감염이 확산될 가능성에 영향을 미치기 때문이다. 고유한 믿음에 속하는 것들로는, '정상적'인 호흡 양상과 '비정상적'인 호흡을 어떻게 구별하는지, 여러 가지 다른 종류의 기침이 무엇을 의미하는지, 혹은 숨소리의 차이, 객담의 종류와 의미, 열의 유무에 대한 민간 믿음이 있다. ARIs의 원인과 중요성을 설명하는 데는 5장에 기술한 '병의 원인'에 대한 일반인의 이론에 관한 설명이 적용된다. 또 다른 중요한 문제는, 시골 약국이나 행상인으로부터 의사의 처방 없이 항생제 등의 서구의약품이 사용되는 것이 있다. 원칙 없이 사용하다 보면 박테리아 내성만 키울 수 있기 때문이다. WHO는 '급성호흡기 감염 통제를 위한 프로그램'[51]에서 예방과 치료 전략을 개발하기 위한 인류학적인 통찰의 중요성을 강조한 바 있다.

결핵

만성 호흡기질환 가운데 결핵은 가장 심각한 병이다. 1991년 전 세계적으로 약 17억 명이 이 질병에 감염되어 있었고,[52] 매년 800만 명씩 발생하고 300만 명은 이 병으로 사망해왔다. 환자의 95~99%는 개발도상국에서 발생한다. 2000년에는 830만 명이 발생했고, 가장 발생률

이 높은 곳은 사하라 남부 아프리카이다.[53] 1997년과 2000년 사이에 새로 발생하는 환자 수는 매년 1.8%씩 증가해왔는데, 구 소련 연방의 경우 매년 6.0%의 증가율을, 사하라 남부 아프리카는 6.4%씩 증가해왔다. 전반적으로 결핵과 관련된 질병 부담은 꾸준히 증가해가고 있다.

결핵은 '빈곤의 질병'이라 불리며, 열악한 영양, 인구 과밀 및 부족한 의료서비스와 관련된다. 그러나 최근에는 서구에서도 결핵이 증가하고 있는데, 주로 도시의 빈민촌에서 발생하며, AIDS 등의 다른 질병과 합병하여 발생한다. 1998년의 한 보고에 의하면, 2000년까지 약 140만 건의 결핵(전 세계 총계의 14%)이 HIV 감염과 연관이 될 것이라고 추산했던 바가 있다.[54] 그러나 2000년 실제 통계를 보면, 새로 발생한 결핵의 9%만이 AIDS와 연관된 것이었다. WHO의 보고는 아프리카 지역에서는 전체 결핵환자 중 AIDS와 연관된 신환이 31%에 이르고, 미국은 26%였다. 전 세계적으로 2000년에 결핵으로 사망한 수는 180만 명이었고, 이 중 12%는 AIDS에 기인한 것이었다.[53]

결핵의 확산을 차단하고 병을 치료하려는 시도는 항상 사회문화적 문제와 맞닥뜨리게 된다. Rubel과 Garro[55]의 문헌고찰에 의하면, 결핵 통제의 주된 두 가지 장벽은, 늦게 치료하는 것과 치료를 중도에 포기하는 것이다. 따라서 이 병의 초기 증상을 문화적으로 어떻게 해석하는가가 매우 중요한 역할을 하고 있다. 예를 들면, 캘리포니아 남부의 멕시코 이주자들에 대한 연구에서, 증상이 생긴 시점으로부터 의사를 찾겠다는 결정을 하기까지의 시간이 주목할 만하게 지연됨을 발견했다(평균 8개월 반). 초기증상인 기침, 피로, 체중감소, 두통, 허리통증, 콧물 등을 대부분의 사람들은 유행성 감기나 기관지염으로 오인했고, 심지어는 susto(☞5장)로 오해하곤 했다. 피로 및 체중감소를 과로와 수면부족의 탓이라고 생각했다. 많은 사람들이 대응하는 방식은 우선 흡연과

음주를 줄이고 잠자리에 일찍 들고, 진통제 등의 약을 복용하며, 건강한 생활방식으로 바꾸는 것이었다. 치료가 지연되는 또 다른 이유는 세계 많은 지역에서 이 질병과 관련된 낙인이다. 저자들은 남아프리카의 줄루족에 관한 연구를 인용했다. 그 연구에서, 결핵환자가 다른 사람에게도 병을 옮길 수 있다는 사실은 그 환자를 마녀나 주술사라고 판정하는 것과 마찬가지라는 것을 발견했다. 왜냐하면 그 공동체 안에서 다른 사람에게 질병을 유발할 수 있는 힘을 가진 유일한 사람은 마술사이기 때문이다. 멕시코 시에 대한 한 연구는, 결핵 치료를 받고 병원에서 퇴원한 사람의 52%가 가족들이 혐오하여 가정으로 돌아가지 못하였다고 했다. 다른 연구보고는 많은 환자들이 병원에 가는 비용, 가족 해체에 대한 두려움, 그리고 가족들에게 버림받을 것이라는 두려움 때문에 일찌감치 치료를 포기했다는 것이다(치료를 포기한 사람의 25%는 가족들에게 진단받았다는 사실 자체를 알리지 않았다). 가족으로부터의 지원은 치료의 성공 여부와 직결되기 때문에, 이 질병과 연관된 낙인은 질병 통제의 실패 이유 중 주요한 하나이다. 통제가 안 되는 다른 이유에는 의료시스템 그 자체가 있는데, 결핵 클리닉이 조직되는 방식과 관련이 있다. 예를 들면, 진료예약이 불편한 시간에 잡힌다든가, 방문할 때마다 등록 절차를 되풀이하게 한다든가, 사람들로 붐비고 환기도 잘 되지 않는 대기실에서 장시간 기다리게 한다든가, 환자 등록에 융통성이 없어 환자의 사정을 무시한다든가, 의사들이 환자들과 이야기할 때 전문적인 특수 용어들을 사용하는 것 등, 이 모두가 사람들이 병원을 찾는 것을 꺼리게 만드는 데 일조할 수 있다. 그러므로 치료에 드는 비용과 치료의 용이성이 치료에 실패하는 주요 원인이다. Rubel과 Garro는 보다 효과적인 개입 방법을 개발하기 위해서는, '병원에 오기까지 이 병의 증상을 어떻게 해석하는지, 치료를 받고자 결심할 때 어떤 경제적 요인과 교통 등의 여러 요인이 작용하는지 알아야 할 필요가 있다'고 했다.

사례연구 18.4 에티오피아 남부 돈고라 지방의 결핵에 관한 민속 모델

1997년 Vecchiato[56]는 에티오피아 남부의 시다마 부락 농업 공동체에서 결핵에 대한 민속적 믿음과 자가치료에 관하여 기술했다. 이 지역에서는 결핵이 만연하고 아무런 사회적 낙인도 찍혀 있지 않음에도 불구하고, 결핵에 걸린 사람 중 일부만이 결핵 클리닉을 찾았다고 한다. 대부분의 시다마 사람들은 이 병의 증상을 알고 있었으나, 과로나 영양실조 때문에 생기는 것이라고 믿었다. 몇몇 사람들은 이 질병이 전염을 통해, 혹은 '먼지 알갱이를 들이마심으로 인해' 퍼진다는 것을 받아들이기도 했다. 그러나 52.1%가 전통치료법이 현대적 치료법보다 훨씬 더 효과적이라고 믿었으며, 단 37.8%만이 현대의 것을 선호했다. 전통적 치료에는 영양가 높은 음식을 먹고(특히 고기, 우유, 및 고기죽), 약초를 먹고(몸 안에 축적된 '나쁜 피'를 토해내기 위한 구토제 등), 혹은 전통 치유자를 찾아서 병에 걸린 부분, 특히 가슴에 '뜸'을 뜨기 위하여 연기가 나는 나무 막대기를 사용하곤 했다. Vecchiato는 스트렙토마이신 등의 항결핵제가 거부되는 이유는 이들이 선호하는 구토효과를 가지고 있지 않기 때문이라고 했다. 따라서 앞으로의 결핵 보건 프로그램을 개발할 때는 이러한 고유한 믿음을 고려하여 가능한 이들의 믿음 체계와 동조하여 함께 작업해 나갈 수 있도록 해야 한다고 제안한다. 그곳 사람들이 폐결핵을 인식하고 있고, 전염성이 있음도 알고 있으며, 아플 때 영양이 풍부한 식사를 하는 것이 중요함을 알고 인정하는 것이 그 출발점이 될 것이다. 또한 전통 약초치료법이 결핵 치료에 실제로 효과가 있는지 없는지 확인하기 위한 노력도 기울여야 한다고 제안했다.

PHC를 위한 공동체 자원

알마아타 선언에서 PHC에 공동체 참여를 강조하는 이유는, 지방 수준에서 PHC를 용이하게 하기 위해 해당 공동체의 자원을 활용하도록 권장하려는 것이다. 여기에는 다음 것들이 있다.

1. 공동체 보건직원(CHWs, community health workers)
2. 공동체 보건집단
3. 전통치유자
4. 공동체 지도자

공동체 보건직원

공동체 보건직원들(CHWs)은 그 공동체 구성원으로서, 이들의 임무는 공동체의 건강을 개선하기 위하여 의료시스템과 국가 및 국제 구호단체와 협력하여 일을 한다. 이들은 공동체가 선발할 수도 있지만, 때로는 그 지역 지도자나 외부 기관이 선발하기도 한다. 이들은 그들 공동체에 예방 전략을 알려주고, 육아, 식단, 예방접종 및 위생에 관해 조언해주며, 몇몇 제한적인 치료를 행하거나 응급조처를 제공한다. 또한 이들 다수가 보건 이외의 분야에서도 공동체를 위하여 일을 한다. 알마아타 선언 이후 62개국에서, 도시 및 시골 지역에서 수천 명이 선발되어 훈련을 받았다. 중국의 '맨발의 의사들',153) 보츠와나의 '가족복지 교육자', 인도네시아의 '마을 보건 증진 인력', 태국의 '마을 보건 자원봉사자들', 그리고 이집트의 '공동체 보건 인력' 등이 이에 해당한다. CHWs는 대개 몇 주에서 몇 달에 이르는 짧은 기간 훈련을 받고, 이들이 사용하는 도구는 기본 의약품과 드레싱, 소독제, 체온계, 키와 몸무게를

재는 저울과 차트 등이다. 어떤 국가에서는 대규모적으로 CHWs를 훈련시키기도 한다. 예컨대, 러시아 및 구소련 시골지역의 *feldsher*[58] 즉 의사 보조원이 그 예이다. 18세기 표트르 대제가 이 제도를 만든 이후 이들은 마을 수준에서 기본적 일차 의료를 제공해 왔으며, 교육기간은 현재 2년 반이다.

그러나 CHWs의 활용은 여전히 논쟁의 대상이다. 그 중 한 가지는, 그들을 선발하고 훈련시킬 때, '공동체', '보건', '직원'의 정의가 무엇인가에 관한 것이다. 예를 들면, '공동체'에 대한 정의는 그 지역을 거의 모르는 관료나 구호단체가 그들이 무언가 다르다고 간주하여 정의한 관료제적인 허구일 수 있다. 또 한 가지는, 이런 공동체가 고정된 것이 아니라는 점이다. 공동체는 사람들이 이주해 오고 이주해 나가는 유동적 집단으로 동질적이지도 않다. 도시 빈민촌은, 특히 시골 이주자들이 많은 곳에서는 그 안에 서로 다른 많은 공동체가 있고, 각 소공동체는 마을 혹은 종교적, 민족적, 사회적 배경에 기반을 두어 만들어진 것들이다. 이들은 건강과 질병에 대해 모두가 서로 다른 태도를 가질 수 있으며, 각기 다른 종류의 전통 치유 방식을 가질 수 있다(☞4장).

'건강'에 관한 정의 또한 문제를 내포하고 있다. 왜냐하면 이 책 전체에서 시사하는 바와 같이, 건강에 관한 의학적 정의와 일반인의 정의는 종종 다르다. 그렇다면 CHWs가 증진하고자 하는 건강은 어떤 정의의 건강이어야 할 것인가? 이들이 단지 의료서비스를 위한 인력에 불과하다면, 공동체가 과연 신뢰할 것인가? 마지막으로 CHWs 중 많은 수는 공식적인 의미에서 '직원'이 아니다. 이들 대부분은 무보수로 일하는 자원봉사자이거나, 혹은 시간과 노력에 비해 매우 적은 보수를 받는다.

CHWs에 관한 다른 문제는, 이들이 한정된 시간 동안만 훈련을 받기 때문에 '진정한' 의료 전문인이 아니며, '2급 시민들에게 2급의 의료를 제공할 수밖에 없다'는 것이다. 아픈 사람들

---

153) 중국에서 마오쩌둥은 1965년부터 농부를 6개월~1년간 의료훈련을 시켜, 해당 농업협동공동체에서 기본 의료서비스를 하도록 했다. 이들은 의약품을 보급받고 해당 지역에서 전통 중국의학과 서양의학을 혼합하여 가장 기본적인 의료를 제공했다. 맨발의 의사라는 말은 이들이 맨발로 논에서 일하면서 의료 일을 하였기 때문에 붙혀진 이름이다. 공산주의의 몰락과 함께 농업공동체가 사라지면서 이들도 1981년 해산되었다. 그러나 이들 중 1/5은 후에 의과대학에 들어가 정식 교육을 받았다고 한다.

은 비용이나 노력 혹은 교통 불편에 상관없이 '진짜' 의사와 상담하는 것을 원한다. 탄자니아 CHWs에 대한 추적 연구[59]를 보면, 공동체 사람들은 대체로 CHWs에게 호의적이기는 했지만, 주민은 물론 CHWs 자신조차도 예방보다는 치료해 줄 수 있는 사람을 선호한다고 했다. 또한 인터뷰 대상인 344명의 CHWs 가운데 53%가 최근 3개월 동안 어떤 의료기관에서도 지도감독을 받지 않았다고 했다. 진단과 치료기술이 모두 부적절하고, 의료전문인으로부터 지도감독도 자주 받지 않고, 의약품 부족까지 겹쳐 CHWs들은 인정받지 못하고 있다고 했다. 그럼에도 불구하고 이들은 나름대로 가치가 있으며, 1983년 이후 수련받은 사람들 가운데 88%는 5년 이후에도 여전히 활동을 하고 있었다.

공동체 보건집단

그 지역의 보건집단은 의료를 위한 또 하나의 자원이다. 이들은 보건 문제에 관한 정보를 공유하고 구성원들에게 도움을 주기 위하여 조직된다. 이들 다수는 출산 전 여자와 어머니와 아기 집단이며, 종종 지역 CHWs가 결성을 주도한다. 전통치유자 역시 PHC의 중요한 부분이 되었다(☞4장). 어떤 때는 CHW와 전통치유자의 역할이 직간접적으로 중첩될 수 있다. 예를 들면 브라질 남부의 포르토 알레그레에 대한 필자의 연구[60]에서, 빈민촌에서 일하도록 고용된 150명의 공동체 보건인력(*agente de daude*) 가운데 다수가, 자기 집안에 전통치유자가 있었다. WHO의 의도는 그 지역의 문화를 유지하기 위해, 전통치유자를 PHC에, 예컨대 필수 의약품 프로그램(☞8장)에 참여시키는 것이다.

공동체 지도자

PHC에서 활용하는 마지막 자원은 공동체 지도자들, 즉 영향력 있는 사람들로서, 예컨대 지역 학교 교사, 종교적 인물 혹은 정치적 지도자 등이다. 이들의 협조는 보건사업이 성공하기 위해서는 필수적이다.

PHC는 흔히 마을이나 빈민촌에 위치한 '보건소'와, 의사 및 간호사 등의 의료전문인력이 있는 지역 병원과 결합하여, 서로 협조관계를 가진다. 심각한 질병의 환자는 광역 병원이나 전문화된 병원에 의뢰한다. 이러한 공동체 PHC가 의미하는 바는, 고가의 전문화된 테크놀로지 중심적인 현대의 의료 모델로부터 점차 벗어나고 있음을 뜻하는 것이다. 또한 이는 일차의료를 응용의학으로만 간주할 것이 아니라, 일종의 응용 사회과학으로 보는 새로운 유형의 의사가 출현하는 것을 의미하기도 한다.

일차의료에서 인류학자의 역할

알마아타 선언 이후 많은 인류학자들이 PHC 프로그램의 기획, 적용 및 평가에 참여하여 왔으며, 공동체 참여 보건사업에도 관여해 왔다.[29-31] Donahue[61]는 인류학자들이 지역 문화, 건강에 대한 믿음과 관행, 전통적 치유 방식에 관해 잘 알고 있는 전문가로서, 보건의료제도와 이들 공동체 사이를 중재하는 '문화 브로커'의 역할을 한다고 보았다. '인류학자들은 공동체에게 직접적인 피드백을 제공할 수 있다. 그들은 전통 의료시스템과 현대 의료시스템 양측의 구조적, 인지적 제도를 잘 알기 때문에, 이 둘을 잇는 접점을 찾을 수 있을 것이다.' Mars[1]는 사회적인 기획을 실현하려 할 때의 의료 원조 계획은 반드시 '맨발의 인류학자들'과 조직적으로 연결되어야 한다는 견해를 제시한다. 한 명의 훈련된 인류학자는 지역에서 고용한 조수들의 도움을 받아 10개의 소규모 공동체를 모니터할 수 있으며, 보다 중앙집권화된 정책 결정을 수정하고 보완하기 위해 쌍 방향 의사소통제를 만들 수 있다.

그러나 강조해야 할 점은, '인류학자'라는 말이 '서구 인류학자'라는 말과 반드시 같은 의미를 갖는 것은 아니라는 점이다. 서로 다른 사회적 맥락에서, 상담자로서 그리고 연구자로서의 역할을 가장 잘 수행할 수 있는 사람들은 그 지역 출신의 인류학자를 비롯한 사회과학자들이다. 이들은 지역 관습과 믿음의 세세한 부분을 모두 이해하며 그곳의 언어를 모국어로 사용하는 사람들로서, 일차의료 프로그램에 내포되어 있는 '서구 문화의 각인'이 찍히는 것을 피하게 해준다. 이런 방식으로 개입하는 것은 공동체에 기반을 둔 일차의료에 있어서는 필수적이다. 왜냐하면, 보건 프로그램들은 흔히 유럽이나 북미에 있는 국제기구의 관료, 혹은 중앙정부의 엘리트가 만든 것으로서, 공동체와 멀리 떨어져 있고, 시골 지역이나 도시의 가난한 동네의 상황을 잘 모르는 사람들에 의해 만들어진 것이기 때문이다.

일차의료와 시간의 문화적 개념

일차의료에서 교육과 예방 전략이 실패하는 중요한 이유 중 하나는, 보건 기획자와 지역 공동체 사이에 서로 다른 시간 개념을 가지고 있기 때문이다. 프로그램 대부분은 중산층 사람이 디자인해서 그들보다 훨씬 가난한 사람을 대상으로 한다. 보건교육 가운데 많은 부분은 '중산층 투자 모델'이라고 불리는 것에 기반을 두고 있다. 즉 지금 당신에게 '투자하라'(교육, 저축, 영양이 풍부한 식단, 금연, 콘돔 사용하기, 그리고 '즉각적 만족을 미룬다' 등). 그러면 수년 뒤 미래에 '수익'(혹은 '투자'에 대한 '이자')을 거둘 것이다. 건강에 있어서 수익이란, 보다 나은 육체적 건강, 보다 나은 삶의 질, 그리고 수명 증가로 나타난다. 그러나 이런 식의 접근은, 불안정하고 가난에 시달리는 삶을 사는 사람들의 일상 현실을 무시하는 것에 불과하다. 빈민촌에 살고 있는 사람들은, 특히 아무런 사회복지 혜택도 없는 곳에서, 사람들은 매일 생존(음식, 거처, 돈, 안전)을 위한 투쟁을 하고 있고, 이것이 의미하는 바는, 이들의 시간은 매우 짧은 단위라는 것이다. 이렇듯 변덕스런 삶을 가진 사람들은 하루나 이틀 이상의 계획은 큰 의미가 없고, 더군다나 15년이나 20년

뒤에 폐암과 심장병에 걸리지 않기 위해 금연하라고 하는 것은 한 마디로 현실성이 없다. 또한 청소년과 어린이들 역시 시간 인식이 다르며, 이들에게는 더욱 받아들여지기 어렵다. 따라서 주위의 사회경제적 현실을 바꾸는 것과 함께, 행동을 바꾸어서 얻을 수 있는 단기간의 이점에 초점을 맞출 필요가 있다. 장기간의 보건 프로그램을 단기간의 시간 단위로 쪼개어, 이들이 일상에서 경험하는 시간을 반영해야 할 필요가 있다(예컨대, 단주모임의 '하루 일과' 접근법이 그 예이다).

일차의료의 사회경제적 이해

일차의료에서 다루어야 할 건강 문제 대다수는 빈곤의 직접적, 간접적 결과이다.[62] 제3세계 국가에서 시골 빈민의 건강과 보건을 다룰 때 또 다른 주요 장애물은, 물리적인 인프라의 결여 특히 도로, 철도, 교량, 전기, 가로등, 전화, 병원 및 의원의 결여이다.[63] 사용하기 어려운 도로, 간격도 뜸하고 비싼 대중교통, 먼 거리에 있는 의원 등 이 모두가 의료시스템을 찾아오는 기회와 동기에 영향을 미칠 수 있다. 또한 한 국가 안에서도 지역에 따라 보건 인프라에 투자할 능력은 달라진다. 예를 들면, 인도에서 부유한 주에 속하는 마하라쉬트라와 구자라트에는 인구 1000명 당 각각 1.5개와 1.1개의 병상이 있는 반면, 가난한 주인 비하르와 마디야 프라데시에는 각각 0.3개와 0.4개의 병상 밖에 없다. 의사와 간호사 등 의료 전문인력 또한 상당히 부족하며, 도시에 집중되어 있다(☞4장).

그러나 보건을 개선하고 질병을 예방하려면, 더 넓은 범위의 사회적 경제적 생태적 요인도 고려해야만 한다. 여기에는 위에서 언급한 인구과잉, 오염 및 지구온난화 등과 관련된 주제가 있고, 또한 담배,[64] 약품, 마약 등의 '화학적 위안물'(☞8장)의 국제적 상거래도 여기에 포함된다. 또 다른 요인은 부와 자원이 전 세계적 차원에서 극심한 불평등 상태에 있다는 점

을 들 수 있다. 가장 부유한 국가 20%가 가장 가난한 20%의 국가보다 150배 부유하며, 이 극과 극 사이는 점점 더 벌어지고 있다.[2]

국제 무기 거래

끝으로, 어린이들이 범죄나 전쟁의 폭력으로 끊임없이 죽임을 당한다면, 이들을 전염병으로부터 보호하는 것은 의미가 없을 것이다. 2005~2006년의 *전 지구 건강 결의*에 의하면, 20세기에 들어 1억9,100만 명이 전쟁으로 죽어갔다.[65] 더욱이 세계 2차대전 이후 일어난 큰 전쟁의 85%는 가난한 나라에서 일어난 것이고, 1986년과 1996년 사이에 전쟁의 결과로 죽어간 사람들 중 가장 많은 부분은 시민, 특히 여자와 어린이들이라고 한다. *British Medical Journal*의 한 논문[2]에 의하면, 개발도상국에서 무기 구입에 지출하는 비용은 국민 일인 당 38달러인 반면, 보건에 지출하는 비용은 12달러에 불과하고, WHO의 1년 예산은 전 세계에서 무기생산에 소비하는 시간 중 3시간 분량밖에 되지 않는다. 희귀자원 고갈과 더불어 이러한 무기들은 인간의 생명에 주된 위협이다. 〈*New York Times*〉[66]의 추산에 의하면, 약 1억 개의 지뢰가 60개국 이상에서 민간인들을 위협하고 있으며, 특히 아프가니스탄과 동남아시아에서 수만 명의 사상자와 부상자를 내고 있다(캄보디아에서는 약 3만 명이 팔다리를 잃었으며, 이는 대부분 지뢰에 의한 것이다). 동시에, 지뢰를 거래하는 시장은 매년 2억 달러의 돈이 거래되며, 100여 개의 회사와 48개국의 국가기관에서 생산한다.

전쟁에 의한 사망 또한 막대한 수이다. 1998년 WHO는 폭력에 의한 사망자는 전 세계적으로 230만 명에 달하고, 여기에는 총상에 의한 사망자 수십만 명이 포함된다.[67] *BBC*[68]는 총에 의한 사망자가 가장 많은 곳은 브라질로서, 15분마다 한 명씩 죽어가고 있고, 2004년에만 36,000명이 죽었다고 했다.

총기 사망은 대부분 브라질과 같이 '총기는

많고 자원은 가난한 나라'에서 발생하는 것으로 알려져 있으나, 반드시 그러한 것만은 아니다. 2000년 미국 남자는 캐나다 남자보다 총기에 의해 사망할 확률이 20배 이상 높으나, 미국 여자의 경우 7배 이상 높은 것으로 추산되었다.[69] 소총기류 요람[70]에 따르면 전 세계적으로 6억3,900만 개의 소총기류가 교류되고 있는데(이는 지구상의 인간 10명당 1개꼴이다), 이중 59%는 합법적으로 시민이 소유하고 있고, 연간 무기거래 자본은 210억 달러에 달하며, 영국, 프랑스, 미국은 제3세계에 원조하는 비용보다 더 많은 자본을 무기판매로 벌어들인다. 2005년 소총기류 요람은 중동에만 약 5,800만~1억700만 개의 소총기류가 있고, 이중 4,500만~9,000만 개는 시민이 소유하고 있다고 보고했다.[71] 1990년과 2000년 사이에 일어난 49개의 소요사태에서는 소총기류가 주무기로 쓰였고, 상당수의 사상자가 발생했다.[72] 이들의 85% 이상이 가난한 국가에서 일어난 일이다. 따라서 PHC는, 이러한 배경 하에서, 이들 국가의 자원과 건강을 위한 분배가 전쟁으로 빠져나가는 것을 인식하고 실행을 계획해야 할 것이다.

전쟁의 결과로 사회불안 및 생태적 재앙에 의한 난민이 발생한다. 현재 세계적으로 1,500만 명에서 5,000만 명 사이의 난민이 있으며,[5] 대부분 가난한 나라에 살고 있는 것으로 추산된다. 난민과 이주자 신분이 가져오는 많은 육체적 정신적 효과는 12장에서 기술하였다.

그러므로 PHC를 어떻게 조직하든, 혹은 그 이념이나 기원이 무엇이든 간에 이러한 더 넓은 사회적, 경제적, 생태적 문제를 고려해야 한다는 것이다. 즉 PHC가 진정한 효과를 나타내기 위해서는 항상 그 속에 어떤 '포괄적'인 요소를 가지고 있어야 한다.[29]

보건의료 관료제와 일차의료

PHC를 이해를 하기 위해서는 병원, 의과대학, 정부부처 및 국제구호단체의 관료제 등 다양한 기관이 가지고 있는 문화적 특성과, PHC 안에서 이들 의료문화가 어떤 역할을 하는지 알아야 한다(☞5장). 이들 각각은 그 자체의 고유한 하위문화, 위계질서, 이념(정치적이든, 종교적이든 세속적이든), 그리고 건강/질병관 및 의료관을 가지고 있다. 그러므로 의료인류학은 어떤 제도적 요인이 보건서비스를 제공하는 데 도움이 되거나 방해가 되는지를 연구하게 된다.

Foster[73]의 지적에 의하면, 의료전문인들은 의료서비스를 실행할 때의 주된 장애물은 그 공동체 안에 있다고 보는 경향이 있다. 의료전문인들은 가정하기를, '공동체 구성원들이 건강 관련 행동을 바꿀 때만 건강은 성취될 수 있다'고 본다는 것이다. '의료계의 관료제적 행태가 보건제도를 방해하는 일은 없는지'에 관해서는 스스로 물어보지 않는다는 것이다. 게다가, '의료종사자들은, 인류학자들이 공동체의 협조를 끌어내는 데 꼭 맞는 열쇠를 찾아 낼 것이라는 희망적인 가정을 한다'는 것이다.[47] Coreil[74] 역시 '사회과학이 모든 제도를 원하는 대로 바꿀 수 있는 핵심 단일 요소를 집어낼 수 있다는 희망 하에 연구가 이루어진다'고 비판했다. '효과적인 PHC는 공동체가 바꾸어야 이루어지는 것이지, 관료제가 바뀌는 것과는 무관하다'는 식의 잘못된 발상은 일차의료를 망치는 지름길이다.

Foster[75]가 강조한 것은, WHO와 같은 국제 보건기구들이 전 세계의 보건 필요성에 부응하기 위하여 큰 진전을 했다는 것이다. 그러나 이들 가운데 다수가 이념적으로는 국제적이지만, '서구의 문화적 각인'을 내재하고 있다는 문제점이 있다. Foster는 국제적 의료 원조 프로그램의 근저에 있는 세 가지 전제에 관해 기술했다.

1. 선진국은 '퇴보하는' 국가의 발전을 돕기 위한 수완과 자본 모두를 가지고 있다는 것.
2. '노하우'를 가진 자가 보건혜택을 전달하기 위한 기획과 집행을 맡아야 한다.
3. 선진국에서 효과적이었던 제도와 방식이 개발도상국에 똑같이 효과를 나타낸다. 즉 '서구에서 사용한 보건 전략은 보편적인 것이고, 보스턴과 봄베이에 동일하게 효과적이다.'

일차 의료를 위한 개혁적 접근법

매우 가난한 국가 혹은 아주 넓은 지역에 흩어져 있는 인구를 대상으로 PHC를 실행하기 위하여, 대단히 개혁적인 접근법이 개발되고 있다. 병원이나 클리닉에 오지 않고 직접 일반 대중에게 PHC를 전달하는 방식도 있다. 개혁적 방식에는 다음과 같은 것들이 있다.

- *왕립 비행기 의사 서비스*(RFDS)[76]는 1930년부터 호주 전 국가에서 시행되는 응급 비행기와 같은 것으로, 광대한 국토의 오지에 있는 사람을 위한 의료서비스제이다. 시골의 환자를 병원으로 이송하기도 한다. 2004년 RFDS와 이에 속한 45대의 비행기는 21만 423명의 환자를 보았고, 3만1,231회의 환자이송을 했다.
- *필라델피아 기차병원*[77]은 남아프리카에서 1994년 시작한 것으로, 국토 전 지역에 의료혜택을 전달한다. 기차에는 기본적 건강 검진, 모자 보건, 상담, 안과, 치과, 건강교육을 위한 장비를 싣고 있다. 시골 오지에 기차가 언제쯤 도착할 것인지 미리 통보가 가고, 1년에 36주 운행되며, 연간 18만 명 이상의 환자를 보고 있다. 1994년 이후 59만5,961명의 어린이 검진이 이루어졌고, 6,679명의 지역 자원자에게 기본 건강 교육을 실시했다.
- *NHS 직통 전화 서비스*[78]는 영국 국립보건제도의 일부로서 특수 훈련을 받은 간호사가 24시간 무료 전화상담과 건강 정보를 제공한다. 간호사는 병원과 의사와 연결되어 있다.

종합하면, 일차의료 제도를 기획하려면 사회적, 문화적, 경제적 지역 현실과 그 공동체의 필요성과 기대를 고려해야 한다는 것이다. 이러한 이유로 인해, 지역 공동체에 관한 의료인류학적 통찰은 프로그램을 기획하고 관리하고 평가하는 데 유용하다. 보다 더 인간적이고, 문화적으로 적절하며, 비용 대비했을 때 효과적인 제도를 만드는 데, 그리고 의료 관료제도의 필요성뿐만 아니라 지역 공동체의 필요성에 부응하는 일차 의료제도를 지역적, 전국적 및 국제적 수준에서 기획하는 것을 도울 수 있을 것이다.

오염과 지구 온난화

1944년에 인류학자인 Malinowski[79]는, 생물학적 생존을 위해 필요한 인간의 '기본적' 욕구, 예컨대 신진대사, 운동, 성장, 건강 및 생식을 위한 것과, 사회생활에 필요한 '이차적' 혹은 '파생적' 욕구를 구분하여 설명했다. 이러한 인간이 만든 '파생적 욕구'에는 법률 체계, 가치체계, 종교, 예술, 의례, 언어 및 상징체계 등과, 물질적 대상과 가공품 및 기술도 포함된다. 사회 경제적 발전에 따라 '새로운 욕구가 등장하고, 인간은 새로운 필요성과 결정 요인에 따라 행동하게 되었다.' 그런데 문화적으로 새롭게 파생된 이러한 욕구 자체(예컨대 서구에서 음식을 포크와 나이프로 먹는 것이나 자가용과 냉장고를 소유하는 것 등)가 '기본적'인 음식/거주의 필요성과 동등한 생물학적 필요성으로 인식되고, 그것들 없이는 살기 어려워지게 되었다는 것이 문제이다. 생태 환경을 논의하려면, 이렇듯 문화적으로 파생된, 준기본적 필요를 우선적으로 이해하는 것이 중요하다. 왜냐하면 광고와 산업을 통하여 이런 욕구들이 끊임없이 재생산됨으로서 지구 자원을 고갈시키고, 불평등과 불만족을 만들어내며, 환경을 위협하기 때문이다.

예를 들자면, 냉장고와 에어로졸 사용을 위하여 염화불화탄소가 광범위하게 이용되면 오존층이 줄어들고 지구 온난화를 가속화하는 데 일조하며 건강에 위협이 된다.[80] 이들이 널리 사용되는 이유는 경제적 요인(예컨대 이러한 제품들을 생산하고 촉진하며 판매하는 것에 포함된 이윤)이 주된 것이지만, 문화적 영향을 받은 믿음과 행동 또한 큰 역할을 하고 있다. 예를 들면, 에어로졸이 악취제거제, 공기청정제, 머리염색약, 가구광택제 등으로 사용되는 것은, 분명 광고를 통해 끊임없이 강화되는 어떤 문화적 가치가 영향을 끼치기 때문이다. 특히 서구에서는 자연적인 체취나, 생활하면서 생기는 집 냄새 등의 당연할 수 있는 모든 냄새를 없애는 것이 중요한 일이라고 강조한다. 또한 특정 헤어스타일과 색깔을 장려하며, 집안 가구는 거울처럼 반짝거려야만 정결함과 부유함, 그리고 사회적 존경을 상징할 수 있는 것으로 강조되고 있다.

자동차

보다 왜곡된 사례로는 자동차가 있다. 자동차는 사회, 문화, 경제, 지형 및 인간관계를 전세계적으로 변화시킴으로써 인간의 삶에 심대한 영향을 끼쳐온 발명품이다.

20세기 초반 자동차가 처음 등장한 이후, 세계적으로 대략 6억 대의 자동차가 있고, 미국에만 2억 대가 있다.[81] 그러나 이 발명품에게 치르는 대가는 크다. 발명된 것은 겨우 1세기 전이었고, 첫 교통사고가 난 것은 1898년이었지만, 벌써 2,000만 명 이상이 교통사고로 사망했으며,[82] 더 많은 수천만 명이 상해를 입어 인류 역사상 가장 위험한 발명품이라고 불리고 있다. WHO의 추산에 의하면, 매년 120만 명이 도로에서 사망하고, 1998년 통계는 3,800만 명이 교통사고 상해환자로 치료 중이라고 했다.[83] 교통사고 사망과 상해의 경제적 후유증은 막대하다. 특히 전체 개발도상국을 합치면 매년 1

천억 달러의 비용이 소요된다고 WHO는 보고했다. 자동차는 직접적인 상해는 물론 지구 환경에도 해를 끼치고 있다. 자동차 배기가스에 들어있는 일산화탄소, 오존, 이산화질소, 탄화수소 등이 그 예이다. 인구과밀과 교통량 과밀의 대도시에서 나타나는 공기오염이 호흡기 질환을 유발함은 잘 알려져 있는 사실이다. 유연휘발유의 연소로 인해 산화납이 먼지로 날리고, 이는 음식, 토양, 곡식에 스며들어 가축과 축산물 등을 거쳐 인간에게 되돌아옴으로서 심각한 건강위협으로 나타나고 있다.[84]

그러나 자동차는 교통수단에 불과한 것이 아니다. 문화, 사회경제적 배경, 성별 및 연령에 따라 서로 다른 사람들에게 서로 다른 의미를 가지는 상징물이기도 하다. 자동차는 종종 특권, 권력, 독립성, 개인주의 및 이동성(사회적 및 지리적)을 상징한다. 이런 이미지들은 종종 자동차 산업에 의해 생산되고 유지되고 있다.

인구 조절과 마찬가지로 자동차 배기가스에 의한 대기오염을 줄이기 위해서는 이러한 사회문화적 측면을 염두에 두어야 한다. 전국적인 교통 정책(예컨대 속도제한, 무연 휘발유 보조금 지급, 자동차 배기가스 검사, 자동차세 증액 및 도심 진입 금지 등)만이 하나의 해결책은 아닐 수 있다. 사람들이 자가용보다 대중교통, 그리고 오염이 덜한 종류의 교통수단(예컨대 철도 등)을 이용하게 하려면, 이들 교통수단이 쉽게 접근할 수 있고, 적정비용으로 책정되어야 할뿐만 아니라, 왜 많은 사람들이 우선적으로 자가용을 가지려고 하는지 이해해야 한다. 아래 사례에서 제시하는 자가용 소유의 문화적 의미에 대한 인류학적 연구는 전국적 교통정책을 개선하는 데 유용할 수 있다.

사례 18.5 트리니다드 샤구아나스에서 자동차의 의미

1994년 Miller[85]는 샤구아나스에서 자가용은 '사람들의 이동 수단일 뿐 아니라, 하나의 가치체계가 다른 가치체계로 개념적 이동을 하게 하는 운송수단'이라고 기술했다. 새로운 가치에는 개인성에 대한 인식이 포함된다. 왜냐하면 현대 트리니다드에서 '자동차는 개인이라는 개념을 구현하고 표현하는 데 있어 옷보다 훨씬 의미가 큰 공예품이다.' 대화를 할 때 사람들은 이름만 밝히는 것이 아니라 자가용의 제조회사나 번호판으로도 자신을 밝힌다. 특히 젊은 남자에게, 자동차는 가족으로부터 독립, 유혹을 잘 하기 위한 조건, 그리고 성적 매력('여자들은 차가 없는 남자는 거들떠보지 않을 것'이라는 말은 길거리에서 통하는 격언이다)이라는 그들 내면의 환상을 실현시키는 수단이 되었다. 개인성을 표현하는 대중적인 방식으로서, 자동차 커버나 외장에 소유주의 신분과 성격을 뚜렷하게 나타내는 장식을 만들어 '맞춤형'으로 만든다. 그 결과, '일단 자가용을 사면 걷기 싫어하게 되는' 현상이 나타났다. 집에서 아주 가까운 거리에 있는 직장이나 학교에도 차를 몰고 다님으로써, 교통체증이 흔히 일어나게 되었다. 다른 곳도 그렇겠지만, 트리니다드에서도 자동차는 '교통수단으로 쓰일 뿐만 아니라 정체성을 표현하는 데도 사회적으로 확립된 수단'이 되어버린 것이다.

대기오염을 줄이는 공중보건정책에서는 이러한 문화적 요인이 고려되어야 한다. 환경 피해가 돌이킬 수 없는 상황에 이르기 전에, 담배 및 술 광고와 마찬가지로, '파생된 욕구'를 끊임없이 생산해내는 현실, 그리고 이러한 욕구에 부응하는 것은 오직 물질적인 것, 예컨대 자동차를 구입하여 남들에게 보여주는 것이라는 통념에 대응할 수 있는 정책이 필요할 것이다.

지구 온난화

지구 온난화는 가장 심각한 문제 중 하나로 매년 지구의 온도는 올라가고 있다. McMichael 등[86]은 20세기 동안 지구 평균 온도는 0.6℃ 상승했고, 이 중 2/3는 1975년 이후 상승한 것이다. 주 원인은 화석연료 연소와 삼림화재로 인한 이산화탄소, 농업을 위한 관개, 목축과 기름 추출 과정에서 나온 메탄가스, 그리고 산화질소와 CFCs 등의 할로겐 탄소에 의한 '온실효과 가스' 때문이다. 2001년 기후변화에 관한 UN정부간 전문위원회(UN IPCCC)에서 내린 결론은, '지난 50년 동안 나타난 온난화 효과는 인간 활동에 의한 것이고', 주로 화석연료의 사용에서 나온 온실효과 가스 방출에 의한 것이다.[86] 온실효과 가스를 줄이기 위한 특별한 조처가 없다면, 지구 온도는 2100년에 이르면 1.4°C에서 5.8°C까지 상승하게 될 것이라고 추산된다.

이러한 기후 변화는 건강에 중대한 영향을 미치게 될 것이다. 2002년 *세계건강보고서*[87]에 의하면, 극한 온도에 의한 호흡기 및 심장질환으로 인한 사망의 급증과, '기후 재난'으로 인한 홍수, 가뭄, 폭풍 등으로 인한 사망자 증가가 예상된다. 기후 양상의 변화는 곤충을 매개로 하여 전염되는 질병인 말라리아, 뎅기열, 계절적으로 음식을 통해 전염되는 질병과, 수질 전염병의 증가, 농작물의 수확감소, 농축산물의 생산율과 가축질병, 바다의 염분 변화와 바다 수면 상승, 자연자원(물, 연료, 무기염 등)의 고갈로 인한 갈등 등이 초래될 것이라고 내다본다. 2000년의 기후변화는 전 세계적으로 설사병을 2.4% 증가시켰고, 중산층 국가의 말라리아를 6% 증가시켰으며, 산업사회에서는 뎅기열을 7% 증가시킨 바가 있다. 2000년의 기후변화는 총 15만4,000명의 사망자를 냈다.

삼림황폐화와 종의 멸종

전 지구적 건강을 위협하는 주요 요인 중 하나는 삼림황폐화, 특히 열대 우림지대의 황폐화이다. 지구상의 원시 열대우림 지대 중 50% 미만이 남아 있을 뿐이며, 이마저도 전체의 1.8%에 해당하는 14만2,000 평방킬로미터가 매년 벌초되거나 불에 타고 있다.[88] '지구의 폐'인

숲은 지구의 가스를 안정화시켜 온실효과를 줄여주고, 강우 패턴을 유지하는 데 중요한 역할을 한다. 이들이 파괴되면 인접 지역의 강우량이 줄어들고 돌이킬 수 없는 토양 상실이 발생하여, 곡물 수확이 실패하고 식량 생산의 감소를 초래하게 된다. 삼림황폐화가 지구의 생태에 미치는 영향에 덧붙여, 다른 세 가지 심각한 문제가 있다.

1. *원주민의 주거 환경 파괴* - 벌목꾼, 농장주, 광부 혹은 정부 관리들의 직접적인 폭력 및 이들의 주거지인 숲과 사냥터의 파괴로 인한 것.
2. *종의 멸종* - 의약품의 개발에 사용되는 종을 포함한 동물, 식물 및 미생물의 멸종
3. *전염병* - 바이러스나 숙주의 자연 번식지와 생태 고리가 파괴되고, 이들이 인간에게 퍼짐으로써 전염병이 창궐할 수 있다.

많은 사례에서 인류학자들은 이 문제들을 보다 구체적으로 이해하도록 도울 수 있었다. 인류학자들은 특히 제3세계에 살고 있는 원주민들의 사냥터이자 주거지인 숲이 파괴되고, 외부에서 유입된 질병으로 인하여 얼마나 많은 사람들이 죽어갔는지 상세한 데이터를 제공했다. 많은 인류학자들이 정부와 관료제에 대항하여 원주민의 옹호자가 되어, 대학살에 이를 수도 있는 재앙을 중지시키기 위해 노력하고 있다. 인류학자들은, 자연환경에 대한 존중과 경외심을 원주민들로부터 배울 수 있다는 점을 산업국가에 살고 있는 사람들에게 늘 알리고자 한다.

전통 의료

자연계 종의 파괴, 특히 동식물과 미생물의 파괴는 전 지구적 보건에 특별한 위협으로 다가오고 있다. 향후 50년 이내에 모든 종의 약 1/4이 멸종될 것이며, 특히 열대우림의 급속한 황폐화에 의해 사라져가는 종들은 더욱 늘어날

것으로 예상된다. 현재 추세가 의미하는 바는 매년 약 2만7,000종이, 다시 말해서 매일 74종 이상이 멸종된다는 것이다. 이로 인한 중대한 결과 중 하나는, 수많은 질병을 치료하는 데 쓰일 잠재적 의약품을 매년 수천 개 이상 잃어간다는 것을 의미한다. 1993년 Chivian[88]의 추산에 의하면, 현재 개발도상국에 살고 있는 사람(전 세계인구의 약 2/3)의 약 80%가, 식물에서 뽑아낸 자연 원료를 사용하는 전통 의약품에 거의 전적으로 의존하고 있다. 심지어 미국에서도 1959년과 1980년 사이에 동네 약국에서 조제된 모든 처방 가운데 25%가 식물에서 추출한 활성성분을 포함하고 있었다. 이들 식물 가운데 다수는 현대 의약품들이 개발되기 몇 세기 전부터 전통 치유자들에 의해 사용되어온 것이며 현재도 여전히 사용되고 있다.[90] 식물로부터 추출한 것 중 잘 알려진 의약품에는 키니네와 퀴니딘(키나 나무껍질에서 추출)[154], D-튜보쿠라린(마전과 덩굴나무에서 추출),[155] 아스피린(버드나무 껍질에서 추출), 디기탈리스(일명 '여우장갑'이라 불리는 디기탈리스 식물에서 추출),[156] 모르핀(양귀비에서 추출), 항암제인 택솔(주목나무에서 채취),[157] 항암제 빈블라스틴과 빈크리스틴(협죽도과인 매일초에서 추출),[88] 항말라리아제인 아르테미신(쑥 종류를 사용한 한약에서 추출함) 등이 있다. 전통치유법과 고유한 약초치료법에 관한 인류학적 연구는, 식물성 의약품의 장단점, 그

리고 세계 서로 다른 지역에 사는 집단이 이들을 어떻게 사용하는지를 알려주는 유용한 정보원이 되었다.[91] 그러나 전통치료를 위한 약이 비록 '자연성'이기는 하지만 알레르기, 독성, 암 유발성 등으로부터 완전히 안전한 것은 아님을 유의해야 할 것이다.[92]

새로운 현상으로서, 생(生)해적질(biopiracy)이라고 부르는 것이 있다. 선진국의 대기업체들이 가난한 나라의 전통요법과 치유법을 불법으로 사용하거나, 토착 동식물과 작물 등의 생물학적 자원을 정당한 권리를 부여받지 않은 채 사용하는 것을 일컫는다. 지방의 토착 자원에 대한 관권을 외국 회사가 선점해 놓고 그것으로부터 새로운 약품을 만들어내어 획득한 이윤을 그 지방과 나누지 않는 경우도 해당된다. 이를 차단하기 위해, 1992년 리우 데 자네이로 세계 정상회담에서는 처음으로 생물학적 다양성에 관한 협정(CBD)을 UN 주최로 만들고, 세계 168개국이 비준했다.[93] 그 목적은 전 세계에 존재하는 생물학적 다양성을 보존하고, 이를 지속적으로 사용하기 위해 '유전적 자원을 활용하여 생산되는 이윤을 정당하게 나눌 것'에 두고 있다. 각 국가 정부들은 그들 자신의 생물학적 자원을 보호하기 위한 활동을 하고 있다. 인도의 경우, 2002년 생물학적 다양성에 관한 법안을 통과시켰고, 이는 외국인이 생물학적 자원과 지식에 접하고 수집하고 활용하는 것을 규제하고, 파생되는 이익을 공유할 것'을 분명하게 하기 위한 목적이다. 이 법안이 통과되기 전에 일어난 생해적 행위에는 아유베다 의료에서 예전부터 사용해오던 감황(haldi)[158]의 상처치유 성질과 호리병박열매(karela)[159]

---

154) 인도네시아의 자바섬 등에서 재배되는 키나나무의 껍질에 함유된 키나알칼로이드 중 대표적인 것으로 항말라리아제로 쓰인다.
155) 남미 아마존 강 유역에서 산출되는 마전과 교목, 혹은 방기과 교목 *Chondodendron tomentosum*에서 얻는 유독 알칼로이드 성분이다. 근육이완제, 경련 치료제로 쓰인다.
156) 유럽, 서부 및 중앙아시아와 북아프리카에 자생하는 *Plantaginaceae*과에 속하는 것으로 심장병 치료에 쓰이는 digoxin의 원료가 된다.
157) 북미가 원산지인 침엽수인 태평양 주목나무 추출물인 *Taxus brevifolia*는 유방암, 난소암, 폐암의 치료제로 쓰인다.

158) 남아시아 열대우림 원산의 다년생 생강과 식물로 아유베다에서 소독제, 항생제로 쓰였고, 최근 서구에서 개발하여 췌장암, 대장암, 다발성 경화증의 치료제로 쓰인다.
159) 일명 bitter gourd, bitter melon으로, 인도 남부 및 동남아시아, 아프리카 등에 퍼져 있고, 아유베다에서는 전통적으로 식물 인슐린이라고 알려져 있어 당뇨병에 쓰였다.

의 혈당강하 성질에 특허권을 선점당했던 적이 있다.[94]

2002년 WHO는 처음으로 포괄적인 차원에서 전통의료에 관한 전략을 만들기 시작했다.[95] 전통의료 및 대체/보완 의료에 관한 과학적 평가와 규제를 국가적 차원에서 발전시키도록 한 것이다. 또한 전통의료/대체의료를 개선하고 활용도를 높이기 위한 것으로, 식물성 기초 치료법도 포함된다. 개발도상국의 1/3 이상의 인구가 기초 의약품을 사용하지 못하고 있고, '전통/대체 의료는 건강관리에 매우 중요한 도구'가 될 수 있기 때문이다. 그러나 이 전략을 진전시키려면, 약초치료법의 안전성과 효과에 대한 연구가 있어야 할 것이다.

삼림황폐화의 또 다른 위험은 자연적 번식지의 파괴와 균형을 유지하던 지역 생태계가 붕괴함에 따라 새로운 전염병이 생기고 있다는 사실이다. 예를 들면, 열대 우림(아마존 지역과 같은)을 벌목하면서 숲에 살던 설치류들은 숲을 떠나게 된다. 설치류는 대개 리슈만 편모충을 옮기는 '눈에놀이'(일명 모래파리)의 저장숙주이다. 설치류가 없어진 상황에서 눈에놀이는 사람을 물게 되고, 이에 따라 리슈만 편모충이 증가하게 된 것이다. 이는 현재 전 세계적으로 1,200만 명 이상을 전염시키고 있다.[88] 진드기, 체체파리(아프리칸 수면병을 옮김) 및 흡혈곤충인 침노린재가 증가하여 샤가스병[160]이 증가했고, 이는 중남미에 흔하며 현재 1,500만~2,000만 명을 괴롭히고 있을 뿐만 아니라, 원래 살던 번식지가 파괴됨에 따라 외부로 번지고 있다. 바이러스 질병 또한 최근에 '새로' 출현하기 시작했다. 이 가운데는 헤모피살리스

종(Haemophysalis spinigera) 진드기가 운반하는 캬사누 숲 병[161]이 포함된다. 이 진드기는 인도 남부 열대 삼림에 사는 작은 동물들에 기생하던 것이었다. 원래 삼림이었던 곳에 축산업이 개발되고 양떼와 소떼가 들어옴으로써, 가축을 비롯하여 가축을 돌보는 사람까지도 진드기의 숙주가 되는 것이다.[88,96]

사례18.6 인도 남부 카나라 지방의 캬사누 숲 병(KFD)에 대한 공동체 반응

1987년 Nichter[96]는 인도 남부 카나라 지방의 KFD는 본질적으로 '개발에 의한 질병'이라고 말했다. 삼림을 벌목하고 마을과 숲 사이의 잡목지에 양을 방목한 결과, 목축을 하던 가난한 사람들은 양에 기생하던 진드기로부터 병을 얻게 되었다. 이 지역의 토속적 우주관은 세 개의 우주로 되어 있다. 인간계, 야생계(숲), 그리고 이 둘을 잇는 영혼계가 그것이다. 인간계와 영혼계가 만나게 되면 귀신이 풀려나와, 그 결과 '곡물 수확을 망치고, 전염병을 퍼뜨려 인간과 가축이 떼죽음'을 하는 사태에 이른다고 생각한다. KFD가 발생하자, 마을 사람들은 자신들이 무언가 도덕적으로 타락하여 귀신이 벌을 주는 것이라고 생각하여, 제의를 통해 귀신을 달래고자 했다. 의사가 이 병을 치료하지 못하는 것을 보고 KFD가 초자연적 징벌임을 더욱 믿게 되었다. 병이 확산되는 동안 환자들은 문화적인 이유뿐만 아니라 경제적 이유로도 병원을 거부하고 집에 머물면서 아유베다 치료사에게서 치료를 받았다. 이들에게는 병원에서의 죽음은 '나쁜 죽음'이며, 그런 식으로 원한에 차서 죽게 되면 귀신이 되어 살아있는 동족에게 문제를 일으킬 지도 모른다는 두려움을 가진다. 영혼을 달래려면 이들이 감당하기에 벅찬 값비싼 제의를 치러야 한다고 믿고 있다. 또한 식구 중 한명이 병원에 입원하게 되면 환자를 돌보아야 하기 때문에 다른 건강한 노동력이 또 하나 줄어드는 셈이 되는 것이다. 병원의 입원치료와는

---

160) 브라질 수면병이라고도 한다. 병원체는 트리파노소마 크루즈라고 하는 원충이며 침노린재라는 빈대와 비슷한 곤충에 물림으로써 감염된다. 증상은 고열과 안면부종에 이어 내부기관이 침범되고 2~4주일 안에 사망하는 일이 많다. 만성형은 보통 성인에서 볼 수 있는데 어린이의 급성형에서 이행하는 일도 있다. 고열은 없으나 심장장애·갑상선기능저하·운동장애·정신장애 등의 증세가 나타난다.

161) 설치류에 기생하는 진드기류에 의해 옮겨지는 출혈성 바이러스 질병으로서, 원숭이병이라고도 불린다. 인도 캬사누 숲에서 처음으로 발견되었다.

> 대조적으로, 개업한 개인 의사는, 덜 믿음직하기는 하지만, 병원의사보다 사람들의 사정을 더 잘 이해하고, 특별 식단을 처방하며, 신경안정제인 바륨 등을 제한을 두지 않고 준다고 한다. 또한 환자를 집에서 치료하게 함으로서, '나쁜 죽음'을 피하는 게 해준다는 것이다. Nichter는 질병 발생 초기에 정부 관리들이 KFD와 삼림황폐화 사이의 연결 고리를 간과했고, 질병 발생에 대응하는 데 있어 공동체의 자력을 충분히 개발하지 못했다는 점을 지적한다. 마을 사람들이 이 질병의 원인에 대해 미신을 가지고 있기는 하지만, 그 미신이 '마을 사람들 스스로의 노력으로 진드기를 구제하는데 방해가 되지는 않았을 것이다.'

벌목으로 인한 삼림황폐화와 더불어, 많은 야생종이 사냥으로 거의 멸종되어가고 있다. 이는 식량을 위해서라기보다 문화적인 이유에서이다. 여기에는 다음 것들이 포함된다.

- 20세기 초반 여자의 코르셋에 쓰이는 고래 뼈를 얻기 위한 고래 사냥
- 아프리카 사파리에서 부유한 사냥꾼들의 트로피를 마련하기 위한 사냥
- 극동에서 인기 있는 '샥스핀' 수프의 재료를 얻기 위한 상어 잡이
- 모피 털 코트를 마련하기 위한 여우, 밍크, 토끼 사냥
- 아프리카 일부 지역에서 가루가 되어 최음제로 쓰이는 코뿔소의 뿔
- 장신구에 쓰이는 상아를 제공하는 코끼리 어금니
- 인도와 중국에서 전통의약품으로 쓰이는 호랑이 내장을 얻기 위한 호랑이 사냥
- 약재로서 가치가 있다고 알려진 웅담을 얻기 위해 아시아 일부 지역에서의 곰 사냥

이러한 환경 파괴에 관하여 Cortese[97]는, 인간의 신념이 문제라고 지적한다. 특히 '지구 위에서 인간이 가장 가치 있는 종이며, 자연을 지배해야 한다', 그리고 이 세상의 자원은 '공짜로서 무한정하다'라는 생각에 기반한 인간 중심적 세계관이 문제라는 것이다. 이러한 신념과, 이 신념에 따라 움직이는 정치경제 제도의 결과가 현재의 생태 위기를 불러왔고, 더 나아가 전 지구적 건강이 위협을 받고 있는 것이다.

종합정리

지구의 생태적 환경과 지구 생물체의 건강은 직접적, 간접적으로 인간의 문화적 신념과 행동과 관련되어 있다. 이 장에 기술된 생태와 관련된 주제들은 미래의 의료인류학자들이 관심을 집중해야 할 주제이다.

전 지구적 차원의 보건 전략에서 인류학자의 역할

이 장에서는 오늘날 직면하고 있는 전 지구적 보건문제를 해결하기 위한 의료전략은, 지방 특유의 사회문화적 조건과 대립될 가능성이 크고, 이로 인해 긴장관계에 처할 수 있다. 어떤 형태의 보건전략이든, 모든 지구적 보건 전략의 핵심에는 본질적으로 역설이 존재한다. 이러한 패러독스는 다음과 같이 표현할 수 있다.

1. 전 지구적 보건문제는 전 지구적인 보건 전략을 필요로 한다
2. 인간 집단의 광범위한 다양성으로 인하여, 어떠한 보건전략도 세계 모든 지역에 보편적으로 적용할 수 없다

이러한 상황을 전제로, 전 지구적 보건 정책에서 의료인류학이 할 수 있는 역할을 다음과 같이 정리했다.

1. 지역 공동체와 집단의 특정 보건문제를 사회적 문화적 차원에서 세밀하게 조사한다.

2. 서로 다른 공동체의 사회적 문화적 구성에 관한 포괄적 데이터베이스를 제공한다.

3. 보건에 대한 믿음과 행동 사이의 관계에 관한 연구, 즉 사람들이 믿고 말하는 것과 실제로 행하는 것 사이의 차이를 연구하고, 이러한 차이가 발생하는 이유를 설명한다.

4. 보건 프로그램을 특정 지역 상황에 맞추기 위해, 지역 보건종사자들을 전국적 혹은 국제적 수준의 정책결정자들에게 연결, 이 둘 사이에서 매개역할을 한다.

5. 지방 수준에서 개입하기 위하여

(1) 공동체의 사회적, 문화적, 경제적 현실에 '타당한' 것이 되도록 보건 프로그램을 변용한다.

(2) 국가적 국제적 프로그램의 일부로서 보건교육을 담당하고, 보건 서비스에 활용할 수 있는 공동체 자원을 찾아낸다.

(3) 보건 프로그램이 지역 공동체에 미치는 영향을 모니터한다.

(4) 프로그램의 기획, 적용 및 평가를 돕기 위해, 지역에서 고용한 '맨발의 인류학자들' 혹은 사회과학자들과 네트워크를 발전시킨다.

(5) 정책결정자들에게 프로그램의 진행상황과 효과에 대한 피드백을 제공한다.

(6) 보건교육 프로그램을 다듬어 공동체의 문화에 적절한 경로(예컨대 학교교사, 종교지도자, 혹은 전통적 치유자)를 통해 정보를 보급한다.

(7) 국가적 혹은 국제적 수준의 보건관료제 및 정책결정자들 앞에서 공동체를 위한 변호인 혹은 문화적 해석자의 역할을 한다.

6. 정책결정자들이나 다른 연구자들을 위해, 건강과 질병의 사회적 문화적인 측면에 대한 교육 프로그램을 만든다.

7. 국가적 국제적 의료구호기구의 효율성을 향상시키고, 의료 중심적, 민족 중심적 편견을 줄이기 위해 기구 자체의 문화에 관해 모니터한다.

8. 지역적 차원에서 그리고 국가적 맥락에서 특정 보건 문제에 대해 연구하고, 이 목적에 합당한 새로운 연구 기법을 발전시키고 검증한다(☞14장).

그러나 상기 개입전략은 인류학의 강점과 한계에 관하여 명확한 현실적 이해를 바탕으로 이루어져야 할 것이다.

인류학의 강점으로는

1. 특정 지방의 인간 공동체에 관한 세밀한 지식을 제공할 수 있다.

2. 세계적으로 다양한 인간 집단에 관하여 세밀하게 비교한 자료를 제공할 수 있다.

3. 인류학의 접근방식은 본질적으로 전인적이며 다차원적이다.

인류학의 한계로는

1. 인류학적 지식은 좁은 지역에 국한되어 있거나, 특정 소규모 공동체에만 초점을 맞춘다.

2. 인류학자들은 생물학, 역학, 심리학 등 해당 보건 전략을 수행하는데 필요한 분야의 훈련을 받지 않은 경우가 많다.

3. 세밀하고 방대한 분량의 민족지학적 연구는 인류학의 전통이지만, 이러한 방식은 심각한 건강문제를 시급히 해결해야 하는 위기상황에서는 부적절 할 수 있다.

이러한 한계를 가지고 있음에도 불구하고, 인류학이 전 지구적 차원의 건강/보건 문제 해결의 상당부분에 지속적으로 기여해 왔음을 이 장에서 기술했다.

KEY REFERENCES

2 Gwatkin, D.R., Guillot, M. and Heuveline, P. (1999) The burden of disease among the global poor. *Lancet* 354, 586–9.

3 Keane, C. (1998) Globality and the construction of World Health. *Med. Anthrop. Q.* 12(2), 226–40.

10 Warwick, D. P. (1988). Culture and the management of family planning programs. *Stud. Fam. Plan.* 19, 1–18.

22 United Nations Population Division (2004) *UN Report Says World Urban Population of 3 Billion Today Expected to Reach 5 Billion by 2030* (Press release POP/899, 24 March 2004). New York: UNPD.

24 Harpham, T., Lusty, T. and Vaughan, P. (eds) (1988). *In the Shadow of the City: Community Health and the Urban Poor*. Oxford: Oxford University Press, pp. 40–88.

35 Heggenhougen, H. K. and Clements, C. I. (1990). An anthropological perspective on the acceptability of immunization services. *Scand. J. Infect Dis. Suppl.* 76, 20–31.

38 Helman, C.G. an Yogeswaran, P. (2004) Perceptions of childhood immunizations in rural Transkei: a qualitative study. *S. Afr. Med. J.* 94(2), 835–8.

47 Nichter, M. (1991). Use of social science research to improve epidemiologic studies of and interventions for diarrhea and dysentery. *Rev. Inf. Dis.*, 13(Suppl. 4), S265–71.

53 Corbett, E.L., Watt, C.J., Walker, N. *et al* (2003) The growing burden of tuberculosis: Global trends and interactions with the HIV epidemic. *Arch Intern Med* 163, 1009–21.

57 Walt, G. (ed.) (1990). *Community Health Workers in National Programmes*. Maidenhead: Open University Press.

71 Graduate Institute of International Studies (2005) *Small Arms Survey 2005*. Oxford: Oxford University Press.

86 McMichael, A.J., Campbell-Lendrum, D.H., Corvalan, C.F. *et al* (2003) *Climate Change and Human Health*. Geneva: World Health Organization, pp. 6–7.

See http://www.culturehealthandillness.com for the full list of references for this chapter.

RECOMMENDED READING

Baer, H., Singer, M. and Susser, I. (2004). *Medical Anthropology and the World System*, 2nd edn. Westport: Praeger.

Chivian, E., McCally, M., Hu, H. and Haines, A. (eds). (1993). *Critical Condition: Human Health and the Environment*. Cambridge: Massachusetts Institute of Technology Press.

Coreil, J. and Mull, D.J. (eds). (1990). *Anthropology and Primary Health Care*. Westview Press.

Hahn, R.A. (ed.) (1999) *Anthropology in Public Health*. Oxford: Oxford University Press.

Inhorn, M.C. and Brown, P.J. (eds) (1997) *The Anthropology of Infectious Diseases: International Health Perspectives*. Reading: Gordon and Breach.

Nichter, M. and Nichter, M. (1996). *Anthropology and International Health: Asian Case Studies*, pp. 329–65. Reading: Gordon and Breach.

Russell, A., Sobo, E.J. and Thompson, M.S. (eds) (2000) *Contraception across Cultures*. Oxford: Berg.

World Health Organization. (2002) *The World Health Report 2002 – Reducing risks, promoting healthy life*. Genevaa: World Health Organization.

RECOMMENDED WEBSITES

Center for Traditional Medicine:
  http://www.centerfortraditionalmedicine.org
Global Health Watch: http://www.ghwatch.org
United Nations Population Division:
  http://www.un.org/esa/population/unpop.htm
World Health Statistics 2005 (World Health Organization): http://www3.who.int/statistics

19 의료인류학의 새로운 연구방법론

국제적 지역적 차원에서 건강을 위협하는 대다수의 문제는, 현재 시급히 개입할 필요가 있는 것들이다. 이를 해결하기 위해 의료인류학, 사회과학 및 심리학 등에서는 새로운 연구기법을 개발해 왔다. 그 목적은 건강과 질병에 관련된 믿음과 행동을 새롭게 이해하고자 하려는 것이다. 주로 *질적* 방법이 새롭게 개발되고 있고, 이를 양적 방법과 어떻게 결합할 것인지도 개발 대상이다.[1] 질병률과 사망률, 유병률과 발생률에 대한 대규모 인구 조사도 포함된다. 오늘날에는 한 문제에 대한 다양한 질적 방법이 하나의 연구 안에서 동시에 사용되는 경우도 있다.[2] 이들은 아래에 언급하게 될, 여러 가지 데이터 수집 방법이 들어있는 '도구상자'로부터 뽑아낸 것이다. 이러한 질적 기법은 보다 전통적인 민족지학적 참여 관찰 기법(☞1장)[3]과 함께 사용된다. 동일한 연구 질문에 대해 여러 가지 서로 다른 기법을 사용하는 것은 중요한 이점을 가지고 있다. 데이터를 분석할 때, 서로 다른 기법을 사용하여 발견한 결과가 높은 확률로 일치하면 그 자료는 타당도가 큰 것으로 보며, 이것이 그 결과를 확증하는 방식이 된다. 이는 *삼각형 측정법*[4]이라고 알려진 것으로 아래와 같다.

질적 연구가 특정 상황에서 무엇이 일어났는지를 알아내고자 하는 것이라면, 의료인류학의 대다수 연구는 *왜?* 라는 질문의 답을 찾고자 한다.[5] 예를 들면, 왜 어떤 사람들은 특정 상태에는 전통적 치유를 선택하는 반면, 다른 상태일 때는 그렇지 않은가? 왜 어떤 사람들은 임신/수유 중 혹은 병을 앓고 있을 때 도리어 건강을 해칠 수 있는 음식으로 식습관을 바꾸는가? 왜 특정 집단은 특정 치료법을 거부하면서 다른 치료는 받아들이는가? 어떤 상태에 대해서 한 집단은 질병으로 인정하는 반면 다른 집단은 왜 그렇지 않은가? 왜 어떤 집단에서는 '나쁘다'고 생각되는 행동이 다른 집단에서는 '미쳤다'고 간주되는가? 왜 피임이 어떤 공동체에서는 받아들여지는 반면 다른 공동체에서는 그렇지 않은가? 왜 어떤 문화 집단에서는 알코올이나 마약 중독이 많은 반면 다른 집단에서는 그렇지 않은가?

자료의 유형

이 책에서 기술하는 문제 중 어떤 것이든, 특히 건강에 관한 신념과 행동에 관한 연구는 전인적이고도 다차원적인 접근이 필요한 것들이다. 연구자들은 자신들의 연구가 이러한 모든 측면을 조사하는 것이 가능하다는 확신을 가지고 있어야 한다. 즉, 다음 4가지 이상적 수준의 자료조사에 목표를 두어야 한다.[6] 각각의 자료는 다른 방식으로 수집되고 분석된다.

1. 사람들이 *말하는* 수준으로 자신들이 그렇게 행동한다고 믿는 것
2. 사람들이 실제로 *하는* 것
3. 사람들이 현실로 생각하거나 믿는 것
4. 위의 세 가지 유형이 일어나는 정황

한 가지 유형의 자료만 조사하는 것은 부정확한 결과를 끌어낼 것이다. 예컨대 건강에 관한 견해를 조사하기 위해 설문지를 사용하는 것(1번 수준의 데이터)은 실제로 관찰되는 것(2번 수준의 데이터)과는 매우 다른 양상을 보여줄 수 있다. 후자에 속하는 실생활의 데이터는 참여 관찰 연구방식에 의해 수집된다. 1번과 2번의 불일치 즉, 사람들이 한다고 말하는 것과 실제로 행하는 것 사이의 불일치는 인류학자들에 의해 자주 보고되어 왔다. 이를 설명하려면 더 깊숙이 감추어져 있는 신념(3번 수준의 자료), 말하자면 사람들이 그들 내부의 '문화적 문법'(Hall[7]이 '일차적' 혹은 '이차적' 수준의 문화라고 칭한 것.☞1장)의 수준에서, 혹은 한 개인이 무의식의 수준에서 실제로 믿는 것이 무엇인지 알아야 할 필요가 있다는 뜻이다. 예를 들면, 의사들이 환자에게 흡연이 위험하다고 말하면서도 자신들은 계속 담배를 피우는 행동은 아마도 다음과 같은 이유일 것이다.

• 의사들은 솔직히 흡연이 그리 큰 피해가 없다고 믿는다.
• 의사들은 자신이 '운이 좋으며', 다른 사람들은 흡연으로 병에 걸려도 자신만은 그렇지 않을 것이라고 믿는다.
• 의사들은 실제로 흡연에 수반된 위험과 위기감을 좋아한다.
• 의사들은 흡연으로 어느 정도는 실제로 병에 걸리기를 바란다.

그러므로 이 수준의 데이터는 1번과 2번의 자료부터 추론을 하든지, 아니면 보다 심층적인 구체적인 연구를 통해야만 밝혀질 수 있다. 이 수준의 데이터를 발견하는 것은 어렵지만 결코 간과해서는 안 되는 것이다. 왜냐하면 건강증진 예방 프로그램이 실패한 이유 중 대다수가 이러한 현상에서 기인하기 때문이다. 마지막으로, 1번, 2번, 3번 수준의 자료는 어떤 맥락에서 수집되는지에 따라 달라질 수 있으므로, 이 맥락 즉 4번 수준의 자료에 대한 정보 또한 명확하게 기록되어야 한다.

자료 수집에 영향을 미치는 것

사회과학의 전통적 방식인 양적 기법, 혹은 '실증적' 연구 접근법과는 달리, 질적 연구는 연구 프로젝트 자체 안에 있는 요인이 결과는 물론 연구 대상에게까지도 영향을 미칠 수 있다는 것을 인식하고 있어야 한다. 이 점은 집단과 조직에 관한 연구에서는 특히 강조되어야 할 부분이다. 질적 연구를 특징짓는 주관적 특성과 맥락을 강조하는 특성은 이 방법의 강점이라고 할 수 있다. 그 이유는, 사람들이 연구 결과의 타당도를 평가할 때 그 연구가 어떤 전제 하에 이루어졌는지를 알려주기 때문이다. 양적 연구에서는 연구자의 존재가 대상에게 아무런 영향을 미치지 않을 것으로 가정하고 출발하므로, '보이지 않는 연구자'라는 개념이 근저를 이루는데 반하여, 질적 연구는 연구자 자신의 관점을 노출시키는 것이다.

질적 연구에서 자료 수집에 영향을 미치는 중요한 요인으로는 다음과 같은 것이 있다.

1. 연구자의 특성
2. 연구기법의 특성
3. 연구가 이루어지고 있는 맥락

이것이 내포하는 바는, 동일한 설문을 조사 대상 한 사람에게 사용하더라도, 연구자에 따

라 매우 다른 결과를 끌어낼 수 있다는 것이다. 인터뷰하는 연구자들의 개인적 특성, 예컨대 연령, 성별, 민족성, 복장, 신체언어, 목소리, 종교적 정치적 배경 등이 인터뷰 대상에게 미묘한 영향을 주는 데서 기인한다. 또한 연구 기법 자체도 대상에게 특별한 영향을 미치게 되어, 말하는 것, 행동하는 것, 대답할 것인지 하지 않을 것인지 등의 미묘한 행동 변화를 일으키는 것이다. 가장 단순한 것 중 하나는, 문자 해득력과 숫자 이해력이 높아야만 적을 수 있는 설명 기입식 설문지, 또는 선다형 설문지는 서구 문화에서 비롯된 것이므로 서구문화와 결부된 것으로 보아야 한다. 보다 미묘한 수준에서는, 예컨대 인터뷰 동안에 녹음기나 비디오카메라 등이 눈에 띄게 놓여 있을 경우, 이런 물건 자체가 대상자로 하여금 자신을 너무 의식하게 하여 회피적으로 되게 하거나 반대로 과장된 대답을 하게 할 수도 있다. 끝으로, 연구가 행해지는 정황, 그리고 자료가 실제로 수집되는 상황도 영향을 미칠 수 있다. 사람들은 서로 다른 정황에서 서로 다른 행동을 하며, 동일한 설문이 병동에서 이루어졌는지, 유치장에서 이루어졌는지, 슈퍼마켓에서 이루어졌는지, 아니면 자신의 집에서 이루어졌는지에 따라 모두가 다른 결과를 보여줄 수 있다.

질적 연구방법론

오랜 기간이 걸리는 전통적 민족지학적 연구방식은 매우 가치 있는 것이기는 하지만, 최근에는 비교적 단기간에 자료를 수집할 수 있는 방법에 중점을 두고 있다. 이런 기법은 점점 더 보편적으로 사용되고 그 기법도 정교해지고 있다. 이 방법은 건강교육, 질병 예방, 국제 원조 프로그램을 기획하고, 디자인하고 평가하는 데 특히 유용하다고 간주된다. 특히 단기간에 연구를 끝내야 하고, 곧바로 정책결정으로 직결되는 상황에서 유용하다. 난민 위기나 자연재해와 같은 긴급 상황, 시급히 통제가 필요한 전염병 발생과 같은 경우를 말한다. 이러한 위기 상황에서는 연구를 마치고 논문을 분석하는 데 2~3년이 걸리는 전통적 현장조사나 민족지학적 연구는 말 그대로 쓸모가 없다. 새로운 단기조사 연구방법 중 몇 가지를 아래에 요약한다.

자기해석 기입식 설문조사

구조화된 것, 반(半)구조화된 것일 수도 있다. 하나의 특정 질문(예컨대 임신기간 동안 식습관의 금기)에 맞출 수도 있고, 아니면 더 넓은 주제를 다룰 수도 있다(예컨대 불임의 근원에 대한 생각, 표현방법, 치료에 대한 견해 등). 주관식 질문은, 예를 들어 '결핵을 일으킨 원인은 무엇입니까?', '왜 병에 걸렸다고 생각하십니까?', '자신의 몸 상태에 대해 어떻게 느끼십니까?' 등이다. 더 구조화된, 객관식 설문에서도 이런 주관식 질문이 한 개 이상 포함되기도 한다. 이러한 열린 문항에 대한 대답은 설문대상자가 직접 쓰거나, 아니면 녹음을 한 뒤 기록된다. 이 책의 주제와 관련된 주관식 임상 설문지 예가 이 책 부록에 있다.

신속한 평가 과정

신속한 평가 과정(rapid assessment procedure, RAP)은 국제 의료원조와 건강증진 프로그램에서 점차 보편적으로 사용되고 있다. 이 가운데 가장 잘 알려진 것은, *신속 민족지학적 평가,*[9] *초점화된 민족지학적 조사,*[10] *신속 역학 평가*[11]와 *신속한 지역 평가*[12] 등이 있다. 이들 연구는 대개 몇 주에서 몇 달 정도 걸리며, 보통은 여러 명이 팀을 이루어 활동하고, 대상 공동체와의 협동을 통해 이루어진다. 공동체의 참여는 모든 유형의 RAP에 필수적이다. 연구 기간 동안, 연구조사 팀원들은 공동체 사람들의 일상의 서로 다른 측면을 분담하여 연구하는데, 특히 표준화된 설문과 해석식 설문 모두를 사용한다. 사회 경제적 조직, 성별 간 역할, 건강에 대한 믿음, 그 지역의 민속적 질병과 문화와 결부된 증후군들, 육아 관행, 전통 치유자의 활용, 자가치료 전략, 식습관과 영양, 주거 등이 모두 연구 분야이다. 다른 연구자들은 인구 통계학적 자료와 호구조사 자료를 수집하고, 질병율과 사망률, 혹은 특정 질병들, 예컨대 영양실조, 결핵, 혹은 AIDS와 관련된 조사를 수행함으로써 공동체의 건강 수준을 평가하고자 할 것이다. 대개 이 연구는 특정 건강문제나 연구 질문, 예컨대 가족계획, 말라리아 통제, AIDS 예방과 같은 특정 주제에 초점이 맞추어져 있다. Eisenbruch[13]는 난민 집단에 대한 연구에서 다른 유형의 RAP, 즉 *문화 애도에 관한 면담*을 개발하였다. 이것은 이주자들이 물리적, 정서적, 사회적 추방의 경험에 어떻게 반응하는지 이해하고자 개발된 것이다(☞11장).

최근 RAP는 영유아 영양 관행,[14] 영양실조,[15] 급성 호흡기 감염,[10] 여성 성 건강,[16] 청소년 발달, HIV 감염과 AIDS,[17] 예방접종, 영유아 사망률,[18] 간질에 대한 태도,[19] 및 지역 공동체의 보건 요구도[20] 등의 연구에서 사용된다. Pelto와 Grove[10]는 어린이 급성 호흡기 감염에 대한 WHO의 연구를 위해 *초점화 민족지학적 조사방법*이 개발되었으며, 이를 통해 몇 가지 유용한 발견이 이루어진 것을 기술했다. 많은 경우 이러한 RAP는 장기간에 걸친 보다 더 철저한 현지조사 및 임상적 역학자료와 결합하여 해석될 필요가 있다.

해석 모델을 수집하기

설문지를 이용한 방법은 병과 불행에 관한 민간인의 해석 모델(EMs)(☞5장)을 조사할 때도 이용된다. EMs은 문제점이 있다고는 하지만, 그럼에도 불구하고 유용한 연구 방법 중 하나이다. Weiss 등[21,23]은 건강에 대한 믿음과 태도, 그리고 병에 부여하는 의미를 조사하기 위하여 많은 분량의 세밀하게 구조화된 *EM 면담요람*(EMIC)을 개발했다. Lloyd 등[23]은 덜 구조화된 *단기 EM 면담기법*(SEMI)을 개발했다. Bhugra[24]는 이 두 가지 EM 면담법이 비교문화적으로 정신과적 연구를 할 때 유용하다고 말한다. Raguram 등[25]은 인도 방갈로어에서 우울증을 조사하는데 이것을 사용했고, Jadhav 등[26]은 영국 런던에서 우울증을 조사한 바 있다.

포커스 집단

포커스 집단[27,28]은 특정 성격을 공통적으로 가지고 있는 소수의 사람들(보통 8~12명)과 집중적으로 이루어지는 인터뷰를 일컫는다. 이상적으로 하려면, 연구대상자들은 전에 서로 만난 적이 없어야 한다. 예를 들면 십대 임신부, 십대 남자아이들, 마약 중독자들 혹은 AIDS 환자들로 이루어진다. 목적은 이 사람들로 하여금 집단 토론을 하게 하여, 이 토론에서 나타나는 건강에 관련된 믿음과 행동을 관찰하고 기록하는 것이다. 특히 핵심적 질문에 대한 그들의 답변과 서로간의 상호작용을 한두 명의 사회자가 녹음하고 기록한다. 포커스 집단은 RAP의 일부로서 유용하게 사용되기도 한다. 이 기법의 장점과 문제점을 Asbury[28]가 요약해 놓았다.

자유롭게 목록 작성하기

이 기법의 목적은 대상자들에게 특정 주제에 대해 될 수 있는 한 많은 항목을 목록으로 작성하게 함으로써 건강에 대한 숨겨진 믿음을 밝히는 것이다.[29] 예를 들면, '어린이들이 앓는 모든 유형의 열병에 관해 말하여 주십시오,' '당신의 공동체에서 설사병을 치료하는 모든 방법을 열거해 주십시오', '결핵의 증상 중 알고 있는 증상을 말해주십시오', 혹은 '당뇨병에 나쁜(혹은 좋은) 모든 종류의 음식들을 열거해

주십시오' 등이 있다.

파일 분류

이 방식은 자유롭게 목록 작성하는 것에 흔히 뒤이어 하게 된다. 대상자들에게 위에서 수집한 항목들의 목록을 준다. 각각의 항목을 따로 카드에 적어 놓고, 대상자들에게 특정 기준에 의해 파일을 분류하도록 한다. 예를 들면 '아이들의 열병 종류 중 당신이 생각하기에 병원에 가야 한다고 생각하는 것들은 A파일에 넣고, B파일에는 집에서 당신이 직접 치료해야 한다고 생각하는 것들을 넣고, C파일에는 당신이 보기에 전통치유자가 치료해야 한다고 생각하는 것들을 넣으십시오'가 있다. 그후 대상자들은 파일에 대해서 이야기하고, 그들이 왜 그 항목을 A 혹은 다른 파일에 선택하여 넣었는지 구체적인 이유를 말하도록 한다.

순위 매기기

이것은 파일 분류를 다듬는 것이다. 대상자들은 항목 카드를 특정 기준에 따라 위계를 가진 그룹으로 따로 모으도록 한다. 예를 들어 어린이 열병의 경우, 중증도를 가지고 '가장 심각', '보통' 그리고 '가벼운 것'의 세 개 그룹으로 분류하도록 한다.

의미의 연결망 분석

이 기법은 자유롭게 목록 정하기와 어느 정도 중첩된다. '자유 연상'에 의하여, 특정 단어나 구절과 연관하여 마음에 떠오르는 모든 개념, 이미지, 두려움, 편견, 가정들을 드러내는 것이 목적이다. 특정 증상, 질병(예컨대 '암') 또는 진단적 라벨 등으로 자유 연상을 할 수 있다. '높은 혈압'에 관한 Blumhagen의 연구[30]와 이란의 '심장 스트레스'에 관한 Good의 기술[31]과 같이, 민속질병과 이 병이 상징하는 것

들의 연관관계에 대한 연구에 유용하다.

가족 면담

이 방식은 가족 치료에서 사용하는 개념과 질문 기법에 기반을 두고 있다. 근간이 되는 개념은, 가족은 항상 균형을 유지하려고 하는 관계 시스템이라고 보는 '가족 시스템 이론'[32]이다. 목적은 가족 문화의 특정 요인[33]과 그 요인이 건강, 질병, 생활방식에 어떤 영향을 미치는지를 조사하는 것이다. 이런 유형의 연구에서 '가족'의 정의는 때로 광범위하고, 가정생활에서 중요한 역할을 하는 다른 많은 비생물학적인 구성원들(☞10장)까지도 포함된다.

서사(敍事) 분석

병에 관한 자기 서사는 물론, 의사-환자 간 상호작용, 외과수술과 진단적 검사들, 또는 중요한 인생사건, 예컨대 출산, 사별, 혹은 심한 질병 등에 관한 자서전적 설명에 대한 분석이 포함된다. 또한 몇몇 대상자를 선택하여 보다 장기간의 인생 역사에 관한 서사를 모으기도 한다.[34] 이 자료들은 기록하거나 녹화/녹음하여 분석을 하게 되는데, 연구의 초점은 서사의 구조와 의미, 양 측면에 집중된다.[35]

전통 민속의료 자료의 수집

건강, 질병, 치료법 등 가족, 공동체, 사회에서 전승되어 내려오는 민간 의료에 대한 연구이다. 대개 전통적 치료법, '늙은 할머니의 이야기', 오래된 진단 방법들이 포함된다. 구전되는 민속(대개 공동체의 나이 많은 구성원으로부터 수집한다), 문헌, 가정에 있는 오래된 서적, 소책자 등의 팸플릿 혹은 조언서 등을 수집한다. 한 예로는 전통 미국 흑인들의 건강에 대한 믿음과 민속 의약품에 대한 Snow의 심층 연구[36]가 있다.

기록자료, 혹은 영상자료 분석

일기, 가족사진, 역사기록, 인구조사 보고서, 지도, 신문기사, 광고, 자조 집단 팸플릿, 사당, 유언, 그리고 심지어는 특정 병과 관련된 소설도 포함 된다.

비디오테이프, 오디오테이프, 그리고 사진들

특정 사건, 예컨대 의사-환자 간, 혹은 간호사-환자 간 상담, 병원 대기실에서의 행태, 혹은 보건 전문가나 환자들의 신체언어에 관한 연구에서 사용된다. 유용하기는 하지만, 이것은 '순간촬영'과 같은 기법이며, 단지 한 순간만을 포착한다. 이것만으로는 그 순간 전후에 무슨 일이 일어났는지, 혹은 사람들의 내면에 어떤 믿음체계가 있는지 거의 알 수 없다.

계통학과 계통도

정보제공자를 통해 수집되며, 가족 혹은 공동체 내부의 혈연 및 결혼 양상,[37] 생활방식의 전승(예컨대 알코올 중독, 약물중독, 십대 임신) 혹은 가족 내부의 증상 양상('가족 증상 계통도'),[38] 그리고 유전병(예컨대 낭포성 섬유증 혹은 테이-삭스 병 등)의 근원과 유전의 흐름을 이해하는데 유용하다.

사회적 네트워크 분석

어느 한 개인과 연관된 사람들의 연결망에 관한 기록을 모으는 것이다. 가족, 친구, 이웃, 직장동료, 섹스 파트너, 같은 동아리나 교회의 구성원들, 혹은 이들 모두가 어떤 형태로 한 사람과 이어지는지에 초점을 맞출 수 있다. 전염병이 발생한 기간 동안 접촉한 사람들의 행적을 추적하는 데(성병을 포함하여), 또 공동체 안에서 건강 관련 정보가 어떻게 확산될 수 있는지 조사할 때, 그리고 환자가 받을 수 있는 사회적 지원에 대한 연구에 특히 유용하다. 이 기법의 예는, 런던의 HIV 감염 확산에 관한 것으로서, HIV 양성반응을 보인 사람 중 일부인 표본 집단의 섹스 네트워크를 분석한 Parker 등[40]의 연구가 있다.

지형 그리기

대상자는 그들의 일상생활 혹은 믿음체계의 어떤 한 측면을 그림으로 그리거나, 다이어그램, 만들기 작업이나 조각을 통해서 표현하게 된다. 예를 들면 자신의 집, 마을, 혹은 지역 공동체의 지도를 그리게 하거나, 장기의 위치를 보여주는 몸의 내부에 관한 그림을 그리거나, 혹은 장기의 위치나, 몸 전체 기관에 관한 윤곽도를 그리는 것이 있다.[41] 자메이카 여자들이 생식기관을 어떻게 이해하는지 연구한 MacCormack[42]의 연구와 같이, 몸에 관한 이미지를 조사하는 연구 대부분에서는 이러한 방식이 사용되고 있다. 1990년~1993년 사이에 유럽에서 어린이들의 질병 인식을 연구한 *COMAC 어린이와 의료 프로젝트*[43]에서는 지형 그리기와 주관식 설문이 결합된 방식인 '그림 그리기 면담' 방법이 사용되었다. 여기에서 연구 대상 어린이에게 가장 최근에 아팠던 때를 그림으로 그리게 한 다음, 자신이 그린 그림의 내용과 의미에 대해 심층 면담이 이루어졌다.

투사 기법

심리학에서 로르샤흐 검사를 하는 것과 유사하다. 똑같은 사진, 슬라이드, 필름, 모델 혹은 짧은 삽화를 보여주고, 이것에 관해 묘사하고 해석을 하도록 하는 것이다. 이 방식은 깊숙이 감추어져 있던 생각과 믿음(3번 수준의 자료)을 밝히는 데 유용하다. 예를 들면 어머니 집단에게 10장으로 이루어진 한 세트의 어린이 사진을 보여준다. 그림 중 몇몇은 특정 질병을 앓고 있는 것이 확연하게 드러나는 사진이다.

그런 다음 어떤 사진이 건강한 아이인지 병자인지 고르도록 하고, 자신의 아이라면 이 상황에 어떻게 대처할 것인지 이야기하도록 한다. 인형(성기를 뚜렷하게 만든 특수 인형 등) 놀이를 하며 어린이 성학대의 증거를 찾는 것에 이용되어 왔던 방식이다.

구조화된 삽화를 이용한 것

Greenhalgh 등[44]이 개발한 이 기법은 '경의(敬意)에 의한 오류'를 극복하는 것을 목표로 하고 있다. 경의에 의한 오류는 불이익 집단의 대상자들이, 연구자가 더 부유하거나 높은 교육을 받았을 경우, 연구자의 질문에 자동적으로 동의하는 경향을 가리킨다. 즉 자신의 생각을 말하기보다는 연구자를 기쁘게 해주려는 무의식적 의도에서 질문에 긍정적으로 답하는 경우를 말한다. 삽화는 녹음된 것이거나 글로 적혀있고, 때로는 만화 형태로 되어 있는 가공의 이야기이다. 삽화를 대상자에게 보여주고 의견을 묻는다. 목적은 대상자가 그 이야기에 얼마만큼 동의하는지 혹은 반대하는지를 관찰하여 대상자의 믿음 체계(3번 수준의 자료)를 드러내고자 하는 것이다. 녹음테이프를 사용할 경우, 테이프를 문단별로 천천히 다시 틀어줄 수 있고, 각 문단이 끝나면 대상자에게 질문을 하는데, 예컨대 '이 사람이 이런 방식으로 행동하는(혹은 생각하는) 것에 찬성하십니까?' 등의 질문을 한다. 의도적으로 잘못된 진술도 포함시켜 경의에 의한 오류를 구별해 낸다. 가공의 삽화를 제시함으로서, 대상자들이 주눅 들어 조사자를 만족시켜 주려는 생각을 줄이려는 의도이다.

의료기관에 관한 민족지학적(民族誌學的) 연구

전통적인 참여관찰 기법[45]을 사용하여 의료기관의 문화, 규범, 의례, 사회조직, 특수 언어, 료 환경 내에서의 분업을 연구한다. 연구자들은 현지조사 목적으로 일정 기간 의료기관 안에서 병원 수위, 간호보조원, 혹은 접수요원 등의 일을 맡기도 한다. 대상으로는 병동, 개인의원, 의사 사무실, 의과대학 혹은 간호대학이 모두 포함될 수 있다. 예로는 정신병원 문화에 대한 Goffman의 연구[46] 미국의 외과에서 일어나는 의례적 행동에 대한 Katz의 연구[47,48] 호주의 국립정신병원에서 정신분열증이 규정되고 치료되는 방식에 대한 Barrett의 연구[49] 등이 있다.

민속적, 전통적, 혹은 '대체의학적' 치유자에 대한 민족지학적 연구

대개 치유자의 일상에 참관하여 제의적 상황, 그들이 사용하는 기법, 환자들과 상호작용하는 유형 등을 관찰하는 참여조사 연구의 일종이다. 또한 그 효과성을 전통적 서구의학과 비교하여 평가하는 것도 포함된다. 그 예로는 대만의 민속 무당인 tang-ki에 대한 Kleinman의 연구[50] 멕시코의 심령치유자에 대한 Finkler의 연구[51] 남아프리카 트랑스케이의 크소사 민속치유자에 대한 Simon의 연구[52] 등이 있다.

컴퓨터 분석

소프트웨어 프로그램의 주된 가치는 대규모 자료를 분석하고, 어떤 주제를 선택하여, 그 속에 숨어있는 규칙 혹은 인구통계학적 변수와의 관계를 밝히는 데 있다.[53] 많은 컴퓨터 프로그램들이 질적 데이터(글이나 기록의 형태로 되어 있는)를 양적 데이터(통계분석, 그림, 표, 그래프 혹은 다이어그램의 형태로 되어 있는)로 전환하는 데 유용하다. Seale[54]은 컴퓨터에 의한 질적 자료 분석프로그램인 CAQDAS를 조사한 뒤에, 작업 속도, 정밀함, 팀 연구를 용이하게 하는 성질, 코드화할 때 일정한 원칙을 유지할 수 있다는 이점이 있다고 결론을 지었다. 지금은 의료인류학의 자료 분석에 흔히 사용하는 여러 종류의 소프트웨어 프로그램들이 있다. 몇 가지 예로는, NU*DIST,[54] ETHNOGRAPH,[54,55] ANTHROPAC,[55,56] TEXTBASE ALPHA,[55] EPISTAT, ZYINDEX,[55] GOPHER,[55] TALLY,[55] ATLAS,[54] Nvivo[54] 등이 있다.

종합정리

Kessing[58]은 인류학은 '측정보다는 의미에, 형식적 추론보다는 공동체 일상의 특성에 더 관여한다'고 했다. 그럼에도 불구하고 오늘날 대부분의 의료인류학 연구는 이러한 질적 연구방법에 덧붙여 몇몇 양적 자료수집도 병행하고 있어서, 예컨대 마을의 인구조사, 가구 조사, 가구 당 수입에 관한 연구, 칼로리 섭취, 음식 생산, 곡물 수확량, 영아사망률, 혹은 질병의 유병률도 연구하고 있다. Peltos[59]의 지적에 따르면, 현대 의료인류학이 당면하고 있는 과제는, 질적 연구를 양적 연구와 결합시킬 방법을 개발하는 것으로서, 예컨대 건강에 대한 믿음과 행동에 대한 구체적인 민족지학적 연구결과를 역학자들의 양적 연구와 연결하여 해석하는 것이다.

비교문화적 정신의학에서도, 질적인 것과 양적인 것을 결합시키고자 특수한 연구도구를 개발해 왔다. Mumford[60]가 이런 기법에 관하여 고찰한 결과, 이들 도구의 목적은 다양한 문화에 존재하는 정신질환을 규명하고, 분석하고, 측정하여 비교하는 것이라고 했다. 예를 들면, '영국과 인도 양국에서 초조하고 우울한 사람들이 나타내는 공통적인 정신신체 증상들을 다문화적으로 이해하기 위하여 브래드포드 신체증상 조사목록[Bradford Somatic Inventory, BSI]을 개발한 사례가 있다.[60] 다른 예로는 위에서 언급한 '문화적 애도에 관한 면담' 등이 있다.[13]

타당도 문제

질적 연구기법은 몇 가지 한계를 가지고 있다. 이 방식은 노동집약적이고, 연구자들이 특별한 훈련을 받아야 하고, 주로 소규모 집단을 연구하는 데 적합하며, 대규모 인구의 조사나 생물학적 자료를 연구하는 데는 적합하지 않다. 또한 면담 대상이 되는 표본집단이 전체 모집단을 대표하지 않을 가능성이 있고, 관찰자의 오류도 있어서 연구자들 사이에 의견이 일치되지 않을 가능성이 있다.

이러한 오류를 가능한 최소화하고 연구결과의 타당도를 높이기 위해서는 다음과 같은 전략이 필요하다.

1. 연구가 진행되는 동안 다음 성격들이 표준화되어야 한다.
   a. 연구자
   b. 연구 기법
   c. 연구의 맥락

이것이 의미하는 바는, 가능한 한 동일한 연구자(혹은 비슷한 특성을 갖는 사람)가 모든 연구를 동일한 연구 기법을 사용하여 수행하여야 하며, 각각 동일한 조건(장소, 시간, 상황의 측면에서) 하에서 수행해야 한다는 것이다.

2. 연구가 진행되는 동안, 동일한 현상을 서로 다른 연구기법('도구상자'에서 선택한)을 사용하여 연구해야 한다. 왜냐하면 이렇게 하여 나타난 결과끼리 일치도가 높다면 이는 통계적으로 유의미함을 뜻하고, 타당도를 높여주기 때문이다. 이렇게 각기 다른 기법을 사용하여 얻어낸 결과의 일치도 혹은 겹치는 부분을 찾는 것은 삼각형 측정 기법이라고 알려져 있다.[62]

3. 연구 결과를 분석할 때, 예컨대 주관식 설문을 통해 얻어낸 글이나 기록을 분석할 때,

그 목적은 연구자들 사이에서 자료와 내용의 일치점을 찾으려는 것이다. 즉 여러 명의 연구자들이 각자 독립적으로 자료를 읽고 분석한 뒤, 서로의 의견이 일치하는 분야를 찾아내는 것이다.[61] 이 역시 삼각형 측정기법에 해당한다.

4. 연구결과를 논문으로 발표할 때는, 연구가 이루어진 시간, 장소, 정황은 물론, 연구자의 특성과 사용된 기법까지 모두 발표해야 한다. 연구 과정 자체에 관한 '세밀한 묘사'[162]가 있어야 독자가 타당도를 평가할 수 있고, 그 상황에서 연구자들이 어떤 영향을 받았는지 판단할 수 있을 것이기 때문이다.

질적 연구의 이러한 새로운 접근법과 타당도와 신뢰도를 높이기 위한 시도는 이제 대부분의 사회과학에서 핵심 부분 가운데 하나가 되었다.[63] 또한 임상에 적용될 수 있는 새로운 시대의 의료인류학 분야에 특히 유용할 것이다.

문화적 다양성을 가진 인구 집단에서의 연구가 가지는 문제점

'연구'라는 것은 그것이 질적인 것이든 양적인 것이든, 어느 정도 문화와 결부된 개념이다. 세계의 일부 사람들에게는 이 개념 자체가 생소한 것일 수도 있다. 엄밀하게 측정하는 객관적 연구를 통해서만 지식과 이해심을 가질 수 있고, 이것이 인간조건을 이해하는데 필수적이라는 생각 자체가 생소할 수도 있고 부적절할

---

162) 'Thick description': 인류학자 Clifford Geertz가 저서 The Interpretation of Cultures (1973)에서 자신의 민족지학적 연구방법으로 기술한 것이다. 대상이 되는 인간행동을 기술할 때, 가시적이고 명백한 것만 기술하는 것이 아니라, 그 맥락과 의미를 세밀하게 기술함으로서, 그 기록을 읽는 다른 사람들에게 의미까지 생생히 전달하도록 하는 것이다. 이제 이 용어는 인류학은 물론 인문학, 사회과학 등 전반에서 쓰이고 있다.

수도 있다는 뜻이다. 이 세계 어떤 사람들에게는 지식과 지혜가 주관적인 것에 근거하는 개인적 인식과 경험일 수도 있고, 가족과 친지들의 세계관 혹은 종교 지도자의 견해 및 종교적 성서의 문구일 수도, 혹은 정규적 교육과 삶으로부터 얻는 교육의 결과일 수도 있다.

서구사회의 '연구 문화'의 근저에 있는 인식론적 바탕은, 증거와 타당성에 관한 개념, 숫자와 확률과 통계에 대한 믿음, 그리고 주관성을 배제하고 객관성을 추구하며, 실험과 반복실험에 의한 증명 가능성에 기반을 두고 있는 것이어서, 그것 자체가 서구문화의 일부이다. 개인성, 선택, 사회적 평등, 인식능력과 사고를 언어화 하는 능력, 그리고 '주관적' 지식과 '객관적' 지식을 구별하는 것 등이 서구문화의 바탕인 것이다. 그러므로 많은 연구 방법론 자체가 문화와 결부된 요소를 가지고 있어서, 세계 다른 부분에 있는 사람들에게는 부적절하게 느껴질 수 있다. 연구의 방법론적, 윤리적 문제점의 일부 예로는 다음과 같은 정황들이 있다.

1. *무작위적 통제 시험법*(Randomized controlled trials, RCTs)은 여러 민족적 문화적 집단으로 이루어진 이종 집단에게는 타당성이 적다. 왜냐하면 연구대상 집단이 모집단을 대표하는 특성을 가진 것으로 보기 어렵기 때문이다. 따라서 이 경우에는 민족적, 문화적, 사회적 집단마다 따로 표본 집단을 추출해야 하고, 이는 유전적 바탕을 비롯하여 생활방식, 외모 등 수많은 요인에 따라 별도로 이루어져야 한다.

2. 선다형 설문법은 인간의 경험을 인공적인 틀에 맞추려는 것으로 볼 수도 있다. 여러 개 중 하나를 선택한다는 것은 서구 소비자 중심주의적인 발상으로, 이는 세계 모든 집단이나 개인에게 적용하기 어렵다. 예를 들어 다음과 같은 질문, '통증이 (A) 나아졌습니까? (B) 나빠졌습니까? (C) 변함이 없습니까?' 라는 설문에 혹자는 '모두 다 해당한다'고 대답할 것이다. 통증은 계속 변할 수 있기 때문이다.

3. 자유 답변식 설문과 면담은 다음과 같은 이유로 적절하지 않을 때가 있다.

(1) 면담대상자가 모국어든 설문지에 있는 언어이든 어떤 언어에도 문맹일 때가 있다.

(2) 면담대상자가 면담자의 성, 나이, 민족, 사회적 배경을 싫어할 수도 있다. 어떤 곳에서는 여자 대상자는 여자 연구자와 면담하길 원할 수 있고, 때로는 가족의 동석 하에서만 면담을 하려 할 수도 있다.

(3) 면담 대상자는 면담 상황 자체를 싫어하여, 너무 공개적인 장소보다는 자기 집을 선호할 수도 있다. 이때 많은 가족들에 둘러싸여 이루어지는 면담은 개인의 생각을 표현하기 어렵게 한다는 점도 잊지 말아야 할 것이다.

(4) 면담대상자는 낯선 사람이 개인적인 일에 관하여 면담한다는 사실을 싫어할 수 있다. 연구의 전 과정이 부적절하고 창피스럽고 심지어 위험하다고까지 느낄 수 있는 것이다. 자신들이 알려준 정보가 엉뚱한 곳으로 새어나가, 예를 들면 경찰, 이주자 관리국, 세무서, 혹은 경쟁자 집단에게 들어갈 수 있거나, '사악한 눈'이나 마법사에게 이용당할 수도 있음을 두려워하는 경우도 있다. 또한 개인적인 것을 말하는 것은 '체면 손상', '남성성의 손상' 등과 관련될 수도 있다.

(5) 어떤 종교 공동체에서는 공동체 내 성인 남자의 동석 하에서만 면담이 허락되는 곳도 있다. 그리고 이 성인 남자가 연구자에게 대신 대답해 주는 경우도 있다.

(6) 전통사회의 오지 마을에서는 마을의 지도자가 모든 면담에 배석하여 정보를 제한하기도 한다.

(7) 전통사회 어떤 곳에서는 일반 상식이 결코 상식이 아니기도 하다. 예를 들면 건강, 분만, 전통치유와 같은 지식을 특별한 지위의 사람이 독점하고 있어서 이를 다른 사람과 나누기를 거부하는 곳도 있다.[64] 예를 들면 이국적 약초법을 혼자만 알고 있고, 대대로 어머니에서 딸로 전승하는 곳도 있다. 그들이 알고 있

는 것을 공개하기 꺼려하고, 공개할 경우 그들이 지닌 상징적 치유력을 잃게 될 것을 두려워한다.

(8) 경의에 의한 오류는 면담 대상자로 하여금 연구자가 듣고 싶어 하는 것만 답하게 할 수 있다.

4. 통계적 개념인 '위험', '위험 인자', '확률' 등은 서구의 과학적 개념으로서, 위험이라는 개념이 보다 개인적이고, 종교적 운명론적 인식에 바탕을 두고 있는 공동체에게는 부적절할 수 있다.

생리학적 조사방법인 혈액채취, 정액채취, 뇌척수액 채취 등은 거부당하기 쉽다. 이런 체액을 빼내는 것은 금기 사항에 속하여, 몸의 일부를 뺏기면 이것이 마술사 등의 사악한 사람이 이용할 수 있기 때문에 위험하다고 간주하는 것이다. 그리고 몸 안에 있는 것은 한정되어 있어서, 빼내갈 경우 다시 보충될 수 없다고 생각할 수도 있다. 체액에는 신성한 기운이 들어있고, 보충되지 않는다고 하는 집단은 검사 과정 자체를 위험한 것으로 간주한다.

6. 고지(告知)에 의한 승낙이라는 개념은 익숙하지 않고, 민족 집단에 따라 위협적으로 느껴질 수도 있다. 문맹과 관련된 문제와 경의에 의한 오류뿐만 아니라, 충분히 이해하지 못한 채 공식 서류에 사인하는 것도 꺼릴 수 있는 주제이다. 이를 극복하기 위하여, Dein과 Bhui[66]가 제안하는 것은, 승낙을 받는 행위를 일회성으로 볼 것이 아니라, 연구자와 정보를 받는 대상자 사이에 지속적인 협상의 과정으로 보고, '신뢰를 쌓는 장기간의 관계'로 보는 것이라고 했다.

윤리적 주제

고려해야 할 주된 윤리 문제는 다음과 같다.

1. 연구주제가 연구대상과 그들의 가족 및 공동체에 어떤 이득을 줄 것인가?

2. 연구결과가 다른 사람에 의해 이용될 수

있을 것인가? 그 결과 대상자와 그 공동체에 악영향을 줄 것인가?

3. 연구가 대상자와 그 주위 사람들에게 어떠한 심리적 영향을 미칠 것인가?

4. 연구결과가 그 공동체에게 되돌려질 것인가? 누구에게? 누구를 통해서?

KEY REFERENCES

3 Keesing, R.M. (1981) *Cultural Anthropology: A Contemporary Perspective*. Austin: Holt, Rinehart and Winston, pp. 1–8.

11 Smith, G.S. (1989) Development of rapid epidemiological assessment methods to evaluate health status and delivery of health services. *Int. J. Epidemiol.* 18(2), S2–14.

13 Eisenbruch, M. (1990). The cultural bereavement interview: a new clinical research approach to refugees. *Psychiatr. Clin. North Am.* 13, 715–35.

21 Weiss, M.G., Doongaji, D.R., Wyoij, D. *et al.* (1992) The explanatory model interview catalogue (EMIC): contribution to cross-cultural research methods from a study of leprosy and mental health. *Br. J. Psychiatry* 160, 819–30.

22 Weiss, M.G. (1997) Explanatory Model Interview Catalogue (EMIC): framework for comparative study of illness. *Transcult. Psychiatry* 34, 235–63.

23 Lloyd, K.R., Jacob, K.S., Patel, V. *et al* (1998) The development of the Short Explanatory Model Interview (SEMI) and its use among primary-care attenders with common mental disorders. *Psycholog. Med.* 28, 1231–7

28 Asbury, J. E. (1995). Overview of focus group research. *Qual. Hlth. Res.* 5(4), 414–20.

35 Bleakley, A. (2005) Stories as data, data as stories: making sense of narrative enquiry in clinical education. *Med. Ed.* 39, 534–40.

45 DeWalt, K.M. and DeWalt, B.R. (2002) *Participant Observation*. Walnut Creek: AltaMira Press.

54 Seale, C. (2005) Using computers to analyse qualitative data. In: *Doing Qualitative Research* (Silverman, D. ed). London: Sage, pp. 188–207.

66 Dein, A. and Bhui, K. (2005) Issues concerning informed consent for medical research among non-westernized ethnic minority patients in the UK. *J. R. Soc. Med.* 98, 354–6.

See http://www.culturehealthandillness.com for the full list of references for this chapter.

RECOMMENDED READING

Bernard, H. R. (2002). *Research Methods in Anthropology: Qualitative and Quantitative Approaches*, 3rd edn. Walnut Creek: AltaMira Press.

Helman, C. G. (1991). Research in primary care: the qualitative approach. In: *Primary Care Research: Traditional and Innovative Approaches* (Norton, P. G. Stewart, M., Tudiver F. *et al.*, eds). London: Sage, pp. 105–1124.

Helman, C. G. (1996). The application of anthropological methods in general practice research. *Fam. Pract.* 13(Suppl. 1), S13–16.

Pelto, P.J. and Pelto, G.H. (1990). Field methods in medical anthropology. In: *Medical Anthropology* (Johnson T.M. and Sargent, C.E. eds). Westport: Praeger, pp. 269–97.

Scrimshaw, N. S. and Gleason, G. R. (eds) (1992). *Rapid Assessment Procedures*. Boston: International Nutrition Foundation for Developing Countries (INFDC).

Silverman, D. (ed) (2005) *Doing Qualitative Research: A Practical Handbook*. London: Sage.

RECOMMENDED WEBSITES

Qualitative Research for Health Programmes (compiled by Patricia Hudelson). World Health Organization: http://whqlibdoc.who.int/hq/1994/WHO_MNH_PSF_94.3.pdf

찾아보기

〈ㅈ〉

문화, 건강과 질병
- 제5판 -

세실 G. 헬만 지음
최보문 역

2007년 12월 20일 초판 인쇄
재판 2018년 3월 15일

펴낸곳 / 전파과학사
펴낸이 / 손 영 일
등록일자 / 1956. 7. 23. 등록 번호 / 제10-89호
120-824 서울 서대문구 연희2동 92-18
전화 02-333-8877 · 8855
팩시밀리 02-334-8092

* 파본은 구입처에서 교환해 드립니다.

ISBN 978-89-7044-260-0 93510

www.s-wave.co.kr
E-mail : chonpa2@hanmail.net